U0225613

中国医科大学附属盛京医院
北部战区总医院　合编

内科常见病治疗手册

主　编　刘新民　王涤非　王祖禄　黄带发
　　　　荆全民　刘艳霞

北方联合出版传媒（集团）股份有限公司
辽宁科学技术出版社
·沈　阳·

图书在版编目（CIP）数据

内科常见病治疗手册 / 刘新民等主编. — 沈阳：辽宁
科学技术出版社, 2023.4
ISBN 978-7-5591-2626-9

Ⅰ.①内… Ⅱ.①刘… Ⅲ.①内科 – 常见病 – 治疗 –
手册 Ⅳ.①R505–62

中国版本图书馆CIP数据核字(2022)第139024号

出版发行：辽宁科学技术出版社
　　　　　（地址：沈阳市和平区十一纬路25号　邮编：110003）
印 刷 者：辽宁新华印务有限公司
经 销 者：各地新华书店
幅面尺寸：185mm×260mm
印　　张：47.75
插　　页：4
字　　数：1100千字
出版时间：2023 年4月第 1 版
印刷时间：2023 年4月第 1 次印刷
责任编辑：凌　敏　赫　昊
封面设计：刘　彬
版式设计：袁　舒
责任校对：黄跃成

书　　号：ISBN 978-7-5591-2626-9
定　　价：198 .00 元

联系电话：024—23284363
邮购热线：024—23284502
E-mail:lingmin19@163.com
http://www.lnkj.com.cn

编者名单

主　编：刘新民　王涤非　王祖禄　黄带发　荆全民

　　　　刘艳霞

副主编（排名不分先后）：

张培毅	彭 扬	梁泽民	邵晓冬	张铁铮	李学彦
苏 青	篮 子	李晓秋	李 萍	黄敦武	张 蓉
尤振宇	丁明英	宋丽新	谢 华	孙文利	邱 瑜
孙艳丽	孙 伟	刘 岩	魏 兵	刘亚滨	王吉刚
陈 雪	张 坡	李敏燕	张艳宁	林建华	曹惠鹃
杜 洁	王聿杰	张锦华	陈轶楠	于海晴	李 艺
王 毅	张 闯	于 婉	孟 迪	张亚卓	付晓琳

编　者（排名不分先后）：

秦艳滨	王婷婷	王 丽	曹 月	韩 霞	李红帅
金志清	李斯琪	刘 兵	张晓琳	梁春波	曲 颖
张若男	徐丽斯	刘 丹	崔刘强	邵智超	曹伊楠
史 亮	马德宾	张志远	朱天怡	黄乐为	李 雪
金艳华	郭 琳	黄 华	李亚娣	李晓丹	熊楚辉

叶雨萌　郭雪美　高　雅　王　宇　董俊飞　孙琳琳

崔兴华　肖　建　张雪薇　孙　婷　王卓然　张　舫

马　明　齐双辉　王应昉　杨安琦　郭昀桐　宁　凯

孙英伟　王太斌　代雪冬　王艺霏　张锡强　何　蕾

王利冬　张红翠　钮　佳　狄　琛　陈　凯　梁　秋

张　瑜　范红娜　武　翔　付万林　秦李杨　邹　彬

田　华　刘奕男　郭秋霞　逯振彬　张　聪　荆立达

李　静　王　莉　刘　寒　韩赛男　张　帆　吴泽来

朱　喜　谭笑　赵欢欢　邹效松　王　芳　何　陆

胡正卉　杨　毅

前　言

　　目前诊疗仪器的巨大发展对疾病诊断和鉴别诊断，尤其是对疑难病、罕见病的发现起到了重大的帮助作用，然而对临床医疗治病方面，新措施显得不相适应，即便是多发病、常见病也时有不适之感，在基层医护人员的建议下，北部战区总医院和中国医科大学附属盛京医院共同组织临床一线的一些高层医护人员，参考阅读国内外相关医学资料，以自身的临床经验为主，编写了这本书。

　　这本书不仅对基层医护人员适用，而且对一般人群也是极为适用的。通过结合药品说明书并参考本书对症治疗，同时将一些罕见病纳入本书，这就是我们编写本书的初衷。

　　由于编者水平有限，写作风格不尽相同或不尽如人意，书中难免会有不足或错误，在此恳请读者多多指正。

刘新民

2023 年元月 16 日

目　录

第一章　神经系统疾病

第二章　循环系统疾病

第四章　消化系统疾病

第五章　肾脏内科疾病

第六章　血液系统疾病

第七章　内分泌系统及代谢性疾病

第八章　儿科疾病

第九章 妇产科疾病

第十章 感染性疾病

第十一章 结核病

第十二章 风湿免疫病

第十三章 皮肤科疾病

第十四章 中毒性疾病

第十五章 麻醉科疾病

第十六章 心肺复苏

第一章 神经系统疾病

第一节 周围神经疾病

一、三叉神经痛

三叉神经痛是一种原因未明的三叉神经分布区内短暂而反复发作的剧痛，又称原发性三叉神经痛。病因尚不清楚。

【诊断要点】

（1）疼痛部位：在三叉神经分布区内，常从单侧第二支、第三支起病。

（2）疼痛特点：为短暂发作性剧痛，每次历时数秒或1~2min。

（3）触发点：患者面部某个区域可能特别敏感，如上下唇、鼻翼外侧、舌侧缘等，称为触发点。进食、讲话、洗脸、刷牙时，激发面部触发点可引起疼痛。

（4）原发性者无阳性神经系统体征。

【治疗方案】

· **方案1**：卡马西平100mg，每日2~3次，口服（不良反应有眩晕、嗜睡、恶心、共济失调、皮疹、白细胞减少等）。奥卡西平600mg，每日1~3次，口服（不良反应有嗜睡、头痛、头晕、复视、恶心、呕吐、疲劳等）。加巴喷丁100mg，每日1次，口服（不良反应有嗜睡、周围性水肿等）。拉莫三嗪50mg，每日1~2次，口服（不良反应有皮疹、头痛、复视、恶心、呕吐等）。

当药物治疗的疗效不佳或者无法耐受药物副作用而导致药物治疗失败时，可以考虑以下治疗。

· **方案2**：封闭治疗。

· **方案3**：经皮三叉神经半月神经节射频温控热凝术、Meckel囊球囊压迫术、伽马刀治疗、微血管减压术。

· **方案4**：对于继发性三叉神经痛者，应针对病因治疗。

二、舌咽神经痛

舌咽神经痛是指舌咽神经支配区的短暂阵发性剧痛。

【诊断要点】

（1）发作性的剧烈疼痛历时几秒至几分钟，间歇期内完全不痛。

（2）疼痛部位涉及扁桃体、咽后壁、舌后方、喉及中耳，可放射到颈部。

（3）舌根、扁桃体窝、咽喉部可有疼痛触发点，因此常影响吞咽、说话、咀嚼。无其他客观神经体征。

【治疗方案】

· **方案1**：药物治疗参见"三叉神经痛"的相关治疗方案。

· **方案2**：神经阻滞术。可封闭茎突内舌咽神经干，也可将麻药注射在触发点周围。

· **方案3**：微血管减压术、舌咽神经选择性部分切除术。

· **方案4**：对于继发性舌咽神经痛者，应针对病因进行治疗。

三、面神经炎

面神经炎的病因尚不明确。可能与受寒、神经缺血、病毒感染有关。

【诊断要点】

（1）常为突然发病，20~40岁最为多见，男性略多，绝大多数为单侧发病，病前常有患侧耳后疼痛。

（2）表现为患侧面部肌肉瘫痪，不能皱额，鼻唇沟变浅，口角歪向健侧，挤眉、闭睑、提唇、露齿、鼓颊障碍，闭目时除睑裂不能闭合外可见眼球上窜（俗称"兔眼"），又称Bell现象。

（3）可能有患侧泪液分泌减少、听觉过敏或舌前2/3味觉减退、角膜反射减退。恢复期可见患侧面肌痉挛，咀嚼食物时可伴有患侧流泪。

【治疗方案】

· **方案1**：药物治疗。泼尼松30 mg，每日1次，晨起口服1周，第2周即递减至停用。维生素 B_1 100 mg 联合维生素 B_{12} 500 μg，肌注，每日1次。阿昔洛韦0.2~0.4 g，每日3~5次，口服7~10天。胞磷胆碱 1.0 g+ 生理盐水 250~500 mL，静滴，每日1次，连续2周。

· **方案2**：1周后进行针灸治疗与小剂量药物穴位注射。

· **方案3**：自行按摩瘫痪面肌，每日数次，每次5~10 min。当神经功能开始恢复后，可锻炼瘫痪的各单个面肌的随意运动。

· **方案4**：面神经减压术对部分患者有效。

四、急性感染性脱髓鞘性多发性神经病

这是一种自身免疫性疾病，因感染等诱发因素导致机体免疫系统产生错误识别，对周围神经组分产生免疫应答而引起周围神经髓鞘脱失，又称格林－巴利综合征（Guillain–Barre Syndrome，GBS）。

【诊断要点】

（1）发病前4周内常见有感染史、免疫接种史、手术史等。

（2）急性起病，表现为四肢对称、进行性无力，四肢腱反射常减弱或消失。40%患者有颅神经障碍，可同时出现眼肌麻痹、共济失调和腱反射消失，即Fisher综合征。

（3）脑脊液检查，可见蛋白细胞分离现象。脑脊液出现寡克隆带。部分患者血清及脑脊液抗神经节苷脂抗体阳性。神经传导速度减慢，F 波潜伏期延长，H 反射消失。

【治疗方案】

方案 1：药物治疗。目前，丙种球蛋白为首选药物，成人每日 400 mg/kg，静滴，连用 3~5 天。

血浆置换，每次血浆交换量为 30~50 mL/kg，在 1~2 周进行 3~5 次（禁忌证主要是严重感染、心律失常、心功能不全、凝血系统疾病等，其不良反应为血流动力学改变、心律失常、气胸、出血以及败血症等）。

方案 2：可应用 B 族维生素治疗，包括维生素 B_1、维生素 B_{12}（甲钴胺、氰钴胺）、维生素 B_6 等。

方案 3：尽早开展康复治疗，以预防失用性肌萎缩和关节挛缩。对于恢复过程中肢体的疲劳症状，也会有所帮助。

（1）急性期应卧床休息，给予高蛋白、高热量、高维生素饮食，伴有吞咽困难者应及早鼻饲，瘫痪肢体应尽早进行按摩及被动运动，保持肢体置于功能位，保持呼吸道通畅及抗感染治疗。

（2）一般不推荐免疫球蛋白和血浆置换联合应用。部分患者在 1 个疗程的血浆置换或免疫球蛋白治疗后，病情无好转或仍在进展，或恢复过程中再次加重，对此可延长治疗时间或增加 1 个疗程。

（李晓秋　王婷婷）

第二节　脊髓疾病

一、急性脊髓炎

急性脊髓炎是指各种感染后变态反应引起的急性横贯性脊髓炎性病变。本病病因未明，可能是由病毒感染或疫苗接种所诱发的一种自身免疫性疾病。

【诊断要点】

（1）表现为受损平面以下的脊髓横断性损害。

（2）脑脊液检查，除少数白细胞及蛋白含量轻度增高，多数正常。

（3）脊髓 MRI 可见受累脊髓节段肿胀增粗，髓内长 T1、长 T2 信号。

【治疗方案】

·**方案 1**：药物治疗。甲基泼尼松龙每日 0.5~1.0 g 加入 0.9% 生理盐水 500 mL 中，静滴，连用 3~5 天。也可用地塞米松每日 10~20 mg 静滴，10 天左右为 1 个疗程。上述疗法结束后口服泼尼松 1 mg/kg 或成人以 60 mg 开始计算，每日 1 次，逐渐减量，同时给予足够的钾盐和钙剂以及保护胃黏膜的药物。丙种球蛋白，成人每日 400 mg/kg，静滴，连用 5 天。

·**方案 2**：康复治疗。早期将患肢置于功能位，进行被动运动；肢体功能开始恢复时，鼓励患者主动活动；恢复期可进行推拿、按摩、理疗、体疗等。

【说　明】

在治疗的同时，应给予抗生素祛除病因，应用神经营养药来营养神经，如维生素 B_1、维生素 B_{12}。

二、脊髓血管畸形

脊髓血管畸形为先天性脊髓血管发育异常疾病，由于血管畸形所致盗血、出血、直接压迫或静脉压升高等均可导致脊髓功能受损，以动静脉畸形多见，病变多见于胸腰段。

【诊断要点】

（1）临床上以起病急骤、症状反复为特点。

（2）临床以剧烈根性疼痛起病多见，有不同程度的截瘫，呈根性或传导束性分布的感觉障碍及尿便障碍。

（3）脊髓 CT 提示脊髓局部增粗、出血等，增强 CT 可见血管畸形。脊髓 MRI 提示有异常血管影。脊髓血管造影或选择性脊髓血管造影，可明确诊断。

【治疗方案】

方案 1：手术治疗，包括供血动脉结扎术、畸形血管切除术、栓塞术等。

方案 2：伽马刀治疗。

【说　明】

除针对病因治疗外，还需使用脱水剂、止血药及其他对症治疗方法。应用止血药时注意预防血栓形成。

三、脊髓空洞症

脊髓空洞症是一种慢性进行性脊髓变性疾病。病变多位于颈髓，也可累及延髓。

【诊断要点】

（1）通常 20~30 岁发病，起病隐袭，进展缓慢。

（2）最早出现的症状是相应支配区自发性疼痛，继而出现节段性、分离性感觉障碍。

（3）脊髓 MRI 检查是诊断本病的最准确方法。

【治疗方案】

目前尚无特效疗法。

·方案 1：对症治疗。

·方案 2：手术治疗。

四、脊髓压迫症

脊髓压迫症是指由于不同原因的病变造成脊髓或供应脊髓的血管受压而引起受累脊髓段以下的脊髓功能障碍的临床病症。

【诊断要点】

（1）早期表现为神经根刺激症状和脊膜刺激症状。

（2）中期表现为受损平面以下的同侧运动障碍、深感觉障碍及对侧的浅感觉障碍以及括约肌功能减弱。

（3）晚期（完全受压期）表现为受损平面以下运功、感觉、反射、括约肌功能及皮肤营养完全障碍。

（4）影像学检查中的 MRI 是最具有诊断价值的首选检查方法。

【治疗方案】

治疗原则是尽快祛除受压病因，防治并发症，早期康复。手术治疗是最有效的治疗方法。

五、脊髓亚急性联合变性

脊髓亚急性联合变性（Subacute Combined Degeneration，SCD）是由于人体对维生素 B_{12} 的摄入、吸收、结合、转运或代谢出现障碍导致体内维生素 B_{12} 含量不足，从而引起的中枢和周围神经系统变性的疾病，主要累及脊髓后索、侧索及周围神经。

【诊断要点】

（1）周围神经系统受累，中枢神经系统受累，可并发血液系统的表现。

（2）实验室化验检查，血清维生素 B_{12} 缺乏，血清甲基丙二酸和同型半胱氨酸水平升高。

（3）脊髓 MRI 表现为颈、胸段后索或侧索对称性 T2WI 高信号。肌电图多表现为神经传导速度减慢，提示以周围神经脱髓鞘改变为主。

【治疗方案】

（1）维生素 B_{12} 的补充治疗：肌注的初始剂量为每日 1000μg，连续 4 周病情稳定后改为每次 1000μg，每周 2~3 次，2~3 个月后，每个月 1000μg 维持或改为口服治疗。如果不能耐受肌注，则给予口服治疗，初始剂量为每日 1000~2000μg，4 周后改为每日 50~150μg。合用维生素 B_1 对周围神经受损者效果更好。内因子抗体和（或）抗胃壁细胞抗体阳性者需要长期大量肌注维生素 B_{12} 治疗。

（2）病因治疗：胃液中缺乏游离胃酸者，可服用胃蛋白酶合剂或饭前服用稀盐酸合剂 10 mL。贫血患者可口服硫酸亚铁 0.3~0.6 g，每日 3 次，或口服枸橼酸铁胺溶液 10 mL，每日 3 次。有恶性贫血者，应积极排查胃部肿瘤性病变，治疗方面建议联合服用叶酸（每次 5~10 mg）和维生素 B_{12}，每日 3 次，不予单独使用叶酸，否则会加重精神症状。

（王婷婷）

第三节　脑血管疾病

一、短暂性脑缺血发作

短暂性脑缺血发作（Transient Ischemic Attack，TIA）是脑、脊髓或视网膜局灶性缺血所致的、未发生急性脑梗死的短暂性神经功能障碍。

【诊断要点】

（1）多有脑血管病危险因素，起病突然，迅速出现局灶性神经系统或视网膜功能缺损。具有发作性、短暂性、可逆性、反复性等临床特征。

（2）按颈内动脉系统或椎基底动脉系统的血管分布，出现相应的神经系统症状和体征。

（3）临床症状一般多在1~2h恢复，不遗留神经功能缺损的症状和体征，且影像学上没有急性脑梗死的证据。

【治疗方案】

1. 非心源性TIA的抗栓治疗

（1）对于非心源性栓塞性TIA患者，建议口服抗血小板药物进行治疗。

（2）阿司匹林（每日50~325 mg）或氯吡格雷（每日75 mg）单药治疗可为首选。阿司匹林单药治疗的最佳剂量为每日75~150 mg。阿司匹林（25 mg）+缓释型双嘧达莫（200 mg），每日2次，或西洛他唑（100 mg），每日2次，均可作为阿司匹林和氯吡格雷的替代治疗药物。

（3）发病在24 h内，具有脑卒中高复发风险（ABCD2评分≥4分）的急性非心源性TIA患者，应尽早给予阿司匹林联合氯吡格雷治疗21天。此后阿司匹林或氯吡格雷均可作为长期二级预防一线用药。

（4）发病30天内伴有症状性颅内动脉严重狭窄（70%~99%）的TIA患者，应尽早给予阿司匹林联合氯吡格雷治疗90天。此后阿司匹林或氯吡格雷均可作为长期二级预防一线用药。

（5）伴有主动脉弓动脉粥样硬化斑块证据的TIA患者，推荐给予抗血小板及他汀类药物治疗。

2. 心源性栓塞的抗栓治疗

（1）心房颤动：①对伴有心房颤动（包括阵发性）的TIA患者，推荐口服适当剂量的华法林进行抗凝治疗，目标值是维持INR在2.0~3.0。②新型口服抗凝剂（达比加群、利伐沙班、阿哌沙班以及依度沙班）可作为华法林的替代药物，选择何种药物应考虑个体化因素。③伴有心房颤动的TIA患者，若不能接受口服抗凝药物治疗，推荐应用阿司匹林单药治疗。也可以选择阿司匹林联合氯吡格雷进行抗血小板治疗。④伴有心房颤动的TIA患者，应根据缺血的严重程度和出血转化的风险，选择抗凝时机。建议出现神经功能症状14天内给予抗凝治疗，对于出血风险高的患者，应适当延长抗凝时机。⑤TIA患者尽可能接受24h的动态心电图检查。对于原因不明的患者，建议延长心电监测时间，以确定有无抗凝治疗指征。

（2）其他心源性栓塞：①伴有急性心肌梗死的TIA患者，影像学检查发现有左室附壁血栓形成，推荐给予至少3个月的华法林口服抗凝治疗方案（目标INR 2.5，范围2.0~3.0）。如无左室附壁血栓形成，但发现前壁无运动异常或异常运动，也应考虑给予3个月的华法林口服抗凝治疗方案。②对于有风湿性二尖瓣病变但无心房颤及其他危险因素（如颈动脉狭窄）

的 TIA 患者，推荐给予华法林口服抗凝治疗（目标 INR 2.5，范围 2.0~3.0）。③对于已使用华法林抗凝治疗的风湿性二尖瓣疾病患者，发生 TIA 后，不应常规联合使用抗血小板治疗。但在使用足量的华法林治疗的过程中仍出现 TIA 时，可加用阿司匹林进行抗血小板治疗。④不伴有心房颤动的非风湿性二尖瓣病变或其他瓣膜病变（局部主动脉弓、二尖瓣环钙化、二尖瓣脱垂等）的 TIA 患者，可以考虑进行抗血小板聚集治疗。⑤对于植入人工心脏瓣膜的 TIA 患者，推荐长期给予华法林口服抗凝治疗。⑥对于已经植入人工心脏瓣膜的既往有 TIA 病史的患者，若出血风险低，可在华法林抗凝的基础上加用阿司匹林。

3. 症状性大动脉粥样硬化性疾病的非药物治疗

（1）颈动脉颅外段狭窄：①对于近期发生 TIA 或 6 个月内发生缺血性脑卒中合并同侧颈动脉颅外段严重狭窄（70%~99%）的患者，如果预计围术期死亡和卒中复发的概率 < 6%，推荐进行颈动脉内膜剥脱术（Carotid Endarterectomy，CEA）或颈动脉支架植入术（Carotid Artery Stenting，CAS）进行治疗。②对于近期发生 TIA 或 6 个月内发生缺血性脑卒中合并同侧颈动脉颅外段中度狭窄（50%~69%）的患者，如果预计围术期死亡和卒中复发的概率 < 6%，推荐进行 CEA 或 CAS 治疗。③颈动脉颅外段狭窄程度 < 50% 时，不推荐进行 CEA 或 CAS 治疗。④当 TIA 患者有进行 CEA 或 CAS 治疗的指征时，如果无早期再通禁忌证，应在 2 周内进行再通手术。

（2）颅外椎动脉狭窄：症状性颅外椎动脉粥样硬化狭窄患者，内科药物治疗无效时，可选择支架植入术作为内科药物治疗的辅助手段。

（3）锁骨下动脉狭窄和头臂干狭窄：①锁骨下动脉狭窄或闭塞引起后循环缺血症状（锁骨下动脉窃血综合征）的 TIA 患者，如果标准内科药物治疗无效，且无手术禁忌证，可行支架植入术或外科手术治疗。②颈总动脉或者头臂干病变导致的 TIA 患者，内科药物治疗无效，且无手术禁忌证，可行支架植入术或外科手术治疗。

（4）颅内动脉狭窄：对于症状性颅内动脉粥样硬化性狭窄 ≥ 70% 的 TIA 患者，在标准内科药物治疗无效的情况下，可选择血管内介入治疗作为内科药物治疗的辅助手段。

4. 其他特殊情况

（1）动脉夹层：①颅外颈动脉或椎动脉夹层的 TIA 患者，至少进行 3~6 个月的抗凝或抗血小板治疗。②有颅外颈动脉或椎动脉夹层的 TIA 患者，使用最佳药物治疗但仍出现明确的复发脑缺血事件，可以考虑支架植入术。③颅外颈动脉或椎动脉夹层的 TIA 患者，如果不具有血管内治疗指征或血管内治疗失败，可考虑进行外科手术治疗。

（2）卵圆孔未闭（Patent Foramen Oval，PFO）：①伴有 PFO 的 TIA 患者，如无法接受抗凝治疗，可予抗血小板治疗。②PFO 伴有静脉源性栓塞的 TIA 患者，推荐进行抗凝治疗；当存在抗凝禁忌证时，可考虑放置下腔静脉过滤器。③PFO 不伴深静脉血栓的 TIA 患者，不建议进行 PFO 封堵术。PFO 伴有深静脉血栓的 TIA 患者，可考虑进行 PFO 封堵术。

（3）未破裂动脉瘤：伴有小的未破裂动脉瘤（直径 < 10 mm）的 TIA 患者，抗血小板治疗可能是安全的。

（4）烟雾病：首先考虑进行颅内外血管重建手术治疗；不能接受手术治疗者，建议口服抗血小板治疗；长期服用抗血小板药物或服用两种及以上抗血小板药物会增加出血风险。

（5）颅内出血后抗栓药物的使用：①抗栓治疗相关颅内出血发生后，应评估患者的抗栓风险及效益，选择是否继续进行抗栓治疗。②在急性脑出血、蛛网膜下腔出血或硬膜下血肿后，患者如需恢复或启动抗栓治疗，建议在发病 1 周后开始。③对于出血性脑梗死患者，根据具体临床情况和潜在的抗凝治疗指征，可以考虑继续进行抗栓治疗。

二、脑血栓形成

脑血栓形成是指在脑动脉粥样硬化的血管壁病变的基础上，发生血栓形成，造成局部脑组织因血液供应中断而发生缺血、缺氧性坏死，引起相应的神经系统症状和体征。

【诊断要点】

（1）中老年患者多见，病前多有高血压、糖尿病、高脂血症及冠心病等病史。常在安静状态下或睡眠中发病。

（2）按颈内动脉系统或椎基底动脉系统的血管分布，出现相应的神经系统症状和体征。

（3）头 CT 在早期多正常，24~48 h 出现低密度灶。血管造影可发现狭窄或闭塞的动脉。DWI、PWI 有助于早期诊断。

【治疗方案】

1. 特异性治疗

（1）改善脑血循环：

1）静脉溶栓：①对缺血性脑卒中发病 3 h 内和 3~4.5 h 的患者，应根据适应证、禁忌证和相对禁忌证严格筛选患者，尽快静脉给予重组组织型纤溶酶原激活物（Intravenous Recombinant Tissue Plasminogen Activator，rt-PA，阿替普酶）溶栓治疗。使用方法：rt-PA 0.9 mg/kg（最大剂量为 90 mg）静滴，其中 10% 在最初 1 min 内静脉推注，其余持续静滴 1 h。②发病 6 h 内，可根据适应证和禁忌证标准严格选择患者给予尿激酶溶栓。使用方法：尿激酶 100 万 ~150 万 IU，溶于生理盐水 100~200 mL，持续静滴 30 min。③对于轻度神经功能缺损且不伴有颅内大血管闭塞的患者，可以考虑应用替奈普酶。

2）血管内介入治疗：①对发病后不同时间窗内的患者（发病后 6 h 内可以完成股动脉穿刺者、距最后正常时间 6~16 h 及距最后正常时间 16~24 h 者），经严格进行临床及影像学评估后，再进行血管内机械取栓治疗。②发病 6 h 内由大脑中动脉闭塞导致的严重脑卒中且不适合进行静脉溶栓或未能接受血管内机械取栓的患者，经过严格选择后可在有条件的医院进行动脉溶栓治疗。③由后循环大动脉闭塞导致的严重卒中且不适合进行静脉溶栓或未能接受血管内机械取栓的患者，经过严格选择后可在有条件的机构进行动脉溶栓治疗，虽目前有在发病 24 h 内动脉取栓的经验，但也应尽早进行以避免延误。④对于静脉溶栓或机械取栓未能实现血管再通的大动脉闭塞患者，进行补救性动脉溶栓（发病 8 h 内）可能是合理的。

3）抗血小板药物治疗：①对于不符合静脉溶栓或血管内取栓适应证且无禁忌证的缺血

性脑卒中患者，应在发病后尽早给予口服阿司匹林每日 160~300 mg 治疗。急性期后可改为预防剂量（每日 50~300 mg）。②对于溶栓治疗者，阿司匹林等抗血小板药物应在溶栓 24 h 后开始使用，如果患者存在其他特殊情况（如合并疾病），在评估获益大于风险后可以考虑在阿替普酶溶栓 24 h 内进行抗血小板治疗。③对不能耐受阿司匹林者，可考虑选用氯吡格雷等抗血小板治疗。④对于未接受静脉溶栓治疗的轻型卒中患者（NIHSS ≤ 3 分），在发病 24 h 内应尽早启动双重抗血小板治疗（阿司匹林和氯吡格雷）并维持 21 天，有益于降低发病 90 天内的卒中复发风险，但应密切观察出血风险。

4）抗凝治疗：①对大多数急性缺血性脑卒中患者，不推荐无选择性地早期进行抗凝治疗。②对少数特殊的急性缺血性脑卒中患者（如放置心脏机械瓣膜者）是否进行抗凝治疗，需综合评估（如病灶大小、血压控制、肝肾功能等），如出血风险较小，致残性脑栓塞风险高，可在充分沟通后谨慎选择使用。③特殊情况下溶栓后还需进行抗凝治疗的患者，应在 24 h 后使用抗凝剂。

5）降纤治疗：对不适合进行溶栓并经过严格筛选的脑梗死患者，特别是高纤维蛋白原血症者，可选用降纤治疗。

6）扩容治疗：①对大多数缺血性脑卒中患者不推荐进行扩容治疗。②对于低血压或脑血流低灌注所致的急性脑梗死如分水岭梗死患者，可考虑进行扩容治疗，但应注意可能加重脑水肿、心衰竭等并发症，对有严重脑水肿及心衰竭的患者不推荐应用扩容治疗。

7）扩张血管：对大多数缺血性脑卒中患者，不推荐进行扩血管治疗。

8）其他改善脑循环药物：在临床工作中，个体化应用丁基苯酞、人尿激肽原酶。

（2）他汀药物治疗：①急性缺血性脑卒中发病前服用他汀类药物的患者，可继续使用他汀类药物治疗。②根据患者年龄、性别、卒中亚型、伴随疾病及耐受性等临床特征，确定他汀类药物治疗的种类及他汀类药物治疗的强度。

2. 急性期并发症处理

（1）脑水肿与颅内压增高：①建议对颅内压增高、卧床的脑梗死患者采用抬高头位的方式，通常抬高床头，使其大于 30°。②甘露醇和高张盐水可明显减轻脑水肿、降低颅内压，减少脑疝的发生风险，可根据患者的具体情况选择药物种类、治疗剂量及给药次数。必要时也可选用甘油果糖或呋塞米。③对于发病 48 h 内、60 岁以下的恶性大脑中动脉梗死伴严重颅内压增高患者，经积极药物治疗病情仍加重、尤其是意识水平降低的患者，可请神经外科医师会诊，考虑是否行减压术。60 岁以上患者手术减压可降低死亡率和严重残疾率，但独立生活能力并未得到显著改善。可根据患者年龄及患者/家属对这种可能结局的性价比评估来选择是否进行手术。④对压迫脑干的大面积小脑梗死患者，可请脑外科医师会诊协助处理。

（2）梗死后出血性转化：①症状性出血转化：停用抗栓（抗血小板、抗凝）治疗等致出血药物。②恢复开始抗凝和抗血小板治疗时机：对需要进行抗栓治疗的患者，可于症状性出血转化病情稳定后 10 天至数周开始进行抗栓治疗，应权衡利弊；对于再发血栓风险相对较低或全身情况较差者，可用抗血小板药物代替华法林。

（3）癫痫：①不推荐预防性应用抗癫痫药物。②孤立发作一次或急性期痫性发作控制后，不建议长期使用抗癫痫药物。③卒中后 2~3 个月再发的癫痫，建议按癫痫常规治疗进行长期药物治疗。④卒中后癫痫持续状态，建议按癫痫持续状态治疗原则进行处理。

（4）肺炎：疑有肺炎的发热患者应给予抗生素治疗，但不推荐预防性使用抗生素。

（5）排尿障碍与尿路感染：①有排尿障碍者，应早期评估，可康复治疗。②尿失禁者应尽量避免留置尿管，可定时使用便盆或便壶。③尿潴留者应测定膀胱残余尿，可配合物理按摩、针灸等方法促进恢复排尿功能。必要时可间歇性进行导尿或留置导尿管。④对于有尿路感染者根据病情决定抗生素治疗，但不推荐预防性使用抗生素。

（6）深静脉血栓（Deep Vein Thrombosis，DVT）和肺栓塞：①鼓励患者尽早活动、抬高下肢；尽量避免下肢（尤其是瘫痪侧）静脉输液。②抗凝治疗未显著改善神经功能及降低病死率，增加出血风险，不推荐对卧床患者常规应用预防性抗凝治疗（皮下注射低分子肝素或普通肝素）。③对于已发生 DVT 及肺栓塞高风险且无禁忌证者，可给予低分子肝素或普通肝素，有抗凝禁忌证者可给予阿司匹林治疗。④可联合加压治疗（交替式压迫装置）和药物预防 DVT，不推荐常规单独使用加压治疗；但对有抗栓禁忌证的缺血性卒中患者，推荐单独应用加压治疗来预防 DVT 和肺栓塞。⑤对于无抗凝和溶栓禁忌证的 DVT 或肺栓塞患者，首先建议应用肝素进行抗凝治疗，症状无缓解的近端 DVT 或肺栓塞患者可给予溶栓治疗。

（7）压疮：①对于伴有瘫痪者应定期翻身，以防止皮肤受压；保持良好的皮肤卫生，保持营养充足。②对于易出现压疮患者，建议使用特定的床垫、轮椅坐垫和座椅，直到恢复行动能力。

（8）营养支持：①患者开始进食前，采用饮水试验进行吞咽功能评估。②发病后注意营养支持，急性期吞咽困难者，应在发病 7 天内接受肠内营养支持。③吞咽困难短期内不能恢复者可早期放置鼻胃管进食，吞咽困难长期不能恢复者可行胃造口进食。

（9）卒中后情感障碍：①应评估患者心理状态，注意卒中后焦虑与抑郁症状，必要时请心理专科医师协助诊治。②对有卒中后焦虑、抑郁症状的患者应该进行相应干预治疗。

三、腔隙性脑梗死

腔隙性脑梗死是指大脑半球或脑干深部的小穿支动脉，在高血压等各种疾病的基础上，血管壁发生病变，导致管腔闭塞，形成小的梗死灶。腔隙直径一般为 0.2~15 mm，常发生于壳核、尾状核、内囊、丘脑及脑桥等。

【诊断要点】

（1）中老年患者，有多年高血压病史。

（2）急性起病，有局灶性神经系统症状和体征，常表现为 4 种类型的综合征：纯运动性卒中、构音障碍 – 手笨拙综合征、纯感觉性卒中、共济失调性轻偏瘫。

（3）头颅 CT 或 MRI 显示相应脑部有符合小穿支动脉闭塞特征的病灶。

【治疗方案】

原则上与脑血栓形成一致。

四、脑栓塞

脑栓塞指血液中的各种栓子（如心脏内的附壁血栓、动脉粥样硬化的斑块、脂肪、肿瘤细胞、纤维软骨或空气等）经血液循环进入脑动脉而阻塞血管，当侧支循环不能代偿时，引起该动脉供血区脑组织缺血性坏死，出现局灶性神经功能缺损。

【诊断要点】

（1）既往有栓子来源病史，大多急骤起病，多无前驱症状。

（2）病程先重后轻，可有短暂性意识模糊，有局灶性神经症状或体征，按颈内动脉系统或椎基底动脉系统的血管分布。

（3）头颅 CT 或 MRI 有显示梗死灶。

【治疗方案】

治疗包括脑栓塞本身的治疗和引起脑栓塞的原发病的治疗。

（1）脑栓塞的治疗原则上同脑血栓形成的治疗。当发生出血性脑梗死时，要立即停用溶栓、抗凝和抗血小板聚集的药物，适当应用止血药物，治疗脑水肿，调节血压，若血肿量较大，内科保守治疗无效时，考虑进行手术治疗。

（2）针对原发病的治疗可预防脑栓塞的复发：①心律失常，如心房颤动予以纠正，给予抗凝治疗预防复发（具体可参照 TIA 中心源性栓塞的抗栓治疗）。②感染性栓塞，可应用抗生素治疗，并禁用溶栓和抗凝治疗。③脂肪栓塞，可应用溶解剂溶解脂肪颗粒。④空气栓塞，可采用高压氧治疗。

五、脑出血

脑出血是指原发性非创伤性脑实质内出血。最常见的病因是高血压合并细、小动脉硬化，其他病因有脑动静脉畸形、动脉瘤、血液病、脑淀粉样血管病等。

【诊断要点】

（1）50 岁以上发病者多见。多有高血压和动脉粥样硬化病史。常在体力活动或情绪激动时发病。

（2）急骤起病，病情进展迅速，常在数分钟至数小时内发展到高峰。早期即有头痛、恶心与呕吐以及意识障碍，血压显著升高，有局灶性神经功能缺损症状。脑膜刺激征阳性。

（3）头颅 CT 检查有阳性发现。早期血肿在 CT 上表现为圆形或类圆形高密度影，边界清晰。

【治疗方案】

包括内科治疗和外科治疗，大多数的患者均以内科治疗为主，对于病情危重或发现有继发性原因，且有手术适应证者，则应该进行外科治疗。

内科治疗

1. 血压管理

（1）应综合管理脑出血患者的血压，分析血压升高的原因，再根据血压情况决定是否进行降压治疗。

（2）对于收缩压 150~220 mmHg 的住院患者，在没有急性降压禁忌证的情况下，数小时内降压至 130~140 mmHg；对于收缩压 > 220 mmHg 的脑出血患者，在密切监测血压的情况下，持续静注药物控制血压，收缩压的目标值为 160 mmHg。

（3）在降压治疗期间应严密观察血压的变化，避免血压波动，每隔 5~15 min 进行 1 次血压监测。

2. 血糖管理

血糖值可控制在 7.8~10.0 mmol/L，应加强血糖监测并进行相应处理：

（1）血糖超过 10 mmol/L 时可给予胰岛素治疗。

（2）血糖低于 3.3 mmol/L 时，可给予 10%~20% 葡萄糖口服或注射治疗，目标是达到正常血糖水平。

3. 体温

发病 3 天后，患者可因感染等原因引起发热，此时应针对病因进行治疗。

4. 止血治疗

氨甲环酸有助于限制血肿体积扩大和降低早期病死率，但长期获益不确定，不推荐无选择性使用。

5. 病因治疗

（1）使用抗栓药物发生脑出血时，应立即停药。

（2）对于华法林相关性脑出血患者，可考虑将凝血酶原复合物（Prothrombin Complex Concentrate，PCC）作为新鲜冰冻血浆（Fresh Frozenplasma，FFP）的一种替代选择，同时静脉应用维生素 K。对新型口服抗凝药物（达比加群、阿哌沙班、利伐沙班）相关性脑出血，有条件者可应用相应拮抗药物（如依达赛珠单抗）。

（3）不推荐应用重组Ⅶa因子单药治疗口服抗凝药相关性脑出血。

（4）对普通肝素相关性脑出血，推荐使用硫酸鱼精蛋白进行治疗。

（5）对溶栓药物相关性脑出血，可选择输注凝血因子和血小板进行治疗。

（6）对于使用抗血小板药物相关性脑出血，不推荐常规输注血小板治疗。

6. 并发症治疗

（1）颅内压增高的处理：①颅内压增高者，应卧床、适度抬高床头，严密观察生命体征。②需要脱水降颅压时，应给予甘露醇和高渗盐水静滴，用量及疗程依个体化而定。同时注意监测心、肾功能及电解质情况。必要时也可应用呋塞米、甘油果糖和（或）白蛋白。③对伴有意识障碍的脑积水患者，可行脑室引流以缓解颅内压增高。

（2）痫性发作：①不推荐预防性应用抗癫痫药物。②有临床痫性发作者应进行抗癫痫药物治疗。③疑为痫性发作者应考虑持续进行脑电图监测，如监测到痫样放电，应给予抗癫痫药物治疗。

（3）深静脉血栓（Deep Vein Thrombosis，DVT）和肺栓塞的防治：①卧床患者应注意预防 DVT，如疑似患者可做 D- 二聚体检测及肢体多普勒超声检查。②鼓励患者尽早活动、腿抬高；尽可能避免下肢静脉输液，特别是瘫痪侧肢体。③瘫痪患者入院后即应用气压泵装置，可预防深静脉血栓及相关栓塞事件；不推荐应用弹力袜预防深静脉血栓。④对易发生深静脉血栓的高危患者（排除凝血功能障碍所致的脑出血患者），血肿稳定后可考虑发病后 1~4 天皮下注射小剂量低分子肝素或普通肝素来预防 DVT，但应注意有出血的风险。⑤当患者出现深静脉血栓或肺动脉栓塞症状时，可使用系统性抗凝治疗或下腔静脉滤器植入；适当治疗方案的选择取决于多重因素（出血时间、血肿稳定性、出血原因及全身情况）。

外科治疗

1. 脑实质出血

（1）出现神经功能恶化或脑干受压的小脑出血者，无论有无脑室梗阻导致的脑积水的表现，都应尽快进行手术清除血肿；不推荐进行单纯脑室引流而不进行血肿清除。

（2）对于脑叶出血超过 30 mL 且距皮质表面 1 cm 内的患者，可考虑通过标准开颅术清除幕上血肿或微创手术清除血肿。

（3）发病 72 h 内、血肿体积 20~40 mL、GCS ≥ 9 分的幕上高血压脑出血患者，在有条件的医院，经严格选择后可应用微创手术联合或不联合溶栓药物液化引流清除血肿。

（4）40 mL 以上重症脑出血患者由于血肿占位效应导致意识障碍恶化者，可考虑通过微创手术清除血肿。

（5）微创治疗应尽可能清除血肿，使治疗结束时残余血肿量≤ 15 mL。

（6）病因未明确的脑出血患者行微创手术前应行血管相关检查（CTA/MRA/DSA）排除血管病变，规避和降低再出血的发生风险。

2. 脑室出血

单纯脑室外引流联合 rt-PA 治疗脑室出血是安全的；联合腰椎穿刺置管引流有助于加速清除脑室出血、降低行脑室腹腔分流的风险。

六、蛛网膜下腔出血

蛛网膜下腔出血（Subarachnoid Hemorrhage，SAH）是脑底部或脑表面血管破裂后，血液流入蛛网膜下腔引起相应临床症状的一种脑卒中。最常见的病因是颅内动脉瘤。

【诊断要点】

（1）青壮年多见。急性起病。多在进行体力活动或紧张状态下发病。突然剧烈头痛、呕吐，并可有短暂意识障碍。脑膜刺激征阳性。

（2）腰穿可见血性脑脊液。头颅 CT 平扫可见脑池、脑沟、脑裂等处有弥散性高密度影。MRI 的 T1 在脑池等处显示高信号。脑血管造影是确诊动脉瘤最有价值的方法，可有阳性发现。

【治疗方案】

（1）手术治疗。

（2）预防再出血的药物和其他治疗：

1）对于需要推迟闭塞的动脉瘤，再出血风险较大且没有禁忌证的患者，短期内（＜72h）可以使用氨甲环酸或氨基己酸以降低动脉瘤的再出血风险。

2）对于不明原因的 SAH、不愿意进行手术的患者，可以使用氨甲环酸或氨基己酸等止血药，但要谨防深静脉血栓的形成。

3）并发症的处理：①血管痉挛和迟发性脑缺血的处理：推荐使用尼莫地平以改善 SAH 的预后。建议维持体液平衡和正常循环血液容量，以预防迟发性脑缺血。②SAH 相关性脑积水的管理：对于 SAH 伴发的急性症状性脑积水的患者可行脑脊液分流术。应进行永久性脑脊液分流术来治疗 SAH 导致的慢性症状性脑积水。③癫痫：对有明确癫痫发作的患者必须给予药物治疗，但不主张预防性使用抗癫痫药物。不推荐常规长期使用抗癫痫药物，但对于有迟发性癫痫危险因素的患者，若先前曾有癫痫、脑出血、脑梗死、大脑中动脉动脉瘤破裂等疾病，可考虑长期使用抗癫痫药物。

【说　明】

患者应绝对卧床休息 4~6 周，避免用力大小便，防止剧烈咳嗽等。

七、颅内静脉血栓形成

颅内静脉血栓形成（Cerebral Venous Thrombosis，CVT）是指由各种病因引起的颅内静脉或静脉窦血栓形成，使血液回流受阻或脑脊液循环障碍，导致颅内高压和局灶性脑损害为特征的一类脑血管病。本病多数亚急性或慢性隐匿起病。CVT 在各年龄组均可发病，不同年龄段患者的病因和危险因素不尽相同。

【诊断要点】

（1）一般临床表现：①颅内高压和其他全脑损害：头痛是最常见症状。②局灶性脑损害。③痫性发作。④硬脑膜动静脉瘘的临床表现：头痛、搏动性耳鸣、颅内出血等。

（2）不同部位静脉（窦）血栓形成出现相应的神经系统症状和体征。

（3）影像学检查：①CT 平扫显示的直接征象为"条索征"（Cord Sign），"三角征"（Delta Sign）。CT 增强能显示血栓时静脉窦腔内对比剂充盈缺损。CTV 可同时显示静脉窦闭塞和窦内血栓。② MRI 常规序列可直接显示静脉腔内血栓和 CVT 相关脑损害。

（4）D- 二聚体升高可作为 CVT 辅助诊断的重要指标之一。

【治疗方案】

1.病因治疗

（1）对于感染性血栓，应及时足量、足疗程使用敏感的抗生素治疗；原发部位化脓性病灶必要时可行外科治疗，以清除感染来源。

（2）对于口服避孕药等相关的 CVT，应立即停用此类药物。

2. 抗凝治疗

（1）无抗凝禁忌证的 CVT 患者应及早接受抗凝治疗，急性期使用低分子肝素，剂量为 90~100 IU/kg，每日 2 次，皮下注射；或使用普通肝素治疗，应使部分凝血活酶时间延长 1.5~2.5 倍。疗程可持续 1~4 周。

（2）伴发于 CVT 的少量颅内出血和颅内高压并不是抗凝治疗的绝对禁忌证。

（3）急性期过后应继续口服抗凝药物，常选用华法林，目标 PT-INR 值保持在 2~3。

（4）对于有可迅速控制危险因素的 CVT，如妊娠、口服激素类避孕药物相关的 CVT，抗凝治疗可在 3 个月内开始；对于危险因素不明或有轻度遗传形成倾向的 CVT，口服抗凝治疗应持续 6~12 个月；对于发作 2 次以上或有严重遗传性血栓形成倾向的 CVT，可考虑进行长期抗凝治疗。

3. 特殊情况的抗凝治疗

（1）对头面颈部感染相关的 CVT 患者，抗凝治疗的疗效尚不明确，但有增加颅内出血的风险。

（2）对于妊娠期 CVT 患者，建议整个孕期全程使用低分子肝素进行抗凝治疗。

4. CVT 继发硬脑膜动静脉瘘

CVT 继发硬脑膜动静脉瘘的治疗可参照硬脑膜动静脉瘘的一般治疗原则。

5. 降低颅内高压和视神经保护

（1）对 CVT 引起的颅内高压，可用脱水降颅压治疗，但应防止过度脱水导致血液浓缩等因素加重 CVT 病情。

（2）对严重颅内高压或出现早期脑疝者，应该进行紧急处理，必要时可行去骨瓣手术减压或脑脊液分流治疗。

（3）对伴有进展性视力下降的颅内高压者，可行视神经鞘减压术以挽救视力。

6. 抗癫痫治疗

（1）对首次癫痫发作的 CVT 患者，应尽早使用抗癫痫药物控制发作。

（2）对无癫痫发作的患者，不推荐预防性使用抗癫痫药物。

（李晓秋　王婷婷）

第四节　脑部感染性疾病

一、单纯疱疹性脑炎

单纯疱疹性脑炎是由单纯疱疹病毒感染引起的急性中枢神经系统感染性疾病，病变主要侵犯颞叶、额叶和边缘系统，为最常见的中枢神经系统感染性疾病，多由单纯疱疹病毒 I 型所致。

【诊断要点】

（1）患者多有前驱症状，有黏膜、皮肤疱疹史或长期应用激素、免疫抑制药物史。

（2）起病急，病情重，有明显的精神行为异常、认知功能下降、癫痫、意识障碍等。

（3）脑脊液压力增高，外观可呈血性或黄色，脑脊液蛋白一般升高，细胞数正常或轻度升高，糖和氯化物值多数正常。

（4）脑电图以颞叶、额叶损害为主的弥漫性异常及癫痫样放电。

（5）神经影像学检查发现颞叶、额叶及边缘叶的炎症性异常信号，以及伴有灶性出血时的混杂性高信号。

【治疗方案】

1. 抗病毒药物治疗

·**方案1：**阿昔洛韦 15~30 mg（kg·d），加入 0.9% 生理盐水 250 mL，分 3 次静滴，连用 14~21 天（不良反应有恶心、呕吐、血清转氨酶升高、皮疹、谵妄、震颤等，注意肾功能损害）。

·**方案2：**更昔洛韦 5~10 mg/（kg·d），加入 0.9% 生理盐水 250 mL，每 12 h 静滴 1 次，连用 14~21 天 [不良反应有肾损伤、骨髓抑制（中性粒细胞、血小板减少），与剂量相关，停药后可恢复]。

2. 肾上腺皮质激素

治疗尚存在争议，仅对于严重脑水肿不适于腰椎穿刺患者可酌情使用。

3. 对症支持治疗

（1）对高热、抽搐、精神症状或颅内压增高者，可分别给予降温、抗癫痫、镇静和脱水降颅压治疗。

（2）对昏迷患者应保持呼吸道通畅，并维持水、电解质平衡，给予营养代谢支持治疗，加强护理，预防压疮、呼吸道感染和泌尿系感染等。

（3）恢复期可采用理疗、按摩、针灸等方法帮助肢体恢复功能。

二、结核性脑膜炎

结核性脑膜炎是由结核杆菌引起的脑膜非化脓性炎性疾病。

【诊断要点】

（1）既往有结核病史或接触史。

（2）低热、消瘦等结核菌素血症，脑膜刺激症状，颅内压增高症状，脑神经受损，以及脑实质损害症状等。

（3）脑脊液压力增高、外观毛玻璃样、淋巴细胞值升高、糖和氯化物值降低，涂片与培养找到结核杆菌。

（4）影像学检查可见颅底脑膜及侧裂池呈点状或团块状明显强化，伴脑积水改变等。

【治疗方案】

1. 抗结核治疗

遵循早期、足量、联合、长期的治疗原则。

（1）异烟肼：每日用量 10~20 mg/kg，成人每日常用量 600 mg，静脉或口服，每日 1 次，持续 1~2 年。主要不良反应有末梢神经炎、肝损害等。应用异烟肼治疗时，应同时给予维生素 B_6 以预防周围神经病。

（2）利福平：每日用量 10~20 mg/kg，成人每日常用量 450~600 mg，口服，每日 1 次，持续 6~12 个月。主要不良反应有肝毒性、过敏反应等。

（3）吡嗪酰胺：每日用量 20~30 mg/kg，成人每日常用量 1500 mg，口服，每日 3 次，持续 2~3 个月。主要不良反应有肝损害、血尿酸增加、关节酸痛、肿胀、强直、活动受限等。

（4）链霉素：每日用量 20~30 mg/kg，成人每日常用量 750 mg，肌注，每日 1 次，持续 3~6 个月。主要不良反应有耳毒性和肾毒性。易对胎儿的听神经产生不良反应，故孕妇不选用。

（5）乙胺丁醇：每日用量 15~20 mg/kg，成人每日常用量 750 mg，口服，每日 1 次，持续 2~3 个月。主要不良反应有视神经损害、末梢神经炎、过敏反应等。

结核性脑膜炎治疗期分为初始强化期和巩固期。WHO 的建议初始强化期应至少选择 3 种药物联合治疗，常用异烟肼、利福平和吡嗪酰胺。轻症患者治疗 3 个月后可停用吡嗪酰胺，再继续使用异烟肼和利福平 7 个月。耐药菌种可加用第 4 种药如链霉素或乙胺丁醇，利福平不耐药菌株，总疗程 9 个月已足够；利福平耐药菌株需连续治疗 18~24 个月。由于中国人对异烟肼为快速代谢型，有人主张对成年患者加大每日剂量至 600~1200 mg。治疗期间应监测肝酶水平，因为利福平、异烟肼和吡嗪酰胺都有肝毒性，但即使肝酶水平轻度升高，只要患者无肝脏受损的临床表现，仍应继续坚持使用。

2. 糖皮质激素

激素宜早期、小剂量、短疗程应用。成人可用泼尼松龙 4mg/（kg·d），地塞米松 0.4 mg/（kg·d），静脉使用，2~4 周逐渐减量，后续口服地塞米松，总疗程可达 8 周。出现以下指征时，均可给予皮质激素治疗：①有明显的颅内压增高。②结核性脑膜炎合并脑积水、血管炎。③脑脊液中蛋白浓度较高，有可能形成凝块造成椎管堵塞。

3. 对症支持治疗

（1）颅内压增高者可选用渗透性利尿剂，如 20% 甘露醇、甘油果糖或甘油盐水等，同时需及时补充丢失的液体和电解质。

（2）癫痫发作的患者，应给予抗癫痫治疗。

（3）抗结核和激素治疗无效的脑积水患者，可考虑进行神经外科治疗。

（4）对于交通性脑积水患者，应给予呋塞米、乙酰唑胺等药物治疗，或反复腰椎穿刺行脑脊液引流，以上效果不佳时可行脑室分流、引流术。

（5）对于引流管反复堵塞者，可考虑在有条件的医院行内镜第三脑室底造瘘术。

三、化脓性脑膜炎

化脓性脑膜炎是中枢神经系统常见的化脓性细菌感染引起的急性脑和脊髓的软脑膜、软脊膜、蛛网膜及脑脊液的炎症，常合并化脓性脑炎或脑脓肿。最常见的致病菌是脑膜炎双球菌、肺炎球菌和流感嗜血杆菌 B 型，其次为金黄色葡萄球菌、链球菌等。

【诊断要点】

（1）急性起病，有前驱感染史。

（2）有发热、寒战等感染症状，脑膜刺激症状，颅内压增高症状，以及神经系统局灶定位体征等。

（3）外周血提示白细胞及中性粒细胞值均明显升高。

（4）脑脊液压力升高，外观浑浊，以中性粒细胞为主的白细胞值明显升高，蛋白含量增多，糖和氯化物值下降，细菌涂片和培养可确定病原菌。

（5）MRI 增强 T1 可见特征性表现，幕上沟回表面蛛网膜及软脑膜弥漫性线状或条索状明显强化。

【治疗方案】

包括病原学治疗及对症支持治疗。

1. 抗菌治疗

原则为及早使用抗生素，通常在确定病原菌之前使用广谱抗生素。若明确病原菌，则应选用对病原菌敏感的抗生素，并足量、足疗程给药。

（1）未确定病原菌：①首选：头孢噻肟每日 8~12 g，每 4 h 1 次或每 6 h 1 次，至少 7 天。头孢曲松每日 4 g，每 12 h 1 次，治疗 7 天。②替代：美罗培南 每次 2 g，每 8 h 1 次，静滴，时间大于 15~30 min。

（2）确定病原菌：应根据病原菌选择敏感的抗生素。

1）肺炎球菌：①对青霉素敏感 [最小抑菌浓度（Minimum Inhibitory Concentration，MIC）< 0.1 μg/mL）者，标准治疗可用大剂量青霉素（成人每天 2000 万 ~2400 万 U，分次静滴）或者阿莫西林或氨苄西林，替代治疗选用头孢曲松、头孢噻肟、氯霉素。②对青霉素耐药（MIC > 0.1 μg/mL）且对第三代头孢菌素敏感（MIC < 2 μg/mL）者，标准治疗选用头孢曲松或头孢噻肟，替代治疗选用头孢吡肟、美罗培南、莫西沙星。③对头孢菌素耐药者（MIC ≥ 2 μg/mL），标准治疗选用万古霉素 + 利福平，或万古霉素 + 头孢曲松或头孢噻肟，或利福平 + 头孢曲松或头孢噻肟，替代治疗选用万古霉素 + 莫西沙星、利奈唑胺。④通常开始抗生素治疗后 24~36 h 复查脑脊液，以评估治疗效果，疗程 10~14 天。

2）脑膜炎双球菌：①对青霉素敏感者（MIC < 0.1 μg/mL）首选青霉素或阿莫西林或氨苄西林，替代治疗选用头孢曲松、头孢噻肟、氯霉素，疗程 7 天。②对青霉素耐药者（MIC ≥ 0.1 μg/mL）选用头孢噻肟或头孢曲松，替代治疗选用头孢吡肟、美罗培南、环丙沙星、氯霉素，疗程 7 天。③李斯特菌感染性单核细胞增多症者的标准治疗为选用阿莫西林

或氨苄西林、青霉素 G，替代治疗选用复方新诺明、莫西沙星、美罗培南、利奈唑胺，疗程至少 21 天。

3）流感嗜血杆菌：抗生素选择与 β–内酰胺酶有关，疗程 7~10 天。①此酶阴性者，应选用阿莫西林或氨苄西林，替代治疗选用头孢曲松、头孢噻肟或氯霉素。②此酶阳性者，应首选头孢曲松或头孢噻肟，替代治疗选用头孢吡肟、环丙沙星、氯霉素。③此酶阴性且氨苄西林耐药者，应首选头孢曲松或头孢噻肟 + 美罗培南，替代治疗选用环丙沙星。

4）金黄色葡萄球菌：疗程至少 14 天。①甲氧西林敏感株，首选氟氯西林、奈夫西林或苯唑西林，替代治疗选用万古霉素、利奈唑胺或利福平、磷霉素、达托霉素。②耐甲氧西林株及表皮葡萄球菌，应选用万古霉素，替代治疗选用复方新诺明、利奈唑胺、利福平、磷霉素、达托霉素。③对万古霉素耐药者（MIC > 2 μg/mL）首选利奈唑胺，替代治疗选用利福平、磷霉素、达托霉素。

5）革兰阴性杆菌：①对铜绿假单胞菌引起的脑膜炎可使用头孢吡肟或头孢他啶，且应联合氨基糖苷类。②其他革兰阴性杆菌脑膜炎可用头孢曲松、头孢噻肟或头孢他啶，疗程为 3 周。

2. 对症支持疗法

（1）肾上腺皮质激素：对病情较重且没有明显激素禁忌证的患者可考虑应用，尤其对于肺炎球菌和 B 型流感嗜血杆菌脑膜炎患者。一般为地塞米松每日 10~20 mg，静滴，连用 3~5 天，建议与抗生素同步应用。

（2）并发症治疗：①出现缺血性卒中患者，无特殊治疗。②出现耳聋的患者，给予人工耳蜗处置。③抽搐的患者，给予抗癫痫药物治疗。④严重脓毒症的患者，根据相关指南，给予补液、ICU 住院治疗与监护。⑤脑积水的患者，如果存在临床指征，可行脑室外引流。⑥出血性卒中、硬膜下积液或脑脓肿的患者，可考虑请神经外科医师进行干预。⑦颅内压增高者给予甘露醇脱水治疗。⑧高热患者，给予物理降温或使用退热剂。⑨化脓性脑膜炎患者易出现低钠血症，应对症补充，注意水和电解质平衡。

四、隐球菌性脑膜炎

隐球菌性脑膜炎是由新型隐球菌感染脑膜和脑实质所致的中枢神经系统的亚急性或慢性炎症疾病，是中枢神经系统最常见的真菌感染。

【诊断要点】

（1）合并机体免疫力低下或缺陷等基础疾病，或有鸽、鸟接触史。

（2）合并感染中毒征、脑膜刺激征、颅内压增高征、脑神经损害或局灶性症状。

（3）脑脊液压力明显增高，可达 3.9 kPa，蛋白升高、糖和氯化物值降低、脑脊液涂片和培养发现隐球菌为确诊依据。

（4）CT 和 MRI 检查可见脑水肿、脑室扩大，增强 CT 检查可见脑膜强化反应。

【治疗方案】

（1）抗真菌药物治疗方案：

1）HIV/AIDS 相关隐球菌性脑膜炎的治疗方案，即诱导期首选两性霉素 B[0.7~1.0 mg/（kg·d）]联合氟胞嘧啶 [（100 mg/（kg·d）]，疗程在 4 周以上，病情稳定后改用氟康唑治疗。

2）非 HIV/AIDS 相关隐球菌性脑膜炎，诱导期推荐首选低剂量两性霉素 B[0.5~0.7 mg/（kg·d）（由于其不良反应，尤其是肾毒性，且其不良反应与累计剂量相关，故宜监测血常规、肾功能、电解质）治疗，如果没有禁忌证，必须联合氟胞嘧啶 [100 mg/（kg·d）分 4 次服用]治疗，也可以联合氟康唑治疗；对于肾功能不全等基础疾病或两性霉素 B 治疗失败患者，建议使用高剂量氟康唑（每日 600~800mg）；也可选用伊曲康唑（第 1~2 天负荷剂量 200 mg，每 12 h 1 次；第 3 天起维持剂量每日 200mg 静滴），但对于肾功能不全患者（内生肌酐清除率 < 30 mL/min）不推荐使用静滴；或选用伏立康唑静滴（第 1 天负荷剂量每次 6mg/kg，每 12h 1 次；第 2 天起维持剂量每次 4 mg/kg，每 12 h 1 次），但肾功能不全（内生肌酐清除率 < 50 mL/min）患者也不推荐使用静滴；对于血液系统疾病患者并发隐球菌性脑膜炎的治疗推荐首选两性霉素 B，并密切监测其不良反应。

3）当诱导期治疗 4 周以上，且病情稳定后，可进入巩固期治疗，推荐选用氟康唑（每日 600~800 mg），并指出若肾功能正常，推荐每日 800 mg，还可联合氟胞嘧啶治疗；肾功能不全患者，氟康唑推荐剂量每日 400 mg。

4）隐球菌性脑膜炎疗程较长，具体疗程判定宜个体化，结合患者临床症状、体征消失，脑脊液常规、生化恢复正常，脑脊液涂片、培养阴性，可考虑停药。此外，有免疫功能低下基础疾病患者、脑脊液隐球菌涂片持续阳性、隐球菌特异多糖荚膜抗原检测持续高滴度，以及颅脑磁共振成像显示脑实质有异常病灶者，疗程均宜相应延长。疗程通常 10 周以上，长者可达 1~2 年甚至更长，后期可口服氟康唑治疗（表 1-4-1）。

表 1-4-1　隐球菌性脑膜炎抗真菌药物治疗方案

患者及病程	抗菌药物		疗程
	首选	次选	
非艾滋病患者诱导期	两性霉素 B[0.5~0.7 mg/（kg·d）] + 氟胞嘧啶 [100 mg/（kg·d）]	两性霉素 B[0.5~0.7 mg/（kg·d）]+ 氟康唑（每日 400 mg）	≥ 4 周
		两性霉素 B[0.5~0.7 mg/（kg·d）]	
		氟康唑（每日 600~800 mg）± 氟胞嘧啶 [100 mg/（kg·d）]	
		伊曲康唑注射液（第 1~2 天负荷剂量 200mg，12 h 1 次，第 3 天始 200 mg，每日 1 次）± 氟胞嘧啶 [100 mg/（kg·d）]	
		伏立康唑（第 1 天负荷剂量 6 mg/kg，12 h 1 次，第 2 天始 4 mg/kg，12h 1 次）± 氟胞嘧啶 [100 mg/（kg·d）]	

患者及病程	抗菌药物		疗程
	首选	次选	
巩固期	氟康唑（每日 600~800 mg）± 氟胞嘧啶 [100 mg/（kg·d）]	伊曲康唑注射液（200 mg，12 h 1 次）± 氟胞嘧啶 [100 mg/（kg·d）]	≥ 6 周
	两性霉素 B[0.5~0.7 mg/（kg·d）] ± 氟胞嘧啶 [100 mg/（kg·d）]	伏立康唑片（200 mg，12 h 1 次）± 氟胞嘧啶 [100 mg/（kg·d）]	
艾滋病患者诱导期	同非艾滋病患者诱导期	同非艾滋病患者诱导期	≥ 4 周
巩固期	同非艾滋病患者巩固期	同非艾滋病患者巩固期	≥ 6 周
维持期	氟康唑每日 200 mg	伊曲康唑每日 400 mg	≥ 1 年

注：艾滋病患者除了诱导期和巩固期外，还需要维持期，如果进行抗逆转录病毒治疗的患者 CD4 细胞计数＞ 100 个 /μL，并且连续 3 个月人类免疫缺陷病毒 RNA 值低于检测下限或非常低，可以停止维持治疗（抗真菌疗程至少 12 个月）；如果 CD4 细胞计数＜ 100 个 /μL，需重新开始维持治疗

（2）难治性和复发性隐球菌性脑膜炎的处理：

1）持续感染指在给予有效抗真菌药物及有效剂量抗真菌治疗 4 周后脑脊液培养持续阳性；感染复发是指经过治疗脑脊液培养已经转阴性，再次出现培养阳性，且感染的症状和体征在消失后又再次出现；难治性隐球菌性脑膜炎包括持续感染、复发及 HIV 阳性患者治疗过程中出现的免疫重建炎症综合征（Immune Reconstitution Inflammatory Syndrome，IRIS）。

2）持续感染常见于初始治疗不足，氟康唑耐药，抗真菌药物不能穿透到感染部位（脑实质炎症、隐球菌瘤）；复发常见于氟康唑治疗中耐药性增高，抗真菌治疗依从性不好，新的中枢神经系统隐球菌感染（新的获得性感染、身体其他部位感染播散）。

3）无论是持续感染还是复发感染患者，一旦诊断，均需立即重新开始更长时间（4~10 周）的诱导治疗，推荐联合抗真菌治疗，且药物剂量需加大。

4）联合治疗仍首选两性霉素 B 和氟胞嘧啶，在资源缺乏或两性霉素 B 不能耐受时，可选择高剂量氟康唑联合氟胞嘧啶治疗，氟康唑剂量每日 800~1200 mg。也可采用高剂量氟康唑、氟胞嘧啶和两性霉素 B 这 3 种药联用。应测定持续感染和复发菌株的最小抑菌浓度（MIC），如果氟康唑 MIC ≥ 16 mg/L 或氟胞嘧啶 MIC ≥ 32 mg/L，或者治疗过程出现 MIC 较前升高至少 3 个稀释度，需考虑更换其他药物治疗。可推荐新的三唑类药物与两性霉素 B 或氟胞嘧啶联合治疗，如伊曲康唑、伏立康唑、泊沙康唑。鞘内或脑室内给予两性霉素 B 脱氧胆酸盐（AmBd）并不作为常规推荐。针对难治性病例，全身静脉抗真菌治疗失败时，鞘内或脑室内注射可用于补救治疗，但须注意避免并发症。

5）完成再次诱导治疗后，考虑使用高剂量氟康唑（每日 800~1200 mg）或伏立康唑（每日 200~400 mg，每日 2 次）或泊沙康唑（200 mg，每日 4 次；或 400 mg，每日 2 次）补救性巩固治疗 10~12 周。

6）对于难治性隐球菌性脑膜炎，在抗真菌治疗同时可考虑采用免疫调节辅助治疗。推荐体重≥50kg的成年患者使用重组 IFN γ 100 μg/m² （体重＜50kg 时，给予 50 μg/m²），每周 3 次，治疗 10 周。

（3）对症支持治疗：颅内高压的处理。

每次腰穿都应测定颅内压。常用降颅压方法有药物降压、腰穿引流、腰大池置管引流、留置 Ommaya 囊（贮液囊）、侧脑室外引流、脑室－腹腔分流术（Ventriculo-Peritonealshunt, VPS）等。

1）药物降压：常规的降颅内压药物包括 20% 甘露醇、甘油果糖，还有呋塞米、高渗生理盐水等。

2）脑脊液引流降压：脱水药联合反复腰穿引流脑脊液仍是国内目前治疗隐球菌性脑膜脑炎颅内压增高的常用方法。①反复腰穿引流：如果脑脊液压力持续升高≥ 25cmH$_2$O （1cmH$_2$O=0.098kPa）并出现头痛等颅内压增高症状，可以每天或隔日重复行腰椎穿刺术缓慢引流脑脊液，让脑脊液压力尽快减压 50% 或达正常压力，操作时需严格无菌操作，须注意使颅内压缓慢下降。②置管持续外引流术：置管外引流术分为侧脑室引流及腰大池置管引流。两种方法均需通过术前评估影像学及凝血情况以预防脑疝和出血的发生，严格无菌操作，加强护理，防治继发感染。③ Ommaya 囊植入引流。④脑室－腹腔分流术。

（4）外科手术治疗。

【说　明】

两性霉素 B 要避光静滴，副作用较重，常见为发热、畏寒、恶心、呕吐、局部静脉炎、肾毒性、低钾、贫血等，基本可逆。症状严重者，可给予相应对症药物。

五、脑囊虫病

脑囊虫病是链状绦虫（猪绦虫）的幼虫寄生于人脑所引起的疾病，是我国最常见的中枢神经系统寄生虫病之一。

【诊断要点】

（1）曾在流行病区居住或有绦虫史或食用不熟猪肉史。

（2）临床表现有癫痫发作，颅内压增高，神经系统局灶性定位体征，脑膜刺激征，精神症状及智能障碍，可见皮下和肌肉囊虫结节。

（3）血常规检查可见嗜酸粒细胞增多。大便可见虫卵或虫节。血清或脑脊液囊虫抗体试验阳性。脑脊液压力正常或升高，白细胞值可轻度升高，以淋巴细胞为主，蛋白值轻度升高，少数血糖值降低，氯化物正常。

（4）X 线检查可见腓肠肌内的囊虫钙化点。CT 显示小于 1 cm 的低密度区，通常为多灶，强化后病灶周围见有环形强化圈的水肿带，同时有小的钙化灶或脑室略扩大等。MRI 可见病灶呈圆形或卵圆形，T1 低信号，T2 高信号，可有圆形强化，有时可发现病灶内的头节、脑室内的囊虫。

【治疗方案】

治疗必须依照囊虫寄生的解剖部位、囊虫的大小和数量、神经损伤的程度、囊虫的生活期，以及宿主的免疫反应强度等因素进行个体化治疗，包括驱虫治疗、对症治疗和外科手术治疗。

1. 驱虫治疗

适用于囊虫活动期，对已死亡的囊虫和变性的囊虫如钙化斑等无效。

（1）吡喹酮：常用于脑实质型脑囊虫病的治疗。通常总剂量 120~180 mg/kg，分 3~4 天服用，一般需要治疗 2~3 个疗程，疗程间隔 3~4 个月。如脑囊虫病为多发性、病情重、合并颅内压增高或精神障碍，宜采用小剂量长疗程疗法。不良反应有头晕、头痛、乏力、发热、恶心、呕吐及癫痫发作等。

（2）阿苯达唑：又称丙硫咪唑，因可透过血脑屏障，可用于脑实质型、蛛网膜下腔型、脑室型脑囊虫病。通常用法为 20 mg/（kg·d），分 2 次口服，10 天为 1 个疗程，1 个月后再服第 2 个疗程，通常治疗 3~5 个疗程。不良反应同吡喹酮。

2. 对症治疗

（1）颅内压增高者，优先处理颅内压增高，应用甘露醇和糖皮质激素以减轻脑水肿；然后再考虑其他处理方法。

（2）癫痫发作者可应用抗癫痫药物治疗，原则同其他病因造成的继发性癫痫。癫痫发作频繁和发生癫痫持续状态的患者，一般不宜使用抗寄生虫药物治疗。

3. 手术治疗

适用于驱虫治疗无效或不适宜行药物驱虫治疗的患者。常用术式有：颞肌下减压术、脑室－腹腔分流术、囊虫摘除术等。

六、神经梅毒

神经梅毒（Neurosyphilis，NS）指苍白密螺旋体感染所引起的中枢神经系统疾病。神经梅毒是梅毒的晚期表现。好发于 HIV 感染者。

【诊断要点】

根据梅毒侵犯神经系统程度可将其分为早期和晚期形式，早期主要影响 CSF、脑脊膜和脉管系统，晚期影响脑实质和脊髓。其临床表现及实验室检查结果见表 1-4-2。

表 1-4-2 神经梅毒的临床表现及实验室检查

分期	临床表现	实验室检查
早期		
无症状早期神经梅毒	无症状，感染后数周内脑脊液细胞增多	血清和 CSF 性病研究实验室（Venereal Disease Research Laboratory，VDRL）检测阳性
梅毒性脑膜炎	头痛、假性脑膜炎、畏光、颅神经麻痹［包括视神经或听觉神经病变（失明、眩晕、耳聋）］、意识错乱、嗜睡、癫痫发作；感染后数周或数月出现症状	血清和 CSF VDRL 检测阳性，脑脊液荧光梅毒螺旋体抗体吸收（The Fluorescent Treponemal-Antibody Absorption，FTA-ABS）检测阳性，CSF 白细胞计数 10~400/mm³

续表

分期	临床表现	实验室检查
早期或晚期		
脑（脊）膜血管梅毒	卒中、颅神经麻痹、假性脑膜炎、伴进行性脊髓病的脊膜脊髓炎，包括括约肌功能障碍	血清和 CSF VDRL 检测阳性，CSF 白细胞计数 5~100/mm³
晚期		
麻痹性痴呆	进行性痴呆、精神症状、人格改变、躁狂妄想、震颤、构音障碍以停顿和音节重复为特征）、不到一半的患者有 Argyll-Robertson 瞳孔	至少一半的患者血清 VDRL 检测阳性，CSF VDRL 检测阳性，CSF FTA-ABS 检测通常阳性，脑脊液细胞轻度、慢性增多，CSF 淋巴细胞数 25~75/μL，蛋白 50~100mg/dL，非特异性抗体 +
脊髓痨	共济失调步态、Romberg 征突出、腿部和躯干闪电样疼痛、深部和本体感觉严重受损、Charcot 关节，大多数患者有 Argyll-Robertson 瞳孔，伴有腿部反射消失的轻截瘫，括约肌功能障碍	血清 VDRL 检测可能呈非阳性，CSF VDRL 检测阳性，CSF FTA-ABS 检测通常阳性，脑脊液细胞轻度、慢性增多

【治疗方案】

首选大剂量青霉素，应及时、足量、足疗程，对于无症状或有症状的梅毒患者均可使用且安全有效。治疗包括驱梅治疗和对症治疗。

1. 驱梅治疗

（1）水溶青霉素：剂量为每日（1800~2400）万单位，每 4 h 1 次，静滴，10~14 天为 1 个疗程。然后，再用苄星青霉素 240 万单位肌注，每周 1 次，共 4 周。

（2）普鲁卡因青霉素：每日 240 万单位，肌注。可同时口服丙磺舒，每次 0.5 g，每日 4 次，3 周为 1 个疗程。

（3）头孢曲松钠：每日 2g，静滴，每日 2 次，连用 14 天。

（4）其他：对青霉素过敏者可选用盐酸四环素 500 mg，每日 4 次，共 30 天；或静滴氯霉素 1g，每日 4 次，疗程 14 天。

（5）应用抗生素治疗梅毒时应注意预防赫氏反应（Herxheimer Reaction）。一般在首剂注射后 14~16 h 发生，具体方法为：应用青霉素等药物治疗的前 3 天，口服泼尼松，每次 20 mg，每日 1 次，连续 3 天。

（6）在治疗后的第 1 个月、3 个月、6 个月、12 个月、18 个月、24 个月，复查血及脑脊液。2 年后，每年复查血及脑脊液，如有阳性发现，重复治疗，直至连续 2 次脑脊液常规、生化检查正常，梅毒试验阴性。

2. 对症治疗

（1）卡马西平用于闪电样疼痛，每次 0.1~0.2g，每日 3 次。

（2）阿托品、甲氧氯普胺和吩噻嗪类药物对内脏危象有效。

（3）其他还有抗癫痫治疗、抗精神病治疗及骨关节保护治疗。

（4）有明显神经压迫症状的患者应给予及时的手术治疗。

（王婷婷 秦艳滨）

第五节 运动障碍疾病

一、帕金森病

帕金森病（Parkinson's Disease，PD）是发生于中老年人群的神经系统变性疾病，隐袭起病，进展缓慢。其特征性病理改变为黑质多巴胺能神经元进行性退变和路易小体形成，导致纹状体区多巴胺递质减少，从而临床上出现运动迟缓、静止性震颤、肌强直和姿势平衡障碍等特征性症状，同时伴各种非运动症状，如嗅觉障碍、便秘、睡眠障碍等。

【诊断要点】

（1）中老年发病，缓慢进展性病程。

（2）运动迟缓：启动或在持续运动中肢体运动幅度见小或速度减慢。

（3）至少存在肌强直或静止性震颤。

（4）左旋多巴治疗有效。

【治疗方案】

本病的治疗主要为运动症状和非运动症状综合治疗，包括药物治疗、手术治疗、运动治疗、心理疏导及照料护理。

药物治疗

（一）常用药物及注意事项

（1）抗胆碱能药：苯海索 1~2 mg，每日 3 次，口服。主要适用于伴有震颤的患者（对年龄＜60 岁的患者，要告知长期应用本类药物可能会导致其认知功能下降，所以要定期复查认知功能；对≥60 岁的患者应慎用抗胆碱能药（狭角型青光眼及前列腺肥大患者禁用）。

（2）金刚烷胺：剂量为 50~100 mg 每日 2~3 次，末次应在下午 16：00 前服用。对少动、强直、震颤均有改善作用，并且对改善异动症有帮助（肾功能不全、癫痫、严重胃溃疡、肝病患者慎用，哺乳期妇女禁用）。

（3）复方左旋多巴（多巴丝肼、卡左双多巴缓释片）：初始用量为 62.5~125 mg、每日 2~3 次，根据病情而逐渐增加剂量至疗效满意和不出现不良反应的适宜剂量维持，餐前 1 h 或餐后 1.5 h 服药（活动性消化道溃疡者慎用，狭角型青光眼、精神病患者禁用）。建议复方左旋多巴单药治疗时剂量不超过每日 400 mg（以左旋多巴含量计）。

（4）多巴胺受体（Dopamine Receptor，DR）激动剂：目前国内上市多年的非麦角类 DR 激动剂有：①吡贝地尔缓释剂：初始剂量为 50 mg、每日 1 次，对于易产生不良反应患者可改为 25 mg、每日 2 次，第 2 周增至 50 mg、每日 2 次；有效剂量为每日 150 mg，分 3 次口服，最大剂量不超过每日 250 mg。②普拉克索：有常释剂和缓释剂 2 种剂型。常释剂的用法：

初始剂量为 0.125 mg、每日 3 次（对于个别易产生不良反应患者则为每日 1~2 次），每周增加 0.125 mg、每日 3 次，一般有效剂量为 0.5~0.75 mg、每日 1 次，最大剂量不超过每日 4.5 mg。缓释剂的用法：每日的剂量与常释剂相同，但为每日 1 次服用。③罗匹尼罗：包括常释片和缓释片。初始剂量为 0.25 mg、每日 3 次，每服用 1 周后每天增加每日 0.75~3 mg，一般有效剂量为每日 3~9 mg，分 3 次口服，最大剂量为每日 24 mg。④罗替高汀贴片：为经皮肤吸收的 DR 激动剂。初始剂量 2 mg，贴于皮肤之上，每日 1 次，每使用 1 周后每天增加 2 mg。一般有效剂量，早期患者为每日 4~8 mg，中晚期患者为每日 8~16 mg。DR 激动剂的不良反应与复方左旋多巴相似，它的症状波动和异动症发生率低，而体位性低血压、脚踝水肿和精神异常（幻觉、食欲亢进、性欲亢进等）的发生率较高。

（5）单胺氧化酶 B 型（Monoamine Oxidase-B，MAO-B）抑制剂：司来吉兰的用法为 2.5~5 mg、每日 1~2 次，在早晨、中午服用，勿在傍晚或晚上应用，以免引起失眠。雷沙吉兰的用量为 1mg、每日 1 次，早晨服用，胃溃疡者慎用。MAO-B 抑制剂与 5- 羟色胺再摄取抑制剂（Serotonin Selective Reuptake Inhibitor，SSRI）、5- 羟色胺和去甲肾上腺素再摄取抑制剂（Serotonin and Norepinephrine Reuptake Inhibitors，SNRIs）、三环类和四环类抗抑郁药物联合使用时，有发生严重不良反应的报告，因此与抗抑郁药物联合应用时应谨慎或避免联用。

（6）儿茶酚 -O- 甲基转移酶（Catechol-O-Methyltransferase，COMT）抑制剂：恩他卡朋用量为每次 100~200 mg，服用次数与复方左旋多巴相同，若每日服用复方左旋多巴次数较多，也可少于复方左旋多巴次数。需与复方左旋多巴同服，单用无效。其药物不良反应有腹泻、头痛、多汗、口干、转氨酶升高、腹痛、尿色变黄等。

（二）针对不同时期的运动症状的药物治疗决策

1. 早期（Hoehn-Yahr 1.0~2.5 级）

（1）非老年起病患者：在不伴有认知功能减退的情况下，可有如下选择：非麦角类 DR 激动剂、MAO-B 抑制剂、金刚烷胺、复方左旋多巴、复方左旋多巴 +COMT 抑制剂。首选药物并非按照以上顺序，需根据不同患者的具体情况而选择不同方案。若遵照美国、欧洲的治疗指南，首选方案为非麦角类 DR 激动剂、MAO-B 抑制剂或复方左旋多巴 +COMT 抑制剂；若患者由于经济原因不能承受高价格的药物，则首选方案为金刚烷胺；若因特殊工作之需求，力求显著改善运动症状，或出现认知功能减退，则首选方案为复方左旋多巴或复方左旋多巴 +COMT 抑制剂；也可在小剂量应用非麦角类 DR 激动剂、MAO-B 抑制剂或金刚烷胺时，同时小剂量联合应用复方左旋多巴。对于震颤明显且在其他抗帕金森病药物疗效欠佳的情况下，可选用抗胆碱能药，如苯海索。

（2）老年起病或有伴认知功能减退的患者：一般首选复方左旋多巴治疗。随着症状的加重，疗效减退时可添加 DR 激动剂、MAO-B 抑制剂或 COMT 抑制剂治疗。尽量不应用抗胆碱能药物，尤其针对老年男性患者，因其有较多的不良反应。

2. 中晚期（Hoehn-Yahr 3~5 级）

一方面要继续力求改善患者的运动症状；另一方面要妥善处理一些运动并发症。运动并发症（症状波动和异动症）是帕金森病中晚期常见的症状，调整药物种类、剂量及服药次数可以改善症状，手术治疗如脑深部电刺激术（Deep Hrain Stimulation，DBS）也有疗效。

（1）症状波动的治疗：症状波动主要包括剂末恶化、"开关现象"。

（a）剂末恶化的处理方法为：①不增加服用复方左旋多巴的每天总剂量，而适当增加每天服药次数，减少每次服药剂量（以仍能有效改善运动症状为前提），或适当增加每天总剂量（原有剂量不大的情况下），每次服药剂量不变，而增加服药次数。②由常释剂换用控释剂以延长左旋多巴的作用时间，更适宜在早期出现剂末恶化，尤其发生在夜间时为较佳选择，剂量需增加20%~30%。③加用长半衰期的 DR 激动剂，其中普拉克索、罗匹尼罗为 B 级证据，卡麦角林、阿朴吗啡为 C 级证据，溴隐亭不能缩短"关期"，为 C 级证据，若已用 DR 激动剂而疗效减退可尝试换用另一种 DR 激动剂。④加用对纹状体产生持续性多巴胺能刺激的 COMT 抑制剂，其中恩他卡朋为 A 级证据，托卡朋为 B 级证据。⑤加用 MAO-B 抑制剂，其中雷沙吉兰为 A 级证据，司来吉兰为 C 级证据。⑥避免饮食（含蛋白质）对左旋多巴吸收及通过血脑屏障的影响，宜在餐前1 h 或餐后1.5 h 服药，调整蛋白饮食可能有效。⑦手术治疗主要为丘脑底核行 DBS 可获裨益，为 C 级证据。

（b）对"开关现象"的处理较为困难，可以选用口服 DR 激动剂，或可使用微泵持续输注左旋多巴甲酯、乙酯或 DR 激动剂（如麦角乙脲等）。

（2）异动症的治疗：异动症又称为运动障碍，包括剂峰异动症、双相异动症和肌张力障碍。

（a）对剂峰异动症的处理方法为：①减少每次复方左旋多巴的剂量。②若患者是单用复方左旋多巴，可适当减少剂量，同时加用 DR 激动剂，或加用 COMT 抑制剂。③加用金刚烷胺（C 级证据）。④加用非典型抗精神病药如氯氮平。⑤若使用复方左旋多巴控释剂，则应换用常释剂，避免控释剂的累积效应。

（b）对双相异动症（包括剂初异动症和剂末异动症）的处理方法为：①若在使用复方左旋多巴控释剂，则应换用常释剂，最好换用水溶剂，可以有效缓解剂初异动症。②加用长半衰期的 DR 激动剂或延长左旋多巴血浆清除半衰期的 COMT 抑制剂，可以缓解剂末异动症，也可能有助于改善剂初异动症。

（c）对晨起肌张力障碍的处理方法为，睡前加用复方左旋多巴控释片或长效 DR 激动剂，或在起床前服用复方左旋多巴常释剂或水溶剂；对"开期"肌张力障碍的处理方法同剂峰异动症。手术治疗方式主要为 DBS，可获裨益。

（三）针对非运动症状的药物治疗决策

帕金森病的非运动症状涉及许多类型，主要包括精神障碍、自主神经功能障碍、睡眠障碍、感觉障碍，需给予积极、相应的治疗。

（1）精神障碍的治疗：最常见的精神障碍包括抑郁和/或焦虑、幻觉、认知障碍或痴呆等。首先需要甄别患者的精神障碍是由抗帕金森病药物诱发的，还是由疾病本身导致的。若为前者，则依次按顺序逐减或停用如下抗帕金森病药物：抗胆碱能药、金刚烷胺、MAO-B抑制剂、DR激动剂；若采取以上措施症状仍然存在，在不加重帕金森病运动症状的前提下，可将复方左旋多巴逐步减量。如果药物调整效果不理想，则提示患者的精神障碍可能为疾病本身导致，需对症用药。针对幻觉和妄想的治疗，推荐选用氯氮平或喹硫平，氯氮平会有1%~2%的概率导致粒细胞缺乏症，故需监测血细胞计数。对于抑郁和/或焦虑的治疗，可应用SSRI，也可应用DR激动剂，如普拉克索既可以改善运动症状，同时也可改善抑郁症状。劳拉西泮和地西泮可用于缓解易激惹状态。针对认知障碍和痴呆的治疗，可应用胆碱酯酶抑制剂。

（2）自主神经功能障碍的治疗：最常见的自主神经功能障碍包括便秘、泌尿功能障碍和体位性低血压等。①对于便秘，摄入足够的液体、水果、蔬菜、纤维素（每日10~20g）或服用其他温和的导泻药物能改善便秘症状，如乳果糖、龙荟丸、大黄片、番泻叶等；也可加用胃蠕动药，如多潘立酮、莫沙必利等。需要停用抗胆碱能药并增加运动。②对泌尿功能障碍中的尿频、尿急和急迫性尿失禁的治疗，可采用外周抗胆碱能药，如奥昔布宁、溴丙胺太林、托特罗定和莨菪碱等；对逼尿肌无反射者则给予胆碱能制剂（但需慎用，因会加重帕金森病的运动症状），若出现尿潴留，应采取间歇性清洁导尿，若由前列腺增生肥大引起，严重者必要时可行手术治疗。③体位性低血压患者：应增加盐和水的摄入量；睡眠时抬高头位，不要平躺；可穿弹力裤；不要快速地从卧位或坐位起立；首选 α-肾上腺素能激动剂米多君治疗；也可使用选择性外周多巴胺受体拮抗剂多潘立酮。

（3）睡眠障碍的治疗：睡眠障碍主要包括失眠、快速眼动期睡眠行为障碍（Rapid Eye Movement Sleep Behavior Disorder，RBD）、白天过多困倦（Excessive Daytime Somnolence，EDS）。如果与夜间的帕金森病症状相关，加用左旋多巴控释剂、DR激动剂或COMT抑制剂则会有效。如果正在服用司来吉兰或金刚烷胺，尤其在傍晚服用者，首先需纠正服药时间，司来吉兰需在早晨、中午服用，金刚烷胺需在下午16：00前服用；若无明显改善，则需减量甚至停药。或选用短效的镇静安眠药。对RBD患者可睡前给予氯硝西泮，一般每晚0.5 mg。EDS可能与帕金森病的严重程度和认知功能减退有关，也可与抗帕金森病药物DR激动剂或左旋多巴应用有关。如果患者在每次服药后出现嗜睡，则提示药物过量，将用药减量会有助于改善EDS；也可予左旋多巴控释剂代替常释剂，可能会有助于避免或减轻服药后嗜睡。

（4）感觉障碍的治疗：最常见的感觉障碍主要包括嗅觉减退、疼痛或麻木、不宁腿综合征（Restless Legs Syndrome，RLS）。目前尚无明确措施能够改善嗅觉障碍。疼痛或麻木在帕金森病患者中比较常见，可以由帕金森病本身引起，也可以是伴随的骨关节病变所致，如果抗帕金森病药物治疗"开期"疼痛或麻木减轻或消失，"关期"复现，则提示是由帕金森病所致，则调整抗帕金森病治疗以延长"开期"。反之，则由其他原因引起，选择相应的对症治疗。对伴有RLS的患者，在入睡前2h内选用DR激动剂如普拉克索，或给予复方左旋多巴。

非药物治疗

（1）手术治疗：对肢体震颤和 / 或肌强直有较好的疗效，但对躯体性中轴症状如姿势平衡障碍则无明显疗效。

（2）中医、康复与运动疗法：中医或针灸、康复与健身操、太极拳、慢跑等运动；进行语言障碍训练、步态训练、姿势平衡训练等。

（3）心理疏导：予以有效的心理疏导和抗抑郁药物治疗，从而达到更满意的治疗效果。

二、肌张力障碍

肌张力障碍（Dystonia）是一组由身体骨骼肌的协同肌和拮抗肌的不协调、间歇性持续收缩造成的反复不自主运动和异常扭转姿势的综合征。

【诊断要点】

（1）肌张力障碍所累及肌肉的范围和肌肉收缩强度变化很大，因而临床表现各异，多为不自主运动、异常扭转姿势、异常的表情姿势。

（2）肌张力障碍的特点如下：运动方向和模式相对固定；收缩顶峰有短时动作持续；症状因精神紧张、生气、疲劳、运动而加重，休息时减轻或消失；精神心理障碍引起的肌张力障碍无人观察时好转。

【治疗方案】

1. 明确病因

明确肌张力障碍的病因，对其长期、根本的治疗最为关键，对继发性肌张力障碍应查明病因，采用特异性治疗。

2. 药物治疗

（1）对长期应用抗精神病药物所致的迟发性肌张力障碍及对抗精神病药物、甲氧氯普胺等引起的急性肌张力障碍可使用抗胆碱能药物（包括苯海索、普罗吩胺、苯扎托品等）进行治疗。苯海索可用于全身和节段型肌张力障碍，对儿童和青少年可能更为适宜。苯海索每日 20~30 mg，分 3~4 次口服。

（2）抗癫痫药：包括苯二氮䓬类、卡马西平、苯妥英钠等，主要对发作性运动性肌张力障碍有效，对肌张力障碍可能有效。

（3）多巴胺能药物：左旋多巴及多巴胺受体激动剂，包括复方左旋多巴、麦角乙脲、麦角溴胺等。儿童期发病，全身及节段型肌张力障碍的患者，治疗应首选左旋多巴；小剂量开始，每日 50~75 mg，必要时逐渐加量，试用 4~12 周无效后撤药。

（4）肌松剂：巴氯芬为 GABA 受体激动剂，对部分口 - 下颌等局灶或节段型肌张力障碍可能有效。

（5）A 型肉毒毒素注射：用于眼睑痉挛、内收型痉挛性构音障碍、下颌闭合型口 - 下颌肌张力障碍和痉挛性斜颈的治疗。

3. 手术治疗

对于上述治疗效果不佳的患者，可采用手术治疗方案。

三、肝豆状核变性

肝豆状核变性（Hepatolenticular Degeneration，HLD）又名 Wilson 病（WD），是一种常染色体隐性遗传的铜代谢障碍疾病，致病基因 *ATPTB* 定位于染色体 13q14.3，编码一种铜转运 P 型 ATP 酶。好发于青少年。

【诊断要点】

（1）神经和（或）精神症状。

（2）原因不明的肝脏损害。

（3）血清铜蓝蛋白降低和（或）24h 尿铜升高。

（4）用膜 K–F 环阳性。

（5）经家系共分离及基因致病性分析确定患者的 2 条染色体均携带 *ATPTB* 基因致病变异。

【治疗方案】

本病的治疗主要为排铜治疗以及对症支持治疗两方面。

1. 排铜治疗

（1）青霉胺（Penicillamine，PCA）：PCA 对不同类型 WD 患者其疗效和不良反应有很大差异，故要求个体化给药。①用法：青霉素皮试阴性才可服用。应从小剂量（每日 250 mg）开始，每 3~4 日递增 250 mg，至尿铜量较用药前明显增高或 PCA 总量达每日 1000~2000 mg 为止。小儿剂量为 20~30 mg/（kg·d）。维持量成人为每日 750~1000 mg，儿童为每日 600~800 mg。②严重肢体痉挛、畸形，严重构音障碍的脑型患者及对 PCA 过敏的患者慎用或不用 PCA。

（2）二巯基丙磺酸钠（DMPS）：①用法：DMPS 5mg/kg 溶于 5% 葡萄糖溶液 500 mL 中缓慢静滴，每日 1 次，6 天为 1 疗程，2 个疗程之间休息 1~2 天，连续注射 6~10 个疗程。②不良反应主要是食欲减退及轻度恶心、呕吐。约 5% 患者于治疗早期发生短暂脑症状加重。③推荐用于有轻度、中度、重度肝损害和神经精神症状的 WD 患者。

（3）二巯基丁二酸（DMSA）：①用法：DMSA 胶囊口服，此药可与 PCA 交替使用，作为长期维持治疗。②不良反应主要是胃肠道和过敏等，约 55% 患者于治疗早期发生短暂脑症状加重。③推荐用于有轻度、中度肝损害以及神经和精神症状的 WD 患者。

（4）锌制剂（Zinc Preparations）：常用有硫酸锌（Zincsulfate）、醋酸锌（Zinc acetate）、葡萄糖酸锌（Zinc Gluconate）、甘草锌（Hcomine）等。①用法：成人剂量为每日 150 mg（以锌元素计），分 3 次口服；5 岁以下每日 50mg，分 2 次口服；5~15 岁每日 75mg，分 3 次口服。如单用锌剂治疗 WD，则 24h 尿铜量少于 125 μg 提示治疗量已满意。②不良反应：锌剂副反应较小，对胎儿无致畸作用。③锌剂对 WD 的疗效确切、价廉、药源充足、副作用少，近年已成为治疗下列类型 WD 的首选药物之一，适用于症状前患者、儿童肝型（只有持续转氨酶增高）患者、妊娠患者、不能耐受 PCA 治疗者以及 WD 各型的维持治疗。锌剂的缺点是起效慢（4~6 个月），严重病例不宜首选。

2. 对症治疗

（1）震颤：静止性且幅度较小的震颤，首选苯海索 1mg，每日 2 次开始，渐加至 2~4 mg，每日 3 次，如症状缓解不明显，可加用复方多巴类制剂。以意向性或姿势性震颤为主、尤其是粗大震颤者，首选氯硝西泮 0.5 mg，每日 1 次或每日 2 次，逐渐加量，不超过 2 mg，每日 3 次。对精神较紧张的患者可加用普萘洛尔每日 30~40 mg，分 3~4 次服用。

（2）肌张力障碍：轻者可单用苯海索，帕金森综合征者可用复方多巴制剂，从小剂量起，逐渐加至有效量。也可单用或合用多巴胺受体激动剂，如吡贝地尔 50 mg，每日 1 次或每日 2 次。以扭转痉挛、强直或痉挛性斜颈为主者，除上述药物外，还可选用苯二氮䓬类药物，如氯硝西泮、硝西泮等。也可选用巴氯芬 5 mg，每日 2 次开始，可逐渐加至 10~20 mg，每日 3 次；或乙哌立松 50 mg/ 次，每日 3 次，儿童酌减。经上述治疗无效的局限性肌张力障碍并造成肢体畸形者可试用局部注射 A 型肉毒毒素。

（3）舞蹈样动作和手足徐动症：可选用苯二氮䓬类药物；对无明显肌张力增高者也可用小剂量氟哌啶醇，逐渐增量，合用苯海索。

（4）精神症状：可选用奋乃静或利培酮等，配用苯海索。对严重肌张力增高者可选用氯氮平或奥氮平。对淡漠、抑郁的患者可用抗抑郁药物，如有抑郁与兴奋躁动交替者可加用丙戊酸钠或卡马西平。

（5）肝脏损害：需长期护肝治疗。

（6）白细胞和血小板减少：给予升白细胞药物，仍不能纠正时应减用或停用 PCA，改用其他驱铜药物。如仍无效，可施行脾切除术，或先行脾动脉栓塞，再行脾切除术。

（7）暴发性肝衰竭：迅速清除体内沉积的铜（血液透析、用新鲜冰冻血浆进行血浆置换），尽快给予肝脏移植手术。

【说　明】

（1）患者需低铜、高氨基酸或高蛋白饮食，避免食用含铜多的饮食，勿用铜质的食具及用具。

（2）开始用药后应检查肝肾功能、24 h 尿铜、血尿常规等，前 3 个月每个月复查 1 次，病情稳定后每 3 个月复查 1 次。肝脾 B 超每 3~6 个月检查 1 次。

（3）PCA 应空腹服药，最好在餐前 1h、餐后 2 h 或睡前服，勿与锌剂或其他药物混服。使用 PCA 过程中，建议每 2~4 周测 24h 尿铜量作为调整药量的指标，如多次测定 24 h 尿铜量均为 200~500 μg，且症状稳定，表示 PCA 用量足够，可减量或间歇用药，例如服 2 周停 2 周，或服 10 天停 10 天。

（4）使用锌制剂注意应在餐后 1h 后服药以避免食物影响其吸收，尽量少食粗纤维以及含大量植物酸的食物。

四、原发性震颤

原发性震颤（Essential Tremor，ET）也称特发性震颤，是一种常见的运动障碍性疾病，临床上以上肢远端的姿势性或动作性震颤为特点，可伴有头部、口面部或声音震颤，30%~50%的ET患者有家族史。

【诊断要点】

（1）核心诊断标准：①双手及前臂明显且持续的姿势性和（或）动作性震颤；②不伴有其他神经系统体征（齿轮现象和Froment征除外）。③可仅有头部震颤，但不伴有肌张力障碍。

（2）支持诊断标准：①病程超过3年。②有阳性家族史。③饮酒后震颤减轻。

【治疗方案】

1.治疗原则

①轻度震颤无须治疗。②轻度到中度患者由于工作或社交需要，可选择事前半小时服药以间歇性减轻症状。③影响日常生活和工作的中度到重度震颤，需要进行药物治疗。④药物难治性重症患者可考虑手术治疗。⑤头部或声音震颤患者可选择A型肉毒毒素注射治疗。

2.一线推荐用药

（1）普萘洛尔（Propranol1）是非选择性肾上腺素β受体阻滞剂，为典型的一线治疗药物。①用法：从小剂量开始（10 mg/次，每日2次），逐渐加量（5 mg/次）至每日30~60 mg即可有症状改善，一般不超过每日90 mg。②疗效：能有效减小50%的肢体震颤幅度（频率并不降低），但对轴性震颤（如头部、声音霞颤等）的疗效欠佳。

（2）扑米酮（Primidone）是常用的抗癫痫药物。①用法：一般每日晚25 mg开始，逐渐加量25 mg/次，有效剂量在每日50~500 mg，一般每日250 mg疗效佳且耐受性好。为了减少嗜睡的副作用，建议晚上睡前服药。②疗效：对于手部震颤疗效显著，可减小50%的震颤幅度。

（3）阿罗洛尔（Arotinolo1）具有α–受体及β–受体阻断作用（其作用比大致为1：8）。①用法：口服剂量从10 mg，每日1次开始，如疗效不充分，可加量至每日2次，每日10 mg，最高剂量不超过每日30 mg。②疗效：可减少姿势性震颤和动作性震颤的幅度，疗效与普萘洛尔相似。对于无法耐受普萘洛尔的患者，可考虑给予该药治疗。

3.二线推荐药物

（1）加巴喷丁（Gabapentin）是抗癫痫及抗神经痛药物。①用法：起始剂量每日300 mg，有效剂量为每日1200~3600 mg，分3次服用。②疗效：单药治疗可缓解症状，疗效可能与普萘洛尔相似。

（2）托吡酯（Topiramate）是抗癫痫药物，具有阻滞钠通道、增强γ–氨基丁酸活性的作用。①用法：起始剂量为每日25 mg，以每周25 mg的递增速度缓慢加量，分2次口服，常规治疗剂量为每日100~400 mg。②疗效：疗效略逊于前4种药物，但在一定程度上能改善各类震颤。

（3）阿普唑仑（Alprazolam）是短效的苯二氮䓬类制剂。①用法：起始剂量为每日 0.6 mg，多数每日 3 次给药，有效治疗剂量为每日 0.6~2.4 mg。②疗效：减少 25%~34% 的震颤幅度，可用于不能耐受普萘洛尔、阿罗洛尔和扑米酮的老年患者。

（4）阿替洛尔（Atenolo1）是选择性 β1 受体阻滞剂。①用法：每日 50~150 mg 可以缓解症状。适用于不能使用 β2 及非选择性受体阻滞剂的哮喘患者。②疗效：该类选择性 β1 受体阻滞剂的疗效逊于非选择性受体阻滞剂。

（5）索他洛尔（Sotalo1）是非选择性 β 受体阻滞剂。①用法：每日 80~240 mg 可以缓解症状。②疗效：在肾上腺素能 β 受体阻滞剂中其疗效仅次于普萘洛尔和阿罗洛尔。

（6）氯硝西泮（Clonazepam）是苯二氮䓬类制剂。①用法：起始剂量为每日 0.5 mg，有效治疗剂量为每日 1~6 mg。②疗效：能有效减小动作性震颤幅度。

4. 三线推荐药物

非选择性 β 受体阻滞剂纳多洛尔（Nadolo1）每日 120~240 mg，或钙离子拮抗剂尼莫地平（Nimodipine）每日 120 mg，或非经典抗精神病药物氯氮平（Clozapine）每日 25~75 mg，对改善肢体震颤可能有效。

5. A 型肉毒毒素注射

相比口服药，A 型肉毒毒素在治疗头部、声音震颤方面更具优势，且同样可用于肢体震颤的治疗。单剂量 40~400 IU 可改善头部震颤；选择尺、桡侧腕伸屈肌多点注射 50~100 IU 药物可减小上肢的震颤幅度，手指无力、肢体僵硬感是最常见的副作用；软腭注射 0.6 IU 可治疗声音震颤，但可能出现声音嘶哑和吞咽困难等副作用。A 型肉毒毒素治疗难治性震颤属对症治疗措施，通常 1 次注射疗效持续 3~6 个月，需重复注射以维持疗效。

6. 手术治疗

脑深部电刺激术（DBS）具有低创伤性、可逆性、可调控性的特点，是药物难治性重症 ET 患者的首选手术治疗方法；其副反应包括感觉异常、局部疼痛、构音障碍、平衡失调等。

五、亨廷顿病

亨廷顿病（Huntingon's Disease，HD）是一种常染色体显性遗传的神经退行性疾病，由位于 4 号染色体 4pl6.3 区域的 *IT-15* 基因内 CAG 三核核苷酸重复序列异常扩增所致。典型症状包括舞蹈样症状、认知和精神障碍。

【诊断要点】

（1）阳性家族史，仅 1% 患者无阳性家族史。

（2）出现进行性认知及精神障碍、不自主运动或肌张力障碍。

（3）HD 基因测试阳性。

【治疗方案】

尚无任何有效措施可缓解 HD 病程进展，目前 HD 的临床治疗仍以经验性治疗为主，主要目标为控制症状、提高生活质量。药物治疗应与心理、社会和环境支持相协同，在疾病的不同阶段各有侧重。

（王丽　秦艳滨）

第六节　脑部发作性疾病

一、癫痫

癫痫（Epilepsy）是多种原因导致的脑部神经元高度同步化异常放电所致的临床综合征，临床表现具有发作性、短暂性、重复性和刻板性的特点。

【诊断要点】

（1）指至少 2 次间隔＞ 24 h 的非诱发性（非反射性）发作。

（2）一次非诱发性（或反射性）发作，并且在未来 10 年再发风险与两次非诱发性发作后的再发风险相当，即至少 60%。

【治疗方案】

本病的治疗主要为药物治疗、手术治疗、生酮饮食。

（一）药物治疗

（1）苯妥英钠（Phenytoin，PHT）：对全面强直 - 阵挛发作（Generalized Tonic Clonic Seizures，GTCS）和部分性发作有效，可加重失神和肌阵挛发作。婴幼儿和儿童不宜服用，成人剂量每日 200 mg，加量时要慎重。逐渐增加至治疗剂量。维持剂量每日 250~300 mg。上述剂量分每日 2~3 次服用。剂量相关的副作用：眼球震颤、共济失调、厌食、恶心、呕吐、攻击行为、巨幼红细胞贫血。长期治疗的副作用：痤疮、牙龈增生、面部粗糙、多毛、骨质疏松、小脑及脑干萎缩、性欲缺乏、维生素 K 及叶酸缺乏。特异体质副作用：皮疹、周围神经病、肝损害、Stevens-Johnson 综合征。

（2）卡马西平（Carhnmazpine，CBZ）：是部分性发作的首选药物，对复杂部分性发作的疗效优于其他抗癫痫药物（Antiepileptic drugs，AEDs），对继发性 GTCS 也有较好的疗效，但可加重失神和肌阵挛。起始治疗量：100~200 mg，逐渐增加至治疗剂量。维持剂量：400~1200 mg。上述剂量分每日 2~3 次服用。剂量相关的副作用：复视、头晕、视物模糊、恶心、困倦、中性粒细胞减少、低钠血症。长期治疗的副作用：低钠血症。特异体质副作用：皮疹、再生障碍性贫血、肝损害、Stevens-Johnson 综合征。

（3）丙戊酸钠（Valpmate，VPA）：是一种广谱 AEDs，是全面性发作，尤其是 GTCS 合并典型失神发作的首选药。也用于部分性发作。常规成人起始剂量 5~10 mg/（kg·d），逐渐增加维持剂量每日 600~1200 mg。上述剂量分每日 2~3 次服用。剂量相关的副作用：震颤、厌食、恶心、呕吐、困倦。长期治疗副作用：脱发、体重加重、月经失调或闭经、多囊卵巢综合征。特异体质副作用：肝功能损害、血小板减少、急性胰腺炎（罕见）、丙戊酸钠脑病。

（4）苯巴比妥（PhenobarbitaI，PB）：对 GTCS 疗效好，也用于单纯及复杂部分性发作。也可用于急性脑损害合并癫痫或癫痫持续状态。常规剂量成人每日 90 mg。最大剂量每次 250 mg，每日 500 mg。上述剂量分每日 1~3 次给药。剂量相关的副作用：疲劳、嗜睡、抑郁、注意力涣散、多动、易激惹（见于儿童）、攻击行为、记忆力减退。长期治疗的副作用：少见皮肤粗糙、多毛、性欲下降、突然停药可出现戒断症状，焦虑、失眠等。特异体质副作用：皮疹、肝炎、中毒性表皮溶解症。

（5）扑痫酮（Primidone，PMD）：可用于 GTCS，以及单纯和复杂部分性发作。常规成人起始剂量每日 50mg，逐渐增加维持剂量每日 750mg。上述剂量分每日 3 次服用。剂量相关的副作用及长期治疗的副作用：同苯巴比妥。特异体质副作用：皮疹、血小板减少、狼疮样综合征。

（6）托吡酯（Piramate，TPM）：为难治性部分性发作及继发 GTCS 的附加或单药治疗药物，对于 Lennox-Gastaut 综合征和婴儿痉挛症等也有一定疗效。常规剂量成人起始剂量每日 25 mg，每周增加 25 mg，维持剂量每日 100~200 mg。卡马西平和苯妥英钠可降低托吡酯的血药浓度，托吡酯也可降低苯妥英钠的疗效。上述剂量分每日 2 次服用。剂量相关的副作用：厌食、注意力障碍、语言障碍、记忆障碍、感觉异常、无汗。长期治疗的副作用：肾结石、体重下降。特异体质副作用：急性闭角性青光眼（罕见）。

（7）拉莫三嗪：为部分性发作及 GTCS 的附加或单药治疗药物，也用于 Lennox-Gastaut 综合征、失神发作和肌阵挛发作的治疗。成人单药起始剂量每日 25 mg，每周增加 25 mg，缓慢加量，维持剂量每日 100~200 mg。与肝酶诱导剂的抗癫痫药合用：起始剂每日 50 mg，每 2 周增加 50 mg，缓慢加量，维持剂量每日 100~200 mg。与丙戊酸类药物合用：起始剂量每日 12.5 mg，每 2 周增加 12.5 mg，缓慢加量至维持剂量每日 100~200 mg。上述剂量分每日 2 次服用。剂量相关的副作用：复视、头晕、头痛、恶心、困倦、共济失调、嗜睡。长期治疗的副作用：攻击行为、易激惹。特异体质副作用：皮疹、再生障碍性贫血、肝衰竭、Stevens-Johnson 综合征、中毒性表皮溶解征。

（8）加巴喷丁（Gabapentin，GBP）：用于成人部分性癫痫发作和 GTCS 的辅助治疗。初始剂量每日 300 mg，逐渐加量，维持剂量每日 900 ~ 1800 mg，分 3 次服用。不良反应：疲劳感、嗜睡、复视、感觉异常、健忘。

（9）奥卡西平：主要用于部分性发作及继发全面性发作的附加或单药治疗。起始治疗量每日 300 mg，逐渐增加至治疗剂量。维持剂量每日 600~1200 mg。上述剂量分每日 2 次服用。剂量相关的副作用：复视、疲劳、困倦、头晕、共济失调、恶心。长期治疗的副作用：低钠血症。特异体质副作用：皮疹。

（10）左乙拉西坦（Ievetiracetam，LEV）：对部分性发作或不伴继发性发作伴或不伴继发 GTCS、肌阵挛发作等都有效。成人起始剂量每日 1g，每 2 周增加 0.5~1 g。维持剂量每日 1000~4000 mg。上述剂量分每日 2 次服用。剂量相关的副作用：头痛、易激惹、感染、类流感综合征、困倦。

（二）手术治疗

分为切除性手术、姑息性手术、神经调控手术及其他手术。

（三）生酮饮食

生酮饮食是一种高脂、低碳水化合物和适当蛋白质的饮食。生酮饮食由于特殊的食物比例配置，开始较难坚持，但如果癫痫发作控制后，患者多能良好耐受。

1. 生酮饮食的适应证

（1）难治性儿童癫痫：适用于儿童各年龄段的各种发作类型的难治性癫痫患者。

（2）葡萄糖转运体 I 缺陷症：由于葡萄糖不能进入脑内，导致癫痫发作、发育迟缓和复杂的运动障碍。

（3）丙酮酸脱氢酶缺乏症：丙酮酸盐不能代谢或乙酰辅酶 A 导致严重的发育障碍和乳酸酸中毒。

2. 禁忌证

患有脂肪酸转运和氧化障碍的疾病者。

3. 治疗原则

（1）治疗前进行全面临床和营养状况评估：在开始生酮饮食前，需要详细的病史询问和检查，特别是患儿的饮食习惯，给予记录存档，以评估发作类型、排除生酮饮食的禁忌证；估计易导致并发症的危险因素；完善相关检查。

（2）选择合理食物开始治疗：首先禁食 24~48 h，监测生命体征及微量血糖、血酮、尿酮，若血糖 < 2.2 mmol/L 或血酮 > 3.0 mmol/L，开始予生酮饮食；食谱中摄入食物中的脂肪 /（蛋白质 + 碳水化合物）比例为 4：1。

（3）正确处理治疗初期常见问题：早期常见的副作用包括低血糖、过分酮症、酮症不足、恶心 / 呕吐、困倦或嗜睡、癫痫发作增加或无效等，需要对症处理。

（4）随访：在开始的阶段应与家属保持较密切的联系，稳定后 3~6 个月随访 1 次。随访的项目包括对患儿营养状况进行评估，根据身高、体重和年龄调整食物热量和成分，检测副作用，进行必要的实验室检查。

（5）停止生酮饮食：如果无效，应逐渐降低生酮饮食的比例，所有摄入食物中的脂肪 /（蛋白质 + 碳水化合物）比例由 4：1 降至 3：1，再降至 2：1，直到酮症消失。如果有效，可维持生酮饮食 2~3 年。对于葡萄糖载体缺乏症、丙酮酸脱氢酶缺乏症和结节性硬化的患者应延长治疗时间。对于发作完全控制的患者，80% 的人在停止生酮饮食后仍可保持无发作状态。

【说　明】

（1）要根据癫痫发作类型和综合征分类选择药物，这是癫痫治疗的基本原则。同时还需要考虑以下因素：禁忌证，可能的不良反应，达到治疗剂量的时间，服药次数及恰当剂型，特殊的治疗人群（如儿童、育龄妇女、老人等）的需要，药物之间的相互作用以及药物的来源和费用。

（2）以上抗癫痫药物剂量均为成人剂量。

二、偏头痛

偏头痛是临床常见的原发性头痛，其特征是发作性的、多为偏侧的、中重度的搏动样痛，一般持续 4~72h，可伴有恶心、呕吐，光、声等刺激或活动可加重头痛，安静环境中休息则可缓解头痛。主要有两种类型：无先兆性偏头痛、有先兆性偏头痛。

【诊断要点】

（1）无先兆性偏头痛：特征性头痛和相关症状的一种临床综合征。

（2）有先兆性偏头痛：头痛主要以头痛前或头痛时有短暂的局灶神经症状为主要表现。

【治疗方案】

基本原则：①积极开展患者教育。②充分利用各种非药物干预手段，包括按摩、理疗、生物反馈治疗、认知行为治疗和针灸等。③药物治疗包括头痛发作期治疗和头痛间歇期预防性治疗，注意循证地使用。

（一）发作期治疗

1. 非特异性止痛药

用于轻度、中度的偏头痛发作和既往使用有效的重度偏头痛发作。阿司匹林：每日 0.3~1 g，不良反应有胃肠道出血。禁忌证有对阿司匹林过敏、活动性溃疡、血友病或血小板减少症、哮喘、出血性体质，以及孕妇及哺乳妇女。布洛芬：每日 200~800 mg。避免大量使用。不良反应及禁忌证同阿司匹林。萘普生：每日 250~1000 mg。不良反应及禁忌证同阿司匹林。对乙酰氨基酚：推荐剂量每日 1 g。警惕肝肾衰竭。双氯芬酸：每日 50~100 mg，不良反应有胃肠道反应、肝损伤及粒细胞减少。

上述药物可单独使用或与其他药联合使用，后者明显优于单独使用，包括阿司匹林与甲氧氯普胺合用、对乙酰氨基酚与利扎曲普坦合用等。为了防止药物过度应用性头痛（Medication Overuse Headache，MOH），服用单一的解热镇痛药时，应该限制在每个月不超过 15 天，服用联合镇痛药应该限制在每个月不超过 10 天。

2. 特异性药物

适用于中重度头痛。

（1）麦角类制剂：

麦角胺：1~2 mg，口服。双氢麦角胺：1~3 mg，口服。麦角胺具有药物半衰期长、头痛的复发率低的优势，适用于发作持续时间长的患者。但极少量的麦角胺类即可迅速导致 MOH，因此应限制药物的使用频度，不推荐常规使用。麦角胺类的主要不良反应有恶心、呕吐、眩晕、嗜睡、胸痛、焦虑、感觉异常、精神萎靡和麦角胺类中毒。禁忌证有心血管和脑血管病、Raynaud 病、高血压、肾功能不全、妊娠期、哺乳期等。

（2）曲普坦类药物：

舒马曲普坦：6 mg/ 次，皮下注射，25~100 mg，口服。那拉曲普坦：2.5 mg，口服。利扎曲普坦：5~10 mg，口服。阿莫曲普坦：6.25~12.5 mg，口服。佐米曲普坦：2.5~5 mg，口服。

上述药物不良反应：恶心、呕吐、心悸、烦躁、焦虑、周围血管收缩，长期大量使用可引起高血压、肢体缺血性坏死。禁忌证：严重高血压、心脏病、雷诺综合征、周围动脉粥样硬化性疾病，或卒中、严重肝肾功能不全患者和孕妇。不能与麦角类或 MAO 抑制剂（停用未满 2 周）同服。

（3）CGRP 受体拮抗剂（Gepant 类药物）：部分对曲普坦类无效或者对曲普坦类药物不能耐受的患者可能对 Gepant 类药物有良好的反应。

（二）预防药物

（1）β 受体阻滞剂：

普萘洛尔每日 40~240 mg。不良反应有抑郁、低血压、阳痿等。

美托洛尔每日 50~200 mg。常见不良反应有心动过缓、低血压、嗜睡、无力、运动耐量降低。少见不良反应有失眠、噩梦、阳痿、抑郁、低血糖。禁忌证：哮喘、心衰、房室传导阻滞、心动过缓；慎用于使用胰岛素或降糖药者。

（2）钙离子通道阻滞剂：氟桂利嗪：5~10 mg，睡前 1 次。不良反应有疲劳感、体重增加、抑郁、锥体外系症状。禁忌证有抑郁、锥体外系症状。

（3）抗癫痫药：

丙戊酸每日 500~1800 mg。托吡酯每日 25~100 mg。加巴喷丁每日 1200~2400 mg。

抗癫痫药物不良反应及禁忌证详见癫痫章节。

（4）抗抑郁药物：阿米替林每日 50~100 mg。不良反应有口干、嗜睡、体重增加。禁忌证有青光眼、前列腺瘤。

【说　明】

麦角类和曲普坦类药物每周服用不超过 3 天，避免产生药物过度使用性头痛。

三、丛集性头痛

丛集性头痛是一种原发性神经血管性头痛，表现为一侧眼眶周围发作性剧烈疼痛，有反复密集发作的特点，伴有同侧眼结膜充血、流泪、瞳孔缩小、眼睑下垂及头面部出汗等自主神经症状，常在 1 天内固定时间发作，可持续数周至数月。

【诊断要点】

（1）发生于单侧眼眶，和 / 或眶上，和 / 或颞部，呈尖锐、爆炸样、非搏动性剧痛。

（2）持续时间 15~180 min。每日 8 次至隔日 1 次。

（3）常伴有同侧颜面部自主神经功能症状，较少伴有恶心、呕吐。

（4）头痛发作持续数周至数月。

（5）排除其他诊断。

【治疗方案】

1. 发作期治疗

（1）吸纯氧，流速 10~12 L/min，10~20 min。

（2）药物治疗：舒马曲普坦：皮下注射或经鼻吸入。佐米曲普坦：经鼻吸入。如上述治疗效果不佳或不耐受，给予 4%~10% 利多卡因 1 mL 经患侧鼻孔滴入。

2. 预防用药

维拉帕米：每日 240~320 mg，2~3 周发挥最大疗效。不良反应有便秘、下肢水肿、房室传导阻滞。泼尼松：每日 60~100 mg，至少持续 5 天，后以每日 10 mg 逐渐减量。

（王丽）

第七节 神经系统变性疾病

一、阿尔茨海默病

阿尔茨海默病（Alzheimer's Disease，AD）是以进行性认知功能障碍和行为损害为特征的中枢神经系统退行性病变。临床上表现为记忆障碍、失语、失用、失认、视空间能力损害、抽象思维和计算力损害、人格和行为改变等。是老年期最常见的痴呆类型。

【诊断要点】

通常隐匿起病，持续进行性发展，主要表现为认知功能减退和非认知性神经精神症状。

【治疗方案】

针对 AD 患者神经递质改变的药物治疗，以及其他非药物治疗和护理，能够减轻病情和延缓发展。

（1）生活护理。

（2）非药物治疗：认知康复、音乐治疗等。

（3）药物治疗：

1）胆碱酯酶抑制剂（ChEIs）：① 明确诊断为 AD 的患者可以选用 ChEIs 治疗。② 应用某一胆碱酯酶抑制剂治疗无效或因不良反应不能耐受时，可根据患者病情及出现不良反应的程度，调换其他 ChEIs 或换作贴剂进行治疗，治疗过程中严密观察患者可能出现的不良反应。③ ChEIs 存在剂量效应关系，中重度 AD 患者可选用高剂量的 ChEIs 作为治疗药物，但应遵循低剂量开始逐渐滴定的给药原则，并注意药物可能出现的不良反应。

2）兴奋性氨基酸受体拮抗剂：① 明确诊断的中重度 AD 患者可以选用美金刚，或美金刚与多奈哌齐、卡巴拉汀联合治疗，对出现明显精神行为症状的重度 AD 患者，尤其推荐 ChEIs 与美金刚联合使用。② 必须与患者或知情人充分地讨论治疗益处及其可能出现的不良反应。

3）中药及其他治疗药物：与患者交代治疗益处和可能风险后，可以适当选用银杏叶、脑蛋白水解物、奥拉西坦或吡拉西坦等作为 AD 患者的协同辅助治疗药物。

（4）支持治疗。

二、额颞叶变性

额颞叶变性（Frontotemporal Lobar Degeneration，FTLD）的临床表现为额颞叶痴呆（Frontotemporal Dementia，FTD），是一组以进行性精神行为异常、执行功能障碍和语言损害为主要特征的痴呆综合征。FTLD 的病因尚未明确，以 45~64 岁发病最为常见。FTLD 是早发型痴呆的主要原因之一。

【诊断要点】

（1）临床分型及表现。根据临床特征，目前国际上将 FTLD 分为 3 种主要的临床亚型：行为变异型额颞叶痴呆（Hehavioral Variant Offrontotemporal Dementia，bvFTD）、语义性痴呆（Semantic Dementia，SD）和进行性非流利性失语（Progressive Nonfluent Aphasia，PNFA）。其中 SD 和 PNFA 可归为原发性进行性失语（Primary Progressive Aphasia，PPA）。

（2）认知领域评估。

（3）影像学评估：额叶和颞叶萎缩是 FTLD 的典型影像学表现。

【治疗方案】

药物治疗：主要是针对行为、运动和认知障碍等的对症治疗。常用药物包括选择性 5- 羟色胺再摄取抑制剂、非典型抗精神病药物、N- 甲基 -D- 天冬氨酸受体拮抗剂和胆碱酯酶抑制剂（ChEIs）。

非药物治疗：药物治疗并不能完全消除 FTLD 患者的负面行为症状，因此需在药物治疗的基础上，联用行为、物理和环境改善策略等非药物疗法。FTLD 照料者的身心健康也非常重要。

三、路易体痴呆

路易体痴呆（Dementia with Lewy Body，DLB）是最常见的神经变性病之一，其主要的临床特点为波动性认知功能障碍、视幻觉和类似帕金森病（PD）的运动症状，患者的认知障碍常在运动症状之前出现。

【诊断要点】

（1）在出现典型的 DLB 症状之前，会存在非遗忘性认知功能损害、帕金森综合征样表现等前驱症状。

（2）随着疾病的进展，逐渐出现典型的 DLB 临床特征，其主要的特征性症状包括思维和推理能力的下降。

（3）影像学检查可用于辅助诊断 DLB，

（4）病理学检查：特征性表现是有路易体（LB）。

（5）对镇静药高度敏感性。

【治疗方案】

全程管理包括有效的药物治疗和非药物治疗，后者还包括有氧功能锻炼、科学的膳食营养管理、患者和照料者的教育及关怀。

药物治疗

一般包括抗 PD 运动症状的治疗、抗痴呆治疗、抗精神症状和自主神经功能障碍等对症治疗。目前没有有效药物能治愈 DLB，现在应用的各种药物仅为对症治疗。

（1）抗类似 PD 的运动症状治疗：首选单一左旋多巴制剂治疗 DLB，大约有 50% 的患者会有改善。该药应从小剂量开始，缓慢加量至最适剂量后维持治疗。由于此类药物易于引起意识紊乱和精神症状，所以使用时应当小心，最好不使用抗胆碱能药物。

（2）抗精神症状药物治疗：DLB 视幻觉最常见，也常伴有谵妄、焦虑、抑郁和行为异常。轻度患者无须治疗，如需要进行药物治疗时，一般应选用胆碱酯酶抑制剂或非典型抗精神病药物。当需要应用非典型抗精神病药物时，临床上一般选用喹硫平、氯氮平和阿立哌唑等。应当注意，长期大量应用非典型抗精神病药物也有潜在的严重不良反应，如增加心、脑卒中风险和死亡率，加重认知损害，因此，临床上要慎用。在谨慎评估利弊后，可以应用小到中等剂量，但要在严密的监护下维持最短的疗程，并需要与照料者协商，甚至和患者本人商量用药。

（3）抗痴呆药物治疗：DLB 患者接受胆碱酯酶抑制药物效果更好，患者的认知波动会减少、警觉性会提高、记忆也会改善。在 DLB 抗痴呆药物治疗中，如果治疗药物突然停止会出现神经、精神症状的反跳现象，所以建议胆碱酯酶抑制剂治疗有效的 DLB 患者不要轻易停药或换用其他胆碱酯酶抑制剂。治疗过程中部分患者类似 PD 的体征可能会一过性加重，一旦出现严重运动症状，应考虑停药。为避免发生胆碱酯酶抑制剂的胆碱能样不良反应如恶心、呕吐、食欲减退、腹泻和嗜睡，建议采用药物剂量滴定法或与食物同服。胆碱酯酶抑制药物还会增加直立性低血压、跌倒和晕厥的风险，应当注意并加以防范。

（4）情绪异常及睡眠障碍治疗：5- 羟色胺再摄取抑制剂（SSRI）和 5- 羟色胺和去甲肾上腺素再摄取抑制剂（SNRI）被推荐用于抑郁症的药物治疗，三环类抗抑郁药和抗胆碱能作用的药物应避免使用。睡眠障碍如快速眼动相关睡眠行为异常者可以睡前服用氯硝西泮 0.25 mg 治疗，或者褪黑激素 3 mg、喹硫平 12.5 mg 等，应逐渐加量，并监测疗效和相关不良反应。胆碱酯酶抑制剂可能对睡眠障碍有帮助。DLB 的患者也常有淡漠表现，一般推荐应用胆碱酯酶抑制剂。

（王婷婷　曹月）

四、运动神经元病

运动神经元病（Motor Neuron Disease，MND）是一种病因未明的主要累及大脑皮质、脑干和脊髓运动神经元的神经系统变性疾病，包括肌萎缩侧索硬化（Amyotrophic Lateral Sclerosis，ALS）、进行性肌萎缩、进行性延髓麻痹和原发性侧索硬化 4 种临床类型。ALS 是运动神经元病中最常见的类型，一般中老年发病多见，以进行性加重的骨骼肌无力、萎缩、肌束颤动、延髓麻痹和锥体束征为主要临床表现，生存期通常为 3~5 年（本文仅详细阐述 ALS）。

【诊断要点】

（1）临床检查：通过详细询问病史和体格检查，在脑干、颈段、胸段、腰骶段4个区域中寻找上、下运动神经元共同受累的证据。

（2）神经电生理检查、影像学检查有助于诊断及鉴别诊断。

【治疗方案】

尽管ALS仍是一种无法治愈的疾病。但有许多方法可以改善患者的生活质量，应早期诊断，早期治疗。尽可能延长生存期。治疗中除了使用延缓病情发展的药物外，还包括营养管理、呼吸支持和心理治疗等综合治疗。

（1）延缓病情发展的药物：①利鲁唑（Riluzole）：该药是目前唯一经多项临床研究证实可以在一定程度上延缓病情发展的药物，用法为50mg，每日2次，口服。常见不良反应为疲乏和恶心，个别患者可出现丙氨酸氨基转移酶升高，需注意监测肝功能。当病程晚期患者已经使用有创呼吸机辅助呼吸时，不建议继续服用。②其他药物：在动物实验中，尽管有多个药物在ALS动物模型的治疗中显示出一定的疗效，如肌酸、大剂量维生素E、辅酶Q10、碳酸锂、睫状神经营养因子、胰岛素样生长因子、拉莫三嗪等，但在针对ALS患者的临床研究中均未能证实有效。

（2）营养管理：①在能够正常进食时，应采用均衡饮食，吞咽困难时宜采用高蛋白、高热量饮食以保证营养摄入。②对于咀嚼和吞咽困难的患者应改变食谱，进食软食、半流食，少食多餐。对于肢体或颈部无力者，可调整进食姿势和用具。③当患者吞咽明显困难、体重下降、脱水或存在呛咳、误吸风险时，应尽早行经皮内镜胃造瘘术（Percutaneous Endoscopic Gastrostomy，PEG），可以保证营养摄取，稳定体重，延长生存期。建议PEG应在用力肺活量（Forced Vital Capacity，FVC）降至预计值50%以前尽早进行，否则需要评估麻醉风险，在呼吸机支持下进行。对于拒绝或无法行PEG者，可采用鼻胃管进食。

（3）呼吸支持：①建议定期检查肺功能。②注意患者呼吸肌无力的早期表现，尽早使用双水平正压通气（Bi-level Positive Airway Pressure，BiPAP）。开始无创通气的指征包括：端坐呼吸，或用力吸气鼻内压（Sniff Nasal Pressure，SNP）$< 40\,cmH_2O$（$1\,cmH_2O=0.098\,kPa$），或最大吸气压力（maximal inspiratory pressure，MIP）$< 60\,cmH_2O$，或夜间血氧饱和度降低，或FVC$< 70\%$。③当患者咳嗽无力时（咳嗽呼气气流峰值低于270 L/min），应使用吸痰器或人工辅助咳嗽，排除呼吸道分泌物。④当ALS病情进展，无创通气不能维持血氧饱和度$> 90\%$，二氧化碳分压$< 50\,mmHg$（$1mmHg=0.133\,kPa$），或分泌物过多无法排出时，可以选择有创呼吸机辅助呼吸。在采用有创呼吸机辅助呼吸后，通常难以脱机。

（4）综合治疗：在ALS病程的不同阶段，患者所面临的问题有所不同，如抑郁焦虑、失眠、流涎、构音障碍、交流困难、肢体痉挛、疼痛等，应根据患者的具体情况，给予针对性的指导和治疗。选择适当的药物和辅助设施，提高生活质量，加强护理，预防各种并发症。

五、多系统萎缩

多系统萎缩（Multiplesystematrophy，MSA）是一种中老年起病，以进展性自主神经功能障碍，伴帕金森病症状、小脑性共济失调症状及锥体束征为主要临床特征的神经系统退行性疾病。

【诊断要点】

需从伴帕金森病症状、小脑性共济失调症状、自主神经功能障碍及锥体束损害等 4 个方面综合判断。

【治疗方案】

目前尚无特异性治疗，以对症治疗为主，用血管 α 受体激动剂米多君、去氨加压素少量滴鼻可改善血压。丁螺环酮改善小脑性共济失调症状。

【说　明】

本病一经诊断，多数患者预后不良，早期诊断及对症治疗可能延缓病情进展。

六、青年上肢远端肌萎缩

青年上肢远端肌萎缩（Juvenile Muscular Atrophy of Distal Upper Extremity），是由日本学者平山惠造（Keizo Hirayama）于 1959 年首次报告的一类特殊良性神经系统疾病，又名平山病（Hirayama Disease，HD）。

【诊断要点】

（1）发病年龄一般低于 20 岁，且多见于男性。

（2）典型的临床表现为双侧不对称的局限于上肢的肌肉萎缩及肌无力，以手内在肌及前臂肌群萎缩为主。"斜坡征""寒冷麻痹""伸指震颤"和"肌束颤动"是平山病的典型临床表现。

（3）颈椎屈曲位 MRI 证实，在颈椎屈曲状态下平山病患者存在典型的"膜 – 壁分离"现象。

【治疗方案】

1. 保守治疗

包括长期佩戴颈托及神经营养药物治疗。

（1）长期佩戴颈托治疗是最早提出的平山病治疗方法之一，由于颈托限制了患者的屈颈运动，因此也阻止了"膜 – 壁分离"现象的产生，从而有效地遏制病情进展。目前人们认为对于病程＜ 4 年且症状在近 6 个月内仍有持续进展者可尝试采用颈托治疗。

（2）对于神经营养药物治疗平山病，尚缺乏相关临床研究明确何种药物、剂量及使用方式更为有效。

2. 手术治疗

颈椎前路融合内固定术及颈椎后路硬膜成形术。

手术适应证：①患者症状在长期佩戴颈托治疗后仍然持续进展。②患者无法配合长期佩戴颈托治疗。③患者症状自限后再次出现进展。

（王婷婷　曹月　王丽）

第八节　中枢神经系统脱髓鞘性疾病

一、多发性硬化

多发性硬化（Multiple Sclerosis，MS）是一种以中枢神经系统（CNS）炎性脱髓鞘病变为主要特点的免疫介导性疾病，病变主要累及白质。MS 病变具有时间多发（DIT）和空间多发（DIS）的特点。MS 好发于青壮年，女性更为多见。

【诊断要点】

（1）常出现视神经、脊髓、小脑和脑干损害的表现。以视力障碍最多见，可出现眼肌麻痹、面部感觉减退、三叉神经痛、面肌痉挛及吞咽困难等。3/4 患者出现肢体瘫痪，可合并呼吸肌麻痹、排尿功能障碍。一半患者可出现共济失调。

（2）缓解复发的病程：缓解与复发交替反复地发生，两次间隔超过 1 个月，每次持续 24h 以上，若呈缓解、复发形式，病程在 6 个月以上。

（3）排除其他疾病。

（4）脑脊液细胞计数一般不超过 50×10^6 个，脑脊液中可检测出寡克隆 IgG 带。头颅 CT 多正常，MRI 显示小脑、脑干、脊髓内的脱髓鞘病灶。电生理检查可见视觉、脑干、体感诱发电位异常。

（5）成人 MS：推荐使用 2017 年 McDonald MS 诊断标准（表 1-8-1）。

表 1-8-1　2017 年 McDonald MS 诊断标准

临床表现	诊断 MS 所需辅助指标
≥2 次发作；有 ≥2 个以上客观临床证据的病变	无 [a]
≥2 次发作；1 个（并且有明确的历史证据证明以往的发作涉及特定解剖部位的一个病灶 [b]）	无 [a]
≥2 次发作；具有 1 个病变的客观临床证据	通过不同 CNS 部位的临床发作或 MRI 检查证明了空间多发性
1 次发作；具有 ≥2 个病变的客观临床证据	通过额外的临床发作，或 MRI 检查证明了时间多发性，或具有脑脊液寡克隆带的证据 [c]
有 1 次发作；存在 1 个病变的客观临床证据	通过不同 CNS 部位的临床发作或 MRI 检查证明了空间多发性，并且通过额外的临床发作，或 MRI 检查证明了时间多发性或具有脑脊液寡克隆带的证据 [c]

临床表现	诊断 MS 所需辅助指标
提示 MS 的隐匿的神经功能障碍进展（PPMS）	疾病进展 1 年（回顾性或前瞻性确定）同时具有下列 3 项标准的 2 项：（1）脑病变的空间多发证据；MS 特征性的病变区域（脑室周围、皮层 / 近皮质或幕下）内 ≥ 1 个 T2 病变；（2）脊髓病变的空间多发证据：脊髓 ≥ 2 个 T2 病变；（3）脑脊液阳性（等电聚焦电泳显示寡克隆带）

注：CNS: 中枢神经系统；MS: 多发性硬化；PPMS: 原发进展型 MS

如果患者满足 2017 年 McDonald MS 标准，并且临床表现没有更符合其他疾病诊断的解释，则诊断为 MS；如有因临床孤立综合征怀疑为 MS，但并不完全满足 2017 年 McDonald MS 标准，则诊断为可能的 MS；如果评估中出现了另一个可以更好解释临床表现的诊断，则排除 MS 诊断

a: 不需要额外的检测来证明空间和时间的多发性。然而除非 MRI 不可用，否则所有考虑诊断为 MS 的患者均应该接受脑 MRI 检查。此外，临床证据不足而 MRI 提示 MS，表现为典型临床孤立综合征以外表现或具有非典型特征的患者，应考虑脊髓 MRI 或脑脊液检查。如果完成影像学或其他检查（如脑脊液检查）且结果为阴性，则在做出 MS 诊断之前需要谨慎，并且应该考虑其他可替代的诊断

b: 基于客观的 2 次发作的临床发现做出诊断是最保险的。在没有记录在案的客观神经系统发现的情况下，既往 1 次发作的合理历史证据可以包括具有症状的历史事件，以及先前炎性脱髓鞘发作的演变特征；但至少有一次发作必须得到客观结果的支持。在没有神经系统残余客观证据的情况下，诊断需要谨慎

c: 尽管脑脊液特异性寡克隆带阳性本身并未体现出时间多发性，但可以作为这项表现的替代指标

【治疗方案】

分为：①急性期治疗。②缓解期治疗，即疾病修正治疗（Disease Modifying Therapy, DMT）。③对症治疗。④康复治疗。

（一）急性期治疗

1. 适应证

并非所有复发均需处理。有客观神经缺损证据的功能残疾症状，如视力下降、运动障碍和小脑 / 脑干症状等，方需治疗。轻微感觉症状无须治疗，一般休息或对症处理后即可缓解。

2 主要药物及用法

（1）糖皮质激素（以下简称"激素"）：一线治疗。①治疗原则：大剂量，短疗程。②推荐用药方法：大剂量甲泼尼龙冲击治疗，具体用法如下：成人从每日 1 g 开始，静滴 3~4 h，共 3~5 天，如临床神经功能缺损明显恢复可直接停用。如临床神经功能缺损恢复不明显，可改为口服醋酸泼尼松或泼尼松龙 60~80 mg，每日 1 次，每 2 天减 5~10 mg，直至减停，原则上总疗程不超过 3~4 周。若在减量的过程中病情明确再次加重或出现新的体征和（或）出现新的 MRI 病变，可再次给予甲泼尼龙冲击治疗或改用二线治疗。儿童按体质量 20~30 mg/（kg·d），静滴 3~4 h，每日 1 次，共 5 天，症状完全缓解者，可直接停用，否则可继续给予口服醋酸泼尼松或泼尼松龙，1mg/（kg·d），每 2 日减 5 mg，直至停用。口服激素减量过程中，若出现新发症状，可再次甲泼尼龙冲击治疗或给予 1 个疗程静脉大剂量免疫球蛋白治疗（IVIG）。激素治疗的常见不良反应包括电解质紊乱，血糖、血压、血脂异常，上消化道出血，骨质疏松，股骨头坏死等。

（2）血浆置换：二线治疗。急性重症或对激素治疗无效者可于起病 2~3 周应用 5~7

天的血浆置换。

（3）IVIG：缺乏有效证据，仅作为一种备选治疗手段，用于妊娠或哺乳期妇女不能应用激素治疗的成人患者或用激素治疗无效的儿童患者。推荐用法为：静滴 0.4 g/（kg·d），连续用 5 天为 1 个疗程，5 天后，如果无效，则不建议患者继续使用，如果有效但疗效不是特别满意，则可继续每周用 1 天，连用 3~4 周。

（二）缓解期治疗

1. 主要药物及用法

（1）特立氟胺：为 DMT 中的一线口服治疗药物。①适用于已确诊的复发型 MS 患者（RRMS 和有复发的 SPMS 患者）。②治疗原则：早期、长期。③推荐用法：14 mg，口服，每日 1 次。④常见不良反应及处理：常见不良反应为腹泻、呕吐、头发稀疏、丙氨酸氨基转移酶（ALT）水平升高。腹泻和呕吐可适当给予对症处理。重度肝损伤患者不应给予特立氟胺治疗。开始治疗前，应监测患者 ALT 和胆红素水平，开始治疗后，应每月监测 ALT 水平，至少持续 6 个月。因特立氟胺具有潜在致畸性，因此，妊娠或正在计划妊娠患者禁用特立氟胺。特立氟胺可以通过药物加速消除程序，在 11 天内达到风险最小的血药浓度（0.02 mg/L）。开始用药前，育龄女性应行妊娠试验，阴性者方可开始用药。开始治疗后，发现妊娠的患者或者计划妊娠的女性和男性患者应停用特立氟胺，并连续 11 天采用考来烯胺或活性炭粉治疗，以加速药物清除，血清特立氟胺浓度 < 0.02 mg/L 之前应避免妊娠。

（2）注射用重组人 β-1b 干扰素：为 DMT 中的一线治疗药物。①适用于有可能发展为 MS 的高危 CIS（不满足 MS 诊断标准但 MRI 病灶高度提示 MS）或已确诊的 RRMS 或仍有复发的 SPMS 患者。②注射用重组人 β-1b 干扰素对临床无复发的 SPMS 患者的疗效不清。治疗原则：早期、序贯、长期。推荐用法：推荐剂量为 250 μg，皮下注射，隔日 1 次。起始剂量为 62.5 μg，皮下注射，隔日 1 次，以后每注射 2 次后，增加 62.5 μg，直至推荐剂量。③常见不良反应及处理：ⓐ注射部位反应：常见，严重者甚至可引起注射局部坏死。注射前 30 min 将药物从冰箱中取出、用药前后冰敷、变更注射部位、注射部位皮肤避免直接日照和加强无菌注射技术等可有效改善注射部位反应。ⓑ流感样症状：常见于首次注射或增加剂量时。随着注射时间的延长，流感样症状可逐渐减轻直至完全消失。应从小剂量开始、睡前给药和适当应用解热镇痛类药物（如对乙酰氨基酚、布洛芬等）可改善流感样症状。应注意避免常规使用对乙酰氨基酚，因其可能增加注射用重组人 β-1b 干扰素相关肝功能异常的发生风险。ⓒ无症状肝功能异常：多为一过性，减量或停药后可恢复正常。应注意定期监测肝功能。ⓓ其他：部分患者还可出现白细胞减少和甲状腺功能异常，应注意定期监测血常规和甲状腺功能，推荐开始用药的前 6 个月每个月检查 1 次。

（3）阿伦珠单抗（Alemtuzumab）：①适用于已确诊的复发型 MS 患者（RRMS 和有复发的 SPMS 患者）。②推荐用法：每日 12 mg，静注，持续 2 个疗程。首个疗程：每日 12 mg，连续 5 天（总剂量 60 mg）。第二疗程：首个疗程 12 个月后，给予每日 12 mg，连续 3 天（总剂量 36 mg）。③主要不良反应及处理：主要不良反应为输液反应、感染和自身免疫性疾病。

为了监测潜在严重不良反应的早期体征，在治疗基线时和末次治疗后 48 个月进行下述定期实验室检查：ⓐ全血细胞计数（CBC）及其分类计数（治疗开始前和随后每月 1 次）。ⓑ血清肌酐水平（治疗开始前和随后每个月 1 次）。ⓒ尿液分析与尿细胞计数（治疗开始前和随后每月 1 次）。ⓓ甲状腺功能检查，如促甲状腺激素（TSH）水平测定（治疗开始前和随后每 3 个月 1 次）。ⓔ进行基线和每年 1 次的皮肤检查，以监测黑素瘤。

（4）米托蒽醌（Mitoxantrone）：第一个被 FDA 批准用于治疗 MS 的免疫抑制剂。①米托蒽醌治疗可以减少 RRMS 患者的复发率，延缓 RRMS、SPMS 和 PRMS 患者的疾病进展，但由于其严重的心脏毒性和白血病等不良反应，建议用于快速进展、其他治疗无效的患者。②推荐用法：$8 \sim 12 \ mg/m^2$，静注，每 3 个月 1 次，终身总累积剂量限制在 $104 \ mg/m^2$ 以下，疗程不宜超过 2 年。③主要不良反应及处理：主要不良反应为心脏毒性和白血病，使用时应注意监测其心脏毒性，每次注射前应检测左室射血分数（LVEF），若 LVEF < 50% 或较前显著下降，应停用米托蒽醌。此外，因米托蒽醌的心脏毒性有迟发效应，整个疗程结束后，也应定期监测 LVEF。

2. 治疗策略

（1）DMT 应在能给患者提供随访、评估、监测药物不良反应及毒性作用和及时妥善处理治疗问题的临床机构开展。

（2）对于不满足 MS 诊断标准但 MRI 病灶高度提示 MS 的 CIS 患者给予注射用重组人 β-1b 干扰素治疗。

（3）活动性 RRMS 患者（复发或 MRI 检查发现强化病灶、新发 T2 病灶或原 T2 病灶容积增大）应尽早开始 DMT。

（4）对于仍有复发的 SPMS 患者，在充分沟通药物疗效的不确定性、安全性和耐受性后可给予注射用重组人 β-1b 干扰素或米托蒽醌治疗。

3. 治疗评价

患者在接受正规 DMT 过程中，疾病出现频繁复发或病情恶化（> 3 次 / 年），EDSS 评分在 1 年内增加 1 分以上或颅内活动病变数量较前明显增加，界定为治疗无效或失败。评价治疗失败的最短治疗时间为 6~12 个月。

4. 妊娠期和哺乳期治疗

对于 MS 患者，因妊娠期有雌激素的保护作用，故不反对患者妊娠，但应向患者明确告知除醋酸格列默外，任何 DMT 药物均不建议在妊娠期应用。对于计划妊娠但复发风险较高患者，可使用醋酸格列默或干扰素至确认妊娠前；对于计划妊娠但复发风险非常高的患者，可考虑整个妊娠期间应用醋酸格列默或干扰素（弱推荐）治疗。对于病情持续高度活跃的患者，建议延迟妊娠；坚持妊娠或计划外妊娠患者，在充分讨论潜在风险后，可考虑整个孕期使用那他珠单抗；对于能在末次输液至分娩 4 个月定期严格随访的患者，阿伦珠单抗也可作为计划妊娠而病情高度活跃患者的替代治疗药物。哺乳期患者，由于其没有了雌激素的保护，有可能进入疾病较为活跃阶段，不建议人工哺乳，且产后应尽早开始 DMT，以预防复发。

（三）对症治疗

（1）痛性痉挛：可应用卡马西平、替扎尼定、加巴喷丁、巴氯芬等药物治疗。

（2）慢性疼痛、感觉异常等：可用阿米替林、普瑞巴林、选择性 5- 羟色胺和去甲肾上腺素再摄取抑制剂（SNRI）及去甲肾上腺素能与特异性 5- 羟色胺能抗抑郁药物（NaSSA）类药物治疗。

（3）抑郁、焦虑：可应用选择性 5- 羟色胺再摄取抑制剂、SNRI、NaSSA 类药物以及心理辅导治疗。

（4）乏力、疲劳（MS 患者较明显的症状）：可用莫达非尼、金刚烷胺治疗。

（5）震颤：可应用盐酸苯海索、盐酸阿罗洛尔等药物治疗。

（6）膀胱直肠功能障碍：配合药物治疗或借助导尿等处理。

（7）性功能障碍：可应用改善性功能药物等治疗。

（8）认知障碍：可应用胆碱酯酶抑制剂等治疗。

二、视神经脊髓炎

视神经脊髓炎（Neuromyelitis Optica，NMO）是一种免疫介导的以视神经和脊髓受累为主的中枢神经系统（CNS）炎性脱髓鞘疾病。NMO 的病因主要与水通道蛋白 4 抗体（AQP4-IgG）相关，NMO 临床上多以严重的视神经炎（Optic Neuritis，ON）和纵向延伸的长节段横贯性脊髓炎（Longitudinally Extensive Transverse Myelitis，LETM）为特征表现，常于青壮年起病，女性居多，复发率及致残率高。随着深入研究发现，NMO 的临床特征更为广泛，包括一些非视神经和脊髓表现。这些病变多分布于室管膜周围 AQP4 高表达区域，如延髓最后区、丘脑、下丘脑、第三和第四脑室周围、脑室旁、胼胝体、大脑半球白质等。2007 年把上述疾病统一命名为视神经脊髓炎谱系疾病（Neuromyelitis Optica Spectrum Disorders，NMOSD）。

【诊断要点】

NMOSD 的诊断原则

以病史、核心临床症候及影像特征为诊断基本依据，以 AQP4-IgG 作为诊断分层，并参考其他亚临床及免疫学证据做出诊断，还需排除其他疾病可能（表 1-8-3）。

表 1-8-3　成人 NMOSD 诊断标准

AQP4-IgG 阳性的 NMOSD 诊断标准 　（1）至少 1 项核心临床特征 　（2）用可靠的方法检测 AQP4-IgG 阳性（推荐 CBA 法） 　（3）排除其他诊断 AQP4-IgG 阴性或 AQP4-IgG 未知状态的 NMOSD 诊断标准 　（1）在 1 次或多次临床发作中，至少 2 项核心临床特征并满足下列全部条件：①至少 1 项临床核心特征为 ON、急性 LETM 或延髓最后区综合征；②空间多发，2 个或以上不同的临床核心特征；③满足 MRI 附加条件

（2）用可靠的方法检测 AQP4-IgG 阴性或未检测
（3）排除其他诊断
核心临床特征
（1）ON
（2）急性脊髓炎
（3）最后区综合征，无其他原因能解释的发作性呃逆、恶心、呕吐
（4）其他脑干综合征
（5）症状性发作性睡病、间脑综合征，脑 MRI 有 NMOSD 特征性间脑病变
（6）大脑综合征伴有 NMOSD 特征性大脑病变
AQP4-IgG 阴性或未知状态下的 NMOSD MRI 附加条件
（1）急性 ON：需脑 MRI 有下列之一表现：①脑 MRI 正常或仅有非特异性白质病变；②视神经长 T2 信号或 T1 增强信号 > 1/2 视神经长度，或病变累及视交叉
（2）急性脊髓炎：长脊髓病变 > 3 个连续椎体节段，或有脊髓炎病史的患者相应脊髓萎缩 > 3 个连续椎体节段
（3）最后区综合征：延髓背侧 / 最后区病变
（4）急性脑干综合征：脑干室管膜周围病变

注：NMOSD：视神经脊髓炎谱系疾病；AQP4-IgG：水通道蛋白 4 抗体；ON: 视神经炎；LETM：长节段横贯性脊髓炎

【治疗方案】

分为急性期治疗、序贯治疗（免疫抑制治疗）、对症治疗和康复治疗。

（一）急性期治疗

1. 糖皮质激素（以下简称"激素"）

（1）治疗原则：大剂量冲击，缓慢阶梯减量，小剂量长期维持。

（2）推荐方法：大剂量甲泼尼龙冲击治疗能加速病情缓解，具体用法如下：甲泼尼松龙 1 g 静脉点滴，每日 1 次，共 3 天；500 mg 静脉点滴，每日 1 次，共 3 天；240 mg 静脉点滴，每日 1 次，共 3 天；120 mg 静脉点滴，每日 1 次，共 3 天；泼尼松 60 mg 口服，每日 1 次，共 7 天；50 mg 口服，每日 1 次，共 7 天；顺序递减至中等剂量每日 30~40 mg 时，依据序贯治疗免疫抑制剂作用时效快慢与之相衔接，逐步放缓减量速度，如每 2 周递减 5 mg，至 10~15 mg 口服，每日 1 次，长期维持。

（3）注意事项：部分 NMOSD 患者对激素有一定依赖性，在减量过程中病情再次加重，对激素依赖性患者，激素减量过程要慢，可每 1~2 周减 5~10 mg，至维持量（每日 5~15 mg），与免疫抑制剂长期联合使用。大剂量激素治疗可引起心律失常，应注意激素冲击速度要慢，每次静滴应持续 3~4 h，以免引起心脏副作用，一旦出现心律失常应及时处理，甚至停药。应用质子泵抑制剂预防上消化道出血，对于年龄较大或有卒中危险因素的患者应进行卒中预防。激素其他常见副作用包括电解质紊乱，血糖、血压、血脂异常，上消化道出血，骨质疏松、股骨头坏死等。激素治疗中应注意补钾补钙，应用维生素 D，较长时间应用激素可加用二膦酸盐。尽量控制激素用量和疗程，以预防激素引起的骨质疏松、股骨头坏死等并发症。

2. 血浆置换（Plasma Exchange，PE）

部分重症 NMOSD 患者尤其是 ON 或老年患者对大剂量甲泼尼龙冲击疗法反应差，用 PE

治疗可能有效，对 AQP4-IgG 阳性或抗体阴性 NMOSD 患者均有一定疗效，特别是早期应用。建议置换 5~7 次，每次用血浆 1~2 L。

3. 静注大剂量免疫球蛋白（Intravenous Immunoglobulin，IVIg）

对大剂量甲泼尼龙冲击疗法反应差的患者，可选用 IVIg 治疗。免疫球蛋白用量为 0.4 g/（kg·d），静脉点滴，连续 5 天为 1 个疗程。

4. 激素联合免疫抑制剂

在激素冲击治疗收效不佳时，因经济情况不能行 IVIg 或 PE 治疗者，可以联用环磷酰胺治疗。

（二）序贯治疗（免疫抑制治疗）

对于 AQP4-IgG 阳性的 NMOSD 以及 AQP4-IgG 阴性的复发型 NMOSD 应早期预防治疗。

一线药物包括硫唑嘌呤、吗替麦考酚酯、甲氨蝶呤、利妥昔单抗（Rituximab）等。二线药物包括环磷酰胺、他克莫司、米托蒽醌，定期 IVIg 也可用于 NMOSD 预防治疗，特别适用于不宜应用免疫抑制剂者，如儿童及妊娠期患者。

1. 硫唑嘌呤

（1）推荐用法：按体重 2~3 mg/（kg·d）单用或联合口服泼尼松 [按体重 0.75 mg/（kg·d）]，通常在硫唑嘌呤起效以后（4~5 个月）将泼尼松渐减量至小剂量长期维持。

（2）注意事项：由于部分患者用硫唑嘌呤可引起白细胞降低、肝功能损害、恶心呕吐等胃肠道副作用，应注意定期监测血常规和肝功能。有条件的医院在应用硫唑嘌呤前建议患者测定硫代嘌呤甲基转移酶（TMTP）活性或相关基因检测，避免发生严重不良反应。

2. 吗替麦考酚酯

（1）推荐用法：每日 1~1.5 g，口服。

（2）注意事项：起效较硫唑嘌呤快，白细胞减少和肝功能损害等副作用较硫唑嘌呤少。其副作用主要为胃肠道症状和增加感染机会。

3. 利妥昔单抗

（1）推荐用法：按体表面积 375 mg/m^2 静滴，每周 1 次，连用 4 周；或 1000 mg 静滴，共用 2 次（间隔 2 周）。国内治疗经验表明，中等或小剂量应用对预防 NMOSD 仍有效，且副作用小，花费相对较少。用法为：单次 500 mg 静脉点滴，6~12 个月后重复应用；或 100 mg 静脉点滴，每周 1 次，连用 4 周，6~12 个月后重复应用。

（2）注意事项：为预防静脉点滴的副反应，治疗前可用对乙酰氨基酚、泼尼松龙；利妥昔单抗静脉点滴速度要慢，并进行监测。大部分患者治疗后可维持 B 淋巴细胞消减 6 个月，可根据 CD19/CD20 阳性细胞或 CD27+ 记忆细胞监测 B 淋巴细胞，若 B 淋巴细胞再募集，可进行第 2 疗程治疗。

4. 环磷酰胺

（1）推荐用法：600 mg 静滴，每 2 周 1 次，连续 5 个月；600 mg 静滴，每个月 1 次，共 12 个月。年总负荷剂量不超过 10~15 g。

（2）注意事项：监测血常规、尿常规，若白细胞减少应及时减量或停用，治疗前后嘱患者多饮水。主要副作用有恶心、呕吐、感染、脱发、性腺抑制、月经不调、停经和出血性膀胱炎。预防出血性膀胱炎可同时应用美司钠（Uromitexan）注射，恶心和呕吐可适当应用止吐药对抗。

5. 米托蒽醌

（1）推荐方法：按体表面积 10~12 mg/m^2 静滴，每个月 1 次，共 3 个月，后每 3 个月 1 次再用 3 次，总量不超过 100 mg/m^2。

（2）注意事项：其主要副作用为心脏毒性和治疗相关的白血病，据报道应用米托蒽醌治疗致使发生心脏收缩功能障碍、心功能衰竭和急性白血病的风险分别为 12%、0.4% 和 0.4%。使用时应注意监测其心脏毒性，每次注射前应检测左室射血分数（LEVF），若 LEVF < 50% 或较前明显下降，应停用米托蒽醌。此外，因米托蒽醌的心脏毒性有迟发效应，整个疗程结束后，也应定期监测 LEVF。

6. 激素

小剂量泼尼松维持治疗能减少 NMOSD 复发，可以联合免疫抑制剂使用。

7. 甲氨蝶呤

适用于不能耐受硫唑嘌呤的副作用及经济条件不能承担其他免疫抑制剂的患者。推荐每周 15mg 单用，或与小剂量泼尼松合用。

8. IVIg

间断小剂量 IVIg 治疗能减少 NMOSD 的复发。

9. 环孢素 A

推荐剂量 2~3 mg/（kg·d），每日 2 次，通过监测血药浓度调整剂量，注意肾毒性。

应注意的是，一些治疗 MS 的药物，如 β 干扰素、芬戈莫德、那他珠单抗可能会导致 NMOSD 的恶化。另外，NMOSD 长期免疫抑制治疗的风险尚不明确，根据长期应用免疫抑制剂治疗其他疾病的经验推测可能有潜在增加机会性感染和肿瘤的风险。

（三）对于生育期患者应用免疫抑制剂的相关风险

1. 妊娠和哺乳期药物使用建议

（1）激素的使用建议：①妊娠各个时期均可以使用泼尼松龙。②哺乳期可使用泼尼松龙。③甲泼尼松龙的胎盘转运率与泼尼松龙相似，产生等效抗炎作用所需剂量为泼尼松龙的 80%，妊娠期、哺乳期可使用甲泼尼松龙。

（2）丙种球蛋白的使用建议：①妊娠期可使用 IVIg。②哺乳期可使用 IVIg。

（3）硫唑嘌呤的使用建议：①整个妊娠期可使用硫唑嘌呤，但剂量需 ≤ 2 mg/（kg·d）。②哺乳期可使用硫唑嘌呤。

（4）环孢素 A 的使用建议：①整个妊娠期可使用最低有效剂量环孢素 A。②不应阻止服用环孢素 A 的母亲进行哺乳。

（5）他克莫司的建议：①整个妊娠期可使用最低有效剂量他克莫司。②不应阻止服用他克莫司的母亲进行哺乳。

2. 妊娠前期、妊娠和哺乳期不建议使用的药物

（1）环磷酰胺：除极特殊情况，妊娠前期、妊娠和哺乳期不建议使用环磷酰胺：①环磷酰胺具有致畸性和性腺毒性，因此只有在孕妇具有生命危险或器官功能衰竭风险时才考虑使用。②没有证据推荐哺乳期使用环磷酰胺。

（2）麦考酚酸酯：①妊娠期间禁忌使用麦考酚酸酯。②在计划怀孕前至少6周，应停用麦考酚酸酯。③尚无麦考酚酸酯是否通过乳汁排泄的数据，因此不建议哺乳期间使用麦考酚酸酯。

（3）甲氨蝶呤：①妊娠期应避免使用任何剂量的甲氨蝶呤，并在受孕前3个月停用甲氨蝶呤。②在受孕前3个月内接受低剂量甲氨蝶呤治疗的女性，应在妊娠之前至整个孕期补充叶酸（每日5 mg）。③使用低剂量甲氨蝶呤期间意外怀孕的病例，应立即停用甲氨蝶呤，继续补充叶酸（每日5 mg），由当地专家仔细评估胎儿的风险。④因为理论上存在风险和数据不充分，哺乳期不推荐使用甲氨蝶呤。

（4）利妥昔单抗：因为胎儿的安全性文献不足，理论上存在风险，并可导致新生儿B淋巴细胞减少，妊娠前期、妊娠和哺乳期不建议使用利妥昔单抗。

（四）对症治疗

（1）痛性痉挛，可选用卡马西平、加巴喷丁、普瑞巴林、巴氯芬等药物。

（2）慢性疼痛、感觉异常等，可应用阿米替林、普瑞巴林、选择性5-羟色胺再摄取抑制剂（SSRI）、5-羟色胺和去甲肾上腺素再摄取抑制剂（SNRI）及去甲肾上腺素能与特异性5-羟色胺能抗抑郁药物（NaSSA）。

（3）顽固性呃逆，可用巴氯芬。

（4）抑郁焦虑，可应用SSRI、SNRI、NaSSA类药物以及心理治疗。

（5）乏力、疲劳，可用莫达非尼（Modafinil）、金刚烷胺。

（6）震颤，可应用盐酸苯海索、盐酸阿罗洛尔等药物。

（7）膀胱直肠功能障碍：尿失禁，可选用丙咪嗪、奥昔布宁、哌唑嗪、盐酸坦索罗辛等；尿潴留应导尿，便秘可用缓泻药，重者可给予灌肠处理。

（8）性功能障碍，可应用改善性功能药物等。

（9）认知障碍可，应用胆碱酯酶抑制剂等。

（10）下肢痉挛性肌张力增高，可用巴氯芬口服，也可用A型肉毒毒素。

（五）康复治疗及生活指导

略。

三、急性播散性脑脊髓炎

急性播散性脑脊髓炎（ADEM）是特发性中枢神经系统脱髓鞘疾病的一种，以10岁以下儿童好发，有70%~93%的患者发病前数周有感染史或疫苗接种史，麻疹疫苗接种后发病率

最高。

【诊断要点】

（1）发生于病毒感染后 2 天至 4 周。

（2）临床主要表现为多灶性神经功能异常。

（3）脑脊液正常或表现为白细胞计数、蛋白定量升高。

（4）MRI 表现为 4 种形式：多发小病灶（< 5 mm）；弥漫性大病灶可类似肿瘤样伴周围组织水肿和占位效应；双侧丘脑病变；出血性病变。

【治疗方案】

（1）糖皮质激素被认为是一线治疗药物。但药物种类、剂量和减量方法至今尚未统一，一项回顾性临床研究显示，静滴甲泼尼龙优于地塞米松，应用方法为：20~30 mg/kg（< 1 g/d）静滴 3~5 天，继之以泼尼松 1~2 mg/（kg·d）口服 1~2 周，逐渐减量，直至 4~6 周停药；若激素减量时间少于 3 周，则增加复发风险。

（2）对于不能耐受糖皮质激素治疗、存在禁忌证或治疗效果欠佳的患者，可选择静注丙种球蛋白（IVIg），为二线治疗药物，2 g/kg（总剂量）分 2~5 天静滴。

（3）血浆置换疗法主要对体液免疫产生调节作用，可清除病理性抗体、补体和细胞因子，用于对糖皮质激素治疗无反应的急性暴发性中枢神经系统脱髓鞘疾病，隔日行血浆置换疗法，共 5~7 次，不良反应包括贫血、低血压、免疫抑制和感染等。

（4）其他免疫抑制剂，如环磷酰胺仅适用于对糖皮质激素治疗无反应的成年急性播散性脑脊髓炎患者，500~1000 mg/m^2，一次性静滴或分别于治疗第 1、2、4、6 和 8 天时分次静滴；严重不良反应为继发恶性肿瘤、不孕不育、出血性膀胱炎、充血性心力衰竭、免疫抑制、感染、Stevens-Johnson 综合征及肺间质纤维化等。

（王婷婷　曹月）

四、Balo 同心圆硬化

Balo 同心圆硬化是以大脑白质病灶内髓鞘脱失带和髓鞘保存带呈同心圆样分层排列为特征的脱髓鞘疾病。

【诊断要点】

（1）进行性加重的脑损害症状，常以精神障碍起病，症状渐进加重出现大脑弥漫性多灶损害的症状体征。

（2）MRI 显示大脑白质煎蛋样或同心圆样病灶，形似大树的年轮。

（3）脑脊液检查部分病例可见寡克隆带。

【治疗方案】

·方案 1：甲泼尼松龙每日 1000 mg（成人）、20 mg/（kg·d）（儿童）加入 0.9% 生理盐水 500 mL 中，每日 1 次，静滴 3~5 天，其后改为泼尼松每日 60 mg，晨起顿服，然后再逐渐减量至停药。

·**方案 2**：激素无效，可考虑血浆置换。

五、脑桥中央髓鞘溶解症

脑桥中央髓鞘溶解症是以脑桥基底部出现对称性脱髓鞘改变为特征的致死性疾病。病灶中央髓鞘破坏较重，但神经元及轴突相对完好，血管未受累。

【诊断要点】

（1）易患人群：慢性酒精中毒、严重全身性疾病及低钠血症纠正过快的人。

（2）在原发病基础上突发四肢迟缓性瘫痪、假性球麻痹、言语障碍及不同程度的意识障碍。

（3）MRI 可见脑桥基底部蝙蝠翅膀样长 T1、长 T2 病灶。

【治疗方案】

缺乏有效的治疗方案。

·**方案 1**：急性期可用甘露醇、呋塞米等治疗脑水肿。

·**方案 2**：早期应用大量甲泼尼龙冲击疗法。

·**方案 3**：高压氧、血浆置换等。

六、肾上腺脑白质营养不良

肾上腺脑白质营养不良是以大脑白质进行性髓鞘脱失和肾上腺皮质功能不全为临床特征的 X 性连锁隐性遗传病，突变基因定位在 Xq28。

【诊断要点】

（1）多在儿童期发病，男孩多见。

（2）进行性加重的神经系统损害，如步态不稳、行为异常、偏瘫、皮质盲、耳聋等。

（3）肾上腺皮质功能不全，如皮肤色素沉着、变黑等。

（4）ACTH 试验异常。

（5）MRI 显示双侧顶枕区白质内对称分布的蝴蝶样白质病变。

【治疗方案】

·**方案 1**：肾上腺皮质激素替代治疗可能延长生命，不能阻止髓鞘破坏。

·**方案 2**：可食用富含不饱和脂肪酸的食物。

七、异染性脑白质营养不良

异染性脑白质营养不良是由于芳基硫酸酯酶 A（ARSA）或神经鞘脂激活蛋白 B 的基因缺乏或突变，导致 ARSA 生成不足，脑硫脂无法被催化水解，在体内沉积引起 CNS 脱髓鞘的常染色体隐性遗传病。基因定位于 22 号染色体。

【诊断要点】

（1）发病年龄早，婴幼儿多见。进行性加重的运动障碍、视力及精神障碍。

（2）尿液芳基硫酸酯酶 A 明显缺乏，脑硫脂阳性。CT 或 MRI 可见侧脑室旁对称性白质病变。

【治疗方案】

以支持对症治疗为主。

【说　明】

维生素 A 是合成脑硫脂的辅酶，应避免和限制摄入富含维生素 A 的食物。

八、球样细胞脑白质营养不良

球样细胞脑白质营养不良是由于 β-半乳糖脑硫脂酶缺乏导致脑白质内半乳糖脑硫脂聚集，脑白质明显减少呈脱髓鞘样改变的常染色体隐性遗传病，又名半乳糖脑硫脂贮积病。基因定位于 14 号染色体 14 q21-31。

【诊断要点】

（1）生后 3~6 个月发病多见。

（2）呕吐，哭闹，肌强直，声音刺激诱发的痉挛发作，四肢瘫伴假性球麻痹，视神经萎缩，共济失调，认知障碍等。

（3）头 CT 或 MRI 可见基底节区对称性脱髓鞘样改变。

（4）白细胞或成纤维细胞 β-半乳糖脑硫脂酶活性下降。

【治疗方案】

对症治疗。

（王婷婷　曹月）

第九节　肌肉疾病

一、重症肌无力

重症肌无力（Myasthenia Gravis，MG）是一种由乙酰胆碱受体（AChR）抗体介导、细胞免疫依赖、补体参与，累及神经肌肉接头突触后膜，引起神经肌肉接头传递障碍，出现骨骼肌收缩无力的获得性自身免疫性疾病。

【诊断要点】

（1）骨骼肌无力表现为波动性和易疲劳性，晨轻暮重，活动后加重、休息后可减轻。眼外肌无力所致对称或非对称性上睑下垂和 / 或双眼复视是 MG 最常见的首发症状，肢体各组肌群均可出现肌无力症状。

（2）新斯的明试验阳性。

（3）低频重复神经电刺激提示低频刺激波幅递减 10% 以上。

（4）多数全身型 MG 患者血中可检测到 AChR 抗体。

（5）约 80% 的 MG 患者伴有胸腺异常。

【治疗方案】

1. 胆碱酯酶抑制剂治疗

胆碱酯酶抑制剂是治疗所有类型 MG 的一线药物，不宜单独长期使用，其剂量应个体化，一般应配合其他免疫抑制药物联合治疗。溴化吡啶斯的明最为常用，一般最大剂量为每日 480mg，分 3~4 次口服。副作用包括：恶心、腹泻、胃肠痉挛、心动过缓和口腔及呼吸道分泌物增多等。

2. 免疫抑制药物治疗

在使用免疫抑制剂和 / 或免疫调节剂时定期检查肝、肾功能、血和尿常规等。对 HBsAg 阳性且肝功能不全的 MG 患者，应慎重应用免疫抑制剂或细胞毒性药物治疗，一般在治疗前 2~4 周应该使用核苷（酸）类似物（NAs）进行预防性治疗。

（1）糖皮质激素：是治疗 MG 的一线药物，目前常用于治疗重症肌无力的糖皮质激素，包括醋酸泼尼松、甲基强的松龙、地塞米松。使用方法：醋酸泼尼松 0.5~1.0 mg/（kg·d），晨顿服；或每日 20 mg，晨顿服（糖皮质激素剂量换算关系为：5.0 mg 醋酸泼尼松 =4 mg 甲基强的松龙 =0.75 mg 地塞米松），每 3 天增加醋酸泼尼松 5.0mg 直至足量（60~80 mg）。通常 2 周内起效，6~8 周效果最为显著。如病情危重，在经良好医患沟通基础上并做好充分机械通气准备的情况下，可用糖皮质激素冲击治疗，其使用方法为：甲基强的松龙每日 1000 mg，连续静滴 3 天，然后改为每日 500 mg，静滴 2 天；或者地塞米松每日 10~20 mg，静滴 1 周；冲击治疗后改为醋酸泼尼松或者甲基强的松龙，晨顿服。视病情变化调整药物剂量，醋酸泼尼松或甲基强的松龙的减量需要根据患者病情改善情况应个体化，如病情稳定并趋好转，可维持 4~16 周后逐渐减量；一般情况下逐渐减少醋酸泼尼松用量，每 2~4 周减 5~10 mg，至 20 mg 左右后每 4~8 周减 5 mg，酌情隔日服用最低有效剂量。过快减量可致病情反复、加剧。对于成年全身型 MG 和部分眼肌型 MG 患者，为避免部分 MG 患者糖皮质激素减量过程中和糖皮质激素维持阶段病情波动（加重）、尽快减少糖皮质激素的用量或停止使用、获得稳定而满意的疗效、减少激素副作用，应早期联合使用免疫抑制剂，如硫唑嘌呤、环孢素 A 或他克莫司等。

使用糖皮质激素期间须严密观察病情变化，40%~50% 的 MG 患者肌无力症状在 4~10 天一过性加重并有可能促发肌无力危象，因此，对病情危重、有可能发生肌无力危象的 MG 患者，应慎重使用糖皮质激素；同时应注意类固醇肌病，补充钙剂和双膦酸盐类药物预防骨质疏松，使用抗酸类药物预防胃肠道并发症。长期服用糖皮质激素可引起食量增加、体重增加、向心性肥胖、血压升高、血糖升高、白内障、青光眼、内分泌功能紊乱、精神障碍、骨质疏松、股骨头坏死、消化道症状等，应引起高度重视。

（2）硫唑嘌呤：是治疗 MG 的一线药物。服用硫唑嘌呤应从小剂量开始，逐渐加量，多于使用后 3~6 个月起效，1~2 年后可达全效，可以使 70%~90% 的 MG 患者症状得到明显改善。初始阶段通常与糖皮质激素联合使用，其疗效较单用糖皮质激素好；同时可以减少糖皮质激素的用量。使用方法：儿童 1~2 mg/（kg·d），成人 2~3 mg/（kg·d），分 2~3 次口服。如无严重或 / 和不可耐受的不良反应，可长期服用。开始服用硫唑嘌呤 7~10 天后需查血常规和肝功能，如正常可加到足量。副作用包括：特殊的流感样反应、白细胞减少、血小板减少、消化道症状、肝功损害和脱发等。长期服用硫唑嘌呤的 MG 患者，在服药期间至少 2 周复查血常规、4 周复查肝、肾功能各 1 次。有条件的情况下，建议在硫唑嘌呤用药前筛查嘌呤甲基转移酶基因缺陷，以减少硫唑嘌呤诱导的不可逆性骨髓抑制的风险。

（3）环孢菌素 A：用于治疗全身型和眼肌型 MG 的免疫抑制药物。通常使用后 3~6 个月起效，主要用于因糖皮质激素或硫唑嘌呤不良反应或疗效欠佳，不易坚持用药的 MG 患者；环孢菌素 A 也可早期与糖皮质激素联合使用，可显著改善肌无力症状，并降低血中 AChR 抗体滴度。如无严重副作用可长期和糖皮质激素联合使用，疗效和硫唑嘌呤相当，但副作用较少。使用方法：口服 2~4 mg/（kg·d），使用过程中注意监测血浆环孢菌素 A 药物浓度，并根据浓度调整环孢菌素的剂量。主要副作用包括：肾功损害、血压升高、震颤、牙龈增生、肌痛和流感样症状等。服药期间至少每月查血常规、肝和肾功能各 1 次，以及监测血压。

（4）他克莫司（FK-506）：为一种强效的免疫抑制剂。本药适用于不能耐受糖皮质激素和其他免疫抑制剂副作用或对其疗效差的 MG 患者，特别是 RyR 抗体阳性的 MG 患者；也可与糖皮质激素早期联合使用，以尽快减少糖皮质激素的用量，减少其副作用。他克莫司起效较快，一般 2 周左右起效。使用方法：口服每日 3.0mg，有条件时检测他克莫司血药浓度并根据血药浓度调整药物剂量。快代谢型 MG 患者需要加大药物剂量，直到疗效满意为止。如无严重副作用，可长期服用。副作用包括：消化道症状、麻木、震颤、头痛、血压和血糖升高、血钾升高、血镁降低、肾功损害等。服药期间至少每月查血常规、血糖、肝和肾功能 1 次。

（5）环磷酰胺：用于其他免疫抑制药物治疗无效的难治性 MG 患者及胸腺瘤伴 MG 的患者。与糖皮质激素联合使用可以显著改善肌无力症状，并可在 6~12 个月时减少糖皮质激素用量。使用方法为：成人静滴每周 400~800 mg，或分 2 次口服，每日 100 mg，直至总量 10~20 g，个别患者需要服用到 30g；儿童 3~5 mg/（kg·d）（不大于 100mg）分 2 次口服，好转后减量，2 mg/（kg·d）。儿童慎用。副作用包括：白细胞减少、脱发、恶心、呕吐、腹泻、出血性膀胱炎、骨髓抑制远期肿瘤风险等。每次注射前均需要复查血常规和肝功能。

（6）吗替麦考酚酯（MMF）：MMF 为治疗 MG 的二线药物，但也可早期与糖皮质激素联合使用。使用方法：每次 0.5~1 g，每日 2 次。MMF 与硫唑嘌呤和环孢菌素相比，较安全，对肝、肾毒副作用小。常见不良反应有胃肠道反应，表现为恶心、呕吐、腹泻、腹痛等。服用本药的 MG 患者，在第 1 个月每周 1 次全血细胞计数，第 2、3 个月每月 2 次，3 个月后每月 1 次，如果发生中性粒细胞减少时，应停止或酌情减量使用本药。不能与硫唑嘌呤同时使用。

（7）抗人 CD20 单克隆抗体（利妥昔单抗，Rituximab）：适用于对糖皮质激素和传统免疫抑制药物治疗无效的 MG 患者，特别是抗 -MuSK 抗体阳性的 MG 患者。作为成年 MG 患者单一治疗药物，推荐剂量为 375 mg/m^2 体表面积，静滴，每周 1 次，22 天为一疗程，共给药 4 次。利妥昔单抗的治疗应在具备完善复苏设备的病区内进行。对出现呼吸系统症状或低血压的患者至少监护 24 h，监测是否发生细胞因子释放综合征。对出现严重不良反应的患者，特别是有严重呼吸困难、支气管痉挛和低氧血症的患者应立即停止使用。副作用包括：发热、寒战、支气管痉挛、白细胞减少、血小板减少和进行性多灶性白质脑病等。

（8）静注用丙种球蛋白：主要用于病情急性进展、手术术前准备的 MG 患者，可与起效较慢的免疫抑制药物或可能诱发肌无力危象的大剂量糖皮质激素联合使用，多于使用后 5~10 天起效，作用可持续 2 个月左右。与血浆置换疗效相同，副作用更小，但两者不能并用。在稳定的中、重度 MG 患者中重复使用并不能增加疗效或减少糖皮质激素的用量。使用方法为：400 mg/（kg·d）静注 5 天。副作用：头痛、无菌性脑膜炎、流感样症状和肾功能损害等。

（9）血浆置换：主要用于病情急性进展患者、肌无力危象患者，肌无力患者胸腺切除术前和围术期处理以及免疫抑制治疗初始阶段，长期重复使用并不能增加远期疗效。血浆置换第一周隔日 1 次，共 3 次，若改善不明显其后每周 1 次，常规进行 5~7 次。置换量每次用健康人血浆 1500 mL 和 706 代血浆 500 mL。多于首次或第二次血浆置换后 2 天左右起效，作用可持续 1~2 个月。在使用丙种球蛋白冲击后 4 周内禁止进行血浆置换。副作用：血钙降低、低血压、继发性感染和出血等。伴有感染的 MG 患者禁用。宜在感染控制后使用，如血浆置换期间发生感染则要积极控制感染，并根据病情决定是否继续进行血浆置换。

（10）胸腺摘除手术治疗：疑为胸腺瘤的 MG 患者应尽早行胸腺摘除手术，早期手术治疗可以降低胸腺肿瘤浸润和扩散的风险。胸腺摘除手术后通常在 2~24 个月左右病情逐渐好转、稳定，用药剂量亦减少。一般选择手术的年龄为 18 周岁以上。MG 症状严重的患者，除非怀疑高度恶性胸腺瘤，可以先药物治疗，如丙种球蛋白冲击等，待病情改善、稳定后再行手术治疗，有助于减少、防止手术后发生肌无力危象。需要紧急手术的患者，为防止患者手术后出现肌无力危象，术前可予丙种球蛋白等药物。

（11）胸腺放射治疗：适用于胸腺增生、全身无力、药物疗效不佳、浸润性胸腺瘤不能手术、未完全切除胸腺瘤或术后复发的患者。分次日量 1~2 Gy，每周 5 次，一般总量 50~60 Gy，可获疗效。

（12）其他：进行呼吸肌训练和在轻型 MG 患者中进行力量锻炼，可以改善肌力。建议患者控制体重、适当限制日常活动、注射季节性流感疫苗等均有益于病情的控制。

3. 不同类型 MG 患者的治疗

（1）单纯眼肌型 MG：任何年龄均可起病，相对的发病高峰是 10 岁之前的儿童和 40 岁之后的男性。80% 以上的 MG 患者以单纯眼肌型起病，病初可使用胆碱酯酶抑制剂治疗，剂量应个体化，如果疗效不佳可考虑联合应用糖皮质激素或甲基强的松龙冲击治疗。为了得到满意而稳定的疗效，病程早期可使用免疫抑制剂，与糖皮质激素联合使用，可减少糖皮质激素的用量，减轻其副作用。

（2）全身型 MG：单用胆碱酯酶抑制剂不足以完全改善症状。在应用胆碱酯酶抑制剂的基础上，早期联合使用糖皮质激素和免疫抑制剂，如硫唑嘌呤、环孢菌素、他克莫司或吗替麦考酚酯（MMF）等。部分全身型 MG 患者需要甲基强的松龙冲击治疗，其中部分（40%~50%）患者在冲击过程中出现病情一过性加重，甚至需行气管插管或气管切开，因此在治疗过程中要严密观察病情变化。经甲基强的松龙冲击治疗后疗效仍欠佳者，可考虑大剂量丙种球蛋白冲击治疗。成年全身型 MG 患者如伴有胸腺异常，如胸腺肿瘤或胸腺增生，应于早期积极行胸腺摘除治疗。胸腺摘除手术后，多数 MG 患者原用药物剂量明显减少，甚至部分患者可停用药物，痊愈。儿童全身型 MG 患者经胆碱酯酶抑制剂、糖皮质激素和丙种球蛋白冲击等治疗后疗效仍差或不能耐受治疗者，可慎重考虑给予免疫抑制剂或行胸腺摘除手术治疗。

（3）MG 危象：呼吸肌功能受累导致严重呼吸困难状态，危及生命者，应积极行人工辅助呼吸，包括正压呼吸、气管插管或气管切开，监测动脉血气分析中血氧饱和度和二氧化碳分压，并进一步判断 MG 危象的类型。如为肌无力危象，应酌情增加胆碱酯酶抑制剂剂量，直到安全剂量范围内肌无力症状改善满意为止；如有比较严重的胆碱能过量反应，应酌情使用阿托品拮抗；不能获得满意疗效时考虑用甲基强的松龙冲击；部分患者还可考虑同时应用血浆置换或大剂量丙种球蛋白冲击。如为胆碱能危象，应尽快减少或者停用胆碱酯酶抑制剂，一般 5~7 天后再次使用，从小剂量开始逐渐加量，并可酌情使用阿托品；同时给予甲基强的松龙冲击、血浆交换或静注免疫球蛋白。

（4）妊娠期 MG：MG 患者怀孕后对症状有何影响目前尚无明确定论。多数 MG 患者的病情不会加重，也不会影响分娩的时间和方式。怀孕期间使用胆碱酯酶抑制剂和糖皮质激素相对安全，其他免疫抑制药物有可能影响胚胎的正常发育，应在怀孕前停用。如欲计划近期怀孕，就应避免使用甲氨蝶呤和霉酚酸酯等有致畸性的药物，否则就需明确指出其风险性并做好有效的避孕。

（5）抗 -MuSK 抗体阳性的 MG 患者：一般而言，AChR 抗体阴性而抗 -MuSK 抗体阳性的全身型 MG 患者，对胆碱酯酶抑制剂、糖皮质激素和免疫抑制剂疗效较差，目前尚无特殊治疗方法。血浆置换可短期缓解肌无力症状。个案报道，抗 -CD20 单抗可能对此类型肌无力有效，多次行胸腺摘除手术可使部分抗 -MuSK 抗体阳性的 MG 患者从中获益。

4. MG 患者合并其他疾病

MG 患者可合并 Graves 病、多发性肌炎、多发性硬化、干燥综合征、周期性麻痹、Hashimoto 病、类风湿性关节炎、系统性红斑狼疮、Guillain-Barré 综合征、再生障碍性贫血等疾病，部分患者还可能累及心肌，表现为心电图异常、心律失常等。因此，在积极治疗 MG 的同时，还要兼顾可能合并的其他疾病。

【说　明】

（1）MG 患者慎用的药物包括：部分激素类药物，部分抗感染药物（如氨基糖甙类抗生素等以及两性霉素等抗真菌药物），部分心血管药物（如利多卡因、奎尼丁、β 受体阻滞剂、异搏定等），部分抗癫痫药物（如苯妥英钠、乙琥胺等），部分抗精神病药物（如氯丙嗪、碳酸锂、地西泮、氯硝西泮等），部分麻醉药物（如吗啡、杜冷丁等），部分抗风湿药物（如青霉胺、氯喹等）。

（2）其他注意事项包括：禁用肥皂水灌肠；注意休息、保暖；避免劳累、受凉、感冒、情绪波动等。

（3）肌无力症状和体征在某些条件下会有所加重，如上呼吸道感染、腹泻、甲状腺疾病、怀孕、体温升高、精神创伤和应用影响神经肌肉接头传递的药物等。

二、周期性麻痹

周期性麻痹（Periodic Paralysis，PP）是以发作性肌无力为主要临床表现的常染色体显性遗传性骨骼肌离子通道病。好发于儿童和青年。根据发作期血钾水平可以分为低钾型（HypoPP）、高钾型（HyperPP）和正常血钾型（NormPP）周期性麻痹。

【诊断要点】

1. 低钾型周期性麻痹

（1）为临床最常见的周期性麻痹类型，多于 20 岁前发病，男性多于女性。

（2）一般在夜间入睡或清晨转醒时出现骨骼肌无力，四肢易受累，近端重于远端；一般肌无力发作经数小时至数日后可逐渐恢复。

（3）发作期可有肌酶谱升高。运动诱发试验有助于在发作间期进行诊断。

2. 高钾型周期性麻痹

（1）临床表现为发作性肌无力伴血钾升高，多于 10 岁前发病，男性多见；常于晨起后早餐前发作。

（2）肌电图表现为发作期运动单位电位数量减少或无反应。发作间期长时运动诱发试验有助于诊断。

3. 正常血钾型周期性麻痹

（1）临床主要表现为发作性肌无力，但血钾水平正常。

（2）多于 10 岁前发病，发作期血钾和尿钾均于正常值范围，限制盐的摄入或补充钾盐可诱发和加重病情，补充钠盐后病情好转。

【治疗方案】

（一）低钾型周期性麻痹的治疗

1. 急性发作期治疗

首选口服钾盐，首次服用 10% 氯化钾或枸橼酸钾 30~40 mL，然后持续服用（每日 20 mL）直至症状好转，24 h 内钾总量可达 10~15g。一般在数小时内即可见效，疗效欠佳者可继续服用 10% 氯化钾或枸橼酸钾（每日 30~60 mL）直至症状好转。对于伴呕吐或吞咽困难者，可经静脉补钾，将 10% 氯化钾 30mL 加至 5% 甘露醇 1000 mL 中静滴，避免应用葡萄糖和生理盐水，二者可能加重肌无力。在静脉补钾过程中应行心电图和血钾监测，避免发生高钾血症。

2. 预防发作

（1）应避免诱发因素，如高碳水化合物饮食、过度疲劳、饱食、出汗过多、饮酒、寒冷，慎用肾上腺素、胰岛素、糖皮质激素；推荐低钠、低碳水化合物和富钾饮食；发作频繁者需行药物干预，预防发作，例如长期服用氯化钾 1~2 g 每日 3 次。

（2）可予碳酸酐酶抑制剂，针对坚持补钾仍频繁发作的患者，建议予碳酸酐酶抑制剂乙酰唑胺每日 125~1500 mg（分次口服），同时大量饮水以预防肾结石；或予双氯非那胺每日 5~2 mg（分次口服）。

（3）可予保钾利尿药，例如，服用碳酸酐酶抑制剂无效或病情加重的低钾型患者，可予保钾利尿药氨苯蝶啶（每日 50~150 mg）或安体舒通（每日 25~100 mg）。

（二）高钾型周期性麻痹的治疗

（1）急性期治疗：可以通过持续温和的运动锻炼使部分患者的症状得到缓解；或静注葡萄糖酸钙 0.5~2 g、静注葡萄糖和胰岛素，同时进行沙丁胺醇吸入治疗。

（2）预防治疗：避免诱发因素如高碳水化合物饮食，避免高钾饮食和药物服用，禁食、避免剧烈的体力劳动、避免暴露于寒冷环境等。可服用排钾利尿药噻嗪类利尿药，以小剂量为宜（剂量尽可能小），双氢克尿噻每日 25~75 mg 或隔日 1 次；症状严重者剂量可增至每日 50~75 mg（晨起服用）。也可应用碳酸酐酶抑制剂乙酰唑胺或双氯非那胺（服用方法同低钾型周期性麻痹），乙酰唑胺对 *SCN4A* 基因 T704M 突变所致持久性肌无力具有显著疗效。美西律可用于治疗肌强直。对于需要麻醉的患者，应避免应用阿片类或去极化麻醉药，如胆碱酯酶抑制剂、琥珀胆碱等；同时注意防止恶性高热。此外，应定期监测肌力变化，如果发生持久性肌无力，应坚持服用碳酸酐酶抑制剂，并监测血钾变化。

（三）正常血钾型周期性麻痹的治疗

（1）发作期可静注葡萄糖酸钙 0.50~2.00 g，静注大剂量生理盐水可使部分患者肌无力症状改善。

（2）予乙酰唑胺 125~250mg（每日 3 次）预防发作，且需保持高钠低钾饮食，防止过度疲劳、寒冷和过热。

三、线粒体病

线粒体病是指由于线粒体 DNA（mitochondrial DNA，mtDNA）或核 DNA 缺陷引起线粒体呼吸链氧化磷酸化功能障碍为特点的一组遗传性疾病，不包括其他因素导致的继发性线粒体功能障碍性疾病。本文重点阐述神经系统线粒体病的相关要点。

【诊断要点】

在临床中可以根据临床特征、常规生化检查结果、头 MRI 及电生理改变考虑线粒体病的可能性，进一步行基因检测明确诊断。

【治疗方案】

线粒体病的治疗包括饮食治疗、物理治疗、药物支持治疗和症状治疗以及避免使用导致疾病加重的药物。

1.饮食治疗

应当保持充足的饮食以维持能量代谢的平衡和稳定，避免饥饿、饮酒、高脂肪低糖饮食。在 MELAS 发作期需要生酮饮食。

2.运动疗法

有氧耐力锻炼可以提高线粒体肌病患者的肌力以及降低线粒体基因的突变比例，对线粒体肌病有利。尽可能不要在空腹或饥饿状态下过度活动或用脑，其时间控制在 12 h 内，防止诱发代谢危象。一般从低强度短时间的锻炼开始，逐渐增加锻炼的强度和持续时间，有发热、肌肉疼痛、肌肉痉挛者都不宜锻炼。

3.慎重使用的药物

（1）抗病毒药物：拉米夫定、替比夫定和齐多夫定等。

（2）干扰素类药物。

（3）心血管药物：利多卡因、卡维地洛、奎尼丁、异丙肾上腺素、氯吡格雷、阿司匹林和玛多明。

（4）抗肿瘤药物：异环磷酰胺、卡铂。

（5）大剂量长时间糖皮质激素。

（6）抗生素：利福平、氨基糖甙类抗生素、氯霉素、阿霉素、四环素。

（7）他汀类药物。

（8）双胍类降糖药物。

（9）抗癫痫药物：鲁米娜、苯妥英、卡马西平、奥卡西平、乙琥胺、唑泥沙胺、加巴喷丁、氨己烯酸、丙戊酸钠、苯巴比妥。患者可以接受全身麻醉。要保持电解质稳定，避免代谢紊乱及酸中毒。术前禁食期间应静脉点滴含糖液以避免出现分解代谢增强，加重线粒体功能障碍。

4.针对线粒体功能障碍的药物治疗

线粒体病常用药物至今的临床观察研究还没有证明哪种药物对线粒体病有确切的疗效，但对患者的一些症状能够改善。

（1）抗氧化、清除自由基类：①醌类药物，辅酶 Q 和艾地苯醌，分次随餐服用，大剂量的艾地苯醌主要用于 LHON 的早期治疗。②维生素 E。

（2）补充代谢辅酶类：①瓜氨酸和精氨酸：主要用于 MELAS。②亚叶酸：主要用于 KSS 治疗。③维生素 B_1：对丙酮酸脱氢酶缺陷的患者有较好疗效，对呼吸链酶复合体 I 缺陷的线粒体病也有治疗效果。④维生素 B_2：对二氢硫辛酰胺脱氢酶缺陷导致的线粒体肌病有效，对单纯呼吸链复合体 II 缺陷的患儿尤其有效。

5.症状性治疗

（1）癫痫的治疗：治疗原则与其他病因导致的癫痫的治疗基本一致，拉莫三嗪、苯二氮䓬类、托吡酯和左乙拉西坦均可用于线粒体病患者的癫痫治疗，拉莫三嗪和左乙拉西坦为治疗 MERRF 的一线药物。

（2）心脏病治疗：行心脏起搏器治疗。患室性心动过速或肥厚性心肌病伴严重低血压的患者，可安装植入式心脏复律除颤器，存在冠状动脉病变或外周血管硬化的患者需行血管介入治疗。

（3）手术治疗：线粒体病患者有上睑下垂以及斜视症状，多数患者需行 2 次或 3 次手术以获得长期效果。环咽喉肌失迟缓导致 KSS 出现吞咽困难者，切除部分肌肉后可改善。线粒体耳聋患者佩戴助听器无效时可植入耳蜗。线粒体心肌病患者经过评估后可以进行心脏移植。

四、线粒体脑肌病伴高乳酸血症和卒中样发作

线粒体脑肌病伴高乳酸血症和卒中样发作（Mitochondrial Encephalomyopathy with Lactate Acidosis and Stroke—like episodes，MELAS）是一种由线粒体 DNA（mtDNA）或核 DNA（nDNA）突变导致的多系统代谢性疾病，以卒中样发作、癫痫发作、认知与精神障碍、高乳酸血症、肌肉疲劳无力为主要临床特点。发病高峰年龄为 10~30 岁。

【诊断要点】

根据 MELAS 的临床特点和影像学特征可以提出临床拟诊，发现 mtDNA 或 nDNA 基因致病变异和肌肉活检发现线粒体脑肌病的典型病理改变是"金标准"。

【治疗方案】

治疗原则为通过药物、饮食调节和运动管理等改善或纠正不正常的病理和生理过程，及时治疗各个系统的损害以及预防各种并发症。其中饮食调节、运动管理和并发症预防最为重要，需要培训患者的亲属 / 照料者掌握如何护理。由于主要死亡原因是卒中样发作和癫痫持续状态，这两个症状的管理是重点。

1. 综合管理

在日常生活中保持能量代谢的均衡和连续，防止能量代谢危象的发生，既要避免饥饿导致能量的缺乏，也要避免精神刺激、过度劳累、熬夜、感染导致能量消耗增加。在消化功能异常、腹泻或感冒不能正常进食时需及时静脉补充能量。保证充足的睡眠。在一日三餐之间适当增加蛋白的摄入，在非饥饿状态进行轻到中量的有氧锻炼可以增加肌肉力量。生酮饮食对难治性癫痫可能有效。及时治疗影响生活质量的其他系统损害。发生糖尿病的患者需要及时加用降糖药物和胰岛素，耳聋的患者及时植入人工耳蜗或佩戴助听器可以改善听力。

2. 基础药物治疗

长期选择服用下列药物可能有益，包括核黄素、辅酶 Q10、艾地苯醌、维生素 E、硫辛酸、维生素 C、谷胱甘肽、左旋肉碱、天冬氨酸、维生素 B_1、亚叶酸、牛磺酸。其中辅酶 Q10 和艾地苯醌的最大剂量均为 10 mg/（kg·d）、L- 精氨酸的剂量为 0.15~0.50 g/（kg·d）、牛

磺酸为每日 9 g。

3. 主要症状的处理

（1）卒中样发作：静注 L- 精氨酸的最大剂量为 0.5 g/（kg·d），可维持滴注 3~7 天后改为口服，使用时需要检测患者的生命体征及肝、肾功能，对 40 岁以上患者还应密切监测血气和血压。病灶大、水肿重，可短期使用糖皮质激素及甘油果糖等脱水药物。也可短期使用依达拉奉、α- 硫辛酸等自由基清除剂。

（2）癫痫发作：首选左乙拉西坦、拉莫三嗪和苯二氮䓬类药物，在卒中样发作期尤应注意癫痫的控制。早发病患者常难治而需要两种抗癫痫药物。对有明显呼吸肌受累的患者尽量避免使用苯二氮䓬类药物。

（3）认知与精神障碍：多奈哌齐、加兰他敏及美金刚对部分患者有效。精神异常可以使用奥氮平。焦虑抑郁障碍可使用选择性 5- 羟色胺再摄取抑制剂或三环类抗抑郁药。严重精神障碍患者请专科医师协助治疗。

（4）偏头痛：辅酶 Q10、艾地苯醌有效。钙离子拮抗剂，如氟桂利嗪对于大多数患者可有效预防偏头痛发作。避免使用曲普坦类药物。

4. 避免使用的药物

许多药物可能影响线粒体功能，使用中应当慎重，包括导致影响 mtDNA 复制的异环磷酰胺、卡铂、拉米夫定、替比夫定、齐多夫定、干扰素、卡维地洛、布比卡因、阿替卡因、吩噻嗪等；抑制非竞争性三磷酸腺苷酶的 β 受体阻滞剂；抑制呼吸链电子传递的乙酰水杨酸、七氟醚；抑制内源性辅酶 Q 合成的他汀类药物；抑制脂肪酸 β 氧化的四环素、胺碘酮；降低线粒体蛋白合成及减少线粒体的数量的苯巴比妥、氯霉素；降低肉碱水平及降低呼吸链酶复合体活性的阿霉素、丙戊酸钠；导致乳酸酸中毒的双胍类药物及利奈唑胺。但上述药物并非对所有线粒体病患者都有害，在临床使用时应综合权衡药物的药效、不良反应和性价比，并结合患者的具体病情个体化治疗，可以在综合评判的前提下谨慎地使用这些药物，一旦发生不良反应，立即停用。

（王婷婷）

第十节　颅脑肿瘤

颅脑肿瘤是神经外科中最常见的疾病之一，可发生于任何年龄，以 20~50 岁年龄组多见。儿童及少年患者以后颅窝及中线肿瘤较多见，主要为髓母细胞瘤、颅咽管瘤及室管膜瘤。成年人以大脑半球胶质细胞瘤最为多见，如星形细胞瘤、胶质母细胞瘤；老年人以胶质母细胞瘤和转移瘤多见。

一、星形细胞瘤

星形细胞瘤（Astrocyte Tumors）指以星形胶质细胞所组成的肿瘤，为神经上皮肿瘤中最常见的一类肿瘤，男性发病率稍高，青壮年多见。

【诊断要点】

（1）多为慢性起病，渐进性进展，病程较长。

（2）颅内高压症状。

（3）局灶性神经功能损害。

（4）CT 最常见的表现为低密度的脑内病灶，较均匀一致，占位效应不明显。

（5）MRI：肿瘤在 T1 加权像中呈低信号，T2 加权像中呈高信号。

【治疗方案】

以手术切除为主，术后配合放疗、化疗、免疫治疗及生物治疗等。

二、少突胶质细胞瘤

少突胶质细胞瘤（Oligodendroglioma，Oligodendroglial Tumors）是少突胶质细胞起源的浸润性胶质瘤，分为少突胶质细胞瘤与间变性少突胶质细胞瘤。男性多于女性，常见于中年人。

【诊断要点】

（1）50%~80% 患者以癫痫为首发症状，除癫痫外，患者尚有头痛、精神障碍、肢体无力等表现。

（2）主要的神经系统体征为偏瘫、视乳头水肿、偏身感觉障碍及失语等。

（3）影像学该病显著特点是钙化。

【治疗方案】

手术行肿瘤全切是治疗的首选方案。

三、髓母细胞瘤

髓母细胞瘤（Medulloblastoma，MB）是中枢神经系统恶性程度最高的神经上皮肿瘤之一，发病年龄高峰在 10 岁以内，男性多见，是儿童中枢神经系统最常见的胚胎性恶性肿瘤。

【诊断要点】

（1）最常见症状是肿瘤引起梗阻性脑积水，形成颅内压增高。

（2）肿瘤转移是其重要特点。脊髓尤其是马尾神经是常见受累部位，远隔转移常见部位是肺和骨骼。

（3）典型的 CT 平扫表现为后颅窝、中线部位稍高密度占位病变，可伴瘤内囊变。增强后呈明显不均匀强化。

【治疗方案】

手术切除是治疗本病的重要方法。需要依据患者的临床分期、风险分期和分子分型进行综合评估，与放疗、化疗等手段合理结合。

四、脑膜瘤

脑膜瘤（Meningioma）是第二常见的颅内肿瘤，是最常见的脑外非胶质原发肿瘤，生长缓慢，大多起源于蛛网膜帽状细胞，大多数为良性。最常见于中年女性。

【诊断要点】

（1）肿瘤长得相当大，症状却很轻微。

（2）多先有刺激症状，如癫痫等，继以麻痹症状，如偏瘫、失语等。

（2）CT 见肿瘤呈圆形或分叶状或扁平状，边界清晰。密度均匀呈等密度或偏高密度。增强后密度均匀增高。瘤内钙化多均匀，但可不规则。

（3）MRI 可见"硬膜尾征"。

【治疗方案】

外科手术治疗首选，辅以放疗、药物治疗等。

五、原发性中枢神经系统淋巴瘤

原发性中枢神经系统淋巴瘤（Primary Central Nervous System Lymphoma，PCNSL）是一种原发于中枢神经系统内淋巴结外非霍奇金淋巴瘤，临床中该病罕见，好发于 50~70 岁免疫正常人群，对于免疫缺陷者，30~40 岁是常见发病年龄段。

【诊断要点】

（1）多表现为局灶性神经功能缺损或进展性认知功能障碍。

（2）影像学可见肿瘤以血管间隙（V–R 间隙）为中心形成"袖套状"结构，各发病灶大多经 V–R 间隙播散。

【治疗方案】

PCNSL 治疗前必须经过组织病理学确诊，其治疗包括诱导缓解期和巩固期 2 个阶段，诱导期多以大剂量甲氨蝶呤（HD–MTX）为基础的综合化疗为一线治疗方案，巩固阶段的治疗方案多样。

（1）化疗：HD–MTX 易穿过血脑屏障，目前是最为有效的化疗药物。甲氨蝶呤的有效剂量范围为 1~8 g/m^2（单一剂量），因 3.5 g/m^2 的疗效与安全性相对较好，已被推荐为常规剂量。与 HD–MTX 单药相比，HD–MTX 联合其他化疗药物可提高患者完全缓解率和中位生存期。替莫唑胺和大剂量阿糖胞苷有较高血 – 脑屏障通透性，为最常用的联合药物，尤其对于身体状态和肾功能较差的老年患者，替莫唑胺更是不错的选择。对于年龄 ≤ 70 岁新诊断的 PCNSL 患者，利妥昔单抗（有或无噻替哌）添加至甲氨蝶呤 – 阿糖胞苷的联合疗法（MATRix 方案）可作为标准诱导缓解治疗方案，其完全缓解率达 49%。预防性鞘内化疗的价值尚不清楚，当患者对静注 HD–MTX 缓解不佳且有脑膜受累的证据时，可试用鞘内化疗法。

（2）放疗：一般不采用单纯放疗作为初始治疗。对于年龄 < 65 岁的患者，可将放疗作为难治复发患者的挽救治疗，推荐使用剂量为 40~55 Gy。

（3）手术：为了迅速降低颅内压，对于孤立的大病灶或脑疝急症时也可应用外科切除手术。

（4）自体干细胞移植：该方法近年来受到广泛关注，有研究表明对于年龄＜65岁的患者，大剂量化疗结合自体干细胞移植对初发、残余、复发或难治性 PCNSL 患者有效，但仍处于试验阶段，目前只用于经验丰富的临床研究中心。

六、垂体腺瘤

垂体腺瘤（Pituitary Adenoma，PA）是发生在垂体前叶的肿瘤，是最常见的神经内分泌肿瘤之一，是鞍区最常见的肿瘤，绝大多数为良性肿瘤，多发生于 30~60 岁，按其分泌的激素不同而命名。

【诊断要点】

（1）神经功能障碍、内分泌功能紊乱：因分泌激素不同导致表现各异。

（2）内分泌检查：有功能的腺瘤可查出血中相应的激素增高。

（3）影像学检查：鞍区圆形或小片 T1WI 稍低信号；T2WI 稍高信号，边界清楚或不清楚。

【治疗方案】

垂体腺瘤的治疗方法有手术治疗、放射治疗及药物治疗（详见后文）。

七、垂体催乳素瘤

催乳素腺瘤是最常见的功能性垂体腺瘤，多见于 20~50 岁的女性。

【诊断要点】

（1）高催乳素血症表现、肿瘤局部压迫症状：头痛、视野缺损（最常见为双颞侧偏盲）、多激素混合腺瘤或多发内分泌腺瘤病症状、垂体卒中。

（2）实验室化验提示高催乳素血症，鞍区 MRI 增强影像有助于诊断。

【治疗方案】

（1）药物治疗：首选多巴胺受体激动剂治疗，目前药物有溴隐亭和卡麦角林。

（2）外科治疗：需根据肿瘤大小、血催乳素水平、全身情况、药物治疗反应，以及患者意愿及对生育要求等情况综合判断。微腺瘤占垂体催乳素腺瘤大部分，且绝大多数不会生长，所有手术干预通常不作为首选。

（3）放疗：外照射放疗和立体定向放射外科治疗。

八、垂体促甲状腺激素腺瘤

垂体促甲状腺激素腺瘤是功能性垂体腺瘤的一种，是导致中枢性甲状腺功能亢进症的主要原因。以血清游离甲状腺激素（FT4、FT3）水平增高、血清促甲状腺激素（Thyroid Stimulating Hormone，TSH）水平不被抑制并伴有不同程度甲状腺毒症表现和甲状腺肿为临床特征。

【诊断要点】

（1）TSH 分泌过多引发甲状腺毒症及甲状腺肿大的相关临床表现。

（2）其他垂体前叶激素分泌增多表现：最常见的是生长激素分泌过多。

（3）垂体腺瘤及其周围组织受压表现。

（4）实验室检查提示血清 FT4、FT3 高于正常范围，且血清 TSH 水平不被抑制；鞍区 MRI 增强检查可提高检出率。

【治疗方案】

（1）手术治疗：首选治疗方法是经蝶窦入路垂体腺瘤切除手术。

（2）放射治疗：普通放疗、放射外科治疗。

（3）药物治疗：生长抑素类似物、多巴胺受体激动剂、抗甲状腺药物。

九、垂体生长激素腺瘤

垂体生长激素腺瘤可分泌过多的生长激素，导致肢端肥大综合征，在青春期前，骨骺未融合起病者表现为巨人症。在激素分泌性垂体腺瘤中占 20%~30%。

【诊断要点】

（1）代谢与内分泌系统、消化系统、生殖系统、呼吸系统、骨骼系统均可见异常。

（2）内分泌学检查：GH 基础值和葡萄糖抑制试验。

【治疗方案】

外科（经蝶或经颅）、放射和药物治疗，目前首选经蝶显微外科手术治疗。

十、促肾上腺皮质激素腺瘤

促肾上腺皮质激素腺瘤是垂体 ACTH 腺瘤或 ACTH 细胞增生，分泌过多 ACTH，引起肾上腺皮质增生，产生皮质醇增多症，导致一系列物质代谢紊乱和病理变化，临床上表现为库欣综合征，存在下丘脑 – 垂体 – 肾上腺机能紊乱，是一种耗竭性疾病，极少自行缓解，若不及时诊治，病死率高。库欣综合征可分为 ACTH 依赖性和非 ACTH 依赖性两大类。本文主要讨论垂体 ACTH 依赖性库欣综合征。

【诊断要点】

（1）病程数月至 10 年不等，平均 3~4 年，多为青壮年女性。

（2）脂肪代谢紊乱和分布异常、蛋白质分解代谢大于合成代谢、性腺功能影响、电解质代谢紊乱、糖代谢紊乱、高血压、黑色素沉着及精神异常、局部压迫症状等。

（3）实验室检查皮质醇测定、皮质醇节律测定、ACTH 血浆测定、小 / 大剂量地塞米松抑制试验、甲吡酮试验、促皮质激素释放激素（CRH）试验等以及影像学检查可进行诊断和鉴别诊断。

【治疗方案】

首选经蝶显微外科切除 ACTH 腺瘤，辅以放疗及药物治疗等。

十一、听神经瘤

听神经瘤（Acoustic Neuroma）主要起源于内听道前庭神经鞘膜施万细胞的良性肿瘤，又称前庭神经鞘瘤，是颅内神经鞘瘤中最常见者。

【诊断要点】

（1）首发症状为：耳蜗及前庭神经症状；三叉神经功能障碍；面神经功能障碍；小脑症状；后组脑神经障碍等，以及头痛。

（2）听力学检查、面神经功能检查、前庭功能检查提示异常。

（3）CT 示桥小脑角区等、低密度占位，均匀强化或不均匀强化。

（4）MRI 上，肿瘤在 T1 加权中为低信号、等信号，边界清楚的桥小脑角区占位病灶，T2 加权则为明显的高信号，肿瘤边界可与水肿带混淆。

【治疗方案】

治疗原则，首先主要是手术治疗。

【说　明】

（1）手术的关键是保留面神经、听神经和脑干的功能。

（2）随着伽马刀临床应用的普及，部分小型肿瘤（直径小于 2.5 cm）和大型听神经瘤术后残留者均使用伽马刀治疗，在肿瘤控制和神经功能保留等方面获得满意疗效。由于各种原因不耐受手术者也可选择伽马刀治疗。

十二、脑转移瘤

脑转移瘤（Intracranial Metastatic Tumors）是指身体其他部位的恶性肿瘤转移到颅内，是最常见的颅内肿瘤。男性多见于肺癌脑转移，女性多见于乳腺癌转移。

【诊断要点】

（1）包括原发肿瘤症状和脑转移瘤的症状。

（2）CT 典型表现为边界清楚、圆形、低密度肿块，增强后有不规则强化。

（3）转移瘤的 MRI 信号无特异性。脑脊液查瘤细胞是诊断脑膜转移的重要方法。

【治疗方案】

采用综合治疗方式，根据肿瘤大小、类型及患者的身体状态等情况选择药物治疗、手术治疗、放疗和化疗等治疗方式。

十三、脑膜癌病

脑膜癌病（Meningeal Carcinomatosis，MC）又称脑膜癌瘤病，是指恶性肿瘤弥漫性或多灶性脑膜（包括硬脑膜、蛛网膜及软膜）和脊膜播散或浸润，而颅内并无占位性实质病变，为中枢神经系统转移瘤的一种特殊类型。

【诊断要点】

（1）临床表现多样，以中老年多发，无明显性别差异，多呈急性或亚急性起病，主要表现为脑、脑神经、脊神经根受损等3组症状。

（2）脑脊液细胞学检查发现肿瘤细胞是确诊MC的可靠依据。

【治疗方案】

（1）主要有鞘内化疗、放射治疗及对症支持治疗。

（2）化疗途径包括腰椎穿刺和脑室导管注射，常用药物有甲氨蝶呤、阿糖胞苷及噻替哌，宜小剂量、多次给药。

（3）放射治疗对生存时间无影响，但可使神经功能障碍暂时稳定。

（4）对于伴脑积水的MC患者可行脑室腹腔分流，但应注意存在肿瘤细胞腹膜种植性转移的风险。

（王婷婷）

第十一节　颅脑损伤

一、硬脑膜外血肿

硬脑膜外血肿（Epidural Hematoma，EDH）是位于颅骨内板与硬脑膜之间的血肿，好发于幕上半球凸面，常见于青壮年男性颅骨线性骨折患者。

【诊断要点】

（1）硬脑膜外血肿的临床表现可因出血速度、血肿部位及年龄的差异而有所不同，但从临床特征看，仍有一定规律及共性，即昏迷—清醒—再昏迷。

（2）CT检查，若发现颅骨内板与硬脑膜之间有双凸镜形或梭形密度增高影，可有助于确诊。

【治疗方案】

急性硬膜外血肿的治疗，原则上一经诊断即应施行手术，清除血肿以缓解颅内高压，术后根据病情给予适当的非手术治疗。

·方案1：手术治疗。骨窗开颅或骨瓣开颅术及颅骨钻孔引流硬膜外血肿。

·方案2：保守治疗。适用于：神志清楚、病情平稳；血肿量幕上小于30 mL，幕下小于10 mL，层厚小于10 mm，中线移位不超过5 mm；无意识恶化、视乳头水肿及新病症出现；非颞部或后颅窝血肿。治疗措施应是在严密观察患者临床表现的前提下，采用脱水、激素、止血、抗感染及活血化淤药物治疗，应用脱水药早期不宜大剂量，应以能缓解症状为宜，以免颅内压下降过多，导致血肿扩大。在保守治疗期间，应密切注意意识、瞳孔及生命体征的变化，并利用CT做动态观察，一旦出现手术指征应急诊实施手术，清除血肿。

二、急性和亚急性硬膜下血肿

急性和亚急性硬膜下血肿（Subdural Hematoma，SDH）为外伤性血肿积聚于硬膜和蛛网膜之间，是最常见的颅内血肿。

【诊断要点】

（1）意识障碍。

（2）颅内压增高症状。

（3）局灶性体征。

（4）辅助检查主要靠 CT 扫描，颅骨内板与脑表面之间出现高密度、等密度或混合密度的新月形影或半月形影。

【治疗方案】

·**方案 1**：手术治疗。①钻孔冲洗引流术。②骨窗或骨瓣开颅血肿清除术。③颞肌下减压或去骨瓣减压术。

·**方案 2**：非手术治疗。适应证为：神志清楚、病情稳定、生命体征基本正常，症状逐渐减轻；无局限性脑压迫致神经机能受损表现；CT 扫描脑室、脑池无明显受压，血肿在 40 mL 以下，中线移位不超过 10 mm；颅内压监护压力在 3.33 kPa（25 mmHg）以下。

三、慢性硬脑膜下血肿

慢性硬脑膜下血肿（Chronic Subdural Hematoma，CSDH）是血液集聚在蛛网膜与硬脑膜之间形成的具有包膜的慢性占位性病变，常在头部外伤 3 周以后形成。

【诊断要点】

（1）慢性颅内压增高、神经局灶症状及体征及智力和精神症状。

（2）CT 检查，可见颅骨内板下低密度的新月形、半月形或双凸镜形等直接征象。

【治疗方案】

（1）一旦出现颅内压增高症状，即应施行手术治疗。首选的方法是钻孔引流，疗效堪称满意，如无其他并发症，预后多较良好。

·**方案 1**：钻孔或锥孔冲洗引流术。

·**方案 2**：前囟侧角硬脑膜下穿刺术。

·**方案 3**：骨瓣开颅慢性硬膜下血肿清除术。

（2）药物治疗：分为对症治疗和促进血肿吸收治疗。

促进血肿吸收药物治疗的适应证是：

（a）生命体征平稳且 MGS–GCS 0–2 级。

（b）影像学显示中线移位未超过 1 cm，无须紧急手术干预的患者。

（c）合并多器官衰竭、凝血功能障碍等不适宜手术或拒绝手术的患者。

（d）手术治疗后用于防治术后复发等。

禁忌证是：

（a）MGS-GCS 3~4 级。

（b）影像学显示脑组织受压严重、中线移位超过 1 cm。

（c）出现意识障碍、恶心、呕吐等脑疝前兆。

（d）对所使用药物过敏或者具备该药物使用禁忌证。

对于接受促血肿吸收的药物治疗 2 周或 2 周以上、临床表现及影像学检查仍无明显改善或血肿持续增大或不能耐受药物治疗者，应建议改用手术治疗。

推荐治疗药物为阿托伐他汀钙和地塞米松。

阿托伐他汀钙：采用小剂量长疗程治疗（每日 20 mg），连续治疗至少 8 周，直到神经症状体征消失、血肿吸收满意后停药。注意肝肾功、心肌酶谱检测。

地塞米松：对于术后反复复发等难治性 CSDH 和使用单药阿托伐他汀钙疗效不明显者，推荐小剂量阿托伐他汀钙（每日 20 mg）治疗基础上联合应用地塞米松片（首剂每日 2.25 mg，持续 1~2 周，逐步在 4 周之内减量至停药），然后可继续接受小剂量阿托伐他汀钙直到神经症状体征消失、血肿吸收满意后停药。

（王婷婷）

第十二节　自身免疫性脑炎

自身免疫性脑炎（autoimmune Encephalitis，AIE）泛指一类由自身免疫机制介导的脑炎。自 2007 年抗 N- 甲基 -D- 天冬氨酸受体（NMDAR）脑炎被发现以来，一系列抗神经元细胞表面或者突触蛋白（Neuronal Cell-surface or Synaptic Protein）的自身抗体被陆续发现。这一大类新型 AIE 与经典的副肿瘤性边缘性脑炎有明显不同，其靶抗原位于神经元细胞表面，主要通过体液免疫机制引起相对可逆的神经元功能障碍，免疫治疗效果良好。本文主要对抗神经元细胞表面或者突触蛋白抗体相关的 AIE 予以阐述。

根据不同的抗神经元抗体和相应的临床综合征，AIE 可分为 3 种主要类型。

（1）抗 NMDAR 脑炎：是 AIE 的最主要类型，其特征性临床表现符合弥漫性脑炎。

（2）边缘性脑炎：以精神行为异常、癫痫发作（起源于颞叶）和近记忆力障碍为主要症状。抗 LGI1 抗体、抗 GABABR 抗体与抗 AMPAR 抗体相关的脑炎符合边缘性脑炎。

（3）其他 AIE 综合征：包括莫旺综合征（Morvan's Syndrome）、抗 GABAAR 抗体相关脑炎、伴有强直与肌阵挛的进行性脑脊髓炎（Progressive Encephalomyelitis with Rigidity and Myoclonus，PERM）、抗二肽基肽酶样蛋白（DPPX）抗体相关脑炎、抗多巴胺 2 型受体（D2R）抗体相关基底节脑炎、抗 IgLON5 抗体相关脑病等。

【诊断要点】

根据患者的病史、临床表现，结合脑脊液化验、神经影像学和脑电图等辅助检查，疑诊脑炎，进一步完善 AIE 相关抗体检测明确诊断。

【治疗方案】

包括免疫治疗、对癫痫发作和精神症状的症状治疗、支持治疗、康复治疗，对合并肿瘤者进行切除肿瘤等抗肿瘤治疗。

（一）免疫治疗

分为一线免疫治疗、二线免疫治疗和长程免疫治疗。一线免疫治疗包括糖皮质激素、静注免疫球蛋白（IVIg）和血浆置换。二线免疫药物包括利妥昔单抗与静脉用环磷酰胺，主要用于一线免疫治疗效果不佳的患者。长程免疫治疗药物包括吗替麦考酚酯与硫唑嘌呤等，主要用于复发病例，也可以用于一线免疫治疗效果不佳的患者和肿瘤阴性的抗 NMDAR 脑炎患者。对可能的 AE，也可酌情试用一线免疫治疗药物。

1. 糖皮质激素

一般采用糖皮质激素冲击治疗，方法为：甲泼尼龙每日 1000 mg，连续静滴 3 天，然后改为每日 500 mg，静滴 3 天。而后可减量为甲泼尼龙每日 40~80 mg，静滴 2 周；或者改为口服醋酸泼尼松 1 mg/（kg·d），2 周（或者口服甲泼尼龙，按 5 mg 醋酸泼尼松＝4 mg 甲泼尼龙）；之后每 2 周减 5 mg。对于轻症患者，可以不应用冲击治疗而直接应用口服激素。口服激素总疗程为 6 个月左右。在减停激素的过程中需要评估脑炎的活动性，注意病情波动与复发。

2. 静注丙种球蛋白（IVIg）

根据患者体重按总量 2 g/kg，分 3~5 天静滴。对于重症患者，建议与激素联合使用，可每 2~4 周重复应用 IVIg。重复或者多轮 IVIg 适用于重症 AE 患者和复发性 AE 患者。

3. 血浆置换

可与激素联合使用。在静注免疫球蛋白之后不宜立即进行血浆置换。血浆置换可能难以作用于鞘内自身抗体合成。对于脑脊液抗体阳性而血清抗体阴性的病例，血浆置换疗效有待证实。

4. 利妥昔单抗

按 375 mg/m² 体表面积静滴，每周 1 次，根据外周血 CD20 阳性的 B 细胞水平，共给药 3~4 次，至清除外周血 CD20 细胞为止。如果一线治疗无显著效果，可以在其后 1~2 周使用利妥昔单抗。国外抗 NMDAR 脑炎患者采用利妥昔单抗的比例在 50% 以上。在国内，该药用于 AE 属于超说明书用药，需要尊重患方的自主决定权，履行知情同意与药事程序，并注意其加重感染的风险与不良反应。

5. 静注环磷酰胺

按 750 mg/m² 体表面积，溶于 100 mL 生理盐水，静滴，时间超过 1 h，每 4 周 1 次。病情缓解后停用。

6. 吗替麦考酚酯

口服剂量每日 1000~2000 mg，至少 1 年。主要用于复发的患者，也可用于一线免疫治疗效果不佳的 AE 患者，以及肿瘤阴性的重症抗 NMDAR 脑炎患者。

7. 硫唑嘌呤

口服剂量每日 100 mg，至少 1 年。主要用于预防复发。

（二）肿瘤的治疗

（1）抗 NMDAR 脑炎患者一经发现卵巢畸胎瘤，应尽快予以切除。

（2）对于未发现肿瘤且年龄 ≥ 12 岁的女性抗 NMDAR 脑炎患者，建议病后 4 年内每 6~12 个月进行一次盆腔超声检查。

（3）AE 患者如果合并恶性肿瘤，应由相关专科进行手术、化疗与放疗等综合抗肿瘤治疗；在抗肿瘤治疗期间一般需要维持对 AE 的免疫治疗，以一线免疫治疗为主。

（三）癫痫症状的控制

（1）AE 的癫痫发作一般对于抗癫痫药物反应较差。

（2）可选用广谱抗癫痫药物，例如苯二氮䓬类、丙戊酸钠、左乙拉西坦、拉莫三嗪和托吡酯等。

（3）终止癫痫持续状态的一线抗癫痫药物包括地西泮静脉推注或者咪达唑仑肌注；二线药物包括静脉用丙戊酸钠；三线药物包括丙泊酚与咪达唑仑。丙泊酚可用于终止抗 NMDAR 脑炎患者难治性癫痫持续状态。

（4）恢复期 AE 患者一般不需要长期维持抗癫痫药物治疗。

（5）需要注意的情况包括：奥卡西平可能诱发或者加重低钠血症；抗 LGI1 抗体相关脑炎患者的特异性不良反应发生率较高，如果使用卡马西平、奥卡西平、拉莫三嗪等药物，需要特别注意不良反应。

（四）精神症状的控制

（1）可以选用药物包括奥氮平、氯硝西泮、丙戊酸钠、氟哌啶醇和喹硫平等药物。

（2）需要注意药物对意识水平的影响和锥体外系的不良反应等。

（3）免疫治疗起效后应及时减停抗精神病药物。

第十三节　边缘性脑炎

边缘性脑炎（Limbic Encephalitis，LE）指累及海马、杏仁核、岛叶及扣带回皮质等边缘结构，以急性或亚急性起病，临床表现以近记忆力缺失、精神行为异常和癫痫发作为特点的中枢神经系统炎性疾病。

目前 LE 的病因主要分为感染性、自身免疫性（自身抗体介导）和自身免疫疾病伴随的边缘性脑炎。

【诊断要点】

（1）亚急性（数天或最长达 12 周）起病的癫痫发作、短时记忆丧失、意识混乱和精神症状。

（2）边缘系统受累的病理学证据或影像学证据。

（3）排除其他病因所致的边缘叶功能障碍。

（4）出现神经系统症状，5 年内证实肿瘤病的诊断或出现边缘叶功能障碍的典型症状时伴有特征性抗体。

【治疗方案】

（1）对于病毒感染性 LE 的抗病毒治疗应该首选阿昔洛韦，而不是更昔洛韦。而且抗病毒治疗要坚持 4 周以上，少数可能 8 周以上才能有效。如果抗病毒的时间不够，有的患者病情再次反复，临床症候更加严重。对于病毒所致 LE 是否可以加用激素或者应用其他免疫治疗，如免疫球蛋白等，尚无指导意见。

（2）皮质激素、静滴免疫球蛋白或血浆置换治疗自身免疫 LE 可能有效。

第十四节　僵人综合征

僵人综合征（Stiff-Person Syndrome，SPS；或 Stiff-man Syndrome，SMS），又称 Moersch-Woltman 综合征（Moersch-Woltman Syndrome）、全身肌僵硬综合征、全身肌僵性综合征、全身肌强直综合征、强直人综合征。1956 年，由 Moersch 和 Woltman 首次报道并命名，是一组以进行性肌肉强直、发作性痛性肌肉痉挛，情感刺激和运动可诱发肌肉痉挛发作，肌电图上表现为安静状态下主动肌和拮抗肌持续的运动单位电位活动为特征的罕见的神经系统综合征。在一般人群中 SPS 的年发病率为（1~2）/100 万，女性发病率为男性的 2~3 倍，大多数发病年龄在 20~50 岁，老人和儿童也会患病，儿童一般发病年龄 < 3 岁，多见于婴儿期。病因及发病机制尚未完全明确，目前倾向于与自身免疫有关。

【诊断要点】

（1）躯干和四肢肌肉僵硬，主要累及腹部和胸腰部椎旁肌肉，导致固定畸形（脊柱前凸）。

（2）合并痛性痉挛，可由突如其来的噪声、情绪压力或触觉刺激诱发。

（3）肌电图：主动肌和拮抗肌持续运动单位活动。

（4）除外其他可以解释僵硬症状的神经系统疾病或认知功能障碍。

（5）通过免疫细胞化学、蛋白印迹或放射免疫分析证实血清抗 GAD65（或抗 Amphiphysin）抗体阳性。

【治疗方案】

（1）一线药物是苯二氮䓬类药物和巴氯芬，其次是 IVIG、血浆置换、免疫调节剂和利妥昔单抗。

（2）IVIG 和血浆置换在难治性病例中可单独使用或联合使用。

（3）皮质激素用于单药治疗或与其他 SPS 药物联合使用（表 1-14-1）。

表 1-14-1 药物应用

对症治疗	常规剂量（从剂量开始，依据不良反应进行加减）	证据级别
镇静剂和抗痉挛药		
地西泮	每日 5 mg 开始，最大增至每日 100 mg，注意不良反应	C
氯硝西泮	每日 2.5~6 mg	C
阿普唑仑	每日 2~4 mg	C
替扎尼定	每日 6~36 mg	C
巴氯芬——口服	每日 10~60 mg	C
巴氯芬——鞘内给药	每日 50~150 μg	C
丙泊酚	15~30 μg/kg（给药量），最少 10 μg/kg（维持量）	C
丹曲林	50 mg 每日 4 次	C
肉毒毒素	可变	C
抗癫痫药		
左乙拉西坦	500~1000 mg 每日 2 次	B
普瑞巴林	75~150 mg 每日 2 次	C
加巴喷丁	300~900 mg 每日 3 次	C
噻加宾	4~8 mg qd 或 每日 2 次	C
丙戊酸	300~600 mg 每日 2 次	C
氨己烯酸	500~1500 mg 每日 2 次	C
免疫治疗		
静注免疫球蛋白	2 g/kg，2~5 天用完	B
利妥昔单抗	375 mg/m^2	B
血浆置换（PE）	1~2 周内完成 5 轮	C
激素（强的松）	每日 50~60 mg	C
霉酚酸酯（骁悉）	每日 2 g	C
他克莫司	每日 3 mg	C
环磷酰胺	每日 1~5 mg/（kg·d）	C
硫唑嘌呤	每日 1~2.5 mg/（kg·d）	C
甲氨蝶呤	每日 15~20 mg	C

根据美国心脏协会（AHA）和美国卒中协会（ASA）建议的证据等级

A 级：来自多个随机临床试验或荟萃分析

B 级：来自单个随机试验或非随机研究的数据

C 级：专家的一致意见，案例研究，或护理标准

【说　明】

典型的 SPS 患者对药物反应良好，但是大约 10% 的患者由于反复痉挛或突然停药造成自主神经功能障碍，最终突然死亡。

第十五节　痛性眼肌麻痹综合征

痛性眼肌麻痹综合征又称 Tolosa-Hunt 综合征。病变仅限于海绵窦段颈内动脉外膜及其附近的硬脑膜。病变性质为一种免疫反应性疾病。糖皮质激素等免疫抑制剂治疗有效，支持本病的免疫学假说。

【诊断要点】

（1）一次或多次单侧眼眶疼痛，如不治疗可持续数周。

（2）眼外肌麻痹 + 肉芽肿性病变（由磁共振成像或活检证实）。

（3）眼肌麻痹和疼痛同时出现，或者眼肌麻痹在疼痛 2 周内出现。

（4）足量使用激素后疼痛和眼肌麻痹在 3 天内缓解。

（5）除外其他疾病。

【治疗方案】

（1）主要应用大剂量糖皮质激素，一般每日可给予泼尼松 60~80 mg，症状消失后逐渐减量；或地塞米松每日 10~15 mg，静脉点滴，症状消失后改泼尼松口服，1 mg/（kg·d），逐渐减量，总疗程维持 2~3 个月。由于本病对糖皮质激素特殊敏感，用药后48h 内症状缓解，1 周左右症状消失。

（2）同时应用抗生素和维生素。

（3）对疼痛明显的患者可给予镇痛药物。

第十六节　神经阻滞剂恶性综合征

神经阻滞剂恶性综合征（Neuroleptic Malignant Syndrome，NMS）是一种罕见的、具有潜在致死性的药物不良反应（Adverse Drug Reaction，ADR）。为 1960 年由一名法国精神病学家 Delay 首次进行报道，为精神科一种严重的药物不良反应。以持续高热、肌肉强直、意识障碍、自主神经功能紊乱、严重心血管症状为主要表现。16% 的患者 NMS 发生于抗精神病药起始治疗后的 24 h 内，66% 发生于治疗 1 周内，96% 发生于治疗 30 天内。尽管比例很低（4%），但也有极个别患者的 NMS 发生于用药至少 30 天后。男女老幼均可出现 NMS，但年轻男性占大部分。

几乎所有的 DA 拮抗剂都与神经阻滞剂恶性综合征的发生有关，具体而言，主要分为以下 4 类：第一代抗精神病药：氯丙嗪、氟哌啶醇、氟奋乃静等。第二代抗精神病药：氯氮平、利培酮、奥氮平、喹硫平等。治疗恶心、胃瘫的多巴胺受体阻滞药物：丙氯拉嗪、异丙嗪、曲美苄胺、硫乙拉嗪、甲氧氯普胺等。治疗心境障碍药物：阿莫沙平、碳酸锂等。

【诊断要点】

（1）症状出现前 72 h 内，曾暴露于多巴胺受体拮抗剂或停用多巴胺受体激动剂。

（2）至少在两个不同的场景下出现体温升高。

（3）肌强直、精神状态改变、肌酸激酶升高、交感神经系统功能不稳定、代谢水平亢进。

（4）无其他潜在病因，包括感染、暴露及代谢/神经系统病因。

【治疗方案】

（1）停用抗精神病药物。

（2）支持和对症治疗：

（a）补液、纠正电解质紊乱：大多数恶性综合征患者在急性期都具有脱水的表现，那么补液支持、纠正电解质紊乱是关键。能自行摄水的患者：鼓励其多喝水，在补液同时，还可以降低抗精神病药物的血药浓度。

（b）出现横纹肌溶解或尿肌红蛋白增高的患者：可进行血透，改善肾功能。

（c）血管内脱水和急性肾衰竭：监测中心静脉压，并补液，重症患者通过使用适量的利尿剂，补液的同时，也维持了尿量。

（d）注意 K^+ 及 Mg^{2+} 含量：患者进食过少、汗腺排泄过多及肌肉震颤导致乳酸生成增多，H^+-K^+ 交换增强，导致患者出现低钾血症。而低钾往往伴随低镁的发生，低镁可使神经细胞兴奋性增高，并且镁离子具有中枢抑制作用和神经肌肉接头的阻断作用。适当补钾和补镁可减轻患者肌强直。

（e）抗感染：许多恶性综合征的患者可出现肌强直，可引起患者吞咽困难或唾液及气道分泌物增加，导致发生吸入性肺炎，因此抗感染治疗也是非常必要的。

（f）发热的处理：因为药物作用于下丘脑使体温调节中枢功能紊乱，导致体温持续升高，持续 40℃ 以上的高热可导致中枢以及周围神经系统和周围各组织发生不可逆变性。一般的解热药物无效，需要进行物理降温，如冰枕和冰袋等，不建议使用东莨菪碱及盐酸苯海索，这两种药可以抑制汗腺分泌，加重高热。

（3）药物治疗（表 1-16-1）：

（a）苯二氮䓬类药物：如劳拉西泮，是急性恶性综合征，尤其是伴有轻度紧张症状患者的一线治疗药物。

（b）DA 受体激动剂：溴隐亭和金刚烷等 DA 受体激动剂可逆转恶性综合征患者的帕金森病症状，促进患者的康复时间，减少病死率。

（c）肌肉松弛剂：当患者具有极度高热，肌强直和高代谢状态时，可使用硝苯呋海因，可快速逆转高热和肌强直，还可以与苯二氮䓬类药物或 DA 受体激动剂合用，但不建议与钙通道阻滞联用，可能会导致心血管衰竭。

（d）在使用时不建议过早停药，因其可导致症状反复，主要不良反应为呼吸功能及肝功能损害。需要注意的是，禁用于 COPD、重症肌无力及肌病患者。

表 1-16-1　药物应用

药物治疗	剂量 [a、b]	不良反应	临床适应证
劳拉西泮	1~2 mg，肌注 / 静注，每 4~6 h 1 次	谵妄、低血压	轻度或早期 NMS
地西泮	10 mg，静注，每 8 h 1 次		
溴隐亭	2.5 mg，鼻饲管注入，每 8~12 h 1 次，每天最大量 45 mg	低血压、胃肠道溃疡、精神错乱	中度 NMS，联合苯二氮䓬类
金刚烷胺	每天 200~400 mg，分 2 次或 3 次服用	直立性低血压、躁动、尿路感染、恶心	中度 NMS，联合苯二氮䓬类，为溴隐亭的替代品
丹曲林	最初通过静注 1~2.5 mg/kg，随后每 6h 输注 1 mg/kg[最多 10 mg/（kg·d）]	过敏反应、肝毒性、潮红、心力衰竭、心动过速、肌肉无力、嗜睡、恶心、腹泻	严重 NMS，联合溴隐亭和苯二氮䓬类

[a]：增加有效剂量
[b]：继续使用溴隐亭和 / 或丹曲林至少 10 天，然后缓慢停药，以尽量减少复发

（4）休克治疗：对于支持和对症、药物治疗无效的患者，使用电休克治疗有效，同时也可以用于原发性恶性紧张症、残留型紧张症和帕金森病患者。

【说　明】

一般而言，在停用了抗精神病药之后，大多数患者都能自行缓解，平均恢复时间为 7~10 天，大多数都能在 1 周内恢复，几乎所有的患者都能在 1 个月内恢复。若患者使用的是长效制剂，恢复时间可能会有所延长。

第十七节　非酮症高血糖性偏身舞蹈症

非酮症高血糖性偏身舞蹈症（Hemichorea Associated with Non-ketotichyperglycemia, HC-NH）已被认为是一组以非酮症性高血糖、偏身舞蹈症及头颅 MRI T1WI 对侧基底节区高信号为特征的综合征。好发于血糖控制不良的亚洲老年女性，该病种族及性别的差异可能与遗传因素和多巴胺能的高反应性有关。

【诊断要点】

（1）急性起病，表现为一侧或双侧肢体快速、不规则、不自主的舞蹈样动作和挤眉、弄眼、噘嘴、伸舌等面部异常表情。

（2）化验提示血糖水平增高，并排除其他原因导致的舞蹈症。

（3）影像学提示患肢对侧纹状体（主要是壳核）MRI T1WI 高信号影。头颅 CT 多呈现高密度表现。

【治疗方案】

（1）控制血糖为该病最主要的治疗手段，临床症状通常可随着血糖的控制明显好转或消失。

（2）临床上常使用多巴胺受体拮抗剂控制持续性及严重的舞蹈症状，常用奋乃静、氯丙嗪、氟哌啶醇等，有时可联合应用氯硝西泮、地西泮。由于多巴胺受体拮抗剂可能引起迟发性运动障碍，应注意使用剂量，采取个体化治疗方案。

（王婷婷）

第二章　循环系统疾病

第一节　心力衰竭

一、慢性心力衰竭

慢性心力衰竭是多种病因所致心脏疾病的终末阶段，是心脏结构或功能疾病损伤心室充盈和（或）射血能力而造成组织淤血和（或）缺血的一种复杂的临床综合征。

根据左室射血分数（LVEF）对心衰进行首次分类和再次分类的概念。

首次分类：LVEF ≤ 40%，为射血分数降低的心衰（HFrEF）；

LVEF40%~49%，为射血分数中间值的心衰（HFmrEF）；

LVEF ≥ 50%，为射血分数保留的心衰（HFpEF）。

再分类：HFrEF 患者治疗后 LVEF > 40%，为射血分数改善的心衰（HFimEF）。

【慢性 HFrEF 患者的治疗方案】

（一）一般治疗

（1）去除心衰诱发因素，调整生活方式。

（2）限钠（< 3 g/d）有助于控制 NYHA 心功能 Ⅲ ~ Ⅳ 级心衰患者的淤血症状和体征。心衰急性发作伴容量负荷过重，限制钠摄入< 2 g/d。轻度或稳定期心衰，一般不主张严格限制钠摄入。严重低钠血症（血钠< 130 mmol/L），水摄入量应< 2 L/d。

（3）低脂饮食，戒烟，肥胖者减轻体重。

（4）严重心衰伴明显消瘦者，予营养支持。

（5）失代偿期卧床休息，多做被动运动以预防深部静脉血栓形成。临床情况改善后在不引起症状的情况下，应鼓励进行运动训练或规律的体力活动。

（二）药物治疗

1.利尿剂

见表 2-1-1。

表 2-1-1　HFrEF 常用的利尿剂及其剂量

药物	起始剂量	每天最大剂量	每天常用剂量
袢利尿剂			
呋塞米	20~40 mg，每日 1 次	120~160 mg	20~80 mg
布美他尼	0.5~1 mg，每日 1 次	6~8 mg	1~4 mg

续表

药物	起始剂量	每天最大剂量	每天常用剂量
托拉塞米	l0 mg，每日 1 次	100 mg	10~40 mg
噻嗪类利尿剂			
氢氯噻嗪	12.5~25 mg，每日 1~2 次	100 mg	25~50 mg
美托拉宗	2.5 mg，每日 1 次	20 mg	2.5~10 mg
吲达帕胺	2.5 mg，每日 1 次	5 mg	2.5~5 mg
保钾利尿剂			
阿米洛利	2.5 mg^a/5 mg^b，每日 1 次	20 mg	5~10 mg^a/10~20 mg^b
氨苯蝶啶	25 mg^a/50 mg^b，每日 1 次	200 mg	100 mg^a/200 mg^b
血管加压素 V2 受体拮抗剂			
托伐普坦	7.5~15 mg，每日 1 次	30 mg	15 mg

注：^{a}：与血管紧张素转换酶抑制剂（ACEI）或血管紧张素 Ⅱ 受体阻滞剂（Angiotensin Receptor Blockers，ARB）合用时的剂量；^{b}：不与 ACEI 或 ARB 合用时的剂量

2. 肾素 – 血管紧张素系统抑制剂

见表 2-1-2。

表 2-1-2　慢性 HFrEF 常用的肾素—血管紧张素系统抑制剂及其剂量

药物	起始剂量	目标剂量
ACEI		
卡托普利	6.25 mg，每日 3 次	50 mg，每日 3 次
依那普利	2.5 mg，每日 2 次	10 mg，每日 2 次
福辛普利	5 mg，每日 1 次	20~30 mg，每日 1 次
赖诺普利	5 mg，每日 1 次	20~30 mg，每日 1 次
培哚普利	2 mg，每日 1 次	4~8 mg，每日 1 次
雷米普利	1.25 mg，每日 1 次	10 mg，每日 1 次
贝那普利	2.5 mg，每日 1 次	10~20 mg，每日 1 次
ARB		
坎地沙坦	4 mg，每日 1 次	32 mg，每日 1 次
缬沙坦	40 mg，每日 1 次	160 mg，每日 2 次
氯沙坦	25~50 mg，每日 1 次	150 mg，每日 1 次
ARNI		
沙库巴曲缬沙坦	25~100 mg，每日 2 次	200 mg，每日 2 次

注：ARNI 为血管紧张素受体脑啡肽酶抑制剂

3.β 受体阻滞剂

见表 2-1-3。

表 2-1-3　HFrEF 常用的 β 受体阻滞剂及其剂量

药物	初始剂量	目标剂量
琥珀酸美托洛尔	11.875~23.75 mg，每日 1 次	190 mg，每日 1 次
比索洛尔	1.25 mg，每日 1 次	10 mg，每日 1 次
卡维地洛	3.125 mg，每日 2 次	25 mg，每日 2 次
酒石酸美托洛尔	6.25 mg，每日 2~3 次	50 mg，每日 2~3 次

4.醛固酮受体拮抗剂 [又称盐皮质受体激素拮抗剂（MRA）]

螺内酯：初始剂量 10~20 mg，每日 1 次，至少观察 2 周后再加量，目标剂量 20~40 mg，每日 1 次。

依普利酮：初始剂量 25 mg，每日 1 次，目标剂量 50 mg，每日 1 次。

5. 窦房结 If 通道抑制剂

伊伐布雷定：起始剂量 2.5 mg，每日 2 次，2 周后依据静息心率调整，每次剂量增加 2.5 mg，最大剂量 7.5 mg，每日 2 次。

6. 钠 – 葡萄糖共转运蛋白 2 抑制剂（SGLT2i）

达格列净 10 mg，每日 1 次。

恩格列净 10 mg，每日 1 次。

索格列净 200~400 mg，每日 1 次。

7. 洋地黄类药物

地高辛每日 0.125~0.25 mg，老年、低体重或肾功能受损者可小剂量 0.125 mg，每日 1 次或隔日 1 次。

8. 中医中药

芪苈强心胶囊：4 粒，每日 3 次。

9. 其他药物

血管扩张药：无法使用 ACEI/ARB/ARNI 的有症状 HFrEF 患者，合用硝酸酯与肼屈嗪治疗可能有助于改善症状。

能量代谢：改善心肌能量代谢的药物，如曲美他嗪、辅酶 Q10、辅酶 I 、左卡尼汀、磷酸肌酸等有研究显示可改善患者症状和心脏功能。

维利西呱是新型可溶性鸟苷酸环化酶激动剂，通过增加 cGMP 生成实现了心衰治疗靶点的新突破，其具有浓度易滴定、总体安全、耐受性较好的特点，表明其有潜力成为心衰患者常规指导性治疗方案的重要补充。

【说　明】

HFrEF 患者应尽早开启"新四联"模式：ARNI/ACEI/ARB、β 受体阻滞剂、MRA、

SGLT2i。

1.应用利尿剂的注意事项

（1）所有心力衰竭患者，有体液潴留的证据或原先有过体液潴留者，均应给予利尿剂。

（2）根据患者对利尿剂的反应调整剂量，体重每天减轻 0.5~1.0 kg 为宜。

（3）ACEI 有较强的保钾作用，与不同类型利尿剂合用时应注意监测血钾。

2.应用肾素－血管紧张素系统抑制剂注意事项

（1）所有（HFrEF）患者均应使用 ACEI，除非有禁忌证或不能耐受。

（2）ACEI 禁忌证：使用 ACEI 曾发生血管神经性水肿（导致喉头水肿）；妊娠妇女；双侧肾动脉狭窄。慎用情况：①血肌酐＞ 221 μmol/L（2.5 mg/dL）或肾小球滤过率（eGFR）＜ 30 mL/min/1.73 m^2。②血钾＞ 5.0 mmol/L。③症状性低血压（收缩压＜ 90 mmHg）。④左心室流出道梗阻（如主动脉瓣狭窄、梗阻性肥厚型心肌病）。

（3）ARB 用于不能耐受 ACEI 的 HFrEF 患者。

（4）对于 NYHA 心功能 Ⅱ～Ⅲ级、有症状的 HFrEF 患者，若能够耐受 ACEI/ARB，推荐以 ARHI 替代 ACEI/ARB，以进一步减少心衰的发病率及死亡率。

（5）患者由服用 ACEI/ARB 转为 ARHZ 前血压稳定，并停用 ACEI36h。

3.β 受体阻滞剂治疗心衰的注意事项

（1）病情相对稳定的 HFrEF 患者均应使用 β 受体阻滞剂，除非有禁忌证或不能耐受。

（2）β 受体阻滞剂应用禁忌证：心源性休克、病态窦房结综合征、二度及以上房室传导阻滞（无心脏起搏器）、心率＜ 50 次 /min、低血压（收缩压＜ 90 mmHg）、支气管哮喘急性发作期。

（3）NYHA 心功能Ⅳ级患者应在血流动力学稳定后使用。

4.应用 MRA 的注意事项

（1）LVEF ≤ 35%、使用 ACEI/ARB/ARNI 和 β 受体阻滞剂治疗后仍有症状的 HFrEF 患者；急性心肌梗死（Acute Myocardial Infarction，AMI）后且 LVEF ≤ 40%，有心衰症状或合并糖尿病者。均可应用 MRA。

（2）肌酐＞ 221 μmol/L 或 eGFR ＜ 30 mL/min/1.73 m^2；血钾＞ 5.0 mmol/L；妊娠妇女。以上情况禁忌应用 MRA。

5.应用伊伐布雷定注意事项

（1）NYHA 心功能 Ⅱ～Ⅳ级、LVEF ≤ 35% 的窦性心律患者，合并以下情况可加用伊伐布雷定：①已使用 ACEI/ARB/ARNI、β 受体阻滞剂、MRA，β 受体阻滞剂已达到目标剂量或最大耐受剂量，心率仍≥ 70 次 /min。②心率≥ 70 次 /min，对 β 受体阻滞剂禁忌或不能耐受者。

（2）病态窦房结综合征（Sick Sinus Syndrome，SSS）、窦房传导阻滞、二度及以上房室传导阻滞、治疗前静息心率＜ 60 次 /min；血压＜ 90/50 mmHg；急性失代偿性心衰；重度肝功能不全；房颤 / 心房扑动；依赖心房起搏。上述情况禁忌使用伊伐布雷定。

6. 应用 SGLT2i 的注意事项

（1）慎用于 eGFR < 30 mL/（min·1.73 m²），如使用，可减半量识应动，密切监测肾功能，酌情加至标准剂量。

（2）收缩压 90~100 mmng，临床稳定，无低血压症状可减半量启动。

7. 应用洋地黄类药物注意事项

（1）应用利尿剂、ACEI/ARB/ARNI、β 受体阻滞剂和 MRA，仍持续有症状的 HFrEF 患者。可应用洋地黄类药物。

（2）病态窦房结综合征、二度及以上房室传导阻滞患者；心肌梗死（myocardial infarction，MI）急性期（< 24 h），尤其是有进行性心肌缺血者；预激综合征伴房颤或心房扑动；梗阻性肥厚型心肌病。以上情况禁忌使用洋地黄药物。

（3）应监测地高辛血药浓度，建议维持在 0.5~0.9 μg/L。

【心脏植入型电子器械治疗】

1. 心脏再同步治疗（CRT）

用于纠正心衰患者的心脏失同步以改善心衰。

2. 植入式心律转复除颤器（ICD）

用于心衰患者心脏性猝死的一级或二级预防。

【HFpEF 患者的治疗方案】

HFpEF 患者的治疗主要针对症状、心血管基础疾病和合并症、心血管疾病危险因素，采取综合性治疗手段。

1. 利尿剂

有液体潴留的 HFpEF 和患者应使用利尿剂，利尿剂使用方法见 HFrEF 的药物治疗中利尿剂相关内容。

2. 基础疾病及合并症的治疗

（1）高血压：按照目前高血压指南，将血压控制在 130/80 mmHg 以下。降压药物推荐优选 ACEI/ARB、β 受体阻滞剂。存在容量负荷过重的患者首选利尿剂。

（2）冠心病：经规范的药物治疗后仍有心绞痛症状或存在心肌缺血，应考虑行冠状动脉血运重建术。

（3）房颤：合并房颤的 HFpEF 患者根据相关指南进行治疗可改善心衰症状。房颤的治疗见房颤部分。

（4）糖尿病：积极治疗糖尿病和控制血糖。

（5）肥胖：减轻体重。

3.MRA

LVEF ≥ 45%，BNP 升高或 1 年内因心衰住院的 HFpEF 患者，可考虑使用 MRA 以降低住院风险。

4.SGLT2i

有助于降低 10 衰住院和心血管死亡率。

【HFmrEF 患者的治疗方案】

回顾性分析以及荟萃分析表明，ACEI/ARB、β 受体阻滞剂、MRA、SGLT2i 可减少心衰患者住院时间和心血管死亡率，改善 HFmrEF 患者的预后。

【HFimEF 患者的治疗方案】

HFimEF 患者接受治疗后，即便无症状，也建议应继续接受指南指导药物治疗，以防止心衰复发。

二、急性心力衰竭

急性左心衰竭指急性发作或加重的左心功能异常所致的心肌收缩力降低、心脏负荷加重，造成心输出量骤降、肺循环压力突然升高、周围循环阻力增加，引起肺循环充血而出现急性肺淤血、肺水肿并可伴组织器官灌注不足和（或）心源性休克的临床综合征。急性右心衰竭指某些原因使右心室心肌收缩力急剧下降或右心室前后负荷突然加重，从而引起右心输出量急剧减低的临床综合征。

【治疗方案】

1. 一般处理

（1）调整体位：患者取坐位或半卧位，两腿下垂，以减少下肢静脉回流。

（2）吸氧：血氧饱和度（SpO_2）< 90% 或动脉血氧分压（PaO_2）< 60 mmHg 时应给予氧疗，使患者 $SpO_2 \geq 95\%$（伴慢性阻塞性肺疾病 COPD 者 $SpO_2 > 90\%$）。面罩给氧较鼻导管给氧效果好。临床症状严重并且氧分压显著降低者应给予双相间歇气道正压通气或持续气道正压呼吸。

（3）镇静：用于急性肺水肿，吗啡 3~5mg 皮下注射或静脉缓慢注射。

2. 容量管理

肺淤血、体循环淤血及水肿明显者应严格限制饮水量和静脉输液速度，对无明显低血容量患者的每天摄入液体量一般宜在 1500 mL 以内。保持每天水出入量负平衡约 500 mL，以减少水钠潴留、缓解症状。3~5 天后，如淤血、水肿明显消退，应减少水负平衡，逐渐过渡到出入量平衡。

3. 药物治疗

（1）利尿剂：有液体潴留证据的急性心衰均应使用利尿剂。

静注利尿药：首选呋塞米，先静注 20~40 mg，继以静滴 5~40 mg/h，其总剂量在起初 6h 不超过 100 mg，起初 24 h 不超过 240 mg。亦可用托拉塞米 20 mg 静注。祥利尿药效果不佳，可加用噻嗪类和（或）MRA。

（2）血管扩张药物：可减轻心脏负荷但是否应用取决于收缩压水平。收缩压 > 110 mmHg 的急性心力衰竭患者通常可以安全使用；收缩压在 90~110 mmHg 之间的患者应谨慎使用；而收缩压 < 90 mmHg 的患者禁忌使用。

- **方案1**：硝酸酯类药物：硝酸甘油：以 5~10 μg/min 起始，然后每 5~10 min 递增 5~10 μg/min，最大剂量 100~200 μg/min。硝酸异山梨酯：以 1 mg/h 起始，逐渐增加剂量，最大剂量 5~10 mg/h，也可舌下含服每次 2.5 mg。特别适用于伴有急性冠状动脉综合征的患者。

- **方案2**：硝普钠：以 0.2~0.3 μg/（kg·min）起始，缓慢增加剂量，疗程 ≤ 72 h，最大剂量 10 μg/（kg·min）。主要适用于严重高血压伴重度肺淤血、急性二尖瓣反流伴急性心力衰竭者。长期用药可引起氰化物和硫氰酸盐中毒。

- **方案3**：重组人脑利钠肽：先给予负荷剂量 1.5~2 μg/kg 静脉缓慢推注或不用负荷量，继以 0.007 5~0.01 μg/（kg·min）静滴。一般疗程 3 天，不超过 7 天。主要作用是扩张静脉和动脉，从而降低前、后负荷。该药亦促进钠排泄，有一定的利尿作用；抑制 RAAS 和交感神经系统，阻滞急性心力衰竭演变中的恶性循环。

- **方案4**：乌拉地尔：严重高血压者可缓慢静注 12.5~25 mg，通常静滴 100~400 μg/min，可逐渐加量，根据血压和临床状况调整。可用于高血压合并急性心衰、主动脉夹层合并急性心衰的患者。

- **方案5**：酚妥拉明：静滴 0.1~1 mg/min，能迅速降低和减轻后负荷。

（3）正性肌力药物：适用于低心输出量综合征。血压较低伴心输出量降低或低灌注时应尽早使用，对血管扩张药物及利尿药不耐受或反应不佳的患者尤其有效，血压正常又无器官和组织灌注不足的急性心力衰竭患者不宜使用。

- **方案1**：洋地黄类：毛花苷 C。静脉给药，最适合用于有心房颤动伴有快速心室率并已知有心室扩大伴左心室收缩功能不全者。首剂可给 0.2~0.4 mg 经稀释后缓慢静注，2~4 h 后可酌情再给药 0.2 mg。对 MI 急性期 24 h 内不宜用洋地黄类药物；对于二尖瓣狭窄所致肺水肿洋地黄类药物无效。

- **方案2**：多巴胺：2~10 μg/（kg·min）静滴。一般从小剂量开始，逐渐增加剂量，短期应用。

- **方案3**：多巴酚丁胺：100~250 μg/min 静滴，需监测血压。

- **方案4**：磷酸二酯酶抑制剂：米力农，首剂 25~50 μg/kg 静注（大于 10 min），继以 0.25~0.50 μg/（kg·min）静滴。

- **方案5**：左西孟旦：负荷量 6~12 μg/kg 静注（> 10 min），继以 0.05~0.2 μg/（kg·min）静滴维持 24h。低血压时不推荐予以负荷剂量。

（4）血管收缩药：对外周动脉有显著缩血管作用的药物，适用于应用正性肌力药物后仍出现心源性休克或合并明显低血压状态的患者，升高血压，维持重要脏器的灌注。

- **方案1**：去甲肾上腺素：0.2~1.0 μg/（kg·min）静脉点滴维持。

- **方案2**：肾上腺素：复苏时首先 1 mg 静注，效果不佳时可每 3~5 min 重复静注用药，每次 1~2 mg，总剂量通常不超过 10 mg。

（5）抗凝治疗：（如低分子肝素）用于深静脉血栓和肺栓塞发生风险较高且无抗凝治疗禁忌证的患者。

（6）改善预后的药物：慢性 HFrEF 患者出现失代偿和心衰恶化，如无血流动力学不稳定或禁忌证，可继续原有的优化药物治疗方案，包括 β 受体阻滞剂、ACEI/ARB/ARNI、MRA，可根据病情适当调整用量。

4.非药物治疗

（1）主动脉内球囊反搏（IABP）：可有效改善心肌灌注，降低心肌耗氧量，增加心排出量。适应证：① AMI 或严重心肌缺血并发心原性休克，且不能由药物纠正。②伴血流动力学障碍的严重冠心病。③心肌缺血或急性重症心肌炎伴顽固性肺水肿。④作为左心室辅助装置（LVAD）或心脏移植前的过渡治疗。

（2）机械通气：

·**方案 1**：无创呼吸机辅助通气：有呼吸窘迫者（呼吸频率每分钟 > 25 次，SpO_2 < 90%）应尽快给予无创通气。可采用持续气道正压通气和双水平气道正压通气两种模式。使用时应监测血压，低血压者需谨慎使用。

·**方案 2**：气道插管和人工机械通气：适用于呼吸衰竭导致低氧血症、$PaCO_2$ > 50 mmHg 和酸中毒，经无创通气治疗不能改善者。

（3）肾脏替代治疗：高容量负荷如肺水肿或严重外周水肿，且存在利尿剂抵抗的患者可考虑超滤治疗。

难治性容量负荷过重合并以下情况时可考虑肾脏替代治疗：液体复苏后仍少尿；血钾 > 6.5 mmol/L；pH < 7.2；血尿素氮 > 25 mmol/L，血肌酐 > 300 μmol/L。

（4）机械循环辅助装置：对于药物治疗无效的急性心衰或心源性休克患者，可短期机械循环辅助治疗，包括经皮心室辅助装置、体外生命支持装置（ECLS）和体外膜肺氧合装置（ECMO）。

（刘艳霞　邱瑜　逯振彬　刘新民）

第二节　心律失常

一、窦性心动过缓

窦性激动的频率，成人心率低于 60 次 /min，称为窦性心动过缓。体力劳动者、运动员、安静或睡眠时心率可低于 60 次 /min。颅内压升高、AMI、甲状腺功能减退、窦房结病变、低体温等；服用某些药物，如洋地黄、β 受体阻滞剂、甲基多巴等均可使心率减慢。

【治疗方案】

1.一般治疗

去除病因或诱因，无症状的窦性心动过缓一般无须治疗，有胸闷、气短者，可予吸氧改善症状。

2.药物治疗

·**方案 1**：提高窦性心率，改善窦房结功能：宁心宝胶囊，2 粒，口服，每日 3 次。

- **方案 2**：氨茶碱片 0.1~0.2 g，口服，每日 2~3 次。
- **方案 3**：麻黄碱片 12.5~25 mg，口服，每日 2~3 次。
- **方案 4**：M 胆碱受体阻断剂：阿托品片 0.3 mg，口服，每日 3 次。
- **方案 5**：严重的心动过缓可造成低血压，心绞痛，心衰加重，甚至晕厥或发生阿斯综合征等，需要紧急处理。可首选阿托品注射液，起始剂量为 0.5 mg 静注，必要时重复，总量不超过 3.0 mg。二线药物包括肾上腺素、异丙肾上腺素和多巴胺。肾上腺素在阿托品无效时可以使用，起始剂量为 2~10 μg/（kg·min），根据反应调整剂量；异丙肾上腺素，2~10 μg/min 静注，根据心率和心律反应调速；多巴胺 2~10 μg/（kg·min），可以单独使用，也可以和肾上腺素合用。注意当合并急性心肌缺血或 MI 时应用上述药物可导致心肌耗氧量增加，加重心肌缺血，产生新的快速心律失常。

3. 起搏器治疗

对有血流动力学障碍但仍有脉搏的心动过缓，应尽早实行起搏治疗。起搏方法有经食管电极起搏、经皮起搏、经静脉起搏等方法。详见病态窦房结综合征起搏器章节。

【说　明】

（1）老年患者出现窦性心动过缓需除外是否为病理性，注意是否口服影响心率药物，如 β 受体阻滞剂、非二氢吡啶类钙通道阻滞剂（CCB）等。

（2）积极寻找并治疗可逆性诱因，包括肺栓塞、急性下壁心肌梗死、心肌炎、低血容量、低氧、心包填塞、张力性气胸、酸中毒、药物过量、体温过低和高钾血症等疾病。

二、窦性心动过速

窦性激动的频率，成人心率超过 100 次/min，称为窦性心动过速。在剧烈活动、情绪激动、吸烟、饮茶或咖啡等情况下可出现心率增快。

【治疗方案】

1. 一般治疗

避免精神紧张和过度劳累，做到生活规律、起居有常，保持精神乐观、情绪稳定。戒烟酒、忌食刺激性食物。消除诱因和治疗原发病，如纠正心力衰竭、治疗甲亢、补充血容量等。

2. 药物治疗

- **方案 1**：β 受体阻滞剂：酒石酸美托洛尔片 6.25~12.5 mg，口服，每日 2~3 次，目标剂量 100 mg，口服，每日 2~3 次；或琥珀酸美托洛尔片 11.875~47.5 mg 口服，每日 1 次，目标剂量 190 mg，口服，每日 1 次；或比索洛尔 1.25 mg，口服，每日 1 次，目标剂量 10 mg，口服，每日 1 次。
- **方案 2**：当心率达 140~160 次/min 时，可静脉应用艾司洛尔，先静注负荷剂量：0.5 mg/kg，约 1 min，随后予维持量，自 0.05 mg/（kg·min）开始，最大维持量可加至 0.3 mg/（kg·min）。
- **方案 3**：If 通道阻滞剂：伊伐布雷定片 2.5~5 mg，口服，每日 2 次。对于 β 受体阻滞剂不达标，或不耐受者，可联合或改为伊伐布雷定治疗。根据心率调整剂量，最大剂量为 7.5 mg，口服，每日 2 次。静息心率控制在 60 次 /min 左右，不宜低于 55 次 /min。

・**方案 4**：非二氢吡啶类 CCB：维拉帕米片 40~80 mg，口服，每日 3 次；或地尔硫䓬片 30 mg，口服，每日 3~4 次。

・**方案 5**：合并心衰的窦性心动过速可用去乙酰毛花苷注射液 0.2~0.4 mg 加入 5% 葡萄糖溶液 20 mL 中缓慢静注。

3. 射频消融治疗

对少见的不适当窦速，窦房结折返性心动过速，严重影响生活质量，可考虑射频消融治疗，但注意评估风险，疗效不佳。

三、室性期前收缩

也称室性早搏（室早），是指希氏束及分支以下心室肌的异位兴奋灶提前除极而产生的心室期前收缩。

【治疗方案】

1. 无器质性心脏病的室性早搏

（1）一般治疗：避免饮浓茶、咖啡等，保证睡眠、调整心态。

（2）有明显症状，影响工作生活的，治疗终点为缓解症状。

・**方案 1**：β 受体阻滞剂：酒石酸美托洛尔片 12.5~25 mg，口服，每日 2~3 次；或琥珀酸美托洛尔片 11.875~47.5 mg，口服，每日 1 次；或比索洛尔 2.5~5 mg，口服，每日 1 次。

・**方案 2**：ⅠC 类抗心律失常药：普罗帕酮片（心律平）100~200 mg，口服，每日 3 次。

・**方案 3**：ⅠB 类抗心律失常药：美西律片 100~200 mg，口服，每日 3 次。

・**方案 4**：钠通道阻滞剂：莫雷西嗪 150~200 mg，口服，每日 3 次。

・**方案 5**：中药：参松养心胶囊 2~4 粒，口服，每日 3 次。稳心颗粒：1 袋，口服，每日 3 次。

2. 器质性心脏病的室性早搏

（1）有轻度心功能不全的室性早搏（LVEF 40%~50%），应积极治疗原发病，症状明显者，给予酒石酸美托洛尔片 12.5~25 mg，口服，每日 2 次。

（2）伴较重心功能不全的室性早搏（LVEF < 40%），尤其频发多源室早或诱发短阵室速者。

・**方案 1**：钾通道阻滞剂：胺碘酮片 200 mg，口服，每日 3 次（1 周后可逐渐减量）。

・**方案 2**：β 受体阻滞剂：酒石酸美托洛尔片 6.25~12.5 mg，口服，每日 2 次（因美托洛尔有负性肌力作用，用于心功能Ⅲ级及以上的患者需慎重，以免加重心衰）。

（3）AMI 伴发的早期、频发、多源室早。

・**方案 1**：5% 葡萄糖注射液 20 mL 胺碘酮 150 mg，缓慢静注（约 20 min）；继之以 300 mg 静滴（1mg/min）。

·**方案 2**：利多卡因负荷剂量 1~2 mg/kg，3~5 min 静注；继之以 2~4 mg/kg 维持静滴。

（4）洋地黄中毒引起的室性早搏：

（a）立即停用洋地黄及排钾利尿剂。

（b）补充钾盐及镁盐。

·**方案 1**：5%~10% 葡萄糖注射液 250 mL+ 氯化钾注射液 5 mL+ 胰岛素 4~6 U 静滴，或口服氯化钾片，总量接近 1 g。

·**方案 2**：5%~10% 葡萄糖注射液 250 mL+ 门冬氨酸钾镁注射液 20~60 mL 静滴。

（c）针对期前收缩。

·**方案 1**：苯妥英钠 150~200 mg，注射用稀释后 2~3 min 内静注，无效时 5~10 min 可再注射 1 次，共 2~3 次，以后改为 50~100 mg，口服，每 6 h 1 次，用 2~3 天。

·**方案 2**：利多卡因负荷剂量 1~2 mg/kg，3~5 min 静注；之后 1~4 mg/kg 维持静滴，以后给予美西律 150~200 mg/ 次，口服，每日 3 次，至症状缓解。

3. 导管消融治疗

①症状明显的频发室性早搏患者，每日早搏次数＞ 100 00 次。②曾经接受抗心律失常药物治疗，但效果不明显或无效，或者药物虽然有效但副作用让患者无法耐受。③起源于右心室流出道或左心室后间隔的频发室早，若症状明显，抗心律失常药物疗效不佳，或不能耐受药物治疗，且无明显器质性心脏病，可考虑导管消融治疗。④频发早搏已使心功能明显受损。

【说 明】

（1）室早的患者，应详细询问病史并进行体检，了解有无器质性心脏病，有无诱发因素，并询问既往心律失常的发生和治疗情况，进行相应检查。

（2）判断室早是否可诱发其他严重心律失常。

（3）合并器质性心脏病，特别是心肌缺血或心功能不全者，首先要按照相应指南进行规范化治疗基础疾病。应纠正其他内环境紊乱，尤其是低血钾。

（4）合并器质性心脏病的室早，若非多形性室早，无血流动力学影响，不诱发其他严重心律失常，在处理基础疾病和诱因的前提下可以监护观察，不做特殊处理。

（5）不伴有器质性心脏病的室早，预后一般良好，不支持常规抗心律失常药物治疗，更不应静脉应用抗心律失常药。但室早频发引起明显心悸症状，影响工作生活者，可酌情选用抗心律失常药物治疗。

四、房性期前收缩

房性期前收缩是指起源于窦房结以外心房的任何部位的心房激动，是临床上常见的心律失常。

【治疗方案】

1. 一般治疗

去除诱因后大多可控制。消除精神紧张、避免情绪激动，戒烟酒，避免饮浓茶及咖啡，避免过劳，加强健康教育。

2. 药物治疗

有明显症状或诱发心动过速时，应给予相应药物治疗。

·**方案 1**：β 受体阻滞剂：酒石酸美托洛尔片 12.5~25 mg，口服，每日 2~3 次；或琥珀酸美托洛尔片 11.875~47.5 mg 口服，每日 1 次；或比索洛尔 1.25~2.5 mg，口服，每日 1 次。

·**方案 2**：非二氢吡啶类 CCB：维拉帕米片 40~80 mg，口服，每日 3 次；或地尔硫䓬片 30 mg，口服，每日 3~4 次。

·**方案 3**：Ⅰ C 类抗心律失常药：普罗帕酮片（心律平）100~200 mg，口服，每日 3 次。

·**方案 4**：钾通道阻滞剂：胺碘酮片 200 mg，口服，每日 3 次（1 周后逐渐减量）。

【说　明】

（1）房性期前收缩发作不频繁，不伴有明显症状者，可暂时不予处理。对于无器质性心脏病患者，房性期前收缩过多时可选用美托洛尔、心律平及维拉帕米治疗。

（2）对于器质性心脏病患者，尤其伴有心功能不全的患者，应选用地高辛、美托洛尔或胺碘酮。

五、房室交界性期前收缩

起源于房室交界区的过早搏动称房室交界性期前收缩。

【治疗方案】

1. 一般治疗

避免情绪紧张，保持精神乐观、稳定，勿过劳；戒烟酒，饮食有节，少食肥甘厚腻食物。

2. 药物治疗

·**方案 1**：β 受体阻滞剂：酒石酸美托洛尔片 12.5~25 mg，口服，每日 2~3 次。

·**方案 2**：Ⅰ C 类抗心律失常药：普罗帕酮片 100~200 mg，口服，每日 3 次。

·**方案 3**：非二氢吡啶类 CCB：维拉帕米片（异搏定）40~80 mg，口服，每日 3 次。

·**方案 4**：钠通道阻滞剂：莫雷西嗪 150~200 mg，口服，每日 3 次。

·**方案 5**：地高辛 0.125~0.25 mg，口服，每日 1 次或隔日 1 次（合并心力衰竭时可选择）。

【说　明】

（1）对于无器质性心脏病的患者，期前收缩过多时可选用维拉帕米、普罗帕酮、莫雷西嗪或美托洛尔治疗，控制后逐渐减量并维持。

（2）对于心力衰竭诱发的期前收缩，宜选用地高辛。

六、阵发性室上性心动过速

【治疗方案】

（1）迷走神经刺激法（物理方法）。

- **方案1**：压舌板刺激咽喉，诱发恶心、呕吐。
- **方案2**：Valsalva动作。屏气后用力呼气。
- **方案3**：压迫颈动脉窦。用3个手指在甲状软骨上缘，向颈椎方向压迫，先右后左，每次10~20 s。颈动脉窦压迫后再给药物，效果较好。禁止两侧同时按压。脑动脉硬化时慎用。
- **方案4**：压迫眼球。令患者闭眼，手指在眶下压迫眼球上部，感胀痛为止，每次10~30 s，勿施行暴力，勿压迫角膜。青光眼、高度近视者禁用。

（2）药物治疗。
- **方案1**：5%葡萄糖注射液20 mL+普罗帕酮（心律平）70 mg，缓慢静注，监测心率，心动过速终止可以停止给药，如未终止，可连续给药3~5 mg/kg。
- **方案2**：5%葡萄糖注射液20 mL+维拉帕米（异搏定）5~10 mg，缓慢静注，监测心率，心动过速终止应即停止注射。本药转复率较高，但易引起心脏停搏，对于病窦综合征患者不宜使用。异搏定也不宜与β受体阻滞剂合并使用。
- **方案3**：腺苷6~12 mg /三磷酸腺苷20 mg，快速静注。
- **方案4**：5%葡萄糖注射液20 mL+胺碘酮150 mg，静脉缓推，监测心率、血压、PR间期、QT间期和严重室性心律失常等。

（3）发作频繁、药物治疗效果欠佳者行心电生理检查及射频消融治疗。

【说 明】

（1）物理方法不能终止心动过速，临床上常可以给予心律平、异搏定、三磷酸腺苷等药终止，仍不能终止，也可以通过经食道调搏超速抑制终止。

（2）如用药物治疗处理后室上性心动过速未终止，三磷酸腺苷在3~5 min后，维拉帕米或普罗帕酮在15 min后可重复使用一次。给予心电监护同时备好除颤仪及必备抢救药物方可用药。

（3）有器质性心脏病不伴预激综合征，且2周内未用过洋地黄类药物的患者，可用西地兰0.4 mg加入5%葡萄糖溶液20 mL中缓慢静注，心衰患者首选，2~4 h后可重复，总量不超过1.2 mg。预激综合征合并室上性心动过速不用洋地黄，因洋地黄能增加异常传导束应激性，而使心动过速恶化。

（4）室上性心动过速伴低血压，可用升压药，血压升高后可使迷走神经兴奋而终止心动过速。

（5）伴有血流动力学障碍，立即给予100~200 J同步直流电复律终止心动过速。

七、阵发性室性心动过速

【治疗方案】

目前除了β受体阻滞剂、胺碘酮以外，尚未能证实其他抗心律失常药物能降低心脏性猝死的发生率。一般遵循的原则是：无器质性心脏病患者发生非持续性室速，如无症状或血流动力学影响，处理原则与室性期前收缩相同；有器质性心脏病或有明确诱因者，应首先给予针对性治疗；持续性室速发作者，无论有无器质性心脏病，均应给予治疗。

1. 发作时治疗

· **方案1**：（血流动力学稳定的单形性室速，不伴有QT间期延长的多形性室速，心肺复苏）首选胺碘酮150 mg加入5%葡萄糖溶液20 mL中，缓慢静注，间隔10~15 min可重复，然后静滴维持，前6h静滴速度1 mg/min，以后0.5 mg/min，24h最大量不超过2.2g。

· **方案2**：（血流动力学稳定的室速、室颤/无脉室速）利多卡因100mg加入5%葡萄糖20 mL中，缓慢静注，间隔5~10 min可重复，但最大量不超过4.5 mg/kg或300 mg。负荷量后继以1~4 mg/min的速度静滴24~48 h。

· **方案3**：5%葡萄糖溶液500 mL中加入普鲁卡因胺0.5~1.0 g，缓慢滴注（5~10 mg/min，总量不超过1~2 g）。

· **方案4**：（多形性室速，反复发作单形性室速）美托洛尔，首剂5 mg，5 min静注，间隔5~15 min可重复，总量不超过10~15 mg（0.2 mg/kg）；艾司洛尔，负荷量0.5 mg/kg，1 min静注，间隔4 min可重复，静脉维持剂量50~300 μg/（kg·min）。

· **方案5**：（特发性室速）可给予普罗帕酮，1~2 mg/kg，10 min静注，10~15 min可重复，总量不超过210 mg。

· **方案6**：（室速、室颤、室早）索他洛尔，静脉起始每次75 mg，每日1~2次，最大每次150 mg，每日1~2次，每次至少5h静滴。

· **方案7**：（其他药物无效或不能使用情况下的危及生命的室速、室颤）尼非卡兰，负荷量0.3~0.5 mg/kg，5 min静注，0.4~0.8 mg静滴，重复单次静注时应间隔2h。

· **方案8**：（特发性室速、极短联律的多形性室速）维拉帕米，2.5~5.0 mg，2 min静注，15~30 min后可重复，累积剂量可用至20~30 mg；地尔硫草，0.25 mg/kg，2 min静注，10~15 min后可追加0.35 mg/kg静注，1~5 μg/（kg·min）静注。

· **方案9**：（伴有QT间期延长的多形性室速）硫酸镁，1~2 g，15~20 min静注，0.5~1.0 g/h静注。

· **方案10**：（洋地黄中毒所致者）苯妥英钠，100 mg加入10%葡萄糖溶液20 mL中静注，5 min注射完。

2. 预防复发

· **方案1**：应努力寻找和治疗诱发及维持室速的可逆性病变，例如缺血、低血压及低血钾等，治疗充血性心力衰竭有助于减少室速发作；窦性心动过缓或房室传导阻滞时，过于缓慢，亦有利于室性心律失常的发生，可给予阿托品治疗或应用人工心脏起搏。

· **方案2**：急性心肌缺血合并室速，首选冠脉血运重建，同时给予β受体阻滞剂降低交感神经活性与改善心肌缺血、预防室性心律失常发作、降低MI后猝死发生率。

· **方案3**：特发性室性心动过速首选射频消融治疗，成功率90%以上，器质性心脏病室速发作不频繁，应该给予ICD植入预防猝死，发作频繁也可考虑射频消融治疗后植入ICD。

【说　明】

（1）普鲁卡因胺毒副作用较大，用药时随时注意血压和ECG变化，血压下降可用升压药，ECG示QRS波群增宽时立即停止注射。

（2）药物无效或有血流动力学障碍时应用同步直流电复律，但洋地黄中毒所致者不宜用。

（3）部分无器质性心脏病患者可选用普罗帕酮，转复窦律的有效率为60%~90%，治疗特发性左后分支型室速或短联律间期触发的室速可选择维拉帕米。

八、心房颤动及心房扑动

心房颤动

【治疗方案】

心房颤动（房颤）治疗强调长期综合管理，即在治疗原发疾病和诱发因素基础上积极预防血栓栓塞、恢复并维持窦性心律及控制心室率。

1. 抗凝治疗

房颤患者的栓塞率较高，因此，抗凝治疗尤为重要。对于机械心脏瓣膜或中重度二尖瓣狭窄患者，需口服华法林抗凝；对于非瓣膜病患者，需使用CHA_2DS_2-VASc评分系统进行血栓栓塞的危险分层（CHA_2DS_2-VASc评分 ≥ 2分需抗凝治疗；评分1分者，根据获益与风险权衡，优选抗凝治疗；评分为0分者，无须抗凝治疗）。房颤患者抗凝治疗前需同时进行出血风险评估，临床上常用HAS-BLED评分系统，HAS-BLED ≥ 3分为高出血风险，但应当注意，对于高出血风险患者应积极纠正可逆的出血因素，不应将HAS-BLED评分增高视为抗凝治疗的禁忌证。

· 方案1：

达比加群酯110mg/150mg，每日2次，口服。年龄 ≥ 75岁，体重 < 60~65 kg，肌酐清除率（Creatinine clearance rate，Ccr）30~49 mL/min，或接受强效P-糖蛋白抑制剂联合治疗，给予110mg，每日2次。

· 方案2：利伐沙班15~20 mg，每日1次，口服。

· 方案3：华法林，维持国际标准化比值（International Normalized Ratio，INR）为2.0~3.0，在INR未达标前皮下注射低分子肝素桥接治疗。

2. 药物转复窦性心律

地高辛、CCB对转复房颤是无效的，常用的 I 类抗心律失常药包括普鲁卡因胺、氟卡尼、普罗帕酮，常用的Ⅲ类抗心律失常药包括伊布利特、多非利特和胺碘酮。索他洛尔对房颤复律作用有限。

· 方案1： I C 类抗心律失常药对新发房颤效果较好。顿服剂量（体重 < 70 kg，普罗帕酮450 mg； ≥ 70 kg，普罗帕酮600 mg），口服推荐剂量为150~300 mg，每8 h 1次。

· 方案2：Ⅲ类抗心律失常药对持续几天的房颤作用有限，对于持续几周的房颤效果优于 I C 类抗心律失常药。①心房颤动持续时间＜48 h：胺碘酮 150 mg 加入 5% 葡萄糖溶液 20 mL，缓慢静注（10 min 以上），间隔 10~15 min 可重复 1 次，然后静滴维持，前 6 h 静滴速度 1 mg/min，以后 0.5 mg/min，24 h 最大量不超过 2.2 g，24 h 不转复者加用同步电复律，复律后胺碘酮 200 mg，每日 3 次，口服 7~10 天后改为 200 mg，每日 2 次，口服 7~10 天后改为 200 mg，每日 1 次口服维持（注意监测甲功、胸片、肝功能等）。②心房颤动持续时间＞48h，采用常规抗凝后经食道超声检查排除左心耳血栓，采用①治疗方案，没有条件做经食道超声检查的采用抗凝 3 周后复律，复律后再抗凝 4 周原则。

·**方案 3**：决奈达隆 400 mg，每日 2 次（左室功能正常，无病理性左室肥厚），因决奈达隆去除碘原子增加甲磺胺基，所以减少胺碘酮的不良反应。

·**方案 4**：索他洛尔（施泰可）是一种较新的广谱抗心律失常药，兼有 β 受体阻滞剂和延长动作电位时程的双重作用。可用于预防和终止阵发性心房颤动、心房扑动和各种室上性心动过速，能有效维持房颤复律后的窦性心律，对室性期前收缩、室性心动过速等也适用，用法一般为口服 80 mg，每日 2 次。

3. 体外直流电同步复律

患者空腹 6 h，去除假牙，去枕平卧，监测并记录患者 ECG；吸氧、建立静脉通路，静脉应用短效镇静药物，使患者处于轻度麻醉状态，同时做好心肺复苏准备。

（1）选择 R 波明显的导联作为同步监护导联。

（2）电极板的位置通常选择前侧位或前后位。选择前侧位时前面电极板置于胸骨右缘第 2、3 肋间，侧位电极板置于左侧锁骨中线上第 4 肋间下缘；前后位时前面电极板位置同上，后面电极板置于左侧肩胛骨下缘。

（3）首次复律能量至少 200 J，如房颤持续，继续给予 360 J，必要时重复（放电前应暂时停止吸氧）。

【说　明】

（1）普罗帕酮及代谢产物 5- 羟普罗帕酮具有负性肌力作用，因此不能用于射血分数小于 40% 和慢性充血性心力衰竭者，因它有较强的钠通道阻滞，也不能用于室内传导障碍。

（2）长期服用胺碘酮尚需要观察甲状腺功能、肺部浸润性病变、角膜色素沉着等严重副作用。

（3）房颤持续 1 年以上，且病因未祛除者，左房直径＞45 mm，疑为病态窦房结综合征者均不能复律。

心房扑动（房扑）

【治疗方案】

1. 抗凝治疗

具体方案同心房颤动（见前文）。

2. 药物治疗

·**方案 1**：减慢心室率：β 受体阻滞剂、CCB（维拉帕米、地尔硫䓬）或洋地黄制剂

（地高辛、毛花苷丙）。①用于不伴预激综合征，且近 2 周没有用过洋地黄类药物者。5% 葡萄糖溶液 20 mL+ 毛花苷 C 0.4mg，缓慢静注，心室率控制在 100 次 /min 以下后改用，地高辛 0.25 mg，口服，每日 1 次，维持。②应用 β 受体阻滞剂如美托洛尔（倍他乐克） 12.5~25 mg，口服，每日 2 次，或琥珀酸美托洛尔缓释片 47.5~95 mg，每日 1 次，以控制心室率。③非二氢吡啶类 CCB 是控制房颤心室率的有效药物（禁用于心脏收缩功能降低的心衰患者）。

　　地尔硫䓬：0.25 mg/kg，可重复给 0.35 mg/kg，5~15 mg/h 维持。

　　维拉帕米：2.5~5 mg，2 min 静推，每 15~30 min 可重复 5~10 mg，总量 20 mg。

　　· **方案 2**：转复房扑并预防复发的药物：Ⅰ A 类、Ⅰ C 和Ⅲ类（伊布利特、多非利特和胺碘酮）抗心律失常药。

　　3. 非药物治疗

　　· **方案 1**：直流电复律是终止房扑最有效的方法，通常应用 50~100 J 即可转复窦性心律。

　　· **方案 2**：食道调搏也是转复房扑的有效方法，尤其适用于服用大量洋地黄制剂患者。

　　· **方案 3**：导管消融可根治房扑，尤其症状明显或引起血流动力学不稳定的房扑，应选用导管消融治疗。

　　【说　明】

　　（1）伊布利特用于新发房扑复律治疗，禁用于严重器质性心脏病、QT 间期延长和窦房结功能障碍者，多非利特也可选用。

　　（2）合并冠心病、充血性心力衰竭患者，应用胺碘酮，避免使用Ⅰ A 与Ⅰ C 类药物。

　　（3）维持窦性心律选用胺碘酮、多非利特或索他洛尔等药物。

九、心室扑动及心室颤动

　　心室扑动是极快的、规则的心室收缩；心室颤动是快速的、不规则的、不同步的心室收缩，其结果是心脏立即丧失泵血功能。突然丧失正常的心排出量和组织低灌注，将产生全身组织的缺血。

　　【治疗方案】

　　· **方案 1**：①心室颤动与心室扑动是临终前的表现，预示患者存活机会微小，应立即行非同步电复律。除颤电极均匀涂抹导电胶分别置于胸骨右上缘（右锁骨下区）和心尖部，电极与胸壁应紧贴，以双向波 120 J 或单向波 300 J 能量行非同步直流电放电。②除颤后应立即行心电监测，如再发室颤，应再次以双向波 200 J 或单向波 360 J 能量除颤，如果室颤仍持续，第三次除颤能量为 360 J。这三次电除颤应快速续进行，室扑常可自动转为室颤，按室颤处理。

　　· **方案 2**：维持水电解质酸碱平衡，纠正代谢紊乱是成功复律重要的辅助措施。对碳酸氢钠、钙制剂不主张常规使用，静脉推注胺碘酮或利多卡因也常是成功复律的辅助治疗。

十、房室传导阻滞

房室传导阻滞又称房室阻滞，是指房室交界区脱离了生理不应期后，心房冲动传导延迟或不能传导至心室。房室阻滞可以发生在房室结、希氏束以及束支等不同的部位。

【治疗方案】

1. 一度房室传导阻滞、二度Ⅰ型房室传导阻滞治疗

（1）心室率不太慢，无症状无须特殊治疗。

（2）如出现症状，首先考虑停止可能的诱发药物，如 β 受体阻滞剂、非二氢吡啶 CCB 等。

（3）如症状严重，可考虑永久性起搏器植入。

2. 二度Ⅱ型房室传导阻滞、三度房室传导阻滞治疗

（1）如无症状或症状较轻，可纠正病因，包括治疗急性冠脉综合征、停用诱发药物、纠正电解质紊乱或低氧血症等。

（2）心室率低于 40 次 /min、症状较显著或发生过 Adams-Strokes 综合征作为起搏器治疗的过渡治疗可用药物治疗，使心室率维持在 60 次 /min 左右。

·**方案 1**：茶碱类药物：氨茶碱 100~200 mg，每日 2~3 次。

·**方案 2**：抗胆碱类药物：阿托品 0.3~0.6 mg，口服，每日 2~3 次，每日不超过 3 mg；阿托品 0.5~1 mg，静注，根据需要可在 1~2 h 用 1 次，成人最大静注剂量不超过 2 mg。

·**方案 3**：β 受体激动剂：异丙肾上腺素 5~10 mg，含服，每日 4 次；5% 葡萄糖注射液 + 异丙肾上腺素 0.5~1.0 mg，1~4 μg/min 静滴，根据心室率调整输注速度。

（3）如心室率显著缓慢，伴有明显症状或血流动力学障碍，甚至 Adams-Strokes 综合征发作者，应给予起搏治疗。

十一、室内传导阻滞

室内传导阻滞又称室内阻滞，是指希氏束分叉以下部位的传导阻滞。室内传导系统由 3 个部分组成：右束支、左前分支和左后分支。室内传导系统的病变可波及单支、双分支或三分支。

【治疗方案】

（1）慢性单侧束支阻滞的患者如无症状，无须接受治疗。

（2）双分支与不完全性三分支阻滞可能进展为完全性房室传导阻滞，但是否发生以及何时发生难以预料，不必常规预防性起搏器治疗。

（3）急性前壁心肌梗死发生双分支、三分支阻滞，或慢性双分支、三分支阻滞，伴有晕厥或 Adams-Strokes 综合征发作者，及早心脏起搏器治疗。

十二、遗传性心脏病

Brugada 综合征

是一类因编码心肌细胞离子通道产生突变导致心肌细胞复极时离子流发生紊乱，从而诱发多形性室性心动过速、心室颤动等致命性心律失常的综合征。

【治疗方案】

1. 药物治疗

（1）室性心律失常发作急性期治疗：室速或室颤电复律后，可用异丙肾上腺素预防室颤电风暴。

（2）预防室性心律失常发作治疗：

· **方案 1**：阻滞钠电流和 Ito 电流的药物：奎尼丁片 0.2~0.3 g，每日 3~4 次。

· **方案 2**：磷酸二酯酶Ⅲ抑制剂：西洛他唑片 50~100 mg，口服，每日 2 次。

2. 非药物治疗

（1）ICD 适应证：①猝死幸存者，ECG 为Ⅰ型异常（自发或钠通道阻滞剂诱发）。②有晕厥、抽搐或夜间濒死呼吸困难，除外非心脏疾病引起者，也应安装 ICD。③如表现为自发Ⅰ型 ECG 异常而无家族史者，需行电生理检查，如诱发出室性心律失常需植入 ICD。

（2）射频消融术：对于可能触发室速或室颤的室性期前收缩消融，以防治室速、室颤的发生。

（3）起搏器：鉴于晕厥和猝死常发生在夜间心率偏慢时，ECG 也能证实晕厥发作时同时存在心动过缓，可考虑行起搏器治疗。

【说　明】

（1）部分患者必须行钠通道阻滞剂激发试验才能诊断。常用药物为阿义马林（1 mg/kg，5 min）、氟卡尼（2 mg/kg，最大量 150 mg，10 min 或 400 mg，口服）、普鲁卡因胺（10 mg/kg，10 min）、吡西卡尼（1 mg/kg，10 min）。

（2）药物试验阳性标准：①基础 ECG 阴性，药物试验如果 V1~V3 导联 J 波的振幅绝对值＞2 mm 者，不管有或无右束支阻滞。②基础 ECG 呈Ⅱ型和Ⅲ型改变，药物试验后转变成Ⅰ型 ECG 改变者。③由Ⅲ型转变成Ⅱ型则意义不明确。

先天性长 QT 综合征（Long QT Syndrome, LQTS）

也称先天性 QT 间期延长综合征，是一种由基因缺陷引起复极异常的遗传性心脏病。包括常染色体隐性遗传伴耳聋的 Jervell-Lange-Nielsen 综合征（JLN 综合征）和常染色体显性遗传不伴耳聋的 Pomano-Ward 综合征（RWS 综合征）。

【治疗方案】

1. 药物治疗

· **方案 1**：β 受体阻滞剂：首选普萘洛尔片 10 mg，口服，每日 3~4 次，日最大剂量 200 mg。

· **方案 2**：苯妥英钠片 100~300 mg，口服，每日 1 次或分 2~3 次服用。

· **方案 3**：卡马西平片 100~300 mg，口服，每日 1~2 次，逐渐增加剂量至最佳疗效。

2. 非药物治疗

（1）左交感神经切除术：药物治疗效果不满意时，可行左颈胸交感神经节切除术，切除范围包括左星状神经结下半部及胸 1~4 或 1~5 交感神经节。

（2）心脏起搏器和 ICD：DDD（R）起搏器最为理想。β 受体阻滞剂与起搏器联合治疗仍不能预防晕厥发作或心搏骤停复苏的患者，或记录到首次心脏事件是心脏骤停，应植入 ICD。

3. 尖端扭转型室性心动过速的治疗

· **方案 1**：硫酸镁注射液：不论血清镁水平如何，均应给予治疗。硫酸镁注射液 2 g 加入 5% 葡萄糖注射液 20 mL 中，5 min 内缓慢注射。对于无症状的室性期前收缩二联律患者，即将发生尖端扭转型室速（Torsade de Pointes，TdP），注射速度要慢（2 g/2 min）；而对 TdP 正在发作过程中的患者注射速度要快（2 g/30~60 s）。隔 5~15 min 可再次给药 2 g，也可 3~10 mg/min 持续静滴，但大剂量可能发生中毒反应。

· **方案 2**：氯化钾注射液：补镁同时需补充钾盐，要使血清钾水平 > 4.5 mmol/L。一般用法为 1~1.5 g 加入 5% 葡萄糖液 500 mL 中滴注。补钾浓度不超过 3.4 g/L，补钾速度不超过 0.75 g/h（10 mmol/h），补钾量为每日 3~4.5 g，具体补钾剂量需根据血清钾决定。

· **方案 3**：β 受体阻滞剂：美托洛尔注射液，开始时以 1~2 mg/min 的速度静脉给药，用量可达 5 mg；如需要，可间隔 5 min 重复注射，总剂量为 10~15 mg，推荐最大剂量为 20 mg。

· **方案 4**：心脏起搏器：提高基础心率以缩短 QT 间期，开始时起搏频率有必要设在 100~140 次/min，一旦心律失常得到控制，起搏频率应逐渐下降到可预防室性期前收缩的最低频率。

【说　明】

（1）对于 QTc 值处于临界值的患者（0.44s < QTc < 0.47s），需进一步做运动试验及动态 ECG 检查以掌握尽可能多的患者信息。

（2）QTc 值在受累者和正常人之间有交叉，部分患者的 QTc 在正常范围内。如果怀疑 LQTS 但 ECG 又无法确诊，可采用 Valsalva 试验，可能会引起 ECG 上的异常，如 QT 间期延长、显著 U 波、T 波电交替性室性心律失常。

短 QT 间期综合征（Short QT interval Syndrome, SQTS）

是一种单基因突变引起心肌离子通道功能异常而导致恶性心律失常的遗传疾病。

【治疗方案】

非药物治疗：目前认为 ICD 为 SQTS 患者最有效的治疗方法和预防晕厥、猝死的手段，尤其适用于那些发生心源性猝死后被救回或有晕厥史的患者。

【说　明】

由于 QT 间期受心外因素的影响，如发热、低氧血症、低钾血症、高钙血症、交感神经兴奋、洋地黄类药物作用等均可使 QT 间期缩短，诊断 SQTS 必须排除这些因素。

儿茶酚胺敏感性多形性室性心动过速

又称家族性多形性室性心动过速，是肾上腺素活性增高诱发的双向和多形性室速。为遗传性心律失常综合征的一种，属心肌细胞离子通道疾病。

【治疗方案】

1. 一般治疗

避免剧烈运动，避免精神紧张；对该病有正确认识，必要时行心理疏导。家庭成员、同事等应熟练掌握心肺复苏术。

2. 药物治疗

·方案 1：β 受体阻滞剂：纳多洛尔片 20~140 mg/d；或普萘洛尔片 10 mg，每日 3~4 mg 次，最大剂量每日 20 mg；或美托洛尔片每日 25~200 mg；比索洛尔片每日 1.25~10 mg。

·方案 2：IC 类抗心律失常药物：氟卡尼 50~100 mg，口服，每日 2 次。

3. 非药物治疗

（1）左交感神经切除术：对 β 受体阻滞剂治疗无效，或对药物依从性不佳，又不能植入 ICD 者，或用最大剂量的 β 受体阻滞和植入 ICD 后仍有室性心动过速发作者适用。切除左侧星状神经结或切除左胸 1~5 交感神经节。

（2）ICD：虽经最佳药物联合治疗仍有晕厥等症状，或仍记录到持续室性心动过速者，为 ICD 治疗的指征。无症状的患者不推荐 ICD 作为独立治疗方法。

十三、心脏起搏治疗

【起搏治疗适应证】

（一）临时性心脏起搏器

任何症状性或引起血流动力学变化的心动过缓患者都是临时心脏起搏治疗对象。

1. 治疗

① Adams–Strokes 综合征发作：各种原因（AMI、急性心肌炎、洋地黄或抗心律失常药物引起的中毒、电解质紊乱等）引起的房室传导阻滞、窦房结功能衰竭而导致的心脏停搏并出现 Adams–Strokes 综合征发作。②心律不稳定的患者在安置永久性心脏起搏器之前的过渡。③心脏直视手术引起的三度房室传导阻滞。④药物治疗无效的由心动过缓诱发的 Tdp 和（或）持续性室性心动过速。

2. 临床诊断及电生理检查的辅助手段

①窦房结功能。②房室结功能。③预激综合征类型。④折返性心律失常。⑤抗心律失常药物的效果。

3. 预防

①预期将出现明显心动过缓的高危患者，常见的有 AMI 的某些缓慢心律失常、心脏传导系统功能不全的患者拟施行大手术及心脏介入性手术、疑有窦房结功能障碍的快速心律失常

患者进行心律转复治疗、原先存在 LBBB 的患者进行右心导管检查时。②起搏器依赖的患者在更换新脉冲发生器时的过渡。

（二）永久性心脏起搏器：心动过缓起搏适应证

1. Ⅰ类推荐级别适应证

（1）SSS 或窦房结变时功能不良引起症状者。

（2）由于某些疾病必须使用某些类型和剂量的药物治疗，而后者又可引起或加重症状性窦性心动过缓者。

（3）任何阻滞部位的症状性二度及以上房室传导阻滞。

（4）无症状的高度或三度房室传导阻滞，但已证实心室停搏 ≥ 3s 或清醒状态时逸搏心律 ≤ 40 次 /min，或逸搏心律起搏点在房室结以下者。

（5）射频消融房室交界区及心脏外科手术后导致的三度和高度房室传导阻滞。

（6）神经肌源性疾病（肌发育不良、克塞综合征等）伴发高度或三度房室传导阻滞，无论是否有症状。

（7）无症状的心房颤动，有一次或更多至少 5s 的长间歇。

（8）无心肌缺血下运动时出现的二度或三度房室传导阻滞。

（9）双分支或三分支阻滞伴高度房室传导阻滞或间歇性三度房室传导阻滞。

（10）交替性束支阻滞、双分支或三分支阻滞伴二度Ⅱ型房室传导阻滞。

2. Ⅱ类推荐级别的适应证

包括Ⅱa（应该选择）和Ⅱb（可以选择），为介于Ⅰ类（必须选择）与Ⅲ类（非适应证）之间的所有临床情况。

3. Ⅲ类推荐级别适应证

（1）无症状的 SSS 或症状并非由心动过缓引起或非必须应用的药物引起。

（2）无症状的一度房室传导阻滞和二度Ⅰ型房室传导阻滞。

（3）束支 / 分支阻滞或伴有一度房室传导阻滞，但无症状。

（三）非心动过缓起搏器适应证

1. 预防阵发性房性心动过速（Paroxysmal Atrial Tachycardia，PAT）

起搏治疗可通过起搏模式（AAI、DDD）、起搏部位（左右心房同步、右心房双部位及房间隔）及起搏器的特殊程序（包括持续动态的超速心房起搏和触发的超速心房起搏）来预防（而不是终止）PAT 的发生。

2. 梗阻性肥厚型心肌病（Hypertrophic Obstructive Cardiomyopathy，HOCM）

植入 DDD 起搏器后应用短房室 AV 间期夺获右心室，从而改变左心室的激动顺序，使室间隔激动和收缩延迟，增加收缩期左心室流出道（Left Ventricular Outflow Tract，LVOT）直径，减少二尖瓣前向运动，减轻 LVOT 梗阻。

药物治疗无效的症状性肥厚型心肌病患者，若静息或激发状态下存在显著的 LVOT 梗阻，推荐起搏治疗。当存在猝死高危因素时（自发持续或持续室性心动过速、左心室厚度

≥ 30mm、晕厥史等），应推荐 ICD（如存在 LVOT 梗阻，应植入双腔 ICD）。

3. 某些晚期心力衰竭

CRT 是一种植入性电子装置，在传统右心房、右心室双心腔起搏基础上增加左心室起搏，通过设定合适的房室及左右心室电脉冲的释放时机，纠正左侧房室和左、右心室收缩的不同步，提高心脏的做功效率。

（1）CRT 的 I 类推荐级别适应证：①在最佳药物治疗基础上，如 LVEF ≤ 35%，QRS 波呈 LBBB 及时限 ≥ 120 ms，NYHA Ⅲ ~ Ⅳ，窦性心律，则应植入有或无 ICD 功能的 CRT（CRT-P / CRT-D）。②对于 NYHA Ⅱ 级患者，如 LVEF ≤ 35%，窦性心律，QRS 时限 ≥ 150ms，优先推荐 CRT-D，降低心衰发病率或防止心衰进展。

（2）Ⅱa 类推荐级别适应证：①最佳药物治疗基础上 LVEF ≤ 35%，窦性心律，不含 QRS 形态，QRS 时限 ≥ 150ms。②最佳药物治疗基础上 NYHA 心功能Ⅲ或Ⅳ级的心力衰竭患者，符合 LVEF ≤ 35%，QRS 时限 ≥ 120ms 但系心房颤动节律者，可考虑植入有 / 无 ICD 功能的 CRT。③最佳药物治疗基础上 LVEF ≤ 35%，NYHA 心功能Ⅲ或Ⅳ级的心力衰竭患者，若长期依赖心室起搏，接受 CRT 治疗是合理的。

4.LQTS

起搏治疗不仅能提高心率，减少心动过缓依赖性心律失常，同时使患者能耐受较大剂量的 β 受体阻滞剂。但起搏治疗不能完全预防心脏性猝死，唯一肯定能预防心脏性猝死的方法是植入 ICD，目前，起搏联合应用 β 受体阻滞剂仅适用于拒绝应用 ICD 且心律失常呈明显停搏依赖性的患者。

5. 颈动脉窦过敏综合征及神经介导性晕厥

表现为心脏抑制型和混合型颈动脉窦过敏综合征以及神经介导性晕厥患者，可考虑起搏治疗。对反复发作的由颈动脉窦刺激或压迫导致的心室停搏 > 3s 所致的晕厥，可起搏治疗。存在明显症状的神经 - 心源性晕厥，合并自发或倾斜试验诱发的心动过缓，可起搏治疗。

6. 其他

最近研究还表明植入具有频率骤降反应功能的双腔起搏器或具有能评估心肌阻抗、利用闭环刺激原理的起搏器对血管迷走性晕厥可能有更好的疗效。

【起搏方式】

（一）单腔起搏方式

1.VVI 方式

①适应证：一般性心室率缓慢，无器质性心脏病，心功能良好；间歇性发生的心室率缓慢及长 RR 间期。②不适宜应用：VVI 起搏时血压下降 20mmHg 以上；心功能代偿不良；已知有起搏器综合征，因 VVI 起搏干扰了房室顺序收缩及房室逆传导致心排血量下降等出现的相关症状。

2.AAI 方式

①适应证：房室传导功能正常的病窦综合征。②不适宜应用：有房室传导障碍，包括有

潜在发生可能者（用心房调搏检验）；慢性房颤。

3.其他单腔起搏方式

包括 AAT、AOO、VVT 和 VOO 等，可作为临时的程控模式用于特殊情况下的诊断和治疗，已不作为一种长期的起搏方式。

（二）双腔起搏方式

1.DDD 方式

①适应证：房室传导阻滞伴或不伴窦房结功能障碍。②不适宜应用持续性房颤、房扑。

2.VDD 方式

已很少用。

3.其他双腔起搏方式

尚有 DDI、DVI 和 VDI 等。

频率自适应（R）方式：

（1）适应证：需要从事中至重度体力活动者，可根据情况选择 VVIR、AAIR、DDDR 方式。

（2）不适宜应用：心率加快后心悸等症状加重，或诱发心力衰竭、心绞痛症状加重者。

【起搏方式选择原则】

（1）窦房结功能障碍而房室传导功能正常，AAI 最佳。

（2）完全性房室传导阻滞而窦房结功能正常者，VDD 最佳。

（3）窦房结功能和房室传导功能都有障碍，DDD 最佳。

（4）从事中至重度体力活动者，加用频率自适应功能。

【起搏随访】

（1）植入后早期 1~3 个月均需诊室随访。

（2）中期建议每 6~12 个月诊室随访和远程监测。

（3）每年至少需要 1 次诊室随访直到电池耗竭，后期出现电池耗竭征象时，要求每 1~3 个月诊室随访和远程监测。

【CRT 术后随访】

（1）不同于一般心脏起搏器治疗，CRT 要求 100% 心室被起搏，否则不能保证疗效。

（2）由于左、右心室电极位置，患者心脏大小及自身传导系统问题等，最好在心脏超声检查下优化起搏器的房室延迟和左、右心室发放脉冲的时机（VV 间期）以达到最佳的血流动力学效果。

（3）CRT 术患者均为重症心衰患者，应加强药物治疗措施。

（4）因室性期前收缩、心房颤动时双室不能同步起搏而失效，因此 CRT 比其他心力衰竭的治疗更加注重心律失常的预防。

（5）如植入 CRT-D，其 ICD 部分随访和故障处理同普通 ICD。

（王祖禄　孙艳丽　金志清　丁明英）

第三节　高血压病

一、原发性高血压

高血压病又称原发性高血压，是指原因尚未完全阐明的高血压，是我国最常见的心血管病，是脑卒中、冠心病的主要危险因素。血压升高与交感神经兴奋性增高、血容量增多、全身小动脉痉挛引起周围动脉阻力增高有关。

【治疗方案】

高血压降压目标与策略

1. 生活方式干预

合理膳食，平衡膳食。控制体重，使 BMI < 24 kg/m²；腰围：男性 < 90 cm；女性 < 85 cm。不吸烟，彻底戒烟，避免被动吸烟。不饮或限制饮酒。增加运动，中等强度，每周 4~7 次，每次持续 30~60 min。减轻精神压力，保持心理平衡。

2. 常用降压药物种类

利尿剂、β 受体阻滞剂、CCB、ACEI 和 ARB 等 5 类药物，以及由上述药物组成的固定配比复方制剂。

· 方案 1：氢氯噻嗪片 12.5~25 mg，口服，每日 1 次；或吲达帕胺片 1.25~2.5 mg，口服，每日 1 次。

· 方案 2：螺内酯片 20~80 mg，口服，每日 1 次；或依普利酮片 25~50 mg，口服，每日 1~2 次。

· 方案 3：呋塞米片 20~40 mg，口服，每日 1~2 次；或托拉塞米片 2.5~10 mg，口服，每日 1 次；或布美他尼片 0.5~2 mg，口服，每 4~5 h 1 次。

· 方案 4：阿替洛尔片 6.25~100 mg，口服，每日 2 次；或美托洛尔片 25~100 mg，口服，每日 2 次；或琥珀酸美托洛尔缓释片 47.5~190 mg，口服，每日 1 次；或比索洛尔片 1.25~5 mg，口服，每日 1 次。

· 方案 5：哌唑嗪片 0.5~5 mg，口服，每日 3 次；或多沙唑嗪缓释片 4~8 mg，口服，每日 1 次。

· 方案 6：阿罗洛尔片 10~15 mg，口服，每日 2 次；或卡维地洛片 6.25~25 mg，口服，每日 2 次。

· 方案 7：可乐定 100~300 μg，口服，每日 3 次；或利血平片 1~2 片，口服，每日 3 次。

· 方案 8：硝苯地平片 10~30 mg，口服，每日 3 次；或硝苯地平控释片 30~60 mg，口服，每日 1 次；或苯磺酸氨氯地平片 2.5~10 mg，口服，每日 1 次；或非洛地平缓释片 2.5~10 mg，口服，每日 1 次；或拉西地平片 2~6 mg，口服，每日 1 次；或乐卡地平片 10~20 mg，口服，每日 1 次；或尼群地平片 10~20 mg，口服，每日 1 次；或尼索地平 5~10 mg，口服，每日 1 次；或尼卡地平缓释片 10 mg，口服，每日 1 次。

·**方案 9**：地尔硫草缓释胶囊 90 mg，口服，每日 1~2 次；或维拉帕米片 40~80 mg，口服，每日 3 次。

·**方案 10**：卡托普利 12.5~50 mg，口服，每日 3 次；或依那普利片 10~20 mg，口服，每日 1 次；或西拉普利片 2.5~5 mg，口服，每日 1 次；或贝那普利片 10~20 mg，口服，每日 1 次；或培哚普利片 2~8 mg，口服，每日 1 次；或福辛普利 2.5~10 mg，口服，每日 1 次；或赖诺普利胶囊 2.5~40 mg，口服，每日 1 次。

·**方案 11**：氯沙坦钾片 50~100 mg，口服，每日 1 次；或缬沙坦胶囊 80~160 mg，口服，每日 1 次；或替米沙坦片 20~80 mg，口服，每日 1 次；或坎地沙坦酯片 4~12 mg，口服，每日 1 次；或奥美沙坦酯 20~40 mg，口服，每日 1 次。

·**方案 12**：沙库巴曲缬沙坦 200~400 mg，口服，每日 1 次。

3. 降压药的联合应用（使用 2 种或 2 种以上降压药物）口服，每日 1 次。

适应证：血压 ≥ 160/100 mmHg 或高于目标血压 20/10 mmHg 的高危人群，往往初始治疗即需要应用 2 种降压药物。如血压超过 140/90 mmHg，也可考虑初始小剂量联合降压药物治疗。如仍不能达到目标血压，可在原药基础上加量，或可能需要 3 种甚至 4 种以上降压药物。不推荐 ACEI 和 ARB 类联合用药。

【说　明】

（1）对于重度高血压或有严重并发症的高血压，应联合用药，尽快控制血压，一般 2~3 种降压药联用。

（2）注意各类药物的毒副作用与配伍禁忌。

（3）高血压患者降压治疗一般要求将血压控制在 140/90 mmHg 以下。对重度高血压、老年高血压或伴有明显脑动脉硬化者，血压宜先控制在 140~150/90~100 mmHg，数周或数月后再进一步下降至 125~135/80~85 mmHg，然后改用维持量药物，长期服用，以巩固疗效，不可突然停药，以免血压反跳。

（4）高血压合并糖尿病或肾病，血压控制在 130/80 mmHg，合并大量蛋白尿者，血压控制在 125/75 mmHg。

二、高血压急症和亚急症

【治疗方案】

高血压急症患者需用注射药物降压，根据病情选用适当的药物，需在 2 h 内降低血压 25%~30%，达到降压目标后改用口服药物；高血压亚急症患者常用口服药物降压，也应视病情合理用药，允许在 24 h 内降低血压至安全范围。不能明确类型时，则应按高血压急症处理。

·**方案 1**：5% 葡萄糖溶液 250 mL+ 尼卡地平 20~30 mg，以 0.5~6 μg/（kg·min）静滴或泵入。

·**方案 2**：5% 葡萄糖溶液 250 mL+ 硝普钠 50 mg，15~25 μg/min 起始静滴。

·**方案 3**：5% 葡萄糖溶液 50 mL+ 乌拉地尔 100 mg，2~9 mg/min 起始静滴。维持给药速度 9mg/h。

三、继发性高血压

继发性高血压也称为症状性高血压，是由某些疾病在发生发展过程中产生的症状之一，当原发病治愈后血压也会随之下降或恢复正常。

【治疗方案】

（1）肾脏实质性高血压：有蛋白尿的患者首选 ACEI 或 ARB 作为降压药物；长效 CCB、利尿剂、β 受体阻滞剂、α 受体阻滞剂均可作为联合治疗的药物。

· **方案1**：培哚普利片 4 mg，口服，每日 1 次。

· **方案2**：厄贝沙坦片 150 mg，口服，每日 1 次。

（2）肾动脉狭窄：血管重建策略首选腔内治疗，失败病变建议行开放直视手术。

（3）主动脉狭窄：根据具体病情选择腔内治疗或开放手术。活动期大动脉炎需给予糖皮质激素及免疫抑制剂治疗。

（4）阻塞性睡眠呼吸暂停综合征（Obstructive Sleep Apnea Syndrome， OSAS）：生活模式改良是治疗的基础，包括减重、适当运动、戒烟限酒、侧卧睡眠等；对轻度 OSAS 的患者，建议行口腔矫正器治疗；轻度 OSAS 但症状明显（如白天嗜睡、认知障碍、抑郁等），或并发心脑血管疾病和糖尿病等的患者，以及中、重度 OSAS 患者（呼吸暂停指数 AHI > 15 次 /h），建议给予无创通气治疗。

（5）原发性醛固酮增多症：一线用药为盐皮质激素受体拮抗剂，推荐首选螺内酯。

· **方案**：螺内酯片 20~40 mg，口服，每日 1 次。

（6）嗜铬细胞瘤 / 副神经节瘤：手术切除肿瘤是重要的治疗方法。术前可先服用 α 受体阻滞剂。不要在未用 α 受体阻滞剂的情况下使用 β 受体阻滞剂。术后应终生随访。

· **方案1**：哌唑嗪片 1 mg，口服，每日 3 次。

· **方案2**：特拉唑嗪 1 mg，口服，每日睡前 1 次。

（7）柯兴综合征：降压首选 ACEI 或 ARB 类降压药物；血压仍高于 130/80 mmHg，则根据疾病的严重程度和有无合并低钾血症，可选择与盐皮质激素受体拮抗剂或 CCB 联合；血压仍高于 130/80 mmHg，可在此基础上加用 α 受体阻滞剂或硝酸制剂；滴定剂量后血压仍不能达标，可再谨慎选用 β 受体阻滞剂和利尿剂。

· **方案1**：首选赖诺普利胶囊 2.5~10 mg，口服，每日 1 次。

· **方案2**：替米沙坦片，20~80 mg，口服，每日 1 次。

· **方案3**：仍高，则加螺内酯片，20 mg，口服，每日 1 次或苯磺酸氨氯地平片，5 mg，口服，每日 1 次。

· **方案4**：仍高，则加哌唑嗪片，1 mg，口服，每日 3 次或硝酸甘油片，0.5 mg，舌下含服。

四、特殊类型高血压

【治疗方案】

1. 难治性高血压

在改善生活方式的基础上应用了可耐受的足够剂量且合理的 3 种降压药物（包括 1 种噻嗪类利尿剂）至少 4 周，诊室和诊室外（包括家庭自测血压和动态血压监测）血压仍未达标，或使用 ≥ 4 种药物才能使血压达标的高血压，称为难治性高血压。

·**方案 1：**厄贝沙坦氢氯噻嗪片 150mg，口服，每日 1 次 + 苯磺酸氨氯地平片 5mg，口服，每日 1 次。

·**方案 2：**缬沙坦片 80~160 mg，口服，每日 1 次 + 硝苯地平控释片 30 mg，口服，每日 1 次 + 氢氯噻嗪片 6.25~25 mg，口服，每日 1 次。

2. 围术期高血压

术前服用 β 受体阻滞剂和 CCB 可以继续维持，不建议继续使用 ACEI 及 ARB。

·**方案 1：**美托洛尔片 6.25~50 mg，口服，每日 2 次和 / 或乐卡地平片 10~20 mg，口服，每日 1 次。

·**方案 2：**比索洛尔片 1.25~10 mg，口服，每日 1 次和 / 或硝苯地平控释片 30 mg，口服，每日 1 次。

3. 妊娠高血压

妊娠合并轻度高血压时，强调非药物治疗，并积极监测血压、定期复查尿常规等相关检查。必要时可选择硫酸镁治疗。

4. 儿童与青少年高血压

对 1 级高血压，强调积极的生活方式干预；对 2 级高血压的药物治疗从小剂量和单一用药开始，个体化调整治疗方案和治疗时限。

5. 老年高血压

65~79 岁的普通老年人，血压 ≥ 150/90 mmHg 时推荐开始药物治疗，≥ 140/90 mmHg 时可考虑药物治疗。首先应降至 < 150/90 mmHg；如能耐受，可进一步降至 < 140/90 mmHg。≥ 80 岁的老年人，SBP ≥ 160 mmHg 时开始药物治疗，应降至 < 150/90 mmHg。

（黄带发　张若男　张聪　韩霞）

第四节　冠状动脉粥样硬化性心脏病

冠状动脉粥样硬化性心脏病（冠心病）是指由于冠状动脉粥样硬化使管腔狭窄或阻塞导致心肌缺血、缺氧而引起的心脏病，为动脉粥样硬化导致器官病变的最常见类型，也称缺血性心脏病。我国的冠心病可分为如下几型：隐匿型、心绞痛型、心肌梗死型、缺血性心肌病型、猝死型。

一、稳定型心绞痛

【治疗方案】

1. 发作时治疗

·**方案 1**：硝酸甘油 0.5~1.0 mg，舌下含化，1~2 min 起效，5 min 后可重复 1 次，30 min 作用消失；若连续含硝酸甘油 3~4 片仍不能控制症状，立即就医。消心痛 5~10 mg，舌下含化，2~5 min 起效，2~3 h 作用消失。

·**方案 2**：硝酸甘油喷雾剂喷 2~3 下，可每 5 min 1 次，连续 3~4 次。

·**方案 3**：0.9% 氯化钠注射液 50 mL 或 5% 葡萄糖注射液 50 mL+ 硝酸甘油注射液 10 mg 静脉泵注入；0.9% 氯化钠注射液 50 mL 或 5% 葡萄糖注射液 50 mL+ 硝酸异山梨酯注射液 10 mg 静脉泵注入。

2. 缓解期治疗

·**方案 1**：阿司匹林 75~150 mg，口服，每日 1 次。酒石酸美托洛尔 12.5~100 mg，口服，每日 2 次。阿托伐他汀 10~40 mg，口服，每晚 1 次。硝酸异山梨醇酯（消心痛）5~20 mg，口服，每日 3 次，0.5 h 起效，持续 3~5 h。

·**方案 2**：氯吡格雷 75 mg，口服，每日 1 次。美托洛尔缓释片 23.75~190 mg，口服，每日 1 次。瑞舒伐他汀 5~10 mg，口服，每晚 1 次。单硝酸异山梨醇酯 20~50 mg，口服，每日 1~2 次。

·**方案 3**：经皮冠状动脉介入治疗（Percutaneous Coronary Intervention，PCI）和冠状动脉旁路移植术（Coronary Artery Bypass Graft，CABG）。

二、急性冠脉综合征

急性冠脉综合征（Acute Coronary Syndrome，ACS）是指冠心病中急性发病的临床类型，包括不稳定型心绞痛（Unstable Angina，UA）、非 ST 段抬高型心肌梗死（Non-ST-Segment Elevation Myocardial Infarction，NSTEMI）和 ST 段抬高型心肌梗死（ST-Segment Elevation Myocardial Infarction，STEMI）。

不稳定型心绞痛和非 ST 段抬高型心肌梗死

【治疗方案】

1. 抗血小板

阿司匹林，既往未服用过且无阿司匹林禁忌，首剂嚼服或口服水溶制剂 300 mg，以后每日 75~100 mg。如有过敏反应，可口服噻氯匹定或氯吡格雷。噻氯匹定负荷剂量 500 mg，然后 250 mg，口服，每日 2 次，2 周后改为 250 mg，口服，每日 1 次；氯吡格雷负荷剂量 300 mg，然后 75 mg，每日 1 次。替格瑞洛负荷剂量 180 mg，然后 90 mg，每日 2 次。一旦出现明显白细胞或血小板降低，应立即停药。

2. 抗凝（一般用于中危和高危险组的患者）

·**方案 1**：普通肝素：先给予 85 U/kg 静注，然后以 18U/（kg·h）速度静滴维持（调整剂量后 6 h 测定 APTT，根据 APTT 调整肝素用量，使 APTT 控制在 50~70 s）。

·**方案 2**：低分子肝素：依诺肝素 40mg、那曲肝素 0.4 mL 或达肝素 5000~7500 IU，皮下注射，每 12 h 1 次，急性期用 5~6 天。磺达肝癸钠注射液 2.5 mg，皮下注射，每日 1 次。

3. 抗缺血

·**方案 1**：硝酸甘油片 0.5 mg/ 次，必要时每间隔 5 min 可追加 1 次。

·**方案 2**：0.9% 氯化钠注射液 50 mL 或 5% 葡萄糖注射液 50 mL+ 硝酸甘油注射液 5~10 mg 静脉泵注入。

·**方案 3**：吗啡 5~10 mg，皮下注射。

4. 他汀类调脂药

ACS 患者应在 24 h 内检查血脂，早期给予他汀类药物，在出院前尽早给予较大剂量他汀类药物。

5. 冠状动脉血运重建治疗（包括 PCI 和 CABG）

·**方案 1**：虽经内科积极治疗，心绞痛或心肌缺血仍反复发作。

·**方案 2**：cTnT 或 cTnI 升高明显。

·**方案 3**：新出现的 ST 段下移。

·**方案 4**：心绞痛发作时伴有血液动力学不稳定，如低血压、左心衰、严重心律紊乱。

·**方案 5**：复发性心绞痛或心肌缺血伴有与缺血有关的心力衰竭症状、S3 奔马律、肺水肿、肺部啰音增多或恶化的二尖瓣关闭不全。

ST 段抬高型心肌梗死

若冠状动脉管腔急性完全闭塞，血供完全停止，导致所供区域心室壁心肌透壁性坏死，临床上表现为典型的 STEMI。

【治疗方案】

1. 院前处理

（1）平卧休息，保持安静。

（2）ECG、血压和呼吸监测，密切观察心律、心率、血压和心功能的变化，积极准备转院治疗。

（3）吸氧。

（4）建立静脉通路，保持给药途径通畅。

（5）无禁忌证者立即嚼服肠溶阿司匹林 300 mg。

2. 解除疼痛

·**方案 1**：哌替啶（杜冷丁）50~100 mg，肌内注射。

·**方案 2**：吗啡 5~10 mg，皮下注射，注意呼吸功能的抑制。

·**方案 3**：5% 葡萄糖 50 mL 或 0.9% 盐水 50 mL+ 硝酸甘油 5~10 mg，静脉泵入。

3. 抗血小板

参见非 ST 段抬高型心肌梗死的相关内容。

4. 抗凝

立即静注肝素以 60~80 U/kg 静滴，然后以 12 U/（kg·h）（不超过 1000U/h）维持静滴，持续 24~48 h 或直至 PCI。可采用静注低分子量肝素替代普通肝素：如依诺肝素。

5. 心肌再灌注

起病 3~24 h 再灌注心肌，应使闭塞的冠状动脉再通，使心肌得到再灌注。再灌注的方法主要有两种，即药物溶栓和介入治疗，少数需要紧急 CABG。

（1）药物溶栓：发病 3 h 内溶栓，梗死相关血管的开通率增高，病死率下降，临床疗效与直接 PCI 相当。3~12 h 以内进行，疗效不如直接 PCI。12~24 h 内，若仍有持续性或间断缺血症状和持续 ST 段抬高，溶栓仍有效。溶栓药物有尿激酶、重组人尿激酶原、重组组织型纤溶酶原激活剂（rt-PA）、葡激酶。溶栓前一定要确定好适应证和禁忌证。

· 方案 1：生理盐水 100 mL+ 尿激酶 150 万 ~200 万 U，立即静滴，30 min 内静滴完。

· 方案 2：生理盐水 10 mL+ 重组人尿激酶原 20 mg，3 min 内静注，继以生理盐水 90 mL，重组人尿激酶原 30 mg，30 min 内静滴。

· 方案 3：阿替普酶（rt-PA）：采用 90 min 给药法：静脉推注 15 mg，继而 30 min 内静滴 0.75 mg/kg（最大不超过 50 mg），其后 60 min 内再给予 0.5 mg/kg（最大不超过 35mg）静滴。

（2）PCI：发病后 12 h 以内进行，具备进行介入治疗条件的医院可以进行紧急介入治疗。发病 12 h 内（包括正后壁心肌梗死）或伴有新出现 LBBB；伴有严重急性心力衰竭或心源性休克时（不受发病时间限制）；发病 12~24 h 存在持续性心肌缺血、心力衰竭或致命性心律失常的症状或体征；对因就诊延迟（发病后 12~48 h）并具有临床和 ECG 缺血证据的。均应行急诊 PCI 治疗。PCI 术后抗血小板：若能耐受双联抗血小板治疗，且未发生出血并发症，可考虑阿司匹林 75~100 mg，口服，每日 1 次 + 替格瑞洛 90 mg，口服，每日 2 次，联合抗血小板 12 个月（还可以联合氯吡格雷）。

（3）CABG：仅在少部分患者中考虑实施。①溶栓治疗或 PCI 后仍有持续的或反复的胸痛。②冠状动脉造影显示高危血管病变（左主干病变）。③心肌梗死机械并发症如室间隔穿孔或乳头肌功能不全所致的严重二尖瓣反流等。

（4）CABG 前抗血小板：①正在服用低剂量阿司匹林（75~100 mg）患者，术前无须停药。②对计划行 CABG 且正在接受 P2Y12 抑制剂治疗者，应考虑在术前停用替格瑞洛至少 3 天，停用氯吡格雷至少 5 天。③近期接受 P2Y12 抑制剂治疗者，可用血小板功能检测指导停药后 CABG 时机，缩短 CABG 术前等待时间。④对于存在血流动力学不稳定、病情进展的 MI 或极高危冠状动脉病变，有急诊 CABG 指征者，无论抗血小板治疗如何，推荐立即行 CABG 治疗，不宜延期。

（5）CABG 术后抗血小板：①正在接受双联抗血小板患者，CABG 术后若无须长期口服抗凝药物，应尽快恢复 P2Y12 抑制剂治疗，持续 12 个月。②患者无进行性出血事件，推荐 CABG 术后 6~24 h 给予阿司匹林治疗，长期服用。③氯吡格雷 75 mg，每日 1 次，可作为阿司匹林不耐受或者过敏患者的替代治疗，并在 CABG 术后长期服用。④若伴有 MI 病史且出血风险较高，6 个月后应考虑停用 P2Y12 抑制剂治疗。⑤若患者伴有较高缺血性风险（有 MI 病史）且耐受双联抗血小板治疗，无出血并发症，则双联抗血小板治疗可持续 12~36 个月。

6. 对症治疗，消除心律失常

发生心室颤动或持续性多形性室性心动过速时，尽快采用非同步或同步直流电复律；药物治疗疗效不满意时也应该及早用电复律。

【说　明】

（1）MI 发病后早期（3 h 内疗效最好，6 h 内次之，12 h 后疗效不满意）用尿激酶进行溶栓治疗，能使血栓溶解，阻塞血管开放，获得早期再灌注，挽救濒死心肌，提高存活率，改善后期心功能。

（2）溶栓的禁忌证包括近期（14 天内）有活动性出血（胃肠道溃疡出血、咳血、痔疮出血等），长时间或创伤性心肺复苏术后，不能实施压迫的血管穿刺以及外伤史；高血压患者血压 > 180/110 mmHg 或有脑卒中，夹层主动脉瘤患者；有出血性脑血管意外史，或半年内有缺血性脑血管意外（包括 TIA）史者；妊娠、感染性心内膜炎、二尖瓣病变合并房颤且高度怀疑左房有血栓；糖尿病合并视网膜病变；出血性疾病或出血倾向，严重肝肾功能障碍及进展性疾病（如肿瘤）；75 岁以上老人应首选 PCI，溶栓应慎重，尿激酶应减量（可用 $1 \times 10^6 U$）。

（3）溶栓后 2 h 内若患者胸痛明显缓解；60~90 min 抬高的 ST 段下降 > 50%；cTNT 峰值提前至发病 12 h 内，血清 CK–MB 峰值提前至发病后 14 h 内；2~3 h 内出现再灌注心律失常（如室性期前收缩或加速的室性自主心律），表示溶栓治疗有效。6 h 后复查 APTT，其值为正常对照的 1.5~2 倍时应给予低分子肝素 0.5 mL，皮下注射，每 12 h 1 次，维持 5~7 天。同时对患者出血倾向进行密切监测。

（4）溶栓后若出现出血等并发症，应立即停用肝素，查明出血部位并采取急救措施。再灌注心律失常一般无须抗心律失常药物，但发生阵发性室性心动过速或室颤时应及时电复律，并予以胺碘酮静注，溶栓必须在心电监护下进行，并做好电复律准备。

（5）ST 段压低的患者（除正后壁心肌梗死或合并 aVR 导联 ST 段抬高），不建议溶栓治疗。

（6）STEMI 发病超过 12h，症状已缓解或消失的患者，不建议溶栓治疗。

三、冠状动脉疾病的其他表现形式

冠状动脉痉挛

冠状动脉痉挛（Coronary Artery Spasm，CAS）是由于冠状动脉紧张度增加引起心肌供血不足所致，因发生痉挛的部位、严重程度以及有无侧支循环等差异而表现为不同的临床类型，统称为冠状动脉痉挛综合征（Coronary Artery Spasm Syndrome，CASS）。

【治疗方案】

1. 急性发作期的治疗

CASS 急性发作期总体原则是迅速缓解持续性 CAS 状态，及时处理并发症。主要包括以下方法。

（1）硝酸甘油：

· **方案 1：** 首选舌下含服 0.5 mg，5 min 仍未能显著好转可重复 0.5 mg。

· **方案 2：** 喷雾剂口腔内喷雾 1~2 次，若在 5 min 左右仍未能显著好转，可以重复 1~2 次。

· **方案 3：** 若含服或喷雾剂连续使用 2 次仍不能缓解，应尽快静滴硝酸甘油，开始剂量为 5 μg/min，每 3 min 可增加 5 μg/min。

（2）CCB：

· **方案 1：** 部分顽固性 CASS 患者使用硝酸甘油无效，或产生耐药，可以改用硝苯地平片 10mg 舌下含服。

· **方案 2：** 特别顽固的患者可持续静注地尔硫䓬 [最大剂量为 5 μg/（kg·min）]。

（3）镇静镇痛药物：可以缓解紧张情绪、降低心肌耗氧量以缓解心绞痛，但需慎用吗啡等阿片类药物，以防诱发或加重痉挛。

（4）抗血小板治疗：持续性痉挛多发展为 AMI 或猝死，应尽早启动抗血小板治疗。

· **方案 1：** 阿司匹林 300 mg 负荷剂量，后续每日 100 mg 常规剂量维持。

· **方案 2：** 氯吡格雷 300~600 mg 负荷剂量，后续每日 75 mg 常规剂量维持。

（5）并发症的处理：以 AMI、恶性心律失常或心脏骤停为主要表现的 CASS 患者，应及时处理威胁生命的并发症。当明确为 CAS 所导致的心源性休克或低血压时，应在主动脉内球囊反搏支持下及时使用扩血管药解除 CAS 状态，不宜按照常规单独使用收缩血管的升压药；而单独使用抗心律失常药物常常也难以纠正 CAS 诱发的恶性心律失常，只有解除了 CAS 持续状态后心律失常才能得到纠治。

2. 稳定期治疗

（1）危险因素和诱发因素的控制：包括戒烟酒，控制血压，维持适当的体重，纠正糖、脂代谢紊乱，避免过度劳累和减轻精神压力等。其中吸烟是我国 CASS 最主要的危险因素，应强化戒烟指导，并防止被动吸烟。

（2）药物治疗：

1）CCB：

· **方案 1：** 地尔硫䓬：适用于心率偏快且心功能良好的患者。常用剂量为 30~60 mg/ 次，每日 3~4 次。其缓释或控释制剂 90 mg/ 次，每日 1~2 次，清晨发作者，可以睡前口服长效制剂。

· **方案 2：** 硝苯地平：主要适用于心动过缓和合并高血压的 CASS 患者。常用剂量缓释制剂 20mg/ 次，每日 2 次；控释制剂 30 mg/ 次，每日 1~2 次。

· **方案 3：** 氨氯地平：适用于合并心功能不全、心动过缓或传导阻滞的 CASS 患者，常规剂量 2.5~10 mg/ 次，每日 1 次。

·**方案 4**：贝尼地平：起效平缓，不激活交感，对心率无明显影响，水肿发生率相对较低，适用于各类 CASS 患者。剂量 4~8 mg/ 次，每日 1~2 次。

2）硝酸酯类药物：

其预防 CASS 复发的疗效不如 CCB，常用于不能使用 CCB 时的替代药物或当 CCB 疗效不佳时与之联合。由于有耐药性，硝酸酯类药物不宜采用覆盖全天的给药方式，应尽可能留下 6~8h 的空白期以防发生耐药。

3）尼可地尔：

尼可地尔 5~10 mg，每日 3 次。目前在增加冠状动脉血流量的同时不影响血压、心率及心脏传导系统，无耐药性，可长期应用。由于其作用机制与当前的抗心绞痛药物不同，当疗效不佳时可与之联用。禁用于心源性休克、伴有左心室衰竭、低血压和特异性体质的患者。

4）他汀类药物：

·**方案 1**：阿托伐他汀钙片每日 10 mg，最大剂量为每日 80 mg。

·**方案 2**：瑞舒伐他汀钙片每日 5 mg，最大剂量 20 mg。

·**方案 3**：普伐他汀钠片每日 10 mg，最高剂量每日 40 mg。定期检测肝功能，肌酸激酶，目标 LDL-C < 1.8 mmol/L。根据 CASS 的临床类型确定胆固醇的目标值或降低幅度，坚持长期应用。

5）抗血小板治疗：

CASS 患者均应接受抗血小板治疗，长期口服阿司匹林每日 100 mg 或氯吡格雷每日 75 mg 以防发生急性冠状动脉事件。临床表现 ACS 时应使用双联抗血小板治疗。

6）β 受体阻滞剂：

·**方案 1**：琥珀酸美托洛尔缓释片每日 23.75 mg 起，最大剂量为每日 190 mg。

·**方案 2**：酒石酸美托洛尔片 12.5 mg，每日 2 次起，最大剂量 100 mg，每日 2 次。

·**方案 3**：富马酸比索洛尔片每日 1.25 mg 起，最大剂量每日 10 mg。

对于合并有冠状动脉器质性狭窄或严重心肌桥，且临床主要表现为劳力性心绞痛的患者，若 CCB 和硝酸酯类疗效不佳，可以慎重联合使用高选择性 β 受体阻滞剂。对于冠状动脉无显著狭窄的 CASS 患者禁忌单独使用。

3. 非药物治疗

（1）经皮冠状动脉介入治疗：CASS 患者原则上不主张介入治疗，个案报告显示，中重度冠状动脉狭窄基础上合并 CAS 者可能从介入治疗中获益。

（2）埋藏式自动除颤起搏器：对于因 CAS 诱发的持续性室性心动过速或心室颤动等所导致的心脏骤停存活患者中，在规范药物治疗下仍反复发作者，可在进行充分评估的基础上考虑安装埋藏式自动除颤起搏器。

心肌桥

正常情况下，冠状动脉及其分支走行于心外膜下心肌表面，在心脏收缩时出现暂时性管腔狭窄甚至闭塞，被心肌纤维覆盖的动脉段称为壁冠状动脉，这段心肌纤维称为冠状动脉心肌桥。

【治疗方案】

心肌桥的治疗原则是减轻心肌桥下壁冠状动脉的压迫。

1. β 受体阻滞剂

·**方案 1**：琥珀酸美托洛尔缓释片每日 23.75 mg 起，最大剂量为每日 190 mg。

·**方案 2**：酒石酸美托洛尔片 12.5 mg，每日 2 次起，最大剂量 100 mg，每日 2 次。

·**方案 3**：富马酸比索洛尔片每日 1.25 mg 起，最大剂量每日 10 mg。

作为首选，它可减慢心率，减轻收缩期压迫，提高冠状动脉血流储备，以改善患者症状和提高运动耐量。应根据血压心率情况调整用药。

2. 非二氢吡啶类 CCB

·**方案 1**：维拉帕米缓释片 240 mg，每日 1 次。

·**方案 2**：地尔硫草片 30~60 mg，每日 3 次。

主要应用于 β 受体阻滞剂有禁忌或有冠状动脉痉挛者，可降低心肌收缩力，缓解冠状动脉痉挛，延长舒张期，改善心肌缺血。

3. 抗血小板

阿司匹林每日 100 mg 或氯吡格雷每日 75 mg。

4. 硝酸酯类

至于硝酸酯类，目前存在争议，它可反射性加快心率，加重冠状动脉受压，同时因其扩张冠状动脉后引起受挤压段血管相对性狭窄加重，可使心绞痛加重甚至诱发，故应尽量避免长期使用。但心绞痛发作时可使用硝酸酯类药物缓解症状，可能是通过缓解合并的冠状动脉痉挛起作用。其他增强心肌收缩力的药物如强心苷类也应避免使用。

5. 介入治疗

介入治疗心肌桥在国内外文献中已有报道。因单纯经皮冠状动脉腔内成形术较高的再狭窄率，目前多采用冠状动脉内支架植入术。

6. 外科手术

外科手术治疗心肌桥方式主要有 2 种：心肌桥松解术和 CABG。对于合并冠状动脉近段固定狭窄、临床症状明显者，为避免心肌桥松解术引起的斑块不稳定，应选择 CABG。药物治疗与介入治疗后仍有顽固性心绞痛的患者，也应考虑行 CABG。

X 综合征

X 综合征，现已称作冠状动脉微血管疾病（Coronary Microvascular Disease，CMVD）是指在多种致病因素的作用下，冠状前小动脉和小动脉的结构和（或）功能异常所致的劳力性心绞痛或心肌缺血客观证据的临床综合征。

【治疗方案】

1. 首先应控制动脉粥样硬化的危险因素

（1）抗血小板治疗：阿司匹林 每日 100 mg 或氯吡格雷每日 75 mg。

（2）调脂、稳定斑块：

· **方案 1**：阿托伐他汀钙片每日 10 mg，最大剂量为每日 80 mg。

· **方案 2**：瑞舒伐他汀钙片每日 5 mg，最大剂量每日 20 mg。

· **方案 3**：普伐他汀钠片每日 10 mg，最高剂量每日 40 mg。

定期检测肝功能，肌酸激酶，目标 LDL-C < 1.8 mmol/L。

2. β 受体阻滞剂

· **方案 1**：琥珀酸美托洛尔缓释片每日 23.75 mg 起，最大剂量为每日 190 mg。

· **方案 2**：酒石酸美托洛尔片 12.5 mg，每日 2 次起，最大剂量 100 mg，每日 2 次。

· **方案 3**：富马酸比索洛尔片每日 1.25 mg 起，最大剂量每日 10 mg。

应根据血压、心率情况调整用药。

3.CCB

· **方案 1**：尼群地平片每日 10 mg 起，最大可为 20 mg，每日 2 次。

· **方案 2**：尼可地尔片 5 mg，每日 3 次。

4. 其他

若症状与 ECG、心肌酶均符合不稳定性心绞痛诊断，可选法舒地尔 30 mg+50mL 生理盐水，每日 2~3 次，每次静脉滴注时间 30 min。

（荆全民　刘艳霞　荆立达）

第五节　心脏瓣膜病

心脏瓣膜病是由于感染、炎症、黏液样变性、退行性变、缺血性坏死、先天性畸形、创伤等原因引起的单个或多个瓣膜结构（包括瓣叶、瓣环、腱索或乳头肌）和 / 或功能异常，导致瓣口狭窄和 / 或关闭不全为主要临床表现的一组心脏病。

一、二尖瓣狭窄

正常二尖瓣口面积 4.0~5.0 cm^2，二尖瓣狭窄是指二尖瓣结构异常，开放受限。90% 二尖瓣狭窄为风湿性，极少数为先天性狭窄或老年退行性变（二尖瓣环或瓣下钙化）。

【治疗方案】

（一）代偿期

1. 预防风湿热复发

有风湿活动的患者应长期甚至终身应用苄星青霉素 120 万单位，肌注，每月 1 次。

2. 预防感染性心内膜炎

患者出现发热等感染症状时，如果发热感染超过 1 周迁延不愈，应行心脏超声检查瓣膜有无赘生物和瓣膜关闭不全，抽血培养有无菌血症。确诊感染性心内膜炎后，应全程、足量应用抗生素治疗，必要时行心脏外科手术。

3. 无症状者

避免剧烈体力活动，定期（6~12 个月）复查心脏超声。

（二）失代偿期

1. 一般治疗

适当休息，减少体力活动，限制钠盐摄入。

2. 药物治疗

（1）控制心率，增加心脏舒张时间，提高通过二尖瓣血流量，增加左心室充盈量。β 受体阻滞剂：酒石酸美托洛尔，25~50 mg，口服，每日 2 次；或琥珀酸美托洛尔，23.75~47.5 mg，口服，每日 1 次。

合并心力衰竭者，可服用地高辛，0.125 mg，口服，每日 1 次。

（2）扩张肺静脉，减轻肺淤血。单硝酸异山梨酯：30~60 mg，口服，每日 1 次；硝酸异山梨酯：5~10 mg，口服，每日 2~3 次。

（3）利尿剂：呋塞米，20 mg，口服，每日 1~3 次；螺内酯 20 mg，口服，每日 1~2 次；氯化钾缓释片 1 g，口服，每日 1~3 次，用药期间监测血钾、血钠，血钾控制在 4.0~4.5 mmol/L，如出现低钠，可不必严格限盐，也可应用托伐普坦，7.5 mg 或 15 mg，口服，每日 1 次，利尿保钠。

3. 非药物治疗

二尖瓣口面积 ≤ 1.5 cm^2，需行介入治疗或外科手术，首选经皮二尖瓣狭窄球囊成形术，不适合球囊扩张者，进行外科换瓣治疗。

（三）并发症的防治

1. 急性肺水肿

处理原则与急性左心衰所致的肺水肿相似。

2. 心房颤动

二尖瓣狭窄时，因左心室充盈量减少而存在心排血量降低，并发心房颤动时，心排血量在此基础上再下降 25%~30%。且房颤者较无房颤者血栓栓塞风险高 7~18 倍。新发房颤是外科瓣膜转换的手术指征，应尽早行心外科手术。房颤心室率超过 150 次/min，如血流动力学稳定，可先静注毛花苷 C（西地兰）0.2~0.4 mg，加入 5% 葡萄糖注射液 10 mL，缓慢静注（10 min），心室率控制不满意者，可联合使用艾司洛尔，给予负荷量，0.5 mg/kg，然后自 0.05 mg/（kg·min）始，4 min 后，若心室率控制不理想，可以 0.05 mg/（kg·min）幅度递增，维持量可加至 0.2 mg/（kg·min）。地尔硫䓬 30 mg，加入生理盐水 30 mL，静脉泵入，3 mL/h（根据心室率调整泵速）。如血流动力学不稳定，出现肺水肿、休克、心绞痛或晕厥时，应立即电复律。

3. 左心房、左心耳和动脉栓塞

窦性心律时，如果超声心动图检查发现左心房自发性显影，或合并心房颤动，患者左心房和左心耳容易形成血栓，需要抗凝治疗。华法林，1.875~6.125 mg，口服，每日 1 次，根据 INR 调整剂量，INR 控制在 2.0~3.0。禁用达比加群酯、利伐沙班、阿哌沙班等新型抗凝剂。

4. 大量咯血

取坐位，使用镇静剂，地西泮（安定）10 mg，静注。静注利尿剂，呋塞米 20 mg。

【说　明】

二尖瓣口有效面积 > 1.5 cm^2 且 ≤ 1.8 cm^2，如果患者身高超过 180 cm，伴有心功能不全症状，排除其他病因后，可考虑经皮二尖瓣狭窄球囊成形术，不适合球囊扩张者，进行外科换瓣治疗。

二、二尖瓣关闭不全

【治疗方案】

（一）药物治疗

1. 急性二尖瓣关闭不全

治疗目的是改善心功能，控制急性肺水肿或休克，稳定病情，为手术做准备。应用西地兰（见二尖瓣狭窄治疗部分）和利尿剂，呋塞米 20~40 mg，静注，应用多巴胺和多巴酚丁胺，体重 × 3 mg 加入生理盐水稀释至 50mL，以 5~20 mL/h 速度持续泵入，根据症状调整剂量。硝普钠 50 mg 加入生理盐水配成 50mL，以 5~20 mL/h 速度持续泵入，根据血压调整速度，血压控制在 100~110 mmHg 之间（见急性心力衰竭）。如药物效果不理想，需要 IABP、LVAD。外科手术是根本治疗措施，症状改善后尽早行瓣膜修复或人工瓣膜置换术。

2. 慢性二尖瓣关闭不全

无症状，心功能正常者无须特殊治疗。有症状者，按照慢性心力衰竭的治疗方法，应用洋地黄、利尿剂、β 受体阻滞剂、ACEI 或 ARB 治疗。利尿剂降低左房压，缓解肺淤血症状；β 受体阻滞剂可改善心功能，提高手术效果；ACEI 或 ARB 能逆转扩大的左心室，改善继发性二尖瓣关闭不全的程度和症状。

（二）非药物治疗

1. 经皮介入治疗

近年来，经皮穿间隔二尖瓣钳夹术用于治疗二尖瓣关闭不全，取得了不错临床效果。目前已批准应用于临床的是雅培公司的 MatroClib 装置。

2. 外科治疗

不适合内科治疗者，行外科瓣膜修复或二尖瓣置换术。

三、主动脉瓣狭窄

【治疗方案】

（一）一般治疗

（1）无症状的轻中度主动脉瓣狭窄，不需要药物治疗。无症状的重度主动脉瓣狭窄，应避免从事剧烈活动或过度精神紧张，以防诱发严重心律失常和猝死。

（2）对于主动脉瓣狭窄有并发心内膜炎的倾向的患者，在进行拔牙、手术等器械操作时都应预防性应用抗生素。

（3）出现心绞痛时，含服硝酸甘油，可能引起低血压，诱发心律失常。应尽早介入或外科纠正狭窄。

（4）严重者，可选择人工瓣膜置换术或经皮球囊主动脉瓣成形术。

（二）药物治疗

出现心力衰竭时，治疗原则与一般病因造成的心力衰竭相似。但有一定特殊性。应用洋地黄、多巴胺、多巴酚丁胺、米力农、左西孟旦等正性肌力药物时，需特别谨慎，一方面正性肌力药使心肌收缩力加强，导致左心流出道梗阻加重，心排血量进一步减少；另一方面，使左室压升高，心内膜缺血加重，导致心肌收缩力减退。此外应用血管扩张剂有诱发低血压风险，除非合并高血压，否则不建议常规应用。在不影响血压的情况下，利尿剂相对安全。

（三）非药物治疗

（1）经皮球囊主动脉瓣狭窄扩张术：仅适用于不适合瓣膜植入的儿童，为以后瓣膜置换提供机会。

（2）经皮主动脉瓣植入：这一新技术近20年得到迅速发展，已成为外科高危患者的有效治疗手段，也逐渐成为高龄患者的首选治疗方法。

（3）外科主动脉瓣置换术。

【说　明】

没有任何药物能够治疗主动脉瓣狭窄患者不可逆的左心室损伤。无症状者，应严密随访，每6~12个月复查心脏超声，观察病情变化。有症状的主动脉瓣狭窄患者，药物治疗效果有限，应尽早介入或外科治疗。

四、主动脉瓣关闭不全

主动脉瓣关闭不全是指舒张期主动脉内血液经病变主动脉瓣反流入左心室。

【治疗方案】

1. 急性主动脉瓣关闭不全

轻中度主动脉瓣关闭不全，如果血流动力学稳定，可给予药物治疗，经药物治疗病情稳定后，应定期随访观察，一旦出现心力衰竭，应尽快手术。

2. 慢性主动脉瓣关闭不全

轻中度无症状的主动脉瓣关闭不全，左心功能正常，无须药物治疗，限制体力活动，每年复查心脏超声。有症状的中重度主动脉瓣关闭不全，尽早外科手术。

3. 药物治疗

（1）左心功能降低者，应用强心药物，参见左心衰竭治疗；有水肿者，应用利尿剂；轻中度主动脉瓣关闭不全，左心室轻度扩大者，可给予扩血管药物。硝普钠12.5~25 μg/min

起始，静滴，根据血压调整用量，维持收缩压在 110 mmHg 左右，维持量为 50~100 μg/min，可以很快观察到左心室前向排血量增加，LVEF 升高，左心室收缩和舒张末期容积降低。口服硝苯地平可以达到同样的效果，但口服 ACEI 的作用取决动脉压的降低程度。因此，慢性主动脉瓣关闭不全的扩张血管药物首选硝苯地平等直接扩张动脉的药物，也可以选 ACEI。

（2）一般情况下，禁用减慢心率和心肌收缩力的药物，由于 β 受体阻滞剂减慢心率，延长左室舒张时间，增加主动脉瓣反流量，不利于缓解症状。

4. 非药物治疗

中度以上的主动脉瓣反流，易导致左心室扩大，心律失常，即使心功能正常，也应尽早手术。根据病因不同，可采用主动脉瓣置换术、主动脉瓣修复术。

五、三尖瓣关闭不全

三尖瓣关闭不全是指各种原因引起的三尖瓣结构和 / 或功能异常。

【治疗方案】

1. 一般治疗

轻度三尖瓣关闭不全多无症状，无须临床干预，每年复查心脏超声即可。无症状的中度和重度三尖瓣关闭不全，需避免剧烈的体力活动，无须治疗，每半年复查心脏超声。

2. 药物治疗

有症状的中度和重度三尖瓣关闭不全，可按右心功能不全处理，限盐限水，利尿：呋塞米，20 mg，口服，每日 1~3 次；螺内酯 20 mg，口服，每日 1~2 次。氯化钾缓释片 1 g，口服，每日 1~3 次，用药期间监测血钾、血钠，血钾控制在 4.0~4.5 mmol/L。如出现低钠，可不必严格限盐，也可应用托伐普坦，7.5 mg 或 15 mg，口服，每日 1 次，利尿保钠。强心：地高辛，0.125 mg，口服，每日 1 次。

3. 外科治疗

首选瓣膜修复，即经皮三尖瓣缘对缘修复术；修复失败或不适合修复的瓣膜，可行人工瓣膜置换术。年龄超过 60 岁，优先考虑人工生物瓣膜置换。

六、多瓣膜病

心脏多瓣膜病是指同时有 2 个或 2 个以上心脏瓣膜发生病理损害的疾病，其中二尖瓣和主动脉瓣是最常同时受累的瓣膜。当前我国联合瓣膜病病因：仍以风湿性心脏病为主；其次为退行性瓣膜病，随老龄化，发病率呈上升趋势；再次为感染性心内膜炎。

【治疗方案】

内科治疗同单瓣膜损害者，手术治疗为主要措施。

（张坡　李红帅　李斯琪　刘新民）

第六节　原发性心肌病

心肌病是一组异质性心肌疾病，由不同病因（遗传性病因较多见）引起的心肌病导致心肌机械和（或）心电功能障碍，常表现为心室肥厚或扩张。

一、扩张型心肌病

扩张型心肌病（Dilated Cardiomyopathy，DCM）主要特征是：左心室或双心室扩大伴收缩功能障碍。临床表现：心脏扩大、心力衰竭、心律失常、血栓栓塞及猝死。

【治疗方案】

治疗宗旨在阻止基础病因介导的心肌损害，有效控制心衰和心律失常，预防猝死和栓塞，提高患者的生活质量及生存率。

1. 病因治疗

应积极找寻病因，给予相应治疗，如控制感染、严格限酒、治疗相应的内分泌疾病或自身免疫疾病，纠正电解质紊乱，改善营养失衡等。

2. 抗心衰治疗（见心力衰竭的相关内容）

应用利尿剂、ACEI/ARB、ARNI、β 受体阻滞剂、螺内酯、SGLT2i、地高辛等药物治疗，以改善心衰。

3. 抗凝治疗

栓塞是常见并发症，已经有附壁血栓形成和血栓栓塞并发症发生的患者必须接受长期抗凝治疗，口服华法林时需调节剂量使 INR 保持在 2.0~3.0，或使用新型口服抗凝药（达比加群酯、利伐沙班）。对于合并房颤的患者（CHA_2DS_2-VASc 评分中男性 ≥ 2 分、女性 ≥ 3 分），应考虑接受口服抗凝治疗，可使用华法林或新型口服抗凝药。单纯 DCM 患者如无其他适应证，不建议常规应用华法林和阿司匹林。

4. 非药物治疗

（1）心衰的 CRT 治疗：适用于窦性心律且 QRS ≥ 150 ms 伴 LBBB，经标准和优化的药物治疗后仍持续有症状且 LVEF ≤ 35% 的患者。

（2）ICD：用于一级预防：对经过 ≥ 3 个月的优化药物治疗后仍有心衰症状，LVEF ≤ 35% 且预期生存期 > 1 年的状态良好的 DCM 患者，推荐 ICD 治疗。二级预防：对曾发生室性心律失常伴血流动力学不稳定且预期生存期 > 1 年的状态良好的 DCM 患者，推荐 ICD 治疗。

（3）心衰的超滤治疗：适应证：①利尿剂抵抗。②近期液体负荷明显增加，体液潴留明显，心衰症状进行性加重。

（4）心脏移植：适应证：①心肺运动测试峰耗氧量：对于不能耐受 β 受体阻滞剂的患者，峰耗氧量 < 14 mL/（kg·min）则应考虑行心脏移植；对于正在使用 β 受体阻滞剂的患者，

峰耗氧量＜ 12 mL/（kg·min）则应考虑行心脏移植。②对年龄＞ 70 岁的患者进行慎重选择后，可以考虑心脏移植。③术前 BMI ＞ 35 kg/m^2 的患者心脏移植术后预后更差，因此此类肥胖患者建议术前将 BMI 降至 ≤ 35 kg/m^2。

5. 特异性心肌病（如缺血性心肌病、酒精性心肌病、围生期心肌病等）

以心脏扩大、心功能不全为主要表现者，除病因治疗外（如治疗冠心病），其治疗方法与扩张型心肌病基本相同。

6. 康复治疗

DCM 失代偿心衰阶段应注意卧床休息，减少心脏做功；可以在床上进行适当肢体运动，防治血栓形成。限制钠盐和水的摄入：一般钠盐摄入量＜ 3 g/d，液体摄入量 1.5~2.0 L/d，减轻心脏前负荷。控制体重（BMI 30~35 kg/m^2）；控制可能的并发症，如病毒感染、高血压、糖尿病、贫血等。适当运动：心衰稳定后可适当进行有氧运动。作息时间规律，保证充足睡眠。正视 DCM 和心衰、配合治疗，减轻精神压力等。

二、肥厚型心肌病

肥厚型心肌病（Hypertrophic Cardiomyopathy，HCM）是一种以心肌肥厚为特征的心肌疾病，主要表现为左心室壁增厚，通常指二维超声心动图测量的室间隔或左心室壁厚度 ≥ 15 mm，或者有明确家族史者厚度 ≥ 13 mm，通常不伴有左心室腔的扩大，需排除负荷增加如高血压、主动脉瓣狭窄和先天性主动脉瓣下隔膜等引起的左心室壁增厚。该病是青少年和运动员猝死的最主要原因之一。

根据左心室流出道有无梗阻，又可分为梗阻性和非梗阻性肥厚型心肌病。

【治疗方案】

治疗目标为改善症状，减少并发症和预防猝死。主要是对症治疗充血性心力衰竭和各种心律失常。

1. 药物治疗

（1）减轻左心室流出道梗阻。

·**方案 1**：首选 β 受体阻滞剂。阿替洛尔 每日 50~200 mg；美托洛尔每日 50~200 mg；普萘洛尔 10 mg，口服，每日 3~4 次，逐步增大剂量，最多可达每日 200 mg。

·**方案 2**：维拉帕米 40~80 mg，每日 3 次。

（2）合并心衰治疗：NYHA 心功能 Ⅱ ~ Ⅳ级且 LVEF ≥ 50%，若静息和刺激时均无左心室流出道梗阻，考虑 β 受体阻滞剂、维拉帕米、地尔硫草及低剂量利尿剂治疗；对于无左心室流出道梗阻且 LVEF ＜ 50% 的患者，考虑 β 受体阻滞剂及 ACEI/ARB 治疗；NYHA 心功能 Ⅱ ~ Ⅳ级且 LVEF ＜ 50% 的患者，均应考虑接受 MRA（螺内酯）治疗。

（3）合并胸痛治疗：对于出现心绞痛样胸痛且无左心室流出道梗阻的患者，考虑给予 β 受体阻滞剂和钙 CCB 治疗以改善症状，也可考虑口服硝酸盐类药物。

（4）合并房颤治疗：①对于所有伴发持续性、永久性或阵发性房颤的 HCM 患者，在无禁忌证的前提下，均建议口服抗凝药如维生素 K 拮抗剂（华法林），将 INR 控制在 2.0~3.0，预防血栓栓塞，无须 CHA$_2$DS$_2$-VASc 评分系统评估患者卒中风险。②如房颤患者服用剂量调整后的维生素 K 拮抗剂疗效欠佳或不良反应过大，或不能监测 INR，建议采用新型口服抗凝药。③除非房颤病因可逆转，否则在恢复窦性节律前建议终身接受口服抗凝药治疗。④对于心房扑动的患者，建议采取与房颤患者一致的抗凝治疗。⑤对永久性或持续性房颤，建议使用 β 受体阻滞剂、维拉帕米、地尔硫䓬控制心室率。

2. 非药物治疗

对于有明显流出道梗阻的患者可以考虑手术治疗，如经皮室间隔心肌消融术、外科室间隔心肌切除术，还可植入双腔起搏器治疗。

终末期治疗可选择心脏移植，尤其是对于心功能 Ⅲ 或 Ⅳ 级，对常规治疗均无反应的患者。

三、限制型心肌病

限制型心肌病（Restrictive Cardiomyopathy，RCM）是以心室壁僵硬度增加、舒张功能降低、充盈受限而产生临床右心衰症状为特征的一类心肌病。确诊后 5 年生存率仅约 30%。

【治疗方案】

原发性 RCM 无特异性治疗手段。避免劳累，防止感染。

治疗以针对心力衰竭的症状为主。有心房颤动者可给予洋地黄类，有水肿和腹水者宜应用利尿剂。防止栓塞可应用抗凝药。近年来用手术切除纤维化增厚的心内膜，房室瓣受损者同时进行人工瓣膜置换术，有较好的效果。

四、致心律失常性右室心肌病

致心律失常性右室心肌病（Arrhythmogenc Right Ventricular Cardiomyopathy，ARVC）是一种临床少见的疾病，以起源于右心室的心律失常和右心室的特殊病理改变为特征。病因不明。

【治疗方案】

治疗目标是控制心律失常，防止猝死。

ARVC 一经诊断，严格限制剧烈体育活动是必要的。

药物治疗：包括使用索他洛尔、其他 β 受体阻滞剂或 CCB 以控制室性心律失常。导管消融或手术切除右心室病灶是治疗本病的可选方法，置入胸腔内除颤器或心脏移植可提高长期生存率。

五、糖尿病心肌病

糖尿病心肌病是一种发生于糖尿病患者，不能用高血压性心脏病、冠状动脉粥样硬化性心脏病及其他心脏病变来解释的心肌疾病。以心力衰竭为主要临床表现。

【治疗方案】

糖尿病心肌病目前无特效治疗方法。糖尿病心肌病患者的心力衰竭以舒张性心力衰竭为主，这里重点叙述舒张性心力衰竭的治疗，对于收缩性心力衰竭的治疗原则与其他原因的相似。

舒张性心衰的治疗原则：①对症治疗：减少左心室容积及心室率，降低左心室舒张末期压力。②基础病的治疗：糖尿病的治疗。

1. 非药物治疗

限制盐与水的摄入，适当运动。但心衰急性期应卧床休息，吸氧。

2. 药物治疗

（1）调节心肌代谢：曲美他嗪 20 mg，每日 3 次，辅酶 Q10 10 mg，每日 3 次。

（2）利尿剂：呋塞米每日 20~40 mg，口服；双氢克尿噻每日 12.5~25 mg，口服。病情严重时可以给予呋塞米 10~20 mg，静注。利尿剂的使用要从小剂量开始，逐渐增加剂量。螺内酯类保钾利尿剂可以与呋塞米联合使用。螺内酯常用剂量每日 20~40 mg，口服。

（3）硝酸酯类：急性期可以静滴硝酸甘油，稳定后改为口服长效硝酸酯类药物，是否需要长期使用，要根据对患者心衰症状的判断决定。

（4）β 受体阻滞剂：控制基础心室率在 60~70 次 /min。常用药物包括：美托洛尔 12.5~50 mg，每日 2 次；比索洛尔每日 2.5~5 mg；卡维地洛 12.5~25 mg，每日 2 次。

（5）ACEI 及 ARB：卡托普利、福辛普利及西拉普利等，根据血压水平调整所选择药物的剂量。

（6）CCB：控制基础心室率在 60~70 次 /min。维拉帕米，40 mg，每日 3 次；地尔硫草，30mg，每日 3~4 次，缓释型的地尔硫草，90 mg，每日 2 次。

（7）洋地黄类及其他正性肌力药物：舒张性心力衰竭治疗中一般不需要洋地黄类药物，除非患者有快速性心房纤颤。

六、未定型心肌病

未定型心肌病是指不适合归类于扩张型心肌病、肥厚型心肌病、限制型心肌病和右室心肌病等类型的心肌病，如弹性纤维增生症、非致密性心肌病、线粒体受累、心室扩张甚微而收缩功能减弱等。

【治疗方案】

目前无有效治疗方案。主要针对心力衰竭、各种心律失常和血栓栓塞等并发症治疗。

七、围产期心肌病

围产期心肌病是指在产前 1 个月或产后 5 个月内发生的一种原因不明、以左室收缩功能受损和心力衰竭为特征的心肌病。

【治疗方案】

治疗目标为缓解收缩性心力衰竭症状，拯救患者及胎儿生命。

治疗原则类似慢性充血性心力衰竭，即强心、利尿、扩血管、对症处理，限制钠及液体的摄入，维持出入量负平衡，同时需考虑药物对胎儿的安全性，哺乳期药物排泄或代谢机制。

八、酒精性心肌病

【治疗方案】

（1）戒酒。

（2）当有心脏扩大、心力衰竭出现时，参考扩张型心肌病的治疗原则。

九、淀粉样变心肌病

淀粉样变性是以不可溶性的淀粉样物质沉积于器官或组织的细胞外，导致相应的器官或组织功能障碍为特征的一组疾病。

【治疗方案】

1. 治疗目的

（1）减少慢性抗原性刺激。

（2）抑制淀粉样蛋白的合成和沉积。

（3）促进沉积淀粉样蛋白的分解和消散。

迄今，药物治疗效果距达到这些目的仍然相距甚远。

2. 不同类型治疗

（1）原发性患者：①烷化剂和抗肿瘤抗生素：环磷酰胺、卡莫司汀、苯丙胺酸氮芥、多柔比星、博莱霉素等抑制过度免疫，减少淀粉样蛋白的生成。②秋水仙碱0.6 mg，每日3次，抑制浆细胞微血管系统，阻止淀粉样蛋白合成。③肾上腺皮质激素，多与烷化剂或抗肿瘤抗生素联合应用，减轻其副作用，促进淀粉样蛋白分解。

（2）继发性患者：针对原发病治疗，原发病治愈，组织中沉积的淀粉样蛋白可能逐渐消失。

（黄带发 刘兵 刘岩）

第七节 心包炎

一、急性心包炎

急性心包炎是心包膜脏层和壁层的急性炎症，可以同时合并心肌炎和心内膜炎，也可作为唯一的心脏病损而出现。

【治疗方案】

（1）一般治疗：卧床休息至发热和胸痛消失。

（2）药物治疗。

·方案1：

非甾体类抗炎药（NSAIDs），如阿司匹林325~650 mg，口服，每日3次；吲哚美辛（消炎痛）25~50 mg，口服，每日 3 次或布洛芬 300~800 mg，口服，每 6~8h 1 次。

· **方案 2**：秋水仙碱 0.5 mg，口服，每日 2 次；体重＜ 70 kg，0.5 mg，口服，每日 1 次；连服 3 个月。

· **方案 3**：结核性心包炎的治疗。异烟肼 300 mg，口服，每日 1 次；利福平 450 mg，口服，每日 1 次；乙胺丁醇 750 mg，口服，每日 1 次。

· **方案 4**：化脓性心包炎的治疗。

应选用足量对致病菌有效的抗生素，并反复心包穿刺抽脓和心包腔内注入抗生素。

（3）非药物治疗。

· **方案 1**：如出现心脏压塞症状，可进行心包穿刺放液。

· **方案 2**：必要时行心包 – 胸膜开窗术。

【说　明】

（1）本病为自限性疾病（包括病毒性心包炎、MI 后心包炎等），病程 2~6 周，急性期主要对症处理，给予非甾体类抗炎药。

（2）治疗应个体化，秋水仙碱、阿司匹林和 NSAIDs 三药合用，是急性和复发性特发性心包炎的一线治疗方案，可降低 18 个月内复发风险。

二、慢性心包炎

心包炎症持续 3 个月以上称为慢性心包炎，多由急性心包炎转变而来。在急性心包炎之后，心包发生瘢痕粘连和钙质沉着。多数患者只有轻微的瘢痕形成，伴有局部或疏松的粘连，心包无明显增厚，不影响心脏的功能，称为慢性粘连性心包炎。少数患者由于形成坚厚的瘢痕组织，心包失去伸缩性，明显地影响心脏的收缩和舒张功能，称为缩窄性心包炎，包括典型的慢性缩窄性心包炎和在心包渗液的同时已发生心包缩窄的慢性渗出性缩窄性心包炎。本文主要讨论慢性缩窄性心包炎。

【治疗方案】

（1）药物治疗。

· **方案 1**：有心衰或房颤的患者，可适当应用洋地黄类药物，如地高辛 0.125~0.5 mg，口服，每日 1 次。

· **方案 2**：轻微颈静脉扩张和周围水肿患者，可使用利尿剂，如呋塞米 20~40 mg，口服，每日 1 次。

（2）非药物治疗：心包剥离术。应尽早施行，术前应改善一般状态，严格休息，低盐饮食，使用利尿剂或抽除胸水和腹水，必要时可输血。

三、特发性心包炎

目前病因尚不明确，多发生于青年人或成年人，发病前多有上呼吸道感染史，胸痛明显，早期即可出现心包摩擦音，约 1/4 患者可累及胸膜，出现小到中量胸腔积液。

【治疗方案】

（1）一般治疗。急性期需要卧床休息，本病自然病程一般为 2~6 周，多数患者可自愈。同时注意营养摄入，保持所处环境的安静、空气流通。

（2）药物治疗。

·**方案 1**：布洛芬 600 mg，口服，每日 3 次。

·**方案 2**：吲哚美辛（消炎痛）25~50 mg，口服，每日 3 次。

·**方案 3**：秋水仙碱 0.5 mg，口服，每日 2 次；体重小于 70 kg，0.5 mg，口服，每日 1 次；连服 3 个月。

·**方案 4**：泼尼松（强的松）每日 40~60 mg。

【说　明】

（1）若为病毒引起，可进行针对性的抗病毒治疗。对早期发热的 RNA 病毒感染病例，可试用利巴韦林治疗；对早期发热的 DNA 病毒感染病例，可试用阿昔洛韦或泛昔洛韦治疗。

（2）激素治疗可在常规治疗后仍有剧烈胸痛，心包积液量增多或出现血性心包积液倾向，并排除合并感染后采用。因长期使用激素副作用大而多，故症状一旦缓解需迅速逐渐减量和停用。

（张晓琳　韩赛男　刘新民）

第八节　病毒性心肌炎

病毒性心肌炎（Viralmyocarditis，VMC）是由病毒感染所致的局限性或弥散性心肌炎性改变。感染病素以柯萨奇病毒 B 组病毒、人类腺病毒最常见。

【治疗方案】

1. 一般治疗

注意休息（重症者需绝对卧床），进食易消化和富含维生素及蛋白质食物。

2. 药物治疗

（1）抗病毒治疗。

·**方案 1**：α 干扰素 300 IU/mL，肌内注射，每日 1 次，1 周为 1 个疗程，可用 1~2 个疗程。

·**方案 2**：利巴韦林 0.5 g，静滴，每日 2 次。

（2）改善心肌代谢。

·**方案 1**：1,6- 二磷酸果糖 10 g，静滴，每日 1 次。

·**方案 2**：辅酶 Q10 10 mg，口服，每日 3 次。

（曹伊楠　李静）

第九节 感染性心内膜炎

感染性心内膜炎（Infective Endocarditis，IE）指因细菌、真菌和其他病原微生物直接感染而产生心瓣膜或心室壁内膜的炎症。常见病原体为葡萄球菌和链球菌。

【治疗方案】

1. 血培养回报前，疑似患者

· **方案 1**：青霉素 G 每日 600 万 ~1800 万 U，静滴，并与氨基糖苷类联合。

· **方案 2**：哌拉西林每日 6~12 g，静滴。

· **方案 3**：万古霉素每日 2~3 g，静滴。

2. 草绿色链球菌引起

· **方案 1**：青霉素 G 每日 1200 万 ~1800 万 U，静滴。

· **方案 2**：对青霉素耐药，选庆大霉素每日 12 万 ~24 万 U，静滴。

· **方案 3**：头孢曲松 每日 2~4 g，静滴。

· **方案 4**：妥布霉素 3~5 mg/（kg·d），静滴。

· **方案 5**：阿米卡星每日 1 g，静滴。

3. 肠球菌引起

· **方案 1**：氨苄西林每日 6~12 g，静滴。

· **方案 2**：万古霉素联合氨基糖苷类，治疗 6 周。

4. 金黄色葡萄球菌引起

· **方案 1**：青霉素 G 每日 1000 万 ~2000 万 U，静滴，联合氨基糖苷类。

· **方案 2**：MRSA 选用万古霉素或替考拉宁。

5. 革兰阴性杆菌引起

· **方案 1**：头孢哌酮 每日 4~8 g，静滴。

· **方案 2**：头孢曲松 每日 2~4 g，静滴。

6. 铜绿假单胞菌引起

· **方案**：妥布霉素 8 mg/（kg·d），静滴，联合哌拉西林、头孢他啶或亚胺培南 6~8 周。

7. 沙雷菌属引起

· **方案 1**：三代头孢联合氨基糖苷类，如头孢曲松＋阿米卡星。

· **方案 2**：甲硝唑每日 1.5~2 g，分 3 次静滴。

8. 肺炎链球菌引起

· **方案 1**：青霉素 400 万 U，每 4 h 1 次，静滴。

· **方案 2**：头孢曲松每日 2 g，静滴。

9. 真菌引起

· **方案**：两性霉素 B 0.1 mg/（kg·d）起始，逐渐增加至 1 mg/（kg·d），总剂量 1.5~3 g。

10. 立克次体引起

·**方案**：四环素每日 2 g，静滴，治疗 6 周。

（张晓琳　王莉　刘新民）

第十节　心源性休克

心源性休克（Cardiogenic Shock，CS）指心脏泵血功能衰竭而引起的休克，是由于心脏排血功能障碍，不能维持其最低限度的心排血量，导致血压下降，重要脏器和组织供血严重不足，引起全身性微循环功能障碍，从而出现以缺血、缺氧、代谢障碍及重要脏器损害为特征的病理生理过程。

【**治疗方案**】

（**一**）**病因治疗**

1.ACS

（1）对于 AMI 患者合并 CS，无论发病时间多久，均应尽快启动冠状动脉造影，并根据造影结果行急诊血运重建（PCI 或 CABG）。

（2）对于 AMI 合并室间隔穿孔或乳头肌断裂患者，应尽快置入循环辅助装置，建议尽快外科手术治疗。对于临床情况难以耐受外科手术或拒绝外科手术的室间隔穿孔患者，如解剖条件合适，也可考虑行介入封堵术。

2. 暴发性心肌炎

暴发性心肌炎患者均应采取"以生命支持为依托的综合救治方案"，尽早给予循环支持治疗，并考虑给予免疫调节治疗。

3. 其他病因

（1）快速心律失常（包括心房颤动、心房扑动和室性心律失常）诱发 CS，或 CS 因快速心律失常恶化，推荐紧急直流电复律。若无法复律，则用药物减慢心室率（酒石酸美托洛尔 25～50mg 或 5% 葡萄糖注射液 20mL ＋ 0.4mg 西地兰缓慢静注）。对于短时间内不能恢复的严重心动过缓伴 CS，需临时起搏治疗。

（2）结构异常：对成人严重心脏瓣膜病变相关的 CS，必须尽快治疗瓣膜病变。外科置换 / 成形术是经典的瓣膜修复方法，合适的个体可以行经皮瓣膜置换 / 成形术。对于严重梗阻性肥厚性心肌病，必须解决左心室流出道梗阻。建议尽快进行室间隔切除或室间隔消融手术。

（3）急性心包填塞：急诊心包穿刺引流，必要时应尽快行急诊外科手术。

4. CS 病因治疗建议

①尽快完善 ECG、血生化和超声心动图等检查，以明确病因。②对 ACS 所致 CS，应该尽快启动血运重建治疗。③对于 ACS 合并多支血管病变的 CS 患者，不建议常规同台手术进行完全血运重建。④及时诊断，积极纠正导致 CS 的其他原因。

（二）血管活性药物的应用

拟交感活性正性肌力药物和缩血管药物通过增加心输出量和提高血压，维持血流动力学稳定，改善脏器灌注，是 CS 患者治疗的基础用药。

CS 血管活性药物治疗建议：①尽快应用血管活性药物（常用多巴胺和去甲肾上腺素）维持血流动力学稳定。②如果收缩压尚维持于 80~90 mmHg，可考虑先加用正性肌力药物，如多巴胺。③如果已经出现严重低血压（收缩压＜ 80 mmHg），需要在提高心排量的同时，进一步收缩血管提升血压，可首选去甲肾上腺素，或多巴胺联合应用去甲肾上腺素。④较大剂量单药无法维持血压时，建议尽快联合应用，注意监测药物副作用。

（三）经皮机械辅助治疗

目前国内外临床应用成熟的循环辅助装置主要有 IABP、体外膜肺氧合 ECMO 和 LVAD。

CS 患者的循环辅助装置使用建议：①血流动力学不稳定 CS 患者，应考虑尽快置入机械辅助装置。②无 ECMO 和 LVAD 条件，应尽快置入 IABP，强调早期置入和使用足够的时间。③鉴于 ECMO 增加心输出量优于 IABP，有条件的医院应考虑置入 V-A 模式 ECMO，或与 IABP 合用。④有条件的医院可以考虑置入 LVAD。

（四）重要脏器功能支持治疗

1. 呼吸衰竭和低氧血症

（1）正压通气可以改善氧合，复张萎陷的肺泡，改善肺通气和换气功能也可降低心脏前、后负荷，增加心脏射血。IABP 联合机械通气有助于 CS 患者心功能恢复。

（2）对于 CS 患者给予高流量吸氧治疗后动脉氧分压氧饱和度＜ 90%，或二氧化碳分压（$PaCO_2$）＞ 50 mmHg，或同时合并酸中毒时，建议及时采用机械通气治疗。

（3）对于意识障碍和无创呼吸不能纠正低氧血症的患者，应及时气管插管，转换有创通气治疗。

2. CS 患者的脏器功能支持治疗建议

①维持血流动力学稳定，保证脏器有效灌注是改善脏器功能的根本。②应该迅速启动脏器功能支持治疗，尽快纠正酸碱失衡和电解质紊乱。③呼吸支持是合并呼吸衰竭患者的基本治疗措施，建议合理选择机械通气时机。④对合并急性肾功能损伤患者，需尽早启动床旁持续肾脏替代治疗。

（荆全民　梁春波　曲颖）

第十一节　心脏骤停与心脏性猝死

心脏骤停是指由于各种原因导致心脏泵血功能的突然中断，造成循环停止而产生的一系列症状和体征，包括意识丧失、晕厥、大动脉搏动消失等。心脏骤停最常见于室性快速心律失常（室颤和室速），其次是慢性心律失常或心室停搏，少见于无脉性电活动（或称电－机械分离），罕见自行逆转，通常会导致死亡。

心脏性猝死是指急性症状发作后 1h 内发生的以意识骤然丧失为特征的、因心脏原因所致的非外伤性迅速死亡。无论是否知道患者有无心脏病，死亡的时间和形式未能预料。心脏骤停发生后 4min 内为抢救的最佳时机。这一时间内，如果给患者实施有效的心肺复苏术（Cardiopulmonary Resuscitation，CPR）或识别心律失常，尽早除颤，极有可能挽回患者生命。

【治疗方案】

1.CPR

·**方案 1**：有目击者且无心电监护或除颤仪情况下，应给予心前捶击，拳头高举 20~30cm，部位胸骨中下 1/3 处，共 1~2 次，每次 1~2s，如颈动脉无搏动，立即行 CPR。

·**方案 2**：无目击者，无除颤仪，立即行 5 个循环周期（5 个 30：2，约持续 2min）CPR，扪颈动脉确定搏动是否恢复。若无搏动，进行基础心肺复苏。

2. 基础心肺复苏

主要包括重建循环、畅通气道、重建呼吸和除颤，简称 CABD。

C：重建循环 – 人工胸外按压

胸部按压方法要点：①位置：为两侧肋弓在中央交界点（也称剑突）上 2 横指处，如果是男性患者可简单选择两侧乳头连线中点处。②手形：确定位置后，将一只手的掌根部放在按压部位，另一只手叠放在第一只手上，手指锁住，以掌跟按压。③按压深度频率：肘关节固定，双臂伸直与患者胸壁成 90°，垂直向下压，深度 5~6 cm，频率 100~120 次 /min，并保证每次按压后胸廓回弹。如图 2–11–1 所示。

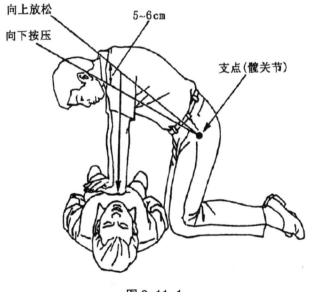

图 2–11–1

A：畅通气道

多采用仰头抬颌法，即左手手掌放在患者前额部向下压，右手的食指和中指放在患者下颌正中向右侧旁开 2 cm 的下颌骨处，提起下颌，使患者头后仰 30° 下颌角与地面垂直。

B：重建呼吸 – 人工呼吸

（1）口对口：保持气道开放的情况下，将置于患者前额的手的拇指与示指捏住患者鼻孔，深吸气后，使自己的口唇与患者口唇外缘密合后用力吹气。

（2）使用面罩：以 EC 手法（右手的拇指和食指充分张开呈 C 形，固定简易呼吸器的面罩。同时用剩下的中指环指和小指呈 E 形，抬起患者的下颌，通畅气道）按紧面罩，连续挤压球体气囊 2 次送气，每次 1s，送气量占气囊容积 1/3 左右，间隔 1~2s 放气，然后再次送气。

（3）无条件采取救生呼吸：若无法行口对口救生呼吸或没有简易呼吸器，也可仅做胸部按压。

D：除颤

方法：①部位：将 2 个电极板置于患者胸前（心尖部和右心底部各 1 个）。②判别为可除颤心律（如室性心动过速、心室颤动）时，首次应立即予高能量电复律（如双向波 200J 或单向波 360 J），第二次电击应选择相同能量。若使用自动体外除颤器（Automated External Defibrillator，AED），可按照仪器上的说明步骤操作。③为不可除颤心律时应持续 CPR。

3. 高级复苏

（1）气管插管：在 CPR 过程中，2 或 3 次电除颤失败或神志尚未恢复无法保证气道通畅，应尽快气管插管。

（2）除颤复律和（或）起搏。

·方案 1：

第 2 次电复律仍未成功，重新评估心律，仍为可除颤心律，应继续徒手 CPR 5 个周期（如气管插管已完成，应持续心外按压），同时静脉推注肾上腺素，可间隔 3~5 min 多次重复使用，每次 1 mg，然后重复电复律及上述 CPR。

·方案 2：推注 1~2 次肾上腺素并除颤后仍无效时，可经静注给予胺碘酮 300 mg（或 5 mg/kg）。胺碘酮可重复使用 1 次，第 2 剂 150 mg（或 2.5 mg/kg）静脉推注，若电复律仍无效，则不再使用。

·方案 3：利多卡因 1.0~1.5 mg/kg 静脉推注，若室性心动过速持续，可间隔 5~10 min 再予 0.50~0.75 mg/kg 静脉推注，最大剂量不超过 3 mg/kg。

·方案 4：若为难治性多形性室速或 Tdp、快速型单形性室速或心室扑动、难治性室颤，尤其 ACS 所致者，可予美托洛尔 5 mg 静注，总量 20 mg，或硫酸镁 1~2 g 静注 1~2 min。

·方案 5：体外临时起搏器。不可除颤心律：严重心动过缓、心室停搏和电 – 机械分离所致心脏骤停持续 CPR，分析原因，并设法祛除诱因，考虑体外临时起搏器。同时静注或心内注射肾上腺素 1 mg，间隔 3~5 min 多次重复使用或阿托品 1 mg，可每 3~5 min 重复直至 3 mg。若无效，考虑大剂量肾上腺素给药。

4. 复苏后管理

根据病情和当地条件，若当地不具备条件，应在患者自主循环恢复且稳定后尽快转运至最近的上级医院。应使用备有抢救设备的急救车，并配备相应医护人员。也可呼叫急救中心转运，转运前做好病情和治疗交接班。

【说　明】

（1）所有人工呼吸均应持续吹气 1 s 以上，1 次吹气量 1000~1250 mL，注意观察患者胸部起伏，同时防止过度通气及胃胀气，此时应控制吹气量。

（2）心外按压与救生呼吸应以 30：2 的比例进行。每进行 5 个循环周期（5 个 30：2，约持续 2 min）进行评估，5 s 内观察患者有无反应。

（3）成人心脏骤停时心律主要是室颤，除颤复律的速度是心肺复苏成功的关键。当心脏骤停发生时可获得除颤器或 AED 并能立即获得时，应以最快速度除颤，在除颤器充电期间或每次除颤后仍立即持续基础心肺复苏 2 min CPR（约 5 个循环周期）。

（4）除颤后需衔接 CPR：每次电复律后均应立即衔接 CPR，注射肾上腺素 1 mg 同时观察患者反应及心律情况，而不可仅观察监测器上的心律并停止复苏。因为，此时即使复律成功，室性心动过速或心室颤动已终止，在自主心律恢复早期，心脏仍不能完全有效射血，需要心外按压帮助维持循环，待数秒钟后确认心跳恢复才可停止心外按压。

（5）建立静脉通路：应建立较大的外周静脉通道（如肘正中静脉），若使用外周静脉推注药物，应再推注生理盐水 20 mL，使药物迅速达到中心循环。

（6）进行所有操作时，包括建立静脉通道、气管插管和电除颤，均尽量避免干扰 CPR，最大限度缩短胸部按压中断的时间，使心外按压时间占到整个抢救时间的 60% 以上，争取达到 80% 以上，才能保证 CPR 的效果。

（7）碱性药物的使用：在 CPR 患者中不推荐常规使用碳酸氢钠。但在特殊状态下，如存在明显代谢性酸中毒或高钾血症，可能有益。建议有条件者在动脉血气或碳酸氢盐浓度监测下使用，初始剂量 1 mEq/kg，或在除颤、CPR、通气支持及肾上腺素注射 1 次以上后使用。

（荆全民　梁春波　曲颖）

第十二节　成人先天性心脏病

一、房间隔缺损

房间隔缺损是成人中常见的先天性心脏病，胚胎发育过程中，房间隔的发生、吸收和融合出现异常，导致左、右心房之间残留未闭的缺损，女性较多见，男女比例约为 1：2。

【治疗方案】

1. 介入治疗

（1）适应证：①年龄通常 ≥ 3 岁。②直径 ≥ 5 mm，伴右心容量负荷增加，≤ 36 mm 的继发孔型左向右分流的房间隔缺损。③缺损边缘至冠状静脉窦、上、下腔静脉及肺静脉的距离 ≥ 5 mm；至房室瓣的距离 ≥ 7 mm。④房间隔的直径大于所选封堵器左房侧的直径。⑤不合并必须外科手术的其他心脏畸形。

（2）禁忌证：①原发孔型房间隔缺损及静脉窦型房间隔缺损。②心内膜炎及出血性疾患。③封堵器安置处有血栓存在，导管插入处有静脉血栓形成。④严重肺动脉高压导致右向左分流。⑤伴有与房间隔缺损无关的严重心肌疾患或瓣膜疾病。⑥合并其他先天性心脏畸形不能进行介入治疗。

2.外科手术修补

略。

二、室间隔缺损

室间隔缺损是常见的先天性心脏病。本文所称室间隔缺损是指单纯的、不合并其他畸形的室间隔缺损，本病男性略多见。分为膜周部、肌部和流出部缺损。

【治疗方案】

1.介入治疗

适应证：

（1）膜周部室间隔缺损：①年龄通常 ≥ 3 岁。②对心脏有血流动力学影响的单纯性室间隔缺损。③室间隔缺损上缘距主动脉右冠瓣 ≥ 2 mm，无主动脉右冠瓣脱入室间隔缺损及主动脉瓣反流。

（2）肌部室间隔缺损：通常 ≥ 5 mm。

（3）外科手术后残余分流。

（4）其他：MI 或外伤后室间隔缺损。

禁忌证：

（1）活动性心内膜炎，心内有赘生物或引起菌血症的其他感染。

（2）封堵器安置处有血栓存在，导管插入处有静脉血栓形成。

（3）缺损解剖位置不良，封堵器放置后影响主动脉瓣或房室瓣功能。

（4）重度肺动脉高压伴双向分流。

（5）合并其他先天性心脏畸形不能进行介入治疗。

2.外科手术修补

略。

三、动脉导管未闭

动脉导管未闭（Patent Ductus Arteriosus，PDA）多见于女性，男女比例约为 1∶3。

【治疗方案】

1.介入治疗

（1）适应证：体重 ≥ 7 kg，具有临床症状和左心增大表现，不合并需外科手术的其他心脏畸形。

（2）相对适应证：①体重 4~8 kg，具有临床症状和左心增大表现，不合并需外科手术的其他心脏畸形。②"沉默型"PDA。③合并感染性心内膜炎，治愈后 3 个月内无复发。④合并轻至中度二尖瓣关闭不全、轻度主动脉瓣狭窄和关闭不全。

（3）禁忌证：①感染性心内膜炎、心脏瓣膜和导管内有赘生物。②严重肺动脉高压出现右向左分流，全肺阻力＞14Wood 单位。③合并需外科手术矫治的心内畸形。④依赖 PDA 存活的患者。⑤合并其他不宜手术和介入治疗疾病的患者。

2. 外科治疗

外科手术是传统的治疗方法，结扎或切断未闭动脉导管后修补，目前已被内科介入替代。

四、单纯肺动脉瓣狭窄

【治疗方案】

1. 一般治疗

跨瓣压差＜30 mmHg，每年复查心脏超声，观察病情变化。

2. 外科治疗

跨肺动脉瓣压差≥40 mmHg，需行经皮肺动脉瓣狭窄球囊成形术。青少年及成人：跨肺动脉瓣压差≥30 mmHg，同时合并不能用其他原因解释的劳力呼吸困难、心绞痛或晕厥，也需行经皮肺动脉瓣狭窄球囊成形术。

五、主动脉缩窄

【治疗方案】

1. 介入治疗

包括球囊成形术和支架植入术。

2. 外科治疗

合并需外科手术的其它心脏畸形者，可行外科手术修复主动脉。

（张坡 李斯琪 徐丽斯）

第十三节 主动脉疾病和周围血管病

一、主动脉夹层

【治疗方案】

（一）即刻处理

严密监测血流动力学指标，包括血压、心率、心律及出入液量平衡；一旦出现心衰或低血压，还应检测中心静脉压、肺毛细血管楔压和心排出量。

绝对卧床休息，强效镇痛与镇静，必要时静注较大剂量吗啡或冬眠治疗。

（二）治疗原则

（1）急性期患者无论是否采取介入或手术治疗均应首先给予强化的内科药物治疗。

（2）升主动脉夹层特别是夹层波及主动脉瓣或心包内有渗液时应急诊外科手术。

（3）降主动脉夹层急性期病情进展迅速，病变局部血管直径 ≥ 5 cm 或有血管并发症者应积极介入治疗植入支架。夹层范围不大无特殊血管并发症时，可试行内科药物保守治疗。

（三）药物治疗

1. 镇痛

适当肌注或静脉应用阿片类药物（吗啡、哌替啶）可降低交感神经兴奋导致的心率和血压的上升，提高控制心率和血压的效果。常用吗啡 5~10 mg 静注，安定 10~20 mg 静注。

2. 控制血压和心率

药物治疗的目标为控制收缩压至 100~120 mmHg、心率 60~80 次/min。迅速静滴硝普钠将收缩压降至 < 100~120 mmHg 或降至保留微循环水平灌注的最低血压水平。硝普钠初始剂量 20 μg/min，逐渐滴定至 0.5~5.0 μg/（kg·min）。

静脉应用 β 受体阻滞剂如普萘洛尔、美托洛尔、艾司洛尔、拉贝洛尔等，以对抗血管扩张剂反射性地引起心率增加作用。若患者有 β 受体阻滞剂的禁忌证，则用维拉帕米或地尔硫䓬替代。

· **方案 1**：普萘洛尔：静脉给予剂量每 4~6 h 0.05~0.15 mg/kg。口服初始剂量 10mg，每日 3~4 次，最大剂量每日 200 mg。

· **方案 2**：美托洛尔：静脉初始 1~2 mg/min 速度给药，可达 5 mg，之后间隔 5 min 后重复给药，静脉最大剂量 20 mg；口服一次 25~100 mg，每日 2 次，之后根据患者心率和血压变化增加剂量，最大剂量不能超过每日 300~400 mg。

· **方案 3**：拉贝洛尔：静脉给予负荷剂量 20 mg（5~10 min 缓慢推注），之后每 15 min 静脉给予 40~80 mg，直至心率、血压降至目标范围。

· **方案 4**：维拉帕米：起始剂量为 5~10 mg，稀释后缓慢静脉推注 2 min 以上，若效果不佳，15~30min 后再给予 5~10 mg；静滴每小时 5~10 mg，每日总量不超过 50~100 mg。

· **方案 5**：地尔硫䓬：2 min 给予负荷剂量 0.25 mg/kg，之后根据药物反应采用每小时 5~15 mg 剂量维持。

3. 出现低血压

如果出现低血压，则需要进行血管外科紧急会诊；通过静脉补液保持有效的循环量；运用血管加压药保持平均动脉压（70 mmHg）；并排除心包填塞、夹层破裂、严重主动脉瓣反流等并发症。

（四）腔内修复术

目前，腔内修复术（包括支架、封堵入口、开放闭塞的分支的修复）已成为治疗大多数降主动脉夹层的优选方案，不仅疗效明显优于传统的内科保守治疗和外科手术治疗，且避免了外科手术的风险，术后并发症大大减少，总体死亡率也显著降低。

（五）外科手术

1. Stanford A 型主动脉夹层

对于 Stanford A 型主动脉夹层（所有急症或慢性进行性发展病变、合并主动脉反流或动脉瘤）一经确诊，原则上应积极外科手术治疗，主要包括主动脉根部重建、主动脉弓部重建和杂交手术等。

2. Stanford B 型主动脉夹层

药物治疗是 Stanford B 型主动脉夹层的基本治疗方式。Stanford B 型主动脉夹层手术治疗的方法主要有胸主动脉腔内修复术（TEVAR）、开放性手术和心脏杂交（Hybrid）手术治疗等。

二、动脉粥样硬化闭塞症（Atherosclerosis obliterans, ASO）

ASO 是动脉粥样硬化病变累及周围动脉并引起慢性闭塞的一种疾病。由于动脉粥样斑块及其内部出血或斑破裂，导致继发性血栓形成而逐渐产生管腔狭窄或闭塞，导致患肢缺血等临床表现。

【治疗方案】

1. 针对心血管危险因素的治疗

（1）降脂药物治疗：建议 ASO 患者使用他汀类药物降脂治疗。应控制低密度脂蛋白（LDL）水平 < 2.6 mmol/L，对于具有缺血高风险的 ASO 患者，建议控制 LDL 水平 < 1.8 mmol/L。

（2）抗高血压药物治疗原则：对于仅合并高血压的 ASO 患者建议控制血压 < 140/90 mmHg；对于有高血压同时合并糖尿病或慢性肾病的 ASO 患者建议控制血压 < 130/80 mmHg。ACEI 类药物适用于有症状的下肢 ASO 患者。

（3）糖尿病治疗：控制血糖目标值：空腹 80~120 mg/dl（4.44~6.70 mmol/L），餐后 120~160 mg/dL（6.7~8.9 mmol/L），糖化血红蛋白（HbA1c）< 7.0%。

（4）戒烟：是预防和治疗 ASO 的重要措施之一。

（5）抗血小板治疗：阿司匹林联合氯吡格雷可降低有症状的 ASO 患者心血管事件的发生率。

2. 运动和康复治疗

运动治疗必须在专业指导下进行，每次步行 30~45 min，每周至少 3 次，至少持续 12 周。推荐的运动方式有行走、伸踝或屈膝运动。

3. 血运重建

应根据患者的自身情况个体化选择合理的血运重建方式。无症状或症状轻微的下肢 ASO 无须预防性血运重建。

（1）腔内治疗：治疗下肢 ASO 的血管腔内技术较多，例如经皮球囊扩张成形术（PTA）、支架植入、斑块切除术、激光成形术、切割球囊、药物球囊、冷冻球囊以及用药物溶栓治疗或血栓切除等。

（2）手术治疗：对于严重间歇性跛行影响患者生活质量，经保守治疗效果不佳者，影像学评估流入道和流出道解剖条件适合手术者，以及全身情况能够耐受的患者，可选择手术治疗。手术方法包括动脉内膜剥脱成形术、动脉人工血管转流术、自体血管转流术、股深动脉重建术等。

（3）杂交手术治疗：杂交手术是一项新型手术治疗方法，其融合了心血管内外科优势并结合医学影像学的技术，具有良好的临床疗效。

三、静脉血栓症

肺血栓栓塞症（PTE）

【治疗方案】

1. 一般处理与呼吸循环支持治疗

对于高度疑诊或确诊 PTE 的患者，应进行严密监护，监测呼吸、心率、血压、ECG 及血气的改变。卧床休息，保持大便通畅，避免用力，以免促进深静脉血栓脱落；可适当使用镇静、止痛、镇咳等相应的对症治疗。

2. 抗凝治疗

临床高度可疑急性 PTE，如无禁忌证，应立即开始抗凝治疗。抗凝治疗前应测定基础 APTT、凝血酶原时间（PT）及血常规。常用的抗凝药物有普通肝素（UFH）、低分子肝素（LMWH）、磺达肝癸钠、新型口服抗凝药利伐沙班等。

· **方案 1**：UFH：首先给予负荷剂量 2000~5000 IU 或 80IU/kg 静注，然后以 18 IU/（kg·h）持续静滴。在初始 24 h 内需每隔 4~6 h 测定 APTT，并根据 APTT 调整 UFH 剂量，尽快使 APTT 达到并维持正常值的 1.5~2.5 倍。治疗达到稳定水平后，改为每天测定 APTT 1 次。肝素亦可皮下注射给药，一般先给予负荷剂量 3000~5000 IU 静注，然后按 250 IU/kg 剂量每 12 h 皮下注射 1 次。应用肝素期间，应注意监测血小板。

· **方案 2**：LMWH：无须检测，必须根据体重给药，皮下注射，每日 1~2 次。

· **方案 3**：磺达肝癸钠：推荐剂量为 2.5 mg，每日 1 次。肌酐清除率为 20~50 mL/min 的患者，给药剂量应减少至 1.5 mg，每日 1 次。轻度肾功能损害（肌酐清除率 > 50 mL/min）的患者不需要减少给药剂量。肌酐清除率 < 20 mL/min 的患者，不推荐应用本药。

· **方案 4**：华法林：在肝素 / 磺达肝癸钠开始应用后的第 1 天即可加用口服抗凝剂华法林，初始剂量为 1~3 mg，需要与肝素至少重叠应用 5 天。当 INR 达到 2.5（2.0~3.0）时，或 PT 延长至正常值的 1.5~2.5 倍时，持续至少 24 h 才可停用 UFH、LMWH 或磺达肝癸钠。单用华法林治疗时，根据 INR 或 PT 调整剂量。

· **方案 5**：利伐沙班：具有治疗窗宽、无须常规监测的凝血功能优势，是抗凝治疗的首选单药治疗方案之一。从急性期即可开始使用，利伐沙班的治疗推荐剂量是，前 3 周剂量为 15 mg，每日 2 次，之后维持治疗及降低 DVT 和 PTE 复发风险的剂量为 20 mg，每日 1 次。

· **方案 6**：达比加群酯：150 mg，每日 2 次，对于年龄 ≥ 75 岁，肌酐消除率为

30~49 mL/min 或使用维拉帕米的患者，剂量为 110 mg，每日 2 次。

3. 溶栓治疗

主要适用于高危 PTE 病例（有明显呼吸困难、胸痛或低氧血症等）。对于部分中危 PTE，若无禁忌证可考虑溶栓治疗。溶栓的时间窗一般定为 14 天内。溶栓应尽可能在 PTE 确诊的前提下慎重进行。对有明确溶栓指征的病例应尽早溶栓。

常用的溶栓药物有尿激酶、链激酶和 rt-PA。

·方案 1：尿激酶：2 h 溶栓方案：按 20 000 IU/kg 剂量，持续静滴 2 h；另可考虑负荷量 4400 IU/kg，静注 10 min，随后以 2200 IU/（kg·h）持续静滴 12 h。

·方案 2：链激酶：负荷剂量 250 000 IU，静注 30 min，随后以 100 000 IU/h 持续静滴 24 h。

·方案 3：rt-PA：阿替普酶 0.9 mg/kg（最大剂量为 90 mg）静滴，其中 10% 在最初 1 min 内静注，其余 90% 药物溶于 100 mL 生理盐水中，持续静滴 1 h。

4. 肺动脉导管碎解和抽吸血栓

对于有禁忌证的 PTE 患者或溶栓后不稳定的患者可考虑使用导管辅助去除血栓（导管碎解和抽吸肺动脉内巨大血栓），一般局部小剂量溶栓和机械碎栓联合应用。

5. 肺动脉血栓摘除术

仅适用于经积极的内科治疗或导管介入治疗无效的紧急情况，如致命性肺动脉主干或主要分支堵塞的高位 PTE，有溶栓禁忌证，或在溶栓起效前很可能会发生致死性休克的患者。

6. 放置腔静脉滤器

对于急性 PTE 合并抗凝禁忌的患者，可考虑放置腔静脉滤器。置入滤器后如无禁忌证，建议常规抗凝治疗，定期复查滤器上有无血栓形成。

深静脉血栓（DVT）

【治疗方案】

治疗深静脉血栓形成的主要目的是预防肺栓塞，特别是病程早期，血栓松软与血管壁粘连不紧，极易脱落，应采取积极的治疗措施。

1. 一般治疗

卧床，抬高患肢超过心脏水平，直至水肿及压痛消失。

2. 抗凝

抗凝治疗是首选治疗，对于降低 PTE 及血栓后综合征发生率及减缓 DVT 进一步蔓延、再发及死亡有重要作用。

·方案 1：UFH：通常首先静脉给予 80 U/kg 负荷剂量，之后以 18 U/（kg·h）静脉泵入，以后每 4~6 h 根据 APTT 调整剂量，使其延长至正常对照值的 1.5~2.5 倍。治疗达到稳定水平后，可改为每天 1 次测定 APTT。

·方案 2：LMWH：必须根据体重给药，每次 100 U/kg，皮下注射，每日 1~2 次。对于有高度出血危险以及严重肾功能不全的患者，抗凝治疗应该首选 UFH 而不是 LMWH。

- **方案**3：磺达肝癸钠：推荐剂量为 2.5 mg，每日 1 次。肌酐清除率为 20~50 mL/min 的患者，给药剂量应减少至 1.5 mg，每日 1 次。轻度肾功能损害（肌酐清除率＞ 50 mL/min）的患者不需要减少给药剂量。肌酐清除率＜ 20 mL/min 的患者，不推荐应用本药。

- **方案**4：华法林：治疗初始多与肠外抗凝药合用，建议剂量为每日 2.5~5 mg，＞ 75 岁及存在高危出血风险者初始剂量可进一步降低，2~3 天后开始测定 INR，当 INR 达到 2.5（2.0~3.0）时，或 PT 延长至正常值的 1.5~2.5 倍时，持续至少 24h 才可停用肝素。单用华法林治疗时，根据 INR 或 PT 调整剂量。

- **方案**5：利伐沙班：推荐剂量是前 3 周剂量为 15 mg，每日 2 次，之后维持治疗及降低 DVT 和 PTE 复发风险的剂量为 20 mg，每日 1 次，至少 3 个月，并根据 DVT 的危险因素来决定长期治疗的时间。

- **方案**6：达比加群酯：150 mg，每日 2 次，对于年龄 ≥ 75 岁，肌酐清除率为 30~49 mL/min 或使用维拉帕米的患者，剂量为 110 mg，每日 2 次。应接受至少 5 天肠外抗凝剂治疗后开始，注意严重肾功能不全者禁用。

3. 溶栓治疗

溶栓方式有导管引导的溶栓治疗及全身溶栓，目前推荐首选导管引导的溶栓治疗，即应用溶栓导管将溶栓药物直接注入血栓部位，而全身溶栓则是全身静脉用药。

4. 介入治疗

如因出血倾向而不宜使用抗凝治疗者，或深静脉血栓迅速已达膝关节以上者，预防肺栓塞可用经皮穿刺作下腔静脉滤器放置术。

四、大动脉炎

大动脉炎（Takayasu's Arteritis，TA）是一种慢性、非特异性、肉芽肿性血管炎。

【治疗方案】

1. 一般治疗

（1）活动期、有脑部缺血症状及严重高血压应卧床休息，减少活动。

（2）对症支持治疗包括降低血压、扩张血管、改善微循环等。

2. 药物治疗

常用的药物有糖皮质激素和免疫抑制剂。

- **方案**1：糖皮质激素是目前大动脉炎活动期的主要治疗药物，一般口服泼尼松每日 1 mg/kg，维持一个月后逐渐减量，剂量减至每日 5~10 mg 时，长期维持一段时间。活动性重症者可试用大剂量甲泼尼龙静脉冲击治疗。

- **方案**2：使用免疫抑制剂联合糖皮质激素能增强疗效。常用的免疫抑制剂有环磷酰胺、甲氨蝶呤和硫唑嘌呤等。在免疫抑制剂使用中应检查血常规、尿常规，监测肝功能和肾功能，防止不良反应的发生。

3. 介入治疗

经皮腔内血管成形术目前已应用治疗肾动脉狭窄及腹主动脉、锁骨下动脉狭窄等，获得较好的疗效。

4. 手术治疗

手术治疗的目的主要是解决肾血管性高血压及脑缺血。方法包括：动脉内膜剥脱加自体静脉片修补术、血管重建、旁路移植术、自体肾移植和肾血运重建术等。

（刘丹　崔刘强　刘寒）

第十四节　其他循环系统疾病

一、高嗜酸细胞综合征

高嗜酸细胞综合征是一组原因不明、以成熟嗜酸性粒细胞增多为主，伴有多种脏器受损的综合征。

【治疗方案】

1. 抑制嗜酸粒细胞

· **方案 1**：糖皮质激素。①泼尼松 1 mg/kg，口服，每日 1 次。2 周症状改善后，同剂量，隔日 1 次维持。②甲泼尼龙 80 mg，静滴，每日 1 次，治疗 3 天；减量 40 mg，静滴，每日 1 次，治疗 2 天；改为泼尼松 50 mg，口服，每日 1 次，治疗 3 天；40 mg，口服，每日 1 次，治疗 3 天；30 mg，口服，每日 1 次维持。

· **方案 2**：生物反应调节剂。①干扰素 – α 100 万 ~300 万 U，皮下注射，每周 2~3 次。②环孢素 A 4 mg/kg，口服，每日 1 次。

· **方案 3**：

化疗药物。①长春新碱 1~2 mg，生理盐水 20 mL，静注，每周 1 次。②羟基脲 0.5 g，口服，每日 2 次。③苯丁酸氮芥（瘤可宁）0.1~0.2 mg/kg，口服，每日 1 次，持续 4 天。④ VP16 100~200 mg，口服，每日 1 次，持续 7~10 天，或 300 mg，口服，每日 1 次，持续 2 天。

· **方案 4**：生物靶向药物。①甲磺酸伊马替尼（格列卫）100 mg，口服，每日 1 次。② CD52 单抗 20~30 mg，皮下注射，每周 1 次。③ IL-5 单抗 1 mg/kg，皮下注射，每周 1 次。

· **方案 5**：白细胞去除术。适用于白细胞总数 > 100×10^9/L 者。

· **方案 6**：骨髓移植。

2. 并发症的治疗

· **方案 1**：抗心衰治疗参考相关章节。

· **方案 2**：抗心律失常。参考相关章节。

· **方案 3**：抗凝治疗。华法林 3~10 mg，口服，每日 1 次，维持 INR 在 2.0~3.0；或阿司匹林 0.1 g，口服，每日 1 次。

· **方案 4**：脾切除术。适用于巨脾、脾梗死、脾功能亢进及脾破裂者。

· **方案 5**：心脏手术。有明显的心脏瓣膜损伤、心内膜血栓形成者可行心脏瓣膜置换术或修补术。

【说　明】

（1）高嗜酸细胞综合征患者若嗜酸细胞轻度增高，无脏器浸润可不进行治疗，只需定期观察。

（2）对细胞数高、有脏器浸润的患者首选糖皮质激素和干扰素作为 HES 一线治疗。

（3）对于严重器官损害的患者，激素反应差、嗜酸细胞急剧升高的患者，可联合应用化疗药物治疗。

（4）甲磺酸伊马替尼不推荐用于肌钙蛋白已升高或在泼尼松治疗前已升高的患者。另外，伊马替尼也会出现如急性坏死性心肌炎等罕见的不良反应，所以对于并发心脏受累的患者，通常在应用伊马替尼的头 2 周内合用大剂量糖皮质激素。

（5）CD52 单抗用于治疗难治性高嗜酸细胞综合征，能有效控制嗜酸细胞水平，并有益于改善临床症状。

（6）白细胞去除术常用于白细胞计数 > 100×10^9/L 者，去除术应与激素和化疗药物治疗同时进行，否则降低嗜酸细胞作用短暂，并有反跳现象发生。

（7）自体骨髓移植对于嗜酸细胞过高，有终末期器官损害的患者，其危险性超过常规治疗，一般不用。

（8）有血栓栓塞或心室内血栓形成者，可应用抗凝药。

二、甲状腺功能亢进性心脏病

甲状腺功能亢进（简称甲亢）指甲状腺呈高功能状态，使甲状腺激素水平升高，机体出现基础代谢增加和肾上腺素能神经兴奋等表现的疾病。

【治疗方案】

（1）甲亢治疗参考相关章节。

（2.）心律失常、心力衰竭治疗参考相关章节。

【说　明】

（1）甲亢性心脏病患者应更积极地采用放射 ^{131}I 治疗以彻底控制甲亢病情，在治疗前需给予抗甲状腺药物治疗，可减少心脏病的恶化。

（2）普萘洛尔作用较快，对心动过速有缓解作用，但有抑制心肌收缩的作用，故对有心力衰竭的患者应在严密监察下使用。

三、甲状腺功能减退性心脏病

甲状腺功能减退（简称甲减）是指组织的甲状腺激素作用不足或缺如的一种病理状态。

【治疗方案】

（1）甲减治疗参考相关章节。

（2）出现心力衰竭、心绞痛等参考相关章节。

【说　明】

（1）甲减性心脏病患者进行甲状腺素治疗时需注意小剂量起始，并缓慢增加剂量，一旦治疗过程中出现心绞痛等缺血性表现，应及时减少剂量。

（2）甲减性心脏病患者一旦出现心力衰竭，因洋地黄在体内的半衰期延长，且由于心肌纤维延长伴有黏液性水肿，故疗效不佳且易中毒。

（3）甲状腺损害所致甲减时，甲状腺素替代治疗应使 TSH 水平恢复正常，垂体疾病所致甲减则应使血清游离甲状腺素（FT4）水平恢复正常。

四、心脏良性肿瘤

心脏黏液瘤
【治疗方案】

心脏黏液瘤一经诊断应尽早手术，避免动脉栓塞及猝死。

（1）对肿瘤部分阻塞二尖瓣穿孔，引起急性心力衰竭与急性肺水肿，经短时治疗病情无明显好转或瘤体碎片脱落，引起脑血管或周围血管栓塞，发生偏瘫或肢体活动障碍时，经积极治疗应尽早手术。

（2）夜间不能平卧、端坐呼吸、肝大、腹水、下肢水肿等慢性心力衰竭的患者，应积极控制心衰，待病情平稳后再行手术治疗。

（3）黏液瘤患者伴发严重瓣膜阻塞，突发性心搏骤停与暴发性肺水肿，经积极抢救心脏不能复苏，患者处于深昏迷，不宜进行手术。

（4）黏液瘤发生多发性脑血管栓塞及周围重要脏器血管栓塞，患者处于极度衰竭状态，并有肝肾功能障碍或胃肠道出血时，不宜进行手术。

心脏横纹肌瘤
【治疗方案】

横纹肌瘤有自发消退倾向，约有一半的肿瘤会自发地完全或部分消退，一般采取保守治疗，无症状时不需要进行手术干预。当肿瘤引起流出道梗阻、顽固性心律失常、心瓣膜关闭不全或血栓形成时需要进行手术治疗。

心脏纤维瘤
【治疗方案】

纤维瘤可广泛地累及心脏，出现心律失常、梗阻、心包积液、心室肥大等症状。手术切除困难，部分病例可考虑肿瘤部分切除或心脏移植。

心脏畸胎瘤
【治疗方案】

应当在确定诊断后立即进行外科手术切除肿瘤，并谨慎剥离肿瘤及蒂。

心脏脂肪瘤
【治疗方案】

心脏壁脂肪瘤可导致心律失常，建议合适时将肿瘤及其包囊一并手术切除。

静脉内平滑肌瘤病

【治疗方案】

目前，手术切除是处理该病的最佳方法，应切除子宫、卵巢及输卵管等宫旁组织，并完整切除静脉内及心脏内的肿瘤组织。雌激素受体阳性的患者术后应用抗雌激素药物治疗。

五、心脏恶性肿瘤

心脏血管肉瘤

【治疗方案】

（1）外科手术切除是首选方法，必要时可辅助放化疗。

（2）心脏血管肉瘤术后即使给予放化疗，复发风险也较高，因此心脏移植是可考虑的方法。

心脏横纹肌肉瘤

【治疗方案】

治疗以外科手术切除为首选，必要时可考虑心脏移植。

心脏黏液肉瘤

【治疗方案】

应切除肿瘤，包括周围浸润组织，预后不佳。

六、继发性心脏恶性肿瘤

【治疗方案】

（1）手术治疗。

（2）心脏转移瘤也可根据原发肿瘤的性质，进行放疗或化疗。恶性肿瘤侵犯心肌，如横纹肌肉瘤对放射治疗敏感，可考虑放疗。非霍奇金淋巴瘤和神经母细胞瘤对化疗敏感，可考虑给予化疗。肾母细胞瘤血管内蔓延通常给予综合治疗，包括术前化疗、完全性手术切除，肿瘤蔓延至血管后的可考虑放疗。

七、心血管神经症

心血管神经症是以心血管疾病的有关症状为主要表现的临床综合征，属于功能性神经症中的一种。

【治疗方案】

1. 以心理治疗为主，辅以药物对症治疗

（1）焦虑症状明显者可选用抗焦虑药物治疗，苯二氮䓬类抗焦虑药奥沙西泮 15~30 mg，每日 3~4 次；劳拉西泮 2~3 mg，每日 2~3 次。

（2）伴有精神抑郁症的患者可选用三环类抗抑郁药阿米替林 25~100 mg，每日 2~3 次，维持量每日 50~150 mg；多塞平 25~100 mg，每日 2~3 次，或选用抑制 5- 羟色胺再摄取类抗抑郁药如氟西汀（百忧解）20~60 mg，每日 1 次；舍曲林（左洛复）：50~200 mg，每日 1 次。

（3）失眠严重的患者酌情使用咪达唑仑（多美康）7.5~15 mg，每晚 1 次，或右佐匹克隆片 3 mg，每晚 1 次。绝经期妇女可以短阶段使用雌激素替代治疗。

2. 中医治疗

中药，按摩，针灸均在一定程度上有疗效，且副作用小。但目前在治疗方面，各家对本病的辨证分型尚不一致，在主证选方上亦各不相同，故中医药方法治疗心脏神经症疗效良好，但治疗后容易复发，原因是该病发生的诱因没有得到根本的控制。

八、心源性脑栓塞

心源性脑栓塞是指脑动脉被来源于心脏的栓子所堵塞，引起脑的缺血坏死，当相互邻近的不同脑血管区内反复发生缺血性事件时，提示心源性脑栓塞。

【治疗方案】

1. 改善脑血管循环

（1）药物或机械溶栓及取栓。

（a）静脉溶栓：发病 6 h 内按照适应证和禁忌证严格筛选患者，尽快静脉给予溶栓治疗。

·**方案 1**：发病 4.5 h 内：给予阿替普酶 0.9 mg/kg（最大剂量为 90 mg）静滴，其中 10% 在最初 1 min 内静注，其余 90% 药物溶于 100 mL 生理盐水中，持续静滴 1 h。

·**方案 2**：没有条件使用阿替普酶，且发病在 6 h 内：给予尿激酶 100 万 ~150 万 IU，溶于生理盐水 100~200 mL 中，持续静滴 30 min。

（b）血管内介入治疗：包括动脉溶栓、机械取栓等。

（2）抗血小板。

·**方案 1**：阿司匹林：急性期 100~300 mg，口服，每日 1 次。

·**方案 2**：氯吡格雷：75 mg，口服，每日 1 次。

（3）其他改善脑血循环药物：丁苯酞，25 mg/100 mL，静脉输液，每日 2 次。

2. 神经保护

·**方案 1**：依达拉奉：30 mg 溶于 100 mL 生理盐水中静滴，每日 1 次。

·**方案 2**：奥拉西坦：3 g 溶于 100 mL 生理盐水中静滴，每日 1 次。

·**方案 3**：胞磷胆碱钠：0.2 g，口服，每日 3 次。

3. 控制脑水肿及占位效应

·**方案 1**：20% 甘露醇注射液：125~250 mL，静滴、每 6~12 h 1 次。

·**方案 2**：甘油果糖氯化钠注射液：250 mL，静滴、每 12 h 1 次。

【预防方案】

（1）房颤：华法林，目标 INR 2.0~3.0。利伐沙班，10~20 mg，口服，每日 1 次。达比加群酯，110~150 mg，口服，每日 2 次。不能耐受抗凝治疗者：阿司匹林，100 mg，口服，每日 1 次。

氯吡格雷，75 mg，口服，每日 1 次。口服 3 个月。

（2）MI 有左室附壁血栓：华法林，目标 INR 2.0~3.0，口服至少 3 个月。

（3）心肌病有左房或左室附壁血栓者，给予华法林，目标 INR 2.0~3.0，口服至少 3 个月。

（4）风湿性二尖瓣病变：给予华法林，目标 INR 2.0~3.0。

（5）感染性心内膜炎：早期应用特效抗生素药物。

（6）人工心脏瓣膜：机械瓣，给予华法林，目标时 INR 2.0~3.0。生物瓣，给予阿司匹林，75~100 mg，口服，每日 1 次。

（7）主动脉弓粥样硬化：阿司匹林，100 mg，口服，每日 1 次。氯吡格雷，75 mg，口服，每日 1 次。

（8）卵圆孔未闭：药物治疗使用阿司匹林，100 mg，口服，每日 1 次；氯吡格雷，75 mg，口服，每日 1 次。手术治疗采用经血管内封堵或手术关闭。

（9）心房黏液瘤：手术切除肿瘤。

【说　明】

（1）静脉溶栓需严格掌握适应证和禁忌证。

（2）对于静脉溶栓无效的大动脉栓塞患者，进行动脉溶栓或机械取栓是可行的。

（3）心源性脑卒中的二级预防需综合考虑患者的心脏原发疾病和耐受情况。

九、胆心综合征

胆心综合征是指由胆道系统疾病所引发的类似冠心病发作及 ECG 异常的一类临床症候群，可由急性胆囊炎、胆石症等引发。

【治疗方案】

首先应积极治疗原发病，只有胆道疾病治愈后才能缓解心脏症状。对胆石症反复频繁发作的病例，最好行胆囊切除术。

（1）先积极进行围术期心脏治疗，包括扩冠、营养心肌、纠正心律失常等，争取尽快改善症状及心功能，提高心脏对手术的耐受性。

（2）胆道急性感染的抗感染治疗。

· 方案 1：头孢哌酮舒巴坦，静滴，每日 2.0~8.0 g。

· 方案 2：头孢曲松，静滴，每日 1.0~4.0 g。

· 方案 3：氨曲南，静滴，每日 2.0~8.0 g。

· 方案 4：如无效，可改用碳青霉烯类药物，如美罗培南，静滴，每日 1.0~3.0 g；亚胺培南，静滴，每日 1.5~3.0 g。

（3）急性胆囊炎的外科治疗：轻度急性胆囊炎可采用腹腔镜胆囊切除术。中度急性胆囊炎可立即行腹腔镜胆囊切除术，如果患者局部炎症反应严重，应行经皮经肝胆囊穿刺置管引流术，待患者一般情况好转后行二期手术切除胆囊。重度急性胆囊炎行经皮经肝胆囊穿刺置管引流术，在抗生素药物治疗的同时延期手术切除胆囊。

（4）急性胆管炎的外科治疗首选内镜下的胆道引流术，包括内镜下乳头括约肌切开术、内镜下鼻胆管引流术及内镜下胆道支架植入术。其次可选择经皮经肝胆道引流术，尤其适用于肝门或肝门以上病变所致的胆道梗阻。如无法行内镜下胆道引流和经皮经肝胆道引流术，可考虑行开腹胆道引流术，先放置 T 管引流解除梗阻，待二期手术解决胆道梗阻的病因。

十、贫血性心脏病

贫血可导致病理性高动力循环状态，即休息状态下心排出量超过正常。严重贫血可导致心肌损害，结果是心脏做功增加，心肌逐渐肥厚、心脏扩大，收缩力减退而发生充血性心力衰竭，产生贫血性心脏病。

【治疗方案】

1. 一般治疗

包括体力和脑力的休息，心理的疏导和慰藉，镇静剂的合理应用，呼吸困难的氧气治疗，限制食盐摄取量（每日 1~2g），限制水量及液体量等。

2. 病因治疗

· **方案 1**：治疗缺铁性贫血，硫酸亚铁 0.3 g，口服，每日 1 次；或富马酸亚铁 0.2 g，口服，每日 1 次；或多糖铁复合物（力蜚能）0.15~0.3 g，口服，每日 1 次；或 5% 山梨醇铁注射液 1.5~2 mL，深部肌注，每日 1 次；或蔗糖铁 100 mg 加入生理盐水 150 mL，缓慢静滴，3 次 / 周。

· **方案 2**：治疗巨幼细胞性贫血，叶酸 5~10 mg，口服，每日 3 次；或亚叶酸钙注射液 5~10 mg，肌注，每日 1 次；维生素 B_{12} 100 μg，肌注，每日 1 次。

· **方案 3**：治疗肾性贫血、再生障碍性贫血、骨髓异常增殖综合征等，促红细胞生成素，开始 2000 U，皮下注射，每周 3 次。以后根据 Hb 升高情况进行调整。

· **方案 4**：治疗钩虫病，阿苯达唑 400 mg，口服，每日 1 次，连服 3 天；或左旋咪唑 300 mg，口服。每日 1 次，连服 3 天；或甲苯达唑 400 mg，口服，每日 1 次，连服 3 天。

3. 对症治疗

· **方案 1**：输血：悬浮红细胞、去白细胞红细胞或洗涤红细胞 1 U，静注，每分钟 10~15 滴，每 1~3 天 1 次，直至 Hb 上升至 70 g/L 以上。一般不输全血。

· **方案 2**：纠正心衰，参考相关章节。

【预防措施】

（1）早期确诊贫血的原因，积极针对病因进行治疗。

（2）对于严重贫血的老年、小儿、孕妇患者以及心、肺、肾功能障碍者，应限制输液量、输血量和速度。

十一、心肾综合征

心肾综合征（Cardiorenal Syndrome，CRS）是指心脏或肾脏中一个器官对另一个器官的功能损害不能进行代偿，形成恶性循环，最终导致心脏和肾脏的共同损害。

【治疗方案】

1. 心力衰竭治疗

参考相关章节。

2. 纠正贫血

重组人促红细胞生成素（erythropoietin，EPO）：6000 U，皮下注射，每周2次；或EPO：100 00 U，皮下注射，每周1次；或EPO：3000 U，皮下注射，每周2~3次；多糖铁复合物：150~300 mg，口服，每日1次。叶酸：5 mg，口服，每日2次。维生素 B_{12}：25 μg，口服，每日2次。

3. 他汀类药

阿托伐他汀钙：20 mg，口服，每日1次；瑞舒伐他汀钙：10 mg，口服，每日1次。

4. 连续肾脏替代疗法（Continuous Renal Replacement Therapy，CRRT）

对于终末期肾疾病最佳的治疗就是行CRRT治疗，急性肾损伤早期行CRRT治疗有助于清除体内有害物质，维持内环境稳定，避免心肾的进一步损伤，从而缓解心肾疾病的发展。

【说　明】

（1）大剂量强利尿剂的治疗可导致肾功能恶化。对于肾脏疾病患者，其治疗需保证肾灌注，所以在其二者之间找到平衡点可能是治疗的关键。

（2）ACEI的使用可以导致eGFR急性下降并使血肌酐上升，并且使用的同时要严密监测血钾变化。

（3）EPO：慢性心肾综合征患者常并发贫血，纠正贫血能够减少心血管事件的发生，靶目标应该控制在110~120 g/L。

十二、川崎病

川崎病（Kawasaki disease，KD），又称皮肤黏膜淋巴结综合征，是一种以全身血管炎变为主要病理特点的急性发热性出疹性小儿疾病。

【治疗方案】

（1）抗血小板治疗：阿司匹林：30~50 mg/（kg·d），分2~3次口服，退热48~72 h或病程14天后改为小剂量3~5 mg/（kg·d），每日1次，6~8周且冠状动脉恢复正常后停用。

（2）有流感症状或注射流感或水痘疫苗6周内，可改为双嘧达莫2~5 mg/（kg·d），分3次口服，疗程同阿司匹林。

（3）溶栓治疗：AMI发作12 h内，尽早溶栓治疗。尿激酶：单剂4400 U/kg，加入20 mL生理盐水，10 min以上。tPA：单剂1.25 mg/kg，静注。tPA出血发生率低，但6个月内有链球菌咽炎患儿谨防过敏，冠脉畅通率高于链激酶。

（4）丙种球蛋白：2 g/kg静脉1天内缓慢输入或1g/kg连续静脉滴注2天。宜于10天内应用，部分患儿效果不好，可重复使用 1~2 次，但有 1%~2% 的病例仍无效。应用丙种球蛋白后的患儿在 9 个月内不宜进行麻疹、风疹、腮腺炎等疫苗接种。

（5）糖皮质激素：因可促进血栓形成，易发生冠状动脉瘤和影响冠状动脉病变的修复，故不宜单独使用，丙种球蛋白治疗无效者可考虑使用，2 mg/（kg·d），应用 2~4 周。

十三、原发性肉碱缺乏症

原发性肉碱缺乏症（PCD），表现为血浆肉碱水平明显降低及组织细胞内肉碱缺乏，引起心脏、骨骼肌、肝脏等多系统损害。

【治疗方案】

1. 治疗原则

避免饥饿及长时间高强度运动。需终身应用肉碱替代治疗，维持血浆游离肉碱水平正常或接近正常。

2. 急症处理

·**方案 1：**出现急性能量代谢障碍危象，立即静注足量葡萄糖维持血糖水平＞5 mmol/L，左卡尼汀 100~400 mg/（kg·d），静脉或口服给药。

·**方案 2：**出现急性心衰时，静注左卡尼汀的同时，联合洋地黄、利尿剂等药物对症治疗，限制钠盐摄入。

·**方案 3：**有心律失常，同时给予抗心律失常药物治疗。

3. 长期治疗

（1）根据血浆游离肉碱和酰基肉碱水平、结合具体病情，个体化给予左卡尼汀，推荐维持剂量 100~200 mg/（kg·d），分 3~4 次服用，需终身补充。

（2）伴有乙酰肉碱降低，乙酰肉碱，50~100 mg/（kg·d）。

【说　明】

定期检测血游离肉碱及酰基肉碱水平，根据血游离肉碱及酰基肉碱水平变化调整左卡尼汀剂量。伴有心肌病患者，定期进行超声心动图和心电图检查，出现心肌损伤时，及时给予治疗。

十四、自发性冠状动脉夹层

自发性冠状动脉夹层（SCAD）即冠脉壁内血肿将心外膜冠状动脉壁的各层分开，伴或不伴内膜撕裂。

【诊断要点】

怀疑 SCAD 为病因的 AMI，应进行冠脉造影来确定诊断。血管内成像，特别是具有高轴向空间分辨率的光学相干断层成像（OCT）可以通过显示真腔和假腔、壁内血肿、夹层皮瓣、窗孔和连接真腔和假腔的入路撕裂来确诊。

【治疗方案】

80% 的患者可经药物治疗痊愈，对于临床稳定的患者，药物治疗优于立即血运重建。

（1）抗凝药：应在血管造影证实 SCAD 后停止抗凝治疗。

（2）抗血小板药物：在 SCAD 急性期可考虑双联抗血小板治疗，至少 2 周，再小剂量阿司匹林单药抗血小板 3~12 个月。MI 1 年后抗血小板治疗持续时间尚存在分歧，临床应用中应个体化处理。

（3）β 受体阻滞剂、ARB 和 ACEI 类药物：可参考 MI 和心力衰竭指南应用这 3 类药物。即使没有心功能不全，只要没有禁忌证，尽量使用 β 受体阻滞剂。

（4）他汀类药物：合并高脂血症患者可使用他汀类药物。

（5）抗心绞痛药物：胸痛患者应进行药物治疗并进一步进行心脏检查，药物可选择硝酸酯盐、钙通道阻滞剂或雷诺嗪。

【说　明】

（1）溶栓可能导致夹层和血肿的延展，不推荐溶栓。

（2）行 PCI 治疗效果不确定，且发生并发症风险更高，应尽可能保守治疗。少部分病例，PCI 特别必要时，介入医生要想方法避免并发症的发生。

（3）PCI 失败或极高危可考虑 CABG，但发生吻合口并发症概率高，很多患者不适合搭桥。

十五、冠状动脉扩张

冠状动脉扩张（CAE）指心外膜下冠状动脉的弥漫性扩张，超过邻近正常节段的 1.5 倍，超过 2 倍以上的局限性扩张一般被称作冠状动脉瘤。

【诊断要点】

诊断的金标准是冠状动脉造影。冠状动脉造影提示冠状动脉管腔的扩张程度达到 CAE 标准，不伴随川崎病、系统性血管炎、梅毒以及冠状动脉旋磨、支架植入等介入治疗并发症等情况。

【治疗方案】

目前尚无最佳或者公认的治疗方法。

1. 药物治疗

· **方案 1**：华法林，维持 INR 2.0~2.5，预防凝血和血栓形成。

· **方案 2**：阿司匹林，75~300 mg，口服，每日 1 次，预防血小板聚集。

· **方案 3**：同时合并冠脉痉挛者可以使用地尔硫䓬，剂量个体化。曲美他嗪，双嘧达莫可能有效。

· **方案 4**：ACEI 类药物、他汀类药物推荐使用。

· **方案 5**：对于感染或者结缔组织病所致 CAE，需要进行抗感染和免疫抑制治疗。

2. 介入治疗

（1）相关的 MI 通常直接冠状动脉介入治疗。

（2）在扩张的瘤体内植入覆膜支架，可使瘤体减小甚至消失，并可减少心血管事件。

（3）一些囊状 CAE 或 CAE 并发冠状动脉瘘，可采取弹簧圈封堵治疗。

3. 手术治疗

（1）左主干冠状动脉瘤，瘤体直径 > 10 mm 或者内径 > 3~4 倍起源血管的 CAE 首选外科手术。

（2）根据瘤体大小、侧支分布和狭窄程度，采用冠脉旁路手术同时结扎或切除血管瘤。

（3）对于并发危及生命的不良事件，如瘤体有破裂的危险、瘤体内巨大的血栓形成、合并冠状动脉瘘、合并严重的冠状动脉狭窄、瘤体巨大产生心脏压迫症状时，应考虑紧急外科手术处理。

【说　明】

避免应用硝酸酯类药物。

十六、特发性肺动脉高压

特发性肺动脉高压（IPAH）指无明确原因以肺动脉压力和肺血管阻力进行性升高为主要特征的恶性肺血管疾病，不伴任何可能导致该种情况的基础疾病，患者最终发展为右心功能衰竭，甚至死亡。

【诊断要点】

IPAH 必须符合肺动脉高压的血流动力学诊断标准，即在海平面状态下右心导管测量肺动脉平均压 ≥ 25mmHg，同时肺小动脉楔压 ≤ 15 mmHg 且肺血管阻力 > 3 Wood 单位。

【治疗方案】

主要针对肺小动脉（直径 70~500 μm）和肺毛细血管前动脉（20~70 μm）血管收缩、内膜损伤、内膜过度增生、血管壁纤维化、原位血栓形成及右心功能衰竭等方面，旨在抑制肺动脉收缩，降低肺动脉压力和肺血管阻力，改善右心功能，增加心排血量，改善症状及长期生存率。

2018 年，肺动脉高压指南提出了依据危险分层指导的治疗，其核心是早期联合治疗。

1. 一般治疗

严格避孕、肺血管专家指导下适度运动和康复训练、预防感染、心理社会支持、避免前往高海拔地区和高空飞行等。

2. 支持治疗

（1）抗凝治疗：对不合并抗凝禁忌证的 IPAH 患者建议抗凝治疗。

·**方案 1**：华法林，INR 控制在 1.5~2.0。

·**方案 2**：新型口服抗凝药达比加群酯 110~150 mg，口服，每日 2 次。

·**方案 3**：利伐沙班 10~20 mg，口服，每日 1 次。

（2）利尿剂：呋塞米，每日 20~80 mg，口服；螺内酯每日 20~40 mg，分 1~2 次口服。

（3）地高辛：0.125~0.25 mg，口服，每日 1 次。

（4）氧疗：血氧饱和度低者，可用家庭制氧机，每天低流量吸氧。

（5）多巴胺和多巴酚丁胺：出现右心功能衰竭时，可静脉应用多巴胺和多巴酚丁胺，5~20 μg/（kg·min）。

（6）左西孟旦：12 μg/kg 静注 10 min，继以 0.1 μg/（kg·min）。

（7）重组脑钠肽：1.5~2.0 μg/kg 静注，继以 0.01 μg/（kg·min）作为短期治疗（3~7 天）。

3. 靶向药物血管扩张治疗

根据危险分层和急性血管扩张试验制定治疗方案。

（1）急性血管反应试验阳性者：如果心率偏快，首选地尔硫草；心率偏慢，则首选硝苯地平或氨氯地平。应用从小剂量开始，逐渐递增剂量，争取数周内增加到最大耐受剂量，然后维持应用。

（2）血管反应试验阴性者，按照危险分层给以予靶向药物治疗。①少部分低危患者可给予内皮素受体拮抗剂如波生坦、安立生坦或马昔腾坦，或一氧化氮信号通路药物如西地那非、他达拉非治疗、利奥西胍。②大多数低危患者、所有中危和高危患者都需要给予内皮素受体拮抗剂、磷酸二酯酶 5 型抑制剂或前列环素及其类似物二联或三联治疗，最常用的联合方案是内皮素受体拮抗剂联合一氧化氮信号通路药物。③心功能Ⅳ级的高危患者联合治疗方案应包括长期静脉应用前列环素及其类似物。

2. 外科手术治疗

（1）经皮球囊房间隔造口术，作为肺移植治疗前的过渡治疗。

（2）肺移植和心肺联合移植，其 5 年生存率 40%~50%。

十七、马凡综合征

马凡综合征（MFS）是一种常染色体显性结缔组织遗传病。以骨骼、眼及心血管三大系统的缺陷为主要特征。因累及骨骼使手指细长，呈蜘蛛指（趾）样，又称蜘蛛指（趾）综合征。

【诊断要点】

根据临床表现骨骼、眼、心血管改变三主征和家族史即可诊断。临床上分为两型：三主征俱全者称完全型；仅二项者称不完全型。诊断此病的最简单手段是超声心动图，进一步确诊则需要通过 MRI。

【治疗方案】

MFS 患者的死亡 95% 源于心血管系统——主动脉夹层、破裂和心衰。

1. 一般治疗

（1）主动脉监测：诊断及诊断 6 个月后进行超声心动图检查，确定主动脉根部和升主动脉的直径及其增大的速率，此后监测的频率根据主动脉直径和增长的速率决定。

（2）限制剧烈活动：可以参加低至中等强度的休闲运动，建议避免接触性对抗运动和过度锻炼，尤其是避免需要进行 Valsalva 动作的等长运动。

2. 药物治疗

（1）β 受体阻滞剂：无禁忌证，推荐使用 β 受体阻滞剂治疗，降低主动脉扩大的速度。

（2）ACEI 或 ARB 在 β 受体阻滞剂治疗基础上，根据耐受程度加用 ACEI 或 ARB 减缓主动脉根部扩张速率。

3. 外科治疗

（1）主动脉直径 ≥ 50 mm 择期主动脉根部置换术，避免急性夹层或破裂。直径 < 50 mm 进行手术修复的适应证包括：快速增宽（> 5 mm/ 年），有在直径小于 50 mm 时发生主动脉夹层的家族史，或存在进行性主动脉瓣关闭不全。

（2）重度二尖瓣关闭不全，如伴有相关症状或伴有进行性左心室扩张或左心室收缩功能异常，推荐二尖瓣修补或置换。

（3）必要时手术摘除晶体。

（4）可通过支具治疗脊柱侧凸，弯曲超过 40° 考虑手术矫正。对于严重的胸畸形、复发性气胸以及关节松弛导致的关节病也需要手术。

十八、糖原累积病（Ⅱ型）

糖原累积病（Ⅱ型）是常染色体隐性遗传病。

【诊断要点】

糖原累积病（Ⅱ型）的诊断需要结合临床表现、实验室检查及基因检测综合判断。外周血白细胞或皮肤成纤维细胞培养有确诊意义。基因致病突变也有确诊意义。

【治疗方案】

1. 对症治疗

（1）心血管系统：早期表现为左室流出道梗阻，避免使用地高辛及其它增加心肌收缩力的药物、利尿剂及降低后负荷的药物如 ACE 抑制剂；后期出现左室功能不全时可适当选用。

（2）呼吸系统：积极预防和控制呼吸道感染，睡眠呼吸障碍持续正压通气、双相或双水平呼吸道正压通气治疗。严重呼吸功能衰竭，行侵入性机械通气治疗。

（3）营养支持：高蛋白、低糖类饮食，保证足够能量、维生素及微量元素。

（4）其他：运动和康复治疗。麻醉风险高，应尽量减少全身麻醉。

2. 酶替代治疗

α - 葡萄糖苷酶（rhGAA，20 mg/kg，每 2 周 1 次缓慢静滴）。

【说　明】

糖原累积病（Ⅱ型）为常染色体隐性遗传病。患者父母再次生育再发风险为 25%。应对所有患者及其家庭成员供必要的遗传咨询，对高风险胎儿进行产前诊断。

十九、遗传性低镁血症

遗传性低镁血症是一组罕见的表现为血镁降低，伴或不伴其他电解质代谢异常的基因缺陷性疾病。

【诊断要点】

遗传性低镁血症的临床诊断主要依靠家族史（常染色体隐性遗传或常染色体显性遗传）、临床表现和血尿生化检测，确诊需要基因检测。

【治疗方案】

不同类型的遗传性低镁血症目前暂无根治疗法，可根据不同的病因和临床表现，予以对症治疗，保持电解质平衡，以期达到缓解症状、高生活质量、避免严重并发症的目标。

1. 替代治疗

口服门冬氨酸钾镁、硫酸镁和氯化镁等药物补充镁，紧急或严重情况下可静注镁制剂，但需注意缓慢输注，且在此过程中监测血镁及膝腱反射。合并其他电解质紊乱，也需要同时处理。

2. 高尿钙的治疗

噻嗪类利尿剂可以减少尿钙排泄，补充枸橼酸盐可增加尿中枸橼酸量，有助于减少草酸钙结石形成的风险。

3. 其他对症支持治疗

对症处理惊厥发作、泌尿系结石及其继发泌尿系感染，出现慢性肾功能不全时需要予以延缓肾脏病进展和并发症的治疗，进展至终末期肾病阶段需要进行肾脏替代治疗。

4. 患者管理和宣教

强调个体化的疾病管理，加强患者及家庭对所患疾病的正确认识，重视患者及家庭成员的心理健康。

二十、长链 -3- 羟酰基辅酶 A 脱氢酶缺乏症

长链 -3- 羟酰基辅酶 A 脱氢酶缺乏症（Long Chain 3-Hydroxyacyl-CoA Dehydrogenase Deficiency，LCHADD）是一种脂肪氧化缺陷的线粒体疾病，是一种常染色体隐性遗传病。

【诊断要点】

特征性诊断依据是渐进发展且不可逆的视网膜病变和外周神经病变。串联质谱检查可发现豆蔻羟酰基肉碱（C14-OH）、棕榈羟酰基肉碱（C16-OH）、棕榈羟烯酰基肉碱（C16:1-OH）、油酸羟酰基肉碱（C18:OH）和油酸羟烯酰基肉碱（C18:1-OH）升高，其中 C18-OH、C18:1-OH、C16-OH 及 C16:1-OH 增高是诊断的重要指标。

【治疗方案】

1. 避免空腹

新生儿每 3 h 喂养 1 次；< 6 个月婴儿每 4 h 喂养 1 次；6~12 个月婴儿夜间每 6~8 h 喂

养 1 次；1~7 岁的儿童白天每 4 h 喂养 1 次，夜间每 10 h 喂养；成人每 8 h（每 4~12 h）进食。夜间或紧张活动时给予生玉米淀粉以加强对空腹的耐受。

2. 中链甘油三酯

由中链脂肪酸为主要成分构成的甘油三酯，可直接穿过线粒体膜，经过线粒体脂肪酸 β 氧化过程生成乙酰辅酶 A 及酮体为机体供能。

3. 左卡尼汀

补充肉碱以维持血中游离肉碱水平的稳定，缓解患者的心功能异常。有明显低肉碱血症时可应用肉碱。

二十一、努南综合征

努南综合征（Noonan syndrome）是一种常染色体显性遗传病。

【诊断要点】

1. 主要指标

（1）面容：典型面容前额饱满，后发际低，上睑下垂，眼距宽，内眦赘皮，双眼外角下斜，鼻短，鼻梁低，鼻尖饱满，唇厚，鼻唇沟深而宽直达上唇，双耳位低、后旋和耳廓厚。

（2）心血管：肺动脉瓣狭窄、HCM 和（或）典型心电图改变。

（3）身高：低于 3%。

（4）胸廓：鸡胸（漏斗胸）

（5）家族史：一级亲属患努南综合征。

（6）其他：智力落后、隐睾和淋巴管发育不良。

2. 次要指标

（1）面容：不典型特殊面容。

（2）心血管：心脏其他异常。

（3）身高：低于 10%。

（4）胸廓：盾状胸。

（5）家族史：一级亲属可以患努南综合征。

（6）其他：智力落后，隐睾，淋巴管发育不良。

3. 临床诊断

满足以下标准之一可以临床诊断，确诊有赖于基因分析。

（1）2 个主要指标。

（2）1 个主要指标加 2 个次要指标。

（3）4 个次要指标。

【治疗方案】

此病没有根治方法，建议定期随诊和对症治疗。

1. 随诊

常规体检和生长发育、语言、智力行为评估；定期心电图、心脏超声、肝脾和泌尿系统超声、凝血功能和听力检查等。

2. 对症治疗

智力发育落后，心脏和泌尿系统疾病，凝血功能障碍，听力和骨骼异常等，建议在专科医生指导下治疗，以改善生活质量。

3. 矮小治疗

生长激素治疗努南综合征的适应证包括身材明显矮小、GH-IGF-I 轴受损和有明确生长激素治疗效果的患者。美国建议剂量可达 0.066 mg/（kg·d）。目前，在国内生长激素尚无治疗的适应证。

4. 遗传咨询

努南综合征为常染色体显性遗传病，患者父 / 母如是患者，再次生育再发风险为 50%。对高风险胎儿进行产前诊断。

二十二、极长链酰基辅酶 A 脱氢酶缺乏症

极长链酰基辅酶 A 脱氢酶缺乏症（Very Long Chain Acyl-CoA Dehydrogenase Deficiency，VLCADD）是一种常染色体隐性遗传病。

【诊断要点】

该病临床表现无明显特异性，诊断主要依靠临床表现、生化检测和基因检测。

【治疗方案】

1. 避免空腹

新生儿期一般间隔 3h 喂养 1 次；< 6 个月婴儿间隔 4 h 喂养 1 次；6~12 个月婴儿夜间可间隔 6~8 h 喂养 1 次；l~7 岁的儿童白天间隔 4 h，夜间可延长至间隔 10h 喂养；而成年人一般间隔 8 h（4~12 h）进食。可在夜间或紧张活动时给予生玉米淀粉。

2. 合理饮食饮食结构

应以糖类为主，减少脂肪尤其是长链脂肪酸摄入，但必须保证必需脂肪酸的摄入，同时要供足够的蛋白质。

3. 左卡尼汀

一般给予 50~100 mg/（kg·d）。左卡尼汀配合饮食治疗可以明显缓解患者的心功能异常。

4. 其他治疗

对于反复低血糖发作的患者可以静注葡萄糖以纠正低血糖症状。过氧化物酶体增殖激活受体 α 的激活剂苯扎贝特，能减少具有毒性作用的长链酰基肉碱的生成。肌松剂丹曲洛林钠盐，对伴有肌痛性痉挛、肌强直、横纹肌溶解的成年患者具有良好的效果。

5. 遗传咨询

极长链酰基辅酶 A 脱氢酶缺乏症是一种常染色体隐性遗传病，患者父母再次生育再发风险为 25%。应对所有患者及其家庭成员供必要的遗传咨询，对高风险胎儿进行产前诊断。

二十三、威廉姆斯综合征

威廉姆斯综合征（Williams syndrome，WS），又称 Williams–Beuren 综合征（Williams–Beuren syndrome，WBS），是一种由于 7q11.23 区域 1.5–1.8 Mb 基因杂合微缺失所致的多系统异常综合征。

【诊断要点】

（1）临床诊断，如患者有典型面容、心脏改变（瓣上型主动脉狭窄、周围型肺动脉狭窄）时应注意威廉姆斯综合征的可能。

（2）美国儿科学会诊断评分法 ≥ 3 分，应高度怀疑威廉姆斯综合征，建议行基因诊断。

（3）基因诊断检出染色体 7q11.23 区域 1.5~1.8 Mb 杂合微缺失，可明确诊断为威廉姆斯综合征。

【治疗方案】

1. 心血管系统

手术治疗主动脉瓣狭窄、二尖瓣关闭不全或肾动脉狭窄等。控制高血压，目前研究表明 CCB 对威廉姆斯综合征高血压效果较好。

2. 精神、心理与发育

应通过早期干预、特殊教育来解决精神发育障碍问题，鼓励学习掌握日常的生活技能。通过心理评估，由精神科专业医师来指导个体治疗。

3. 高钙血症

增加液体摄入量；调整饮食结构，减少饮食摄入钙；避免食用含有维生素 D 制剂；可口服类固醇药物进行治疗。

4. 内分泌

甲状腺功能减退者口服甲状腺素治疗。青春期前可使用促性腺激素释放激素拮抗剂进行治疗。

5. 胃肠道

应根据不同的胃肠道问题，如胃食管反流、高钙血症、食管裂孔疝和（或）憩室炎、便秘等进行治疗。

6. 遗传咨询

父母携带 7q11.23 微缺失时，再次生育再发风险为 50%；应对所有患者及其家庭成员提供必要的遗传咨询，对高风险胎儿进行产前诊断。

（刘艳霞 邵智超 林建华）

第三章　呼吸内科疾病

第一节　病毒性肺炎

病毒性肺炎（Viral Pneumonia）是由病毒侵入呼吸道上皮及肺泡上皮细胞引起的肺间质及实质性炎症。近年来，新的变异病毒（如 SARS-CoV-2、SARS 冠状病毒、H5N1、H1N1、H7N9 病毒等）不断出现，产生暴发流行，死亡率较高，成为公共卫生防御的重要疾病之一。

常见病毒为甲、乙型流感病毒，腺病毒，副流感病毒，呼吸道合胞病毒和冠状病毒等。免疫抑制宿主为疱疹病毒和麻疹病毒的易感者；骨髓移植和器官移植受者易患疱疹病毒和巨细胞病毒性肺炎。

【诊断要点】

在病毒感染流行时期，出现下列情况之一，需要考虑是否为病毒性肺炎：①发热伴咳嗽和（或）咽痛等急性呼吸道症状。②发热伴原有慢性肺部疾病急性加重。③婴幼儿和儿童发热，未伴其他症状和体征。④老年人新发生呼吸道症状或原有呼吸道症状加重，伴或不伴发热。⑤重病患者出现发热或低体温。

具有临床表现，以下 1 种或 1 种以上的病原学检测结果呈阳性者，可以确诊为病毒性肺炎：①特定病毒核酸检测阳性（可采用逆转录 PCR 和实时荧光定量逆转录 PCR 法）。②特定病毒快速抗原检测阳性（可采用免疫荧光法和胶体金法），需结合流行病学史作综合判断；③特定病毒分离培养阳性。④急性期和恢复期双份血清的特定病毒特异性 IgG 抗体水平升高 4 倍或 4 倍以上。⑤肺部 X 线影像检查提示浸润影、斑片影、实变影等。

【治疗方案】

· **方案 1**：利巴韦林，具有广谱抗病毒活性，包括呼吸道合胞病毒、腺病毒、副流感病毒和流感病毒。每日 0.8~1.0 g，分 3~4 次服用；静滴或肌注，每日 10~15 mg/kg，分 2 次。

· **方案 2**：阿昔洛韦，具有广谱、强效和起效快的特点，用于疱疹病毒、水痘病毒感染，尤其对免疫缺陷或应用免疫抑制者应尽早应用。每次 5 mg/kg，静滴，每日 3 次，连续给药 7 天。

· **方案 3**：更昔洛韦，可抑制 DNA 合成，用于巨细胞病毒感染，7.5~15 mg/（kg·d），连用 10~15 天。

· **方案 4**：奥司他韦为神经氨酸酶抑制剂，对甲、乙型流感病毒均有很好作用，耐药发生率低，150 mg，分 2 次，连用 5 天。

· **方案 5**：阿糖腺苷具有广泛的抗病毒作用，多用于治疗免疫缺陷患者的疱疹病毒与水痘病毒感染，5~15 mg/（kg·d），静滴，每10~14天为1个疗程。

·方案6：金刚烷胺有阻止某些病毒进入人体细胞及退热作用，用于流感病毒等感染。成人每次100 mg，早晚各1次，连用3~5天。

·方案7：阿比多尔是一种抗病毒药物，主要适应证是A类、B类流感病毒引起的流行性感冒，通常剂量为0.2 g，每日3次，口服，共5日。

【说　明】

原则上不宜应用抗生素预防继发性细菌感染，一旦明确已合并细菌感染，应及时选用敏感的抗生素。糖皮质激素对病毒性肺炎疗效仍有争论，不同的病毒性肺炎对激素的反应可能存在差异，应谨慎酌情使用。

（史亮）

第二节　肺炎杆菌肺炎

克雷伯菌肺炎（Klebsiellar Pneumoniae Pneumonia）是肺炎克雷伯杆菌（Klebsiella Pneumoniae）引起的急性肺部炎症，也称为肺炎杆菌肺炎。肺炎克雷伯杆菌是革兰氏染色阴性杆菌肺炎最重要的致病菌，在社区获得性肺炎中占18%，在医院获得性肺炎中约占30%。社区获得性肺炎克雷伯杆菌肺炎一般在过度疲劳的中年人和酗酒的老年中多见；而医院获得性肺炎克雷伯杆菌肺炎患者则主要是成人，婴儿患者也较为常见。

【诊断要点】

根据症状、体征及胸部影像学检查常可明确肺炎的临床诊断，如出现典型的黏稠血性胶冻样痰及叶间裂膨胀下垂的影像改变，应怀疑肺炎克雷伯杆菌肺炎，进一步确诊需要病原学诊断。以下情况可明确肺炎克雷伯杆菌肺炎的病原学诊断：①除肺部外无其他原发病灶情况下，血培养为肺炎克雷伯杆菌。②胸腔积液培养或经保护性毛刷纤维支气管镜检查或经纤维支气管镜肺泡灌洗液培养为肺炎克雷伯杆菌。③合格痰标本提示下呼吸道分泌物培养显示优势菌为肺炎克雷伯杆菌。

【治疗方案】

包括抗生素治疗、支持治疗以及必要的外科治疗。本节仅阐述药物治疗。

抗生素治疗。明确为肺炎克雷伯杆菌感染并获得药物敏感结果后，应立即给予针对性抗生素治疗。

1. 非多重耐药菌感染

头孢菌素类药物和氨基糖苷类是治疗克雷伯菌肺炎的首选药物。如病情严重者建议合用一种头孢菌素类和一种氨基糖苷类药物，但应注意监测肾功能。待联合用药48~72 h后，如果病原菌药物敏感性稳定，且仍为非ESBL后可单用一种敏感的头孢菌素类抗生素。疗程为3周静脉用药。如疗效欠佳，则需要评估是否存在感染病灶引流差等非药物因素，如空洞形成、脓胸或脓肿，在可引流的情况下，抗生素应用疗程可适当延长至4~6周。

· **方案1**：头孢噻肟钠每 6~8 h 1~2 g，静滴。

· **方案2**：头孢曲松 1~2 g，每日 1 次，静滴。

· **方案3**：病情严重者可联合氨基糖苷类抗生素，如庆大霉素、依替米星或异帕米星等。

2. 产 ESBLs 肺炎克雷伯杆菌

（1）轻中度感染：头霉素类（头孢西丁、头孢美唑、头孢米诺）、氧头孢烯类（拉氧头孢、氟氧头孢）、β-内酰胺酶抑制剂合剂（哌拉西林/他唑巴坦、头孢哌酮/舒巴坦）。

· **方案1**：哌拉西林/他唑巴坦，4.5 g，每 8 h 1 次，静滴。

· **方案2**：头孢哌酮/舒巴坦，3.0 g，每 8~12 h 1 次，静滴。

· **方案3**：头孢美唑 0.5~1 g，每日 2 次，静滴。

（2）中重度感染：碳青霉烯类（亚胺培南、美罗培南、比阿培南）。或联合治疗方案：碳青霉烯类+喹诺酮类或氨基糖苷类，β-内酰胺酶抑制剂合剂+喹诺酮类或氨基糖苷类。

· **方案1**：亚胺培南-西司他丁 0.5~1.0 g，每 6~8 h 1 次，静滴。

· **方案2**：美罗培南 0.5~1.0 g，每 6~8 h 1 次，静滴。

· **方案3**：比阿培南 0.3 g，每 8~12 h 1 次，静滴。

· **方案4**：碳青霉烯类+左氧氟沙星，0.5~0.75 g，每日 1 次，静滴。

· **方案5**：哌拉西林/他唑巴坦或头孢哌酮/舒巴坦+左氧氟沙星，0.5~0.75 g，每日 1 次，静滴。

说明：产 ESBLs 肺炎克雷伯杆菌肺炎大多数仅需单药治疗，仅少数严重感染需要联合治疗。

3. 产碳青霉烯酶肺炎克雷伯杆菌（CRKP）

耐碳青霉烯肺炎克雷伯杆菌肺炎的治疗应以早期、足量、联合为抗感染治疗原则。我国流行的碳青霉烯酶主要是 KPC 酶。

主要治疗药物为：多黏菌素类（包括硫酸多黏菌素 B、硫酸多黏菌素 E 及多黏菌素 E 甲磺酸钠）、替加环素、头孢他啶/阿维巴坦；联合治疗药物包括：磷霉素、氨基糖苷类（阿米卡星、异帕米星）、碳青霉烯类（亚胺培南、美罗培南、比阿培南）。

当碳青霉烯类 MIC 为 4~16 μg/mL 时，需与其他药物联合使用，并增加碳青霉烯类药物的给药次数或剂量，延长滴注时间。

当碳青霉烯类 MIC > 16 μg/mL 时，应避免使用碳青霉烯类抗生素。

对于多黏菌素抗生素来说，当其 MIC ≤ 2 μg/mL 时可使用，并建议同时辅助吸入多黏菌素 E。当多黏菌素类抗生素 MIC > 2 μg/mL 时，建议联合使用敏感药物，如磷霉素、替加环素。当多黏菌素 MIC > 8 μg/mL 时，因缺乏证据，此时需慎用多黏菌素。

目前针对耐碳青霉烯类肺炎克雷伯杆菌肺炎的联合抗生素治疗推荐以下方案：

· **方案1**：含碳青霉烯类方案：①碳青霉烯类+多黏菌素或替加环素。②碳青霉烯类+头孢他啶/阿维巴坦。③碳青霉烯类+多黏菌素+替加环素。

· **方案2**：不含碳青霉烯类方案：①替加环素+氨基糖苷类或磷霉素。②多黏菌素+替加环素或磷霉素。③氨基糖苷类 + 磷霉素或氨曲南。

（史亮）

第三节 肺炎链球菌肺炎

肺炎链球菌肺炎（Pneumococcal Pneumonia）是由肺炎链球菌（Sreptococcus Pneumoniae，SP）或称肺炎球菌（Pneumococcal Pneumoniae）所引起的肺炎，约占 CAP 的半数。

【诊断要点】

（1）通常急骤起病，以高热、寒战、咳嗽、血痰及胸痛为特征。

（2）胸部影像学检查呈肺段或肺叶急性炎症实变。

（3）年老体衰、继发于其他疾病或灶性肺炎表现者，临床常不典型，需认真加以鉴别。

（4）病原菌检测是确诊本病的主要依据。

【治疗方案】

（一）抗菌药物治疗

1. 青霉素 MIC < 2 mg/L 者

- **方案 1**：青霉素 G 160 万 ~240 万 U，静滴，每 4~6 h 1 次。
- **方案 2**：氨苄西林每日 4~8 g，静滴，分 2~4 次。
- **方案 3**：氨苄西林 / 舒巴坦 1.5~3 g，静滴，每 6 h 1 次。
- **方案 4**：阿莫西林 / 克拉维酸 1.2 g，静滴，每 8~12 h 1 次。
- **方案 5**：头孢唑林 0.5~1 g，静滴，每 6~8 h 1 次。
- **方案 6**：头孢拉定 0.5~1 g，静滴，每 6 h 1 次。
- **方案 7**：头孢呋辛 0.75~1.5 g，静滴，每 8 h 1 次。
- **方案 8**：拉氧头孢 1~2 g，静滴，每 8 h 1 次。
- **方案 9**：头孢曲松 1~2 g，静滴，每日 1 次。
- **方案 10**：莫西沙星 0.4 g，每日 1 次，静滴或口服。
- **方案 11**：左氧氟沙星 0.5~0.75 g，每日 1 次，静滴或口服。
- **方案 12**：多西环素 200 mg，静滴（D1），之后 100~200 mg，每日 1 次，静滴。

说明：多西环素一般用于 β 内酰胺类抗菌药物过敏者的替代治疗。

2. 青霉素 MIC ≥ 2 mg/L 者

- **方案 1**：头孢噻肟 1~2 g，每 6~8 h 1 次，静滴。
- **方案 2**：头孢曲松 1~2 g，每日 1 次，静滴。
- **方案 3**：左氧氟沙星 0.5~0.75 g，每日 1 次，静滴或口服。
- **方案 4**：莫西沙星 0.4 g，每日 1 次，静滴或口服。
- **方案 5**：大剂量氨苄西林（2 g 静滴，每 6 h 1 次）。
- **方案 6**：万古霉素 1 g，每 12 h 1 次，静滴（60 分钟以上）。

· **方案7**：利奈唑胺 600 mg，每 12 h 1 次，静滴或口服。

说明：方案 5~7 为次选方案。

（二）支持疗法

患者应卧床休息，补充足够的强白质、热量及维生素。密切监测病情变化，防止休克；剧烈胸痛者，可应用少量镇痛药。不用阿司匹林或其他解热药，以免过度出汗、脱水及干扰真实热型，导致临床判断错误。鼓励饮水每日 1~2 L，失水者可输液。中等或重症患者（PO2 < 60 mmHg 或有发绀）应给氧，若有明显麻痹性肠梗阻或胃扩张，应暂时禁食、禁饮和胃肠减压，直至肠蠕动恢复。

（三）并发症的处理

经抗生素药物治疗后，高热常在 24 h 内消退，或数日内逐渐下降。若体温降而复升或 3 天后仍不降者，应考虑 SP 的肺外感染，如脓胸、心包炎或关节炎等；若持续发热应寻找其他原因，10%~20% SP 肺炎伴发胸腔积液，应酌情取胸液检查及培养以确定其性质，若治疗不当，5% 并发脓胸，应积极引流脓胸。

（史亮）

第四节　肺念珠菌病

肺念珠菌病是由念珠菌引起的急性、亚急性或慢性呼吸道感染。致病菌包括白色念珠菌（C.Albicalls）、热带念珠菌（C.Tropicalis）、克柔念珠菌（C.Krusei）。

【诊断要点】

（1）具有发病危险因素及相应的临床表现、合格痰或下呼吸道分泌物多次（2 次）分离到同一种念珠菌，且镜检同时见到多量假菌丝和孢子作为临床诊断标准是可以接受的，如果 G 试验阳性则更加支持诊断。

（2）临床分型：①支气管炎型。②支气管 – 肺炎型。③肺炎型。

（3）按感染途径，肺念珠菌病又分为：原发性念珠菌肺炎及继发性念珠菌肺炎。原发性念珠菌肺炎指发生并局限于肺部的侵袭性念珠菌感染，较少见。继发性念珠菌肺炎指念珠菌血源性播散引起的肺部病变，为肺念珠菌病的主要感染途径。

【治疗方案】

（1）轻症：消除诱发因素（如长期大量广谱抗生素、糖皮质激素、免疫抑制药的应用和体内放置导管等），治疗基础疾病，增强患者免疫力，可自然好转。

（2）重症：病情较重伴高热或肺部病变广泛者，需要抗真菌治疗。

· **方案1**：氟康唑 400 mg，每日 1 次，静滴；症状改善后可改为每日 200 mg。

· **方案2**：伊曲康唑 200 mg，每日 2 次（D1、D2），D3 开始改为 200 mg 每日 1 次，静滴，疗程持续至症状消失；或合格痰标本真菌培养连续 2 次阴性。

· **方案3**：伏立康唑 400 mg，每 12 h 1 次静滴（D1），D2 开始 200 mg 每 12 h 1 次静滴。

· **方案 4**：卡泊芬净 70 mg，静滴（首剂），之后 50 mg 每日 1 次静滴。

· **方案 5**：两性霉素 B，成人常用量开始静滴时可先试从 1~5 mg 或按体重每次 0.02~0.1 mg/kg 给药，以后根据患者耐受情况每日或隔日增加 5 mg，当增加至每次 0.5~0.7 mg/kg 时即可暂停增加剂量。最高单次剂量按体重不超过 1 mg/kg，每日或隔 1~2 日给药一次，总累积量 1.5~3.0 g，疗程 1~3 月，也可长至 6 个月。两性霉素 B 的全身副作用较大，注意监测肾功能、离子等。为减轻全身副作用可以辅以雾化治疗，两性霉素 B 5~10 mg，配成 0.2~0.3 mg/mL 溶液，雾化吸入每日 2 次。

【说　明】

肺念珠菌病的治疗疗程相对较长，一般治疗至症状消失；或合格痰标本真菌培养连续 2 次阴性。克柔念珠菌对氟康唑天然耐药，治疗宜选棘白菌素类或两性霉素 B。

（史亮）

第五节　肺曲霉病

肺曲霉病是由曲霉属真菌感染或吸入曲霉属抗原所引起的一组急、慢性肺部疾病，包括变态反应性支气管肺曲霉病（ABPA）、寄生性曲霉病以及侵袭性肺曲霉病（Invasive Pulmonary Aspergillosis，IPA）。引起肺曲霉病的病原菌最常见的是烟曲霉，也有少部分为黄曲霉。曲霉是条件致病菌，宿主免疫功能低下或损伤时常易受感染。

一、变态反应性支气管肺曲霉病（ABPA）

【诊断要点】

1.ABPA 诊断标准

见表 3-5-1。

表 3-5-1　ABPA 诊断标准

诊断标准（须具备第 1 项、第 2 项和第 3 项中的至少 2 项）
1. 相关疾病 （1）哮喘 （2）其他：支气管扩张症、慢阻肺、肺囊性纤维化等 2. 必需条件 （1）烟曲霉特异性 IgE 水平升高，或烟曲霉皮试速发反应阳性 （2）血清总 IgE 水平升高（> 1000 U/mL） 3. 其他条件 （1）血嗜酸粒细胞计数 > 0.5×10^9 个 /L （2）影像学与 ABPA 一致的肺部阴影 （3）血清烟曲霉特异性 IgG 抗体或沉淀素阳性

2.疾病分型

肺部 HRCT 显示中心性支气管扩张或支气管黏液栓，则为支气管扩张型 ABPA（ABPA-

CB）；如果无支气管扩张，则为血清型 ABPA（ABPA-S）。

3. 疾病分期

根据临床表现、血清学及影像学检查，可分为 I~V 期。I 期为新发的、活动性 ABPA；Ⅱ期为临床和血清学缓解期；Ⅲ期为复发性活动性 ABPA；Ⅳ期为慢性激素依赖性哮喘；Ⅴ期为进行性炎症和气道扩张引起的纤维 - 空洞病变，可进展至呼吸衰竭和死亡。

【治疗方案】

1. 避免接触变应原

尽量避免接触曲霉等变应原，脱离过敏环境。

2. 激素

口服激素是治疗 ABPA 的基础，吸入激素不作为 ABPA 的首选治疗方案。对于全身激素减量至每日 10mg（以泼尼松为参照）的患者，联合应用吸入激素控制哮喘症状，有助于减少全身激素剂量。

I 期和Ⅲ期患者激素用法：泼尼松起始剂量 0.5 mg/kg，每日 1 次，维持 2 周；然后 0.25 mg/kg，每日 1 次，维持 4~6 周。然后根据病情酌情减量，建议每 2 周减少 5~10 mg 剂量，可采用隔日给药方法。总疗程一般在 6 个月以上。

Ⅳ期患者激素用法：一般需要长期口服小剂量激素维持治疗。

3. 抗真菌治疗

可通过减少真菌定植、减轻炎症反应等改善治疗效果。适应证为：激素依赖者、激素治疗后复发者。

·方案 1：伊曲康唑 200 mg，每日 1 次口服，疗程 4~6 个月。如需延长疗程，建议 200 mg 每日 1 次，继续应用 4~6 个月。

·方案 2：对于伊曲康唑治疗无效者，建议改用伏立康唑。具体方案：体重 ≥ 40 kg 者，200 mg 每 12 h 1 次，口服；体重 < 40 kg 者，100 mg 每 12 h 1 次，口服。疗程与伊曲康唑相同。

二、寄生型曲霉病

为曲霉侵入肺部空洞病灶、支气管囊样扩张处，菌丝繁殖成团，形成影像学特征性曲霉球。

【诊断要点】

根据临床表现、痰培养结果以及特征性的肺部影像学检查结果可以做出诊断，需要与结核球、良性肿瘤以及肺脓肿等疾病相鉴别。

【治疗方案】

抗真菌治疗一般无效，建议手术治疗，一般行肺叶切除或全肺切除术。手术指征为：①单纯型曲霉球。②复杂型曲霉球，而原发病需要外科治疗者。③诊断存在疑问，不能排除肺化脓性疾病或肺部肿瘤者。④肺曲霉球伴陈旧性结核空洞引起反复大咯血者，清除病灶后建议加用抗真菌药物治疗。

三、侵袭性肺曲霉病（IPA）

【诊断要点】

IPA 的临床表现并无特征性，诊断标准包括宿主因素、临床标准、微生物标准及组织病理学。诊断分 3 个级别：确诊、临床诊断及拟诊。

【治疗方案】

对于病情严重的侵袭性肺曲霉病，特别是急性侵袭性肺曲霉病，一旦怀疑即应开始积极抗真菌治疗，包括对拟诊患者的经验性治疗和临床诊断患者的早期积极治疗（先发治疗），确诊的患者进行靶向治疗。

· **方案 1：** 伏立康唑（Voriconazole）：D1 负荷剂量 6 mg/kg，每 12 h 1 次，静滴；维持剂量 4 mg/kg，每 12 h 1 次静滴。治疗不耐受者将维持剂量降至 3 mg/kg，每 12 h 1 次。

· **方案 2：** 两性霉 B 脂质体（L–AmB）：3~5 mg/kg，缓慢滴注。

· **方案 3：** 卡泊芬净：70 mg（D1），之后 50 mg，每日 1 次，静滴。

· **方案 4：** 米卡芬净：150 mg，每日 1 次，静滴。

说明：对于危及生命或标准治疗失败的侵装性曲霉病应采用联合治疗，包括具有抗曲霉活性的三唑类药物 + 棘白菌素类药物，两性霉素 B 脂质制体 + 棘白菌素类药物，两性霉素 B 脂质制体 + 具有抗曲霉活性的三唑类药物。

（史亮）

第六节　肺性脑病

肺性脑病又称肺心脑综合征，是慢性支气管炎并发肺气肿、肺源性心脏病及肺功能衰竭引起的脑组织损害及脑循环障碍。

【诊断要点】

①主要依据有慢性肺部疾病伴肺功能衰竭。②临床表现有意识障碍、神经、精神症状和定位神经体征。③血气分析有肺功能不全及高碳酸血症之表现。④排除了其他原因引起的神经、精神障碍而诊断。

【治疗方案】

（1）首先应对各种慢性呼吸道疾病进行治疗。

（2）控制呼吸道感染，合理应用抗生素。

（3）改善呼吸功能、缺氧及二氧化碳潴留状况。

（4）纠正酸碱平衡障碍。

（5）对神经、精神障碍做对症处理。

（史亮）

第七节　放射性肺炎

放射性肺炎是由于肺癌、乳腺癌、食管癌、恶性淋巴瘤或胸部其他恶性肿瘤经大剂量、大面积放射治疗后，在放射野内的正常肺组织受到损伤而引起的非化脓性炎症反应，是治疗原有疾病时难以避免的并发症。

【诊断要点】

（1）轻者无症状。多于放射治疗后 2~3 周出现刺激性干咳，伴气急、心悸和胸痛。不发热或低热，偶有高热。

（2）急性期胸部影像学改变一般在 3~6 个月出现，最早可于 2~4 周内出现。表现为放射肺野内出现弥漫性片状磨玻璃阴影，其间可见网状影。

（3）肺功能检查显示限制性通气障碍，肺顺应性降低，弥散功能降低。

【治疗方案】

主要为对症治疗，一般对抗生素治疗无效。当肺部继发染时方可给予抗生素。早期应用糖皮质激素有效。一般用泼尼松每日 40~60 mg，口服 2~4 周，用 3~12 周逐渐减量至停药。予氧气吸入可以改善低氧血症。

（马德宾）

第八节　肺脓肿

肺脓肿由于多种病原菌引起的肺部化脓性感染，早期为肺组织的感染性炎症，继而坏死、液化，外周有少量组织包围而形成脓肿。多发于壮年男性患者及体弱有基础疾病的老年人。

【诊断要点】

（1）急性肺脓肿表现为急性发病、高热、畏寒、咳嗽、胸痛、咳大量脓性痰或脓臭痰。慢性肺脓肿可有杵状指（趾）。

（2）胸部影像学早期可见大片浓密炎性浸润影，脓肿形成后可见空洞及液平。

【治疗方案】

・**方案 1**：抗生素药物治疗：肺脓肿的抗菌素疗法几乎都是经验性治疗。可选药物包括 β-内酰胺类 / β-内酰胺酶抑制剂合剂（如氨苄西林-舒巴坦 3 g，每 6 h 1 次，静滴），或者碳氢酶烯类抗菌素（如亚胺培南 500 mg，每 8 h 1 次，静滴；美罗培南 1 g，每 8 h 1 次，静滴）。

・**方案 2**：体位引流：有利于排痰，促进愈合，但对大量脓痰，体质虚弱的患者应做监护，防止大量脓痰涌出时因无力咳出而窒息。

・**方案 3**：纤维支气管镜吸引痰液：如体位引流痰液仍不能排出，可经纤维支气管镜吸痰，减轻阻塞，利于痰液排出，也可局部注入抗菌素。

・**方案 4**：肺脓肿伴发脓胸：除全身应用抗菌药物外，应做局部胸腔抽脓或切开引流排脓，脓腔内可注入抗生素，厚稠脓液不易排出时，可做肋间引流排脓。

·**方案5**：外科手术切除：经内科积极治疗在3~6个月无明显吸收，表现为厚壁空洞的慢性纤维组织增生，可行手术治疗。但值得注意的是，强效抗生素的使用，3~6个月的界限并非绝对，少部分患者仍可经内科保守治疗治愈，故对该部分患者仍应坚持长期的内科治疗。若慢性肺脓肿，或有致命性大咯血，或不能排除肿瘤或异物堵塞气道所致感染引起的肺脓肿，或癌性空洞，均应列入手术治疗的适应证。

（马德宾）

第九节　肺隐球菌病

肺隐球菌病是由新型隐球菌引起，主要经呼吸道吸入而致病，局限在肺内，常自愈。当抵抗力下降时可经血行播散至全身，多侵犯中枢神经系统。

【诊断要点】

多数患者无症状，少数有低热、微咳或呈急性肺炎表现。胸部影像学表现为两中、下肺野结节状病灶，也可呈片状阴影，侵犯中枢可出现脑膜脑炎表现。本病起病隐袭，极易误诊。痰或脑脊液涂片、培养及肺组织活检找到隐球菌可确诊，间接免疫荧光法对无症状者有诊断价值。

【治疗方案】

·**方案1**：氟康唑，每日400 mg[6 mg/（kg·d）]，静滴，稳定后可序贯口服，持续6~12个月。

·**方案2**：伊曲康唑（负荷量为200 mg口服，每日3次，连用3天，之后为200 mg口服，每日2次）。

·**方案3**：伏立康唑（负荷量为6 mg/kg，静脉给药，每日2次，或者400 mg，口服，每日2次，仅用1日，之后为200 mg口服，每日2次）。

·**方案4**：泊沙康唑（负荷量为300 mg口服，每日2次，仅用1日，之后为300 mg口服，每日1次）。

·**方案5**：艾沙康唑（200 mg，每日3次，连用2天，之后为200 mg口服，每日1次）。

（马德宾）

第十节　肺栓塞

肺栓塞是来自全身静脉系统或右心的内源性或外源性栓子阻塞肺动脉或其分支引起肺循环和呼吸功能障碍的临床和病理生理综合征。PE的栓子包括血栓、脂肪、羊水、空气、瘤栓和感染性栓子等，其中99%的PE栓子是血栓，故也称为肺血栓栓塞。

【诊断要点】

急性 PTE 的临床表现缺乏特异性，容易被漏诊和误诊，需对其可能性进行临床评估，包括危险因素、临床症状以及体征。随后行辅助检查，其目的并非单独用于诊断，而是有助于增加临床诊断的正确性。目前急性 PTE 的诊断与处理主要基于疑诊、确诊、求因、危险分层的策略。

1. 疑诊

（1）推荐基于临床经验或应用临床可能性评分（简化的 Wells 评分、修订的 Geneva 评分量表，表 3-10-1），对急性 PTE 进行疑诊的临床评估。

表 3-10-1 常用评分标准

简化的 Wells 评分	计分	修订的 Geneva 评分	计分
FTE 或 DVT 病史	1	PTE 或 DVT 病史	1
4 周内制动或手术	1	1 月内手术或骨折	1
活动性肿瘤	1	活动性肿瘤	1
心率（次 /min）		心率（次 /min）	
≥ 100	1	75~94	1
		≥ 95	2
咯血	1	咯血	1
DVT 症状或体征	1	单侧下肢疼痛	1
其他鉴别诊断的可能性低于 PTE	1	单侧深静脉触痛及单侧下肢水肿	1
		年龄 ≥ 65 岁	1
临床可能性		临床可能性	
低度可能	0~1	低度可能	0~2
高度可能	≥ 2	高度可能	≥ 3

（2）推荐临床评估联合 D- 二聚体检测进一步筛查急性 PTE。

（3）临床评估低度可能的患者，如 D- 二聚体检测阴性，可基本除外急性 PTE，如 D- 二聚体检测阳性，建议行确诊检查。

（4）临床评估高度可能的患者，建议直接行确诊检查。

2. 确诊

（1）疑诊 PTE 的患者，推荐根据是否合并血流动力学障碍采取不同的诊断策略。

（2）血流动力学不稳定的 PTE 疑诊患者：如条件允许，建议完善 CTPA 检查以明确诊断或排除 PTE。如无条件或不适合行 CTPA 检查，建议行床旁超声心动图检查，如发现右心室负荷增加和（或）发现肺动脉或右心腔内血栓证据，在排除其他疾病可能性后，建议按照 PTE 进行治疗；建议行肢体深静脉超声（CUS），如发现 DVT 的证据，则 VTE 诊断成立，并可启动治疗；在临床情况稳定后行相关检查明确诊断。

（3）血流动力学稳定的 PTE 疑诊患者：推荐将 CTPA 作为首选的确诊检查手段；如果

存在 CTPA 检查相对禁忌证（如造影剂过敏、肾功能不全、妊娠等），建议选择其他影像学确诊检查，包括 V/Q 显像、MRPA。

3. 求因

（1）急性 PTE 患者，推荐积极寻找相关的危险因素，尤其是某些可逆的危险因素（如手术、创伤、骨折、急性内科疾病等）。

（2）不存在可逆诱发因素的患者，注意探寻潜在疾病，如恶性肿瘤、抗磷脂综合征、炎性肠病、肾病综合征等。

（3）年龄相对较轻（如年龄＜50 岁）且无可逆诱发因素的急性 PTE 患者，建议行易栓症筛查。

（4）家族性 VTE，且没有确切可逆诱发因素的急性 PTE 患者，建议进行易栓症筛查。

4. 危险分层

（1）建议对确诊的急性 PTE 患者进行危险分层以指导治疗。首先根据血流动力学状态区分其危险程度，血流动力学不稳定者定义为高危，血流动力学稳定者定义为非高危。

（2）血流动力学稳定的急性 PTE，建议根据是否存在右心室增大（RVD）和（或）心脏生物学标志物升高将其区分为中危和低危。

【治疗方案】

·**方案 1**：一般处理。①重症监护，监测呼吸、心率、血压、静脉压、心电图及血气的变化。②防止栓子再次脱落，绝对卧床，保持排便通畅，避免用力。③适当使用镇静药物缓解焦虑和惊恐症状。④胸痛者予以止痛。⑤呼吸循环支持治疗。

·**方案 2**：溶栓治疗。溶栓治疗可迅速溶解部分或全部血栓，恢复肺组织再灌注，减小肺动脉阻力，降低肺动脉压，改善右心室功能，减少严重 VTE 患者病死率和复发率。溶栓的时间窗一般定为 14 天以内，但鉴于可能存在血栓的动态形成过程，对溶栓的时间窗不做严格规定。

溶栓治疗的禁忌证分为绝对禁忌证和相对禁忌证，见表 3-10-2。对于致命性高危 PTE，绝对禁忌证亦应被视为相对禁忌证。

表 3-10-2　溶栓的绝对禁忌证和相对禁忌证

绝对禁忌证	相对禁忌证
结构性颅内疾病	收缩压＞180 mmHg
出血性脑卒中病史	舒张压＞110 mmHg
3 个月内缺血性脑卒中	近期非颅内出血
活动性出血	近期侵入性操作
近期脑或脊髓手术	近期手术
近期头部骨折性外伤或头部损伤	3 个月以上缺血性脑卒中
出血倾向（自发性出血）	口服抗凝治疗（如华法林）
	创伤性心肺复苏

绝对禁忌证	相对禁忌证
	心包炎或心包积液
	糖尿病视网膜病变
	妊娠
	年龄 > 75 岁

常用的溶栓药物有尿激酶、链激酶和 rt–PA。三者溶栓效果相仿,临床上可根据条件选用,具体用法见表 3-10-3。Rt–PA 可能对血栓有更快的溶解作用,低剂量溶栓(50 mg rt–PA)与 FDA 推荐剂量(100 mg rt–PA)相比疗效相似,但安全性更好。

表 3–10–3　溶栓药物使用方法

药物	方案
链激酶	(1)负荷量 25 万 U,静注 30 min,继以 10 万 U / h 持续静滴 12~24 h;(2)快速给药:150 万 u 持续静滴 2 h
尿激酶	(1)负荷量 4400 Ukg,静注 10 min,继以 2200 U/(kg·h)。持续静滴 12 h;(2)快速给药:2 万 U / kg 持续静滴 2 h
rt–PA	50 mg 持续静滴 2 h

溶栓治疗结束后,应每 2~4 h 测定 1 次 APTT,当其水平 < 正常值上限的 2 倍,即应重新开始规范的抗凝治疗。考虑到溶栓相关的出血风险,溶栓治疗结束后,可先应用普通肝素抗凝,然后再切换到 LMWH、磺达肝葵钠或利伐沙班等,更为安全。

·**方案 3**:抗凝治疗。

1. 非口服抗凝药

(1)普通肝素(UFH)应用于肾功能不全患者(因普通肝素经网状内皮系统清除,不经肾脏代谢)和高出血风险患者(因普通肝素抗凝作用可迅速被中和),而对其他急性肺栓塞患者,低分子肝素可替代普通肝素。常用的普通肝素给药方法是静滴,首剂负荷量为 80 U/kg,继之以 18 U/(kg·h)维持。用普通肝素治疗需要监测激活的部分凝血活酶时间(APTT),APTT 至少要大于对照值的 1.5 倍(通常是 1.5~2.0 倍)。临床上可根据 APTT 的值调整肝素的使用量。

(2)LMWH:LMWH 必须根据体质量给药。不同种类的 LMWH 的剂量不同,每日 1~2 次,皮下注射。大多数病例按体质量给药是有效的(表 3-10-4),但对过度肥胖者或孕妇宜监测血浆抗 Xa 因子活性并据之调整剂量。抗 Xa 因子活性在注射 LMWH 后 4 h 达高峰,在下次注射之前降至最低。每日 2 次应用的控制目标范围为 0.6~1.0 U/mL。应用 LMWH 的疗程 > 7 天时,应注意监测血小板计数。LMWH 由肾脏清除,对肾功能不全者慎用。若应用则需减量并监测血浆抗 Xa 因子活性。对严重肾功能衰竭者(肌酐清除率 < 30 mL/min),建议应用静脉 UFH。对于大剂量应用 UFH 但 APTT 仍不能达标者,推荐测定抗 Xa 因子水平以指

导剂量调整。

表 3-10-4 常用 LWMH 和磺达肝癸钠的使用

药品	使用方法	注意事项
依诺肝素	100 U/kg，每 12 h 1 次或 1mg/kg，每 12 h 1 次	单日总剂量不＞ 180 mg
那屈肝素	86 U/kg，每 12 h 1 次或 0.1 mL/10kg，每 12 h 1 次	单日总剂量不＞ 171 00U
达肝素	100 U/kg，每 12 h 1 次，或 200 U/kg，每日 1 次	单日总剂量不＞ 180 00U
磺达肝癸钠	（1）5 mg，每日 1 次（体质量＜ 50 kg） （2）7.5 mg，每日 1 次（体质量 50~100 kg） （3）10 mg，每日 1 次（体质量＞ 100 kg）	

（3）磺达肝癸钠：为选择性 Xa 因子抑制剂，通过与抗凝血酶特异性结合，介导对 Xa 因子的抑制作用。磺达肝癸钠应根据体质量给药（表 3-10-4），每日 1 次皮下注射，无须监测。对于中度肾功能不全（肌酐清除率 30~50 mL/min）患者，剂量应该减半。对于严重肾功能不全（肌酐清除率＜ 30 mL/min）患者，禁用磺达肝癸钠。目前没有证据表明磺达肝癸钠可以诱发 HIT。

（4）阿加曲班：为精氨酸衍生的小分子肽，与凝血酶活性部位结合发挥抗凝作用，在肝脏代谢，药物清除受肝功能影响明显，可应用于 HIT 或怀疑 HIT 的患者。用法：2μg/（kg·min），静脉泵入，监测 APTT 维持在 1.5~3.0 倍基线值（≤ 100s），酌情调整用量 [≤ 10 μg/（kg·min）]。

（5）比伐卢定：为一种直接凝血酶抑制剂，其有效抗凝成分为水蛭素衍生物片段，通过直接并特异性抑制凝血酶活性而发挥抗凝作用，作用短暂（半衰期 25~30 min）而可逆，可应用于 HIT 或怀疑 HIT 的患者。用法：肌酐清除率＞ 60 mL/min，起始剂量为 0.15~0.2 mg/（kg·h），监测 APTT 维持在 1.5~2.5 倍基线值，肌酐清除率在 30~60 mL/min 与＜ 30 mL/min 时，起始剂量分别为 0.1 mg/（kg·h）与 0.05 mg/（kg·h）。

2. 口服抗凝药

（1）华法林：胃肠外初始抗凝（包括 UFH、LMWH 或磺达肝癸钠等）治疗启动后，应根据临床情况及时转换为口服抗凝药物。最常用是华法林，华法林初始剂量可为 3.0~5.0 mg，＞ 75 岁和出血高危患者应从 2.5~3.0 mg 起始，INR 达标之后可以每 1~2 周检测 1 次 INR，推荐 INR 维持在 2.0~3.0（目标值为 2.5），稳定后每 4~12 周检测 1 次。

（2）DOACs：DOACs 是指这类药物并非依赖于其他蛋白，而是直接抑制某一靶点产生抗凝作用，目前的 DOACs 主要包括直接 Xa 因子抑制剂与直接 IIa 因子抑制剂。直接 Xa 因子抑制剂的代表药物是利伐沙班、阿哌沙班和依度沙班等。直接凝血酶抑制剂的代表药物是达比加群酯。DOACs 的具体用法详见表 3-10-5。

表 3-10-5　新型口服抗凝药物的用法

药物	用法用量	肾脏清除
达比加群	胃肠外抗凝至少 5 天，继之 150 mg，每日 2 次	++++
利伐沙班	15 mg，每日 2 次，3 周；继之 20 mg，每日 1 次	++
阿哌沙班	10 mg，每日 2 次，1 周；继之 5 mg，每日 2 次	+
依度沙班	胃肠外抗凝至少 5 天，继之 60 mg，每日 1 次	++

·方案 4：肺动脉血栓摘除术。风险大，死亡率高，需要较高的技术条件，仅适用于经积极的内科治疗无效的紧急情况，如致命性肺动脉主干或主要分支堵塞的大面积 PTE，或有溶栓禁忌证者。

·方案 5：肺动脉导管碎解和抽吸血栓。用导管碎解和抽吸肺动脉内巨大血栓，同时还可进行局部小剂量溶栓。适应证为肺动脉主干或主要分支的大面积 PTE，并存在以下情况者：溶栓和抗凝治疗禁忌；经溶栓或积极的内科治疗无效；缺乏手术条件。

·方案 6：放置腔静脉滤器。为防止下肢深静脉大块血栓再次脱落阻塞肺动脉，可考虑放置下腔静脉滤器。对于上肢 DVT 病例，还可应用上腔静脉器。因滤器只能预防肺栓塞复发，并不能治疗 DVT，因此安装滤器后如无抗凝禁忌宜长期口服华法林抗凝，防止进一步血栓形成，定期复查有无滤器上血栓形成。

【说　明】

抗凝治疗时程：①急性肺栓塞的抗凝时间长短应个体化一般至少需要 3 个月。②急性肺栓塞（0.5%~5% 患者）发展成慢性血栓栓塞性肺动脉高压者，应长期抗凝治疗。③急性肺栓塞治疗成功，症状基本消失，无右心压力负荷，影像学检查肺栓塞基本消失者，应根据血栓形成的诱发因素类型决定抗凝时程。④由暂时或可逆性诱发因素（服用雌激素、临时制动、创伤和手术）导致的肺栓塞患者，推荐抗凝时程为 3 个月。⑤对于无明显诱发因素的首次肺栓塞患者（特发性静脉血栓）建议抗凝至少 3 个月，3 个月后评估出血和获益风险再决定是否长期抗凝治疗，对于无出血风险且方便进行抗凝监测的患者建议长期抗凝治疗。⑥对于再次发生的无诱发因素的肺栓塞患者建议长期抗凝。⑦对于静脉血栓栓塞危险因素长期存在的患者应长期抗凝治疗，如癌症患者、抗心脂抗体综合征患者、易栓症患者等。

（马德宾）

第十一节　肺　炎

肺炎是指终末气道、肺泡和肺间质的炎症，是严重危害人民健康的呼吸系统常见病。肺炎可由多种病原体引起，如细菌、支原体、衣原体、病毒、真菌、立克次体、弓形虫、原虫、寄生虫等，其他如放射线、化学物质、过敏因素也能引起肺炎。

按患病环境分类，分为社区获得性肺炎和医院获得性肺炎。

【诊断要点】

1. 肺炎

（1）新近出现的咳嗽、咳痰或原有呼吸道疾病症状加重，出现脓性痰，伴或不伴胸痛。

（2）发热。

（3）肺实变体征和（或）湿性啰音。

（4）WBC > 10×10^9/L 或 < 4×10^9/L，伴或不伴核左移。

（5）胸部影像学显示片状、斑片状浸润性阴影或间质性改变，伴或不伴胸腔积液。

以上（1）~（4）项中任何一项加（5），并除外肺结核、肺部肿瘤、非感染性肺间质疾病、肺水肿、肺不张、肺栓塞、肺嗜酸粒细胞浸润症、肺血管炎等，可确定诊断。

2. 重症肺炎

（1）意识障碍。

（2）呼吸频率 > 30 次/min。

（3）PaO_2 < 60 mmHg，PaO_2/FiO_2 < 300 mmHg，需行机械通气治疗。

（4）血压 < 90/60 mmHg.

（5）胸片显示双侧或多肺叶受累，或入院 48 h 内病变扩大 50%。

（6）少尿：尿量 < 20 mL/h，或 < 80 mL/4 h，或急性肾功能衰竭需要透析治疗。

【治疗方案】

·**方案 1**：对症治疗。

咳嗽、咳痰的处理：①补充适当的水分和呼吸道湿化。②物理疗法：体位引流和翻身拍背，必要时辅以气管吸引，可以促进痰液引流，改善气体交换。③祛痰药物：祛痰药物也称为黏液溶解剂，可以降低痰液的黏稠度，有利于患者排痰。

发热的处理：体温过高时尽量采取物理降温的措施，过度应用解热退烧药物可以造成患者大量出汗，产生水和电解质紊乱，老年患者可能因此发生虚脱和血压降低。故临床上应用退热药物时需要慎重，尽量使用小剂量的退热药物。

·**方案 2**：营养和水电解质平衡的维持。

社区获得性肺炎（CAP）患者多数能够经胃肠道补充营养物质，保证蛋白质和热卡的摄入即可。重症 CAP 患者如果如果进食困难，不能保证足够的热卡和蛋白质摄入时，可能需要经肠营养或者完全胃肠外营养。如果发生脱水或电解质紊乱，需要及时纠正。

·**方案 3**：氧疗。

当 PaO_2 < 60 mmHg 时，需要进行氧疗。如果有基础心肺疾病或有明显呼吸困难，氧疗指征可以适当放宽。

·**方案 4**：经验性抗菌药物治疗。

CAP 患者初始治疗往往没有病原学诊断的结果，此时，选择抗菌药物主要考虑其可能的病原体是什么，继而有针对性的选择抗菌素。社区获得性肺炎常见病原体为肺炎链球菌、流感嗜血杆菌、卡他莫拉菌和非典型病原体。医院获得性肺炎常见病原体为金黄色葡萄球菌、铜绿假单胞菌、肠杆菌属、肺炎克雷伯杆菌等。

（马德宾）

第十二节　咯血

咯血是指气管、支气管或肺实质病变引起的出血（上呼吸道出血不属于此）。在临床实践中，我们将大咯血定义为 24 h 期间咯血量不低于 500 mL，或出血速度不低 100 mL/h，不论是否存在异常气体交换或血流动力学不稳。

【诊断要点】

详尽的病史可能为分析咯血的原因提供线索，下肺部听到持续的湿啰音可能是支气管扩张所致。放射线胸片可发现老的和新的病灶、血管异常或肿瘤，血液在肺内滞留也可误认为病灶，一旦咯血停止，肺泡内血液常在 1 周内被吸收。必要时可辅以 CT 或磁共振检查。

有时找不到大咯血病灶时可用数字减影血管造影，有助于找到出血部位并可经动脉灌注药物行栓塞止血治疗。血液学检查以排除血液病等。痰的微生物学、细胞学、寄生虫学检查等更有助于诊断。每一位咯血的患者都应行纤维支气管镜检查以明确出血的部位和原因。一般认为于大咯血停止而痰内带血时进行检查可能最恰当。

【治疗方案】

· 方案 1：一般处理：安慰患者，鼓励患者轻轻将血液咯出，如患者焦虑状态严重，可用一些弱的镇静剂（如地西泮 2.5~5 mg 日服或 5~10 mg 肌内注射）。禁用强镇静剂（如吗啡类），以防抑制咳嗽反射而致血液咯不出，甚至窒息。

· 方案 2：大咯血时应保持一条大口径静脉输液管道，给予适当的输液或输血。红细胞比容应保持在 0.3 以上，以防休克和缺氧。缺氧时给予氧气吸入，加强监护，做好抢救准备（如吸引器、导管、气管插管、人工通气机等）。必要时与外科医师取得联系，考虑随时行手术切除确知大出血的病灶。

· 方案 3：大咯血经保守治疗无效，病情又不允许手术治疗者，可行支气管动脉造影，找到出血部位后行动脉栓塞术。绝大多数患者栓塞后可立即止血，但以后有复发可能。

· 方案 4：关于止血药物的应用：目前还没有经双盲试验证明对治疗咯血确切有效的药物，且大多数医师在咯血时仍沿用传统的"止血"药物，例如：①脑垂体后叶素 5 单位，加入 50% 葡萄糖液 40 mL 中混匀，缓慢静注，也可用 10 单位加入 5% 葡萄糖液 500 mL 中静滴。但缩血管后不良反应很大，伴心血管病、妊娠者禁用。②氨甲苯酸 0.1~0.3 g 用 25%~50% 葡萄糖液 40 mL 稀释后，缓缓静注，以后继用静滴维持。应用止血药物没有严格的规定，可酌情交替应用，增强治疗效果。

（马德宾）

第十三节　呼吸道合胞病毒肺炎

呼吸道合胞病毒肺炎（Respiratory Syncytial Virus Pneumonia）简称合胞病毒肺炎，是一种小儿常见的间质性肺炎，多发于婴幼儿。

【诊断要点】

（1）具有发热、呼吸困难、喘憋、口唇发绀、鼻翼扇动、三凹征等临床表现。

（2）需排除副流感病毒肺炎、轻症流感病毒肺炎及轻症腺病毒肺炎。

【治疗方案】

·**方案1**：一般治疗：注意隔离，防止继发细菌或其他病毒感染。

·**方案2**：抗病毒治疗：目前无特效抗病毒药物。因本病具有自限性，一般情况下无须抗病毒治疗。

（张志远）

第十四节　呼吸道异物

呼吸道异物是因吸入食物或其他物体造成呼吸道堵塞，影响空气无法进入肺部，为危及生命的紧急医疗状况。堵塞可能是部分堵塞，也可能是完全堵塞。

【诊断要点】

异物进入下呼吸道的当时有剧烈咳嗽，以后常有或长或短的无症状期，故易于误诊。由于异物性质、存留部位及形状不同，症状也各异。

【治疗方案】

呼吸道异物现场急救非常重要。首先应了解患者呼吸道异物情况，包括异物大小、异物类型、异物梗阻时间等；其次，对患者呼吸道异物梗阻后身体状况进行检查，明确患者梗阻类型，结合患者呼吸、咳嗽、气体交换情况及患者说话情况来判断患者属于部分梗阻还是完全梗阻；最后，评估患者病情后及时采取急救措施。

·**方案1**：海姆立克急救法：在异物卡住呼吸道进而窒息的危险情况下可使用此法急救。

（1）当患者为婴儿时：首先，施救者一只手固定住患儿头部，将其面部朝下，保持头低脚高，用另一只手掌根部连续叩击肩胛骨连线中点处5次。然后，将患儿翻转成面部朝上，保持头低脚高，检查有无异物排出；如未发现异物，立即用中指和食指按压患儿两乳头连线中点处5次。反复交替操作上述两个步骤，直到异物排出。

（2）当患者为1岁以上的儿童或成人时：若患者意识清醒，可以站立时，首先让患者站立，施救者站在患者身后，儿童身高较矮者，施救者可跪在其身后，然后施救者一条腿在前，插入患者两腿之间呈弓步，另一条腿在后伸直，双臂环抱患者腰部，使其上身前倾。

最后施救者一只手握拳，拳眼放在患者脐上 2 横指上方，另一只手包住拳头，并连续、快速、用力向患者的后上方冲击，直到异物吐出。若患者意识不清或站立位不便于施救时，可让患者平躺，首先开放患者的呼吸道，然后施救者骑跨在患者大腿外侧，一手以掌根按压脐上 2 横指的部位，两手掌交叉重叠，连续、快速、用力向患者的后上方冲击，直到异物排出。

（3）当患者为孕妇或肥胖者时：让患者站立，施救者站在患者身后，双臂环抱患者胸部，一只手握拳，拳眼置于胸骨下半部分，另一只手包住拳头，然后连续、快速、用力向患者的胸部后方冲击，直到异物排出。

（4）当自己被异物堵塞气道，且四周无人时，患者可进行自救：一只手握拳，拳眼置于脐上 2 横指上方，另一只手包住拳头，双手急速冲击性地、向内上方压迫自己的腹部，反复有节奏、有力地进行。或稍稍弯下腰，靠在一固定物体上（如桌子边缘、椅背、扶手栏杆等），用物体边缘压迫自己的上腹部，快速向上冲击，重复进行上述操作，直至异物排出。

·**方案 2**：若异物卡在喉部，可使用喉镜取出。无法取出时及时行气管切开。

·**方案 3**：若为气管、支气管异物，需行支气管镜检查，明确异物所在位置，堵塞程度，使用异物钳或网篮等取出。

·**方案 4**：如异物堵塞无法经支气管镜取出，必要时行外科开胸手术取出。

【说　明】

（1）不管异物是否取出，都要及时到医院就诊。

（2）不要给患者喂食任何东西，尤其是希望用水将异物顺下去的做法是错误的。

（3）行海姆立克法，需征求患者或其监护人的同意。

（张志远）

第十五节　呼吸衰竭

呼吸衰竭是各种原因引起的肺通气和（或）换气功能严重障碍，以致不能进行有效的气体交换，导致缺氧伴（或不伴）二氧化碳储留，从而引起一系列生理功能和代谢紊乱的临床综合征。

【诊断要点】

（1）病史及症状：①多有支气管、肺、胸膜、肺血管、心脏、神经肌肉或严重器质性疾病史。②除原发病症状外主要为缺氧和二氧化碳储留的表现，如呼吸困难、急促、精神神经症状等，并发肺性脑病时，还可有消化道出血。

（2）体征：可有发绀、意识障碍、球结膜充血、水肿、扑翼样震颤、视神经乳头水肿等。

（3）血气分析；静息状态吸空气时动脉血氧分压（PaO_2）＜ 8.0 kPa（60 mmHg）、动脉血二氧化碳分压（$PaCO_2$）＞ 6.7 kPa（50 mmHg）为 Ⅱ 型呼吸衰竭，单纯动脉血氧分压降低则为 Ⅰ 型呼吸衰竭。

【治疗方案】

· **方案1**：保持呼吸道通畅和有效通气量：可给予解除支气管痉挛药物：沙丁胺醇气雾剂100μg按需吸入，或吸入用复方异丙托溴铵溶液2.5 mL，雾化吸入 每日4次。

· **方案2**：祛痰药物：氨溴索15~30 mg，口服，每日3次；羧甲司坦0.5g，口服，每日3次；乙酰半光氨酸0.6 g，口服，每日1次，或0.2 g，口服，每日3次。

· **方案3**：必要时可用尼可刹米注射液0.375 g肌注或静注，可1~2 h内重复用药，极量一次1.25g。

· **方案4**：鼻导管或面罩吸氧：可纠正轻症低氧血症，注意慢性Ⅱ型呼吸衰竭者要使用低浓度吸氧，防止过高吸氧浓度导致肺性脑病。

· **方案5**：机械通气治疗：严重缺氧和伴有二氧化碳潴留$PaO_2 < 7.32$ kPa（55 mmHg），$PaCO_2$明显增高或有严重意识障碍，出现肺性脑病时应使用机械通气。

（张志远）

第十六节　急性气管支气管炎

急性气管支气管炎（Acute Tracheobronchitis）是由于生物性或非生物性致病因素引起的支气管树黏膜急性炎症。

【诊断要点】

（1）患者的咳嗽至少持续5天（通常为1~3周）。

（2）体征异常，包括脉搏＞100次/min、呼吸频率＞24次/min或体温＞38℃，胸部检查发现肺实变体征（啰音、羊鸣音或触觉震颤）。

（3）通过X线检查排除肺炎。

【治疗方案】

· **方案1**：止咳治疗：剧烈干咳患者可适当应用镇咳剂，对久咳不愈的患者，必要时可使用可待因10~30 mg，每日2~3次，极量：口服，1次100 mg，1日250 mg。或苯佐那酯100 mg，每日3次，可试用。

· **方案2**：痰量较多或较黏时，可应用祛痰剂，如盐酸氨溴索30 mg，每日3次，或溴己新16 mg，每日3次。

· **方案3**：如查体发现哮鸣音，可吸入支气管扩张药，如沙丁胺醇（喘乐宁）或特布他林等，每4h吸2次，或按需使用。

· **方案4**：抗生素：对于未明确病原者，抗生素不宜作为常规使用。盲目应用抗生素会导致耐药菌的产生、二重感染等。但如果患者出现发热、脓性痰和重症咳嗽，则为应用抗生素的指征。可选择：莫西沙星0.4 g每日1次，或阿奇霉素0.5 g每日一次。头孢呋辛0.75~1.5 g，静注，每日2次，或头孢曲松1 g，静注，每日1次。

（张志远）

第十七节　金黄色葡萄球菌肺炎

金黄色葡萄球菌肺炎是由金黄色葡萄球菌引起的急性肺化脓性炎症。

【诊断要点】

（1）有急起发热、咳嗽、咯脓血痰等呼吸系统感染症状。

（2）血白细胞计数增高、中性粒细胞比例增加、核左移并有中毒颗粒。

（3）X线表现为肺部渗出性病变或空洞病变。

（4）确定病原体要从血液培养，脓胸的脓液或气管或胸腔抽出物中发现金黄色葡萄球菌。

【治疗方案】

·**方案1**：苯唑西林或萘夫西林 2 g，静滴，每 4~6 h 1 次。

·**方案2**：头孢噻吩或头孢孟多 2 g，静滴，每 4~6 h 1 次。

·**方案3**：头孢唑啉 0.5~1.0 g，静滴，每 8 h 1 次。

·**方案4**：头孢呋辛 0.75 g，静滴，每 6~8 h 1 次。

·**方案5**：头孢曲松 1 g，每日 1 次，静滴。

·**方案6**：莫西沙星 0.4 g 每日 1 次，静滴；或左氧氟沙星 0.5 g 每日 1 次，静滴。

·**方案7**：对于危重病例的抗生素经验性选择：亚胺培南或美罗培南 1 g，每日 8 h 1 次，静滴。

·**方案8**：对于耐甲氧西林的金黄色葡萄球菌，可在以下 3 种药物中选择：①万古霉素 1 g，静脉滴注，每 12 h 1 次。②替考拉宁 400 mg~800 mg，静滴，每日 1 次。③利奈唑胺 0.4 g，静滴，每 12 h 1 次。

·**方案9**：祛痰治疗：根据病情选择下列药物：羧甲司坦 0.5 g，口服，每日 3 次；氨溴索 30 mg，口服，每日 3 次；标准桃金娘油 300 mg，口服，每日 3 次；仙露贝滴剂 6 mL，口服，每日 3 次，3 天后减为 3 mL，口服，每日 3 次。

（张志远）

第十八节　军团菌肺炎

军团菌肺炎是嗜肺军团菌引起的以肺炎表现为主，可能合并肺外其他系统损害的感染性疾病，是军团菌病的一种临床类型。

【诊断要点】

（1）临床表现：发热、寒战、咳嗽、胸痛等呼吸道感染症状。

（2）X线胸片：具有浸润性阴影或胸腔积液。

（3）呼吸道分泌物、痰、血或胸水：在活性炭酵母浸液琼脂培养基或其他特殊培养基培养有军团菌生长。

（4）呼吸道分泌物直接荧光法检查阳性。

（5）血间接荧光法：查前后 2 次抗体滴度呈 4 倍或以上增高，达 1∶128 或以上；血试管凝集试验：测前后 2 次抗体滴度呈 4 倍或以上增高，达 1∶160 或以上；微量凝集试验：测前后 2 次抗体滴度呈 4 倍或以上增高，达 1∶64 或以上。

凡具有（1）、（2）项，同时具有（3）、（4）、（5）项中任何一项者，诊断为军团菌肺炎。

【治疗方案】

·**方案 1**：莫西沙星 0.4 g，静滴，每日 1 次，好转后改为口服，疗程 2~3 周。

·**方案 2**：红霉素每日 2 g，静滴，病情好转后改为口服每日 1~2 g，重症患者可用红霉素每日 2~4 g 静滴或每日 1200 mg 口服，疗程 2~3 周。

·**方案 3**：阿奇霉素 0.5 g，静滴，每日 1 次，好转后改为口服，疗程 2~3 周。

（张志远）

第十九节　急性呼吸窘迫综合征（ARDS）

急性呼吸窘迫综合征（ARDS）是由肺内原因和 / 或肺外原因引起的，以顽固性低氧血症为显著特征的临床综合征。

【诊断要点】

（1）起病时间：已知临床病因后 1 周之内或新发 / 原有呼吸症状加重。

（2）胸部影像：即胸片或 CT 扫描，可见双侧阴影且不能完全用胸腔积液解释、肺叶 / 肺萎陷、结节。

（3）肺水肿：其原因不能以心衰或水负荷增多来解释，如果没有相关危险因素，就需要客观检测来评估以排除静水压增高所致肺水肿。

（4）缺氧程度：① 轻度：200 mmHg < PaO_2/FiO_2 ≤ 300 mmHg，PEEP 或 CPAP ≥ 5 cmH$_2$O，轻度 ARDS 组中可能采用无创通气。② 中度：100 mmHg < PaO_2/FiO_2 ≤ 200 mmHg，PEEP ≥ 5 cmH$_2$O。③ 重度：PaO_2/FiO_2 ≤ 100 mmHg，PEEP ≥ 5cmH$_2$O，说明：如果所在地区纬度高于 1000 m，应引入校正因子计算。

注：FiO$_2$：吸入氧浓度；PaO$_2$：动脉氧分压；PEEP：呼吸末正压；CPAP：持续气道正压。

【治疗方案】

急性呼吸窘迫综合征的治疗包括机械通气治疗与非机械通气治疗两大类。

·**方案 1**：机械通气：是急性呼吸窘迫综合征患者的主要治疗手段。按照机械通气方式的不同，可以分为无创通气与有创通气，无创通气依赖面罩进行通气，有创通气则依赖气管插管或气管切开导管进行通气，二者选择需依赖具体病情而确定时机。目前，针对急性呼吸窘迫综合征患者的机械通气策略主要包括以下内容：肺保护通气策略（小潮气量通气、压力限制性通气、允许性高碳酸血症反比通气、PEEP 应用等）、肺开放策略（具体技术包括：

肺复张、最佳 PEEP 应用以及机械通气模式的选择等），以及机械通气辅助治疗 [气道内用药（一氧化氮、前列腺素、俯卧位通气、体外膜肺氧合技术等]。

·**方案 2**：激素：目前观点是激素在 ARDS 中的应用时机应选择在发病早期（14 天以内），应用小、中等剂量甲基强的松龙静注，3~4 周逐渐减量。

·**方案 3**：凝血与抗凝治疗：ARDS 患者存在凝血系统的激活和纤溶功能紊乱，有高凝血症的患者可使用低分子肝素，根据体重选择剂量，皮下注射，每日 1 次。

·**方案 4**：

营养支持治疗：重症患者只要肠道功能正常，尽可能利用胃肠道给予营养支持。

（张志远）

第二十节　卡氏肺囊虫肺炎（PCP）

卡氏肺囊虫肺炎（Peumocystis Carinii Peumonia，PCP）又称间质性浆细胞肺炎，是宿主存在免疫缺陷的基础上发生的机会感染性疾病。

【诊断要点】

对高危人群结合临床表现和 X 线检查可考虑诊断，病原学检查可以确诊。

病原学检查：痰、支气管肺泡灌洗液，经纤维支气管镜肺活检做特异性的染色查获含 8 个囊内小体的包虫为确诊依据。

【治疗方案】

患者应卧床休息，增加营养，纠正水电解质紊乱和缺氧，经鼻或面罩给氧，严重缺氧者则采用辅助通气或体外膜氧治疗。

·**方案 1**：首选复方新诺明 [复方磺胺甲噁唑，磺胺甲噁唑（SMZ）与甲氧苄啶（TMP）的复方制剂]，用法：每次 3 片，每日 4 次（或一次口服 SMZ 18.75~25 mg/kg 及 TMP 3.75~5 mg/kg，每 6 h 1 次）疗程为 14~21 天。对于肾移植后 PCP 患者，推荐静脉应用复方新诺明，待平稳后改用口服。AIDS 患者，应用疗程要长，为 3 周或更长。

·**方案 2**：次选喷他脒。用法：肌内注射，临用时现配 10% 溶液，做深部肌注。每次 4 mg/kg，每日 1 次，连用 14 天；AIDS 患者，应用疗程要长，为 3 周或更长。缺点是毒副作用大，主要为肾毒性。

【说　明】

特殊人群可以进行 PCP 的预防，如已有卡氏肺孢子虫病至少一次发作史的患者，或 HIV 成人感染者，其 CD4 淋巴细胞计数≤200/mm^{3}或少于总淋巴细胞数的 20%。首选复方新诺明口服，TMP 按每日 5 mg/kg，SMZ 按每日 25 mg/kg，分 2 次口服，每周 3 次，疗程 5~18 个月。；次选喷他脒喷雾给药：每次 150 mg，每次 30 min，每 2 周 1 次，或每次 300 mg，每次 30 min，每月 1 次。

（谢华）

第二十一节　老年肺炎

老年肺炎指发生在 65 岁以上老年人肺部气体交换的部位、远端气道和肺间质的感染性炎症。

【诊断要点】

老年肺炎常缺乏典型呼吸系症状，病情进展快，易发生漏诊、误诊。按照发病地点分为：社区获得性肺炎和医院获得性肺炎。另外，老年人容易发生误吸，导致吸入性肺炎的发生。

【治疗方案】

抗生素的选择：轻症首选口服治疗，中重度首选静脉用药。抗菌药物疗程为一般体温下降，症状消退后 3~5 天停用，铜绿假单胞菌和耐药菌感染，抗菌药物疗程可适当延长至 14~21 天。

致病菌确定之前

社区获得性肺炎常见病原体为肺炎链球菌、流感嗜血杆菌、卡他莫拉菌和非典型病原体，老年社区获得性肺炎中 G$^-$ 杆菌增多，约占 20%。

- **方案 1：**莫西沙星注射液：0.4 g，每日 1 次，静滴。
- **方案 2：**左氧氟沙星注射液：0.5 g，每日 1 次，静滴。
- **方案 3：**头孢曲松：1 g 联合阿奇霉素 0.5 g，每日 1 次，静滴。
- **方案 4：**不除外耐药 G$^-$ 杆菌感染，可选择厄他培南 1 g，每日 1 次，静滴。

医院获得性肺炎：病原菌主要有大肠杆菌，变形杆菌，绿脓杆菌，克雷白肺炎杆菌等 G$^-$ 杆菌，近年来耐药的 G$^+$ 球菌也有增加趋势。

- **方案 1：**哌拉西林 / 他唑巴坦 4.5 g，每 8 h 1 次，静滴。
- **方案 2：**头孢吡肟 2 g，每 12 h 1 次，静滴。
- **方案 3：**头孢派酮 / 舒巴坦 3 g，每 8 h 1 次，静滴。
- **方案 4：**头孢他啶 2 g，每 8 h 1 次，静滴。

吸入性肺炎：临床症状不典型，痰菌检查以革兰氏阴性杆菌为主，占 1/3~1/2，革兰氏阳性球菌仅占 10%，混合感染 1/3。

- **方案 1：**莫西沙星注射液：0.4 g，每日 1 次，静滴。
- **方案 2：**哌拉西林 / 他唑巴坦 4.5 g，每 8 h 1 次，静滴。
- **方案 3：**头孢派酮 / 舒巴坦 3 g，每 8 h 1 次，静滴。
- **方案 4：**亚胺培南或美罗培南 1 g，每 8 h 1 次，静滴。

致病菌确定后：应根据病菌种类及药敏结果选择用药。

【说　明】

因老年人多伴有其他基础疾病，故选择适当的给药途径。用药时间应长，防止反复。急性期用药 48~72 h 无效者应考虑换药。

（谢华）

第二十二节 免疫缺陷者肺炎

免疫缺陷者肺炎是由于患者自身免疫系统缺陷而引起的肺炎，其发病往往与病原体感染有关。

【诊断要点】

免疫缺陷可能是先天性的，也可以是后天获得性的，出生时就存在的免疫缺陷疾病通常是遗传性的。

临床要重视：艾滋病、年老体弱者和肿瘤患者等所致的免疫缺陷。

【治疗方案】

导致免疫缺陷患者肺部感染的常见病原体有细菌（包括结核杆菌）、真菌、支原体、衣原体、病毒（包括巨细胞病毒）和卡氏肺囊虫等。

1. 细菌

可经验性选择广谱，覆盖耐药 G^- 杆菌药物。

·**方案1**：哌拉西林/他唑巴坦 4.5 g，每 8 h 1 次，静滴。

·**方案2**：头孢派酮/舒巴坦 3 g，每 8 h 1 次，静滴。

·**方案3**：亚胺培南或美罗培南 1 g，每 8 h 1 次，静滴。

分枝杆菌：结核病医院专科治疗。

2. 真菌

·**方案1**：伏立康唑：首剂 6 mg/kg，每 12 h 1 次，序贯 4 mg/kg，每 12 h 1 次，直至临床改善，改善序贯口服伏立康唑片 200 mg，每 12 h 1 次，或改口服伊曲康唑 400~600 mg，直至临床和影像表现都稳定或消失。

·**方案2**：两性霉素 B，首剂 0.02~0.1 mg/kg 给药，逐日增加至 0.7 mg/（kg·d），成人最高剂量不超过 1 mg/（kg·d），直至临床改善。序贯口服伏立康唑或伊曲康唑。

3. 诺卡菌

·**方案1**：首选磺胺类药物。常用磺胺嘧啶（SD）每日 6~10 g，至少用到全部症状和体征消失 6 周以后。有迁徙性脓肿或免疫功能低下的患者应连续治疗 1 年，以防止潜在病变复发。联合甲氧苄啶（TMP）可提高疗效。

·**方案2**：利奈唑胺，可单用利奈唑胺，600 mg，每日 2 次静滴或口服，对于重度感染也可加利奈唑胺作为二线首选药。

·**方案3**：阿米卡星或丁胺卡那霉素，如果磺胺药物过敏或者耐药，可用阿米卡星（0.2 g，每 12 h 1 次；或 7.5 mg/kg，每 12 h 1 次或 15 mg/kg，每日 1 次）或丁胺卡那霉素 0.4 g，每 12 h 1 次。联合亚胺培南（1 g，每 8 h 1 次）、头孢噻肟（2 g，每 12 h 1 次）、头孢曲松（1 g，每日 1 次）等治疗诺卡菌感染。

4. 巨细胞病毒（CMV）

·**方案1**：更昔洛韦：每次5 mg/kg，每12 h 1次，静注，有骨髓抑制等毒副作用，只在症状性感染时谨慎使用。

·**方案2**：膦甲酸钠：初始剂量：60 mg/kg，每8 h 1次，维持量：90~120 mg/（kg·d），静滴2 h。耐更昔洛韦的CMV感染者可选用。

5.肺孢子虫性肺炎

·**方案1**：复方新诺明：3片，每日4次。对于肾移植后PCP患者，推荐静脉应用复方新诺明，待平稳后改用口服。AIDS患者，应用疗程要长，为3周或更长。

·**方案2**：喷他脒：4 mg/kg，每日1次，肌内注射，AIDS患者，应用疗程要长，为3周或更长。

【说　明】

近年来肿瘤发病率升高与治疗进步、自身免疫性和其他免疫相关性疾病诊断和治疗水平提高、器官移植突破和发展，特别是HIV/AIDS流行，免疫损害宿主不断增加和积累，成为全球性的巨大挑战，积极寻找病原学证据是早期明确诊断和指导治疗的关键。

（谢华）

第二十三节　慢性呼吸衰竭

呼吸衰竭是指各种原因引起的肺通气和（或）换气功能严重障碍，使静息状态下也不能维持足够的气体交换，导致低氧血症伴（或不伴）高碳酸血症，进而引起一系列病理生理改变和相应临床表现的综合征。

【诊断要点】

其临床表现缺乏特异性，明确诊断有赖于动脉血气分析：在海平面、静息状态、呼吸空气条件下，动脉血氧分压（PaO_2）低于60 mmHg，伴或不伴二氧化碳分压（$PaCO_2$）高于50 mmHg，可诊断为呼吸衰竭。

Ⅰ型呼吸衰竭：低氧血症型：血气分析特点是$PaO_2 < 60$ mmHg，$PaCO_2$降低或正常。

Ⅱ型呼吸衰竭：低氧血症伴二氧化碳储留：$PaO_2 < 60$ mmHg且$PaCO_2 > 50$ mmHg。

【治疗方案】

呼吸衰竭的总体治疗原则是加强呼吸支持，包括保持呼吸道通畅、纠正缺氧和改善通气等，还有呼吸衰竭的病因和诱因的治疗，加强一般支持治疗以及对其他重要脏器功能的监测与支持。对任何类型的呼吸衰竭，保持呼吸道通畅是最基本、最重要的治疗措施。

·**方案1**：氧疗：确定吸氧浓度的原则是在保证PaO_2迅速提高到60 mmHg或血氧饱和度达90%以上的前提下，尽量降低吸氧浓度。

·**方案2**：当机体出现严重的通气和（或）换气功能障碍时，以人工辅助通气装置来改善通气和（或）换气功能，即为机械通气。

【说　明】

呼吸衰竭时应用机械通气能维持必要的肺泡通气量,降低$PaCO_2$,改善肺的气体交换效能,使呼吸肌得以休息,有利于恢复呼吸肌功能。

(谢华)

第二十四节　慢性支气管炎

慢性支气管炎是由于感染或者是非感染性因素导致的气管、支气管黏膜及其周围组织的慢性非特异性炎症。

【诊断要点】

（1）典型的慢性支气管炎症状（慢性咳嗽、咳痰或喘息），疾病缓慢，病程长，每年发病持续3个月或更长时间，连续2年或2年以上，并且排除导致咳嗽、咳痰的其他疾病。部分患者可出现有喘息、气促、胸闷的症状。

（2）双肺X线片或CT可以出现肺纹理增粗紊乱或者伴有条索状网状的斑点阴影，以双侧肺下野比较明显。

【治疗方案】

要重视一般治疗，包括避免吸烟，包括吸二手烟。远离清洁喷雾剂和化学烟雾等污染物，或者接触这些物质，需要戴好口罩。接种流感疫苗，并评估患者是否适合接种肺炎球菌疫苗。

支气管扩张剂：口服或吸入制剂，松弛支气管平滑肌、扩张支气管、缓解气流受限，是控制症状的主要治疗措施。

· **方案1：**抗胆碱能药物。短效：异丙托溴铵：1吸，每日3~4次，吸入。长效：噻托溴胺：1吸，每日1次，吸入。

· **方案2：**β2受体激动剂。短效：沙丁胺醇、特步他林；1吸，每日3~4次，吸入。长效：沙美特罗、福莫特罗：1吸，每日2次，吸入。

· **方案3：**甲基黄嘌呤类。短效：氨茶碱：0.1~0.2g，每日3次，口服。长效：多索茶碱，0.2g，每日2次，口服。

抗生素治疗：如果患者有细菌性肺部感染，则可能需要抗生素。经验性抗生素可选择如下：

· **方案1：**莫西沙星注射液：0.4g，每日1次，静滴。

· **方案2：**左氧氟沙星注射液：0.5g，每日1次，静滴。

· **方案3：**头孢曲松1g联合阿奇霉素0.5g，每日1次，静滴。

· **方案4：**不除外耐药G^-杆菌感染，可选择厄他培南1g，每日1次，静滴。

【说　明】

改变生活方式：戒烟和避免吸入空气污染物及二手烟可对防止病情恶化有益。

(谢华)

第二十五节　迁延性肺嗜酸性粒细胞浸润症（慢性嗜酸性粒细胞肺炎）

慢性嗜酸性粒细胞性肺炎（Chronic Eosinophilic Pneumonia，CEP），又称迁延性肺嗜酸性粒细胞浸润症或迁延性肺嗜酸性粒细胞增多症，是一种原因不明的慢性间质性疾病。其病程较单纯型肺嗜酸性粒细胞增多症长，一般2~6个月，少数甚至超过1年，其症状也较重。本病可发生在任何年龄，但以中、青年发病率为高，女性多于男性。

【诊断要点】

（1）临床有非特异性慢性肺炎表现（发热、长期干咳、夜间多汗、体重下降等）；

（2）影像学有以中上肺野外带为主的单侧或双侧片状、团块状浸润影，边界不清，位置多变，具有迁徙性和游走性；

（3）BALF中嗜酸粒细胞比例显著增高。正常肺中，嗜酸性粒细胞常为少量（约2%）。> 25%为标准临界值。

【治疗方案】

·方案1：首先是祛除可疑致病因素。在祛除致病因素后，如果患者病情未能改善，需要使用皮质类固醇治疗。

·方案2：首选甲强龙，起始剂量0.5~1 mg/（kg·d），病情严重可用甲强龙每日40~80 mg，静滴，3~5天后改口服甲强龙每日40 mg，逐渐减量。患者双肺阴影完全吸收，停用激素治疗。

【说　明】

CEP不是细菌感染引起，不能使用广谱抗生素治疗。

（谢华）

第二十六节　气胸

当气体进入胸膜腔造成积气状态时，称为气胸。按发病原因分自发性气胸、外伤性气胸和医源性气胸；按胸腔内压力分闭合性气胸、开放性气胸和张力性气胸；按肺萎陷程度分：小量气胸（肺萎陷 < 30%）、中量气胸（肺萎陷30%~50%）和大量气胸（肺萎陷 > 50%）。

【诊断要点】

患者突发一侧或双侧胸痛并伴呼吸困难，胸部X线片或CT检查显示气胸线是确诊气胸的主要方法。

若病情危重无法搬动做X线检查时，可行诊断性穿刺，如抽出气体，可证实气胸的诊断。

【治疗方案】

·**方案1**：急症治疗。①开放性气胸：发生开放性气胸要迅速将开放性气胸立即变为闭合性气胸，赢得挽救生命的时间，并迅速转往医院。②张力性气胸：急救时需迅速使用粗头穿刺胸膜腔减压，并外接单向活瓣装置，进一步处理应放置胸腔闭式引流，使用抗生素预防感染。

·**方案2**：药物治疗。最主要的药物治疗为抗生素，对于开放性气胸和张力性气胸需应用抗生素预防感染，如头孢呋辛（0.75~1.5 g，每日2次，静注）、头孢曲松（1 g，每日1次，静注）、头孢他啶（1~2 g，每日2次，静注）等。如患者疼痛明显，可以使用吗啡（5~15 mg，皮下注射；极量：每次20 mg，每天60 mg）等镇静镇痛药物。

·**方案3**：胸腔穿刺术。适用于小量气胸、呼吸困难较轻、心肺功能较好的患者。在患侧胸部的锁骨中线第二肋间，经皮肤消毒后用气胸针或者细导管直接穿刺进入胸腔，进行抽气。

·**方案4**：胸腔闭式引流。适用于单纯抽气失败者，或不稳定的、呼吸困难较严重的、肺压缩明显的气胸患者，以及反复发生开放性或张力性气胸的患者。将导管一端放入胸膜腔内，另一端放入水封瓶的水面下，若导管成功插入胸膜腔内，则胸膜腔内气体经导管排出。

·**方案5**：胸腔镜手术。患者全身麻醉后，医生在其胸壁上做一个微小切口，然后放入胸腔镜，借助与胸腔镜相连接的外部显示器，观察胸膜腔内部，继而将胸膜腔内的肺大疱结扎、肺段切除，并放置引流管，排出气体。

·**方案6**：开胸手术。是直接将胸腔打开，修补破口的治疗方法，可导致胸腔粘连。近年来已经很少用，适用于其他方法治疗效果不好的气胸。

【说　明】

因气胸分类不同，各类气胸治疗方式有所不同，对于积气量少的患者，不需特殊处理，胸腔内的积气可自行吸收；对于大量气胸、开放性气胸及张力性气胸，应积极进行手术治疗及相应药物控制感染等治疗。

手术治疗适用于经过内科治疗无效，长期气胸、血气胸、双侧气胸合并双侧肺大疱或者复发性气胸的患者。

（谢华）

第二十七节　手术后和创伤后肺炎

手术后和创伤后肺炎，在临床上又称为创伤后肺炎。通常因胸部外伤、胸部手术或上腹部大手术后，患者因疼痛、卧床膈肌活动差，咳嗽反射受损或受抑制，均可引起支气管分泌物滞留，痰液引流不畅导致肺不张，进而继发肺部感染。

【诊断要点】

本病需与其他各种类型相肺炎鉴别，本病最突出的特点是有外伤史或者手术史，通过病史和实验室检查，影像学检查，不难与其他肺炎相鉴别。

【治疗方案】

在医院以外发生吸入性肺炎的患者（一般有厌氧菌感染）：

· **方案1**：克林霉素 600 mg，每 8 h 1 次，静注。

· **方案2**：甲硝唑（首次 15 mg/kg，维持 7.5 mg/kg，每 8 h 1 次，静滴）合用克林霉素（600 mg，每 8 h 1 次，静注）。医院内吸入性肺炎（革兰氏阴性杆菌和金黄色葡萄球菌是混合性感染中的最主要成分）：

· **方案3**：哌拉西林 / 他唑巴坦 4.5 g，每 8 h 1 次，静滴。

· **方案4**：头孢派酮 / 舒巴坦 3 g，每 8 h 1 次，静滴。

· **方案5**：亚胺培南或美罗培南 1 g，每 8 h 1 次，静滴。

【说　明】

手术后和创伤后肺炎的治疗要联合祛痰药物治疗并加强翻身拍背促排痰护理。

（谢华）

第二十八节　特发性肺纤维化（IPF）

IPF 是一种原因未明的慢性进行性纤维化性间质性肺炎的一种特殊类型，好发于老年人，病变局限于肺部，病理组织学和 / 或影像学表现为普通型间质性肺炎（UIP），目前缺少有效的治疗手段，预后差。目前强调 IPF 的明确诊断依赖于临床 – 影像 – 病理结合的诊断（Clinico–Radiologic–Pathologic Diagnosis，CRP 诊断），即多学科讨论的重要性。

【诊断要点】

1. 临床特点

（1）主要发生于 50 岁以上的成年人。

（2）不明原因的干咳、呼吸困难、活动后气促等。

（3）吸气相爆裂音，以双肺底部最为明显。

（4）杵状指。

（5）中至重度限制性通气功能障碍和 / 或弥散功能障碍。

（6）血清自身免疫抗体和特殊病原体检查无异常发现。

（7）对糖皮质激素反应差，预后差。

2. 影像学 HRCT 特点

（1）病灶以双肺胸膜下，基底部为主。

（2）网状阴影。

（3）蜂窝影伴或不伴牵拉性支气管扩张。

（4）不具备下面任何一项：病灶以中上肺为主；病灶以支气管血管周围为主；广泛的磨玻璃影（程度超过网状影）；多量的小结节（两侧分布，上肺占优势）；不连续的囊腔（两侧多发，远离蜂窝肺区域）；弥漫性马赛克密度／空气储留（两侧分布，3个或更多肺叶受累）；支气管肺段／叶实变。

3. 病理学特点

（1）病变呈斑片状分布，主要累及两肺胸膜下及肺实质，以双下肺为重。

（2）不同时相的病变共存（新旧病变交杂分布），病变间可见正常肺组织。

（3）间质不同程度的慢性炎性改变和纤维化（胶原沉积的瘢痕灶）。

（4）纤维母细胞灶。

（5）蜂窝变。

【治疗方案】

·方案1：吡非尼酮：初始用量为每次200 mg，每日3次。2周内，每次增加200 mg剂量，维持剂量每次600 mg（每日1800 mg）。

·方案2：尼达尼布：150 mg，每日2次，口服。

·方案3：乙酰半胱氨酸：600 mg，每日3次，口服。

【说　明】

IPF患者容易出现肺动脉高压和肺癌，应及时诊断，使用药物进行控制，肺康复治疗能够改善患者的生活能力和精神状态。

（谢华）

第二十九节　特发性含铁血黄素沉着症

特发性含铁血黄素素沉着症（Idiopathic Pulmomaryhaemosiderosis，IPH）是一种病因未明，肺内间歇出血的少见疾病。

【诊断要点】

反复的咯血，痰中带血。肺内边缘不清的斑点状阴影。继发的缺铁性贫血。痰液，支气管肺泡灌洗液及肺活检中找到吞噬细胞中含蓝色的含铁血黄素。排除心源性（淤血性）因素。

【治疗方案】

·方案1：急性期可静脉用药，泼尼松1~2 mg/（kg·d），然后口服泼尼松1~2 mg/（kg·d）4周，逐渐减量，维持时间6个月至2年。如无效，可试用其他免疫抑制剂。

·方案2：对症处理：缺铁性贫血的铁剂治疗，及继发感染后的抗生素治疗。

【说　明】

IPH缓解期进行肺灌洗术以去除含铁血黄素颗粒，似乎可以减轻肺纤维化的发生。

（谢华）

第三十节　脱屑性间质性肺炎

【诊断要点】

脱屑性间质性肺炎（Desquamative Interstitial Pneumonia，DIP）的概念在 1965 年由 Liebow 首次提出，由于当时认为肺泡内聚集的细胞是脱落的肺泡上皮细胞，故而得名脱屑性间质性肺炎，而后的研究发现这些细胞是巨噬细胞而非上皮细胞，但由于长期的习惯，该名称一直沿用至今。

该病可发生于任何年龄，以中老年为主，男性高发，多为亚急性起病，常见的症状为进行性加重的活动后气促、呼吸困难、少痰性干咳，也可有胸痛、体重减轻等表现，偶有自发性气胸。特征性查体中，听诊两侧胸下肺可闻及 Velcro 音，部分患者可有杵状指。

对于 DIP 患者的诊断，实验室检查无特异性较高的提示意义，肺功能的表现多为限制性通气功能障碍，动脉血氧分压降低，BALF 检查可见各类细胞总数明显增多，尤其是巨噬细胞，当在 BALF 中见到大量褐色素性巨噬细胞可协助 DIP 的诊断。

X 线胸片和肺部 HRCT 的表现无特异性，多表现为中下肺为主的磨玻璃影，进一步可发展为肺底和近胸膜处的网格影、不规则条索影，需与某些慢性疾病如肺泡蛋白沉积症、过敏性肺炎等进行鉴别。

【治疗方案】

（1）一般治疗：鼓励患者戒烟，一项前瞻性研究中发现，戒烟对于疾病的预后存在一定的改善作用。

（2）激素的使用：目前尚未达成共识，目前推荐对肺功能存在明显损害、疾病进展的患者应用激素治疗，建议起始剂量为泼尼松每日 30~60 mg，初始疗程为 3 个月，如病情得到改善，则逐渐减量，但对整个激素治疗疗程尚无定论。

（3）免疫抑制剂：当对激素治疗无效，或激素无法减量，或激素治疗反复复发，可尝试应用环磷酰胺、硫唑嘌呤等药物治疗，但具体方案及疗程尚无定论。

（4）预后：预后良好，大部分患者的病情较稳定，但仍有少数患者向肺纤维化方向发展，最终死亡。

（朱天怡　张闯）

第三十一节　支气管哮喘

支气管哮喘（Bronchial Asthma，简称哮喘）是由多种细胞（如嗜酸性粒细胞、肥大细胞、T 淋巴细胞、中性粒细胞、气道上皮细胞等）和细胞组分参与的气道慢性炎症性疾病，该炎症导致气道的反应性增加，通常出现广泛多变的可逆性气流受限，并引起反复发作性的喘息、气急、胸闷或咳嗽等症状，常在夜间和（或）清晨发作、加剧，多数患者可自行缓解或经治疗缓解，治疗不当也可产生气流不可逆性受限，因此合理的防治至关重要。

【诊断要点】

哮喘的诊断依赖于特征性临床症状、体征及肺功能检查，根据临床表现分为急性发作期、慢性持续期和临床缓解期，根据病情严重程度分为轻度、中度、重度和危重度。目前哮喘提倡个体化治疗方案，针对不同时期及程度的哮喘，治疗方案有所不同。急性发作期哮喘根据病情的危重程度决定患者救治的场所及生命体征支持方案，主要应用全身糖皮质激素、静脉用茶碱类药物、雾化吸入 β2 受体激动剂和抗胆碱能药物等。

【治疗方案】

·**方案 1**：急性发作期：甲泼尼龙 40~80 mg 静滴每日 1~3 次、多索茶碱 200 mg 静滴每日 2 次、复方异丙托溴 2.5 mL 雾化吸入，每日 4 次。

·**方案 2**：稳定期：沙美特罗替卡松（50/250、50/500）1 吸 / 次，每日 2 次，孟鲁司特钠每晚 10 mg 口服。

·**方案 3**：稳定期：布地奈德福莫特罗（160：4.5）每次 1~2 吸，每日 2 次，孟鲁司特钠每晚 10 mg 口服。

注：静脉应用糖皮质激素时最好选用短效制剂（如甲泼尼龙），地塞米松半衰期长，不良反应多，宜慎用；如无短效制剂时，宜短期应用，症状好转后立即停用或换用喷雾剂。应用全身激素时，注意预防性保护胃黏膜及补钙。吸入糖皮质激素时，应注意用后漱口，避免口咽念珠菌感染等副作用。

（朱天怡　张锦华）

第三十二节　硅沉着病（矽肺）

矽肺是一种环境及职业相关性肺病，是指长期吸入二氧化硅结晶体引起的弥漫性肺间质纤维化性疾病，且疾病发生的可能性同职业暴露的程度及时间呈正相关关系。按照临床和病理特点，硅沉着病可分为四类：慢性单纯型硅沉着病、进行性块状纤维化、加速型硅沉着病和急性硅沉着病。其中慢性单纯型硅沉着病最为常见，其多隐匿性起病，常见的症状是活动性呼吸困难、咳嗽等，肺部查体多正常，有时也可闻及水泡音及散在的哮鸣音。

【诊断要点】

硅沉着病最重要的检查是影像学检查，典型的 X 线表现为双上肺野出现直径 1~10 mm 的不透明圆形阴影，常在外带，约 10% 的患者会出现肺门淋巴结蛋壳样钙化。随着疾病进展，上肺野出现肺纤维化，加速型患者双肺会出现"暴雪状"表现（布满圆形阴影）。肺功能晚期多为限制性通气改变，常合并气流受限。BALF 内可能会发现二氧化硅颗粒。

硅沉着病的诊断要考虑以下几个方面：①二氧化硅粉尘接触史。②患者详细职业史和过去健康情况。③临床症状、体征和 X 线检查。④同工种工人既往和目前发病情况。通常情况下硅沉着病的诊断不需行肺组织活检，活检主要是为了排除恶性病、风湿结节或感染等。

【治疗方案】

（1）应立即脱离粉尘作业环境，但目前尚无特异性的治疗手段。治疗原则是控制并发症，增加机体抗感染能力，针对患者病况对症处理。

（2）可以尝试使用的药物如克矽平、粉防己碱、喹哌类药物和铝制剂。

（3）对于合并肺结核的患者，需要进行抗结核疗。

（4）对于发生低氧血症和肺心病的患者，需进行氧疗和对症支持治疗。

（5）预防：硅沉着病虽然无法根治，但是可以预防，预防重要的便是限制二氧化硅粉尘的接触，消除接触是防止新发病例的关键。

（朱天怡　张亚卓）

第三十三节　吸入性肺炎

【诊断要点】

首先需要明确的是，吸入性肺炎不但是一个独立的诊断，也可以是包含在 CAP 与 HAP 内。据估计在 CAP 中占 5%~15%，但在 HAP 中的占比不详。我们常指的吸入性肺炎是口腔分泌物的误吸、胃内容物的误吸所导致的肺炎，常有一定的诱因，劳累、醉酒、呕吐、昏迷、各种原因的导致的吞咽功能异常等均为增加误吸风险的因素，而有些吸入性的肺炎也无法找到明确的诱因。同肺炎的临床表现类似，可出现寒战、发热、咳嗽咳痰、胸痛、呼吸困难等症状，查体可出现局部的湿啰音等。实验室化验常提示感染相关指标的增高，严重者可导致全身各脏器指标的异常。胸部影像学是诊断肺炎的重要手段，常可见单侧或双侧的炎性渗出性改变，多位于发病时身体的低垂部位，严重者和治疗不及时者可出现肺炎旁胸腔积液、肺脓肿等改变。

根据肺炎的原因可知，吸入性肺炎除了混杂的口腔细菌导致的炎症外，还存在胃液所致的化学性损伤，治疗起来难度较大。

【治疗方案】

（1）一般治疗：保持痰液引流通畅，维持体液电解质平衡，给予适当的营养支持，针对存在反复误吸可能的患者，留置胃管、胃空肠管进食并配合适当的体位非常重要。

（2）抗感染方案：首先针对口腔常见菌进行抗感染，多需覆盖口腔常见的球菌及厌氧菌，对于长期于医疗机构住院的患者，还需考虑院内常见的定植菌。在治疗前及治疗过程中，应定期留取合格痰液送检病原学化验及药敏测试，及时根据药敏结果调整抗感染治疗方案。

· **方案 1**：哌拉西林他唑巴坦 4.5 g，静滴，每 8 h 1 次，（注意肌酐清除率）、化痰药物。

· **方案 2**：头孢哌酮舒巴坦钠 3 g，静滴，每 8~12 h 1 次（注意肌酐清除率）、化痰药物。

· **方案 3**：亚胺培南西司他丁钠 0.5~1 g，静滴，每 6~8 h 1 次（注意肌酐清除率）、化痰药物。

（3）激素：如胃内容物大量误吸导致的肺炎，除抗感染外，针对化学性损伤导致的炎症反应可考虑适当的给予全身激素治疗，但建议充分抗感染基础上施行，且以临时、短期应用为主。

（4）对症支持治疗，针对并发症的治疗。

（5）肺部影像学复查时机的选择，如病情好转明显，可暂缓复查时间，停药 2~4 周复查即可，过早的复查可能因"影像延迟于临床"而对疾病的评估造成影响；如病情改善不佳甚至加重，应及时对肺部影像学进行复查。

（朱天怡　张亚卓）

第三十四节　真菌性肺炎

【诊断要点】

真菌性肺炎是一种比较宽泛的说法，顾名思义，是指由真菌引起的肺炎。目前，引起真菌性肺炎的真菌种类以念珠菌、曲霉、组织胞浆菌为主，其次为新型隐球菌、肺孢子菌、毛霉菌等。一般而言，健康人体对真菌具有较强的抵抗能力，当机体免疫功能低下或大量真菌进入人体后，患者出现相应的临床症状。

本书前文已针对肺曲霉菌感染、念珠菌感染、隐球菌感染及肺孢子菌感染进行阐述，因此，本章节仅针对非毛霉菌感染进行简要介绍。

肺毛霉菌感染多呈急剧发展，是一种致死率极高（大于 50%）的真菌感染。感染症状无特异性，一般急性或亚急性起病，临床表现为咳嗽咳痰、呼吸困难、发热等，几乎所有患者病变部位的血管均有血栓形成和梗死，所以常有咯血和比较剧烈的胸痛。影像学检查可呈单发或多发性浸润影或结节影，好发部位多为上叶，也可出现晕征、新月征和空洞，造影剂后边缘增强，偶见胸腔积液。毛霉菌的诊断缺乏特异性的症状、体征和实验室化验，只有通过真菌血和病理学检查能够确诊，一旦在检测标本中出现毛霉菌或侵入血管壁的菌丝即可确诊。

【治疗方案】

1.抗真菌治疗

·方案 1：两性霉素 0.5~1.5 mg/（kg·d）总量为 2.5~3.0 g。

·方案 2：两性霉素 0.5~1.5 mg/（kg·d）总量为 2.5~3.0 g、联合伏立康唑 200 mg，静滴，每日 2 次（首日翻倍）。

·方案 3：两性霉素 0.5~1.5 mg/（kg·d）总量为 2.5~3.0 g、联合卡泊芬净 50 mg，静滴，每日 1 次（首日 70 mg）。

2.改善机体免疫功能、对症及全身支持治疗

针对糖尿病患者，应积极控制血糖，纠正代谢紊乱，而对于免疫功能抑制药物治疗者，应尽可能把药物减至最小剂量，并加强全身支持治疗。

（朱天怡　李雪）

第三十五节　腺病毒肺炎

【诊断要点】

腺病毒是复杂的 DNA 病毒，感染多发生于婴儿和幼儿，全年均可发病，以秋季到春季多发，其感染可通过气溶胶、黏膜接触、粪口传播等途径。儿童中，腺病毒引起多种临床综合征，最常见的是以鼻炎为主要症状的急性上呼吸道感染，有时也出现下呼吸道感染，特别是 3 型和 7 型，引起咽结合膜热，这是一种儿童特征性急性发热性疾病。成人腺病毒感染最多见于新兵种由 4 型和 7 型引起的急性呼吸道感染，特点是明显的咽痛，逐渐出现发热，常在发病第 2~3 天达到 39℃，几乎都伴有咳嗽、卡他症状，常伴有局部淋巴结肿大，发生肺炎者可表现为 X 线片中的片状浸润阴影。

在多数情况下，腺病毒导致的感染不能和其他多种呼吸道病毒、支原体引起的感染相鉴别，在特定的流行病学条件下应考虑到腺病毒感染，如新兵的急性呼吸道感染和某些特征性、爆发性临床综合征（如咽结合膜热或流行性角膜结膜炎）。

腺病毒的确诊需在组织培养中检出病毒，或通过免疫荧光或其他免疫技术进行鉴定。

【治疗方案】

（1）对症治疗及支持治疗。

（2）抗病毒治疗：目前尚无有效的抗病毒药物，利巴韦林和西多福韦在体外有抗腺病毒活性。

·**方案**：利巴韦林 0.5 g，静滴，每日 2 次，儿童按体重 10~15 mg/kg，分 2 次给药；每次滴注 20 min 以上，疗程每日 3~7 次。

（3）疫苗：已研发出抗腺病毒 4 型、7 型的活疫苗。

（朱天怡　李雪）

第三十六节　衣原体肺炎

衣原体是一群光镜下可以观察到的寄生于宿主细胞内的微生物。它不同于病毒，有由黏肽组成的细胞壁，含 DNA 和 RNA 两种核酸；吉姆萨法染色呈球形。依其抗原性质、形态和胞质中所含糖原的不同，可分为 4 个种，即沙眼衣原体（Chlamydia Trachomatis）、牲畜衣原体（C.Pecorum）、肺炎衣原体（C.Pneumoniae）和鹦鹉热衣原体（C.Pstacosis）。能引起肺炎者以后两者常见。

一、肺炎衣原体肺炎

为衣原体中最易引起肺炎者，感染途径可能为人与人之间通过呼吸道分泌物传播。5 岁以下儿童极少感染，8 岁以上儿童及青年为易感人群，特别是在聚居场所，如学校、兵营及家庭易于流行。轻症患者症状轻微，可有声音嘶哑、干咳，有时有发热、咳嗽等咽炎、喉炎、鼻窦炎、中耳炎和支气管炎症状，且可持续数周之久。偶可出现肺外病症如结节红斑、甲状腺炎、脑炎和吉兰－巴雷综合征。

肺炎衣原体肺炎的胸部 X 线征象主要为单个病灶，常显示肺亚段少量片状浸润，下叶多见。广泛实变仅见于病情严重者。患者周围血白细胞总数和分类大多在正常范围。急性期和恢复期血清补体结合试验可用作回顾性诊断，但不能与其他衣原体相区别。

【治疗方案】

· **方案 1**：阿奇霉素 500 mg，静滴，每日 1 次，疗程 2 周以上。

· **方案 2**：左氧氟沙星 0.5 g，静滴，每日 1 次，疗程 2 周以上。

· **方案 3**：莫西沙星 0.4 g，静滴，每日 1 次，疗程 2 周以上。

二、鹦鹉热衣原体肺炎

鹦鹉热（Psittacosis）为鹦鹉热衣原体引起的急性传染性疾病，吸入为主要传播途径，肺炎是最常见的表现。本病绝大多数为散发，发病与季节无明显关系。人通过与上述家禽类密切接触或吸入鸟粪、被分泌物污染的羽毛产生的气溶胶而患病，故家禽饲养员和有关实验室工作人员均有受到传染的可能，患者在急性发病期偶可因咳出的痰内带有衣原体，通过飞沫传染给他人。人受感染后，持续带病原体可达 10 年之久。潜伏期 1~2 周，也可长达 4 周。多隐性起病，病情经者与流感相似。也可急性发病，寒战，发热，体温逐渐升高达 40℃以上，伴相对缓脉。患者感乏力、肌肉关节痛（主要累及颈、背部肌肉）、畏光、鼻出血，可出现类似伤寒的玫瑰疹。1 周左右出现咳嗽，咳少量黏痰或痰中带血等呼吸道症状。病程中尚可出现恶心、呕吐、腹泻等消化道症状，及嗜睡、谵妄、木僵、抽搐等精神症状，后者以儿童为多见。常无明显肺部体征，偶可闻及湿啰音。多数患者有肝脾肿大。胸部 X 线检查常有弥漫性支气管肺炎或间质性肺炎表现，病灶可融合，下叶较多见。偶能见到粟粒样结节或实变阴影或胸腔少量积征象。肺内病变吸收较缓慢，有报道治疗 7 周后尚可有 50% 的患者病灶不能完全吸收。

本病的临床表现无特征性，血白细胞多在正常范围，诊断有赖于接触史或有关职业史。特异性补体结合试验或微量免疫荧光试验阳性，恢复期（发的第 2~3 周）血清抗体效价比急性期增高 4 倍，具有诊断价值。

【治疗方案】

本病除对症治疗外，首选四环素治疗，大环内酯类药物治疗亦有效。

· **方案 1**：四环素 每日 2~3 g，分 4~6 次口服，连服 2 周或热退后继续服用 10 天。

· **方案 2**：阿奇霉素 500 mg 静滴每日 1 次，连服 2 周或热退后继续服用 10 天。

（朱天怡　李雪）

第三十七节　支原体肺炎

支原体肺炎是有肺炎支原体引起的以肺间质病变为主的急性肺部炎症，是"非典型肺炎"的一种。

支原体肺炎在我国秋冬季发病率较高。潜伏期多1~3周，多数以低热、乏力、干咳起病，持续时间较长，多4周以上，多半有咽痛。肺部查体常无阳性体征，少数可闻及湿性啰音，外周血白细胞总数及中性粒细胞比例常正常，个别轻度升高。肺部阳性体征少而影像学表现重常是支原体肺炎的重要特点，病变好发于中下肺野，多为边缘模糊、密度较低的云雾片状浸润影，从肺门向外周放射，也可其他肺叶受累，表现多样．在病原学的诊断中，间隔2~4周急性期及恢复期的双份血清样本，采用颗粒凝集试验、酶联免疫测定、免疫荧光测定或补体结合试验检测肺炎支原体特异性抗体是主要手段，通常为4倍及以上的变化可确诊。支原体肺炎的治疗以使用大环内酯类抗生素、奎诺酮类抗生素和多西环素、米诺环素等四环素类抗生素为主。

- **方案1**：阿奇霉素500 mg，静滴，每日1次，疗程10~14天，部分难治性病例可延长至3周。
- **方案2**：左氧氟沙星0.5 g，静滴，每日1次，疗程10~14天，部分难治性病例可延长至3周。
- **方案3**：莫西沙星0.4 g，静滴，每日1次等，疗程10~14天，部分难治性病例可延长至3周。

（朱天怡　李雪）

第三十八节　支气管扩张症

支气管扩张症（简称"支扩"）指各种原因破坏中等大小支气管管壁肌肉和弹力组织进而导致支气管持续、不可逆性扩张和变形。表现为慢性咳嗽，咳大量脓性痰和（或）反复咯血。按照形态学改变可分为柱状支气管扩张、囊状支气管扩张和曲张型支气管扩张。

【诊断要点】

有特征性临床表现、肺部固定部位持续存在的局限性湿啰音结合影像学改变，X线检查表现为轨道样柱状气管扩张或粗乱肺纹理中多个不规则的环状透亮阴影或呈卷发状阴影，感染时阴影内出现液平面，CT检查可以更加清晰地显示伴有管壁增厚的柱状扩张，或成串成簇的囊样改变以及曲张形状支气管扩张。

【治疗方案】

关键在于呼吸道保持引流通畅和有效的抗菌药物治疗。

（1）体位引流：根据病变部位采取不同体位引流，每日2~4次，每次15~30 min，体位引流时，间歇做深呼吸后用力咳，同时用手轻叩患部，可提升引流效果。

（2）药物治疗：

· **方案 1**：头孢他定 1 g 静滴 每 8 h 1 次（或 2 g，静滴，每 12 h 1 次）。

· **方案 2**：哌拉西林他唑巴坦 4.5 g，静滴，每 8 h 1 次（注意肌酐清除率）。

· **方案 3**：头孢哌酮舒巴坦钠 3 g，静滴，每 8~12 h 1 次（注意肌酐清除率）。

· **方案 4**：亚胺培南西司他丁钠 0.5~1 g，静滴，每 6~8 h 1 次（注意肌酐清除率）。

针对咯血的处理：除常规的抗感染等治疗外，应卧床休息，根据咯血量进行处理。

· **方案 1**：云南白药 0.5 g，口服，每日 4 次。

· **方案 2**：卡络磺 80 mg，静滴，每日 2 次。

· **方案 3**：蛇毒血凝酶 1 单位（kU），肌注，每 12 h 1 次。

· **方案 4**：垂体后叶素 3 单位稀释于 50 mL，生理盐水内静脉微泵，1~2 mL/h 起始；卡络磺 80 mg 静滴，每日 2 次。

注意：应用垂体后叶素后可有面色苍白、出汗、心悸、胸闷、腹痛、便意及过敏等不良反应，对高血压、冠心病、心力衰竭者和孕妇原则上禁用。

（3）对于药物无法改善的大咯血，可考虑行介入止血治疗。

（4）手术治疗：病变局限，反复大咯血，经药物治疗不能控制，全身情况良好，可根据病变范围做肺段或肺叶切除术。

（朱天怡　张闯）

第三十九节　肺癌

原发性支气管肺癌（Primary Bronchogenic Carcinoma），是一组起源于支气管黏膜或腺体的恶性肿瘤。按病理学分为小细胞肺癌（SCLC）和非小细胞肺癌（NSCLC）两大类。

【诊断要点】

（1）筛查：高危人群每年低剂量螺旋 CT 筛查。

（2）诊断：胸部增强 CT/PET-CT 诊断。

（3）病理诊断：纤维支气管镜，EBUS/EUS，经皮穿刺，淋巴结或浅表肿物活检，体腔积液细胞学检查获取组织或细胞学。经常规 HE 染色，免疫组化染色明确 SCLC、NSCLC。NSCLC 明确鳞癌、腺癌及大细胞癌等。手术标本应给出明确亚型。

（4）分期诊断：头部增强 MRI 或增强 CT，颈部 / 锁骨上淋巴结 B 超或 CT，上腹部增强 CT 或 B 超，全身骨扫描；PET-CT 进行分期诊断。

【治疗方案】

（一）非小细胞肺癌

· **方案 1**：常用 NSCLC 一线化疗方案（21 天为一个周期 4~6 个周期）：NP 方案：长春瑞滨 25 mg/m²；第 1 天, 8；顺铂 75 mg/m²；第 1 天。TP 方案：紫杉醇 135~175 mg/m²；第 1 天；顺铂或卡铂 AUC=5~6 第 1 天。GP 方案：吉西他滨 1000~1250 mg/m²；第 1 天, 8；顺铂或卡铂。

DP方案：多西他赛60~75 mg/m²；第1天；顺铂或卡铂。AP方案：培美曲塞500 mg/m²；第1天；顺铂或卡铂。LP方案：紫杉醇脂质体135~175 mg/m²；第1天；顺铂或卡铂。

·**方案2**：常用NSCLC二线化疗方案：多西他赛60~75 mg/m²；d1，21天为一周期。培美曲塞500 mg/m²；d1，21天为一周期。

·**方案3**：常用免疫治疗用药方案：纳武利尤单抗单药：3mg/kg，第1天，14天为一周期。帕博利珠单抗单药：200 mg，第1天，21天为一周期。阿替利珠单抗单药：1200 mg，第1天，21天为一周期。帕博利珠单抗+化疗（非鳞癌）：帕博利珠单抗，200 mg，第1天；卡铂，AUC5，第1天；培美曲塞500 mg/m²，第1天；21天为一周期。帕博利珠单抗+化疗（鳞癌）：帕博利珠单抗，200 mg，第1天；卡铂，AUC6，第1天；紫杉醇/白蛋白紫杉醇，200/100 mg/m²，第1天，8，15；21天为一周期。阿替利珠单抗四联方案：阿替利珠单抗，1200 mg，第1天；贝伐珠单抗，15 mg/kg，第1天；卡铂，AUC6，第1天；紫杉醇，175 mg/m²，第1天；21天为一周期。

【说　明】

1. NSCLC的分期

按照UICC第8版肺癌分期。

2. NSCLC的分子分型

不可手术的Ⅲ期和Ⅳ期NSCLC对非鳞癌标本进行EGFR突变、ALK融合及ROS1融合检测，标本无法获取或量少可通过外周血游离/肿瘤DNA（cf/ctDNA）进行EGFR突变检测；EGFR-TKIs耐药者，建议再次活检进行EGFRT790M突变检测；标本无法获取，建议行cf/ctDNAEGFRT790M检测，组织标本采用免疫组化检测PD-L1表达。

（1）ⅠA、ⅠB期：适宜手术患者手术治疗，不适宜手术患者立体定向放射治疗（SBRT/SABR）。

（2）ⅡA、ⅡB期：适宜手术患者手术治疗ⅡB期含铂双药方案辅助化疗。不适宜手术患者放射治疗；同步放化疗。

（3）可手术ⅢA、ⅢB（T3N2M0）期：手术+辅助化疗±新辅助化疗±术后放疗；根治性放化疗。

（4）不可手术ⅢA、ⅢB、ⅢC期：PS 0~1分：①多学科团队讨论。②根治性同步放化疗。③度伐利尤单抗作为同步放化疗后的巩固治疗。PS 2分：①单纯放疗。②序贯放疗+化疗。

（5）Ⅳ期驱动基因阳性的治疗。

EGFR突变：一线治疗：吉非替尼、厄洛替尼、埃可替尼、阿法替尼、达可替尼、奥希替尼。耐药后治疗：寡进展或CNS进展原EGFR-TKI治疗+局部治疗。广泛进展一/二代TKI一线治疗失败再次活检，T790M阳性者奥希替尼；T790M阴性或者三代TKI治疗失败：含铂双药化疗±贝伐珠单抗（非鳞癌）。

ALK融合阳性：一线治疗：阿来替尼、克唑替尼。二线治疗：寡进展或CNS进展：原TKI治疗+局部治疗；阿来替尼或塞瑞替尼（限一线治疗克唑替尼）。广泛进展一代TKI治疗失败：阿来替尼 / 塞瑞替尼；二代 TKI 一线治疗失败或一 / 二代 TKI 一线治疗失败：含铂双药化疗 + 贝伐珠单抗（非鳞癌）；靶向及含铂双药失败后（PS 0~2 分）：单药化疗。

ROS1 融合阳性：一线治疗：克唑替尼。二线治疗：寡进展或 CNS 进展：克唑替尼或克唑替尼 + 局部治疗；广泛进展（PS 0~2 分）：单药化疗。

（6）Ⅳ期无驱动基因、非鳞非小细胞肺癌的治疗：

一线治疗：PS 0~1 分：①培美曲塞联合铂类 + 培美曲塞单药维持治疗。②贝伐珠单抗联合含铂双药化疗 + 贝伐珠单抗维持治疗。③含顺铂或卡铂双药方案：联合吉西他滨或多西他赛或紫杉醇 / 紫杉醇脂质体或长春瑞滨或培美曲塞。④不适合铂类的选择非铂双药方案：吉西他滨 + 多西他赛；吉西他滨 + 长春瑞滨。⑤帕博丽珠单抗单药（限 PD-L1TPS ≥ 50% 1A 类证据，1%~49% 2A 类证据）。⑥帕博丽珠单抗联合培美曲塞和铂类。

PS 2 分：单药化疗（吉西他滨、紫杉醇、长春瑞滨、多西他赛）。

二线治疗：PS 0~2 分：纳武利尤单抗或多西他赛或培美曲塞（如一线未接受同一药物），PS 3~4 分：最佳支持治疗。

三线治疗 PS 0~2 分：纳武利尤单抗或多西他赛或培美曲塞（如既往未接受同一药物），安罗替尼（限 2 个化疗方案失败后）。

（7）Ⅳ期无驱动基因鳞癌的治疗。

PS 0~1 分：①含卡铂或顺铂双药联合：吉西他滨或多西他赛或紫杉醇或脂质体紫杉醇。②含耐达铂双药联合多西他赛。③不适合铂类的选非铂双药方案：吉西他滨 + 多西他赛或吉西他滨 + 长春瑞滨。④帕博利珠单抗单药（限 PD-L1TPS ≥ 50% 1A 类证据，1%~49% 2A 类证据）。⑤帕博利珠单抗联合紫杉醇 / 白蛋白紫杉醇和铂类。

PS 2 分单药化疗吉西他滨或紫杉醇或长春瑞滨或多西他赛。

二线治疗：PS 2 分纳武利尤单抗或多西他赛（如一线未接受同一药物）。

PS 3~4 分最佳支持治疗。

三线治疗：PS 0~2 分纳武利尤单抗或多西他赛（如既往未接受同一药物）。

（8）Ⅳ期孤立性转移非小细胞肺癌治疗。

（a）孤立性脑或肾上腺转移。

PS 0~1 分、肺部病变为非 N2 且可完全切除：脑或肾上腺转移灶切除 + 肺原发病变完全手术切除 + 系统性全身化疗；脑或肾上腺转移灶 SRS（SRT）+ 肺部病变同步或序贯放化疗 + 系统性全身化疗。

PS 0~1 分、肺部病灶为 T4 或 N2：脑或肾上腺转移灶 SRS/SRT/SBRT+ 肺部病变同步或序贯放化疗 + 系统性全身化疗。

PS ≥ 2 分按Ⅳ期处理。

（b）孤立性骨转移

PS 0~1 分、肺部病变为非 N2 且可完全性切除：肺原发病变完全手术切除 + 骨转移病变放射治疗 + 系统性全身化疗 + 双膦酸盐治疗。

PS 0~1分、肺部病灶为T4或N2：肺原发病变序贯或同步放化疗 + 骨转移病变放射治疗 + 双膦酸盐治疗 + 系统性全身化疗。

（二）小细胞肺癌（SCLC）

· **方案1：** 局限期SCLC的初始治疗方案。

EP方案 + 同步/序贯放疗：

顺铂：75 mg/m^2，静注，d1；依托泊苷：100 mg/m^2，静注，d1~3，每3~4周重复，4~6周期；在第1或第2周期开始同步放疗，胸部放疗：45 Gy，1.5 Gy，2次/周或60~70 Gy/1.8~2.0 Gy/qd/6~8周。

EP方案 + 同步/序贯放疗：

顺铂：60 mg/m^2，静注，d1；依托泊苷：100 mg/m^2，静注，d1~3，d1~3，每3~4周重复，4~6周期；在第1或第2周期开始同步放疗，胸部放疗：45 Gy，1.5 Gy，bid/周或60~70 Gy/1.8~2.0 Gy/qd/6~8周。

EP方案：

顺铂：25 mg/m^2，静注，d1~3；依托泊苷：100 mg/m^2，静注，每3周重复。

EC方案：

卡铂：AUC=5~6，静注，d1；依托泊苷：100 mg/m^2，静注，d1~3，每3周重复。

SBRT/SABR:50~60Gy/5 f。

PCI方案：25 Gy/2.5 Gy/5 f。

· **方案2：** 广泛期SCLC的初始治疗方案。

EC+atezolizumab方案（顺序atezolizumab-卡铂-依托泊苷）：

Atezolizumab 1200 mg静注（首次持续 ≥ 60 min，以后 ≥ 30 min），d1；卡铂：AUC=5，静注，d1；依托泊苷：100 mg/m^2，静注，d1~3；每3周重复，共4周期，以后Atezolizumab 1200 mg维持治疗，每3周重复直至疾病进展或毒性不可耐受。

EL方案：

依托泊苷100 mg/m^2，静注，d1~3；洛铂：30 mg/m^2，静注，d1、每3周重复，共4~6周期。

IP方案：

伊立替康65 mg/m^2，静注，第1天，第8天，第15天；顺铂：30 mg/m^2，静注，第1天、第8天；每3周重复，共4~6周期。

IC方案：

伊立替康50 mg/m^2，静注，第1天，第8天，第15天；卡铂：AUC=5，静注，d1；每4周重复，共4~6周期。

EP+durvalumab方案（顺序durvalumab-顺铂-依托泊苷）：

durvalumab 1500 mg静注（输注时间60min），d1；顺铂：75~80 mg/m^2，静注，d1；依托泊苷：80~100 mg/m^2，静注，d1~3；每3周重复，共4周期，以后度伐利尤单抗1500 mg维持治疗，每4周重复直至疾病进展或毒性不可耐受。

EC+durvalumab 方案（顺序 durvalumab– 卡铂 – 依托泊苷）：

durvalumab 1500 mg 静注（输注时间 60min），d1；卡铂：AUC=5~6，静注，d1；依托泊苷：80~100 mg/m²，静注，d1~3；每 3 周重复，共 4 周期，以后度伐利尤单抗 1500 mg 维持治疗，每 4 周重复直至疾病进展或毒性不可耐受。

【说　明】

1. 分期

（1）VALG 二期分期法：

局限期：病变限于一侧胸腔，且能被纳入一个反射治疗野内。

广泛期：病变超过一侧胸腔，且包括恶性胸腔和心包积液或血行转移。

（2）NCCN 治疗建议 SCLC 采用 AJCCTNM 与 VALG 二期分期法相结合：

局限期：AJCC（第 8 版）Ⅰ ~ Ⅲ（任何 T，任何 N，M0），可以安全使用根治性的放疗剂量。排除 T3~4 由于肺部多发结节或者肿瘤/结节体积过大而不能被包含在一个可耐受的放疗计划中。

广泛期：AJCC（第 8 版）Ⅳ期（任何 T，任何 N，M1a/b/c），或者 T3~4 由于肺部多发结节或者肿瘤 / 结节体积过大而不能被包含在一个可耐受的放疗计划中。

分子标志物：NSE，proGRP 是 SCLC 诊断以及治疗效果监测的重要肿瘤标志物。SCLC 可表现为神经内分泌细胞的特征因此 NSE 往往会过量表达。

2. 治疗

（1）局限期 SCLC 治疗：

（a）Ⅰ ~ Ⅱ A 期的 SCLC 可能从手术中获益。Ⅱ B~ Ⅲ A 期 SCLC 手术的作用存在争议，Ⅲ B~ Ⅲ C 不推荐手术。

（b）同步放化疗。

（c）PCI 局限期 SCLC，前期经过根治性化疗和胸部放疗，获得较好疗效（PR/CR）的患者，行 PCI，可以降低颅内转移的概率并提高整体生存率。

（d）内科治疗

·依托泊苷联合铂类。

·术后均应接受含铂辅助化疗，采用 EP 或 EC 方案。

·PS 评分 3~4：慎重选择化疗及放疗方案。老年 SCLC 根据机体功能状态指导治疗，可能有更高的概率出现骨髓抑制。

（2）广泛期 SCLC 治疗：

（a）化疗：一线治疗：依托泊苷联合顺铂或卡铂。伊立替康联合铂类。对不适应顺铂的患者也可以选择洛铂。

（b）免疫点抑制剂：靶向 PD-1 和 PD-L1 的免疫点抑制剂在 SCLC 治疗中显示了良好的临床活性。Atezolizumab+ 依托泊苷 / 卡铂。

（c）有局部症状的广泛期 SCLC：广泛期 SCLC 转移灶姑息放疗常用于肿瘤转移到脑、脊髓、纵隔淋巴结和骨等，导致危及生命或生活质量显著下降的患者。这些转移部位中，导致脊髓压迫症、重症上腔静脉综合征、有症状的脑转移，以及重度疼痛的骨转移，临床考虑急诊放疗。

【随　访】

（1）NSCLC：Ⅰ～Ⅱ期可手术的ⅢA期术后或SBRT治疗后，前2年每6个月1次，3年以上每年1次。不可手术的ⅢA、ⅢB期和ⅢC期NSCLC放化疗结束后前3年每3~6个月随访1次，4~5年每6个月随访1次，5年后每年随访1次。Ⅳ期全身治疗结束后每6~8周随访1次。症状恶化或新发症状者随时就诊。

（2）SCLC：局限期1~2年每3个月随访1次，3年每6个月随访1次，3年以上每年随访1次。广泛期第1年每2个月随访1次，2~3年每3~4个月随访1次，4~5年每6个月随访1次，5年以上每年随访1次。

（黄乐为　张锦华）

第四章 消化系统疾病

第一节 食管疾病

一、胃食管反流病

胃内容物（包括十二指肠液）反流入食管或以上部位，引起不适症状或并发症，称为胃食管反流病（GERD）。GERD可分为非糜烂性反流病（NERD）和糜烂性反流病（ERD）。

【诊断要点】

胃灼热和反流是GERD最常见的典型症状，可伴随食管外症状，包括咳嗽、咽喉症状、哮喘等。酸（碱）反流导致的食管黏膜破损称为反流性食管炎（RE）。上消化道内镜检查是RE的主要诊断方法。

【治疗方案】

1. 一般治疗

生活方式的改变，如减肥、抬高床头、戒烟、少做增加腹压的动作、保持大便通畅、避免睡前进食、避免食用可能诱发反流症状的食物（巧克力、咖啡、高脂饮食）等。

2. 药物治疗

· 方案1：PPI是GERD治疗的首选药物。①艾司奥美拉唑（耐信）40 mg，口服，每日1次。②奥美拉唑（洛赛克）40 mg，口服，每日1次。③泮托拉唑（潘妥洛克）40 mg，口服，每日1次。

注：单剂量PPI治疗无效可改用双倍剂量，一种PPI无效可尝试换用另一种PPI。疗程至少8周。对于合并食管裂孔疝的GERD患者以及重度食管炎患者，PPI剂量通常需要加倍。

· 方案2：钾离子竞争性酸抑制剂（P-CAB）。伏诺拉生20 mg，口服，每日1次。

注：P-CAB是最新型的抑酸药，具有半衰期长、起效迅速等优点，可用于PPI治疗效果不理想的GERD患者。

· 方案3：促胃肠动力药。①吗丁啉10 mg，口服，每日3次，必要时剂量可加倍；儿童口服：0.3 mg/kg，每日3次，宜于饭前15~30 min服用。②莫沙比利（加斯清）10 mg，三餐前口服，每日3次。维持治疗，剂量为每次10 mg，每日2次（早餐前和就寝前）；或每次20 mg，每日1次（睡前服用），病情严重者剂量可加倍。

· 方案4：黏膜保护剂。

蒙脱石散（思密达）3g，口服，每日3次，食管炎患者宜饭后服用。

3. 外科手术

对 PPI 治疗有效但需要长期服药的患者，抗反流手术是另一种治疗选择。目前最常用的抗反流手术术式是腹腔镜胃底折叠术。

4. 内镜下治疗

GERD 内镜下治疗手段包括射频治疗、注射药物、内镜下套扎术和内镜腔内胃食管成形术，其长期有效性有待进一步证实。

【说 明】

（1）PPI 作用于胃腺壁细胞，为 H^+-K^+-ATP 酶抑制剂，选择性对胃酸分泌有明显抑制作用，起效迅速。有研究提示长期应用 PPI 可能会增加难辨梭状芽孢杆菌感染的机会。部分 PPI 制剂与抗血小板药物联用会增加心血管事件的发生率。孕妇、哺乳期妇女慎用，肝肾功能不全者慎用，对本品过敏者禁用。

（2）P-CAB 能够在胃壁细胞胃酸分泌的最后一步中，通过抑制钾离子对 H^+-K^+-ATP 酶的结合作用，提前终止胃酸的分泌。该药具有速效、强劲、持久的抑制胃酸分泌作用，由于其半衰期长，抑酸作用持久，因此被认为是一种有效的长效抑酸剂。

（3）吗丁啉为作用较强的多巴胺受体拮抗剂，具有外周阻滞作用，直接作用于胃肠壁，可增加下食管括约肌张力，防止胃食管反流，增强胃蠕动，促进胃排空，协调胃与十二指肠运动，抑制恶心、呕吐，并能有效地防止胆汁反流，不影响胃液分泌。适用于胃排空延缓、胃食管反流。应注意抗胆碱能药品可能会对抗本品的抗消化不良作用，故二者不宜合用。1 岁以下儿童由于血脑屏障发育不完善，故不能排除对 1 岁以下婴儿产生中枢副作用的可能性。孕妇慎用。

二、腐蚀性食管炎

【诊断要点】

病史、症状及内镜检查可明确诊断。

【治疗方案】

1. 一般治疗

立即阻断化学腐蚀物及药物的继续损伤，根据毒物性质给予相应的中和治疗，禁食水、补充血容量及预防感染等对症治疗。

2. 药物治疗

· **方案1**：（1）艾司奥美拉唑 40 mg，静滴，每日 1~2 次。（2）磷酸铝凝胶 20 g，口服，每日 3 次。（3）康复新液 10 ml，口服，每日 3 次。

· **方案2**：凝血酶冻干粉 5000 U+ 蒸馏水 200 ml，分次口服。

3. 内镜治疗

腐蚀性食管炎晚期可出现食管狭窄，一般在 4~6 周时进行内镜下扩张。

4. 外科手术

若内科保守及内镜下治疗均无效时，可考虑外科手术治疗。

【说　明】

（1）避免洗胃及催吐，以防已进入胃内的化学腐蚀物再次与食管等接触而加重损伤。

（2）化学腐蚀物分为酸性及碱性，强酸中毒时可用弱碱，如牛奶、蛋清、肥皂水等；强碱可用稀醋、果汁等。

（3）如是轻症患者可施行方案1，如患者出现呕血、便血等消化道出血症状时，可加用方案2。

（4）常见引起腐蚀性食管炎的药物包括四环素及其衍生物、抗胆碱能药物、氯化钾、奎尼丁、阿司匹林及 NSAIDs 类药物。

三、霉菌性食管炎

【诊断要点】

诊断主要依据内镜检查及病理活检。

【治疗方案】

1. 一般治疗

积极消除诱因，提高免疫力，正确使用可能导致霉菌性食管炎的药物。

2. 药物治疗

抗真菌药物治疗是霉菌性食管炎治疗的核心。

· **方案 1**：氟康唑口服，第 1 天 200~400 mg，后续剂量每日 100~200 mg，疗程 14~30 天（直到病情缓解），重度免疫功能受损者可能需要更长的时间。

· **方案 2**：酮康唑口服，200 mg，每日 1 次，必要时可增至 400 mg，每日 1 次；或 200 mg，每日 2 次，疗程 2~3 周。

· **方案 3**：制霉菌素口服，50 万 ~100 万单位，每日 3 次。

· **方案 4**：如有全身性真菌感染，可选用两性霉素 B。

静脉给药，先以 1~5 mg 或按体重每次 0.02~0.1 mg/kg 给药，根据患者耐受情况每日或隔日增加 5 mg，当增至每次 0.6~0.7 mg/kg 时即可暂停增加剂量。

· **方案 5**：内镜及手术治疗。霉菌性食管炎后期并发食管狭窄，可行内镜下扩张治疗，扩张无效或狭窄范围广泛者需要外科手术治疗。

四、病毒性食管炎

【诊断要点】

诊断主要依据临床症状、内镜检查及病理或病毒培养以明确诊断。

【治疗方案】

1. 一般治疗

尽量去除病因及诱发因素。

2. 药物治疗

- **方案 1**：阿昔洛韦 200 mg，口服，每日 5 次，疗程 10 天。
- **方案 2**：更昔洛韦 5 mg/kg，静滴，每日 2 次，疗程 2 周。
- **方案 3**：膦甲酸钠 40 mg/kg，静滴，每日 3 次，疗程 2~3 周。
- **方案 4**：阿糖腺苷 5~10 mg/kg，静滴，每日 1 次，疗程 5~10 天。

【说　明】

（1）阿昔洛韦可引起急性肾功能衰竭。治疗时，需仔细观察有无肾功能衰竭征兆和症状（如少尿、无尿、血尿、腰痛、腹胀、恶心、呕吐等），监测尿常规和肾功能，一旦出现异常立即停药。应用阿昔洛韦治疗，应摄入充足的水，防止药物沉积于肾小管内。

（2）阿昔洛韦和更昔洛韦都是具有高度活性的广谱抗病毒药物，能抑制疱疹病毒多聚酶，对单纯疱疹病毒食管炎均有明显疗效。大多可在 1 周内收效，但大的溃疡的愈合及被覆上皮的修复则需要较长时间。疗程一般 2~3 周。

（3）膦甲酸钠可导致肾功能不全及血清 Ca^{2+} 浓度下降，进而引起心脏和神经方面的不良反应。

（4）阿糖腺苷亦具有广谱抗 DNA 病毒作用，对人类疱疹病毒有抑制作用，用药期间需注意其神经毒性及骨髓抑制等不良反应。

（5）在免疫功能受损者抗病毒药物与滴度较高的抗病毒人血丙种球蛋白（人免疫球蛋白）合用可获得更好的疗效。

（6）如患者伴有念珠菌感染，可同时服氟康唑或伊曲康唑连续 10 天，疗效显著。

五、嗜酸性粒细胞性食管炎

【诊断要点】

有食管功能异常的临床症状；食管黏膜嗜酸细胞浸润 ≥ 15 个嗜酸细胞/高倍视野；食管远端 pH 监测正常。

【治疗方案】

1.药物治疗

- **方案 1**：局部糖皮质激素，布地奈德，每次 3 mg，每日 3 次。
- **方案 2**：PPI，奥美拉唑 40 mg，口服，每日 1 次。

2.饮食治疗

可给予要素饮食。食物过敏引起的变态反应参与该疾病的发生与发展，可将诱发症状的食物从食谱中剔除。靶向食物剔除，需根据皮肤点刺试验和斑贴试验结果进行。经验性剔除常见食物致敏原，包括牛奶、小麦、蛋类、大豆、坚果类、海鲜类食物。

3.内镜治疗

对于食管纤维化伴狭窄的患者，可考虑食管扩张术。

【说　明】

（1）糖皮质激素是治疗嗜酸性粒细胞性食管炎的一线药物，激素治疗后症状和组织学缓解率可达到 50% 以上。激素治疗开始后 6~8 周行镜检查可评估食道黏膜情况。如激素治疗后未见症状缓解或组织学未见明显改善的患者可适当延长激素疗程，或加大激素用量。

（2）通过饮食调节可显著改善患者的临床症状和组织学变化，将诱发症状的食物从食谱中剔除后，患者可不接受药物治疗即达到长期缓解。另有研究显示，饮食疗法对食管纤维化也有缓解作用。

（3）食道扩张术并不能减轻食管炎症反应，也不能改善组织学变化，且术后复发率较高，建议与药物治疗联合使用。如患者因严重吞咽困难就诊，可考虑先行食管扩张术。

六、Barrett 食管

Barrett 食管是胃食管反流病的并发症，内镜下可见食管鳞状上皮与胃柱状上皮的交界线相对于胃食管结合部上移超过 1 cm，病理证实食管下段的正常复层鳞状上皮被化生的柱状上皮所取代。

【治疗方案】

1.生活方式干预

咖啡、浓茶等可使食管下括约肌松弛，增加患者的反流症状，所以生活中应尽量避免此类饮食。

2.药物治疗

抑酸剂是治疗反流症状的主要药物，可通过抑酸治疗改善患者胃食管反流的症状。当 Barrett 食管伴有糜烂性食管炎以及反流症状者可应用大剂量抑酸剂，并辅以黏膜保护剂和促动力药，具体可参见胃食管反流病的治疗部分。

3.内镜下治疗

内镜下治疗的适应证：有异型增生的 Barrett 食管及早期 Barrett 食管腺癌。

（1）内镜下根治切除治疗。

· **方案 1**：内镜下高频电圈套切除术。适用于 0-Ip 型腺瘤性病变。

· **方案 2**：内镜下黏膜切除术（EMR）。EMR 对治疗伴有异型增生的 Barrett 食管及其早期腺癌是安全有效的，应作为临床一线治疗的方法。

· **方案 3**：内镜下黏膜剥离术（ESD）。对于直径＞ 2 cm 的病灶采用 ESD 治疗可获得完整切除，有利于术后的病理评估，更好地确定治疗疗效以及是否需要进一步治疗。

（2）内镜下毁损治疗。

· **方案 1**：射频消融。

· **方案 2**：光动力疗法。

· **方案 3**：冷冻疗法。

· **方案 4**：氩离子束凝固术（APC）。

4.外科手术

内镜下切除后有以下情况应考虑追加外科手术：切除标本切缘阳性；浸润至黏膜下层

500 μm 以上；脉管侵袭阳性；低分化或未分化癌。

【说　明】

（1）APC 的治疗深度一般 < 3 mm，治疗时氩气流量一般为 1~2 L/min，功率为 50 W，间隔 4~6 周治疗 1 次。

（2）外科手术有全周胃底折叠手术、经腹胃后固定术、贲门前胃底固定术、腹腔镜抗反流术等主要针对抗反流治疗，使用较少。

七、食管癌

【诊断要点】

临床症状、体征、影像学、肿瘤标记物、内镜检查及病理活检可以诊断。

【治疗方案】

1. 手术治疗

外科手术治疗是食管癌的主要根治性手段之一。早期阶段外科手术可以达到根治的目的。中晚期阶段，通过手术为主的综合治疗可以使一部分患者达到根治的目的，一部分患者生命得到延长。

2. 放射疗法

放射疗法是食管癌综合治疗的重要组成部分。我国 70% 的食管癌患者就诊时已属中晚期，失去根治性手术切除的机会。而我国食管癌患者 95% 以上为鳞状细胞癌，对放射线相对敏感。可采取术前放疗联合手术或者根治性放化疗的综合治疗来改善患者生存。手术前放疗可使肿瘤体积缩小，提高切除率及存活率。手术中未能完全清除的病灶或病灶附近有残余未清除的淋巴结行术后放疗有益。

3. 化疗

食管癌的化疗敏感性较低，主要是因为食管增殖细胞较少，生长比例小的原因。单独应用化疗效果很差，联合放疗效果有所提高。

4. 内镜治疗

目前在临床上广泛使用，尤其应用在早期食管癌及其癌前病变上。与传统外科手术相比，内镜下切除具有创伤小、并发症少、恢复快、费用低等优点。5 年生存率可达 95% 以上。原则上，无淋巴结转移或淋巴结转移风险极低、残留和复发风险低的病变均适合行内镜下切除术。

早期食管癌常用的内镜切除技术主要包括 EMR 和 ESD。ESD 与 EMR 原理相同，但它可以一次性完全切除直径 > 2 cm，甚至达到近 10 cm 的病变。适应证：原位癌，黏膜内癌及重度不典型增生，后者基本上为不可逆转的癌前病灶。禁忌证：①黏膜下浸润癌。②身体状态较差。③食管静脉曲张者。④凝血异常或者有出血倾向者。

进展期食管癌内镜下治疗主要包括扩张、支架置入和消融术。①扩张治疗：改善食管梗阻，方法简单，但作用时间短且需要反复扩张；对病变广泛者常无法应用。②食道内支架放置术：是治疗食管狭窄的一种姑息治疗，适应证为食道的恶性梗阻，且无手术机会；食管气瘘；放疗引起的食管狭窄以及食管肿瘤复发。禁忌证为多发的食管狭窄，1~2枚支架不能完全覆盖。③内镜下消融术：适用于外生长型或息肉型肿瘤，并且病灶位于食管中段和下段的直线段，最好是<5 cm。

八、Boerhaave综合征

Boerhaave综合征又称自发性食管破裂，是临床少见且凶险急症，是指各种原因包括非直接外伤、非异物、非食管及邻近器官疾病致食管腔内压力骤升引起食管壁全层破裂。

【治疗方案】

- **方案1**：外科手术，包括修补术、食管切除食管吻合术等。
- **方案2**：纵隔及胸腔引流。
- **方案3**：静脉应用广谱抗生素。
- **方案4**：内镜下夹闭或缝合食管裂口。

九、食管气管瘘

【诊断要点】

进食后呛咳；食管造影；胸部CT；内镜检查。

【治疗方案】

- **方案1**：保守治疗，禁食水、胃肠减压、静脉应用抗生素、营养支持、经皮引流。
- **方案2**：内镜下治疗，金属夹夹闭瘘口、封堵剂封堵瘘管、负压辅助闭合技术及支架植入。
- **方案3**：外科手术修补或切除瘘管吻合术。

（梁泽民　邵晓冬）

第二节　胃及十二指肠疾病

一、急性胃炎

【诊断要点】

症状、体征及内镜检查可以明确。

【治疗方案】

1. 一般治疗

祛除诱因及对症治疗。

2. 药物治疗

- **方案1**：100 mL生理盐水+泮托拉唑钠注射液40 mg，静滴，每日1次；磷酸铝凝胶20 g，口服，每日3次；莫沙必利片5 mg，口服，每日3次。

- **方案2**：山莨菪碱注射液 10 mg，肌注，必要时。
- **方案3**：100 mL 蒸馏水 + 凝血酶冻干粉 5000 U 分次口服。
- **方案4**：50 mL 生理盐水 + 生长抑素注射液 3000 μg，持续泵入，每 12 h 1 次。
- **方案5**：抗休克及补液治疗。

3. 内镜下治疗

内镜下局部喷洒止血药。

二、慢性胃炎

【诊断要点】

（1）慢性胃炎的确诊主要依赖内镜检查和胃黏膜活检，尤其是后者的诊断价值更大，可诊断为慢性非萎缩性胃炎和慢性萎缩性胃炎两大基本类型。

（2）慢性胃炎的诊断应力求明确病因,应仔细询问病史,建议常规检测幽门螺旋杆菌(HP)。

【治疗方案】

慢性胃炎的治疗目的是缓解症状和改善胃黏膜炎性反应；治疗应尽可能针对病因，遵循个体化原则。

（1）饮食和生活方式的个体化调整。

尽量避免长期大量应用引起胃黏膜损伤的药物（如 NSAIDs），改善饮食与生活习惯（如避免过多饮用咖啡、大量饮酒和长期大量吸烟）。

（2）证实 HP 阳性的慢性胃炎，无论有无症状或并发症，均应进行 HP 根除治疗。

国内推荐的四联方案为：标准剂量 PPI+ 标准剂量铋剂（均为每日 2 次，餐前半小时服用）+2 种抗菌药物（餐后即服）。标准剂量 PPI：艾司奥美拉唑 20 mg、雷贝拉唑 10 mg、奥美拉唑 20 mg、兰索拉唑 30 mg、泮托拉唑 40 mg，每日 2 次；标准剂量铋剂：枸橼酸铋钾 220 mg/ 次，每日 2 次。

抗生素方案 1：阿莫西林 每次 1000 mg，每日 2 次，克拉霉素每次 500 mg，每日 2 次。

抗生素方案 2：阿莫西林每次 1000 mg，每日 2 次，左氧氟沙星每次 500 mg，每日 1 次，每次 200 mg，每日 2 次。

抗生素方案 3：阿莫西林每次 1000 mg，每日 2 次，呋喃唑酮每次 100 mg，每日 2 次。

抗生素方案 4：四环素每次 750 mg，每日 2 次，甲硝唑每次 400 mg，每日 2 次或 3 次。

抗生素方案 5：四环素每次 1750 mg，每日 2 次，呋喃唑酮每次 100 mg，每日 2 次。

对铋剂过敏者，可采取三联治疗方案，即 PPI+ 阿莫西林 + 克拉霉素或 PPI+ 克拉霉素 + 甲硝唑，剂量参考上述推荐方案。

疗程为 10 天或 14 天。

（3）HP 根除治疗后所有患者都应常规进行 HP 复查，评估根除治疗的效果。复查方法首选尿素呼气试验，应在根除治疗完成 4 周后进行复查。

（4）伴胆汁反流的慢性胃炎可应用促胃肠动力药和有胆酸结合作用的黏膜保护剂。

- **方案 1**：吗丁啉 10 mg，三餐前半小时口服，每日 3 次。
- **方案 2**：莫沙比利 10 mg，三餐前半小时口服，每日 3 次。
- **方案 3**：铝碳酸镁 1000 mg，饭后 2 h 嚼服。

（5）服用引起胃黏膜损伤的药物如 NSAIDs 后出现慢性胃炎症状者，建议加强抑酸和胃黏膜保护治疗。根据原发病充分评估，必要时停用损害胃黏膜药物。

- **方案 1**：奥美拉唑 40 mg，早餐前半小时口服，每日 1 次。
- **方案 2**：法莫替丁 20 mg，餐前半小时口服，每日 2 次。
- **方案 3**：瑞巴派特 100 mg，餐前口服，每日 3 次。

（6）有胃黏膜糜烂和（或）以反酸、上腹痛等症状为主者，可根据病情或症状严重程度选用抗酸剂、H_2RA 或 PPI。

- **方案 1**：法莫替丁 20 mg，口服，每日 2 次；或奥美拉唑 20 mg，口服每日 1 次。
- **方案 2**：铝碳酸镁 1000 mg，饭后 2 h 嚼服。

（7）根据患者症状可选用促胃肠动力药、消化酶制剂等。

- **方案 1**：吗丁啉 10 mg，三餐前半小时口服，每日 3 次；或莫沙比利 10 mg，三餐前半小时口服，每日 3 次。
- **方案 2**：胰酶肠溶胶囊 2 粒，三餐中服用，每日 3 次。

（8）有明显精神心理因素的慢性胃炎患者可用抗抑郁药或抗焦虑药。

三、消化性溃疡病

【诊断要点】

（1）依据溃疡病的三大特点，即慢性病程、节律性疼痛和周期性发作的病史，可做出初步诊断。

（2）内镜检查是诊断消化性溃疡病的最主要方法。

【治疗方案】

1. 一般治疗

生活规律，注意劳逸结合，避免过劳和精神紧张，改变不良的生活习惯，合理饮食，定时进餐，避免对胃有刺激的食物和药物，戒烟酒，停止服用 NSAIDs。

2. 抑酸治疗

抑酸治疗是缓解消化性溃疡病症状、愈合溃疡的最主要措施。PPI 是首选的药物。

抑制胃酸分泌的常用药物如下。

- **方案 1**：PPI：①奥美拉唑 20 mg，口服，每日 2 次。②泮托拉唑 40 mg，口服，每日 2 次。③艾司奥美拉唑 20 mg，口服，每日 2 次。如恶心、呕吐不能服药者，可静滴 PPI 制剂，如奥美拉唑 40 mg，静滴，每日 1~2 次。
- **方案 2**：H_2RA。①西咪替丁 400 mg，口服，每日 2 次。②雷尼替丁 150 mg，口服，每日 2 次。③法莫替丁 20 mg，口服，每日 2 次。

3. 消化性溃疡病的抗 HP 治疗

根除 HP 应成为消化性溃疡病的基本治疗，它是溃疡愈合及预防复发的有效防治措施。根除 HP 治疗同本节"慢性胃炎"部分，抗 HP 治疗 1 月后复查。

4. 保护胃黏膜治疗

胃黏膜保护剂可提高消化性溃疡病的愈合质量，有助于减少溃疡的复发。

- **方案 1**：硫糖铝 1 袋，口服，每日 2 次。
- **方案 2**：枸橼酸铋钾 110 mg，每日 3~4 次，疗程 4~6 周。
- **方案 3**：替普瑞酮 50 mg，口服，每日 3 次，疗程 4~8 周。

5. NSAIDs 溃疡的治疗和预防

对 NSAIDs 溃疡的预防及治疗应首选 PPI。

6. 溃疡复发的预防

HP 感染、长期服用 NSAIDs 是导致消化性溃疡病复发的主要原因，其他原因尚有：吸烟、饮酒等不良习惯。对复发性溃疡的治疗，应首先分析其原因，做出相应的处理。对于 HP 感染者，应进行根除治疗。长期服用 NSAIDs 是导致消化性溃疡病复发的另一重要因素，如因原发的病情需要不能停药者，可更换环氧合酶（COX）–2 抑制剂，并同时服用 PPI。对非 HP 感染、HP 根除失败、及其他不明原因的复发性消化性溃疡的预防，建议应用 PPI 或 H_2RA 维持治疗。

7. 消化性溃疡手术治疗适应证

上消化道大出血经内科紧急处理无效者；急性穿孔；瘢痕性幽门梗阻；内科治疗无效的顽固性溃疡；胃溃疡疑有癌变者。

四、胃癌

【诊断要点】

主要根据患者的临床表现、体征、内镜及病理活检予以确诊。CT 检查为临床分期首选手段。

【治疗方案】

应当采取综合治疗的原则，即根据肿瘤病理学类型及临床分期，结合患者一般状况和器官功能状态，采取多学科综合治疗模式，有计划、合理地应用手术、化疗、放疗和生物靶向等治疗手段，达到根治或最大幅度地控制肿瘤，延长患者生存期，改善生活质量的目的。

- **方案 1**：内镜治疗。适用于早期胃癌的治疗，与传统外科手术相比，内镜下切除具有创伤小、并发症少、恢复快、费用低等优点，且疗效相当，5 年生存率均可超过 90%。因此，国际多项指南均推荐内镜下切除为早期胃癌的首选治疗方式。早期胃癌内镜下切除术主要包括 EMR 和 ESD。
- **方案 2**：手术治疗。手术切除是胃癌的主要治疗手段，也是目前治愈进展期胃癌的唯一方法。胃癌手术分为根治性手术与非根治性手术。根治性手术应当完整切除原发病灶，并且彻底清扫区域淋巴结，主要包括标准手术、改良手术和扩大手术；非根治性手术主要包括姑息手术和减瘤手术。

·**方案3**：化学药物治疗。分为姑息化疗、辅助化疗、新辅助化疗及转化治疗，应当严格掌握临床适应证，排除禁忌证，并在肿瘤内科医师的指导下施行。化疗应当充分考虑患者的疾病分期、年龄、体力状况、治疗风险、生活质量及患者意愿等，避免治疗过度或治疗不足。及时评估化疗疗效，密切监测及防治不良反应，并酌情调整药物和剂量。

·**方案4**：放射治疗。

·**方案5**：靶向治疗。对人表皮生长因子受体2过表达的晚期胃癌患者，推荐在化疗基础上，联合使用分子靶向治疗药物曲妥珠单抗。

·**方案6**：免疫治疗。在晚期胃癌的三线或二线治疗中已有前瞻性研究结果支持免疫检查点抑制剂可改善生存期，目前多个新型抗PD-1抗体已获批适应证。

·**方案7**：介入治疗。胃癌介入治疗主要针对胃癌、胃癌肝转移、胃癌相关出血以及胃出口梗阻的微创介入治疗。

·**方案8**：支持治疗。胃癌支持治疗目的在于缓解症状、减轻痛苦、改善生活质量、处理治疗相关不良反应、提高抗肿瘤治疗的依从性。所有胃癌患者都应全程接受支持治疗的症状筛查、评估和治疗，既包括出血、梗阻、疼痛、恶心、呕吐等常见躯体症状，也应包括睡眠障碍、焦虑抑郁等心理问题。同时，应对癌症生存者加强相关的康复指导和随访。

五、胃轻瘫

【治疗方案】

·**方案1**：对于糖尿病患者采取合理的降糖治疗方案。

·**方案2**：以促胃动力药物改善患者的临床症状，包括甲氧氯普胺、多潘立酮及红霉素等药物。

·**方案3**：胃电刺激治疗。

·**方案4**：内镜下幽门括约肌切开术。

·**方案5**：外科手术，包括胃造口术和空肠造口术。

六、Dieulafoy 病

【诊断要点】

急诊内镜检查为首选诊断手段。

【治疗方案】

·**方案1**：药物治疗，参见上消化道出血部分。

·**方案2**：内镜治疗，主要为内镜下止血夹夹闭治疗和注射治疗。

·**方案3**：外科手术。

·方案4：介入治疗。

七、胃窦毛细血管扩张症

【治疗方案】

·方案1：药物治疗，包括雌激素、抗纤溶药物、沙利度胺、免疫调节剂等。

·方案2：内镜下治疗，包括APC、激光治疗等。

·方案3：外科手术治疗。

八、Menetrier病

Menetrier病是一种由于胃黏膜过度增生导致胃壁广泛增厚疾病，其临床特征是黏膜皱襞巨大扭曲，多见于胃体及胃底部，很少累及胃窦，临床表现各异，多有腹痛、恶心、呕吐、下肢水肿、低蛋白血症等症状。

【治疗方案】

·方案1：内科对症支持，包括高胃酸者予以抑酸、解痉治疗，低蛋白血症者予以补充蛋白，贫血者予以输血治疗。

·方案2：外科手术，对内科治疗后病情无缓解或怀疑癌变的患者应行手术治疗。

九、胃淋巴瘤

【治疗方案】

·方案1：外科手术切除。

·方案2：化疗，药物包括环磷酰胺、多柔比星、长春新碱和泼尼松。

·方案3：放射治疗。

·方案4：免疫治疗，包括利妥昔单抗、阿妥珠单抗及PD-1单克隆抗体。

十、胃间质瘤

【诊断要点】

患者经内镜、影像学检查及病理分析等手段可明确诊断，必要时结合SMA、CD117及DOG1等免疫生物学检查可提高诊断准确度，依据NIH系统明确肿瘤大小及有丝分裂指数等，分析间质瘤危险性及侵袭性。

【治疗方案】

·方案1：外科手术，包括传统开腹手术和腹腔镜手术。

·方案2：内镜下治疗，包括内镜下肿瘤挖除术、内镜下全层切除术及内镜下隧道法切除术。

·方案3：靶向药物治疗，可采用伊马替尼治疗。

十一、急性胃扩张

【诊断要点】

病史、症状、体征及影像学可诊断。

【治疗方案】

1. 内科治疗

包括：禁食水；胃肠减压；补充有效血容量；纠正水、电解质及酸碱平衡紊乱；胃肠外营养支持；如有休克，抗休克治疗。

2. 外科手术治疗

手术治疗指征包括：内科治疗不理想者；有十二指肠机械梗阻者；并发胃穿孔者；反复胃潴留者。

（邵晓冬　陈雪）

第三节　小肠及结肠疾病

一、炎症性肠病

（一）溃疡性结肠炎

【诊断要点】

（1）溃疡性结肠炎缺乏诊断的金标准，主要结合临床表现、内镜和病理组织学进行综合分析，在排除感染性和其他非感染性结肠炎的基础上作出诊断。

（2）腹泻、黏液脓血便伴里急后重，可有皮肤、黏膜、关节、眼和肝胆等的肠外表现。

（3）结肠镜检查发现黏膜血管纹理模糊，黏膜充血、水肿、质脆。病变明显处可见多发性糜烂及溃疡。

【治疗方案】

治疗目标是诱导并维持临床缓解及黏膜愈合，防治并发症，改善患者生存质量。

1. 活动期的治疗

（1）轻度 UC。

· **方案 1**：氨基水杨酸制剂。①柳氮磺胺吡啶（SASP）每日 3~4 g，分次口服。②5- 氨基水杨酸（ASA）前体药巴柳氮每日 4~6g，分次口服。③美沙拉嗪每日 2~4 g，分次口服或顿服。④奥沙拉嗪每日 2~4 g，分次口服。

· **方案 2**：糖皮质激素。对氨基水杨酸制剂治疗无效者，特别是病变较广泛者，可改用口服全身作用激素。按泼尼松 0.75~1 mg/（kg·d）给药，达到症状缓解后开始逐渐缓慢减量至停药，注意快速减量会导致早期复发。

（2）中度 UC。

· **方案 1**：氨基水杨酸制剂，方案同前。

·**方案 2**：糖皮质激素。足量氨基水杨酸制剂治疗后（一般 2~4 周）症状控制不佳者，尤其是病变较广泛者，应及时改用激素。方案同前。

·**方案 3**：免疫抑制剂。适用于激素无效或依赖者。硫唑嘌呤 1.5~2.5 mg/（kg·d）。临床上，UC 治疗时常会将氨基水杨酸制剂与硫唑嘌呤类药物合用，但氨基水杨酸制剂会增加硫唑嘌呤类药物骨髓抑制的毒性，应特别注意。

·**方案 4**：沙利度胺。适用于难治性 UC 治疗，但由于国内外均为小样本临床研究，故不作为首选治疗药物。其起始剂量建议每日 75 mg 或以上，值得注意的是该药治疗疗效及毒副不良反应作用与剂量相关。

·**方案 5**：英夫利西单抗。当激素及上述免疫抑制剂治疗无效或激素依赖或不能耐受上述药物治疗时，可考虑英夫利西单抗治疗。国外研究已肯定其疗效，其使用详见克罗恩病治疗部分。

·**方案 6**：选择性白细胞吸附疗法。其主要机制是减低活化或升高的粒细胞和单核细胞，对于中度 UC 患者，特别是合并机会感染者可考虑应用。

·**方案 7**：局部治疗。主要适合病变局限于直肠、乙状结肠的病例，口服与局部用药联合应用疗效更佳。轻度远段结肠炎可视情况单独局部用药或口服和局部联合用药；中度远段结肠炎应口服和局部联合用药；对病变广泛者口服和局部联合用药也可提高疗效。局部用药有美沙拉嗪栓剂每日 1~2 次，每次 0.5~1 g；美沙拉嗪灌肠剂每日 1~2 次，每次 1~2 g。激素如氢化可的松琥珀酸钠盐（禁用酒石酸制剂）每晚 100~200 mg；布地奈德泡沫剂每日 2 mg，每日 1~2 次，适用于病变局限在直肠者，该药激素的全身不良反应少。也可采用中药如锡类散进行灌肠治疗。

·**方案 8**：难治性直肠炎。原因有患者依从性不佳、药物黏膜浓度不足、局部并发症认识不足、诊断有误、常规治疗疗效欠佳。需要全面评估患者诊断、患者用药依从性和药物充分性。必要时可考虑全身激素、免疫抑制剂和生物制剂治疗。

（3）重度 UC。

病情重、发展快，处理不当会危及生命。应收治入院，予积极治疗。

·**方案 1**：一般治疗。补液、补充电解质，纠正水、电解质及酸碱失衡。对于便血多、血红蛋白过低者输红细胞改善贫血，输白蛋白。病情严重者应禁食、静脉营养。粪便和外周血检查是否合并艰难梭菌（C.diff）或巨细胞病毒（CMV）感染，粪便培养排除肠道细菌感染，如有则做相应处理。腹痛、腹泻对症处理，但注意忌用止泻剂、抗胆碱能药物、阿片类制剂、NSAIDs 等，以避免诱发结肠扩张。对中毒症状明显者可考虑静脉使用广谱抗菌药物。

·**方案 2**：静脉用糖皮质激素，为首选治疗，甲泼尼松龙每日 40~60 mg，或氢化可的松每日 300~400 mg，剂量再大不会增加疗效，但剂量不足也会降低疗效。

·**方案 3**：需要转换治疗的判断与转换治疗方案的选择：在静脉使用足量激素治疗 3 天仍然无效时，应转换治疗方案。①环孢素，2~4 mg/（kg·d），静滴，使用该药期间需定期监测血药浓度，严密监测不良反应。有效者待症状缓解，改为继续口服使用一段时间（不超过 6 个月），逐渐过渡到硫嘌呤类药物维持治疗。②他克莫司，疗效与环孢素基本相同。③

英夫利西单抗，是重度 UC 患者较为有效的挽救治疗措施。④手术治疗，在转换治疗前应与外科医师和患者密切沟通，以权衡先予转换治疗或立即手术治疗的利弊，视具体情况决定。对中毒性巨结肠患者一般宜早期实施手术。

·**方案4**：血栓预防和治疗，可预防性应用低分子肝素降低血栓形成风险。

·**方案5**：合并机会性感染的治疗：重度 UC 患者特别是发生激素无效时要警惕机会性感染，一旦合并 *C.diff* 感染和 CMV 结肠炎，应给予积极的药物治疗，治疗 *C.diff* 感染药物有甲硝唑和万古霉素等。治疗 CMV 结肠炎药物有更昔洛韦和膦甲酸钠等。

2. 缓解期的维持治疗

UC 维持治疗的目标是维持临床和内镜的无激素缓解。除轻度初发病例、很少复发且复发时为轻度易于控制者外，均应接受维持治疗。激素不能作为维持治疗药物，维持治疗药物的选择视诱导缓解时用药情况而定。

·**方案1**：氨基水杨酸制剂。由氨基水杨酸制剂或激素诱导缓解后以氨基水杨酸制剂维持，用原诱导缓解剂量的全量或半量。远段结肠炎以美沙拉嗪局部用药为主（直肠炎用栓剂每晚1次，直肠乙状结肠炎用灌肠剂隔天至数天1次），联合口服氨基水杨酸制剂效果更好。

·**方案2**：硫嘌呤类药物。用于激素依赖者、氨基水杨酸制剂无效或不耐受者、环孢素或他克莫司有效者。剂量与诱导缓解时相同。

·**方案3**：英夫利西单抗。以英夫利西单抗诱导缓解后继续英夫利西单抗维持，用法参考克罗恩病治疗。

氨基水杨酸制剂维持治疗的疗程为 3~5 年或长期维持。对硫嘌呤类药物以及英夫利西单抗维持治疗的疗程未达成共识，视患者具体情况而定。

3. 外科手术治疗

（1）绝对指征：大出血、穿孔、癌变，以及高度疑为癌变。

（2）相对指征：积极内科治疗无效的重度 UC，合并中毒性巨结肠内科治疗无效者宜更早行外科干预，内科治疗疗效不佳和药物不良反应已严重影响生命质量者，可考虑外科手术。

（二）克罗恩病

【诊断要点】

缺乏诊断的金标准，诊断需要结合临床表现、内镜、影像学和病理组织学进行综合分析并随访观察。

【治疗方案】

1. 活动期的治疗

（1）一般治疗：必须要求患者戒烟，继续吸烟会明显降低药物疗效、增加手术率及术后复发率。患者营养不良常见，注意检查患者的体重及 BMI。调理饮食和补充营养，病变活动期高营养低渣饮食，补充维生素 B_{12}、叶酸等多种维生素及微量元素。对重症患者可予营养支持治疗，首选肠内营养，严重营养不良、肠瘘及短肠综合征者，可给予全胃肠外营养。病情重者可禁食，输注白蛋白，控制肠道继发感染，选用广谱抗生素。腹痛、腹泻患者，应给予对症治疗。

（2）轻度活动期 CD 的主要治疗原则是控制或减轻症状，尽量减少治疗药物对患者造成的损伤。

·**方案 1**：结肠型、回肠型和回结肠型，美沙拉嗪每日 3~4 g，病情缓解后每日 2 g，维持治疗 1 年以上。

·**方案 2**：病变局限在回肠末端、回盲部或升结肠者，布地奈德每次 3 mg，每日 3 次，一般在 8~12 周临床缓解后改为每次 3 mg，每日 2 次。延长疗程可提高疗效，但超过 6~9 个月则再无维持作用。该药为局部作用激素，全身不良反应显著少于全身作用激素。

·**方案 3**：对上述治疗无效的轻度活动性 CD 患者视为中度活动期 CD，按中度活动期 CD 处理。

（3）中度活动期 CD 治疗：糖皮质激素是最常用药物。

·**方案 1**：病变局限于回盲部者，为减少全身作用激素的相关不良反应，可考虑布地奈德。

·**方案 2**：泼尼松 0.75~1 mg/（kg·d）（其他类型全身作用激素的剂量按相当于上述泼尼松剂量折算），可口服，也可静脉应用，再增加剂量对提高疗效不会有更大帮助，反而会增加不良反应。达到症状完全缓解开始逐步减量，每周减 5 mg，减至每日 20 mg 时每周减 2.5 mg 至停用，快速减量会导致早期复发。注意药物相关不良反应并做相应处理，宜同时补充钙剂和维生素 D。

·**方案 3**：激素无效或激素依赖时加用硫嘌呤类药物，用药剂量和疗程应足够。但该药不良反应常见，且可发生严重不良反应，应在严密监测下应用。硫唑嘌呤 1.5 mg/（kg·d），分 2~3 次口服。

·**方案 4**：硫嘌呤类药物治疗无效或不能耐受者，考虑换用甲氨蝶呤。诱导缓解期的剂量为 25 mg/ 周，肌内或皮下注射。12 周达到临床缓解后，可改为 15 mg/ 周，肌内或皮下注射，也可改口服，但疗效可能降低。

·**方案 5**：英夫利西单抗。用于激素及免疫抑制剂治疗无效或激素依赖者，或不能耐受上述药物者。使用方法为 5 mg/kg，静滴，在第 0、2、6 周给予作为诱导缓解；随后每隔 8 周给予相同剂量做长程维持治疗。

·**方案 6**：沙利度胺，可用于无条件使用生物制剂者，其起始剂量建议每日 75 mg 或以上，值得注意的是该药治疗疗效及毒副不良反应作用与剂量相关。

·**方案 7**：抗生素（甲硝唑、环丙沙星）用于合并肠道感染者。

·**方案 8**：对有结肠远端病变者，必要时可考虑美沙拉嗪局部治疗。

（4）重度活动期 CD 治疗。

·**方案 1**：全身作用激素口服或静脉给药，剂量相当于泼尼松 0.75~1 mg/（kg·d）。

·**方案 2**：英夫利西单抗可在激素无效时应用，也可一开始就应用。

·**方案 3**：激素或传统治疗无效者可考虑手术治疗。手术适应证限于完全性肠梗阻、瘘管与脓肿形成、急性穿孔或不能控制的大量出血、癌变。对于内科治疗无效的患者也可考虑外科手术治疗。

2.药物诱导缓解后的维持治疗

· **方案 1**：氨基水杨酸制剂：适用于氨基水杨酸制剂诱导缓解后仍以氨基水杨酸制剂作为缓解期的维持治疗。

· **方案 2**：硫唑嘌呤是激素诱导缓解后用于维持缓解最常用的药物，能有效维持撤离激素的临床缓解或在维持症状缓解下减少激素用量。硫嘌呤类药物治疗无效或不能耐受者，可考虑换用甲氨蝶呤。上述免疫抑制剂维持治疗期间复发者，首先应检查服药依从性和药物剂量或浓度是否足够，以及其他影响因素。如存在，做相应处理；如排除，可改用生物制剂治疗。

· **方案 3**：使用生物制剂诱导缓解后应以生物制剂维持治疗。

二、急性出血性坏死性小肠炎

【诊断要点】

（1）诊断主要根据临床症状。突然腹痛、腹泻、便血及呕吐，伴中度发热，或突然腹痛后出现休克症状，应考虑本病的可能。

（2）腹部 X 线平片有助于诊断。

【治疗方案】

· **方案 1**：一般治疗。休息、禁食，腹痛、便血和发热期应完全卧床休息和禁食。直至呕吐停止，便血、腹痛减轻时方可进流质饮食，以后逐渐加量。腹胀和呕吐严重者，可做胃肠减压。

· **方案 2**：纠正水、电解质紊乱。本病失水、失钠和失钾者较多见。可根据病情酌定输液总量和成分。儿童每日补液量约 80~100 mL/kg，成人每日 2000~3000 mL，其中 5%~10% 葡萄糖液约占 2/3~3/4，生理盐水约占 1/4~1/3，并加每日 3~5 g 的氯化钾。

· **方案 3**：抗休克。迅速补充有效循环血容量。除补充晶体溶液外，应适当输血浆、新鲜全血或人体血清白蛋白等胶体液。血压不升者可配合多巴胺治疗，山莨菪碱可酌情选用。

· **方案 4**：抗生素。氨苄青霉素每日 4~8 g、头孢他定每日 4 g 或头孢哌酮 / 舒巴坦钠每日 4~8 g，一般选两种联合应用。

· **方案 5**：激素的治疗。氢化可的松：成人用每日 200~300 mg 或地塞米松 5~20 mg；儿童用氢化可的松每日 4~8 mg/kg 或地塞米松每日 1~2.5 mg，均由静脉滴入。

· **方案 6**：对症治疗。腹痛可给予解痉剂，盐酸消旋山莨菪碱 10 mg 临时肌内注射，青光眼患者及尿潴留患者禁用。严重腹痛者可予哌替啶 100 mg，临时肌内注射，但必须观察急腹症的症状及体征，以防错过手术时机。高热时，解热药来比林 0.9 g，临时肌内注射，或予物理降温。烦躁者可给予吸氧，地西泮 10 mg，临时肌内注射。

· **方案 7**：*Welchii* 杆菌抗毒血清 42 000~85 000 U，静滴，有较好疗效。

三、放射性肠炎

【诊断要点】

本病的诊断一般不难。有放疗史结合临床表现和有关检查，可以确定病变的性质和部位，即可明确诊断。

【治疗方案】

·**方案1**：一般治疗。急性期应卧床休息。饮食以无刺激、易消化、营养丰富、多次少餐为原则。限制纤维素摄入。腹泻严重者可采用静脉高营养疗法。

·**方案2**：收敛解痉。颠茄合剂、复方樟脑酊、石榴皮煎剂。阿司匹林可有效地控制放射性肠炎的早期腹泻，可能与抑制前列腺素的合成有关。

·**方案3**：局部镇痛剂和粪便软化剂。2% 苯唑卡因棉籽油保留灌肠，或用温石蜡保留灌肠或温水坐浴（适用于有显著里急后重和疼痛者）。

·**方案4**：激素灌肠。琥珀酰氢化可的松 500 mg 加 200 mL 温生理盐水保留灌肠。

·**方案5**：骶前封闭疗法。0.5% 的普鲁卡因 40 mL、维生素 B_6 100 mg、维生素 B_1 200 mg、α-糜蛋白酶 2~5 mg、链霉素 0.5 g，每隔 5~7 天封闭 1 次，治疗 1~3 次，可使疼痛明显减轻。

·**方案6**：止血。低位肠出血：可在内镜直视下压迫止血或使用止血剂或出血点做 8 字缝合止血，但不能烧灼止血。部位较高的出血点：去甲肾上腺素 4~6 mg 或新福林 10~20 mg 稀释于 200 ml 温生理盐水中保留灌肠，或用凝血酶 100~1000 U 加 200 ml 温生理盐水保留灌肠，一般在 1~3 min 即可止血。大量难以控制的高位出血需做外科处理。

·**方案7**：抗感染。有继发性感染时，需用抗生素。

·**方案8**：α2 巨球蛋白 6 mL，隔日肌内注射，或每日肌内注射 3 mL。

·**方案9**：手术治疗。肠狭窄、梗阻、瘘道等后期病变多需外科手术治疗。

四、肠结核

【诊断要点】

（1）有肠外结核（主要是肺结核）病史。

（2）临床表现有腹泻、腹痛、右下腹压痛及结核毒血症症状。

（3）结核菌素试验强阳性。

（4）结肠镜下取材活检或手术切除后标本有确诊价值。

【治疗方案】

治疗目的：消除症状，改善全身情况，促使病灶愈合，防治并发症。

·**方案1**：休息与营养。活动性结核应卧床休息，积极改善营养，必要时可给予静脉内高营养治疗。

·**方案2**：抗结核化学药物治疗。这是本病治疗关键，抗结核药物的选择、用法、疗程同第十一章第一节。

·**方案3**：腹痛可用抗胆碱能药物，如阿托品、654-2等，注意纠正水、电解质平衡紊乱。对不完全性梗阻者，应进行胃肠减压以缓解症状。

·**方案4**：手术治疗。适应证为：完全性肠梗阻；急性肠穿孔或慢性肠穿孔内瘘经内科治疗而未能闭合者；肠道大出血经积极保守治疗无效者。

五、肠梗阻

【诊断要点】

依据患者腹痛、腹胀、呕吐、停止排便等表现，立位腹平片可见胀大的肠祥及3个以上的液平面，诊断较容易。

【治疗方案】

·**方案1**：非手术治疗。

（1）指征：单纯性粘连性不完全性肠梗阻、麻痹性肠梗阻或痉挛性肠梗阻、蛔虫或粪块堵塞性肠梗阻、肠结核炎症所致不完全性肠梗阻、肠套叠早期。治疗期间应严密观察，如症状、体征不见改善或反而加重，特别是疑有绞窄性肠梗阻的，应立即手术治疗。

（2）目的：降低肠内压、促进肠功能恢复。

（3）措施：禁食，鼻胃管、鼻肠管有效的胃肠减压，口服或胃肠道灌注植物油、中药，洗肠。病因治疗：空气灌肠复位、驱虫、软便等。

·**方案2**：手术治疗。

（1）指征：各种类型的绞窄性肠梗阻、肿瘤、先天性肠道畸形引起的肠梗阻，以及非手术治疗无效的患者。

（2）原则：简单、有效的方法恢复肠道的连续性。

（3）具体术式视病因、性质、部位及患者全身情况而定。

六、缺血性肠病

【诊断要点】

（1）AMI：急性严重腹痛；症状与体征严重程度不成比例；CT检查可见肠系膜上动脉不显影、腔内充盈缺损。

（2）CMI：诊断主要依据临床症状和CTA、MRA及动脉造影检查。

（3）IC：不明原因的腹痛、便血、腹泻；结肠镜检查；血管造影。

【治疗方案】

1.AMI的治疗

·**方案1**：初期处理。复苏，包括减轻急性充血性心力衰竭，纠正低血压、低血容量和心律失常。

·**方案2**：早期应用广谱抗生素。AMI患者血培养阳性的比例高，应用抗生素以防肠缺血症状加重、诱发或加速肠管坏死；慎用肾上腺糖皮质激素，以免坏死毒素扩散，抗菌谱应该覆盖需氧菌及厌氧菌，尤其抗革兰阴性菌抗生素，常用喹诺酮类和甲硝唑，严重感染者可用三代头孢菌素。

· **方案 3**：应用血管扩张剂。AMI 一经诊断应立即用罂粟碱 30 mg 肌注，继以 30 mg/h 的速率经泵静注，每日 1~2 次，疗程 3~7 日，少数患者可用至 2 周，同时尽可能避免使用血管收缩剂、洋地黄类药物以防肠穿孔。

· **方案 4**：抗栓治疗。急性期抗血小板治疗，可用阿司匹林每日 200~300 mg 或氯吡格雷 150~300 mg，应密切观察，防治出血；抗凝及溶栓治疗，主要适用于肠系膜静脉血栓形成，确诊后尽早使用尿激酶 50 万 U，静滴，每日 1 次，溶栓治疗；并给予肝素 20 mg，静滴，每 6 h 1 次，抗凝治疗，疗程 2 周；抗凝治疗不能溶解已形成的血栓，但能抑制血栓蔓延，配合机体自身的纤溶系统溶解血栓。对于急性肠系膜动脉血栓，一旦诊断，对有适应证者应尽早进行介入治疗。

· **方案 5**：介入治疗。

· **方案 6**：外科手术治疗。

2. CMI 的治疗

· **方案 1**：轻症患者，应重新调整饮食，少食多餐，避免进食过多或进食不易消化的食物。

· **方案 2**：餐后腹痛症状明显的患者，也可禁食，给予肠外营养。

· **方案 3**：应用血管扩张剂，如丹参 30~60 mL 加入 250~500 mL 葡萄糖注射液中，静滴，每日 1~2 次，可减轻症状，或低分子右旋糖酐 500 mL，静滴每 6~8 h 1 次，促进侧支循环的形成。

· **方案 4**：介入治疗。

· **方案 5**：外科手术治疗。

3. IC 的治疗

· **方案 1**：禁食，静脉营养，应用广谱抗生素。

· **方案 2**：积极治疗心血管系统原发病，停用血管收缩药。

· **方案 3**：应用血管扩张药物，如罂粟碱 30 mg，肌注，每 8 h 1 次，必要时可静滴；前列地尔 10 μg，静滴，每日 1 次；或丹参 30~60 mL 加入 250~500 mL 葡萄糖注射液，静滴，每日 1~2 次。

· **方案 4**：若患者腹部触痛加重，出现肌紧张、反跳痛、体温升高及肠麻痹，表明有肠梗死，需立即手术治疗。

七、结直肠癌

【诊断要点】

根据患者的临床表现、体征，结合内镜及病理检查可明确诊断。腹盆腔 CT 检查应为常规检查项目，对于术前了解肝内有无转移，腹主动脉旁淋巴结是否肿大，癌肿对周围结构或器官有无浸润，判断手术切除的可能性和危险性等指导术前选择合理的治疗方案提供较可靠依据。

【治疗方案】

·**方案1**：手术治疗。手术治疗适应证：

（1）全身状态和各脏器功能可耐受手术。

（2）肿瘤局限于肠壁或侵犯周围脏器，但可以整块切除，区域淋巴结能完整清扫。

（3）已有远处转移，如肝转移、卵巢转移、肺转移等，但可全部切除，可酌情同期或分期切除转移灶。

（4）广泛侵袭或远处转移，但伴有梗阻、大出血、穿孔等症状应选择姑息性手术。

·**方案2**：转移灶的处理。

（1）肝转移：完整切除必须考虑到肿瘤范围和解剖学上的可行性，剩余肝脏必须能够维持足够功能。达不到 R0 切除的减瘤手术不做推荐。无肝外不可切除病灶。新辅助治疗后不可切除的病灶可以重新评价切除可行性。转移瘤的所有原始部位需能被切除。肝切除是结直肠可切除肝转移瘤的一种治疗方法。

（2）肺转移：完整切除必须考虑到肿瘤范围和解剖部位，肺切除后必须能够维持足够功能。有肺外可切除病灶并不妨碍肺转移瘤的切除。原发灶必须能根治性切除，某些患者可考虑多次切除。

·**方案3**：放射治疗。

放疗用于结肠癌仅限于以下情况：

（1）局部肿瘤外侵固定无法手术。

（2）术中局部肿瘤外侵明显，手术无法切净予以银夹标记。

（3）晚期结肠癌骨或其他部位转移引起疼痛时姑息止痛治疗。

（4）如果术中发现肿瘤无法手术切除或无法手术切净时，也可考虑术中局部照射再配合术后放疗。

（5）除晚期结肠癌姑息止痛治疗之外，结肠癌的放疗应当基于 5-Fu 之上的同步化放疗。

·**方案4**：内科治疗。

1. 辅助化疗

Ⅲ期结肠癌术后应行辅助化疗。辅助化疗可使Ⅲ期结肠癌患者术后的总生存率提高10%~15%。Ⅱ及Ⅲ期直肠癌术后均推荐辅助化疗。

2. 转移性结直肠癌的全身化疗

化疗可以延长转移性结直肠癌患者的生存时间，提高生活质量，并可使部分无法手术切除的转移灶转变为可手术切除。结直肠癌化疗最常用的药物包括氟尿嘧啶类化合物（5-氟尿嘧啶和卡培他滨）、奥沙利铂和伊立替康。对于一般状况良好（ECOG 0-1）的患者，一线化疗可选择奥沙利铂或伊立替康联合氟尿嘧啶类药物。二线化疗可选择一线未用过的恰当药物。

八、Whipple 病

Whipple 病又称肠道脂质代谢障碍，是一种由 T. whipplei 菌感染引起的临床罕见的慢性、复发性、累及多系统的疾病，病变部位主要位于小肠，淋巴结、关节、肝、脾、心脏、肺、脑等其他器官也可受累。临床主要以腹泻和吸收障碍等多种胃肠道症状为主，部分患者仅表现为关节、心脏或神经系统症状，临床上极易误诊、误治。

【治疗方案】

目前临床推荐 Whipple 病治疗方案为：头孢曲松 2 g 静滴，每日 1 次或美罗培南 1 g，静滴，每日 3 次，治疗 2 周后改为甲氧苄啶 – 磺胺甲噁唑（TMP-SMZ）960 mg 口服，每日 2 次，至少治疗 1 年。

九、乳糜泻

乳糜泻是一种在遗传易感人群中由摄入含谷蛋白食物引起的慢性自身免疫性肠道炎症，表现为不同程度的小肠绒毛萎缩和营养物质吸收不良，需终生接受去谷蛋白膳食的营养治疗。

【治疗方案】

- **方案 1**：去谷蛋白饮食治疗，包括饮食中不含有小麦、大麦和燕麦。
- **方案 2**：及时补充维生素和矿物质。
- **方案 3**：部分难治性乳糜泻患者给予糖皮质激素可以改善临床症状。

十、原发性小肠淋巴管扩张症

原发性小肠淋巴管扩张症，即遗传性或先天性淋巴水肿，是一种罕见的蛋白丢失性肠病，特征为肠腔内黏膜下淋巴系统扩张，淋巴液向肠腔渗漏。

【治疗方案】

- **方案 1**：给予低脂、高蛋白、富含中链三酰甘油饮食是目前最主要的疗法。
- **方案 2**：外科手术，对于局限或症状严重者内科治疗无效、发生并发症、不能排除恶性病变的须考虑外科手术治疗。

十一、Meckel 憩室

Meckel 憩室是在胚胎发育过程中卵黄管退化不全所形成的回肠远端憩室，位于回肠系膜对侧缘，距回盲瓣约 100 cm 以内，大多无临床症状，约 25% 的患者发生出血、憩室炎、肠梗阻、穿孔、癌变等并发症。

【治疗方案】

对于出现并发症的 Meckel 憩室应行外科手术治疗。

十二、短肠综合征

短肠综合征是指因各种原因引起广泛小肠切除或旷置后，肠道有效吸收面积显著减少，残存的功能性肠管不能维持患者的营养或儿童生长需求，并出现腹泻、酸碱/水/电解质紊乱、以及各种营养物质吸收及代谢障碍为主的症候群。

【治疗方案】

·**方案1**：维持水电解质平衡。

·**方案2**：药物治疗，延缓肠内容物通过的药物可选择洛哌丁胺、复方苯乙呱啶。减少胃肠道分泌的药物可选择 PPI、H2 受体拮抗剂或奥曲肽。

·**方案3**：营养支持，包括肠内/肠外营养支持和优化饮食方案。

·**方案4**：肠康复治疗，应用生长激素、谷氨酰胺及替度鲁肽进行治疗。

·**方案5**：非移植外科手术，主要采取连续横向肠成形术。

·**方案6**：小肠移植术。

十三、原发性小肠淋巴瘤

原发性小肠淋巴瘤是发生于小肠的淋巴结外组织淋巴瘤，属于非上皮性胃肠道恶性肿瘤，占所有消化道恶性肿瘤的比例不足 5%，但在小肠恶性肿瘤中比较常见，占 20%~30%。

【治疗方案】

·**方案1**：外科手术，手术要实施根治性小肠肿瘤切除，当瘤体与周围组织粘连或穿透邻近脏器时应一并切除，避免复发，术中避免挤压瘤体以减少术后转移。难以根治性切除的小肠淋巴瘤可以减瘤荷为目的将主灶肿瘤切除。

·**方案2**：辅助治疗，术后对不能完全切除或有区域淋巴结转移者应行辅助治疗，包括放疗、化疗，甚至是靶向治疗。

十四、肠道白塞氏病

【诊断要点】

除肠道症状外，常合并反复发作性口腔溃疡、皮肤损害、眼部炎症等肠外症状，结合内镜下表现及病理检查辅助诊断。同时需与肠结核、克罗恩病、溃疡性结肠炎相鉴别。

【治疗方案】

1. 一般治疗

在急性活动期，应限制患者活动，卧床休息，给予流质或半流饮食，待病情缓解后改为少渣饮食。病情严重者如发热、肠道狭窄、肛瘘、出血或肠穿孔应禁食，并予肠外营养使肠道充分休息，注意纠正水、电解质及酸碱平衡紊乱。

2. 药物治疗

·**方案1**：氨基水杨酸类。

氨基水杨酸类中柳氮磺吡啶是治疗轻到中度的肠道白塞氏病的常用药物，常用剂量约每日 3~4 g，分 4 次口服，用药 3~4 周症状缓解后，可逐渐减量，然后改维持量每日 1~2 g，分 1~2 次口服，维持 3 个月至 1 年。

·**方案 2：糖皮质激素。**

糖皮质激素常作为中到重度肠道白塞氏病以及氨基水杨酸类药物不能有效治疗的轻到中度肠道白塞氏病诱导缓解的首选药物，广泛应用于一些顽固病例，常规以口服药物为主。对于伴有严重全身症状如便血、剧烈腹痛和发热的住院患者可静脉给药。泼尼松可口服每日 40~60 mg，炎症控制后逐渐减量到每日 10~15 mg，减量期间应注意有无反跳反应。

·**方案 3：免疫抑制剂。**

对于有糖皮质激素疗效不佳及激素依赖的患者，加用免疫抑制剂后可逐渐减少糖皮质激素的用量。临床上常用药物如：环磷酰胺每日 50~100 mg，硫唑嘌呤每日 50~100 mg；巯嘌呤 30~50 mg/d；甲氨蝶呤成人 1 次 5~10 mg，每周 1~2 次。

·**方案 4：干扰素 α。**

近 20 多年的临床研究证实了干扰素对严重的黏膜病变有效，能使多数患者症状得到缓解，甚至停药以后仍能维持缓解。目前推荐剂量：前 3 个月采用大剂量（900 万单位），每周 3 次，随后小剂量维持 (300 万单位)，每周 3 次，使用时间不得超过 6 个月。

·**方案 5：**其他药物治疗，英夫利西单抗能快速治疗难治性肠道白塞氏病，并能维持肠道白塞氏病患者长期缓解且耐受性较好，目前尚无标准剂量。

3. 手术治疗

肠道白塞氏病患者出现肠穿孔、瘘管形成、大量肠出血以及对药物治疗无效时，应考虑手术治疗。

十五、伪膜性肠炎

【诊断要点】

长期或大量使用抗生素史，或正在应用抗生素治疗，尤其应注意高龄、恶性肿瘤或手术治疗的患者；出现腹泻、腹胀、发热、白细胞计数升高等典型症状；结合腹部影像学、内镜、病理组织活检，以及粪便或肠内容物细菌涂片培养等相关检查。

【治疗方案】

1. 一般治疗

一旦确诊，应立即停用原抗生素，如必须应用抗生素治疗的患者可考虑更换原抗生素。不宜应用抑制肠蠕动药物，如洛哌丁胺、地芬诺酯等，避免诱发中毒性结肠扩张。多数轻症患者停用抗生素后症状可自行缓解。

2. 肠道微生态制剂

微生态制剂可有助于恢复肠道正常菌群，以缩短抗菌药物的疗程，减少复发。常用的活菌制剂包括双歧杆菌、地衣芽孢杆菌、嗜酸乳杆菌及酪酸菌等，原则上不宜与抗生素合用，以免影响疗效。常用的死菌制剂有乳酸菌素和乐托尔，因不受抗生素影响，可与抗生素一起服用。也有部分学者主张应用粪便代替疗法以重建肠道菌群，疗效有待进一步证实。

3. 抗难辨梭状芽孢杆菌治疗

·**方案1**：万古霉素，成人每日剂量为 1.0~2.0 g，分 3~4 次口服；儿童每日剂量约 20~40 mg/kg，分 2~4 次口服，一般疗程为 5~7 天。复发后服用万古霉素仍有效，复发 3 次以上者可加用阴离子交换树脂类药物。

·**方案2**：甲硝唑，口服每次 0.25~0.5 g，每日 3 次，疗程 7~10 天。效果近似万古霉素，停药后也可复发。可与万古霉素交替使用。除口服外，还有静滴、肛栓和局部应用等多种途径。

·**方案3**：杆菌肽，成人口服每次 2500 U，每日 4 次，一般疗程 7~10 天。用药后腹泻很快停止，粪便中毒素减少，停药后也可复发。

4. 对症治疗

输液以纠正水电解质的紊乱，输入血浆、白蛋白以纠正低蛋白血症。严重营养不良者，可给予肠外营养；有低血压休克者，可在补充血容量基础上给予血管活性药物；有毒血症者，可短期小量应用肾上腺皮质激素；并发肠梗阻、中毒性巨结肠、肠穿孔时，可考虑手术治疗。

十六、结肠息肉

【诊断要点】

结肠镜检查及活检。

【治疗方案】

1. 内镜下治疗

·**方案1**：活检钳钳除术。

·**方案2**：高频电圈套切除术。

·**方案3**：尼龙圈结扎术。

·**方案4**：氩气喷凝术。

·**方案5**：内镜下黏膜切除术。

·**方案6**：内镜下黏膜剥离术。

2. 外科手术

略。

（邵晓冬　篮子）

第四节　功能性胃肠病

一、功能性消化不良

功能性消化不良（FD），是指一组源自上腹部、持续存在或反复发生的症候群，主要包括上腹部疼痛或烧灼感、上腹胀闷或早饱感或餐后饱胀、食欲缺乏、嗳气、恶心或呕吐等症状，但上消化道内镜、肝胆胰影像学和生化检查均未见明显异常。

【治疗方案】

治疗目的在于迅速缓解症状，提高患者的生活质量，去除诱因，恢复正常生理功能，预防复发。FD 的治疗应依据其病理生理学异常选择个体化的治疗方案。

1. 一般治疗

建立良好的医患关系，取得患者的信任；帮助患者正确认识、理解病情，树立战胜疾病的信心；指导患者改善生活方式，调整饮食结构和习惯，如以餐后不适综合征（PDS）为主的患者，建议食用易消化的食物、低脂饮食、少食多餐等；以上腹痛综合征（EPS）为主的患者则建议食用胃排空较慢、对胃分泌刺激较少的食物；心理治疗等。

2. 药物治疗

· **方案 1**：胃肠动力药。

①甲氧氯普胺（胃复安）5~10 mg，每日 3 次，饭前 30 min 服用或 10~20 mg，肌内注射，每日 1 次。②多潘立酮（吗丁啉）10 mg，每日 3 次，饭前 30 min 服用。③莫沙比利 5~10 mg，每日 3 次，饭前 30 min 服用。④伊托比利 50 mg，每日 3 次，饭前 30 min 服用。

· **方案 2**：抑酸剂。

①西咪替丁 400 mg，每日 2 次。②雷尼替丁 150 mg，每日 2 次。③法莫替丁 20 mg，每日 2 次。④奥美拉唑 20 mg，每日 1 次。⑤兰索拉唑 30 mg，每日 1 次。⑥艾司奥美拉唑 20 mg，每日 1 次。

· **方案 3**：黏膜保护剂。

①铝碳酸镁（达喜）1000 mg，口服，每日 3 次。②替普瑞酮（施维舒）50 mg，口服，每日 3 次。

· **方案 4**：抑酸剂 + 黏膜保护剂。

· **方案 5**：促动力药物 + 抑酸剂 + 黏膜保护剂。

· **方案 6**：消化酶制剂。胰酶肠溶胶囊，2 粒，口服，每日 3 次。

· **方案 7**：微生态制剂。

①双歧杆菌三联活菌肠溶胶囊（贝飞达）420 mg，口服，每日 2 次。②双歧杆菌四联活菌肠溶胶囊（思连康）1.5 g，口服，每日 3 次。

· **方案 8**：抗抑郁药。

①盐酸帕罗西汀（赛乐特）20 mg，口服，每日 1 次。②氟西汀（百忧解）10 mg，口服，每日 1 次。失眠者可选用地西泮、阿普唑仑等。

【说 明】

（1）胃复安是多巴胺 D2 受体拮抗剂和中枢 5-HT4 受体激动剂，具有较强的中枢镇吐作用，能增强胃动力，改善消化不良症状。胃复安口服每日剂量一般每千克体重不宜超过 0.5 mg，否则易引起锥体外系反应。大剂量或长期应用，可能阻断多巴胺受体，使胆碱能受体相对亢进而导致锥体外系反应（特别是年轻人），主要表现为帕金森综合征，可出现肌震颤、头向后倾、斜颈、阵发性双眼向上注视、发音困难、共济失调等。可用苯海索等抗胆碱药治疗。注射给药可能引起直立位低血压。现口服应用较少，多用于严重呕吐不能口服的患者，可肌内注射。

（2）多潘立酮为选择性外周多巴胺 D2 受体拮抗剂，能增加胃窦和十二指肠动力，促进胃排空，改善消化不良症状。个别患者尤其是老年男性长期服用可出现乳房胀痛或溢乳现象。该药正常情况下很少能透过血脑屏障，因此锥体外系不良反应罕见，但可见于血脑屏障发育不完善的婴幼儿和老年痴呆患者。严重肾功能不全患者，该药清除半衰期延长，须酌情减量。

（3）莫沙必利为强效选择性 5-HT4 受体激动剂，通过兴奋胃肠道胆碱能中间神经元和肌间神经丛的 5-HT4 受体促进乙酰胆碱释放，增强胃肠运动，是胃肠动力障碍疾病的常用药物。主要不良反应：腹泻、腹痛、口干、皮疹、头晕等。应避免与可延长 QT 间期的药物如氟卡尼、胺碘酮等合用。

（4）伊托比利为多巴胺 D2 受体拮抗剂和乙酰胆碱酯酶抑制剂，可协同增加胃肠道乙酰胆碱浓度，增加十二指肠快波幅度和频率，加速胃排空，减少十二指肠胃反流，从而发挥促动力作用，对 FD 疗效确切。

（5）部分患者可选用消化酶和微生态制剂，与促动力药联用效果更佳，可改善与进餐相关的腹胀、食欲缺乏等症状，尤其是老年人肠道菌群老化、胰酶分泌减少，更为适用。

（6）对抑酸剂、促动力剂治疗无效且伴有明显精神心理障碍的患者，应进行行为、认知疗法和心理干预，对经过必要检查已排除器质性消化不良的患者，应给予患者必要而充分的心理支撑，在此基础上，也可选择三环类抗抑郁药或 5-HT4 再摄取抑制剂。精神心理治疗不仅可缓解症状，还可提高患者的生活质量。

二、肠易激综合征

【诊断要点】

排除器质性疾病而反复发作的腹痛或不适出现至少 6 个月，最近 3 个月内每个月至少 3 天出现症状，合并以下两条或多条者可以确诊：

（1）排便后症状缓解。

（2）发作时伴有排便频率改变。

（3）发作时伴有大便性状（外观）的改变。

【治疗方案】

1. 一般治疗

对患者进行健康宣教、安慰和建立良好的医患关系是有效、经济的治疗方法，也是所有治疗方法得以有效实施的基础。向患者详细解释肠易激综合征的诊断及疾病的性质，以解除患者的顾虑和提高对治疗的信心，是治疗最重要的一步。通过详细询问病史，了解患者求医原因（如恐癌心理），进行有针对性的解释；力求发现诱发因素（如饮食因素、某些应激事件等）并设法予以祛除。提供膳食和生活方式调整的指导建议，可能有助于缓解症状。对失眠、焦虑者适当予以镇静剂。

2. 饮食治疗

　　不良的饮食习惯和膳食结构可以加剧IBS的症状。因此，健康、平衡的饮食可有助于减轻患者的胃肠功能紊乱症状。IBS患者宜避免：过度饮食；大量饮酒；咖啡因；高脂饮食；某些具有产气作用的蔬菜、豆类等；精加工食粮和人工食品、山梨醇和果糖；不耐受的食物（因不同个体而异）。增加膳食纤维主要用于便秘为主的IBS患者，增加纤维摄入量的方法应个体化。

　　3. 药物治疗

　　·**方案1**：以腹痛为主要症状者。

　　①阿托品1 mg，临时肌内注射或口服。②匹维溴铵（得舒特）50 mg，口服，每日3次。③马来酸曲美布丁100~200 mg，口服，每日3次。

　　·**方案2**：以腹泻为主要症状者。

　　①思密达3~6 g，口服，每日3次。②洛哌丁胺（易蒙停）首次4 mg，每有腹泻加2 mg至止泻，不超过每日16 mg。③慢性腹泻可用每日4~8 mg长期维持。④中药谷参肠胺，2~4粒，口服，每天3次。

　　·**方案3**：以便秘为主要症状者。

　　①聚乙二醇4000（福松）10~20 g，口服，每日1~2次。②乳果糖15 mL（杜密克），口服，每日2次。

　　·**方案4**：伴有焦虑、抑郁症状者。盐酸帕罗西汀（赛乐特）10 mg，口服，每日1次。

【说　明】

　　（1）阿托品适用于腹痛为主的患者，老年人及青光眼者禁用，前列腺肥大者慎用。匹维溴铵为特异性肠道平滑肌钙离子通道拮抗剂，可缓解平滑肌痉挛。

　　（2）思密达具有不对称性，可以吸附病毒和细菌，通过与消化道黏膜糖蛋白的结合增厚黏膜层，加速黏膜的修复和再生；偶可引起便秘，便秘、腹胀、大便性状正常时应及时停用。

　　（3）对于便秘型IBS，应养成良好的排便习惯及多运动、多饮水，可服用蜂蜜等润肠食物，一般主张使用作用温和的轻泻药以减少不良反应和药物依赖性。尽量不服用番泻叶、果导片等易产生依赖性的药物。

　　（4）症状严重而顽固，经一般治疗和药物治疗无效者应考虑予心理行为治疗。包括心理治疗、认知治疗、催眠疗法、生物反馈等。

三、慢性便秘

　　便秘表现为排便次数减少、粪便干硬和（或）排便困难。排便次数减少指每周排便少于3次。排便困难包括排便费力、排出困难、排便不尽感、排便费时及需要手法辅助排便。慢性便秘的病程至少为6个月。

【诊断要点】

　　慢性便秘的诊断主要基于症状，可借鉴功能性便秘Ⅳ标准，排便次数采用自发排便次数进行计数。

【治疗方案】

治疗的目的是缓解症状，恢复正常肠道动力和排便生理功能。

· **方案1**：调整生活方式。

合理的膳食、多饮水、运动、建立良好的排便习惯是慢性便秘的基础治疗措施。膳食：增加纤维素和水分的摄入，推荐每日摄入膳食纤维 25~35 g，推荐使用可溶性膳食纤维，每日饮水 1.5~2.0 L。适度运动：尤其对久病卧床、运动少的老年患者更有益。建立良好的排便习惯：结肠活动在晨醒和餐后时最为活跃，建议患者在晨起或餐后 2 h 内尝试排便，排便时集中注意力，减少外界因素的干扰，只有建立良好的排便习惯，才能真正完全解决便秘问题。

· **方案2**：膨松剂。麦麸、欧车前、聚卡波非钙、甲基纤维素。

· **方案3**：聚乙二醇4000（福松）10 g，口服，每日 2 次。

· **方案4**：不吸收糖类。乳果糖（杜密克）15~30 mL，口服，每日 1~2 次。

· **方案5**：蒽醌类药物。番泻叶、芦荟等。

· **方案6**：促动力药物。莫沙比利 5 mg，口服，每日 3 次。

· **方案7**：不吸收盐类。硫酸镁 10 mL，口服，每日 1 次。

· **方案8**：灌肠。通过肛门插管盐水灌肠或冲洗对直肠黏膜无损伤，清水灌肠对便秘也有效，但是大量清水保留灌肠时应该警惕水中毒的发生，插管时应注意插管方向朝后，动作应轻柔，避免损伤直肠黏膜。

· **方案9**：心理疗法与生物反馈。中度、重度便秘患者常有焦虑甚至抑郁等。焦虑、情感受挫也可加重便秘症状或为便秘病因之一，应予以认知治疗，使患者消除紧张情绪。生物反馈疗法适用于功能性出口梗阻型便秘，目的是教会患者在刺激排便时放松盆底肌群并有效地增加腹压。

· **方案10**：外科治疗。如果经过严格的非手术治疗后便秘症状仍不能改善，且各种特殊检查提示有明确的病理解剖和确凿的功能异常部位，可考虑手术治疗。外科手术适应证包括继发性巨结肠、部分结肠冗长、结肠无力、重度直肠前膨出、直肠内套叠、直肠黏膜内脱垂等。

（苏青）

第五节　肝脏和胆道疾病

一、肝硬化

肝硬化是各种慢性肝病进展至以肝脏弥漫性纤维化、假小叶形成、肝内外血管增殖为特征的病理阶段，代偿期无明显临床症状，失代偿期以门静脉高压和肝功能严重损伤为特征，患者常因并发腹水、消化道出血、脓毒症、肝性脑病、肝肾综合征和癌变等导致多脏器功能衰竭而死亡。

【治疗方案】

肝硬化诊断明确后，应尽早开始综合治疗。重视病因治疗，必要时抗炎抗肝纤维化，积极防治并发症，随访中应动态评估病情。若药物治疗欠佳，可考虑胃镜、血液净化、介入治疗，符合指征者进行肝移植前准备。

· **方案 1**：病因治疗。

病因治疗是肝硬化治疗的关键，只要存在可控制的病因，均应尽快开始病因治疗。HBV、HCV 所致的肝硬化应接受相应的抗病毒治疗。酒精性肝硬化应戒酒。自身免疫性肝病所致肝硬化应接受免疫抑制剂治疗。肝豆状核变性应避免食用富含铜的食物，并接受驱铜治疗。血色病肝硬化应限制饮食中铁的摄入，可应用铁螯合剂治疗。血吸虫病肝硬化和华支睾吸虫病肝硬化存在活动性感染时均可首选吡喹酮治疗。右心功能不全所致的肝淤血性肝硬化，应首先解除右心负荷过重因素。布加综合征等肝流出道梗阻时应解除梗阻。

· **方案 2**：抗炎抗肝纤维化治疗。

对某些疾病无法进行病因治疗，或充分病因治疗后肝脏炎症和肝纤维化仍然存在或进展的患者，可考虑给予抗炎抗肝纤维化的治疗。

①甘草酸二钠（甘利欣或美能）150 mg，口服，每日 3 次。② 10% 葡萄糖液 250 mL+ 甘利欣 150 mg（或美能 150 mg），静滴。

· **方案 3**：肝硬化腹水、食道胃底静脉曲张破裂出血、自发性腹膜炎、肝肾综合征、肝性脑病等并发症给予相应治疗，详见后续相关章节。

二、肝硬化腹水

腹水是失代偿期肝硬化患者常见且严重的并发症之一，也是肝硬化自然病程进展的重要标志，一旦出现腹水，1 年病死率约 15%，5 年病死率 44%~85%。因此，腹水的防治一直是临床工作中常见的难点和研究的热点问题。治疗目标：腹水消失或基本控制，改善临床症状，提高生活质量，延长生存时间。

【治疗方案】

1. 一线治疗

· **方案 1**：病因治疗，参见肝硬化治疗部分。

· **方案 2**：合理限盐（每日 4~6 g）及应用利尿药物。推荐螺内酯（安体舒通）起始剂量 40~80 mg，以 3~5 天阶梯式递增剂量，常规用量上限为每日 100 mg，最大剂量不超过每日 400 mg。合并排钾利尿剂呋塞米 20 mg，口服，每日 3 次。呋塞米推荐起始剂量每日 20~40 mg，3~5 天可递增 20~40 mg，呋塞米常规用量上限为每日 80 mg，每日最大剂量可达 160 mg。

· **方案 3**：避免应用肾毒性药物。

2. 二线治疗

· **方案 1**：合理应用缩血管活性药物和其他利尿药物。托伐普坦，开始一般 15 mg/d，根据服药后 8 h、24 h 的血钠浓度与尿量调整剂量，最大剂量每日 60 mg，最低剂量每日 3.75 mg，一般连续应用不超过 30 天。禁忌证为低血容量低钠血症。

特利加压素，1~2 mg/ 次，12 h 1 次静脉缓慢推注（至少 15 min）或持续静脉点滴，有治疗应答反应则持续应用 5~7 天；如果无反应，1~2 mg/ 次，6 h 1 次静脉缓慢推注或持续静脉点滴，有反应则持续应用 5~7 天。停药后病情反复，可再重复同样剂量。如果无反应，可增加剂量，最大剂量每日 12 mg。

·**方案 2**：大量放腹水及补充人血白蛋白。每次放腹水 4000~5000 mL 联合补充人血白蛋白（每 1000 mL 腹水补充 4 g 人血白蛋白）。

·**方案 3**：经颈静脉肝内门体静脉分流术（TIPS）。

3. 三线治疗

·**方案 1**：肝移植。

·**方案 2**：腹水浓缩回输或肾脏替代治疗。

·**方案 3**：腹腔 α‑引流泵或腹腔静脉 Denver 分流。

三、自发性细菌性腹膜炎

自发性细菌性腹膜炎（SBP）是在肝硬化基础上发生的腹腔感染，是指无明确腹腔内病变来源（如肠穿孔、腹腔脓肿）的情况下发生的腹膜炎，是病原微生物侵入腹腔，造成明显损害的感染性疾病，是肝硬化等终末期肝病患者常见并发症。

【治疗方案】

1. 轻中度社区获得性 SBP

·**方案 1**：莫西沙星 0.4 g，静滴，每日 1 次。

·**方案 2**：头孢曲松 1~2 g，静滴，每日 1 次。甲硝唑 200 mg，静滴，每日 2 次。

·**方案 3**：左氧氟沙星 0.5 g，静滴，每日 1 次。甲硝唑 200 mg，静滴，每日 2 次。

2. 重度社区获得性 SBP

·**方案 1**：亚胺培南 0.5 g，静滴，每 6~8 h 1 次。

·**方案 2**：美罗培南 0.5 g，静滴，每 8 h 1 次。

·**方案 3**：头孢他啶 0.5~2 g，静滴，每 8 h 1 次。甲硝唑 200 mg，静滴，每日 2 次。

3. 医院获得性 SBP

·**方案 1**：亚胺培南 0.5 g，静滴，每 6~8 h 1 次。

·**方案 2**：美罗培南 0.5 g，静滴，每 8 h 1 次。

·**方案 3**：比阿培南 0.3 g，静滴，每日 2 次。

【说　明】

由于氟喹诺酮类抗菌药物的广泛使用、患者频繁住院以及广谱抗菌药物的使用，导致腹水感染菌株发生变化，革兰阳性菌和产 ESBL 大肠埃希菌等多重耐药菌株的增加，严重影响抗感染治疗的效果和患者预后。国内针对革兰阴性杆菌耐药率较低的为哌拉西林 / 他唑巴坦、头孢哌酮舒巴坦、亚胺培南、美罗培南、比阿培南、阿米卡星、盐酸米诺环素和磺胺类药物；

对葡萄球菌敏感的药物为万古霉素、达托霉素、替考拉宁、利奈唑胺和利福平；对肠球菌耐药率较低的为万古霉素、替考拉宁、利奈唑胺和达托霉素；针对常见真菌如白色念珠菌耐药率较低的为伏立康唑、氟康唑和两性霉素 B 等。对于高度疑似耐药菌感染的 SBP 患者，可选择哌拉西林他唑巴坦、头孢哌酮舒巴坦或碳青霉烯类抗菌药物联合达托霉素、万古霉素或利奈唑胺经验性治疗。

四、肝肾综合征

肝肾综合征（HRS）是严重肝病患者病程后期出现的功能性肾衰竭，肾脏无明显器质性病变，是以肾功能损伤、血流动力学改变和内源性血管活性物质明显异常为特征的一种综合征。HRS 预后差，一旦确诊，应尽早开始治疗，防止肾功能衰竭进一步恶化。

【治疗方案】

1. 一般治疗

卧床休息，给予高热量易消化饮食，密切监测血压、尿量、保持液体平衡。监测肝肾功能及临床评估伴随的肝硬化并发症状况。避免过量摄入液体，防止液体超负荷和稀释性低钠血症的发生。

2. 药物治疗

·**方案 1**：特利加压素联合人血白蛋白，特利加压素（每 4~6 h 1mg）联合人血白蛋白（每日 20~40），治疗 3 天血肌酐未降低至少 25%，可逐步增加至最大剂量每 4 h 1 次，每次 2 mg。有效，疗程 7~14 天。无效停用特利加压素。有效复发可重复应用。

·**方案 2**：生长抑素类似物联合人血白蛋白，奥曲肽每 8 h 100 μg 皮下注射，如肾功能无改善，剂量可增加至 200 μg。

·**方案 3**：去甲肾上腺素联合人血白蛋白，去甲肾上腺素每 0.5~3 mg，人血白蛋白每天 10~20 g，疗程 7~14 天。

3. TIPS

对血管收缩药物治疗无应答且伴有大量腹水的 2 型 HRS 可行 TIPS 治疗。

4. 肾脏替代治疗

血管收缩药物治疗无效且满足肾脏替代治疗标准的 1 型 HRS 患者可选择肾脏替代治疗。

5. 肝移植

肝移植是 1 型和 2 型 HRS 的有效治疗方法。

五、肝性脑病

肝性脑病（HE）是由急慢性肝功能严重障碍或各种门静脉–体循环分流异常所致的、以代谢紊乱为基础、轻重程度不同的神经精神异常综合征。HE 是终末期肝病患者主要死因之一，早期识别、及时治疗是改善 HE 预后的关键。HE 的治疗依赖于其严重程度分层管理。治疗原则包括及时清除诱因、尽快将急性神经精神异常恢复到基线状态、给予一级预防及二级预防。

【治疗方案】

1. 祛除诱因

纠正感染、消化道出血、电解质紊乱、便秘等诱因，避免使用镇静、麻醉药物。

2. 药物治疗

·**方案1**：乳果糖，15~30 mL，口服，每日 2~3 次，以每天 2~3 次软便为宜。

·**方案2**：拉克替醇，起始剂量 0.6 g/kg，分 3 次于餐时服用，以每日排软便 2 次为标准来增减服用剂量。

·**方案3**：L-鸟氨酸 L-门冬氨酸，每日 10~40 g，静滴。

·**方案4**：利福昔明，800~1200 mg，分 3~4 次口服。

3. 营养支持治疗

每日能量摄入 35~40 kcal/kg，每日蛋白质摄入量为 1.2~1.5 g/kg，3~4 级 HE 患者应禁止从肠道补充蛋白质，1~2 级 HE 患者开始数日应限制蛋白质，控制在每日 20 g，随着症状的改善，每 2-3 天可增加 10~20 g 蛋白质。3~4 级 HE 患者应补充富含支链氨基酸的肠外营养制剂。

4. 人工肝治疗

可清除炎症因子、内毒素、血氨、胆红素等。

5. 肝移植

对内科治疗效果不理想，反复发作的难治性 HE 伴有肝衰竭，可考虑肝移植。

六、急性药物性肝损伤

【诊断要点】

（1）有与药物性肝损伤发病规律相一致的潜伏期。

（2）有停药后异常肝脏指标迅速恢复的临床过程。

（3）必须排除其他病因或疾病所致的肝损伤。

（4）再次用药反应阳性。

【治疗方案】

·**方案1**：一般疗法。

确诊或疑诊患者要立即停药。并给予支持治疗，卧床休息，摄入足够热量和蛋白质，维持水电解质平衡，成年人每日总热量不少于 2000 kcal，日供蛋白质 1.0~1.5 g/kg，保证必需氨基酸、支链氨基酸的供给并补充多种维生素（维生素 C、维生素 K、维生素 E、维生素 B_{12} 等）。

·**方案2**：解毒疗法。①还原型谷胱甘肽 1200 mg，静滴，每日 1 次。②水飞蓟素 140 mg，口服，每日 3 次。

·**方案3**：降酶疗法。甘草酸二铵肠溶胶囊 150 mg，口服，每日 3 次。

·**方案4**：利胆疗法。①苯巴比妥，120~180 mg，分 3 次口服。②熊去氧胆酸（优思弗）15 mg/（kg·d），分 3 次口服。③腺苷蛋氨酸（思美泰）500~1000 mg，静滴，每日 1 次。

·方案5：其他疗法：①多烯磷脂酰胆碱（易善复）456 mg，口服，每日3次。②泼尼松30~45 mg，3~5天后，若胆红素下降40%~50%，剂量减半，以后每天减5 mg，总疗程控制在12天。对无效病例，最多用7天。

注意：糖皮质激素治疗存有争论，多认为仅用于少数有特殊适应证的病例，不可滥用。主要用于利胆，短程给药。

·方案6：肝移植。重症患者出现肝功能衰竭时，除积极监测和纠正其并发症外，建议采用人工肝支持疗法，对于预期有可能发生死亡的高危患者，应考虑紧急肝移植治疗。

七、酒精性肝病

【诊断要点】

有长期饮酒史；AST、ALT、GGT升高，且AST/ALT>2；影像学典型表现；排除其他肝病。

【治疗方案】

治疗原则为戒酒和营养支持，减轻酒精性肝病的严重程度，改善已存在的继发性营养不良和对症治疗酒精性肝硬化及其并发症。

1. 戒酒

完全戒酒是酒精性肝病最主要和最基本的治疗措施。

2. 营养支持

酒精性肝病患者需要良好的营养支持，应在戒酒的基础上提供高蛋白、低脂饮食，并注意补充维生素B、维生素C、维生素K及叶酸。

3. 药物治疗

·方案1：还原型谷胱甘肽（古拉定）0.6~1.2 g，静滴，每日1次。

·方案2：腺苷蛋氨酸（思美泰）1000 mg，饭后服，每日3次。

·方案3：熊去氧胆酸250 mg，口服，每日3次。

·方案4：多烯磷脂酰胆碱（易善复）2粒，口服，每日3次。或5%葡萄糖溶液250 mL+易善复20 mL，静滴，每日1次。疗程需3个月以上。注意：易善复静滴时需加在葡萄糖溶液中。

4. 酒精性肝硬化

酒精性肝硬化及相关并发症的治疗参见肝硬化部分。

八、非酒精性脂肪性肝病

非酒精性脂肪性肝病（NAFLD）是一种与胰岛素抵抗和遗传易感密切相关的代谢应激性肝损伤，疾病谱包括非酒精性肝脂肪变、非酒精性脂肪性肝炎（NASH）、肝硬化和肝细胞癌。

【治疗方案】

1. 改变不良生活方式

减少体质量和腰围是预防和治疗 NAFLD 及其并发症最为重要的治疗措施。建议通过健康饮食和加强锻炼的生活方式教育纠正不良行为。适当控制膳食热量摄入，建议每日减少 500~1000 kcal 热量，调整膳食结构，建议适量脂肪和碳水化合物的平衡膳食；一日三餐定时适量，严格控制晚餐的热量和晚餐后进食行为。坚持体育锻炼以增加骨骼肌质量和防治肌少症。

2. 针对代谢综合征的药物治疗

对于 3~6 个月生活方式干预未能有效减肥和控制代谢危险因素的 NAFLD 患者，建议根据相关指南和专家共识应用 1 种或多种药物治疗肥胖症、高血压病、2 型糖尿病、血脂紊乱等。

3. 减肥手术

略。

4. 针对肝脏损伤的药物治疗

· **方案 1**：水飞蓟素 140 mg，口服，每日 3 次。

· **方案 2**：双环醇 25 mg，口服，每日 3 次。

· **方案 3**：多烯磷脂酰胆碱 456 mg，口服，每日 3 次。

5. 肝移植手术

NASH 相关终末期肝病和肝细胞癌患者可以进行肝脏移植手术。

九、肝豆状核变性

【诊断要点】

肝病症状；神经精神症状；铜生化指标；青霉胺负荷试验；K–F 环。

【治疗方案】

1. 驱铜治疗

· **方案 1**：D– 青霉胺（PCA），青霉素皮试阴性才可服用。剂量为每日 750~1000 mg，最大剂量可达每日 2000 mg。应从小剂量（每日 250 mg）开始，每 3~4 天递增 250 mg，至尿铜较用药前明显增高或 PCA 总量达每日 1000~2000 mg 为止。应空腹服药，最好在餐前 1 h，餐后 2 h 或睡前服药，勿与锌剂或其他药物混服。在使用 PCA 过程中，建议每 2~4 周测 24 h 尿铜作为调整药量的指标，如多次测定 24 h 尿铜均为 200~500 μg，且症状稳定者，表示 PCA 用量足够，可减量或间歇用药，例如服 2 周停 2 周，或服 10 天停 10 天。

· **方案 2**：二巯丙磺酸钠（DMPS）5 mg/kg 溶于 5% 葡萄糖溶液 500 mL 中缓慢静滴，每日 1 次，6 天为 1 疗程，2 个疗程之间休息 1~2 天，连续注射 6~10 个疗程。

2. 阻止铜吸收治疗

锌制剂。常用的有硫酸锌、醋酸锌、葡萄糖酸锌、甘草锌等。成人剂量为 150 mg（以锌元素计），分 3 次口服；5 岁以下每日 50 mg，分 2 次口服；5~15 岁每日 75 mg，分 3 次口服。在餐后 1h 服药以避免食物影响其吸收，尽量少食粗纤维以及含大量植物酸的食物。

3. 对症治疗

（1）震颤。

· **方案 1**：苯海索 1 mg，每日 2 次开始，逐渐加至 2~4 mg，每日 3 次。

· **方案 2**：氯硝西泮 0.5 mg，每日 1 次或每日 2 次，逐渐加量，不超过 2 mg，每日 3 次。

（2）肌张力障碍。

· **方案 1**：吡贝地尔 50 mg，每日 1 次或每日 2 次。

· **方案 2**：巴氯芬 5 mg，每日 2 次开始，可逐渐加至 10~20 mg，每日 3 次。

（3）舞蹈样动作和手足徐动症。可选用苯二氮䓬类药物，也可用小量氟哌啶醇。

（4）精神症状可选用奋乃静或利培酮等，配用苯海索。

（5）肝脏损害。绝大多数患者需长期护肝治疗。

4. 肝移植治疗

接受肝移植治疗的适应证：暴发性肝功能衰竭；对络合剂无效的严重肝病者。对有严重神经或精神症状的患者因其损害已不可逆，不宜做肝移植治疗。

十、血色病

【**诊断要点**】

（1）常见的症状有：色素沉着、毛发稀疏等皮肤症状；多饮、多尿、体重减轻等糖尿病症状；疲倦乏力、不思饮食、腹胀等肝病症状；胸口痛、心悸等心脏症状；性欲消失，活动不灵、僵硬感等关节症状。

（2）主要诊断方法包括实验室检测血清铁、转铁蛋白饱和度、血清铁蛋白，基因检测 C282Y、S65C、H63D 等，肝脏组织病理检查及 CT、MRI 等影像学检查，其中肝脏组织病理检查是血色病诊断的金标准。

【**治疗方案**】

目前尚无有效的根治疗法，常用的治疗措施包括去除体内多余的铁和对受损器官进行支持疗法。

· **方案 1**：饮食疗法，要避免食用含铁丰富的食物，要多食用一些新鲜的水果和蔬菜。

· **方案 2**：静脉放血疗法，一般每次可放血 400~500 mL，每周 1~2 次。每次放血约能去除 200~300 mg 铁，每次排铁量以血中血红蛋白水平而异，每排出 1 g 血红蛋白等于排铁 3.4 mg。使血清铁降至 120 μg/dL，血红蛋白不低于 10 g/dL 为度，以后可将间隔时间改为 3~4 个月放血 1 次。

· **方案 3**：铁螯合剂治疗，可采用去铁胺口服、静脉、肌注、皮下注射，但口服效果较差。

· **方案 4**：激素替代疗法，代表药物为铁调素，但具体的治疗量及使用方法尚在探索中。

· **方案 5**：针对并发症治疗。

十一、肝细胞癌

【治疗方案】

1. 肝癌的外科切除术

肝脏储备功能良好的 CNLC Ⅰa 期、Ⅰb 期和Ⅱa 期肝癌是手术切除的首选适应证。对于不可切除肝癌，术前经动脉化疗栓塞术（TACE）、外放射等治疗可能促进肿瘤降期从而使部分患者获得手术切除的机会。对于 HBV 相关肝癌患者术前如果 HBV-DNA 水平较高，且 ALT 水平超过正常值上限，可先给予抗病毒及保肝治疗，待肝功能好转后再行手术切除，提高手术安全性。

2. 肝移植术

肝移植是肝癌根治性治疗手段之一，尤其适用于肝功能失代偿、不适合手术切除及局部消融的早期肝癌患者。

3. 局部消融治疗

局部消融治疗是借助医学影像技术的引导对肿瘤靶向定位，局部采用物理或化学的方法直接杀灭肿瘤组织的一类治疗手段。最常用超声引导，CT、MRI 可用于引导常规超声无法探及的病灶。消融的路径有经皮、腹腔镜和开腹 3 种方式。

· **方案1**：射频消融。

· **方案2**：微波消融。

· **方案3**：无水乙醇注射治疗。

· **方案4**：高强度超声聚焦消融。

4. 经动脉化疗栓塞术（TACE）

5. 放射治疗

· **方案1**：外放射治疗，是利用放疗设备产生的射线从体外对肿瘤照射。

· **方案2**：内放射治疗，是利用放射性核素，经机体管道或通过针道植入肿瘤内。

6. 内科治疗

（1）一线治疗：

· **方案1**：索拉非尼 400 mg，口服，每日 2 次。可用于肝功能 Child-Pugh A/B 级的患者。

· **方案2**：仑伐替尼可用于肝功能 Child-Pugh A 级的晚期肝癌患者。用法：体重大于 60 kg 者，12 mg，口服，每日 1 次；体重不足 60 kg 者，8 mg，口服，每日 1 次。

· **方案3**：FOLFOX4 系统化疗方案用于治疗不适合手术切除或局部治疗的局部晚期和转移性肝癌。

（2）二线治疗：

· **方案1**：瑞戈非尼 160 mg，每日 1 次，连用 3 周，停用 1 周。

· **方案2**：帕博利珠单抗用于既往索拉非尼治疗后进展或无法耐受索拉非尼的肝癌患者。

十二、肝衰竭

肝衰竭是多种因素引起的严重肝脏损害，导致合成、解毒、代谢和生物转化功能严重障碍或失代偿，出现以黄疸、凝血功能障碍、肝肾综合征、肝性脑病、腹水等为主要表现的一组临床症候群。

【治疗方案】

1. 内科综合治疗

（1）一般支持治疗：

· **方案1**：卧床休息，减少体力消耗，减轻肝脏负担，病情稳定后适当加强运动。

· **方案2**：加强病情监护，评估神经状态，监测血压、心率、呼吸频率、血氧饱和度，记录体重、腹围变化、24 h尿量、排便次数，性状等；完善相关的化验及影像学检查。

· **方案3**：肠内营养，包括高碳水化合物、低脂、适量蛋白饮食。进食不足者，每日静脉补给热量、液体、维生素及微量元素，推荐夜间加餐补充能量。

· **方案4**：积极纠正低蛋白血症，补充白蛋白或新鲜血浆，并酌情补充凝血因子。

· **方案5**：进行血气监测，注意纠正水电解质及酸碱平衡紊乱，特别要注意纠正低钠、低氯、低镁、低钾血症。

· **方案6**：注意消毒隔离，加强口腔护理、肺部及肠道管理，预防医院内感染发生。

（2）对症治疗：

· **方案1**：护肝药物治疗的应用，可应用抗炎护肝药物、肝细胞膜保护剂、解毒保肝药物及利胆药物。

· **方案2**：微生态调节治疗，肝衰竭患者存在肠道微生态失衡，益生菌减少，肠道有害菌增加，而应用肠道微生态制剂可改善肝衰竭患者预后。

· **方案3**：免疫调节剂的应用，非病毒感染性肝衰竭，如自身免疫性肝炎及急性酒精中毒等，可考虑肾上腺皮质激素治疗。

（3）病因治疗：

· **方案1**：祛除诱因，如重叠感染、各种应激状态、饮酒、劳累、药物影响、出血等。

· **方案2**：对于HBV DNA阳性的肝衰竭患者，不论其检出的HBV DNA载量高低，建议使用核苷类药物抗病毒治疗。其他病毒感染，可使用阿昔洛韦等药物治疗。

· **方案3**：因药物肝毒性所致急性肝衰竭，应停用所有可疑的药物，并给予N-乙酰半胱氨酸（NAC）治疗。

· **方案4**：急性妊娠期脂肪肝/HELLP综合征导致的肝衰竭，建议立即终止妊娠，如果终止妊娠后病情仍继续进展，需考虑人工肝和肝移植治疗。

· **方案5**：肝豆状核变性导致肝衰竭，可采用血浆置换、白蛋白透析、血液滤过，以及各种血液净化方法组合的人工肝支持治疗。

2. 非生物型人工肝支持治疗

适应证：各种原因引起的肝衰竭前、早、中期，PTA 为 20%~40% 的患者为宜；终末期肝病肝移植术前等待肝源、肝移植术后排异反应、移植肝无功能期的患者；严重胆汁淤积性肝病，经内科治疗效果欠佳者；各种原因引起的严重高胆红素血症者。

3. 肝移植

肝移植是治疗各种原因所致的中晚期肝功能衰竭的最有效方法之一，适用于经积极内科综合治疗和 / 或人工肝治疗疗效欠佳，不能通过上述方法好转或恢复者。

十三、肝脓肿

肝脓肿是肝脏疾病中常见且严重的感染性病变，是细菌经胆道逆行、门脉系统和全身血液循环等途径造成的感染性疾病。

【治疗方案】

·**方案 1**：药物治疗，抗生素首选为静脉应用甲硝唑联合头孢曲松或头孢西丁或哌拉西林 – 他唑巴坦或环丙 / 左氧氟沙星。

·**方案 2**：介入治疗，经皮肝穿刺抽脓或置管引流术联合应用抗生素使得肝脓肿的治愈率大幅提高。

·**方案 3**：手术治疗，与传统脓肿切开引流手术比较，腹腔镜手术在入院时间、术后康复等多个方面有明显优势。

十四、糖原累积病

糖原累积病是一类由于基因缺陷导致在糖原合成或水解过程中酶缺乏或活性降低，引起机体能量代谢障碍和糖原在组织中过多沉积的遗传性糖代谢障碍疾病。依据缺陷酶或转运体的不同可分为十几种类型，其中 I 、III、IV 型肝脏损伤最严重。

【治疗方案】

玉米淀粉治疗可有效纠正低血糖，严格遵守饮食疗法能使糖原累积病患者生长和青春期发育接近正常。药物治疗失败需要接受肝移植治疗。

十五、α1– 抗胰蛋白酶缺乏症

α1– 抗胰蛋白酶缺乏症主要是由位于染色体 14q31.32.3 上的 *SERPINA1* 基因发生突变，致其编码的 α1 抗胰蛋白酶缺乏引起的常染色体显性遗传性疾病，基因突变导致抗胰蛋白酶蛋白折叠异常，不能正确折叠的部分形成多聚体滞留在肝细胞内质网中，导致肝细胞损伤的肝脏疾病。

【治疗方案】

·**方案 1**：保肝对症治疗。

·**方案 2**：肝移植手术。

十六、遗传性高胆红素血症

遗传性高胆红素血症又称体质性黄疸，是一类由于遗传性基因缺陷致肝细胞对胆红素摄取、转运、结合或排泄障碍而引起的高胆红素血症的临床综合征。该综合征根据胆红素升高的类型可分为两类：①非结合胆红素增高型：包括 Gilbert 综合征和 Crigler-Najjar 综合征。②结合胆红素增高型：包括 Dubin-Johnson 综合征和 Rotor 综合征。

【治疗方案】

Gilbert 综合征预后较好，无须特殊治疗。目前 I 型 Crigler-Najjar 综合征患者黄疸的主要疗法是强化光疗，肝移植仍然是其唯一明确的治疗方法。II 型 Crigler-Najjar 综合征为良性病变，有症状的患者仅口服苯巴比妥疗效就较好。Dubin-Johnson 综合征预后良好，无须特殊治疗。Rotor 综合征目前无特效治疗，预后良好。

十七、布加综合征

【诊断要点】

（1）临床表现主要有腹胀、腹痛、肝脾肿大、顽固性腹水、消化道出血等门静脉高压的症状和体征；下腔静脉阻塞型主要为双下肢肿胀、静脉曲张、色素沉着、反复出现难愈性溃疡、躯干出现纵行走向粗大的静脉曲张。

（2）影像诊断首选彩色多普勒超声检查，其次是 CT 或 MRI、肝静脉下腔静脉 CTV。

【治疗方案】

· **方案 1：**内科治疗，卧床休息，加强营养，维持水与电解质平衡等。对于近期患有深静脉血栓形成患者应给予抗凝治疗。急性肝静脉、下腔静脉血栓者，可用溶栓治疗，常用的溶栓药有尿激酶。

· **方案 2：**介入治疗，包括球囊扩张 / 支架植入术；经颈静脉肝内门体分流术。

· **方案 3：**肝移植。

十八、肝窦阻塞综合征

【诊断要点】

（1）临床表现主要为腹胀、肝区疼痛、纳差、乏力、腹水、黄疸、肝脏肿大等。

（2）有明确服用含 PA 植物用药史或接受骨髓造血干细胞移植治疗。

（3）血清总胆红素升高或其他肝功能异常；典型的增强 CT 或 MRI 表现。

（4）肝脏穿刺活检是诊断 HSOS 的金标准。

【治疗方案】

目前尚无特异性的预防及治疗药物。

· **方案 1：**对症支持治疗，包括保肝，利尿，改善微循环。

· **方案 2：**抗凝治疗，存在腹水、黄疸等表现的急性期 / 亚急性期患者是抗凝治疗的主要人群。

　　· **方案3**：TIPS，对于内科治疗无效的 HSOS 患者能够明显改善腹水及门静脉高压。

　　· **方案4**：肝移植术，对于合并肝衰竭内科治疗无效的患者，可考虑行肝移植术。

　　· **方案5**：去纤苷酸（DF），一种抗凝血药，已被用于许多血管性疾病，是一种很有前途的预防和治疗 HSOS 的药物，但我国尚未上市。

十九、先天性胆总管囊肿

　　先天性胆总管囊肿是一种胆管发育异常的疾病，患者常有间歇性黄疸、上腹部疼痛、寒战、发热及胆管炎的表现。

　　【治疗方案】

　　· **方案1**：囊肿切除、胰胆分流术。

　　· **方案2**：囊肿部分切除、肝总管空肠 Roux-en-Y 吻合术。

　　· **方案3**：囊肿内 / 外引流术。

　　· **方案4**：胰十二指肠切除术。

二十、胆管癌

　　胆管癌根据部位分为肝内胆管癌、肝门部胆管癌和胆总管癌，患者可表现为黄疸、白陶土样便、深色尿及皮肤瘙痒等症状。

　　【治疗方案】

　　· **方案1**：外科手术切除。

　　· **方案2**：胆道引流，包括内引流、外引流和内外联合引流。

　　· **方案3**：支架联合放射线粒子置入术。

　　· **方案4**：支架联合胆道内射频消融。

　　· **方案5**：支架联合胆管内灌注化疗。

　　· **方案6**：化疗。

　　· **方案7**：放疗。

　　· **方案8**：光动力疗法。

二十一、胆石病

　　【诊断要点】

　　右上腹痛为主，有时伴有后背疼、恶心、呃逆等消化不良症状，当有急性炎症时，疼痛合并发热、黄疸称为 Charcot 三联征，可行 B 超检查以明确诊断，如果仍不能明确诊断，行 MRI 或 ERCP 可确诊。

　　【治疗方案】

　　1. 内科治疗

内科治疗适应证包括：初次发作，症状较轻，青年患者；经内科治疗病情迅速缓解；临床症状不典型；发病 3 天以上，无紧急手术指征，内科治疗有缓解。

· **方案 1**：消胆胺每日 6~10 g 起，3 g 维持，长期服用者应补充脂溶性维生素。

· **方案 2**：50% 硫酸镁 10 mL，口服，每天 3 次。

注意：硫酸镁可以松弛 Oddi 括约肌，促进胆汁排泄，排出滞留胆汁。主要用于症状缓解期，应持续数周。可引起腹泻。

· **方案 3**：硝酸甘油片 0.6 mg，口服，每 4 h 1 次。①阿托品 0.5 mg，肌内注射，每 4 h 1 次。②加用非那根 25 mg，临时肌内注射。

注意：消除胆绞痛哌替啶（杜冷丁）可与阿托品合用，应注意观察病情；消炎痛可有效；吗啡勿用。

· **方案 4**：高胆汁浓度的抗菌素。头孢哌酮 / 舒巴坦每日 2.0~8.0 g；哌拉西林 / 他唑巴坦每日 13.5~18.0 g；氨苄西林 / 舒巴坦每日 6.0~12.0 g。如无效，可改用碳青霉烯类：美罗培南每日 1.0~3.0 g，亚胺培南 / 西司他丁每日 1.5~3.0 g。

· **方案 5**：溶石药物治疗。熊去氧胆酸（UDCA）10 mg/（kg·d），应连续服用 6 个月以上。若服用 12 个月后腹部超声检查或胆囊造影无改善，即应停药。

2. 体外震波碎石

适应证：症状性胆囊结石；口服法胆囊造影显示胆囊功能正常；X 线透光阴性（无钙化）；直径 5~25 mm 单颗或直径 5~15 mm 的 2~5 颗结石。

禁忌证：口服法胆囊造影胆囊不显影或显影的位置过高，或有畸形等因素致 B 超结石定位困难；X 线不透光胆囊结石；B 超示胆囊萎缩或胆囊壁粗糙增厚＞5 mm；胆囊急性炎症期；凝血功能障碍；有严重心（特别是带起搏器者）、肺、肝、肾和胃十二指肠溃疡疾病；妊娠期；碎石 3 次无效。副作用包括皮下瘀斑、腹部隐痛、胆绞痛、发热、黄疸、胰腺炎、心律失常、休克、胆管炎、转氨酶增高、黑便、血尿、血丝痰、胆道出血。

3. 外科手术治疗

以下为手术指征：

临床症状重，不易缓解，胆囊肿大，紧张度较大。腹部压痛，腹肌强直，腹膜刺激征明显。内科治疗过程中腹部体征加重。化脓性胆囊炎，有寒战、高热、白细胞计数极高。60 岁以上，症状重；中年以上女性。

二十二、急性胆囊炎

急性胆囊炎是指胆囊的急性炎症性疾病，其中 90%~95% 由胆囊结石引起，5%~10% 为非结石性胆囊炎。可出现胆囊穿孔、胆汁性腹膜炎、胆囊周围脓肿等并发症。

【治疗方案】

· **方案 1**：轻度急性胆囊炎可口服第一代或二代头孢菌素或氟喹诺酮类药物，同时给予解痉、止痛、利胆治疗。

·方案2：中度急性胆囊炎首先进行经验性治疗，在明确致病菌后，应根据药敏试验结果选择合适的抗菌药物进行目标治疗。对中度急性胆囊炎应静脉用药，经验性用药首选含 β - 内酰胺酶抑制剂的复合制剂、第二代头孢菌素或者氧头孢烯类药物。包括：头孢哌酮/舒巴坦每日 2.0~8.0 g，哌拉西林/他唑巴坦每日 13.5~18.0 g，头孢替安每日 4.0~6.0 g，拉氧头孢每日 1.0~4.0 g。

·方案3：重度急性胆囊炎常为多重耐药菌感染，应静脉用药，首选含 β - 内酰胺酶抑制剂的复合制剂、第三代及四代头孢菌素、单环类药物。包括：头孢哌酮/舒巴坦每日 2.0~8.0 g，头孢曲松每日 1.0~4.0 g，头孢他啶每日 4.0~6.0 g，氨曲南每日 2.0~8.0 g。怀疑厌氧菌感染时需合用甲硝唑每日 1.0~2.0 g。如果首选药物无效，可改用碳青霉烯类药物，如美罗培南每日 1.0~3.0 g，亚胺培南/西司他丁每日 1.5~3.0 g，帕尼培南/倍他米隆每日 1.0~2.0 g。

·方案4：胆囊切除术。不同严重程度的急性胆囊炎手术治疗方法不同。对于轻度急性胆囊炎，腹腔镜胆囊切除术（LC）是最佳治疗策略。中度急性胆囊炎，可以立即行 LC，但如果患者局部炎症反应严重（发病时间超过 72 h、胆囊壁厚度大于 8 mm、白细胞超过 18×10^9/L），因手术难度较大无法行早期胆囊切除术，在抗菌药物、对症支持等保守治疗无效时，应行经皮经肝胆囊穿刺置管引流术或行胆囊造瘘术，待患者一般情况好转后行二期手术切除胆囊。重度急性胆囊炎患者首先应纠正多器官功能障碍，通过经皮经肝胆囊穿刺置管引流术减轻严重的局部炎症反应，抗菌药物治疗的同时延期手术切除胆囊。

二十三、慢性胆囊炎

【诊断要点】

（1）常规腹部超声检查是诊断慢性胆囊炎、胆囊结石的首选检查方法。

（2）也可行腹部 CT、MRI 及超声内镜检查。

【治疗方案】

1. 饮食调整

慢性胆囊炎及胆囊结石的发病与饮食及肥胖有关。建议规律、低脂、低热量膳食，并提倡定量、定时的规律饮食方式。

2. 口服药物溶石治疗

有症状的患者如不宜手术，且经腹部超声检查评估为胆囊功能正常、X 线检查阴性的胆固醇结石，可考虑口服溶石治疗。

熊去氧胆酸（UDCA）10mg/（kg·d），应连续服用 6 个月以上。若服用 12 个月后腹部超声检查或胆囊造影无改善，即应停药。

3. 缓解胆源性消化不良症状

·方案1：复方阿嗪米特肠溶片 1~2 片，餐后口服，每日 3 次。

·方案2：胰酶肠溶胶囊 2 粒，口服，每日 3 次。

·方案3：匹维溴铵 50 mg，口服，每日 3 次。

4.缓解胆绞痛症状

- **方案 1**：阿托品 0.5 mg，肌内注射，每 4 h1 次。
- **方案 2**：消旋山莨菪碱 10 mg，肌内注射，必要时。
- **方案 3**：间苯三酚 40~80 mg，肌内注射，每日 1 次。

5.抗感染治疗

慢性胆囊炎患者通常不需要使用抗生素。如出现急性发作，抗感染治疗参见急性胆囊炎的治疗方案。

6.外科手术治疗

慢性胆囊炎、胆囊结石患者在内科治疗的基础上，如出现以下表现，则需考虑外科治疗：疼痛无缓解或反复发作，影响生活和工作者；胆囊壁逐渐增厚达 4 mm 及以上或胆囊壁局部增厚或不规则疑似胆囊癌者；胆囊壁呈陶瓷样改变；胆囊结石逐年增多和增大或胆囊颈部结石嵌顿者，合并胆囊功能减退或障碍。

二十四、急性胆管炎

急性胆管炎是指肝内外胆管的急性炎症，单纯的胆道感染而没有胆道梗阻可以不引起急性胆管炎的症状。常见的病因有：胆道结石、胆管良性狭窄、胆道恶性肿瘤以及先天性胆道畸形等各种引起胆道梗阻的因素。急性胆管炎的总病死率为 10%~30%，死因大多是感染性休克以及多脏器功能衰竭。

【治疗方案】

- **方案 1**：轻度急性胆管炎可给予 β－内酰胺类 / β－内酰胺酶抑制剂复合制剂：哌拉西林 / 他唑巴坦每日 13.5~18.0 g；头孢哌酮 / 舒巴坦每日 2.0~8.0 g。疗程 3 天。
- **方案 2**：中度、重度急性胆管炎首选：头孢哌酮 / 舒巴坦每日 2.0~8.0 g；哌拉西林 / 他唑巴坦每日 13.5~18.0 g；氨苄西林 / 舒巴坦每日 6.0~12.0 g。如首选药物无效，可改用碳青霉烯类：美罗培南每日 1.0~3.0 g，亚胺培南 / 西司他丁每日 1.5~3.0 g。疗程至少持续 5~7 天，之后根据症状、体征及体温、白细胞、C－反应蛋白来确定停药时间。
- **方案 3**：胆道引流。中度、重度急性胆管炎通常对于单纯支持治疗和抗菌治疗无效，需要立即行胆道引流。首选内镜下的胆道引流术，包括内镜下十二指肠乳头括约肌切开术（EST）、内镜下胆道支架植入术（ERBD）和内镜下鼻胆管引流术（ENBD）。经皮经肝胆道引流术（PTCD）可作为次选治疗方式，但由肝门或肝门以上位置肿瘤、结石或狭窄引起胆道梗阻所致的急性胆管炎，首选 PTCD。如果内镜下胆道引流和 PTCD 失败，可考虑行开腹胆道引流术。
- **方案 4**：病因治疗。待急性胆道感染完全控制后，通过内镜或外科手术解决胆道梗阻病因。

二十五、IgG4 相关性胆管炎

IgG4 相关性胆管炎是以血清 IgG4 浓度升高、慢性进行性梗阻性黄疸、组织中大量的 IgG4 阳性浆细胞和淋巴细胞浸润、胆管壁纤维化、闭塞性静脉炎为特征的一种特殊类型的胆管炎。

【诊断要点】

（1）典型临床表现为梗阻性黄疸，且疾病早期常有腹部不适、脂肪泻、体重下降、新发糖尿病等非特异性症状。

（2）血清学：血清 IgG4 升高，有助于诊断。大量 IgG4 阳性细胞浸润是 IgG4 相关性胆管炎的特征，但不具特异性。

（3）影像学检查：胆系造影（MRCP、ERCP）；IDUS 胆管腔内超声。

【治疗方案】

· 方案 1：激素治疗。

· 方案 2：胆道支架引流。

· 方案 3：再次给药和增加类固醇的剂量都被证明是治疗复发患者的有效方法。除了重新使用类固醇外，免疫调节药物如硫唑嘌呤、6- 巯基嘌呤、霉酚酸酯和甲氨蝶呤也被作为保留药物，用于治疗疾病的复发。

（黄敦武　梁泽民　张培毅）

第六节　消化道出血

一、上消化道出血

【诊断要点】

（1）患者有呕血、黑便的病史，排除消化道以外的出血及进食和药物引起的黑便。

（2）大便隐血阳性：出血量每日 5~10 mL。黑便：出血量每日 50~100 mL。胃内积血量在 250~300mL 可呕血。

（3）根据患者既往病史及内镜检查区分出血为溃疡病、应激性溃疡、炎症等引起的非食管胃底静脉曲张破裂出血，还是肝硬化门静脉高压引起的食管胃底静脉曲张破裂出血。

【治疗方案】

1.非食管胃底静脉曲张破裂出血

· 方案 1：一般治疗。

（1）出血征象的监测。记录呕血、黑便和便血的频度、颜色和总量，定期复查红细胞计数、血红蛋白、Hct 与血尿素氮等。需要注意 Hct 在 24~72 h 后才能真实反映出血程度。监测意识状态、心率、脉搏、血压、呼吸、肢体温度、皮肤和甲床色泽、周围静脉特别是颈静脉充盈情况、尿量等，对意识丧失、呼吸停止及大动脉搏动不能触及的患者应立即开始心肺复苏；对存在气道阻塞的患者，应当采取必要的措施以保持气道开放，特别是当使用高流量吸氧仍不能缓解呼吸窘迫时，应及时实施人工通气支持；对出现意识障碍或呼吸循环障碍的患者，应常规采取 OMI 处理，即吸氧、监护和建立静脉通道。

（2）液体复苏。应立即建立快速静脉通道，并选择较粗静脉以备输血，最好能留置中心静脉导管。常用液体包括生理盐水、平衡液、全血或其他血浆代用品。根据失血的多少在短时间内输入足量液体，以纠正循环血量的不足。对于血流动力学不稳的患者，液体复苏要优先于内镜止血治疗。为防止出现肺水肿、稀释性凝血功能障碍、血管外液体的蓄积等，在液体复苏达到终点指标，血液动力学稳定后，应尽早采用限制性液体复苏。对于急性大量出血者，应尽可能施行中心静脉压监测以指导液体的输入量。下列情况时可输血，紧急时输液、输血同时进行：收缩压低于 90 mmHg，或较基础收缩压降低幅度大于 30 mmHg；血红蛋白低于 70 g/L，血细胞比容低于 25%；心率增快超过 120 次/min。对于合并有缺血性心脏病等严重疾病患者，输血治疗的血红蛋白目标值可适当提高。在积极补液的前提下，可以适当地选用血管活性药物（如多巴胺或去甲肾上腺素）以改善重要脏器的血液灌注。

·**方案 2**：抑酸药物。静注 PPI 剂量的选择：推荐大剂量 PPI 治疗，如艾司奥美拉唑 80 mg 静脉推注后，以 8 mg/h 速度持续输注 72 h，适用于大量出血患者；对于低危患者，可采用常规剂量 PPI 治疗，如艾司奥美拉唑 40 mg 静注，每 12 h 1 次，实用性强，适于基层医院开展。

·**方案 3**：内镜下止血。起效迅速、疗效确实，应作为治疗的首选。推荐对 Forrest 分级 Ⅰa~Ⅱb 的出血病变行内镜下止血治疗。在内镜下止血前，对严重大出血或急性活动性出血患者必要时可使用红霉素（250 mg 静滴），可显著减少胃内积血量、改善内镜视野。常用的内镜止血方法包括药物局部注射、热凝止血和机械止血 3 种。

（1）注射治疗：使用一次性注射针注射 1∶10 000 肾上腺素溶液，于出血点周围的 4 个象限进行注射，共注射 4~16 mL。这一方法可在 95% 患者中达到初次止血，再出血率为 15%~20%。

（2）热凝疗法：可使用高频电、氩离子喷凝术（APC）、单极或双极电凝探头及热探头等进行止血治疗。

（3）机械止血：主要采用各种止血夹，尤其适用于活动性出血，但对某些部位的病灶难以操作。

·**方案 4**：止血药物。局部应用止血药物，可经口服或胃内灌注，常用去甲肾上腺素 8 mg+ 生理盐水 100 mL，每次 20 mL。或凝血酶 1000 U，每 4~8 h 1 次。

·**方案 5**：血管介入治疗。

（1）选择性动脉内药物灌注止血：应用 Seldinger 插管技术，根据腹腔内脏动脉分布特点，上消化道出血将导管留置在腹腔动脉干。插管成功后，注射造影剂，一旦确定出血部位，即可采用缩血管药灌注。缩血管药可使胃肠小动脉收缩，平滑肌轻度痉挛，胃肠血流量明显减少而起止血作用。

（2）选择性动脉栓塞：经导管动脉栓塞是指将某种固体或液体物质通过导管选择性地

注入某一血管并使其阻塞，以达到治疗目的的一项技术。栓塞材料主要有明胶海绵、弹簧圈、PVA颗粒。栓塞术用于上消化道出血可达到止血目的，对于病因不明确的上消化道出血可作为应急止血措施。例如十二指肠球部溃疡常选择栓塞十二指肠上动脉。

·**方案6**：手术治疗。药物、内镜和放射介入治疗失败或病情特别凶险者，可考虑手术治疗。

（1）择期手术。大部分上消化道出血的病例经内科治疗，在出血停止或基本控制后，通过进一步检查明确病变的部位和性质，如有手术适应证，应择期手术。

（2）急诊手术。急诊手术的适应证为保守治疗无效，24 h内输血量超过1500 mL，血流动力学仍不稳定者；或合并穿孔、幽门梗阻者。

·**方案7**：原发病的治疗。

对出血病因明确者，为提高疗效、防止复发，应采取针对原发病的病因治疗，如HP阳性的消化性溃疡患者，应予抗HP治疗及抗溃疡治疗。需要长期服用NSAIDs、阿司匹林等药物者一般推荐同时服用PPI或黏膜保护剂。

2. 食管胃底静脉曲张性出血

·**方案1**：一般治疗。

急性大量出血者，早期治疗主要针对纠正低血容量休克、防止胃肠道出血相关并发症、有效控制出血、监护生命体征和尿量，有条件者入住ICU。保持至少2条有效的静脉通路，以便快速补液输血，根据出血程度确定扩充血容量和液体性质，输血以维持血液动力学稳定并使血红蛋白维持在60g/L以上。需要强调的是，对肝硬化患者恢复血容量要适当，过度输血或输液可能导致继续或重新出血，避免仅用盐溶液补足液体，从而加重或加速腹水或其他血管外部位液体的蓄积。必要时应及时补充血浆和血小板等。

·**方案2**：药物治疗。

（1）血管加压素一次注射剂量为10~20 U，10 min后持续静滴（0.4 U/min），最大速度为0.9 U/min，随剂量的增加全身不良反应增加；如果出血停止，剂量逐渐减少，应每6~12 h减0.1 U/min，疗程一般为3~5天。

（2）特利加压素1 mg每4 h 1次，静注或持续点滴，首剂可以加倍；维持治疗特利加压素1 mg每12 h 1次；疗程3~5天。对特利加压素控制出血失败者，可联合应用生长抑素及其类似物。

（3）生长抑素及其类似物选择性作用于内脏血管平滑肌，导致腹腔局部动脉收缩，门静脉血流量减少，从而降低门静脉压力。

生长抑素首剂负荷量250 μg静脉推注后，持续进行250 μg/h静滴，一般使用3~5天。奥曲肽起始静脉推注50 μg，之后50 μg/h静滴，疗程3~5天。对于生长抑素及其类似物控制出血失败者，可换用或联用特利加压素。

（4）抗生素的应用。预防性使用抗生素有助于止血，并可减少早期再出血及预防感染。头孢曲松1~2 g，静滴，每日2次，疗程7天。或左氧氟沙星0.5 g，静滴，每日1次，疗程7天。

（5）PPI制剂，包括奥美拉唑、泮托拉唑、艾司奥美拉唑等。当胃液pH＞5时可以提高止血成功率，一般情况下，PPI制剂每日40~80 mg静滴，对于难控制的静脉曲张出血患者，PPI制剂8 mg/h持续静脉点滴。

·**方案3**：气囊压迫止血。气囊压迫可使出血得到有效控制，但出血复发率高。当前只用于药物治疗无效的病例或作为内镜下治疗前的过渡疗法，以获得内镜止血的时机。目前已很少应用单气囊止血。进行气囊压迫时，应根据病情8~24 h放气1次，拔管时机在血止后24 h，一般先放气观察24 h，若仍无出血即可拔管。

·**方案4**：内镜下治疗。内镜治疗的目的是控制急性食管胃底静脉曲张出血及尽可能使静脉曲张消失或减轻，以防止其再出血。内镜下治疗包括套扎治疗、硬化治疗和组织粘合剂注射治疗。

（1）套扎治疗。适应证：急性食管静脉曲张出血；外科手术等其他方法治疗后食管静脉曲张再发急性出血；既往有食管静脉曲张破裂出血史。常用六环或七环套扎器，首次套扎间隔2~4周可行第2次套扎治疗，直至静脉曲张消失或基本消失。并发症：食管狭窄、大出血、发热等。

（2）硬化治疗。适应证：同套扎治疗。对于不适合套扎治疗的食管静脉曲张者，也可考虑应用硬化治疗。第1次硬化治疗后，间隔1~2周行第2、3次硬化治疗，直至静脉曲张消失或基本消失。硬化剂：常用聚桂醇、5%鱼肝油酸钠。注射方法：曲张静脉内注射为主；每次注射1~4点；初次注射每条血管以10 mL左右为宜，一次注射总量一般不超过40 mL，依照静脉曲张的程度减少或增加剂量。并发症：食管狭窄、穿孔、出血、纵隔炎、溶血反应、异位栓塞等。

（3）组织黏合剂治疗。适应证：胃静脉曲张出血；急诊可用于所有消化道静脉曲张出血，在食管曲张静脉宜小剂量使用。组织黏合剂疗法有效而经济，但组织黏合剂治疗后可发生排胶出血、败血症和异位栓塞等并发症，且有一定的操作难度及风险。组织黏合剂为α-氰基丙烯酸正丁酯或异丁酯，根据曲张静脉的容积选择注射剂量，一般直径1.0 +cm的曲张静脉注入1.0ml的组织黏合剂。一般注射1次，最好1次将曲张静脉闭塞，在曲张静脉栓堵效果不满意时可重复治疗，1~3个月复查胃镜，可重复治疗直至胃曲张静脉闭塞。并发症：异位栓塞、近期排胶出血、脓毒血症。

·**方案5**：介入治疗。经颈静脉肝内门体静脉支架分流术（TIPS）：是经颈静脉穿刺，在肝静脉和肝内门静脉分支之间创建一个减压通道以降低门静脉高压的方法，达到与外科分流相同的效果。

·**方案6**：外科手术治疗。外科分流手术在降低再出血率方面非常有效，但可增加肝性脑病风险，且与内镜及药物治疗相比并未改善生存率。当药物或内镜治疗不能控制的出血或出血一度停止后5天内再次出血时，Child-Pugh A/B级者行急诊手术有可能挽救患者生命；对于Child-Pugh C级者，肝移植是可考虑的理想选择。因此，外科急诊手术仅作为药物和内镜治疗失败的挽救治疗措施之一。

·**方案7**：食道胃底静脉曲张破裂出血的预防治疗。

（1）一级预防。非选择性 β－受体阻滞剂：非选择性 β－受体阻滞剂可减少再出血、提高生存率。普萘洛尔起始剂量为 10 mg，每日 2 次，可渐增至最大耐受剂量。应答达标的标准：HVPG 低于 12 mmHg 或较基线水平下降超过 10%，如不能检测 HVPG 应答，则应使静息心率下降到基础心率的 75% 或静息心率达 50~60 次/min。用于出血风险较大的轻度食管静脉曲张患者（Child-Pugh B、C 级或红色征阳性）及中、重度静脉曲张患者。

内镜下套扎治疗，用于对非选择性 β 受体阻滞剂有禁忌证、无法耐受药物或依从性差的患者。

（2）二级预防。二级预防的目的是根除静脉曲张，减少再出血率及病死率。二级预防的时机：既往有食管静脉曲张出血史或急性出血发生 5 天后开始二级预防治疗。①药物预防：同一级预防。②内镜预防：可采取套扎或硬化治疗方法。③外科手术：适应证为反复静脉曲张再出血、内镜或药物治疗无效；Child-Pugh A 级或 B 级；特别是年龄小于 60 岁者。外科分流手术可显著降低再出血风险，但术后发生肝性脑病的风险明显增加。④ TIPS：作为药物、内镜治疗失败的选择方案。对于 Child-Puth A/B 级的患者，在内镜、药物治疗失败后优先考虑 TIPS。

二、下消化道出血

下消化道出血为屈氏韧带以下的出血，常以黑便或暗红色血便为主，偶有便潜血阳性或鲜血便。明确便血原因至关重要，病情许可时可行结肠镜或小肠镜检查以明确出血部位，也可行动脉造影或同位素扫描来判断出血部位。

【治疗方案】

·**方案1**：保守治疗。下消化道出血一经查明原因多先行保守治疗，除一般对症治疗外，对结肠良性出血病变还可采用冰盐水灌肠，一般将 8mg 去甲肾上腺素加入 200~300 mL 生理盐水中保留灌肠，使局部血管收缩而止血。绝大多数患者经此治疗可达止血目的。

·**方案2**：内镜治疗。可在出血灶周围注射 1∶10 000 肾上腺素溶液止血，也可在出血灶上喷洒去甲肾上腺素、凝血酶、医用黏合胶等止血，还可采用高频电凝、热探头、止血夹止血等方法。

·**方案3**：介入治疗。下消化道出血的介入治疗由于选择性动脉插管的导管可以直达出血病灶的肠管边缘血管，局部用药及栓塞的安全性大为提高，且疗效确实，目前在临床应用较广。但对血管栓塞仍应持慎重态度，不可因误栓而导致肠管坏死。其方法一般包括两个方面：一是经导管注入垂体加压素，注射速度为 0.2~0.4 U/min，值得注意的是肠缺血性疾病所致的出血，垂体加压素滴注会加重病情，应为禁忌证，还可选择立止血等止血药；二是选择性动脉栓塞疗法，分暂时性栓塞和永久性栓塞两种，前者用明胶海绵、自体血凝块等，后者用金属线圈、聚乙烯醇等。对于消化道出血严重，但又不能手术的患者，可先栓塞，待病情稳定后择期手术。

· 方案 4：手术治疗。

（1）择期手术。大部分下消化道出血的病例经保守治疗，在出血停止或基本控制后，通过进一步检查明确病变的部位和性质，如有手术适应证，应择期手术。

（2）急诊手术。急诊手术的适应证为：保守治疗无效，24 h 内输血量超过 1500 mL，血流动力学仍不稳定着；已查明出血原因和部位，仍继续出血者；大出血合并肠梗阻、肠套叠、肠穿孔或急性腹膜炎者。对于出血难以控制，且经过多种检查方法仍不能明确出血部位及病变性质的病例，应在抢救的同时，在病情尚能耐受手术的情况下，行急诊剖腹探查术。

（杜洁　邵晓冬）

第七节　胰腺疾病

一、急性胰腺炎

【诊断要点】

急性胰腺炎（AP）的诊断标准：临床上符合以下 3 项特征中的 2 项，即可诊断 AP。与 AP 符合的腹痛（急性、突发、持续、剧烈的上腹部疼痛，常向背部放射）；血清淀粉酶和（或）脂肪酶活性至少 > 3 倍正常上限值；增强 CT/MRI 或腹部超声呈 AP 影像学改变。

【治疗方案】

对于轻症急性胰腺炎（MAP）的治疗以禁食、抑酸、抑酶及补液治疗为主，补液只要补充每天的生理需要量即可，一般不需要进行肠内营养。对于中度重症急性胰腺炎（MSAP）和重症急性胰腺炎（SAP）需要采取器官功能维护、应用抑制胰腺外分泌和胰酶的抑制剂、早期肠内营养、合理使用抗菌药物、处理局部及全身并发症、镇痛等措施。

· 方案 1：发病初期的处理。主要目的是纠正水、电解质紊乱，支持治疗，防止局部及全身并发症。常规禁食，必要时行胃肠减压。SAP 病情危重时，建议入重症监护病房密切监测生命体征。

· 方案 2：器官功能的维护。一经诊断应早期开始进行液体复苏，早期液体复苏目的是改善有效循环血容量和器官灌注不足，建议采用"目标导向治疗"策略。具体补液措施可分为快速扩容和调整体内液体分布 2 个阶段，必要时使用血管活性药物（如去甲肾上腺素或多巴胺）维持血压。补液量包括基础需要量和流入组织间隙的液体量。输液种类包括胶体物质（天然胶体如新鲜血浆、人血白蛋白）、生理盐水和平衡液。扩容时应注意晶体和胶体的比例（推荐初始比例晶体：胶体 =2：1），并控制输液速度 [在快速扩容阶段可达 5~10 mL/（kg·h）]。

发生急性肺损伤时应给予鼻导管或面罩吸氧，维持氧饱和度在 95% 以上，要动态监测患者血气分析结果。当进展至 ARDS 时，应加强监护，及时采用机械通气呼吸机支持治疗。

伴发急性肾功能衰竭时主要是支持治疗，稳定血流动力学参数，必要时行血液净化治疗。

当存在腹腔内高压时，推荐采取非手术治疗，包括胃肠减压、腹内减压、改善腹壁的顺应性、适量的补液以及控制循环容量、改善肠道功能，目标是将腹内压力维持在 15 mmHg 以下。

出现肝功能异常时可给予保肝药物，弥散性血管内凝血时可使用肝素，上消化道出血可应用PPI。对于SAP患者还应特别注意维护肠道功能，因肠黏膜屏障的稳定对于减少全身并发症有重要作用，及早给予促肠道动力药物，包括生大黄、芒硝、硫酸镁、乳果糖等，可应用谷氨酰胺制剂保护肠道黏膜屏障。同时应用中药，如芒硝等外敷有利于肠道功能的改善。

·**方案3**：抑制胰腺外分泌和胰酶抑制剂应用：生长抑素及其类似物（奥曲肽）可以通过直接抑制胰腺外分泌而发挥作用，也可对抗SIRS，对于预防ERCP术后胰腺炎也有积极作用。H_2RA或PPI可以通过抑制胃酸分泌而间接抑制胰腺分泌，还可以预防应激性溃疡的发生。蛋白酶抑制剂（乌司他丁、加贝酯）能够广泛抑制与急性胰腺炎进展有关的胰蛋白酶、糜蛋白酶、弹性蛋白酶、磷脂酶A等的释放或活性，主张早期足量应用。

·**方案4**：营养支持。MAP患者只需短期禁食，故不需肠内或肠外营养，在可耐受的情况下可尽早开放饮食。MSAP和SAP患者通常无法耐受经口饮食，需放置胃肠道营养管输注要素营养物质，如能量不足，可辅以肠外营养。

·**方案5**：抗生素应用。对于胆源性MAP或伴有感染的MSAP和SAP应常规使用抗生素。胰腺感染的致病菌主要为革兰阴性菌和厌氧菌等肠道常驻菌。抗菌药物的应用应遵循"降阶梯"策略，选择抗菌谱为针对革兰阴性菌和厌氧菌为主、脂溶性强、可有效通过血胰屏障的药物。如碳青霉烯类、喹诺酮类、第三代头孢菌素、甲硝唑等，疗程7~14天，特殊情况下可延长应用时间。

·**方案6**：胆源性胰腺炎（ABP）的内镜治疗。伴有胆总管结石嵌顿且有急性胆管炎的胆源性胰腺炎患者，应在入院24 h内施行ERCP术；明确胆总管结石嵌顿但无明确胆管炎的患者，应在入院72 h内施行ERCP术。

·**方案7**：并发症的处理。没有感染征象的部分急性胰周液体积聚（APFC）和急性坏死物积聚（ANC）可在发病后数周内自行消失，无须干预，仅在合并感染时才有穿刺引流的指征。部分无症状假性囊肿及包裹性坏死（WON）可自行吸收。APFC可待胰腺假性囊肿形成后（一般超过6周）考虑行进阶式微创引流或清创术。对于有症状或合并感染、直径>6 cm的假性囊肿及WON可施行微创引流治疗。有感染征象的患者可先予广谱抗菌药物抗感染，根据穿刺液培养结果选择针对性抗菌药物。坏死伴感染是坏死组织清除术治疗的指征，从传统开腹清创变为进阶式微创引流或清除术。

·**方案8**：手术治疗。在AP早期阶段，除因严重的腹腔间隔室综合征，均不建议外科手术治疗。在AP后期阶段，若合并胰腺脓肿和（或）感染，应考虑手术治疗。

二、慢性胰腺炎（CP）

【诊断要点】

主要诊断依据：①典型的临床表现（反复发作上腹痛或急性胰腺炎等）。②影像学检查提示胰腺钙化、胰管结石、胰管狭窄或扩张等。③病理学特征性改变。④胰腺外分泌功能不全表现。②或③，可确诊；①+④，拟诊。

【治疗方案】

·**方案1**：患者须戒酒、戒烟、避免过量高脂、高蛋白饮食。长期脂肪泻患者，应注意补充脂溶性维生素及维生素 B_{12}、叶酸，适当补充各种微量元素。适当运动。

·**方案2**：胰腺外分泌功能不全的治疗。

参见胰腺外分泌功能不全治疗部分。

·**方案3**：止痛治疗轻症患者可经戒酒、控制饮食缓解疼痛。胰酶制剂、抗氧化剂及生长抑素对疼痛缓解可能有效。遵循WHO提出的疼痛三阶梯治疗原则，止痛药物选择由弱到强，尽量口服给药。第一阶梯治疗首选对乙酰氨基酚，其消化道不良反应较非甾体类抗炎药的发生率低；第二阶梯治疗可选用弱阿片类镇痛药如曲马多；第三阶梯治疗选用强阿片类镇痛药物。其他介入治疗方法如 CT、EUS 引导下的腹腔神经阻滞术也可采用。内科及介入治疗无效时可考虑手术治疗。

·**方案4**：内镜介入治疗。慢性胰腺炎内镜介入治疗的主要适应证为胰管结石、胰管狭窄、胰腺假性囊肿、胆管狭窄等，有利于缓解胰源性疼痛，改善患者生活质量。对于体积较小的主胰管结石，ERCP 可成功完成取石引流。对于大于 5 mm 的主胰管阳性结石，首选体外震波碎石术（ESWL）治疗，碎石成功后可再行 ERCP 取石。对于主胰管狭窄主要的治疗方法是 ERCP 胰管植入支架，辅以胰管括约肌切开术及狭窄扩张。CP 合并良性胆总管狭窄可行 ERCP 下胆道支架植入治疗，植入多根塑料支架者可定期或根据症状更换支架，治疗周期常为 12 个月。胰腺假性囊肿的治疗参见急性胰腺炎并发症治疗。

·**方案5**：外科治疗。

（1）手术指征：保守治疗或者内镜微创治疗不能缓解的顽固性疼痛；并发胆道梗阻、十二指肠梗阻、胰腺假性囊肿、胰源性门静脉高压伴出血、胰瘘、胰源性腹水、假性动脉瘤等，不适合内科及内镜介入治疗或治疗无效者；怀疑恶变者；多次内镜微创治疗失败者。

（2）手术方式：遵循个体化治疗原则，根据病因、胰管、胰腺及胰周脏器病变特点、手术者经验、并发症等因素进行术式选择。①胰腺切除术：标准胰十二指肠切除术或保留幽门胰十二指肠切除术适用于胰头部炎性肿块伴胰胆管及十二指肠梗阻、不能排除恶性病变者、胰头分支胰管多发性结石者。②胰管引流术：该手术最大限度保留胰腺的功能，主要为胰管空肠侧侧吻合术，适用于主胰管扩张、主胰管结石、胰头部无炎性肿块者。③联合术式：指在保留十二指肠和胆道完整性基础上，切除胰头部病变组织，解除胰管及胆管梗阻，同时附加胰管引流的手术。主要手术方法有 Beger 术及其改良术式、Frey 术、Izbicki 术及 Berne 术。

三、自身免疫性胰腺炎

自身免疫性胰腺炎（AIP）是一种以梗阻性黄疸、腹部不适等为主要临床表现的特殊类型的胰腺炎。AIP 由自身免疫介导，以胰腺淋巴细胞及浆细胞浸润并发生纤维化、影像学表现胰腺肿大和胰管不规则狭窄、血清 IgG4 水平升高、类固醇激素疗效显著为特征。AIP 是 IgG4 相关性疾病在胰腺的局部表现，除胰腺受累外，还可累及胆管、泪腺、涎腺、腹膜后、肾、肺等，受累器官也可见大量淋巴细胞、浆细胞浸润及 IgG4 阳性细胞。

【治疗方案】

·方案 1：口服糖皮质激素是 AIP 的首选治疗方法。激素治疗可进一步证实诊断、缓解梗阻性黄疸等症状、改善组织结构异常、在急性期改善胰腺内外分泌功能。一般采用口服泼尼松每日 30~40 mg，或按照 0.6 mg/（kg·d）选择剂量。起始剂量治疗 2~4 周后，应结合临床症状、影像学和实验室检查进行综合评价，如效果较好可逐渐减量，以每 1~2 周减少 5 mg为宜，再根据临床表现采用每日 5 mg 剂量维持或停药。小剂量激素维持治疗可减少复发，但不能避免复发。

·方案 2：免疫调节剂和利妥昔单抗。硫唑嘌呤、6- 巯基嘌呤或霉酚酸酯等免疫调节剂可用于激素治疗无效的患者。利妥昔单抗对激素和免疫调节剂抵抗的 AIP 患者效果良好。

·方案 3：熊去氧胆酸。国内外有研究报道给予熊去氧胆酸治疗 AIP 患者，并发的糖尿病、肝功能损害明显改善，胰腺体积减小。

·方案 4：内镜介入治疗。诊断不明确或黄疸较重患者可考虑内镜介入治疗，对激素治疗风险较大的患者，可首先行内镜介入治疗缓解黄疸。

·方案 5：AIP 患者不建议手术治疗，当临床难以排除恶性肿瘤时可考虑手术。

四、沟槽状胰腺炎

沟槽状胰腺炎是一种罕见的慢性胰腺炎，其病变累及由胰头背部、十二指肠降部、胆总管远端、壶腹、后腹膜构成的解剖区域，以沟槽状区域纤维性瘢痕为特征。

【治疗方案】

·方案 1：内科保守治疗，包括止痛药、胰腺休息、戒除烟酒，必要时予以肠外营养等对症支持治疗。

·方案 2：内镜治疗，包括胰液或胆汁引流术、狭窄扩张术、囊肿开窗引流术等，是非手术治疗的主要方法。

·方案 3：手术治疗，首选胰十二指肠切除术。

五、胰腺外分泌功能不全

胰腺外分泌功能不全（PEI）是指由于各种原因引起的人体自身的胰酶分泌不足或胰酶分泌不同步，而导致患者出现营养消化吸收不良等症状。

【治疗方案】

·方案 1：病因治疗。主要包括针对慢性胰腺炎的内镜微创治疗、体外震波碎石和外科手术，针对急性胰腺炎的药物和外科治疗，针对胰腺肿瘤的外科切除术等。继发性 PEI 应注重原发疾病的治疗。原发病经过有效治疗后可以部分改善胰腺外分泌功能。

·方案 2：饮食调节。患者戒酒，少食多餐，每天至少进食一餐正常的脂肪饮食，在饮食期间同步服用胰酶制剂。经胰酶替代治疗（PERT）后症状不能缓解，可考虑补充中链三酰甘油。患者应每年监测一次维生素水平，按需补充。

·**方案 3：PERT**。无论何种原因导致的 PEI，PERT 均是首选治疗。PERT 目的在于在进食同时提供充足的胰酶，以帮助营养物质的消化。推荐 PEI 患者餐中服用胰酶制剂，效果优于餐前和餐后服用。PERT 指征包括：体重减轻；每日粪脂排出大于 15 g；脂肪泻 。临床首选含高活性脂肪酶的肠溶包衣超微微粒胰酶胶囊。胰酶剂量需要依个体递增至最低有效剂量。成人推荐的初始剂量为 25 000~40 000 IU 脂肪酶 / 餐，随后递增至最大剂量 75 000~80 000 IU 脂肪酶 / 餐。儿童可予 500~4 000 IU 脂肪酶 /g 膳食脂肪。婴幼儿推荐 500~1000 IU 脂肪酶 /g 膳食脂肪。

·**方案 4：PPI**。胰腺疾病患者的十二指肠 pH 低于正常值，pH 较低可破坏肠溶胰酶的释放、降低其有效性。抑酸剂可提供更有利于发挥高效率酶功能的十二指肠环境、改善脂肪吸收。因此对于足量的 PERT 后仍持续存在 PEI 症状的患者，可考虑联合 PPI 治疗。

六、胰腺癌

【诊断要点】

临床症状及体征；CA19-9；CT 及 MRI；超声内镜及穿刺活检。

【治疗方案】

·**方案 1：外科手术治疗**。根治性切除（R0 切除）是目前治疗胰腺癌最有效的方法。术前应开展 MDT 讨论，依据影像学评估将胰腺癌分为可切除胰腺癌、交界可切除胰腺癌、局部进展期胰腺癌、合并远处转移的胰腺癌，从而选择相应的术式及辅助治疗手段。

·**方案 2：化疗**。理论上胰腺癌患者化疗前均应获得细胞学或组织病理学证据，并进行 MDT 讨论。化疗策略主要包括术后辅助化疗、新辅助化疗、局部进展期不可切除或合并远处转移患者的姑息性化疗等。吉西他滨为胰腺癌化疗的一线用药。

·**方案 3：放疗**。对胰腺癌患者是否进行放疗需要由 MDT 综合评估后决定。由于胰腺癌的放射抵抗性较高，且相邻空腔脏器不能耐受高剂量放射，因此，不能给予胰腺癌患者根治性的高剂量放疗。对于大多数胰腺癌而言，放疗是一种局部的姑息治疗。放疗必须与化疗相结合，放疗期间的同步化疗常将吉西他滨或氟尿嘧啶类药物作为放射增敏剂使用，同时放疗前可行诱导化疗或放疗后行辅助化疗。

七、胰腺囊性肿瘤

胰腺囊性肿瘤以胰管或腺泡上皮细胞增生、分泌物潴留形成囊肿为主要特征，主要包括浆液性囊性肿瘤（SCN）、黏液性囊性肿瘤（MCN）、导管内乳头状黏液瘤（IPMN）、实性假乳头状瘤（SPN）等。

【治疗方案】

·**方案 1：外科手术**，SCN 手术指征：有临床症状、大于 4 cm 及囊性病变性质不确定。SCN 一般不需要清扫胰周淋巴结。MCN 具有恶变倾向，建议采取肿瘤根治性切除术，切除范围应包括肿瘤两侧的部分胰腺，断端无肿瘤残留。IPMN 建议手术治疗，可根据病变范围行胰十二指肠切除术、远端胰腺切除术等。SPN 主要采取手术治疗，即使出现远处转移或复发，仍建议手术治疗。

·**方案 2**：EUS 引导下注射消融术，常用药物有酒精、紫杉醇等，治疗目的为消融囊壁上皮细胞并消除或降低恶变风险。

·**方案 3**：光动力疗法，可治疗不适宜手术的 IPMN 患者。

·**方案 4**：化疗及放疗，其疗效及方案尚存争议。

八、胰腺分裂症

胰腺分裂症是胰腺发育过程中形成的一种先天解剖变异，胚胎时腹侧胰管与背侧胰管不融合或融合不全，导致背侧胰腺（胰体尾和部分胰头）的胰液只能靠副乳头引流。胰腺分裂虽少见，但部分患者会出现反复发作的急性胰腺炎、慢性胰腺炎或胰性腹痛等症状。

【治疗方案】

·**方案 1**：保守治疗，参见急性胰腺炎治疗。

·**方案 2**：内镜下副乳头括约肌切开、球囊扩张及支架置入。

·**方案 3**：外科手术，包括经十二指肠副乳头切开成形术、保留十二指肠的胰头切除术及保留幽门的胰十二指肠切除术。

（陈雪　张培毅）

第八节　其他

一、贲门失弛缓症

【诊断要点】

临床症状、消化道造影、食管测压及内镜检查可明确诊断。

【治疗方案】

1. 药物治疗

·**方案 1**：硝苯地平片 10 mg，口服，每日 3 次。

·**方案 2**：异山梨酯 5 mg，口服，每日 3 次。

2. 内镜治疗

·**方案 1**：扩张治疗，分为探条扩张及球囊扩张。

·**方案 2**：内镜下食管括约肌切开术（POEM），目前正逐渐成为贲门失迟缓症的主要治疗手段。

·**方案 3**：内镜下肉毒杆菌注射，内镜下将食管括约肌分为 4 个象限，沿下食管括约肌（LES）周径，分别注入 1 mL，共约 80~100 U。

3. 外科手术治疗

主要术式为 Heller 手术。

二、结核性腹膜炎

【诊断要点】

（1）有结核病史，伴有其他脏器结核证据，伴有腹痛、腹胀、腹水、腹部肿块、腹部压痛或腹壁柔韧感。

（2）腹水为渗出液，以淋巴细胞为主。

（3）结核菌素试验呈强阳性。

（4）影像学引导下或腹腔镜下腹膜活检有确诊价值。

【治疗方案】

本病治疗关键是及早给予规则、全程抗结核化疗药物，以达到早日康复、避免复发和防止并发症的目的。

· **方案 1**：对症治疗，注意休息和营养。

· **方案 2**：抗结核化疗。

强调全程规则治疗，特别对粘连型、干酪型患者，三联用药，维持治疗 1.5 年以上。治疗方案同肺结核。

· **方案 3**：大量腹水，可适当放腹水减轻症状。

· **方案 4**：手术治疗。

适用于：并发完全性、急性肠梗阻或不完全性、慢性肠梗阻内科治疗无效；肠穿孔引起急性腹膜炎或局限性化脓性腹膜炎经抗菌素治疗不见好转者；肠瘘经加强营养与抗结核化疗而未能闭合者；诊断困难，与腹腔肿瘤或某些急腹症不能鉴别者，可考虑剖腹探查。

三、Mallory-Weiss 综合征

【诊断要点】

内镜检查见食管下段及贲门黏膜纵行撕裂。

【治疗方案】

· **方案 1**：PPI 制剂。用法参见消化性溃疡病。

· **方案 2**：止血药物。参见"上消化道出血"。

· **方案 3**：内镜下金属夹夹闭撕裂创面。

· **方案 4**：外科手术。

四、胃肠胰神经内分泌肿瘤

【诊断要点】

临床症状；血清嗜铬粒蛋白 A；各种肽类激素；超声内镜；生长抑素受体核素显像；PET-CT。

【治疗方案】

·**方案 1**：外科手术治疗。

·**方案 2**：对于激素分泌导致的相关症状，如卓 – 艾综合征、类癌综合征或异位库欣综合征可分别使用 PPI、生长抑素类似物和肾上腺阻断剂控制相关症状。

·**方案 3**：生物治疗，包括 IFN 和生长抑素类似物，主要用于 G1 期和 G2 期的治疗。

·**方案 4**：分子靶向治疗，主要用于 G3 期的治疗，采用依维莫司治疗。

·**方案 5**：化学治疗，可选用的药物包括阿霉素、5- 氟尿嘧啶、链脲霉素、达卡巴嗪、顺铂、紫杉醇等。

·**方案 6**：介入治疗。

五、Oddi 括约肌功能障碍

Oddi 括约肌功能障碍是一种功能性胃肠病，是由于 Oddi 括约肌运动障碍（功能性）或解剖异常（机械性）引起胆管、胰管内压力增高，以胆源性或胰源性腹痛、肝酶或胰酶升高、胆总管扩张以及反复发作的胰腺炎为主要临床表现的综合征。

【治疗方案】

·**方案 1**：药物治疗，包括抗胆碱能药物、硝酸甘油类、钙通道阻滞剂、多潘立酮、生长抑素等。

·**方案 2**：内镜治疗，包括肉毒杆菌毒素注射治疗、括约肌切开术、胰管支架植入术。

·**方案 3**：外科手术，包括经十二指肠括约肌成形术、经壶腹隔膜切除术和胆肠吻合术。

六、腹膜间皮瘤

腹膜间皮瘤是原发于腹腔浆膜的间皮和间皮下层细胞的肿瘤，是一种罕见病，近年来有逐渐增多的趋势。其临床表现为腹部肿块、腹痛、体质量下降、腹胀、腹水，症状和体征均无特异性。本病肿瘤细胞形态多样，常与转移性腺癌、反应性间皮细胞等混淆，临床和病理诊断较困难。

【治疗方案】

·**方案 1**：腹膜剥脱术、肿瘤减积术联合腹腔热灌注化疗。

·**方案 2**：全身化疗，培美曲塞联合顺铂是不可手术的腹膜间皮瘤的首选和标准方案。

·**方案 3**：放射治疗。

七、腹膜后纤维化

腹膜后纤维化是一种以腹膜后纤维组织增生为特点的罕见病，常包绕腹主动脉、髂动脉并累及邻近的输尿管引起尿路梗阻和肾积水。腹膜后纤维化多为特发性的，也可为继发性的。

【治疗方案】

·**方案 1**：药物治疗，通常首选糖皮质激素，一般给予泼尼松龙口服，起始剂量

0.5~1 mg/（kg·d）。其他药物包括环磷酰胺、硫唑嘌呤、环孢素及英夫利西单抗等。

· **方案2**：外科手术，包括术中探查、输尿管松解术。

八、嗜酸性粒细胞性胃肠炎

【诊断要点】

有消化系统症状；血常规嗜酸性粒细胞升高；影像学检查；内镜活检胃肠道黏膜有嗜酸性粒细胞浸润。

【治疗方案】

1.一般治疗

如有食物过敏因素的人，可以剔除过敏食物。

2.药物治疗

· **方案1**：激素治疗。

泼尼松，每日20 mg~40 mg，口服7~10天，2~3月内逐渐减量，小剂量（5 mg~10 mg）维持治疗。

· **方案2**：色甘酸二钠200 mg，口服，每日4次。

· **方案3**：孟鲁斯特（白三烯受体拮抗药）10 mg，口服，每日1次。

· **方案4**：酮替芬（肥大细胞稳定剂）1 mg，口服，每日2次。

· **方案5**：外科手术，药物治疗无效出现肠梗阻并发症的患者需考虑手术治疗。

九、腹型紫癜

【诊断要点】

出现胃肠道症状（腹痛、恶心、呕吐、消化道出血等）；双下肢和臀部伴有隐匿性皮疹；伴有关节肿痛以及血尿、蛋白尿；胃肠镜检查可见黏膜多发点状或者片状出血、糜烂或者不规则溃疡，伴或不伴出血。

【治疗方案】

1.一般治疗

卧床休息，积极寻找和去除致病因素，如抗感染、避免接触过敏原等。消化道出血严重时，应当禁食。要注意保持水电解质平衡，适量补充维生素和矿物质。

2.药物治疗

· **方案1**：肾上腺皮质激素和免疫抑制剂。泼尼松每日30~40 mg，顿服或分次口服；或地塞米松每日4.5 mg，分3~4次口服。严重者，可用氢化可的松每日100~200 mg，或地塞米松每日5~15 mg，或甲强龙1~2 mg/（kg·d），静滴。症状减轻好转后改为口服，疗程视病情而定，一般不超过30天；伴有严重紫癜性肾炎的患者可辅加免疫抑制剂，如雷公藤多苷、环磷酰胺、硫唑嘌呤等。

· **方案2**：抗组胺药物。氯雷他定，成人及体质量＞30 kg儿童，口服剂量为每日10 mg；

体质量 ≤ 30 kg 儿童，口服剂量为每日 5 mg。

·**方案 3**：改善血管通透性药物。维生素 C 以 100~200 mg/（kg·d），静滴，持续用药 5~7 天；葡萄糖酸钙 0.4 mL/（kg·d），静滴，持续用药 5~7 天。

3. 对症治疗

腹痛较重者可予以阿托品或山莨菪碱口服或肌注解痉止痛；呕吐严重者可予以甲氧氯普胺口服或肌注止吐；呕血、便血者，可给予止血、抑酸等药物治疗，必要时输血以维持生命体征平稳等。

4. 血液净化

针对严重腹痛、消化道出血者，出现重症紫癜性肾炎、关节肿痛活动受限给予药物治疗欠佳病情反复者，血液净化作为一种重要辅助治疗手段，可有效缓解病情。血液净化治疗主要包括血液透析、血液灌流、血浆置换及连续性血液净化等。

5. 外科手术

若出现肠套叠、肠穿孔等并发症，可考虑手术治疗。

十、脾大及脾功能亢进

脾大及脾功能亢进是一种综合征，引起脾大及脾亢的原因有很多，如：肝硬化并发症、传染性单核细胞增多症、亚急性感染性心内膜炎、粟粒性肺结核、布鲁菌病、血吸虫病、黑热病及疟疾等。临床表现为脾大，血细胞减少，可出现贫血、感染和出血倾向。

【治疗方案】

（1）一般治疗：积极治疗原发病。

（2）手术治疗：外科脾切除。

（3）介入治疗：脾动脉栓塞治疗。

十一、门静脉血栓

门静脉血栓 (PVT) 是指各种原因导致的门静脉主干伴或不伴肠系膜上静脉、肠系膜下静脉、脾静脉内血栓形成，最常见的原因是肝硬化。

【诊断要点】

其临床表现与起病的急缓、阻塞部位及其程度等因素有关；影像学检查包括彩色多普勒超声检查、腹部增强 CT、经颈静脉门静脉造影检查。

【治疗方案】

·**方案 1**：抗凝治疗。

·**方案 2**：经颈静脉肝内门体分流术。

·**方案 3**：溶栓介入治疗。

·**方案 4**：肝脏移植。

十二、阑尾炎

【诊断要点】

主要依靠病史、临床症状、体征和实验室检查。转移性右下腹痛对诊断急性阑尾炎的价值很大，加上固定性压痛，以及体温、白细胞计数升高的感染表现，临床诊断可以成立。

【治疗方案】

·**方案1**：非手术治疗，适用于单纯性阑尾炎、急性阑尾炎早期、其他严重疾病不能耐受手术者。给予抗生素治疗，因粪石堵塞阑尾的病例，可考虑结肠镜下阑尾引流治疗。

·**方案2**：手术治疗，阑尾切除术，包括腹腔镜微创手术和开腹手术。

（陈雪　邵晓冬　张培毅）

第五章　肾脏内科疾病

第一节　原发性肾小球疾病

一、急性肾小球肾炎

【治疗方案】

急性肾小球肾炎是由多种疾病引起的一组临床综合征，其共同的临床特点表现为：急性发作的血尿、蛋白尿、水肿和高血压，可以伴有一过性肾功能不全，严重时可因水钠潴留而引起充血性心力衰竭、肺水肿和脑水肿。

以休息及对症治疗为主，不宜使用糖皮质激素及细胞毒药物治疗。

（1）一般治疗：

卧床休息：水肿消失，一般情况好转后，可起床活动。

饮食治疗：低盐饮食（＜3g/d）；适量优质蛋白饮食 0.8~1.0 g/（kg·d）；热量摄入 ≥ 30~35 kcal/（kg·d）。

（2）治疗感染灶：本病主要为链球菌感染后造成的免疫反应所致。

（3）对症治疗：利尿消肿降压、预防心脑并发症等。

休息、低盐和利尿后血压仍控制不满意时，可加用降压药物。

（4）透析治疗：少数发生急性肾衰竭而有透析指征时，应及时给予透析治疗。

二、急进性肾小球肾炎

急进性肾小球肾炎指在肾小球肾炎（血尿、蛋白尿、水肿和高血压）基础上短期内出现少尿、无尿，肾功能急骤下降的一组临床综合征。

【治疗方案】

包括针对急性免疫介导性炎症病变的强化治疗以及针对肾脏病变后果的对症治疗。尤其强调在早期做出病因诊断和免疫病理分型的基础上尽快进行强化治疗。

1.强化疗法

·**方案 1**：强化血浆置换疗法：

通常每日或隔日 1 次，每次置换血浆 2~4 L，直到血清抗体（如抗 GBM 抗体、ANCA）转阴或病情好转，一般需 10 次左右。需配合糖皮质激素及细胞毒药物。

此法主要适用于 I 型和急性肾衰竭需要透析Ⅲ型。此外，对伴有危及生命的肺出血患者，血浆置换疗效较为肯定，应首选。

· **方案 2**：甲泼尼龙联合环磷酰胺疗法：甲泼尼龙 0.5~1.0 g 溶于 5% 葡萄糖液或生理盐水中静脉点滴，每日或隔日 1 次，3 次为一疗程。辅以泼尼松及环磷酰胺常规口服治疗，方法同前。近年有人用环磷酰胺冲击疗法（0.6~1 g 溶于 5% 葡萄糖液或生理盐水中静脉点滴，每月 1 次），替代常规口服，减少环磷酰胺的毒副作用。

该疗法主要适用于 Ⅱ、Ⅲ 型，对于 Ⅰ 型疗效较差。

2. 替代疗法

急性肾衰竭已达透析指征者，应及时透析。

三、慢性肾小球肾炎

【治疗方案】

（1）积极控制高血压。

如蛋白尿 < 1 g/d，血压应控制在 130/80 mmHg 以下；对于蛋白尿 ≥ 1 g/d，无心、脑血管并发症者及患者可以耐受的，血压应控制在 125/75 mmHg 以下。

· **方案 1**：非药物治疗：限钠（< 3 g/d），每日钠入量控制在 80~100 mmol；戒烟；限制饮酒；适当锻炼等。

· **方案 2**：药物治疗：常用的降压药物有血管紧张素转换酶抑制剂（ACEI）、血管紧张素Ⅱ受体拮抗剂（ARB）、长效钙通道阻滞剂、利尿剂、β 受体阻滞剂等。由于 ACEI 与 ARB 除具有降低血压作用外，还有减少尿蛋白和延缓肾功能恶化的肾保护作用，应优选。

（2）减少尿蛋白并延缓肾功能的减退。

（3）限制食物中蛋白及磷的摄入。

（4）避免加重肾损害的因素。

（5）应用糖皮质激素和细胞毒药物。

（6）其他：抗血小板聚集药、抗凝药、他汀类降脂药、中医中药也可以使用。

四、肾病综合征

【诊断要点】

（1）大量蛋白尿（24 h 尿蛋白定量 > 3.5 g/d）。

（2）低白蛋白血症（血浆白蛋白 < 30 g/L）。

（3）高度水肿。

（4）高脂血症。前两项是诊断肾病综合征的必要条件，后两项为次要条件。

【治疗方案】

1. 病因治疗

有继发性原因者应积极治疗原发病。

2. 对症支持治疗

（1）一般治疗。① 休息：患者应适当注意休息。② 饮食：严重低白蛋白血症时蛋白质的摄入量为 1.2~1.5 g/（kg·d）。在严重水肿或高血压时，应限制钠盐及水的摄入量，一般摄入钠为每日 2~3 g。

（2）利尿消肿：对于浮肿明显，限钠限水后仍不能消肿者可适当选用利尿剂。

·**方案 1**：噻嗪类利尿剂：常用的有氢氯噻嗪，剂量一般为每日 50~100 mg，分次口服。

·**方案 2**：襻利尿剂：常用的有呋塞米，每日 20~100 mg，分次口服。

·**方案 3**：保钾利尿剂：常用的有螺内酯，每日 20~40 mg，每日 2~3 次口服。

·**方案 4**：补充白蛋白：可提高血浆胶体渗透压，促进组织间隙中的水分回吸收到血管内而发挥利尿作用。

（3）降压治疗：降压的靶目标应低于 130/80 mmHg，虽然血管紧张素转换酶抑制剂（ACEI）和血管紧张素受体拮抗剂（ARB）能有效控制血压、降低蛋白尿、延缓肾衰进展、降低心血管并发症的发生率和死亡率等，但在肾病综合征严重水肿时，存在肾血流量相对不足时，应避免使用，以免引起肾前性急性肾衰。

（4）糖皮质激素：激素使用的原则为：①起始足量：成人泼尼松 1 mg/（kg·d），最大剂量不超过每日 60~80 mg；儿童可用至 2 mg/（kg·d），最大剂量不超过 80 mg/d。足量治疗维持 4~12 周，视病理类型而定。②缓慢减量。③长期维持：激素治疗的总疗程一般在 6~12 个月，对于常复发的肾病综合征患者，在激素减至 0.5 mg/（kg·d）或接近肾病综合征复发的剂量时，维持足够长的时间，然后再逐渐减量。

（5）免疫抑制治疗。

·**方案 1**：烷化剂：环磷酰胺（CTX）是临床应用最多的烷化剂。一般剂量为 2 mg/（kg·d），口服 2~3 个月；每次 0.5~0.75 g/m^2，静滴，每月 1 次。累积剂量一般不超过 10~12g。

·**方案 2**：环孢素 A（CsA）：起始剂量为 3~5 mg/（kg·d），大部分患者在治疗的 1 个月内起效。起效后逐渐减量，维持剂量 ≥ 6 个月。血药浓度应维持在谷浓度 100~200 ng/mL。

·**方案 3**：其他：吗替麦考酚酯（MMF）、他克莫司（FK506）等。

3.并发症治疗

（1）抗凝和抗血小板黏附治疗：建议在血浆白蛋白水平低于 20 g/L 的肾病综合征，患者中常规应用。普通肝素和低分子量肝素。双香豆素。

抗血小板黏附药，阿司匹林。常规剂量 50~100 mg，口服，每日 1 次。

磷酸二酯酶抑制药，双嘧达莫。常规剂量每次 100 mg，口服，每日 3 次。

（2）降脂治疗。

（3）其他并发症（感染、急性肾衰、代谢紊乱等）的诊疗。

五、微小病变型肾病

微小病变肾病（MCD）是一组临床以单纯性肾病综合征为表现的疾病。

【治疗方案】

1.一般治疗

　　大量蛋白尿期以卧床休息为主，但应保持适度床上及床旁活动以防止深静脉血栓形成。水肿明显者应适当予以低盐饮食（每日摄入钠盐＜2~4 g）。蛋白质摄入每日 1 g/kg。

　　2. 对症治疗

　　（1）利尿消肿。

　　·方案 1： 氢氯噻嗪 25~50 mg，每日 1~2 次，加螺内酯 20~40 mg，每日 1~2 次；

　　·方案 2： 氢氯噻嗪 25~50 mg，每日 1~2 次，加氨苯蝶啶 50~100 mg，每日 1~2 次；

　　·方案 3： 呋塞米口服 20~40 mg，每日 1~2 次。

　　（2）抗凝：血浆白蛋白＜25 g/L 应给予抗凝。

　　·方案 1： 低分子肝素皮下注射。

　　·方案 2： 抗血小板黏附治疗。

　　·方案 3： 双密达莫每日 300 mg。

　　·方案 4： 阿司匹林每日 100 mg。

　　（3）感染：一旦发生感染，应尽快根据药敏选用敏感、肾毒性小的抗生素治疗。

　　（4）急性肾功能衰竭。

　　3. 糖皮质激素

　　儿童 MCD：

　　·方案 1： 泼尼松（龙）口服 60 mg/（m^2·d）（不超过每日 60 mg）。

　　·方案 2： 甲泼尼龙 48 mg/（m^2·d）。治疗 4~6 周后（90% 的患者尿蛋白可以转阴），改为隔日泼尼松（龙）40 mg/m^2，或甲泼尼龙 32 mg/m^2，标准疗程是 8 周。隔日疗法治疗 4 周后，每月减少隔日治疗剂量的 25%，总疗程 6 个月以上，可减少复发率。

　　成人 MCD：

　　糖皮质激素疗效较儿童略差，常需要更长时间。

　　·方案 1： 泼尼松（龙）1 mg/（kg·d）（最大剂量不超过每日 80 mg）。

　　·方案 2： 甲泼尼龙 0.8 mg/（kg·d）。约 60% 成人患者于足量激素治疗 8 周获得缓解，尚有 15% ~20% 患者于治疗后 12~16 周获得缓解。故如足量激素治疗 8 周未获得完全缓解时，可适当延长足量激素治疗至 12~16 周。完全缓解 2 周后开始减量，每 2 周减去原剂量的 5% ~10%。并以每日或隔日 5~10 mg，维持相当长时间后再停药，一般总疗程不短于 6 个月。

　　4. 细胞毒类免疫抑制剂

　　·方案 1： 环磷酰胺，0.5~0.75 g/m^2，每月 1 次静注治疗，总剂量一般不超过 10~12 g。

　　·方案 2： 环孢素 A，3~5 mg/（kg·d），每日分 2 次服用。监测环孢素血药浓度谷值为 100~200 ng/mL，疗程 8~12 月。

　　·方案 3： 其他免疫抑制剂（如吗替麦考酚酯等）也可选用。

六、局灶节段性肾小球硬化

【治疗方案】

（1）FSGS 的治疗原则是：①积极对症治疗：包括抗凝、抗血栓形成，降血压，降血脂，降蛋白尿（ACEI/ARB）等。②保护肾功能：防止或延缓肾功能损害，减慢病情进展。③防治并发症：包括感染，血栓栓塞性并发症，水电解质及酸碱代谢异常等。④病情反复发作的肾病综合征患者，可以考虑糖皮质激素和免疫抑制药物治疗。

（2）糖皮质激素：

基本方案为：泼尼松 1~2 mg/（kg·d），最大量每日 60 mg，持续 2~4 个月，治疗有效者逐渐减量至 0.5 mg/（kg·d）或 60 mg/隔日，持续 6~8 周后逐步减撤。

（3）免疫抑制剂：

· **方案 1**：环磷酰胺 2 mg/（kg·d）。

· **方案 2**：苯丁酸氮介 0.1~0.2 mg/（kg·d）。

任选一种药使用 2~3 个月，与短程泼尼松并用可以使 75% 以上的患者再度缓解。

七、膜性肾病

【治疗方案】

1. 非免疫治疗

针对尿蛋白定量 < 3.5 g/d，血浆白蛋白正常或轻度降低、肾功能正常的年轻患者。

（1）控制血压：血压控制在 125/75 mmHg 以下，药物首选血管紧张素转换酶抑制剂（ACEI）或血管紧张素 II 受体拮抗剂（ARB）。

（2）抗凝治疗：存在高危因素的患者应积极抗凝治疗。

（3）低蛋白饮食：大量蛋白尿患者饮食中蛋白质摄入宜控制在 0.8 g/（kg·d），同时给予充分的热量，总热量一般应保证 146.54 kJ（35 kcal）/（kg·d）。

（4）其他：包括治疗水肿、高脂血症等。

2. 免疫治疗

· **方案 1**：激素 + 细胞毒药物：甲泼尼龙 + 环磷酰胺方案：第 1、3、5 个月初给予甲泼尼龙 1 g 静滴，连续 3 天，隔天口服泼尼松 0.5 mg/kg，共 6 个月，同时给予口服环磷酰胺 1.5~2 mg/（kg·d），共 12 个月。

· **方案 2**：环孢素 A：小剂量 CsA 可以有效地治疗膜性肾病。CsA 剂量为 3~4 mg/（kg·d），联合小剂量泼尼龙（每日 0.15 mg/kg）治疗，蛋白尿缓解率明显增加，无严重不良反应。

· **方案 3**：雷公藤多苷：诱导剂量雷公藤多苷每日 120 mg，分次口服，疗程 3~6 个月。如 3 个月内完全缓解，渐减量为维持剂量每日 60 mg。如 3 个月时部分缓解或无缓解，诱导剂量雷公藤多苷最多可延长至 6 个月，再改为每日 60 mg 维持。同时服用泼尼龙每日 30 mg，8

周后逐渐减量至 10 mg/d。维持治疗时间为 1 年。

·**方案 4**：吗替麦考酚酯、他克莫司和利妥昔单抗等。

八、系膜增生性肾小球肾炎

系膜增生性肾小球肾炎是一个病理形态学的诊断，病理上以光镜下肾小球呈弥漫性系膜细胞增生和 / 或系膜基质增多为特征的肾小球性肾炎。多数患者呈隐匿起病。30%~40% 患者起病前有感染，多为上呼吸道感染。有前驱感染病史者，可呈急性起病。临床表现呈多样化，可表现为无症状性蛋白尿或 / 和血尿、肾炎综合征或肾病综合征。

【治疗方案】

（1）防治感染，祛除诱因：对上呼吸道感染等前驱症状应积极治疗。对孤立性或反复发作性肉眼血尿患者，必要时可行扁桃体摘除术。

（2）对症处理：包括利尿、控制血压等。

（3）减少蛋白尿，保护肾功能：可用血管紧张素转换酶抑制剂（ACEI）或血管紧张素 Ⅱ 受体拮抗剂（ARB）。注意定期监测血压和肾功能。

对于临床表现为肾病综合征者，根据病理轻重不同采用不同的治疗方案，酌情使用激素或合用免疫抑制剂，以减少蛋白尿、减轻肾脏病理改变。

九、膜增生性肾小球肾炎

膜增殖性肾小球肾炎（Membranoproliferative Glomerulonephritis，MPGN）又称系膜毛细血管性肾小球肾炎，是系膜增殖和细胞增多伴广泛的毛细血管袢增厚的一种疾病。病理学上可分为 Ⅰ 型、Ⅱ 型及 Ⅲ 型。其临床表现类似，都可表现为肾炎或肾病综合征、高血压、经常伴低补体血症。自发病起，50%~60% 的患者于 10 年内发生肾衰竭。

【治疗方案】

MPGN 的治疗仍然无一致的方案，目前可参考的治疗方案为：

·**方案 1**：对肾功能正常的无症状蛋白尿患者不推荐使用特殊治疗，可使用 ACEI 和 / 或 ARB 治疗。

·**方案 2**：有严重的肾病综合征者可使用泼尼松每日 1 mg/kg，4~8 周；然后逐步减量。若尿蛋白在 4~6 个月无变化则应停止使用。若尿蛋白有显著下降，则应以小的有效剂量维持治疗。

·**方案 3**：对于肾功能急剧下降者应进行重复肾活检。证实为存在明显细胞性新月体性形成或有间质性肾炎者应给予甲基泼尼松龙静注、口服泼尼松以及环磷酰胺治疗。

·**方案 4**：少数患者对环孢霉素 A 治疗有反应。

·**方案 5**：可试用阿司匹林、潘生丁、华法林等抗血小板和抗凝药物。

十、隐匿性肾小球肾炎

患者由于没有泌尿系统的局部症状，也没有全身症状，常在常规体检或其他疾病就诊筛查时发现，不合并水肿、高血压、腰痛等症状。

【治疗方案】

本病无须特殊治疗。

（1）饮食控制：无症状蛋白尿患者食物中蛋白质摄入量不宜过高，同一般正常人相似即可。在无高血压和 / 或水肿时可正常盐饮食。

（2）避免诱因：包括避免感染；避免劳累；避免使用肾毒性药物等。

（3）控制伴发疾病：如糖尿病、高血压、高血脂、高尿酸、冠心病等。

十一、IgA 肾病

IgA 肾病是一种进展性疾病，只有 5% ~30% 的 IgA 肾病患者尿检异常能完全缓解，大多数患者呈慢性进行性发展。起病后每 10 年约有 20% 发展到终末期肾病。在临床上可以表现为孤立性血尿、反复发作性肉眼血尿、无症状性血尿和蛋白尿，也可合并水肿、高血压、肾功能减退，表现为肾炎综合征或肾病综合征。

·**方案 1**：反复发作性肉眼血尿的治疗：应积极控制感染，建议行扁桃体摘除。

·**方案 2**：无症状性尿检异常的治疗：血压正常、肾功能正常、单纯性镜下血尿、病理改变轻微的 IgA 肾病患者，不需特殊治疗，需定期复查。

血尿伴有尿蛋白每日 0.5~1.0g 的患者，扁桃体摘除、ACEI/ARB 以及抗血小板聚集、抗凝促纤溶治疗，有利于患者完全缓解。

尿蛋白＞ 1 g/d 的患者，首选 ACEI 或 / 和 ARB。如果使用大耐受剂量的 ACEI 和 ARB，尿蛋白仍＞ 1 g/d，宜加用糖皮质激素治疗，可给予泼尼松 0.6~1.0 mg/（kg·d），4~8 周后酌情减量，总疗程 6~12 月。如激素反应不佳或有禁忌证，可应用免疫抑制剂治疗。

·**方案 3**：大量蛋白尿的治疗：

临床表现为大量蛋白尿，病理表现为肾小球系膜细胞增殖、球囊粘连、间质炎细胞浸润明显的 IgA 肾病患者，需要肾上腺皮质激素和其它免疫抑制剂、ACEI、ARB 以及抗血小板聚集、抗凝、促纤溶的综合治疗。

临床表现为肾病综合征、病理表现为轻微病变或微小病变的 IgA 肾病患者，按微小病变肾病综合征处理。

·**方案 4**：高血压的治疗：首选 ACEI 或 / 和 ARB。

·**方案 5**：肾功能急剧恶化的治疗：针对病因治疗。

（金艳华　张艳宁）

第二节　继发性肾小球疾病

一、糖尿病肾病

糖尿病肾病（DN）是指糖尿病所致的肾脏疾病，临床上主要表现为持续性蛋白尿。

【治疗方案】

（1）调整生活方式：减肥、禁烟和加强体育锻炼。

（2）低蛋白饮食：肾功能正常的患者，蛋白入量为每日 0.8 g/kg；出现 GFR 下降后，蛋白入量为每日 0.6~0.8g/kg。

（3）严格控制血糖：饮食治疗外，包括药物治疗和胰岛素治疗两大类。

（4）严格控制血压：控制血压在 130/80 mmHg 以下，合并明显蛋白尿（＞1 g/d）和肾功能不全的患者应控制在 125/75 mmHg。首选血管紧张素转换酶抑制剂（ACEI）和血管紧张素 II 受体拮抗剂（ARB）。

（5）纠正血脂紊乱：血脂控制目标为：总胆固醇＜4.5 mmol/L，低密度脂蛋白＜2.5 mmol/L，高密度脂蛋白＞1.1 mmol/L，甘油三酯＜1.5 mmol/L。

（6）其他药物治疗：①微循环保护剂：前列腺素 E 等。②抗凝及抗血小板集聚：硫酸氢氯吡格雷、双嘧达莫、舒洛地特等。

（7）透析、移植治疗：DN 肾功能衰竭，GFR 降至 15 mL/min 时应准备开始透析。

二、狼疮性肾炎

狼疮性肾炎（LN）是系统性红斑狼疮常见和重要的内脏并发症。临床表现多样化，程度轻重不一，对治疗的反应和预后相差悬殊。好发于育龄期女性患者，临床表现差异很大，可为无症状蛋白尿和 / 或血尿、高血压，也可表现为肾病综合征、急性肾炎综合征或急进性肾炎综合征等。

【治疗方案】

1. 诱导期

· 方案 1：糖皮质激素：泼尼松龙每日 0.5 g 静滴，连续 3 天为一个疗程。续以泼尼松 1.0 mg/（kg·d）口服，4~8 周后逐渐减量，每 2 周减每日 5 mg 至每日 20 mg，再每 2 周减每日 2.5 mg 直到每日或隔日 5~15 mg 维持。

· 方案 2：吗替麦考酚酯（MMF）：诱导治疗起始每日 1.0~2.0 g，分 2 次口服。

· 方案 3：环孢素 A（CsA）：4~5 mg/（kg·d），分 2 次服用。

· 方案 4：他克莫司（FK506）：诱导治疗起始剂量 0.1~0.15 mg/（kg·d）（分 2 次、间隔 12 h），空腹或餐后 2 h 服用。

· 方案 5：环磷酰胺：每月静滴 1 次。第 1 个月的剂量为 0.75 g/m^2，以后每个月剂量为 0.5~1.0 g/m^2。

2. 维持期

- **方案 1：**泼尼松：每日 10 mg，口服。如果持续缓解，可调整为隔日服用。
- **方案 2：**硫唑嘌呤（Aza）：维持期剂量 1~2 mg/（kg·d），口服。
- **方案 3：**吗替麦考酚酯：维持期剂量每日 0.5~0.75 g，口服。
- **方案 4：**环孢素 A：每日 2~3 mg/kg，口服。
- **方案 5：**他克莫司：每日 0.05~0.075 mg/kg。
- **方案 6：**雷公藤多苷（TW）：维持期剂量每日 60 mg，口服。
- **方案 7：**来氟米特（LFM）：维持剂量每日 20 mg，口服。

三、过敏性紫癜性肾炎

紫癜性肾炎（HSPN）是过敏性紫癜的肾损害，是一种常见的继发性肾小球肾炎。常表现为血尿、蛋白尿，部分患者可伴高血压和肾功能不全。

【治疗方案】

1. 一般治疗

急性期应卧床休息、注意保暖、停用可疑过敏药物及食物，避免接触可疑过敏原。

2. 糖皮质激素

- **方案 1：**临床表现为肾病综合征，或尿蛋白定量 > 1 g/d，病理表现为活动增殖性病变的患者，可用糖皮质激素治疗。泼尼松初始剂量 0.6~1.0 mg/（kg·d），服用 8 周后逐渐减量，每 2~4 周减 10%，逐渐减量至隔日顿服，维持量为隔日 5~10 mg，总疗程 6~12 个月以上。

- **方案 2：**对于有细胞或细胞纤维新月体形成、毛细血管祥坏死的患者，首选甲泼尼龙冲击治疗，剂量 每日 0.5~1.0 g，静滴 3 天，根据病情需要可追加一疗程，间歇期及疗程结束后，改为泼尼松口服 0.6~1.0 mg/（kg·d），减量方案同上。

3. 免疫抑制剂

- **方案 1：**CTX：静脉用药 CTX 的剂量为 0.75 g/m² 体表面积，每月 1 次，连用 6 个月改为每 3 个月静滴 1 次，总剂量 < 12 g。

- **方案 2：**MMF：起始治疗剂量成人 1.0~1.5 g/ d × 6 个月，然后逐渐减量，总疗程 9~12 个月以上。

4. RAS 阻断剂

苯那普利或氯沙坦等。

5. 抗凝治疗

肝素、双嘧达莫、硫酸氯吡格雷等抗凝、抗血小板治疗。

四、肥胖相关性肾病

肥胖相关性肾病（ORG）指肥胖引起的肾脏损害。各年龄肥胖患者均可发生 ORG，通常隐袭起病，临床表现为肥胖、蛋白尿、高脂血症、高血压等，部分患者可缓慢进展至慢性肾功能不全。

【治疗方案】

（1）改变生活方式、减轻体重。

（2）纠正肾脏血流动力学异常：可用血管紧张素转化酶抑制剂（ACEI）或血管紧张素Ⅱ受体拮抗剂（ARB）进行治疗。

（3）纠正胰岛素抵抗：临床上常用的胰岛素增敏剂有噻唑烷二酮类和双胍类。

（4）综合治疗和个体化治疗。

五、系统性血管炎肾损害

原发性系统性血管炎是指以血管壁的炎症和纤维素样坏死为病理特征的一组系统性疾病。患者常有不规则发热、乏力、皮疹、关节疼痛、体重下降、肌肉痛等非特异性症状。

【治疗方案】

1. 诱导期的治疗

· **方案1**：糖皮质激素联合环磷酰胺：

泼尼松（龙）初期治疗为 1 mg/（kg·d），4~8 周，病情控制后可逐步减量，治疗 6 个月可减至每日 10~20 mg。糖皮质激素治疗的时间一般为 1.5~2.0 年。

环磷酰胺静脉冲击疗法：0.75 g/m² （多为 0.6~1.0 g），每月 1 次，连续 6 个月。环磷酰胺口服剂量为 1~3 mg/（kg·d），一般选用 2 mg/（kg·d），分 2 次服用；持续 3~6 月。

· **方案2**：甲基泼尼松龙冲击疗法。

一般为每次 0.5~1.0 g，每日 1 次，3 次为一个疗程，继以口服泼尼松（龙）治疗。

· **方案3**：血浆置换。

主要适应证为合并抗 GBM 抗体、严重肺出血或重症急性肾衰竭。每次置换血浆 2~4 L，每日 1 次，连续 7 天，其后可隔日或数日 1 次，至肺出血或其他明显活动指标如高滴度 ANCA 等得到控制。

2. 维持期的治疗

· **方案1**：环磷酰胺：每次静脉点滴环磷酰胺 0.6~1.0 g，2~3 个月 1 次，总疗程 1.5~2.0 年。

· **方案2**：硫唑嘌呤：常用剂量为 2 mg/（kg·d）。

· **方案3**：吗替麦考酚酯。

· **方案4**：来氟米特。

六、肾淀粉样变

肾淀粉样变是指不溶性蛋白质沉积在组织或器官并导致其功能异常的一组疾病。尽管大多数淀粉样变都可以累及肾脏，但肾脏受累程度并不完全相同。肾淀粉样变主要的临床表现为蛋白尿、肾病综合征，部分患者出现肾功能衰竭。

【治疗方案】

（1）减少/干预前体蛋白合成：

·**方案 1**：MP 方案：美法仑 10 mg/（m² · d）口服 4 天；同时泼尼松 2 mg/（kg · d）口服 4 天，4~6 周 1 次，疗程 1 年。

·**方案 2**：MD 方案：美法仑 10 mg/（m² · d）口服 4 天；地塞米松每日 20 mg，口服 4 天，4 周 1 次，疗程 1 年。

·**方案 3**：VAD 方案：长春新碱每日 0.4 mg 静点 4 天，阿霉素每日 10 mg 静点 4 天，地塞米松每日 40 mg 口服 4 天，第 4 周重复治疗。

·**方案 4**：其他：传统 MP/MD 治疗无效，且不适合造血干细胞移植者，可给予利沙度胺每日 100 mg，逐渐增量至每日 400 mg，同时给予地塞米松每日 20 mg 第 1~4 天，每 3 周 1 次。

（2）稳定前体蛋白的自身结构。

（3）破坏淀粉样蛋白的稳定性。

（4）对症支持疗法。

（5）肾脏替代治疗。

七、多发性骨髓瘤肾病

多发性骨髓瘤（MM）是一种恶性浆细胞异常增生性疾病，主要浸润骨髓和软组织，引起骨骼破坏，能产生单株（M）球蛋白，引起贫血、肾功能损害和免疫功能异常。多发性骨髓瘤肾病是 MM 常见和严重的并发症，由于轻链蛋白管型阻塞远端肾小管引起的肾损害，故又称为管型肾病（CN）。

【治疗方案】

1. 骨髓瘤的治疗

（1）常规化疗：

·**方案 1**：MP 方案：马法兰 6~8 mg/（m² · d）及强的松每日 40~60 mg，4~7 天，间隔 4~6 周给药。GFR 低于 30 mL/min 的患者不应使用马法兰。

·**方案 2**：以烷化剂为基本药物的联合化疗方案：环磷酰胺和马法兰再联合以下两种或两种以上药物：长春新碱、强的松、阿霉素（A）和 BCNU（B）。

·**方案 3**：VAD 及相关方案 VAD 方案：长春新碱（每日 0.4 mg）、阿霉素（每日 10 mg）连续输注 4 天，同时联合大剂量地塞米松（每日 40 mg）。4 周重复治疗。

·**方案 4**：大剂量地塞米松（HDD）：地塞米松 40 mg，每 2 周用药 4 天直至显效，然后减量为每 4 周用药 4 天。

（2）大剂量化疗联合干细胞移植：

·**方案 1**：HDT 联合自体外周血干细胞移植（ASCT）：HDT 包括大剂量马法兰合用 / 不合用其他细胞毒药物或全身照射（TBI），同时需要外周血干细胞支持。

·**方案 2**：异基因移植（allo-SCT）。

（3）干扰素。

（4）靶位治疗：

· **方案 1**：反应停：起始剂量为每日 200 mg，每 2 周增加 200 mg 直至大剂量每日 800 mg。300~400 mg 或稍小的剂量，对多数患者有效，大多数患者不能耐受大于 600 mg 的剂量。

· **方案 2**：其他：蛋白酶体抑制剂是治疗 MM 有前途的新药，可以直接抑制 MM 细胞，也可抑制骨髓微环境中通过旁分泌促进 MM 细胞生长的机制。

（5）二膦酸盐：包括氯屈膦酸钠（骨膦）、帕米膦酸钠（阿可达）。

（6）促红细胞生成素（EPO）：MM 患者 Hb < 10 g/L 时可应用 EPO 治疗，起始剂量不低于 3000 U/ 周。

2. 肾脏损害的治疗

（1）去除加重肾功能损害的因素。

（2）水化疗法。

（3）碱化尿液。

（4）防治高血钙。

（5）降低高尿酸血症。

（6）抑制 THP 分泌。

（7）肾脏替代治疗。

（金艳华　张艳宁）

第三节　肾小管间质疾病

一、急性间质性肾炎

急性间质性肾炎（AIN），也称急性小管间质肾炎，其病因不同，临床表现各异。主要表现为突然出现的少尿性或非少尿性急性肾功能不全，可伴有疲乏无力、发热及关节痛等表现。

【治疗方案】

（1）一般治疗：祛除病因，控制感染、及时停用致敏药物、处理原发病。

（2）对症支持治疗。

（3）特殊治疗。

· **方案 1**：糖皮质激素：药物相关性 AIN 及感染相关性 AIN 在停用敏感药物或感染控制后，肾功能若无改善，或者病理检查提示肾间质呈弥漫性炎症或肉芽肿性间质性肾炎者，有必要早期使用糖皮质激素。泼尼松治疗一般采用 0.5~1.0 mg/（kg·d）口服，在 4~6 周减量直至停用，不宜用药时间过长。

· **方案 2**：细胞毒类药物：若糖皮质激素治疗 2 周无效，或肾功能进行性恶化，且肾组织无或仅有轻度纤维化者，可考虑加用细胞毒类药物，如环磷酰胺（CTX）1~2 mg/（kg·d）。若用药 6 周肾功能无改善，应停用，无论有效与否时间均不宜过长。

· **方案 3**：血液净化。

二、慢性间质性肾炎

慢性间质性肾炎（CIN），又称慢性肾小管间质性肾炎，是以慢性肾小管 – 间质性损害为主的肾间质疾病。临床表现为轻度蛋白尿、肾小管功能障碍、慢性肾功能衰竭。

【治疗方案】

（1）控制和去除病因。

（2）纠正水、电解质和酸碱平衡紊乱。

（3）延缓肾衰竭的进展。

（4）血液净化治疗。

三、马兜铃酸肾病

马兜铃酸肾病（AAN）是一类由马兜铃、关木通、广防己、青木香、天仙藤、细辛等含有马兜铃酸的药物所造成的急性或慢性肾小管间质疾病。目前无有效治疗方法，重在预防。

【治疗方案】

（1）预防。

（2）糖皮质激素的使用：治疗的适应症及具体用药方案等目前尚无定论。

（3）血管紧张素转化酶抑制剂（ACEI）或血管紧张素 Ⅱ 受体拮抗剂（ARB）

（4）对症支持治疗

四、尿酸性肾病

尿酸性肾病是指高尿酸血症和 / 或高尿酸尿症可使尿酸在肾组织沉积所导致的肾损害，临床表现主要有肾小管间质损害、肾结石，部分患者可伴有痛风。

（1）痛风发作时的治疗：

· **方案 1**：NSAIDs：吲哚美辛是常用的，其他也有效。一般 NSAIDs 要从推荐的大剂量给起，一旦起效，则要开始减量。

· **方案 2**：秋水仙碱：一般 0.5~0.6 mg/h 剂量开始口服。

· **方案 3**：糖皮质激素：剂量为每日 20~40 mg，症状缓解后，1~2 周停药。关节内注射 10~40 mg 强的松或者氟羟强的松龙也可缓解症状。

（2）痛风发作的预防：可以用小剂量的秋水仙碱或者 NSAIDs 来预防。

（3）高尿酸血症的药物治疗目标是将尿酸水平控制在 5 mg/dL（300 μmol/L）。

· **方案 1**：别嘌呤醇：抑制尿酸生成。初始剂量应该为 100 mg 每天，逐渐加量至 300~400 mg，最大剂量每日 800 mg。

· **方案 2**：促进尿酸排泄的药物：①丙磺舒。②苯溴马隆。③磺吡酮。

· **方案 3**：尿酸酶类药物：静注尿酸酶药物可以将尿酸分解为尿囊素。

（金艳华）

第四节　肾血管疾病

一、高血压肾损害

原发性高血压造成的肾脏结构和功能改变，称为高血压肾损害，是导致终末期肾病的重要原因之一。其病变主要累及肾脏入球小动脉、小叶间动脉和弓状动脉，故又被称为小动脉性肾硬化症。

【治疗方案】

高血压患者未合并糖尿病且无心、脑、肾并发症时，血压至少应降至 140/90 mmHg；而合并糖尿病或出现高血压心、脑、肾并发症时，血压还需降得更低，至少应降至 130/80 mmHg。

- **方案 1**：ACEI/ARB：从小剂量开始使用，逐渐加量，以免血压降低过度。
- **方案 2**：CCB。
- **方案 3**：利尿剂：临床常用的利尿剂包括噻嗪类利尿剂、襻利尿剂和保钾利尿剂。
- **方案 4**：β 受体阻断剂。
- **方案 5**：其他：α - 受体阻断剂、血管扩张药及中枢降压药等也能作为二线降血压药物。

二、缺血性肾病

缺血性肾病（IRD）是指由于肾动脉主干或其主要分支严重狭窄或阻塞引起严重肾血流动力学改变，进而导致肾小球滤过率下降或肾实质损害的一种慢性肾脏疾病。

【治疗方案】

一般治疗：

减少钠盐及脂肪摄入，每天摄入食盐不超过 6 g 为宜；膳食中脂肪提供的热量应在总热量的 25% 以下；低蛋白饮食，0.6~0.8 g/（kg·d）。

- **方案 1**：药物治疗：
- （1）降压治疗：血压以降至 130/80 mmHg 为宜。
- （2）调脂治疗：血脂控制目标：低密度脂蛋白胆固醇 < 2.60 mmol/L，非高密度脂蛋白胆固醇 < 3.38 mmol/L 及高密度脂蛋白 > 1.04 mmol/L。首选他汀类降脂药。
- （3）抗血小板聚集。
- （4）降糖治疗。
- **方案 2**：血管重建：
- （1）血管介入治疗：包括经皮腔内肾动脉成形术及肾动脉支架植入术。
- （2）外科治疗。
- **方案 3**：肾脏替代治疗。

三、血栓性微血管病

血栓性微血管病（TMA）是一组微血管血栓阻塞性疾病，临床主要表现为：溶血性贫血、血小板减少和急性肾衰竭"三联征"。

【治疗方案】

治疗方法主要包括：

（1）消除病因和诱因。

（2）糖皮质激素治疗。

（3）肾脏替代治疗，包括：血液透析、连续性肾脏替代治疗以及腹膜透析等。

（4）血浆置换，以及输血、输血浆、输血小板治疗。

（5）使用抗血小板聚集药物治疗。

（6）对症、支持治疗等。

（金艳华）

第五节　遗传性肾脏病

一、Alport 综合征

Alport 综合征是一种遗传性肾小球基底膜疾病，主要表现为血尿、肾功能进行性减退、感音神经性耳聋和眼部异常。

【治疗方案】

·方案 1：药物干预：

近年有报道环孢霉素 A 和血管紧张素转换酶抑制剂对于减少 Alport 综合征患者尿蛋白、延缓肾脏病变发展到终末期肾脏病的进程方面均有积极的作用。

·方案 2：肾脏替代治疗。

·方案 3：基因治疗。

二、多囊肾病

多囊肾病（PKD）是一种遗传性肾囊肿性疾病，包括常染色体显性多囊肾病（ADPKD）和常染色体隐性多囊肾病（ARPKD）。

【治疗方案】

（1）一般治疗。

戒烟，忌浓茶、咖啡、酒精及巧克力等。

（2）并发症治疗。

1）疼痛：首先针对囊肿出血、感染或结石等病因进行治疗。

2）囊肿出血和血尿：多为自限性，一般卧床休息，止痛，适当饮水防止血凝块阻塞输尿管等保守治疗效果较好。

3）高血压：目标值为 130/80 mmHg。高血压早期应限盐（每日 2~4 g），保持适当体重，适量运动。药物治疗首选血管紧张素转换酶抑制剂（ACEI）、血管紧张素 II 受体拮抗剂（ARB）和钙通道阻滞剂（CCB）。

4）感染：水溶性抗生素通过肾小球滤过、近曲小管分泌；脂溶性抗生素通过囊壁弥散进入囊肿。因此，应联合使用水溶性和脂溶性抗生素。

（3）肾脏替代治疗。

三、薄基底膜肾病

极少数薄基底膜肾病患者有大量蛋白尿或肾病综合征者，可用激素治疗。合并高血压者要控制血压在正常范围。如已有慢性肾功能不全，应按慢性肾功能不全原则处理。对于仅表现为血尿、血压正常、肾功能正常的患者，无须特殊药物治疗，应避免剧烈运动，定期监测血压和肾功能，避免不必要的治疗和使用肾毒性药物，无疑对疾病是有益的。

四、Fabry 病

Fabry 病，又称 Anderson-Fabry disease 或弥漫性皮肤血管角质瘤，属于溶酶体蓄积病的范畴，是一种 X 性连锁遗传性疾病。

【治疗方案】

1. 对症治疗：

（1）缓解疼痛：可使用麻醉镇痛药，如吗啡。

（2）其他相应的对症处理：控制高血压与心力衰竭，抗血小板聚集等。

- **方案 1**：酶替代治疗。
- **方案 2**：酶增强治疗。
- **方案 2**：肾脏替代治疗。
- **方案 3**：基因治疗。

（张艳宁）

第六节　尿路感染

尿路感染是指病原体侵犯尿路黏膜或组织引起的尿路炎症。多种病原体如细菌、真菌、支原体、衣原体、病毒、寄生虫等均可以引起尿路感染（以下简称"尿感"）。尿感以女性为多见。

【治疗方案】

1. 首次发作急性尿感的处理

（1）一般治疗：急性尿感有发热等感染症状者应卧床休息。多饮水，勤排尿。口服碳酸氢钠 1.0 g，每天 3 次，碱化尿液，减轻膀胱刺激症，并可增强氨基甙类抗生素、青霉素类、红霉素及磺胺类的疗效，但会降低四环素及呋喃坦啶的疗效。

（2）急性膀胱炎：

3天疗法：

- **方案1**：甲氧苄啶0.1g，每日2次。
- **方案2**：氧氟沙星0.2g，每日2次。
- **方案3**：环丙沙星0.25g，每日2次。

疗程完毕后1周复查尿细菌定量培养。

（3）急性肾盂肾炎：

- **方案1**：氨苄青霉素1~2g，每4h1次
- **方案2**：头孢噻肟2g，每8h1次，必要时联合用药。

有复杂因素的肾盂肾炎，其致病菌多有耐药性，按药敏可试用下述抗生素：

- **方案1**：乙基西梭霉素2mg/kg，每12h静注1次；
- **方案2**：头孢氨噻三嗪2.0g，每24h静注1次；
- **方案3**：噻肟单酰胺菌素2.0g，每8h静注1次。

2.尿感再发的处理

（1）重新感染：常用的预防药物是低剂量的复方新诺明每周3次，睡前口服。

（2）复发：

原因可能是：①尿流不畅。②抗菌药物选用不当或剂量、疗程不足，不少患者尿感复发的致病菌为变形杆菌、粪链球菌或绿脓杆菌等少见细菌，对这些患者应按药敏选用抗菌药，且需用较大的剂量，疗程至少6周。③病灶内抗菌药浓度不足，多由于病变部位瘢痕形成、血流量差等原因，可用较大剂量杀菌类抗菌药治疗，如头孢菌素、羧苄青霉素等，疗程6周，如菌尿仍持续存在，则进行低剂量长程疗法。

3.妊娠期尿感的治疗

选用毒性小的抗菌药，如阿莫西林、呋喃妥因或头孢菌素类等。

急性膀胱炎：

- **方案1**：阿莫西林0.25g，每8h1次；
- **方案2**：头孢拉定0.25g，每日4次，疗程7天。

急性肾盂肾炎：应静滴半合成广谱青霉素或第3代头孢菌素。

（金艳华）

第七节　急性肾衰竭

急性肾衰竭（ARF）是指数小时至数日内发生的肾脏功能异常，包括血、尿、组织学检查或影像学检查的异常，持续时间不超过3个月。

【治疗方案】

1.病因治疗

（1）肾前性：早期通过积极纠正有效动脉血容量不足可使肾功能迅速恢复。

（2）肾性：针对不同病因给予相应治疗，如抗感染、停用过敏药物、免疫抑制治疗等。

（3）肾后性：解除尿路梗阻，预防感染。

2. 对症支持治疗

治疗原则：①少尿期：应"量出为入"控制液体入量。②多尿期：出现大量利尿后要防止脱水及电解质紊乱。多尿期早期，肌酐仍可继续升高，必要时仍可进行透析，仍要注意各系统并发症的防治。③恢复期：无须特殊治疗，避免使用肾毒性药物，每 1~2 个月复查肾功能。

3. 肾脏替代治疗（RRT）

目前肾脏替代治疗最佳时机尚无统一标准。急性肾衰竭少尿 12 h 就可考虑给予肾脏替代治疗。

（张艳宁）

第八节　慢性肾衰竭

慢性肾衰竭（CRF）是指慢性肾脏病引起的肾小球滤过率下降及与此相关的代谢紊乱和临床症状组成的综合征，简称慢性肾衰。

一、延缓或逆转早中期慢性肾衰进展

【治疗方案】

（1）病因治疗。

（2）避免或消除 CRF 急剧恶化的危险因素。

（3）阻断或抑制肾单位损害渐进性发展的各种途径，保护健存肾单位。

（a）严格控制高血压：透析前 CRF（GFR ≥ 10 mL/min）患者的血压，一般应当控制在 120~130/75~80 mmHg 以下。

（b）严格控制血糖：研究表明，严格控制血糖，使糖尿病患者空腹血糖控制在 90~130 mg/dL，糖化血红蛋白（HbA1C）< 7%，可延缓患者 CRF 进展。

（c）控制蛋白尿：将患者蛋白尿控制在 < 0.5g/d。

（d）饮食治疗：低蛋白、低磷饮食，单用或加用必需氨基酸或 α - 酮酸，可能具有减轻肾小球硬化和肾间质纤维化的作用。

（e）其他：积极纠正贫血、减少尿毒症毒素蓄积、应用他汀类降脂药、戒烟等。

二、早中期慢性肾衰的治疗措施

【治疗方案】

（1）营养治疗。

蛋白摄入量一般为 0.6~0.8 g/（kg·d），磷摄入量一般应 < 600~800 mg/d。

（2）纠正酸中毒和水、电解质紊乱。

1）纠正代谢性酸中毒：口服碳酸氢钠，轻者每日 1.5~3.0 g 即可；中、重度患者每日 3~15 g，必要时可静脉输入。

2）水钠代谢紊乱的防治。

一般 NaCl 摄入量应不超过每日 6~8 g。有明显水肿、高血压者，钠摄入量一般每日 2~3 g（NaCl 摄入量每日 5~7 g），个别严重病例可限制为每日 1~2 g（NaCl 每日 2.5~5 g 每日）。

3）高钾血症的防治。当 GFR < 25 mL/min 时，即应限制钾的摄入。当 GFR < 10 mL/min 或血清钾水平 > 5.5 mmol/L 时，则应严格限制钾摄入。

对已有高钾血症的患者，应采取积极的降钾措施：

·**方案 1**：及时纠正酸中毒，除口服碳酸氢钠外，必要时（血钾 > 6 mmol/l）可静滴碳酸氢钠 10~25 g。

·**方案 2**：给予襻利尿剂：静脉或肌注呋塞米 40~80 mg（或丁尿胺 2~4 mg），必要时将剂量增至 100~200 mg/ 次。

·**方案 3**：应用葡萄糖 – 胰岛素溶液输入（葡萄糖 4~6 g 中加胰岛素 1 单位）。

·**方案 4**：口服降钾树脂，一般每次 5~20 g，每日 3 次，增加肠道钾排出，以聚苯乙烯磺酸钙更为适用。

·**方案 5**：对严重高钾血症（血钾 > 6.5 mmol/L），且伴有少尿、利尿效果欠佳者，应及时给予血液透析治疗。

（3）高血压的治疗。

透析前慢性肾衰患者的血压应 < 130/80 mmHg，维持透析患者血压一般不超过 140/90 mmHg。

（4）贫血的治疗。

如排除缺铁等因素，Hb < 100~110 g/L 或 HCT < 30%~33%，即可开始应用重组人红细胞生成素治疗。一般开始用量为每周 50~100 U/kg，分 2~3 次注射（或 2000~3000 U/ 次，每周 2~3 次），皮下或静注，以皮下注射更好。对透析前 CRF 来说，目前趋向于小剂量疗法（2000~3000 U，每周 1~2 次），疗效佳，副作用小。

（5）低钙血症、高磷血症和肾性骨病的治疗。

当 GFR < 30 mL/min 时，除限制磷摄入外，可口服磷结合剂，以碳酸钙、Renagel（一种树脂）较好。

（6）防治感染。

（7）高脂血症的治疗。

（8）口服吸附疗法和导泻疗法。

三、肾脏替代治疗

当慢性肾衰患者 GFR 6~10 mL/min（血肌酐高于 707 μmol/L）并有明显尿毒症临床表现，经治疗不能缓解时，则应进行透析治疗。对糖尿病肾病，可适当提前（GFR 10~15 mL/min）安排透析。

（张艳宁）

第六章　血液系统疾病

第一节　缺铁性贫血

【诊断要点】

　　缺铁原发病表现、贫血及组织缺铁表现、小细胞低色素性贫血、血清铁及铁蛋白降低、总铁结合力升高、骨髓铁染色显示骨髓小粒可染铁消失、排除其他小细胞性贫血。

【治疗方案】

　　·**方案 1：**应尽可能地祛除导致缺铁的病因，积极治疗原发病。

　　·**方案 2：**硫酸亚铁 0.3 g，每日 3 次，餐中或餐后口服。

　　·**方案 3：**右旋糖酐铁 50 mg，每日 2~3 次，餐中或餐后口服。

　　·**方案 4：**多糖铁复合物 150 mg，每日 1~2 次，餐中或餐后口服。

　　·**方案 5：**口服铁剂不能耐受患者、无意识不能自主服用患者、禁食禁水患者、消化道不能吸收患者及失血速度过快患者，可选用右旋糖酐铁静滴或肌内注射。首次给药须用 0.5 mL 作为试验剂量，1 h 后无过敏反应可给足量治疗。所需补充铁的毫克数 =（需达到的血红蛋白浓度 – 患者的血红蛋白浓度）× 0.33 × 患者体重（kg）。

【说　明】

　　（1）铁剂治疗以口服为宜，整片吞服，于进餐时或餐后服用。

　　（2）无机铁剂的不良反应较有机铁剂明显。

　　（3）铁剂治疗应在血红蛋白恢复正常后至少持续 4~6 个月，待铁蛋白恢复正常后停药。

（王吉刚　郭秋霞）

第二节　慢性病贫血

【治疗方案】

　　·**方案 1：**输血。输血是一种快速有效改善贫血且被广泛采用的方法，对严重贫血或危及生命的贫血，尤其是伴有出血的患者很有帮助。输血可改善心肌梗死合并贫血患者的存活率，但输血本身可增加 ICU 患者多器官衰竭的发生率及死亡率。

　　·**方案 2：**补铁治疗。ACD 合并绝对铁缺乏应该采用补铁治疗，EPO 治疗后功能性铁缺乏时也应该采用补铁治疗，因为这部分患者血红蛋白升高的获益大于感染的风险。

·**方案3**：EPO 治疗。同时联合 EPO 及铁治疗不仅纠正了贫血，还可使疾病活动程度减轻。目前已经在正在接受化疗的肿瘤患者、慢性肾病及 HIV 感染接受治疗的患者中证实，EPO 有纠正 ACD 的疗效。

国外推荐 EPO 剂量为：EPO 150U/kg，每周 3 次或者 40 000 U 每周 1 次，EPO 一般至少使用 4 周；4~8 周时血红蛋白升高不足 10 g/L 可酌情将 EPO 加至 300 U/kg，同时应评估是否存在缺铁，可酌情考虑补铁治疗；如使用 6~8 周血红蛋白升高不足 10~20 g/L，则可认为治疗无反应。认为治疗无效的患者应停用。如患者血红蛋白水平升至 120 g/L 后需减量 25%~40%，并维持 EPO 使用，以保持血红蛋白在 100~120 g/L 水平。

【说　明】

（1）肿瘤或慢性肾病合并 ACD 的患者，不推荐长期输血。

（2）目前 ACD 中铁蛋白超过 100 ng/mL，不推荐铁剂治疗。

（王吉刚　郭秋霞）

第三节　铁粒幼细胞贫血

【治疗方案】

·**方案1**：维生素 B_6。剂量每日 100~200 mg，约有不到半数病例能减轻症状；有效者网织红细胞增高，血红蛋白上升至正常或接近正常，或稳定于低于正常水平，血清铁减少色氨酸代谢得到纠正。

·**方案2**：去铁治疗。血红蛋白低于 70g/L 输血治疗依赖者，以及 10 次输血以上其血清铁蛋白大于 1000 g/L 者应行去铁治疗，以避免糖尿病、肝硬化、性腺功能低下及心功能不全等并发症。

·**方案3**：脾切除术。本病脾切除后极易发生血栓并发症且常为致命性的。

·**方案4**：骨髓移植。可根治本病，移植前应充分去铁治疗。

（王吉刚　郭秋霞）

第四节　珠蛋白生成障碍性贫血

【治疗方案】

·**方案1**：静止型携带者及 α 地中海贫血特征无须治疗，HbH 病患者有急性溶血症状、贫血严重时可输血，不严重时无须治疗。

·**方案2**：脾切除术或脾动脉栓塞治疗 贫血严重、经常发生感染或溶血加重者可以考虑，疗效良好。

（王吉刚　郭秋霞）

第五节 遗传性血色病

【治疗方案】

·方案1：尽快尽早减少体内铁负荷，使体内铁含量达到或接近正常；继发性应针对原发病治疗，尽可能减少输血量；针对并发症治疗。

·方案2：静脉放血或红细胞单采术：一般每次放血400~500 mL，每周1~2次；血红蛋白低于100 g/L，血清铁蛋白低于12 μg/L，暂停静脉放血，以后可每3~4个月放血500 mL维持治疗。

·方案3：铁螯合剂：最常用去铁胺皮下输注或静注，皮下输注10%去铁胺溶液8~12 h，每周不少于5次，儿童患者起始剂量25~35 mg/（kg·d），5岁时应用最大量40 mg/（kg·d），停止生长时可增至50 mg/（kg·d）。肌注适用于不能应用缓慢皮下或静注的患者，平均起始剂量每日0.5~1.0 g，每日1次或2次注射。

·方案4：并发症治疗：糖尿病部分患者通过放血可减轻症状，心脏病变去铁治疗后可得到改善，关节病变通过放血治疗1/3患者关节痛好转，无变化或恶化各占1/3。

【预 后】

原发性血色病预后取决于能否早期诊断与及时治疗，主要预后因素有：肝实质铁沉积量与速度及治疗手段选择、静脉放血早晚与次数；纯合子的预后比杂合子差。

（王吉刚 郭秋霞）

第六节 原发性肺含铁血黄素沉着症

【治疗方案】

·方案1：急性发作期应卧床休息、吸氧、备好吸痰器以防止咯血窒息；继发感染时给予抗感染治疗；出血过多应予输血治疗，同时给予止血。

·方案2：贫血患者铁剂治疗有效，也可应用促红细胞生成素。糖皮质激素可以增加细胞膜的稳定性和减少血管渗出，可迅速改善部分患者的出血症状。一般给予泼尼松1.0~1.5 mg/kg，症状改善后减量，总疗程0.5~2年，以控制肺出血的反复发作，保护呼吸功能。长期小剂量糖皮质激素治疗可预防肺泡出血及肺间质纤维化，并可能延长患者生存期。成人对激素的反应好于儿童，局部应用皮质激素吸入可很快缓解症状。

·方案3：免疫抑制剂：如环磷酰胺、硫唑嘌呤、6-MP等应用可使大部分病例症状得到改善。

·方案4：血浆置换治疗与免疫抑制剂及皮质激素治疗联用可加快改善症状。

·方案5：肺移植：晚期患者可以使用，如果肺移植后IPH复发可再次试用药物治疗。

【说　明】

本病病程变异很大，儿童IPH患者的预后较差，从出现症状到死亡的时间为数天至数年，平均2.5年。成人患者一般病程较长，症状不明显，预后相对较好。病程的起始症状以及贫血的程度并不影响患者病例的预后，少数病例可自行缓解。

（王吉刚）

第七节　先天性无转铁蛋白血症

【治疗方案】

·方案：输入纯化的转铁蛋白或正常人血浆，贫血症状逐渐消失。用纯化的转铁蛋白可减少由输血制品带来的肝炎等疾病的危险，应尽量避免输红细胞以防铁在骨髓外积聚过多，继发血色病的危险。

【说　明】

（1）输入纯化的转铁蛋白或正常人血浆后患者体内转铁蛋白的升高持续不超过1周，但此期间一批幼红细胞摄取铁后逐渐成熟，可维持正常造血达4个月，故每2~4个月输1次即可。

（2）有些患者每3~4个月静注1~2 g高纯度转铁蛋白，治疗4~7年疗效较好，未产生转铁蛋白抗体。

（3）未得到积极治疗的患者往往死于含铁血黄素沉着症和充血性心力衰竭。

（王吉刚）

第八节　巨幼细胞贫血

【治疗方案】

·方案1：有原发病（如胃肠道疾病、自身免疫性疾病等）的巨幼细胞贫血，应积极治疗原发病；用药后继发的巨幼细胞贫血，应酌情停药。

·方案2：补充叶酸（缺乏叶酸患者）：口服叶酸，每次5~10 mg，每日3次，直至血红蛋白恢复正常，若无原发病，不需维持治疗。有胃肠道吸收障碍或不能进食的患者，可肌注四氢叶酸钙5~10 mg，每日1次。如同时存在维生素 B_{12} 缺乏，则需同时补充维生素 B_{12}，否则可加重神经系统损伤。

·方案3：补充维生素 B_{12}（缺乏维生素 B_{12} 患者）：口服维生素 B_{12} 片剂500 μg，每日1次。有胃肠道吸收障碍的患者，可肌注维生素 B_{12}，每次500 μg，每周2次，直至血常规恢复正常。若有神经系统表现，需延长治疗时间，治疗维持半年到1年。恶性贫血患者，需终身治疗。

【说 明】

（1）严重巨幼细胞贫血患者在补充治疗后，要警惕低钾血症的发生。

（2）若无原发病，不需维持治疗。还应注意是否同时存在其他类型的贫血。

（李敏燕 张帆）

第九节 再生障碍性贫血

【治疗方案】

·方案1：支持治疗。成分输血：①红细胞输注指征一般为血红蛋白＜60 g/L；老年（≥60岁）、心肺疾病等代偿能力低下、感染、发热等需氧量增加以及氧气供应缺乏加重时红细胞输注指征可放宽为血红蛋白≤80 g/L。②存在血小板消耗危险因素者（感染、出血、使用抗生素或抗胸腺/淋巴细胞球蛋白（ATG/ALG）等）或重型AA预防性血小板输注指征为血小板＜$20×10^9$/L，病情稳定者为血小板＜$10×10^9$/L。③发生严重出血者则不受上述标准限制，应积极输注单采浓缩血小板悬液。④因产生抗血小板抗体而导致无效输注者应输注HLA配型相合的血小板。

保护性治疗：有条件者可入住层流病房（粒细胞缺乏患者），且禁止剧烈运动预防外伤，并注意卫生及护理。

·方案2：促造血治疗。雄激素：适用于全部AA，多和（或）环孢素用于非重型再障的早期干预治疗。司坦唑醇2 mg，每日3次；十一酸睾酮40~80 mg，每日3次；达那唑0.2 g，每日3次；丙酸睾酮100 mg/d肌注。疗程和剂量根据患者疗效及不良反应适时调整。

造血生长因子：适用于全部AA，常用粒－单系集落刺激因子（GM-CSF）或粒系集落刺激因子（G-CSF），剂量为5 μg/（kg·d）；红细胞生成素（EPO），常用50~100 U/（kg·d）；艾曲波帕是血小板受体激动剂，美国FDA已批准用于难治性重型AA的治疗。据报道重组人血小板生成素（TPO）及白细胞介素11（IL-11）也可与IST联合有效治疗AA。

·方案3：免疫抑制治疗：重型AA的标准疗法是，对年龄＞35岁或年龄虽≤35岁但无HLA相合同胞供者的患者，首选ATG/ALG和环孢素A的免疫抑制治疗（IST）。

（1）ALG/ATG：主要用于SAA，猪ALG 20~30 mg/（kg·d）连用5天，兔ATG/ALG 3~4 mg/（kg·d）连用5天，每日静注12~18h。输注之前均应按照相应药品制剂说明进行皮试和（或）静脉试验，试验阴性方可接受ATG/ALG治疗。每日用ATG/ALG时同步应用肾上腺糖皮质激素防止过敏反应。

（2）环孢素：适用于全部AA，剂量为3~5 mg/（kg·d），起效较慢，根据血药浓度和疗效调整剂量。

·方案4：造血干细胞移植：对年龄≤35岁且有HLA相合同胞供者的重型AA患者，如无活动性感染和出血，首选HLA相合同胞供者造血干细胞移植；对年龄超过35岁的重型AA患者，在ATG/ALG联合CsA治疗失败后，也可选异基因造血干细胞移植。HLA相合无关供者只用于免疫抑制剂治疗无效的患者。

【说　明】

（1）ATG/ALG 容易发生过敏反应，故需在心电监护下用药，给药时需准备急救设备及急救药品，预防过敏反应。

（2）注意环孢素的不良反应：消化道反应、牙龈增生、色素沉着、肌肉震颤、肝肾功能损害以及高血压等临床表现。为保证用药安全，需监测患者血药浓度、血压及肝肾功能。

（李敏燕　张帆）

第十节　纯红细胞再生障碍性贫血

【治疗方案】

·**方案 1**：支持对症治疗，输注红细胞。

·**方案 2**：免疫抑制治疗，常用药物包括糖皮质激素、环孢素及环磷酰胺等。泼尼松以 1 mg/（kg·d）为起始剂量，直至贫血缓解，12 周仍无缓解迹象需更改治疗方案。对于难治性患者也可采用抗胸腺细胞球蛋白、抗 CD20 单克隆抗体（利妥昔单抗）及抗 CD52 单克隆抗体。

·**方案 3**：雄激素治疗及脾切除治疗也可获得一定疗效。

·**方案 4**：丙种球蛋白，用于治疗免疫缺陷患者微小病毒 B19 感染引起的慢性持续性 PRCA，可获得较好疗效。

【说　明】

当患者出现肝、脾、淋巴结肿大，常提示继发性 PRCA，继发性 PRCA 常表现为相应基础病症状和体征，另外输血依赖的慢性难治性 PRCA 可表现为输血相关继发血色病或肝炎等。

（李敏燕　张帆）

第十一节　急性造血功能停滞

【治疗方案】

·**方案 1**：关键在于帮助患者渡过急性期。注意环境保护，防止再感染。祛除病因，积极处理慢性溶血性贫血原发病，避免应用抑制骨髓药物。

·**方案 2**：积极控制感染、控制出血、纠正贫血及促进造血等，适用广谱抗生素，输红细胞纠正贫血和输血小板控制出血，辅以造血刺激因子促进造血及支持治疗。

·**方案 3**：大剂量丙种球蛋白可提供中和抗体及免疫保护，能减轻病情，缩短病程，对部分病例有效。注意维持水、电解质和酸碱平衡。

（李敏燕　张帆）

第十二节 先天性骨髓造血衰竭

一、Fanconi 贫血

【治疗方案】

·**方案 1**：雄激素：推荐羟甲烯龙 2~5 mg/（kg·d），联合泼尼龙 2 mg/（kg·d），能降低肝脏毒性。

·**方案 2**：EPO、G-CSF、GM-GSF、IL-3 等造血细胞生长因子对部分患者有一过性疗效。G-CSF 有助于粒细胞缺乏患者抗感染治疗。

·**方案 3**：造血干细胞移植是唯一能彻底治愈 FA 的疗法。家族中有 HLA 相合非 FA 同胞供者，造血干细胞移植是首选治疗方法。

【说 明】

（1）在残存造血的早期，75% 患者对雄激素有反应，但起效慢（2~12 个月），反应不完全。

（2）雄激素副作用有雄性化、身材矮小和紫癜，可能会导致肝腺瘤和肝癌。

二、先天性角化不良

【治疗方案】

·**方案 1**：异基因造血干细胞移植。对于骨髓衰竭患者的主要治疗手段仍然是异基因造血干细胞移植，首选治疗方法。由于部分 DC 患者有肺纤维化等肺部疾病，在治疗过程中要尽量避免损伤肺的药物。

·**方案 2**：部分患者对雄激素治疗有效，对 G-CSF 和 EPO 有一过性治疗反应。但是雄激素联合 G-CSF 可能导致脾破裂，不建议联合使用。

【说 明】

免疫抑制治疗对于 DC 患者通常治疗无效。

三、先天性无巨核细胞血小板减少症

【治疗方案】

·**方案 1**：血小板输注是缓解临床症状的主要治疗措施。

·**方案 2**：造血干细胞移植，移植年龄一般选择 1~3 岁。

【说 明】

CAMT 患者伴有 *MPL* 基因突变，在未来基因治疗将会是新的治疗手段。

四、Shwachman-Diamond 综合征

【治疗方案】

· **方案1**：胰腺功能不全患者口服胰酶、低脂饮食和服用脂溶性维生素。雄激素对少数贫血或血小板少的患者偶有反应。

· **方案2**：中性粒细胞缺乏反复感染患者应用 G-CSF 可以提高中性粒细胞计数，对于所有患者必须监测血常规及骨髓穿刺，评估骨髓增生情况及有无染色体异常。

· **方案3**：移植：指征为重度骨髓衰竭、MDS、AML、细胞遗传学异常如 -7，-5、5q- 或复杂核型异常者。

五、重度先天性中性粒细胞缺乏症

【治疗方案】

· **方案1**：一线治疗为 *G-CSF*，90% 患者有效。

· **方案2**：造血干细胞移植：对 *G-CSF* 治疗无效或转变为 *MDS/AML* 的患者，造血干细胞移植是主要治疗方法。

六、Diamond-Blackfan 贫血

【治疗方案】

· **方案1**：皮质类固醇激素：对 50%~75% 患者有效，推荐剂量是泼尼松 2 mg/（kg·d），达到最好疗效就应缓慢减量，直到找到最小维持剂量。通常激素 0.5 mg/（kg·d）为最小维持剂量。

· **方案2**：浓缩红细胞输注：对于激素无效或需要过高维持剂量的患者，但要注意长期红细胞输注引起的铁过载，应适当采取去铁治疗。

（李敏燕）

第十三节　先天性红细胞生成异常性贫血

【治疗方案】

· **方案1**：输血等支持治疗。

· **方案2**：祛铁治疗。

· **方案3**：脾脏切除。

· **方案4**：干扰素 α，Ⅰ型患者产生或释放干扰素 α 障碍是此病潜在的发病机制，故部分患者用干扰素 α 治疗取得了疗效。

· **方案5**：异基因造血干细胞移植：重度贫血患者考虑骨髓移植。

对于需要频繁输血支持、容易引发血色病的患者，选择干扰素 α 以及骨髓移植治疗将

成为最佳选择。

【说　明】

（1）先天性红细胞生成异常性贫血应用维生素及叶酸治疗无效，需给予输血支持治疗。

（2）普通刺激造血及常规治疗贫血药物对 CDA 患者无效。

（李敏燕）

第十四节　溶血性贫血

【治疗方案】

·**方案 1**：病因治疗：针对 HA 的发病机制的治疗。

·**方案 2**：对症治疗：纠正贫血及并发症。

一、遗传性球形红细胞增多症

【治疗方案】

脾切除对本病有显著疗效。脾切除需要严格掌握适应证，因为术后可发生致命的肺炎链球菌感染，尤其对于 6 岁以下的儿童，病情允许的情况下尽可能推迟至 6 岁以上行手术治疗。年长儿和成人患者如病情轻微无须输血，则无强烈手术指征。

【说　明】

（1）脾切除后贫血及黄疸可改善，但球形细胞依然存在。

（2）对于中重度患者，应常规补充叶酸，以防叶酸缺乏加重贫血或诱发危象。

（3）本病预后一般良好，少数死于溶血危象或脾切除后并发症。

二、自身免疫性溶血性贫血

（一）温抗体型自身免疫性溶血性贫血（AIHA）

【治疗方案】

·**方案 1**：寻找病因，积极治疗原发疾病，约 50% 的患者为继发性 AIHA。

·**方案 2**：糖皮质激素　首选治疗。起始剂量要足够，常用泼尼松 1~1.5 mg/(kg·d)，急性溶血患者可用地塞米松、甲泼尼龙等静滴。初始剂量应维持 3~4 周，当红细胞计数恢复正常后可逐渐减量，减量速度一般每周 5~10 mg，小剂量泼尼松（每日 5~10 mg）至少持续 3~6 个月，最后停药。足量糖皮质激素治疗 3 周病情无改善，则视为激素治疗无效。

·**方案 3**：脾切除，二线治疗。指征：①糖皮质激素治疗无效。②泼尼松维持剂量＞10mg/d。③有激素应用禁忌证或不耐受。

·**方案 4**：利妥昔单抗，一种直接针对 B 淋巴细胞表面 CD20 抗原的单克隆抗体，可特异性清除 B 淋巴细胞（包括产生红细胞自身抗体的淋巴细胞）。标准用法每周 375 mg/m²，连续 4 周。

·**方案 5**：免疫球蛋白 0.4 g/（kg·d），连用 5 天，用于严重溶血、输血依赖及激素治疗反应不佳时。

·**方案 6**：输血。输血指征：爆发型 AIHA；溶血危象；危及生命的极重度贫血。

【说 明】

（1）当患者有出血倾向时，应注意是否为 Evans 综合征。

（2）糖皮质激素治疗期间应注意副作用，如感染增加、高血压、高血糖、应激性胃溃疡及骨质疏松等。

（二）冷抗体型 AIHA

【治疗方案】

·**方案 1**：病因治疗：积极治疗原发病。

·**方案 2**：保暖：最重要的治疗手段，应以保暖和支持治疗为主。

·**方案 3**：有症状者应接受利妥昔单抗（CD20 单克隆抗体）治疗或使用其他细胞毒性免疫抑制剂。

·**方案 4**：血浆置换：可在短时间内迅速清除部分冷抗体，同时配合免疫抑制剂减少冷抗体的产生。

【说 明】

（1）糖皮质激素和脾切除在冷抗体型 AIHA 治疗中，激素效果不佳，脾切除无效。

（2）CAS 及 PCH 患者应尽量避免输血。

三、阵发性睡眠性血红蛋白尿症

【治疗方案】

·**方案 1**：对症支持治疗：①输血，必要时输注红细胞。②铁剂，如有缺铁证据，小剂量铁剂治疗，如有溶血应停用。③雄激素，可用司坦唑醇等刺激红细胞生成。

·**方案 2**：控制溶血发作，稳定病情：①糖皮质激素：急性溶血发作时，可给予泼尼松 0.25~1 mg/（kg·d）。②碳酸氢钠：碱化血液、尿液。③抗氧化药物：保护细胞膜，如大剂量维生素 E。④抗补体单克隆抗体：抗补体 C5 的单克隆抗体，阻止膜攻击复合物的形成，减轻血管内溶血，减少血栓形成。每周静滴 600 mg，用 4 次，第 5 周 900 mg，以后每 2 周 900 mg，持续 12 周。国内尚未上市。

·**方案 3**：防止血栓形成：对于发生血栓者应给予抗凝治疗。

·**方案 4**：异基因造血干细胞移植：仍是目前唯一可能治愈本病的方法，但 PNH 非恶性病，移植有风险，需严格掌握适应证。

【说 明】

（1）需注意输血可诱发血红蛋白尿的发作。

（2）阵发性睡眠性血红蛋白尿症可转变成再生障碍性贫血，少数患者转变成 MDS 或急性白血病，预后不良。

四、丙酮酸激酶缺乏症

【治疗方案】

·**方案 1**：输血。应根据患者对贫血耐受等情况进行输血治疗；国外学者主张如果血红蛋白稳定在 60~80 g/L，可以不输血。但是严重贫血特别是在 1 岁前需要输血治疗。在感染、妊娠等应激状态加重贫血时也需输血。PK 缺乏症孕期一般可耐受，贫血严重时需要在产前或产后输血。

·**方案 2**：药物治疗。

① ATP：选用 ATP 口服制剂，对部分患者改善病症有一定作用。②膜稳定剂：维生素 E、阿魏酸钠等有辅助治疗作用。③造血原料药物：叶酸、维生素 B_{12} 可增加患者骨髓造红对溶血代偿能力，预防溶血危象。④铁螯合剂：去铁胺、去铁酮等；反复输血者应同时应用铁螯合剂。⑤抗血栓药物：阿司匹林、双嘧达莫等；脾切除术后血小板明显升高，$\geq 800 \times 10^9/L$ 时应服用抗血栓药，防止血小板凝聚形成血栓。

·**方案 3**：脾切除术。多数切脾者获得明显改善，重度溶血患者术后减少输血量或无须再输血。

·**方案 4**：造血干细胞移植。经济条件允许、治疗条件符合时可以考虑选择。

【说　明】

（1）反复输血可加重病情，所以要严格掌握输血指征。

（2）手术适应证主要为不能耐受贫血的患者，包括被迫终止妊娠的孕妇、依赖输血的患者和需要做胆囊切除术的患者。原则上 3 岁前不宜手术，除非是依赖输血的重度患儿。患者术前及术后均应预防肺炎球菌、流感杆菌和膜炎双球菌等细菌性感染。

五、葡萄糖 –6– 磷酸脱氢酶缺乏症

【治疗方案】

·**方案 1**：祛除诱因。停止服用诱发溶血的药物及食物，治疗原发感染，避免冷热刺激和过度疲劳。

·**方案 2**：支持治疗。①输血：贫血严重者可输血，补充叶酸。②输液：溶血危象期多饮水，必要时输液以碱化尿液。③控制感染。④激素治疗并发症。

·**方案 3**：产前预防性用药。G–6–PD 缺乏的孕妇，产前 2~4 周在医生指导下可服用小剂量苯巴比妥。

·**方案 4**：脾切除术。对大多数患者无效。

·**方案 5**：患本病的新生儿发生溶血伴核黄疸，可应用换血、光疗或苯巴比妥注射。

【说　明】

（1）对于有阳性家族史，病史中有急性溶血特征，有食蚕豆或服药等诱因者，应考虑本病并进行相关检查。

（2）如筛选试验中有 2 项中度异常或 1 项严重异常，或定量测定异常，即可确立诊断。

六、遗传性口形红细胞增多症

【治疗方案】

·**方案 1**：轻者无须治疗或仅需对症治疗，重者可输血。

·**方案 2**：脾切除效果不一。

七、遗传性椭圆形红细胞增多症

【治疗方案】

·**方案 1**：原则上对无症状或轻度贫血不影响健康的 HE 患者，不需要治疗。

·**方案 2**：明显溶血性贫血者需做脾切除。

【说　明】

（1）在 HPP，脾切除后仅能部分减轻溶血。

（2）由于婴幼儿 HE 中一部分可自行缓解，脾切除术应在 3 岁以后，最好在 5 岁以后进行。

八、微血管病性溶血性贫血

【治疗方案】

·**方案 1**：发作时，按照急性溶血处理。

·**方案 2**：是否输血参照弥散性血管内溶血的处理原则，严格掌握输血指征，并且输注新鲜血。

·**方案 3**：关键治疗，原发病的处理。

九、创伤性心源性溶血性贫血

【治疗方案】

·**方案 1**：手术前患者贫血较轻对心脏功能无明显不利影响，可以不予处理。

·**方案 2**：红细胞生成素治疗。有些患者应用可有一定促进造血作用，严重急性溶血的可以适量输血。

·**方案 3**：重新手术治疗。适用于手术后有明显贫血、人工瓣膜撕裂、周围有渗漏或放置不妥等情况。

十、行军性血红蛋白尿症

【治疗方案】

血红蛋白尿在停止活动后自行消失，且一般无贫血，无须特殊处理，应该以预防为主；以后运动中穿着有弹性厚度合适运动鞋及选择适当的场地可以减少或避免复发。

（李敏燕）

第十五节　高铁血红蛋白血症及硫化血红蛋白血症

一、中毒性高铁血红蛋白血症

【治疗方案】

·**方案 1**：紧急处理，立即脱离氧化剂类药物或者有关毒物，加强红细胞输注等对症治疗。

·**方案 2**：亚甲蓝静脉推注，1~2 mg/kg，推注缓慢时间要不少于 5 min，亚甲蓝可加速还原为血红蛋白。

·**方案 3**：维生素 C，症状不严重者可口服维生素 C 100 mg，每日 3 次。

【说　明】

（1）中毒轻者预后较好，中毒较重者抢救及时可恢复，但中毒十分严重抢救不及时可危及生命。

（2）需要警惕 TM 伴葡萄糖 –6– 磷酸脱氢酶缺乏症者输注亚甲蓝可诱发急性溶血。

二、遗传性高铁血红蛋白血症

【治疗方案】

目前尚无根治手段，平素避免使用氧化剂类的药物，无症状者不需治疗。

·**方案 1**：维生素 C 是一种还原酶，可应用亚甲蓝静脉推注 1~2 mg/kg 或口服维生素 C 100 mg，每日 3 次。注意亚甲蓝不能长期使用，维生素 C 可长期服用，但是有泌尿系结石的风险。

·**方案 2**：对于不能耐受维生素 C 或泌尿系结石的患者可试用核黄素。

【说　明】

预防先天性高铁血红蛋白血症的首要环节是防止有 *NCb5R* 基因缺陷的胎儿降生。

三、硫化血红蛋白血症

【治疗方案】

目前无药物治疗此病。

硫化血红蛋白可降低血红蛋白与氧的亲和性，使动脉氧饱和度减低，但其临床症状多不严重。某些患者接触治病药物后反复发作，但大多无须特殊治疗。

【说　明】

（1）硫化血红蛋白血症的主要症状是发绀，一般无呼吸功能障碍。

（2）硫化血红蛋白一旦生成，不能再恢复为血红蛋白，一直存在于红细胞内，直至红细胞死亡。

（李敏燕　田华）

第十六节　血卟啉病

一、皮肤光敏型卟啉病

卟啉的光敏性是由于卟啉可吸收 400 nm 波长的光，在有氧条件下，卟啉被光激活并可把激活能传递给氧分子，形成激发态氧。过量的卟啉沉积在皮肤上和血管内，成为光敏皮肤损伤的主要原因。同时卟啉对骨髓和牙齿有特殊亲和力，使牙齿棕黄色。

二、神经症状型卟啉病

【治疗方案】

·方案 1：控制腹痛，可用吗啡、吩噻嗪及氯丙嗪。氯丙嗪 25 mg，每日 4 次，可有效控制疼痛及精神症状。

·方案 2：每日葡萄糖 300~500 g 静脉或口服，可使 ALA 合成酶受到抑制，使患者尿中 ALA 和卟胆原排出减少，减轻发作症状。

·方案 3：血红素治疗：可用正铁血红素治疗，均匀输注，过快可致急性肾衰竭。

·方案 4：癫痫发作的治疗。

【说　明】

（1）在治疗过程中，避免使用有害药物，特别是苯巴比妥及磺胺类药物。

（2）避免使用有可能诱导急性发作的药物如巴比妥等，是有效的预防措施。

三、皮肤及神经症状型卟啉病（混合型卟啉病）

【诊断要点】

（1）常染色体显性遗传性卟啉病。

（2）最特征的检查为粪中大量排出原卟啉和粪卟啉，以原卟啉为主。

（3）对急性发作的患者合并有皮肤光敏症状，结合实验室检查看诊断。

【治疗方案】

参见皮肤及神经症状型卟啉病的有关治疗。

（李敏燕　田华）

第十七节　继发性和特发性红细胞增多症

一、继发性红细胞增多症

【治疗方案】

·方案 1：积极治疗原发病，原发病治愈后，继发性红细胞增多症应随之消失。

·方案 2：祛除能够引起或加重红细胞增多的因素。

· 方案 3：阿司匹林预防血栓。

【说　明】

（1）该病的预后取决于原发病。

（2）红细胞增多的临床表现：头晕、头胀、头疼、乏力、心悸、失眠、眼花、怕热和出汗等；有时有心绞痛，面部、手指、唇及耳廓到暗红色到发绀，黏膜及眼结膜充血与血管扩张。

二、特发性红细胞增多症

【治疗方案】

放血治疗可以降低血细胞比容及血液黏稠度，可能对特发性红细胞增多症有效。目前靶向治疗研究很少。

（李敏燕　田华）

第十八节　镰状细胞贫血

【治疗方案】

· 方案 1：预防和治疗感染。

· 方案 2：输血治疗。发生再生障碍型危象时应输红细胞；发生巨幼细胞危象时给予叶酸（每日 10~15 mg）治疗。

· 方案 3：吸氧以及止痛剂可减轻患者痛苦。

· 方案 4：羟基脲、红细胞生成素并配合补铁，可显著提高 HbF 水平，减少栓塞危象和输血量。

· 方案 5：基因替代治疗通过载入正常的基因型，产生正常基因型，以替代异常基因型的表达，可达到治愈。

【说　明】

（1）若发生梗死危象、溶血危象或其他严重情况，可进行换血疗法，输注洗涤红细胞并补充右旋糖酐 40。

（2）切脾对本病无明显疗效。

（3）本病预后不佳，且缺乏有效治疗方法，应注重预防，提倡婚前检查。

（李敏燕　田华）

第十九节　白细胞减少和粒细胞缺乏症

【治疗方案】

· 方案 1：病因治疗：继发者应积极治疗原发病，并停止接触可疑药物或其他致病因素。

· **方案 2**：感染防治：①轻度减少者（$\geqslant 1.0 \times 10^9$/L）一般不需特殊的预防措施，积极处理原发病。②中度减少者 [（0.5~1.0）$\times 10^9$/L)] 感染风险增加，注意预防，减少出入公共场所，保持卫生。③粒细胞缺乏者（$< 0.5 \times 10^9$/L）感染风险极大，应采取无菌隔离（消毒）措施；感染者应行病原学检查，在致病菌尚未明确之前行经验性抗菌治疗，待病原学和药敏结果出来后再调整治疗方案；3~5 天治疗若无效，可加用抗真菌药物治疗。

· **方案 3**：促进粒细胞生成：①促进粒细胞增殖和释放，包括重组人粒细胞集落刺激因子（rhG-CSF）和重组人粒细胞－巨噬细胞集落刺激因子（rhGM-CSF）两种。rhG-CSF 比rhGM-CSF 作用快而强。常规剂量 2~10 μg/（kg·d），皮下注射。② B 族维生素（维生素B_4、B_6）、鲨肝醇等，但疗效不确切。

· **方案 4**：免疫抑制剂：免疫因素引起的白细胞减少，可给予糖皮质激素治疗。

【说　明】

（1）粒细胞缺乏患者极易发生感染，抵抗力较差，死亡率高，故有条件者，可入住层流病房，采取隔离措施。

（2）重组人粒细胞集落刺激因子常见副作用有肌肉骨骼疼痛、皮疹及发热等。

（李敏燕　田华）

第二十节　传染性单核细胞增多症

【治疗方案】

无特殊治疗方法，大多属于自限性疾病。

· **方案 1**：对症及支持治疗：甲硝唑治疗咽喉炎、物理降温等。

· **方案 2**：糖皮质激素：对于有明显的发热、淋巴结肿大及溶血和免疫性血小板减少等并发症患者，可考虑给予糖皮质激素。

· **方案 3**：抗病毒治疗：阿昔洛韦 30 mg/（kg·d），连用 7 天，对病毒性咽喉炎、发热、扁桃体水肿有一定效果。抗病毒治疗不能消除 B 淋巴细胞内及咽喉部上皮细胞内的 EB 病毒。

【说　明】

（1）本病抗生素治疗无价值。

（2）应注意防范激素副作用。

（郭秋霞）

第二十一节　脾功能亢进

【治疗方案】

· **方案 1**：积极治疗原发病：对于继发性脾亢者，首先治疗原发病，原发病好转后，部分患者脾亢也会改善，在脾亢无改善且原发病允许的情况下，可采取脾切除或脾部分栓塞术，以脾切除术最常用。

· **方案 2**：原发性脾亢：可采用脾区放射治疗、脾部分栓塞术或脾切除术。脾切除指征：脾大造成明显的压迫症状；严重溶血性贫血；显著血小板减少引起出血；粒细胞极度减少并有反复感染。

【说　明】

脾切除并发症：①手术并发症。②术后反复感染。③术后血栓性并发症。④遗留副脾。

（张帆）

第二十二节　嗜酸性粒细胞增多症

【治疗方案】

· **方案 1**：紧急处理：当有严重或致命性器官受累时，特别是心脏和肺，应进行紧急处理。首选静注甲泼尼龙 1 mg/（kg·d）或口服泼尼松 0.5~1.0 mg/（kg·d）。如果嗜酸粒细胞极度增多，应同时给予别嘌呤醇。1~2 周后逐渐缓慢减量，2~3 个月减量至最少维持剂量。

· **方案 2**：原发 HE 治疗。FIP1L1-PDGFRA（+）患者（包括急性白血病）：首选伊马替尼，起始剂量为每日 100 mg，如疗效不佳，可加大剂量至每日 400 mg，直至达完全临床、血液学和分子生物学缓解。

· **方案 3**：特发 HE 的治疗：一线治疗首选泼尼松 1 mg/（kg·d）口服，1~2 周后逐渐缓慢减量，2~3 个月减量至最少维持剂量。若减量过程中病情反复，至少应恢复至减量前用药量。完全和部分缓解率为 65%~85%。

· **方案 4**：造血干细胞移植。FGFR1 重排（+）、CEL-NOS、难治性或对治疗药物不能耐受的意义未定的特发性 HE 患者，如果有合适供者且患者一般状况允许，应考虑造血干细胞移植。

【说　明】

（1）嗜酸粒细胞增多症治疗的目的是降低嗜酸粒细胞计数和减少嗜酸粒细胞介导的器官功能受损。

（2）对于 FIP1L1-PDGFRA（+）患者（包括急性白血病），维持治疗尚无共识，可继续维持原剂量，或改为隔日 1 次或每周 1 次给药，以维持临床完全缓解及嗜酸粒细胞绝对计数在正常范围。

（王吉刚）

第二十三节　溶酶体贮积症戈谢病（Gaucher 病）

【治疗方案】

· **方案 1**：对症治疗。支持、营养、输血或输红细胞，对 Ⅱ 型患者给予止痛及解痉。

- **方案 2**：酶替代治疗。
- **方案 3**：其他治疗。脱氧野尻霉素应用于成人轻症戈谢病患者。

（王吉刚）

第二十四节　类白血病反应

【治疗方案】

主要是进行原发病因的治疗，原发病祛除后血象随之恢复。

（王吉刚　郭秋霞）

第二十五节　噬血细胞综合征

【治疗方案】

- **方案 1**：对症支持治疗。病情危重，加强对症支持治疗，合理处理出血、感染和多脏器功能衰竭等并发症。
- **方案 2**：原发性嗜血细胞综合征。尽早治疗，有条件者可行造血干细胞移植。给予糖皮质激素、依托泊苷和环孢素治疗，抑制淋巴细胞和巨噬细胞活化、控制细胞因子风暴和高炎症反应。
- **方案 3**：继发性嗜血细胞综合征。积极治疗原发病，在治疗基础疾病的基础上酌情使用糖皮质激素、依托泊苷和环孢素治疗。
- **方案 4**：挽救治疗。对于治疗效果不佳的患者应尽早采用更为强烈的治疗方案。
- **方案 5**：造血干细胞移植的适应证包括：原发性嗜血细胞综合证；NK 细胞活性持续降低；虽无明确阳性家族史或基因突变，但诱导治疗 8 周仍未缓解；停药后复发者。

【说　明】

（1）嗜血细胞综合征如不及时治疗生存时间不超过 2 个月。

（2）通过穿孔素素 CD107a 等蛋白的检测能快速准确鉴别原发性和继发性嗜血细胞综合征。

（王吉刚）

第二十六节　肥大细胞增生症

肥大细胞增生症（Mastocytosis）是由于肥大细胞的克隆性、肿瘤性增殖，积聚在一个或多个器官系统内，其特征为异常肥大细胞呈多灶性紧密集簇或黏附性聚集 / 浸润。

【说　明】

（1）肥大细胞增生症亚型的鉴别主要依据病损的分布与临床表现。

（2）肥大细胞增生症异质性明显，从可以自发消退的皮肤病变到伴有多脏器衰竭和短暂生存期的高度侵袭性肿瘤。

（李敏燕）

第二十七节　骨髓增生异常综合征

【治疗方案】

·**方案 1**：支持治疗：提升患者生活质量。

（1）成分输血：一般血红蛋白 < 60g/L 或伴有明显的贫血症状时，可给予红细胞输注；血小板 < 10×10⁹/L 或有活动性出血时，应给予血小板输注。

（2）造血生长因子：G-CSF/GM-CSF，推荐用于中性粒细胞缺乏且伴有反复或持续性感染的 MDS 患者。输血依赖的较低危组 MDS 患者可采用 EPO 联合 GCS-F 治疗。

（3）去铁治疗：对于长期输血致铁超负荷者应行去铁治疗。常用的去铁药物有去铁胺和地拉罗司等。

·**方案 2**：免疫调节剂治疗：包括沙利度胺和来那度胺，部分患者可改善输血依赖。对于伴有 del（5q）其他异常（除 -7/7q- 外）的较低危组 MDS 患者，应用来那度胺可使部分患者减轻输血依赖并获得细胞遗传学缓解，延长生存。对于不伴有 del（5q）的较低危组患者，如存在输血依赖且对细胞因子治疗效果不佳，也可用来那度胺治疗。来那度胺常用剂量每日 10 mg，连用 21 天，每 28 天为 1 疗程。

·**方案 3**：免疫抑制剂治疗：包括抗胸腺细胞球蛋白（ATG）和环孢素 A。适应证：较低危组患者，骨髓原始细胞比例 < 5% 或骨髓增生低下、正常核型或单纯 + 8、存在输血依赖、HLA-DR15 阳性或存在 PNH 克隆。

·**方案 4**：去甲基化治疗：常用的药物有阿扎胞苷和地西他滨。对于高危组患者，可降低向 AML 转化的风险，改善生存。对于低危组患者，如出现粒细胞减少和（或）血小板减少，去甲基化治疗可改善血细胞减少。阿扎胞苷 75 mg/（m²·d），连用 7 天，皮下注射，28 天为 1 个疗程。地西他滨 20 mg/（m²·d），连用 5 天，4 周为 1 个疗程。推荐患者接受治疗 4~6 个疗程后评估治疗反应，有效患者可持续使用。

·**方案 5**：联合化疗：较高危组尤其是原始细胞比例增高的患者预后较差，化疗是选择非造血干细胞移植（HSCT）患者的治疗方式之一。可采取 AML 标准 3+7 诱导方案或预激方案。老年或身体机能较差的患者对预激方案的耐受性优于常规 AML 化疗方案。预激方案也可与去甲基化药物联合。

·**方案 6**：异基因造血干细胞移植（allo-HSCT）：是目前唯一能根治 MDS 的方法，造血干细胞来源包括同胞全相合供者、非血缘供者和单倍型相合血缘供者。适应证为：①年龄 < 65 岁、较高危组 MDS 患者。②年龄 < 65 岁、伴有严重血细胞减少、经其他治疗无效或伴有不良预后遗传学异常（如 -7、3q26 重排、*TP53* 基因突变、复杂核型、单体核型）的较

低危组患者。

·**方案 7**：雄激素等药物。

【说　明】

（1）MDS 患者化疗后骨髓抑制期相对较长，感染风险极大，容易出现严重感染，故要注意加强支持治疗和隔离保护措施。

（2）MDS 患者如原始细胞 ≥ 5%，在移植前可应用化疗或去甲基化药物治疗或二者联合治疗，但不应耽误移植时机。

（王吉刚）

第二十八节　白血病

一、急性髓细胞白血病

【治疗方案】

所有 AML 患者均建议首选参见临床研究，一经确诊后应尽快开始治疗。

·**方案 1**：诱导缓解治疗。最常用化疗方案为 3+7 方案，如 IA 或 DA 方案等，标准剂量阿糖胞苷 100~200 mg/（m^2·d）× 7 天联合去甲氧柔红霉素 12 mg/（m^2·d）× 3 天或柔红霉素 60~90 mg/（m^2·d）× 3 天，根据病情酌情调整剂量。

·**方案 2**：缓解后治疗。预后良好组首选大剂量阿糖胞苷化疗，3~4 个疗程，单药应用。预后中等组在寻找供者期间行 1~2 个疗程以中大剂量阿糖胞苷为基础的化疗后行 auto-HSCT。预后不良患者应尽早行 allo-HSCT。

·**方案 3**：复发 / 难治的 AML。无交叉耐药的化疗方案；中大剂量的阿糖胞苷组成的联合化疗方案；HSCT；临床试验等。再次诱导缓解后应尽快行 allo-HSCT。

·**方案 4**：

支持治疗。

紧急处理高白细胞血症、防治感染、成分输血、防治高尿酸血症及维持营养平衡等。

【说　明】

（1）部分 AML 可伴有粒细胞肉瘤，以眼眶部位最常见。

（2）大剂量阿糖胞苷化疗最严重的并发症是小脑共济失调，发现后应立即停药。

二、急性早幼粒细胞白血病

【治疗方案】

·**方案 1**：中低危患者：首选全反式维甲酸联合砷剂治疗，砷剂不耐受或无砷剂药品时可以加用其他化疗方案。

（1）诱导治疗：口服全反式维甲酸 25 mg/（m^2·d）同时联合静滴亚砷酸 0.16 mg/（kg·d）或口服复方黄黛片 60 mg/（kg·d）直到完全缓解（CR）。如治疗前 WBC 为（4~10）× 10^9/L，予以羟基脲 1.0 g，每日 3 次，口服，应用时间根据血常规调整；WBC < 4×10^9/L，待治疗中 WBC > 4×10^9/L 时给予羟基脲治疗，治疗中 WBC > 10×10^9/L 时，不推荐白细胞分离术，可加用蒽环类药物控制白细胞。

（2）巩固治疗：口服全反式维甲酸 25 mg/（$m^2 \cdot d$），服用 2 周，停用 2 周，为 1 个疗程，共 7 个疗程。静滴亚砷酸 0.16 mg/（kg·d）或口服复方黄黛片 60 mg/（kg·d），治疗 4 周，停用 4 周，为 1 个疗程，共 4 个疗程。总计约 7 个月。

（3）维持治疗：第 1 个月口服全反式维甲酸 25 mg/（$m^2 \cdot d$），服用 2 周，停用 2 周，第 2 个月和第 3 个月静滴亚砷酸 0.16 mg/（kg·d）或口服复方黄黛片 60 mg/（kg·d），治疗 2 周，停用 2 周。每 3 个月为 1 周期，完成 3 个周期，共计约 9 个月。

·**方案 2**：高危患者：全反式维甲酸、砷剂联合化疗诱导、化疗巩固及维持治疗。

（1）诱导治疗：口服全反式维甲酸 25 mg/（$m^2 \cdot d$）同时联合静滴亚砷酸 0.16 mg/（kg·d）或口服复方黄黛片 60 mg/（kg·d）直到 CR；柔红霉素 45 mg/（$m^2 \cdot d$）或去甲氧柔红霉素 8 mg/（$m^2 \cdot d$），第 1~3 天。

（2）巩固治疗：HA 方案：高三尖杉酯碱 2 mg/（$m^2 \cdot d$），第 1~7 天；阿糖胞苷 100 mg/（$m^2 \cdot d$），第 1~5 天。MA 方案：米托蒽醌 6~8 mg/（$m^2 \cdot d$），第 1~3 天；阿糖胞苷 100 mg/（$m^2 \cdot d$），第 1~5 天。DA 方案：柔红霉素 45 mg/（$m^2 \cdot d$），第 1~3 天；阿糖胞苷 100 mg/（$m^2 \cdot d$），第 1~5 天。IA 方案：去甲氧柔红霉素 8 mg/（$m^2 \cdot d$），第 1~3 天；阿糖胞苷 100 mg/（$m^2 \cdot d$），第 1~5 天。

若第 3 次巩固化疗后未达到分子学转阴，可加用去甲氧柔红霉素 8 mg/（$m^2 \cdot d$），第 1~3 天和阿糖胞苷 1.0 g/m^2，每 12h 1 次，必须达到分子学转阴后方可开始维持治疗。

（3）维持治疗：第 1 个月：口服全反式维甲酸 25 mg/（$m^2 \cdot d$），服用 2 周，停用 2 周，第 2 个月和第 3 个月静滴亚砷酸 0.16 mg/（kg·d）或口服复方黄黛片 60 mg/（kg·d），治疗 2 周，停用 2 周。每 3 个月为 1 周期，完成 8 个周期，共计约 2 年。

·**方案 3**：首次复发 APL 患者。

一般采用全反式维甲酸、亚砷酸及蒽环类药物进行再次诱导，再次诱导缓解 PML-RARα 融合基因阴性者行自体造血干细胞移植，不适合移植患者可行亚砷酸巩固治疗 6 个疗程，再次诱导缓解 PML-RARα 融合基因阳性或再次诱导未缓解者可进入临床研究或行异基因造血干细胞移植。

·**方案 4**：APL 分化综合征。通常发生于初诊或复发患者，WBC > 10×10^9/L 时并持续增长者，应考虑停用全反式维甲酸或亚砷酸或者减量，并密切关注体液容量负荷和肺功能状态，尽早给予地塞米松治疗。

【**说　明**】

（1）APL 虽能治愈，但临床表现凶险，早期死亡率较高，治疗过程中易发生出血和栓塞。

（2）低中危 APL 患者，建议预防性鞘内注射预防中枢神经系统白血病；高危 APL 或复发患者，因发生中枢性白血病的风险增加，应进行 2 次以上预防性鞘内治疗。

（3）在整个治疗期间，临床凝血功能障碍者和出血症状严重者可给予对症支持治疗，每日应监测 DIC 相关指标直至凝血功能正常，对于有高凝及血栓形成的患者可应用抗凝药物，并定期监测患者肝肾功及肺功能，预防损害的发生。

（4）APL 诱导治疗期间不主张应用 G-CSF。

三、急性淋巴细胞白血病

【治疗方案】

一经确诊应尽快开始治疗。

·**方案 1**：诱导缓解治疗。推荐采用长春新碱、柔红霉素及地塞米松（VDP）方案联合环磷酰胺（CTX）和左旋门冬酰胺酶（L-Asp）或培门冬酶组成的 VDCLP 方案，也可以采用 Hyper-CVAD 方案治疗。

·**方案 2**：强化巩固治疗。为减少复发、提高生存率，诱导治疗结束后应尽快开始巩固强化治疗，此期间不要有过长的间歇期。

·**方案 3**：维持治疗。6- 巯嘌呤（6-MP）60~75 mg/m^2，每日 1 次，MTX 15~20 mg/m^2，每周 1 次，6-MP 晚上用药效果较好。ALL 的维持治疗既可以在完成巩固强化治疗之后单独连续进行，也可与强化巩固方案交替序贯进行。未移植患者，CR 后维持治疗应持续至少 2 年。

·**方案 4**：异基因造血干细胞移植。适用于复发难治 ALL、CR2 期 ALL 及 CR1 期高危 ALL（高白细胞血症，Ph+，巩固维持治疗期间 MRD 持续阳性等）

·**方案 5**：支持治疗。紧急处理高白细胞血症、防止感染、成分输血、防治高尿酸血症肾病及维持营养平衡。

【说　明】

（1）应尽早开始鞘内注射预防中枢神经系统白血病。

（2）Ph+ALL 患者诱导缓解治疗时可联用伊马替尼靶向治疗，提高患者 CR 率，直至维持治疗结束。

（3）左旋门冬酰胺酶可以提高患者的无病生存率，但副作用有急性胰腺炎、纤维蛋白原降低及过敏反应等，注意清淡饮食，治疗期间检测相关指标。

四、慢性淋巴细胞白血病

【治疗方案】

不是所有 CLL 患者都需要立即治疗，不需要治疗的患者可定期观察。

·**方案 1**：化学治疗。氟达拉滨：年轻身体状态良好患者建议选择一线含氟达拉滨的化疗方案，尤其对于无 del（17p）/TP53 基因突变的患者，首选氟达拉滨 + 环磷酰胺 ± 利妥昔单抗。苯丁酸氮芥多用于年龄较大，体质较差或有并发症的患者，首选苯丁酸氮芥 ± 利妥昔单抗，伴有 del（17p）/TP53 基因突变的患者首选临床试验或伊布替尼。糖皮质激素：对免疫性血细胞减少有效，且大剂量甲泼尼龙对于难治性的 CLL（17p 缺失患者）有较高的治疗反应性。

·**方案2**：免疫治疗。利妥昔单抗是抗CD20的特异性抗体，对于表达CD20的CLL有明显作用，同时利妥昔单抗联合化疗有协同抗肿瘤效应，提高患者反应率。

·**方案3**：分子靶向治疗。BTK通路抑制剂伊布替尼已应用于CLL一线和挽救治疗，治疗反应率可达到90%，且副作用较少。

·**方案4**：异基因造血干细胞移植。auto-HSCT有可能改善患者的无进展生存（PFS），但并不延长总生存（OS）期，不推荐采用。适应证：①一线治疗难治或持续缓解时间＜2~3年的复发患者或伴del（17p）/*TP53*基因突变CLL患者。②Richter转化患者。

【说　明】

（1）CLL是进展缓慢的成熟B淋巴细胞增殖性肿瘤，出现大量的克隆性B淋巴细胞，患者多死于骨髓衰竭导致的严重感染及出血。

（2）肿瘤溶解综合征发生风险较高的患者，应进行充足的水化碱化，并密切监测患者相关血液指标。

五、慢性髓系白血病

【治疗方案】

·**方案1**：酪氨酸激酶抑制剂（TKI）。慢性期患者首选治疗为TKI治疗，首选伊马替尼400mg，每日1次或尼洛替尼300mg，每日2次。监测患者治疗过程中药物耐受性，一线TKI耐受不佳的患者应及时更换TKI，第二代TKI治疗失败的患者可考虑行allo-HSCT。

·**方案2**：干扰素。现适用于慢性期患者，无法应用TKI或无法坚持长期使用TKI或不耐受TKI且不适合allo-HSCT。常用剂量300万~500万U/（m²·d），皮下或肌注，1周连用3~7次。

·**方案3**：异基因造血干细胞移植（allo-HSCT）。不作为慢性期一线治疗选择，只适用于移植风险低、对TKI耐药、不耐受以及疾病处于加速期及急变期的患者，进展期患者缓解后应尽快行allo-HSCT。

·**方案4**：羟基脲。高白细胞瘀滞时的降细胞处理。

【说　明】

监测早期的分子学反应，特别是TKI治疗3个月的BCR-ABL融合基因水平。

（郭秋霞）

第二十九节　淋巴瘤

一、霍奇金淋巴瘤

【治疗方案】

主要采用化疗加放疗的综合治疗，首选ABVD方案化疗。

· **方案 1**：结节性淋巴细胞为主型。多为ⅠA期，预后多良好。ⅠA期可单纯淋巴结切除等待观察或累及野照射 20~30 Gy，Ⅱ期以上同早期 HL 治疗。

· **方案 2**：早期治疗（Ⅰ、Ⅱ期）。给予 ABVD 方案化疗。预后良好组 2~4 疗程 ABVD+受累野放疗 30~40 Gy；预后差组 4~6 疗程 ABVD+ 受累野放疗 30~40 Gy。

· **方案 3**：晚期治疗（Ⅲ和Ⅳ期）。6~8 疗程 ABVD 方案化疗，有大肿块或化疗后有肿瘤残留可做放疗。进展或复发患者可给予挽救性的高剂量化疗及造血干细胞移植。

· **方案 4**：复发难治性 HL。常规化疗缓解后复发可行二线化疗或高剂量化疗及自体造血干细胞移植。免疫疗法 PD-1 可用于治疗复发性或难治性经典型 HL。

【说　明】

（1）HL 治愈率较高，一般从原发部位向邻近淋巴结依次转移，是第一种用化疗能治愈的恶性肿瘤。

（2）淋巴瘤化疗较为敏感，应注意化疗后肿瘤溶解综合征的发生。

（3）PET-CT 的应用在霍奇金淋巴瘤和弥漫大 B 细胞淋巴瘤中的循证医学证据充分，故在这两种类型的淋巴瘤中作为Ⅰ级专家推荐。

二、非霍奇金淋巴瘤

【治疗方案】

· **方案 1**：以化疗为主的化、放疗结合的综合治疗。惰性淋巴瘤：发展较慢，化、放疗有效，但不易缓解。Ⅰ、Ⅱ期治疗后存活可达 10 年，主张观察和等待的姑息治疗原则。Ⅲ、Ⅳ期患者化疗后虽有复发，中位生存时间也可达 10 年，联合化疗可用 COP 或 CHOP 方案，不能控制者可试用 FC 方案。

侵袭性淋巴瘤：以化疗为主，有残留肿块、局部巨大肿块、中枢神经系统累及者，可行局部放疗作为化疗的补充。CHOP 方案为侵袭性 NHL 的标准治疗方案，2~3 周为 1 个疗程，4 个疗程不缓解，需调整治疗方案。R-CHOP 方案可获得更好的疗效，是弥漫大 B 细胞性淋巴瘤的经典治疗方案。

· **方案 2**：生物治疗。单克隆抗体：NHL 大部分为 B 细胞性，90% 患者表达 CD20，CD20 阳性的 B 细胞淋巴瘤均可用利妥昔单抗治疗，可提高完全缓解率和无病生存时间，同时移植前应用利妥昔单抗可以提高移植疗效。干扰素：对蕈样肉芽肿有部分缓解作用。抗 Hp 药物：胃淋巴瘤经抗 Hp 治疗后部分患者症状改善。CAR-T 细胞免疫治疗：嵌合抗原受体 T 细胞免疫疗法治疗复发难治性 B 细胞淋巴瘤有效。

· **方案 3**：造血干细胞移植。55 岁以下、重要脏器功能正常、缓解期短，难治易复发的侵袭性淋巴瘤、4 个 CHOP 方案能使淋巴结缩小超过 3/4 者，可行大剂量化疗后进行自体或异基因造血干细胞移植。

【说　明】

（1）对怀疑有病变的淋巴结或结外病灶实施切除或切取活检是明确诊断的最佳途径。

（2）在弥漫大 B 细胞性淋巴瘤中，原发睾丸者化疗后应行对侧睾丸预防性放疗。

（3）自体外周血造血干细胞移植用于淋巴瘤治疗时，移植物受淋巴瘤细胞污染较小，造血功能恢复快，并适用于骨髓受累或经过盆腔照射的患者。

（4）血管免疫母细胞性 T 细胞淋巴瘤及 Burkitt 淋巴瘤进展较快，应采用强烈的化疗方案并应尽早治疗。

（李敏燕　田华）

第三十节　多发性骨髓瘤

【治疗方案】

·**方案 1**：新诊断 MM。

（1）无症状骨髓瘤：暂不推荐治疗。

（2）孤立性浆细胞瘤的治疗：首选对受累野进行放疗，如有必要则行手术治疗。疾病进展到 MM，按照 MM 治疗原则治疗。

（3）MM 有 CRAB 或 SLiM 表现需启动治疗：年龄 ≤ 65 岁且体能状态好，或者年龄＞65 岁且全身体能状态评分良好，经过有效的诱导治疗后应将自体造血干细胞移植作为首选。诱导治疗多以蛋白酶体抑制剂联合免疫调节剂及地塞米松三药联合方案治疗为主，可选择的诱导治疗方案有硼替佐米 / 地塞米松（BD）；来那度胺 / 地塞米松（RD）；来那度胺 / 硼替佐米 / 地塞米松（RVD）；硼替佐米 / 阿霉素 / 地塞米松（PAD）；硼替佐米 / 环磷酰胺 / 地塞米松（BCD）；硼替佐米 / 沙利多胺 / 地塞米松（BTD）；沙利度胺 / 阿霉素 / 地塞米松（TAD）；沙利度胺 / 环磷酰胺 / 地塞米松（TCD）等。

（4）自体造血干细胞移植：动员方案可以选用环磷酰胺联合粒细胞集落刺激因子或 CXCR4 拮抗剂，预处理方案选择马法兰 140~200 mg/m^2，输注 CD34+ 细胞数至少应达到 2×10^6/kg，对于高危患者可以在第 1 次移植后 6 个月内行第二次移植。

（5）不适合自体移植的患者：除以上诱导方案外，还可以选择马法兰 / 醋酸泼尼松 / 硼替佐米（VMP）；马法兰 / 醋酸泼尼松 / 沙利多胺（MPT）；马法兰 / 醋酸泼尼松 / 来那度胺（MPR）。如果诱导治疗有效，建议使用有效方案至最大疗程，随后维持治疗。

（6）维持治疗：可选择来那度胺、硼替佐米、伊沙佐米及沙利度胺等。对于高危患者建议使用含蛋白酶体抑制剂的方案维持治疗 2 年及以上。高危患者建议两药联用，不可单独使用沙利度胺。

·**方案 2**：复发患者。首先推荐进入临床试验；使用以前有效化疗方案再治疗；条件合适者进行造血干细胞移植。

·**方案 3**：原发耐药患者。符合临床试验者，进入临床试验；换用未用过的新方案，如能获得 PR 及以上疗效，条件合适者应尽快行 ASCT。

·**方案 4**：支持治疗。骨病治疗：口服或静脉使用双膦酸盐治疗，双膦酸盐适合所有有症状的 MM 患者，使用前后监测肾功能。根据肾功能调整药物剂量，且使用前应进行口腔检查。低剂量放疗可用作药物不能控制的疼痛、也可预防即将发生的病理性骨折或脊髓压迫。

高钙血症：水化，利尿，如患者尿量正常，可补液每日 2000~3000 mL，保持尿量＞1500 mL/d，还可以应用糖皮质激素、降钙素。

肾功能不全：水化、碱化、利尿，避免使用肾毒性药物，避免使用静脉造影剂，定期监测肾功能，必要时行透析治疗。

贫血：可加用促红细胞生成素治疗，但需注意对血压及血液高凝状态的影响，同时注意补充造血原料。

感染：反复发生感染或威胁患者生命，可考虑行免疫球蛋白输注；若使用大剂量地塞米松治疗，应预防卡氏肺孢子菌肺炎和真菌感染。

凝血 / 血栓：对接受以免疫调节剂为基础方案治疗患者，可给予预防性的抗血栓或抗凝治疗。

高黏滞血症：可血浆置换。

【说　明】

（1）计划行造血干细胞移植的患者，选择诱导药物治疗时需考虑对造血干细胞的损害，来那度胺的疗程数应 ≤ 4 个疗程，并尽量避免使用烷化剂，以免对造血干细胞移植产生不利影响。

（2）硼替佐米皮下注射相较静脉应用可进一步减少周围神经病变的发生率。

（3）达雷妥尤单抗是指南新增加的治疗药物，可提高诱导治疗疗效，但它可以和红细胞表面 CD38 结合，干扰输血相容性检测，因此使用之前需要进行血型鉴定和抗体筛查。

（4）使用蛋白酶体抑制剂、达雷妥尤单抗的患者需要预防带状疱疹。

（王吉刚）

第三十一节　POEMS 综合征

【治疗方案】

·**方案 1**：抗浆细胞治疗。常用的抗浆细胞治疗包括 auto-HSCT、美法仑联合地塞米松（MD 方案）、来那度胺联合地塞米松（RD 方案）、硼替佐米联合地塞米松（BD 方案）。

·**方案 2**：支持治疗。注意休息，若有体液潴留要低盐饮食；糖尿病患者要控制饮食，适当进行药物或胰岛素治疗；各种激素缺乏者可给予激素替代治疗；若神经病变导致四肢无力，可以进行物理治疗和适当功能锻炼。

·**方案 3**：局部治疗。孤立性硬化性骨质破坏或浆细胞瘤病灶，手术切除或放射治疗，或者两者联合治疗可明显缓解症状，约 50% 患者症状可获得改善，少数可以治愈。

【说　明】

（1）POEMS 综合征容易误诊，首诊科室多为神经内科、肾内科或消化科。

（2）患者的神经病变改善相对比较缓慢，一般在治疗6个月后才会起效，在24个月左右达到平台期。

（王吉刚　吴泽来）

第三十二节　原发性轻链型淀粉样变

【治疗方案】

· **方案1**：外周血自体造血干细胞移植（ASCT）。

· **方案2**：基于硼替佐米的化疗方案（VD方案、VCD方案、VMD方案等）。推荐每周1次硼替佐米的剂量为 1.3 mg/m^2，可以是静脉用药或皮下注射。对于全身水肿的患者，不推荐皮下注射。地塞米松的剂量一般是每疗程160 mg，但对于高危或极高危患者，地塞米松可减量为每疗程40~80 mg。

· **方案3**：基于马法兰的化疗方案：马法兰剂量推荐为 $0.18\text{~}0.22 \text{ mg/（kg·d）}$ 第1~4天，或 $8\text{~}10 \text{ mg/（m}^2\text{·d）}$ 第1~4天；地塞米松 $20\text{~}40 \text{ mg/（kg·d）}$，第1~4天。

· **方案4**：基于免疫调控剂的化疗方案。沙利度胺和来那度胺都可以用于pAL的治疗，可以联用地塞米松，或者联用环磷酰胺和地塞米松。对于血清白蛋白 < 25 g/L 的pAL患者，应当在严格预防性抗凝的基础上，谨慎地使用免疫调控剂。

· **方案5**：支持治疗。

（1）对于合并心功能不全的患者，应严格限制水和钠的摄入，监测出入量和体重。

（2）终末期肾功能衰竭患者可以采用透析治疗。

（3）对于伴有凝血因子X缺乏的出血性疾病的患者，可以输注凝血因子复合物、冷沉淀或新鲜血浆支持。

（4）对于胃肠道症状明显，不能正常进食的营养不良患者，可以进行全胃肠外营养支持。

复发难治性pAL患者的治疗：无标准治疗方案，建议参加临床试验。

【说　明】

（1）现阶段的pAL治疗目标是高质量的血液学缓解，即达到非常好的部分缓解（VGPR）及以上的血液学缓解。器官缓解往往发生在获得血液学缓解后的3~12个月。

（2）对于完成治疗后的患者，建议至少每3个月随访1次。

（王吉刚　郭秋霞）

第三十三节　朗格汉斯细胞组织细胞增多症

【治疗方案】

· **方案1**：骨和皮肤病变的治疗。病灶内注射皮质激素作为局部治疗或全身辅助治疗已收到良好效果；补充骨脂素加紫外线A的光疗对皮肤病变有好的疗效。

·**方案2**：全身疾病的治疗。全身弥漫性 LCH 患者应优先考虑全身化疗。

（吴泽来）

第三十四节　重链病

一、α 重链病

【治疗方案】

对于无淋巴瘤证据患者，首先试用抗生素治疗，如四环素每日 2 g，也可用氨苄西林或甲硝唑；若 3 个月内不见效果或患者已经有免疫增殖性小肠病或伴有淋巴瘤时，应采用化疗。

二、γ 重链病

【治疗方案】

·**方案1**：无症状的患者随诊观察。

·**方案2**：出现症状的患者可用环磷酰胺、长春新碱、泼尼松联合化疗，或给予美法仑和泼尼松治疗，常可获得疗效。

·**方案3**：若咽部 Waldeyer 环受侵犯时，可加用局部放射治疗。

·**方案4**：当存在自身免疫性疾病，给予相应治疗。

三、μ 重链病

【治疗方案】

疾病本身无特殊治疗，治疗应针对伴发的淋巴增殖性疾病（慢性淋巴细胞白血病、淋巴瘤等）；患者预后也取决于所伴发的淋巴细胞增生性疾病类型及对治疗的反应。

（王吉刚）

第三十五节　特发性多中心型 Castleman 病

【治疗方案】

·**方案1**：IL-6 靶向治疗。即抗 IL-6 的司妥昔单抗及抗 IL-6 受体的托珠单抗。

·**方案2**：糖皮质激素治疗。大剂量的糖皮质激素可抑制 iMCD 患者的高炎症、高细胞因子状态。

·**方案3**：传统化疗（含或不含利妥昔单抗）。重型患者常用化疗方案 R-CHOP（利妥昔单抗、环磷酰胺、多柔比星、长春新碱、泼尼松）、CVAD（环磷酰胺、长春新碱、阿霉素、地塞米松）、CVP（环磷酰胺、长春新碱、泼尼松）、VDT-ACE-R（硼替佐米、地塞米松、沙利度胺、多柔比星、环磷酰胺、依托泊苷、利妥昔单抗）、含依托泊苷/环磷酰胺的方案等。

·**方案4**：免疫调节治疗。包括沙利度胺、环孢素 A、西罗莫司、来那度胺、硼替佐米、

白细胞介素 -1 受体拮抗剂（阿那白滞素）、维甲酸衍生物、干扰素 α 等。

【说　明】

由于糖皮质激素单药治疗的长期缓解率低、复发率高、治疗失败率高，因此不推荐糖皮质激素单药治 iMCD。

（李敏燕）

第三十六节　淋巴浆细胞淋巴瘤／华氏巨球蛋白血症

【治疗方案】

·方案 1：苯丁酸氮芥（瘤可燃）常用剂量 6~8 mg/（m^2·d），联合泼尼松 40 mg/（m^2·d），10 天为一疗程，休疗 2~3 周。可重复使用。有效率为 70% 左右。多次使用时应注意发生耐药和骨髓抑制。氟达拉滨 25 mg/（m^2·d）×（3~5）天，联合环磷酰胺 800 mg。d1，有效率可达 90% 左右。4 周为 1 个疗程。可重复使用，但需注意避免严重骨髓抑制及免疫抑制引发的感染。

·方案 2：应用利妥昔单抗 375 mg/（m^2·d），联合氟达拉滨 25 mg/m^2，d1~3，及环磷酰胺 800 mg。d1，4 周为一疗程，总有效率在 90% 以上，而且其中完全缓解率可达 15%~20%。对不能耐受化疗的患者，也可单用抗 CD20 单抗治疗，375 mg/m^2，每周 1 次，连用 4 周为一疗程；有效率为 50%。对晚期或耐药患者，可试用治疗非霍奇金淋巴瘤的联合化疗方案，如 R-CHOP、R-DICE 等。

·方案 3：硼替佐米单药 1.3 mg/m^2，d1、4、8、11 应用，连续 8 周期，可以显著降低血清 IgM 水平，总反应率（ORR）达 85%。硼替佐米联合地塞米松、利妥昔单抗的总有效率可以达到 96%。但 3 级以上的周围神经病发生率达到 30%，大多可逆，带状疱疹的发生率也有增加。

【说　明】

（1）当患者没有临床表现时，即无贫血、出血倾向、高黏滞综合征、肾功能不全或神经系统症状时，不宜进行化疗。

（2）当发生严重高黏滞综合征而引起视力障碍、严重出血倾向或昏迷时，应采取放血法。

（李敏燕　田华）

第三十七节　恶性组织细胞病

【治疗方案】

·方案 1：CHOP：环磷酰胺 750 mg/m^2、阿霉素 50 mg/m^2 和长春新碱 2 mg，第 1 天静注；泼尼松 50 mg/（m^2·d），分次口服，第 1~5 天。

· 方案 2：BCHOP：上述方案加用博来霉素 20 mg/m²，静注，第 1 天。

· 方案 3：BCHOP+HDMTX：BCHOP 方案再加用大剂量甲氨蝶呤，24 h 后给予四氢叶酸钙解救。

· 方案 4：应用米托蒽醌、环磷酰胺、洛莫司汀、长春新碱和泼尼松联合化疗取得较好疗效。

· 方案 5：依托泊苷（VP16）60 mg/m² 与阿糖胞苷 200 mg/m² 静滴，每周 1 次，用 6 周，适用于难治的患者。

【说　明】

（1）本病临床诊断必须十分慎重，确定本病前应认真排除反应性组织细胞增多症、噬血细胞综合征、外周 T 细胞淋巴瘤（包括间变性大细胞淋巴瘤、NK/T 细胞淋巴瘤等）及弥漫性大 B 细胞淋巴瘤。

（2）由于骨髓受累程度不一，病分布不均匀，因此一次骨髓穿刺阴性者，不能排除诊断，反复多部位穿刺可提高诊断的阳性率。

（王吉刚）

第三十八节　慢性粒单核细胞白血病

【治疗方案】

· 方案 1：对症治疗，皮下红细胞生成素改善贫血以及 G-CSF 升高白 细胞预防感染。

· 方案 2：化疗，适用于中高危的患者。

· 方案 3：去甲基化治疗。CMML 本身具有骨髓增生异常综合征和骨髓增殖性肿瘤的相关特征，借鉴骨髓增生异常综合征的治疗，以地西他滨为基础的去甲基化药物是常用的治疗手段。

· 方案 4：异基因造血干细胞移植（allo-HSCT）仍是唯一有可能治愈 CMML 的手段，因此，年纪较轻且有合适供者的 CMML 患者，应首先考虑 allo-HSCT。

【说　明】

（1）所有疑诊 CMML 的患者均应接受骨髓病理活检。

（2）15%~30% 患者可进展为急性白血病，一旦淋巴结增大，可能是向更为急性期转化的信号，外周血和骨髓中原始细胞百分比是重要的预后因素。

（郭秋霞　张帆）

第三十九节　不典型慢性髓系白血病

【治疗方案】

由于该病的发病率低，目前治疗方面还没有统一的共识。

· 方案 1：对症治疗，成分输血以及升白处理等对症治疗。

·方案 2：去甲基化治疗。对于无法进行异基因造血干细胞移植的患者通常接受去甲基化药物。地西他滨的骨髓抑制作用较强。

·方案 3：随着近些年 aCML 患者重现性基因的发现，也开始出现一些针对分子突变的靶向治疗。芦可替尼（JAK 抑制剂）表现出全身症状及脾肿大的显著改善。

·方案 4：异基因造血干细胞移植是根治本病的唯一手段。

【说　明】

（1）慢性粒细胞白血病大多数具有 Ph 染色体和 *BCR/ABL* 融合基因，而不典型慢性髓系白血病细胞没有 Ph 染色体和 *BCR/ABL* 融合基因。

（2）不典型慢性髓系白血病是一种罕见的造血干细胞疾病，具有骨髓增生异常综合征和骨髓增殖性肿瘤的双重特点。

（郭秋霞　吴泽来）

第四十节　幼年型粒单核细胞白血病

【治疗方案】

·方案 1：对症治疗。

·方案 2：化疗，中、小剂量的化疗常被推荐用于减少肿瘤负荷，控制脾脏的日益增大。6- 巯嘌呤、13- 异维甲酸、低剂量的阿糖胞苷常被推荐应用。

·方案 3：靶向治疗，Ras 通路的过度活化是导致 JMML 的重要原因。

·方案 4：脾切除，只有在脾大明显伴有脾功能亢进或血小板输注无效时才考虑脾脏切除。大多数患者可使症状明显改善。

·方案 5：异基因造血干细胞移植是根治本病的唯一手段。

【说　明】

（1）JMML 起源于多能造血干细胞，故可造成红系增生障碍，粒系、单核细胞、巨核细胞异常甚至可能淋巴细胞功能异常，临床表现为贫血、白细胞增多、血小板减少、外周血出现幼稚细胞。

（2）移植前化疗并不能显著改善 JMML 的总体生存率。

（3）极少转化为急性白血病，但是不给予治疗，可以迅速丧失生命。

（郭秋霞　吴泽来）

第四十一节　不能分类的骨髓增殖异常／骨髓增殖性肿瘤

【治疗方案】

MDS/MPN–U 尚无满意的治疗方案。

·方案 1：对症治疗，输血支持治疗。

- **方案 2**：去甲基化治疗。
- **方案 3**：联合化疗，TADA 方案（沙利度胺、三氧化二砷、地塞米松和维生素 C）。
- **方案 4**：异基因造血干细胞移植是根治本病的唯一手段。但要考虑移植物抗宿主病及移植后复发情况，同时患者的经济情况也不容忽视。

【说　明】

（1）MDS/MPN-U 可能是疾病的过渡阶段，可进展为骨髓纤维化或急性髓系白血病，故应密切随诊，注意其演变。

（2）MDS/MPN-U 的发病率低，是一种罕见的疾病实体，多见于老年人。

（3）MDS/MPN-U 的诊断需要综合临床特征和实验室的全面检查，后者包括细胞化学、免疫组化、细胞遗传学和分子生物学检测。

（王吉刚　郭秋霞）

第四十二节　慢性中性粒细胞白血病

【治疗方案】

- **方案 1**：CNL 目前的一线推荐仍主要为降细胞、减轻肿瘤负荷的治疗，所用药物主要包括羟基脲、干扰素 α 等，但疗效不佳，缓解率低。
- **方案 2**：分子靶向药物，在 CNL 中的临床应用，证实 *CSF3R T618I* 突变阳性的患者对 JAK2 抑制剂芦可替尼敏感。证实携带 *CSF3R S783fs* 截断突变患者对达沙替尼敏感。
- **方案 3**：造血干细胞移植是惟一有可能治愈 CNL 的手段。

【说　明】

（1）CNL 具有临床异质性，可与其他血液肿瘤同时存在，并存在向 AML 转化的高风险。以 CSF3R 基因突变为特征的分子诊断标准，有助于 CNL 的鉴别诊断。

（2）CNL 主要的死亡原因是出血（颅内出血）及感染。

（3）干扰素 α 可以迅速降低肿瘤负荷，并可取得较长时间的临床缓解。

（王吉刚　郭秋霞）

第四十三节　毛细胞白血病

【治疗方案】

- **方案 1**：干扰素 α 为 HCL 的首选药物，用法：2×10^6 U/m²，每周 3 次，共 12 个月。
- **方案 2**：核苷类似物，有喷司他丁、克拉屈滨和氟达拉滨。喷司他丁：4 mg/m²，静注隔周一次，共 3~6 个月。克拉屈滨：0.1 mg/（kg·d），共用 1 周，静注。氟达拉滨：30 mg/（m²·d），共用 5 天，1 个月为一疗程。
- **方案 3**：脾切除，对有喷司他丁、克拉屈滨和干扰素 α 无效或巨脾产生压迫症状或脾裂者可考虑。

【说　明】

（1）毛细胞白血病治疗指征：巨脾导致压迫症状；Hb < 100 g/L；PLT < 100 × 10^9/L；WBC > 20 × 10^9/L；中性粒细胞绝对值小于 1.0 × 10^9/L 伴反机会性感染；出现自身免疫并发症；组织毛细胞浸润。

（2）干扰素 α 主要副作用是流感样症状。喷司他丁和克拉屈滨主要副作用为感染及免疫抑制，但克拉屈滨的副作用较轻。

（3）感染是毛细胞白血病患者主要的死亡原因。

（李敏燕　郭秋霞）

第四十四节　幼淋巴细胞白血病

【治疗方案】

· 方案1：烷化剂，有环磷酰胺和苯丁酸氮芥，治疗的有效率20%~30%，持效时间很短。

· 方案2：局部照射，脾区照射和纵隔照射对部分患者有效。有症状的 PLL 患者若不适合联合化疗，脾区照射是最合适的姑息治疗。

· 方案3：脾切除，对放化疗无效者可考虑。

· 方案4：核苷类似物喷司他丁，对 PLL 有效率可达 50%，但持效时间较短。毒副作用包括：恶心，呕吐，感染，一过性肝酶升高及一过性血肌酐水平升高。

· 方案5：干扰素 α 可能有效。

【说　明】

（1）本病预后较差，T-PLL 对治疗的反应更差，中位生存期为 3 年。

（2）对白细胞极高者可行白细胞单采术，防止白细胞瘀滞。

（3）患者贫血，血小板低，避免危险活动，禁止食用菠萝等食物。

（郭秋霞）

第四十五节　大颗粒淋巴细胞白血病

【治疗方案】

部分 T-LGLL 患者不需特殊治疗。

· 方案1：对症治疗，改善中性粒细胞减少，注射造血生长因子。

· 方案2：以环孢素为主的免疫抑制治疗方案。

· 方案3：以环磷酰胺为主的治疗方案，以泼尼松（每日 40~60 mg) 和环磷酰胺（每日 25~100mg) 联用疗效较好。

· 方案4：糖皮质激素治疗。

·方案 5：脾切除。

【说　明】

（1）NK-LGLL 可有中枢神经系统浸润，且骨髓淋巴结浸润多见。

（2）与 T-LGLL 慢性病程相比，NK-LGLL 起病急，以联合化疗为主，预后差。

（王吉刚）

第四十六节　骨髓增殖性肿瘤

一、真性红细胞增多症（PV）

【治疗方案】

治疗目标：预防血栓，延缓疾病进展。

·方案 1：对症处理：减少洗澡次数或避免用过热的水洗澡。阿司匹林和赛庚啶有一定疗效，但抗组胺药物无效。

·方案 2：血栓预防：栓塞是主要死亡原因，确诊患者均应进行血栓预防。首选口服低剂量阿司匹林（每日 100 mg），不能耐受的患者可选用口服潘生丁。

·方案 3：一般来说，开始阶段每 2~4 天静脉放血 400~500 mL，HCT 降至正常或稍高于正常值后延长放血间隔时间，维持红细胞数正常（HCT < 45%）。年龄 < 50 岁且无栓塞病史患者可首选此种治疗方法。

·方案 4：降细胞治疗：对静脉放血不能耐受或需频繁放血、有症状或进行性脾脏肿大、有严重的疾病相关症状、PLT > 1500×10^9 /L 以及进行性白细胞增高亦为降细胞治疗指征。

羟基脲或干扰素 α（IFN-α）为任何年龄 PV 患者降细胞治疗的一线药物。羟基脲起始剂量为 30 mg/（kg·d），口服；IFN-α 用药量为（9~25）× 10^6 U/ 周（分 3 次皮下注射）。

·方案 5：JAK2 抑制剂：芦可替尼，批准用于治疗羟基脲无应答或不耐受的患者。推荐起始剂量为每日 20 mg，在开始治疗的前 4 周不进行剂量调整，每次剂量调整间隔不应少于 2 周，最大剂量不超过每日 50 mg。

【说　明】

（1）HCT>64% 的患者初期放血间隔要缩短，同时体重较低患者每次放血量应酌情减少，合并心血管疾病的患者放血后有诱发血栓形成的可能，应采用少量多次放血原则。

（2）患者放血治疗后红细胞及血小板可能会反跳性升高，注意监测。

（3）芦可替尼最常见的血液学不良反应为 3/4 级的贫血、血小板减少以及中性粒细胞减少。治疗过程中外周血 PLT < 50×10^9 /L 或中性粒细胞绝对值 < 0.5×10^9 /L、HGB < 80 g/L 应停药，停药应在 7~10 天逐渐减停，应避免突然停药。

二、原发性血小板增多症（ET）

【治疗方案】

ET 的治疗目标是预防和治疗血栓并发症。

·**方案 1**：抗血小板及预防血栓：给予小剂量阿司匹林每日 50~100 mg，对阿司匹林不耐受患者可换用氯吡格雷。

·**方案 2**：降细胞处理。羟基脲：血小板＞ $1000 \times 10^9/L$ 时，骨髓抑制剂首选羟基脲，起始剂量为 15 mg/（kg·d），严密监测血常规，可长期间歇用药。对羟基脲不耐受患者可换用二线药物。干扰素：年龄＜ 40 岁患者的首选药物。起始剂量为 300 万 U/m^2，每周 3 次，皮下注射，可用于孕妇。

·**方案 3**：血小板单采术：适用于妊娠、手术前准备患者及骨髓抑制剂无效时，能迅速降低血小板数量。

【说　明】

（1）PLT ＞ $1000 \times 10^9/L$ 的患者服用阿司匹林可增加出血风险，应慎用；PLT ＞ $1500 \times 10^9/L$ 的患者不推荐服用阿司匹林。对阿司匹林不耐受患者可换用氯吡格雷。

（2）服用羟基脲治疗患者（包括男女双方）在受孕前至少应有 3 个月洗脱期，以免对胎儿造成影响。

（3）部分患者在使用干扰素后可出现甲状腺功能减低、抑郁等精神症状，因此在使用干扰素前应进行甲状腺功能检查，仔细询问患者是否有精神病史。

（4）该病进展缓慢，多年可保持良性过程，血栓是影响原发性血小板增对症患者生活质量和降低患者寿命的主要原因；有反复血栓形成者，预后较差。

三、原发性骨髓纤维化（PMF）

【治疗方案】

·**方案 1**：支持治疗：成分输血，贫血患者给予红细胞输注，血小板低患者给予血小板输注。

·**方案 2**：①缩脾和抑制髓外造血：白细胞和血小板明显增多，有显著脾大而骨髓造血障碍不很明显时可用沙利度胺、来那度胺以及羟基脲等。②干扰素：干扰素 α 对有血小板增多的骨髓纤维化疗效较好。③放疗：受累区放射治疗可缓解肝、脾肿大所致的饱胀症状，但症状缓解时间较短（中位时间 3~6 个月）。

·**方案 3**：脾切除术适应证：①脾大引起压迫和（或）脾梗死疼痛难以忍受。②无法控制的溶血和脾相关性血小板减少。③门静脉高压并发食管胃底静脉曲张破裂出血。脾切除术的围术期死亡率为 5%~10%，术后并发症也多见，应慎重考虑。

·**方案 4**：JAK2 抑制剂：芦可替尼可显著改善 PMF 的体质性症状。治疗前 PLT ＞ $200 \times 10^9/L$ 患者推荐起始剂量为 20 mg，每日 2 次；PLT（100~200）$\times 10^9/L$ 患者推荐起始

剂量为 15 mg 每日 2 次；PLT（50~100）×10⁹/L 患者推荐起始剂量为 5 mg 每日 2 次。前 4 周不应增加剂量，调整剂量间隔至少 2 周，最大用量为 25 mg 每日 2 次。

·**方案 5**：异基因造血干细胞移植术：目前唯一可能治愈的方法，但有较高的治疗相关死亡率，需严格掌握适应证。

【说　明】

（1）脾切除手术并发症包括手术部位出血、血栓形成、膈下脓肿、肝脏加速肿大、血小板极度增多等。

（2）芦可替尼最常见的血液学不良反应为 3/4 级的贫血、血小板减少以及中性粒细胞减少。治疗过程中 PLT $< 100 \times 10^9$/L 时应考虑减量，PLT $< 50 \times 10^9$/L 或中性粒细胞绝对值 $< 0.5 \times 10^9$/L 时应停药。

（李敏燕）

第四十七节　紫癜性疾病

一、过敏性紫癜

【治疗方案】

·**方案 1**：一般支持治疗：卧床休息，脱离过敏环境，消除致病因素。

·**方案 2**：抗组胺药：盐酸异丙嗪、氯苯那敏片及西咪替丁等。

·**方案 3**：改善血管通透性药物：曲克芦丁片、维生素 C。

·**方案 4**：糖皮质激素：多用于关节肿痛、严重腹痛合并消化道出血及严重肾脏病变患者。常用泼尼松 1~2 mg/(kg·d)，顿服或分次服用。重症患者可给予甲泼尼龙 5~10 mg/(kg·d) 或地塞米松 10~15 mg/d 静滴，症状好转后改为口服，逐渐减量，疗程一般不超过 30 天。

·**方案 5**：对症治疗：腹痛严重患者可给予山莨菪或阿托品。呕血、便血者禁食，并给予奥美拉唑治疗。关节痛患者可酌情给予止疼治疗。

·**方案 6**：对于效果不佳的患者，可给予免疫抑制剂治疗，如硫唑嘌呤、环孢素等；肾病患者可给予抗凝治疗，肝素钠 100~200 U/(kg·d) 静滴或低分子肝素皮下注射，4 周后改为华法林每日 4~15 mg，2 周后改为维持剂量每日 2~5 mg，疗程 2~3 月；中医中药治疗。

【说　明】

本病病程多在 2 周左右，多数预后良好，少数肾病患者预后较差。

二、原发性免疫性血小板减少症

【治疗方案】

·**方案 1**：维持血小板计数在安全范围内，预防出血，推荐维持最低 PLT >（20~30）×10⁹/L，低于 20×10⁹/L，应严格卧床休息，避免外伤。

·**方案 2**：新诊断 ITP 患者初始治疗。

（1）糖皮质激素：常规剂量泼尼松 1 mg/（kg·d），治疗 4 周仍无反应者，应尽快减量至停用；大剂量地塞米松每日 40 mg×4 天，无效者可在半月后重复 1 次。治疗过程中注意激素副作用。（2）丙种球蛋白：常规剂量 0.4 g/（kg·d）×5 天或 1.0 g/（kg·d）×2 天。适用于 ITP 的紧急治疗、不耐受糖皮质激素患者、脾切除术前准备及妊娠或分娩前。

　　·**方案 3：二线治疗**：一线治疗无效或需要较大剂量糖皮质激素才能维持的患者可选择二线治疗。

　　①药物治疗：重组人血小板生成素（TPO）、利妥昔单抗、其他免疫抑制药物等。②脾切除：适用于常规糖皮质激素治疗 4~6 周无效，病程迁延 6 个月以上或糖皮质激素虽有效，但维持剂量 > 30 mg/d 或有糖皮质激素禁忌证者。脾切除 2 周前应给予接种肺炎双球菌、脑膜炎奈瑟菌、流感嗜血杆菌疫苗。

　　·**方案 4：**

　　紧急治疗：用于急症手术及有严重性出血，血小板 ≤ 20×10⁹/L，须立即治疗。

　　可给予血小板输注、丙种球蛋白、大剂量甲泼尼龙、TPO，出血较重及上述治疗无效时可给予重组人活化因子Ⅶ。

【说　明】

　　（1）糖皮质激素治疗过程中需要预防激素副作用，监测血压、血糖，保护胃黏膜等。

　　（2）对于无出血且无增加出血风险的危险因素，且 PLT > 20×10⁹/L 的患者无须治疗，随访观察。

三、血栓性血小板减少性紫癜

【治疗方案】

　　本病病情凶险，死亡率高，高度疑似和确诊患者，应尽快积极治疗。

　　·**方案 1：血浆置换疗法**：首选治疗，采用新鲜血浆、新鲜冰冻血浆；血浆置换量推荐为每次 2000 mL（或为 40~60 mL/kg），每天 1~2 次，直至症状缓解、PLT 及 LDH 恢复正常，以后可逐渐延长置换间隔。对暂时无条件行血浆置换治疗或遗传性 TTP 患者，可输注新鲜血浆或新鲜冰冻血浆。对继发性患者血浆置换疗法常无效。

　　·**方案 2：免疫抑制治疗**：发作期 TTP 患者辅助使用甲泼尼龙（200 mg/d）或地塞米松（10~15 mg/d）静注 3~5 天，后过渡至泼尼松，病情缓解后减量至停用。复发和难治性（或高滴度抑制物）特发性 TTP 患者也可加用抗 CD20 单克隆抗体。

　　·**方案 3：静脉滴注免疫球蛋白**：效果不及血浆置换疗法，适用于血浆置换无效或多次复发的病例。

　　·**方案 4：**贫血症状严重者可以输注浓缩红细胞。

　　·**方案 5：抗血小板药物**：病情稳定后可选用潘生丁和（或）阿司匹林，对减少复发有一定作用。

【说　明】

（1）血小板输注应十分谨慎，仅在出现危及生命的严重出血时才考虑使用。

（2）缺乏特性性临床表现，需与多种疾病相鉴别。

（李敏燕　吴泽来）

第四十八节　凝血障碍性疾病

一、血友病

【治疗方案】

·**方案1**：替代治疗，补充缺失的凝血因子。

（1）血友病A的替代治疗首选基因重组FⅧ制剂或者病毒灭活的血源性FⅧ制剂，仅在无上述条件时可选用冷沉淀或新鲜冰冻血浆等血制品，需8~12 h输注1次，公式：FⅧ制剂（U）＝体重（kg）×所需提高的活性水平（%）÷2。

（2）血友病B的替代治疗首选基因重组FⅨ制剂或者病毒灭活的血源性凝血酶原复合物，在无上述条件时可选用新鲜冰冻血浆等，每天输注1次，公式：FⅨ制剂（U）＝体重（kg）×所需提高的活性水平（%）。

·**方案2**：其他治疗。

（1）去氨加压素（DDAVP）：常用剂量为0.3 μg/kg，用30~50 mL生理盐水稀释后快速静滴，20~30 min滴完，每12 h 1次。此药幼儿慎用，2岁以下儿童禁用。

（2）抗纤溶治疗：常用氨甲环酸、氨基己酸、止血芳酸等。泌尿系统出血时禁用；避免与凝血酶原复合物同时使用。

·**方案3**：家庭治疗。家庭治疗可以让患者出血时能够尽早实施因子治疗，减少疼痛、功能障碍以及远期残疾。家庭治疗最初应在专业医师的指导下进行。

·**方案4**：抑制物的处理。免疫耐受诱导治疗（ITI）：指让抑制物阳性患者长期规律性频繁接受凝血因子产品，从而达到外周免疫耐受。血友病A抑制物阳性患者ITI成功率约为70%；血友病B抑制物阳性患者ITI成功率仅为30%。当按照预定剂量输注后，症状未见明显的改善，或FⅧ：C、FⅨ：C水平没有改变需要警惕抑制物的产生。

·**方案5**：外科治疗。

（1）对于关节出血的患者，替代治疗的同时应进行固定及理疗等处理；对关节强直或畸形的患者，经济允许情况下可以行关节成形或人工关节置换术。

（2）对于假肿瘤的患者，需要彻底清除假肿瘤，尽可能重建正常解剖结构。

·**方案6**：物理治疗和康复训练。在非出血期时，积极适当的运动对维持身体肌肉强壮并保持身体平衡以达到预防出血至关重要。

·**方案7**：基因疗法。

目前已有临床试验成功将FⅧ和FⅨ的正常基因导入人体，纠正血友病基因缺陷。

【说　明】

（1）本病尚无根治办法，预防更重要。

（2）血友病患者应避免肌注和外伤，禁服阿司匹林或其他非甾体类解热镇痛药及其他所有可能影响血小板聚集的药物。

（3）建议在发生第 1 次关节出血或者严重的肌肉出血后立即开始预防替代治疗，如果发生颅内出血，也应该立即开始预防替代治疗。

二、血管性血友病（vWD）

【治疗方案】

根据 vWD 类型和出血发作特征选择治疗方案。

·**方案 1**：去氨加压素（DDAVP）：通过刺激血管内皮细胞释放储备的 vWF。常用剂量为 0.3 μg/kg，用 30~50 mL 生理盐水稀释后缓慢静注（至少 30 min），间隔 12~24 h 可重复使用。

·**方案 2**：替代治疗：适用于出血发作或围术期的各型 vWD 患者，以及 DDAVP 治疗无效患者。选用血源性含 vWF 的浓缩制剂或重组 vWF 制剂，若无上述条件时可使用冷沉淀或新鲜血浆。

·**方案 3**：其他治疗。①抗纤溶药物：6-氨基己酸，首剂 4~5 g 静滴，以后每小时 1 g 至出血控制，24 h 总量不超过 24 g。氨甲环酸，10 mg/kg 静滴，每 8 h 1 次。抗纤溶药物偶有血栓形成危险，泌尿系统出血者禁用。②局部使用凝血酶或纤维蛋白凝胶可应用于皮肤黏膜出血。

·**方案 4**：女性 vWD 患者的治疗。

（1）月经过多的患者：排除原发妇科病，在前述 vWD 治疗的基础上，推荐使用含孕激素类药物。

（2）出血性卵巢囊肿：治疗方法包括 vWF 替代治疗、抗纤溶药物治疗等，重症患者需急症手术治疗。

（3）妊娠 vWD 妇女可正常妊娠，但出血及流产的发生率增高，多发生于妊娠期前 3 个月。

【说　明】

去氨加压素的不良反应有面部潮红、头痛、心率加快等，反复使用可发生水潴留和低钠血症，需限制液体摄入，对幼儿、妊娠妇女及有心脑血管疾病的老年患者慎用。

（王吉刚）

第四十九节　弥散性血管内凝血（DIC）

【治疗方案】

·**方案 1**：消除原发疾病及诱因。

· 方案 2：抗凝治疗：在处理原发疾病的前提下，与凝血因子补充同步进行。

（1）普通肝素：一般不超过 12 500 U，每 6 h 用量不超过 2500 U，静脉或皮下注射，根据病情决定疗程，一般连用 3~5 天。

（2）低分子肝素：剂量为每日 3000~5000 U，皮下注射，根据病情决定疗程，一般连用 3~5 天。

· 方案 3：替代治疗。新鲜冰冻血浆等血液制品；血小板输注：未出血患者血小板计数小于 20×10^9/L 或存在活动性出血且血小板计数小于 50×10^9/L 为输注血小板指征；纤维蛋白原；F Ⅷ 及凝血酶原复合物。

· 方案 4：糖皮质激素。不作为常规应用，以下情况可以考虑：基础疾病需要糖皮质激素治疗；感染中毒性休克合并 DIC 已经有效抗感染治疗者；并发肾上腺皮质功能不全者。

【说　明】

（1）普通肝素常用 APTT 作为血液学监测指标，肝素治疗使其延长正常值的 1.5~2 倍为合适剂量。肝素过量可用鱼精蛋白中和，1 mg 鱼精蛋白可中和 100 U 肝素。低分子肝素无需严格的血液学监测。

（2）肝素使用禁忌症：手术或创面未良好止血；蛇毒所致 DIC；近期有活动性出血；DIC 晚期，有多种凝血因子缺乏和明显纤溶亢进。

（王吉刚）

第五十节　易栓症

【治疗方案】

· 方案 1：避免获得性血栓形成因素。避免长期制动、肥胖、口服避孕药和绝经后激素替代疗法。

· 方案 2：急性期一旦确诊，立即开始肝素抗凝治疗，如果急性 VTE 有抗凝溶栓的禁忌证，应安置下腔静脉滤网，防止致死性 PTE 发生。易栓症患者首次发生 VTE，如果为一过性获得性因素诱发，一般抗凝治疗 3~12 个月。

· 方案 3：抗凝蛋白缺陷症患者的抗凝治疗：口服抗凝药物应在完全肝素化下开始，华法林应以相对低剂量开始，逐渐加量。

· 方案 4：肝素诱导的血小板减少症（HIT）。使用肝素抗凝的患者，均应定期复查血小板，出现血小板减少、血栓表现加重时而怀疑 HIT，应立即停用肝素，换用直接凝血酶抑制剂等药物抗凝。

· 方案 5：特殊情况下抗凝治疗。恶性肿瘤不主张溶栓，只要肿瘤未控制或已转移，应持续给予抗凝治疗。

【说　明】

（1）病情稳定的肿瘤患者应至少抗凝 6 个月或直到化疗或激素替代疗法结束。

（2）抗磷脂综合征无症状的可给予观察或小剂量的阿司匹林，接受较大手术时应预防性给予肝素抗凝。

（3）高危手术前后应接受预防性抗凝治疗，可使用肝素。

（4）妊娠期和产褥期若无其他血栓高危因素，则无须预防性抗凝治疗。

（吴泽来）

第五十一节　血栓性疾病

【治疗方案】

· **方案1**：去除血栓形成诱因，治疗基础疾病。防治动脉粥样硬化，控制糖尿病、感染，治疗肿瘤等。

· **方案2**：抗血栓治疗。

（1）溶栓治疗和介入治疗，主要用于新近血栓或血栓栓塞。

（2）静脉血栓治疗原则：抗凝以普通肝素和低分子肝素治疗为首选，长期抗凝以华法林为主。

（3）动脉血栓治疗原则：持续抗血小板治疗。

（4）对陈旧性血栓经内科治疗效果不佳而侧支循环形成不良者，可考虑手术治疗。

· **方案3**：易栓症治疗原则。急性期治疗与一般血栓形成相似，急性期后6个月应连续抗凝6个月，INR维持2.0~3.0；急性期后6个月后，应注意长期用药的不良反应，酌情考虑停药；易栓症妇女妊娠期及易栓症患者的亲属应考虑预防性抗凝治疗。

【说　明】

抗凝治疗使用剂量应谨慎，一般以APTT值监测肝素治疗值，以INR监测华法林的治疗剂量。

（王吉刚　张帆）

第五十二节　遗传性出血性毛细血管扩张症

【治疗方案】

本病尚无特效治疗措施，只能对症和支持治疗。止血应尽可能用非创伤性手段，如局部压迫止血、电凝术等。反复发生鼻出血者在上述措施无效时可考虑鼻中隔成形术。此外，服用雌激素（雌二醇每日0.25~1.0 mg）或与黄体酮联用可能有益，男性患者可同时服用甲睾酮（2.5~5.0 mg/d）以减轻雌激素的毒副作用。

【说　明】

（1）有家族史的儿童，虽然发病危险与年龄有关，但无其他表现也不能诊断为遗传性出血性毛细血管扩张症。

（2）手术止血或因其他原因接受手术，应注意防止扩张的毛细血管发生术中和术后出血。

（李敏燕）

第五十三节　先天性血小板功能异常

一、巨大血小板综合征

【治疗方案】

1. 基本治疗

对患者进行健康教育，提高患者对自身疾病的认识，注意口腔卫生对于减少牙龈出血非常重要。严禁使用抗血小板药物。由于出血而致的缺铁和贫血可补充铁剂和叶酸。尽早注射乙肝疫苗，注射时采用小针头，延长注射部位压迫时间，以防过度出血。在月经初潮时，即可有大量出血，事实上，几乎所有患者有月经过多，需行激素治疗，必要时，需紧急行子宫切除术，因此，在月经初潮前给予激素治疗是合理的，但应考虑到骨骼生长提前终止等副作用。

2. 对症治疗

有牙龈出血或拔牙时，抗纤溶药物有效，氨基己酸（40 mg/kg，口服，每日 4 次）或氨甲环酸（0.5~1 g，口服，每日 3~4 次），后者胃肠道副作用较少，但如有 DIC 时，禁用。氨甲环酸漱口（15 mL，5% 溶液，每日 4 次），对于控制牙龈出血有效。DDAVP 一般无效，但有报道，即使不能纠正异常的出血时间，也可改善出血症状。局部应用氨甲环酸、凝血酶等可控制局部出血。但应用牛凝血酶者，可产生抗牛凝血酶抗体，且制剂中污染的因子 V，可诱导产生抗因子 V 抗体，它与人因子 V 有交叉反应，可导致严重出血。鼻出血较难控制，棉拭子局部用缩血管药物；硝酸银或三氯醋酸烧灼；前后鼻腔填塞；颌动脉结扎或栓塞。当局部用药无效时，可输血小板。血小板输注是严重出血的主要支持治疗手段，也有于预防手术等应急时。由于患者终身需输血小板，因此应尽早注射乙肝疫苗。所输的血小板和红细胞需去除白细胞，以防同种免疫反应的发生和巨细胞病毒（CMV）的传播，也可预防输血时的发热反应。拟受孕的妇女，如 Rh 阴性，应避免输 Rh 阳性的血小板。有条件者，在开始就应输 HLA 相配的血小板，以最大程度减少同种免疫反应。

【说　明】

（1）近年来有关重组因子 VI a 治疗先天性血小板功能异常的报告逐渐增多，有条件时可以试用。

（2）脾切除对先天性血小板功能异常无效或仅有暂时效果，无实际治疗价值。

二、血小板无力症

【诊断要点】

皮肤黏膜出血史有助于鉴别血小板功能性疾病相关病症。质量性血小板功能性疾病与血小板减少症的症状本质相同，所以其鉴别需通过实验室检查，最重要的是血小板计数。血小板无力症通常于出生时即存在或于童年的早期起病。因此，病史在遗传性与获得性异常的鉴别中可有一定帮助。采用患者血浆和正常血小板进行混合试验，应可鉴定这些获得性自身免疫疾病。

【治疗方案】

治疗包含预防性措施及针对特定出血事件的处理。牙齿卫生对于尽量减少牙龈出血尤为重要；抗纤溶药可对出现牙龈出血或正在进行拔牙术的患者有用；抗纤溶药和去氨加压素同样可能对控制具有相对轻微出血症状患者的月经出血有效；血小板输注是治疗本病严重出血久经时间考验的疗法，并且在手术或其他主要的止血应激前可作为预防措施。

三、MYH9 综合征

【诊断要点】

各种 MYH9 相关综合征患者的血小板中 NMMHC-ⅡA 的表达比正常人低 50% 左右，推测巨大血小板和血小板减少的机制是单倍体剂量不足；中性粒细胞的 NMMHC-ⅡA 表达比正常人同样减少，中性粒细胞包涵体是异常 NMMHC-ⅡA 的聚集。血片检查具有重要的意义，易见巨大的血小板；除 Epstein 综合征外，都可在中性粒细胞中发现蓝灰色的包涵体。要注意眼、耳与尿的检查，有无蛋白尿与镜下血尿，有无肾功能异常，必要时做肾组织活检。

【治疗方案】

同巨大血小板综合征的治疗。

【说　明】

血片检查中有时包涵体染色较浅不易察觉，应将血片深染并偏碱性。如能用 DAPI 荧光染料染色，可在荧光显微镜下清楚地见到包涵体，该法也可用流式细胞仪检测。

（李敏燕）

第五十四节　遗传性无纤维蛋白原血症和遗传性低纤维蛋白原血症

【治疗方案】

在出血的情况下，功能性纤维蛋白原水平应该提高并维持于 1.0 g/L 以上直到血止，并且持续在 0.5 g/L 以上直到伤口愈合。纤维蛋白胶或抗纤溶药物可用于表面出血。孕妇有出血表现时，治疗参照无纤维蛋白原血症和低异常纤维蛋白原血症。对于个人或家族有血栓史的，在权衡利弊后，应考虑血栓的预防和抗血栓治疗。对于有血栓史或反复发生血栓的异常纤维蛋白原血症患者，应进行长期抗凝治疗。

（李敏燕）

第五十五节　遗传性异常纤维蛋白原血症

【治疗方案】

本病一般不需治疗，因手术原因或急性出血者需要进行替代治疗。由于纤维蛋白原浓缩物有传播肝炎和 AIDS 病的危险，现多采用冷沉淀或新鲜血浆，所需剂量因人而异。氨基己酸可能在防止出血时有用，对于发生血栓者可予以肝素和口服抗凝剂，对于反复发生静脉血栓或肺栓塞者应长期使用抗凝剂。

（王吉刚）

第五十六节　先天性Ⅷ因子缺乏症

【治疗方案】

轻度出血的患者不需要进行替代治疗。对皮肤损伤进行局部止血，对月经过多、鼻出血和牙龈出血者可使用抗纤溶制剂，通常能有效地阻止出血。

严重出血时需输注凝血酶原复合物。由于 FⅦ半寿期仅 4~6 h，因而每 4~6 h 应进行 1 次替代治疗，每次剂量凝血酶原复合物 5~10 U/kg 或重组 FⅦa 15~30 μg/kg，可使血浆 FⅦ维持在约 25% 以上，达到止血要求。

【说　明】

（1）凝血酶原复合物输注量可根据出血是否已有效控制，和患者的 FⅦ水平进行调整。

（2）维生素 K 治疗无效。

（王吉刚　郭秋霞）

第五十七节　输血及输血不良反应

一、成分输血适应证

1. 全血

急性失血的失血量超过血容量的 30% 和低血容量休克患者，抢救时可部分用全血。任何原因引起的血红蛋白下降小于 60 g/L、伴有缺氧症状者，无成分血供应时，或出现失血性休克（如内脏出血）时输注部分全血。

2. 红细胞悬液

急性失血后血容量基本恢复的低血红蛋白血症，血红蛋白小于 60 g/L 者可输红细胞悬液；围术期年轻患者血红蛋白为 80 g/L 者可输红细胞悬液；监护病房患者或有伴发病、高龄血红蛋白小于 90 g/L 者可输红细胞悬液。用于各系统疾病引起的贫血者，急性贫血血红蛋白小于 80g/L 时输注；慢性贫血血红蛋白小于 60g/L 时输注。

3. 血小板

血小板小于 50×10^9/L 有出血时或术前做预防性输注。如术中出现不可控制的渗血，确定血小板功能低下者，输血小板不受血小板计数限制。血小板 $\leq 20 \times 10^9$/L 或血小板功能低下且伴有活动性出血时输注。血小板小于 10×10^9/L 时酌情做预防性输注，避免内出血发生。

4. 新鲜冰冻血浆

用于凝血因子缺乏的患者：PT 或 APTT 大于正常时间值 1.5 倍，创面弥散性渗血者；急性大出血输大量库存全血或红细胞后（出血量相当于血容量的 60%）；病史或临床过程表明有先天性或获得性凝血功能障碍者。各种原因引起的凝血因子或抗凝血酶Ⅲ缺乏。

5. 冷沉淀

用于各种原因的低纤维蛋白原症、严重创伤、感染、严重肝肾疾病大出血、尿毒症出血者。血友病甲、血管性血友病、严重肝病、弥性血管内凝血和低纤溶血症等。

6. 洗涤红细胞

用于对血浆蛋白过敏、自身免疫性溶血性疾病和阵发性睡眠性血红蛋白尿症、高钾血症或缺乏 IgA 抗原但已有 IgA 抗体的患者。

二、输血反应和处理

1. 发热反应

立即停止输血，更换管道，维持通道，保留剩余的血制品和输血管道。寒战期保暖，高热时给予物理降温。

可给予药物：①解热药物：口服阿司匹林 0.3~0.6g。②抗组胺药物：异丙嗪 25mg 肌注。③激素：地塞米松 5~10mg，静注或滴注。

2. 过敏反应

（1）轻者：①异丙嗪：25mg，口服或肌注。②肾上腺素（1:1000）：0.5~1mg 皮下注射。③10% 葡萄糖酸钙：10mL，静脉缓慢注射或滴注。④激素：地塞米松 5~10mg，静注或滴注。

（2）重者：尤其对喉头水肿和过敏性休克应立即抢救。立即停止输血，更换管道，维持双通道，保留剩余的血制品和输血管道以备检查。①肾上腺素（1:1000）：0.5~1mg，皮下注射。②异丙嗪：50~100mg，肌注。③10% 葡萄糖酸钙：10mL，静滴。④琥珀酸氢化可的松：100mg，每 1~2h 1 次，直到症状控制；然后改为 2~4h 1 次，维持 24h 后停药。⑤如有休克，则大量补液和给予多巴胺。⑥处理其他并发症。

3. 溶血反应

停止输血；立即采集患者血液标本，连同所输的剩余血送输血科（血库）、检验科进行复查；保留静脉输液通路；严密观察血压、尿色、尿量和出血倾向等；预防感染；立即输注低分子右旋糖酐、新鲜同型血浆等补充血容量。每日补液应在 3000mL 以上，注意液体出入量平衡，如发生急性肾功能衰竭应限制液体输入量；注意水电解质平衡；贫血严重者，应输洗涤同型或 O 型红细胞；严重溶血反应，应尽早施行换（同型）血疗法：换血量一般为误输异型血量的 10 倍；静注速尿 20~40 mg，或静滴 20% 甘露醇 200 m1，防止游离血红蛋白和肾小管脱落上皮细胞在肾小管沉积堵塞；碱化尿液；预防 DIC，除应用低分子右旋糖酐外，可静滴潘生丁 400~600 mg。也可用小剂量肝素，先静滴 4000 U，以后维持 1500 U/h，维持 6~24 h；肾上腺糖皮质激素能减轻输血反应、防止过敏性休克，可防止和减轻因致敏或回忆反应而再次加重溶血。静滴地塞米松 10~30 mg。

4. 细菌污染血的输血反应

立即停止输血；将剩余血离心沉淀涂片染色检查细菌，同时做细菌培养；以强有力的抗生素抗感染，菌种不明时宜选广谱抗生素；积极抗休克治疗。

5. 输血后紫癜

血浆置换，除去特异性抗血小板抗体，血浆置换 24 h 后，血小板开始上升；大剂量糖皮质激素，琥珀酸甲泼尼松龙 1.0~2.0 g，静滴，连用 3~5 天，然后减量；大剂量丙种球蛋白，丙种球蛋白 0.4 g/kg，静滴，连用 5 天。

6. 输血相关性移植物抗宿主病

使用类固醇皮质激素和免疫抑制剂，如 MTX、ALG、CsA 等。

（吴泽来）

第七章　内分泌系统及代谢性疾病

一、垂体前叶功能减退症

【诊断要点】

垂体前叶功能减退症，多见于垂体或下丘脑区肿瘤、炎症、手术、创伤、放疗等引起腺垂体分泌功能的部分或全部丧失。临床上有生长激素缺乏、继发性性腺、甲状腺，肾上腺功能减退的表现。

【治疗方案】

·**方案1**：肾上腺皮质激素：患者确诊存在继发性肾上腺皮质功能减退症后，必须尽快补充肾上腺皮质激素。肾上腺皮质激素的替代剂量需要依据临床情况而定，一般为每晶 10~20 mg 氢化可的松（或醋酸考的松每日 15~25 mg），最大剂量不超过氢化可的松每日 30 mg，根据激素的昼夜节律一般于早上 8 时给予需要量的 2/3，午后 14~16 时给予需要量的 1/3。

·**方案2**：甲状腺激素：如甲状腺功能测定提示甲减，即使没有临床症状，也需要甲状腺素替代治疗。甲状腺素制剂要在应用糖皮质激素后 2~3 天开始服用，避免肾上腺危象。甲状腺激素的替代应从小剂量开始（如左旋甲状腺素 每日 25~50 μg 开始，有心血管疾病者需要从更小的剂量开始），根据甲状腺素（T4）水平调整剂量。 垂体性甲状腺功能减退的患者 TSH 水平不高，因此 TSH 不能作为甲状腺激素替代是否合适的指标。

·**方案3**：性激素：女性患者应用人工月经周期：己烯雌酚 0.5 mg~1 mg 每日 1 次口服连用 25 天，停 5 天后开始下一周期；黄体酮，10 mg，每日 1 次，于周期的第 21~25 天肌注；有生育要求者：尿促性素（HMG）75 U 每日 1 次肌注，直至血浆雌二醇增至 600 pg/mL 或连用 9~12 天。之后绒促性素（HCG）5000 U 每日 1 次肌注 2~3 天。

男性患者应用 11- 酸睾酮 80~160 mg，每日 2~3 次口服或丙酸睾丸酮 25~50 mg，每 1~2 周肌注 1 次；有生育要求者：绒促性素（HCG）1000U 每周 2~3 次肌注，4~6 周后加用尿促性素（HMG）75~150 U 隔日 1 次肌注。

·**方案4**：生长激素：补充生长激素可以改善患者肌肉无力、血脂异常、抵抗力减弱、低血糖等症状，提高患者的生活质量。一般用于儿童垂体性侏儒症，应注意肿瘤生长。

·**方案5**：危象处理：①快速静注 50% 葡萄糖溶液 40~60 mL，继以静滴 5% 葡萄糖，每分钟 20~40 滴，不可骤停，以防止继发性低血糖。②大剂量肾上腺皮质激素应用：补液中，加入氢化可的松，每日 200~300 mg，分次应用，或地塞米松每日 5~10 mg，分次应用。③低钠血症，一般在补充糖皮质激素后能纠正，如系失盐性低钠血症补钠不宜过快，以防渗透压急剧升高引起脑桥脱髓鞘改变。④纠正休克：经过以上治疗，多数患者血压逐渐回升，休克纠正而不需要用升压药。一些严重患者，需要使用升压药和综合抗休克治疗。⑤低温者，可用电热毯等将患者体温回升至35℃以上，并开始用小剂量甲状腺素制剂。⑥高热者用物理和化学降温法，并及时祛除诱发因素。⑦祛除诱因，如因垂体瘤卒中所致宜钻洞减压。

·方案6：有些垂体前叶功能减退症的病因是可以治疗的，如下丘脑、垂体肿瘤可进行手术或放疗。

【说　明】

（1）应激情况下糖皮质激素应适当加量。

（2）下丘脑性性腺功能减退可应用 GnRH 治疗。

（3）无生育要求者可单用靶腺性激素治疗，如中年以上妇女可予小剂量丙酸睾丸酮肌注。该药对肝脏有一定毒性，长期用于女性患者可能引起女性男性化。

（王涤非）

二、生长激素缺乏性侏儒症

【诊断要点】

生长激素缺乏性侏儒症，是指自儿童期起病的腺垂体生长激素缺乏而导致生长发育障碍。主要表现为生长速度缓慢，一般认为生长速度在 3 岁以下低于 7 cm/a、3 岁至青春期小于 4~5 cm/a、青春期小于 5.5~6.0 cm/a 者为生长缓慢，体态匀称，成年后多保持童年体型和外貌，营养状态良好，成年身高一般不超过 130 cm。性器官不发育或第二性征缺乏，智力一般正常，骨骼发育不全。

【治疗方案】

·方案1：生长激素：重组人生长激素，0.1~0.15 IU/kg 每天，睡前 30~60 min 皮下注射效果较好，3 个月为 1 个疗程，第 1 年疗效最显著，身高可长 10~12 cm，之后疗效渐减。

·方案2：生长激素释放激素：24 tμg/kg，每晚睡前皮下注射，连续 6 个月，适用于下丘脑性生长激素缺乏症。

·方案3：胰岛素样生长因子 –1：适用于治疗生长激素不敏感综合征。

·方案4：同化激素：苯丙酸诺龙，12 岁后小剂量间歇使用，每周 1 次，10~12.5 mg/ 次，肌注，疗程 1 年为宜，1 年生长 10 cm 左右，但以后生长减慢。

·方案5：绒促性素：年龄已达青春发育期，经过上述治疗者不再长高者。

【说　明】

（1）年龄越小明确诊断和实施效果越好。如果进入青春期才确诊，GH 的剂量就要逐步增加或用 GH 加 GHRH 兴奋剂联合治疗。

（2）儿童 GH 治疗副作用少，可能发生的包括良性颅内压增高、青春期巨乳症、关节痛和水肿。成人 GH 替代治疗时，要小心糖尿病与恶性肿瘤的风险。

（王涤非　孟迪）

三、巨人症和肢端肥大症

【诊断要点】

青少年骨骺未闭合时发病形成巨人症，青春期后疾病发生或继续发展，则形成肢端肥大症。临床表现有特殊外貌：面部增长变阔、眉弓两颧突出、下颌突出伸长、鼻大耳阔、厚唇肥舌、牙疏语浊、面容粗陋，指趾增粗、肥大，掌阔跖厚，皮肤粗厚、毛孔粗大多油，心肝肾等内脏器官肥大性改变，性腺、甲状腺、肾上腺等内分泌腺早期亢进、晚期功能减退。可伴有糖耐量异常或糖尿病。部分患者有肿瘤压迫症状。

【治疗方案】

·方案1：经蝶手术的适应证：①微腺瘤。②向鞍上扩展，但不呈哑铃形，未向鞍旁侵袭，影像学提示肿瘤质地松软者。③肿瘤向蝶窦内生长者。④伴脑脊液漏者。⑤肿瘤卒中不伴颅内血肿或蛛网膜下腔出血者。⑥前置型视交叉。⑦病员年老体弱，不能耐受开颅者。经额手术的适应证：①肿瘤向鞍上生长呈哑铃状。②肿瘤长入第三脑室伴脑积水及颅内压增高者。③肿瘤向鞍外生长至前、中、后窝者。④有鼻或副鼻窦炎症及蝶窦气化不良且无微型电（磨）钻设备，不适合经蝶手术者。⑤肿瘤出血伴颅内血肿或蛛网膜下腔出血者。

·方案2：多巴胺激动剂：多巴胺激动剂可与垂体的D2受体结合，从而抑制肢端肥大症患者的GH分泌。目前主要有两种多巴胺激动剂，即溴隐亭和卡麦角林，国内目前主要应用溴隐亭较多，每6~12h口服1次，每日剂量为20mg左右，但其治疗效果较卡麦角林差。卡麦角林单药治疗时仅对不到10%的患者有效。卡麦角林主要用于下列临床情况：①患者要求口服药物治疗，而多巴胺激动剂又是唯一可选择的治疗药物。②术后患者催乳素水平显著升高及（或）GH/IGF-1水平中度升高。③生长激素类似物已达最大治疗剂量但疗效较差，可联合使用多巴胺激动剂控制GH及IGF-1。

·方案3：生长抑素类似物：①八肽生长抑素类似物-奥曲肽：对GH的释放抑制作用强而持久。常用剂量100μg，每8h1次。以后根据血GH水平调整剂量，最高剂量可达每日1500μg。②缓释生长抑素类似物-兰乐肽：兰乐肽比奥曲肽对GH有更高的选择性抑制作用，1次注射后，其作用可维持2周。一般每隔10~14天肌内注射兰乐肽30mg，根据血GH和IGF-1水平调整剂量。

·方案4：放射治疗：放射治疗适应证：①手术无法完全切除肿瘤的患者或肿瘤部分切除的患者。②药物治疗不能控制肿瘤生长的患者。③药物或手术治疗不能使激素水平恢复正常的患者。常规放射治疗能使超过60%患者的GH水平降低及IGF-1水平恢复正常，但最大疗效往往要到放疗后10~15年才出现，在此期间通常需用生长抑素类似物治疗。也可使用单次聚焦放疗如伽马刀或直线加速器。肢端肥大症患者在手术切除部分肿瘤后，用伽马刀治疗的5年缓解率29%~60%。

【说　明】

（1）多巴胺激动剂的主要副作用有胃肠道反应（包括恶心、呕吐、便秘、消化不良）、直立性高血压、厌食、口干、嗜睡、性格及神经系统改变等。

（2）奥曲肽治疗后的不良反应多为胃肠功能紊乱，包括食欲不振、恶心、呕吐、腹痛、腹泻，1~3 周后这些不良反应多可消失。胆结石是奥曲肽治疗最严重的不良反应，发生率约为 50%。

（孟迪）

四、生长激素瘤

生长激素瘤是由于腺垂体生长激素释放细胞异常增殖形成实体瘤的一种病变，伴有生长激素分泌的增多，是临床上引起生长激素分泌过多的主要原因。生长激素瘤分泌过量生长激素，可导致成年人发生肢端肥大症，而在儿童，由于骨骼尚未闭合，可导致巨人症的发生。治疗见上文"巨人症和肢端肥大症"。

（孟迪）

五、泌乳素瘤

【诊断要点】

泌乳素瘤是垂体瘤的一种，占垂体有功能腺瘤的 40%~60%，主要临床表现有泌乳素升高，肿瘤压迫症状，性腺功能减退，女性闭经、泌乳、不育，男性性功能低下、阳痿，个别患者有乳房发育和泌乳。

【治疗方案】

·方案 1：溴隐亭治疗须从小剂量开始渐次增加，从睡前 1.25 mg 开始，递增到需要的治疗剂量，常用有效治疗剂量为每日 2.5~10 mg，分 2~3 次餐中及睡前服用，多数患者每日 5~7.5 mg 已有效，而大腺瘤的治疗剂量可逐渐增多至每日 20~30 mg。药物剂量的调整可根据血清 PRL 水平的变化来进行，达到疗效后可在 3~6 个月分次缓慢减量到维持量，如果泌乳素的水平和肿瘤体积在每日 2.5 mg 溴隐亭治疗的情况下仍然稳定 6 个月以上，可以考虑再减剂量到最小维持量，大多数患者的最小维持剂量波动在每日 1.25~2.5 mg。

·方案 2：卡麦角林：为中长效非麦角类多巴胺类似物，是 D2 受体特异性激动剂，卡麦角林血药浓度半衰期为 65 h，作用时间可长达 7~14 天，每周服药 1~2 次，初始剂量为 0.25 mg，剂量波动在 0.5~1.0 mg/ 周。70% 的溴隐亭治疗无效的泌乳素瘤患者对卡麦角林反应很好。卡麦角林还能显著改善泌乳素瘤相关头痛。

·方案 3：喹高利特：强力多巴胺受体激动剂，抑制 PRL 合成和释放，作用强而持久。成人应用最初 3 天每天 25 μg，第 4~6 天每天 50 μg，第 7 天后每天 75 μg，维持量根据需要调整，每天 75~150 μg，睡前 1 顿服。

·方案 4：手术治疗。对于药物治疗不敏感（瘤体的缩减和 PRL 下降不明显），或不能坚持药物治疗者（如考虑妊娠等因素）的大腺瘤可以选择手术治疗。已有鞍上累及者可予以药物和手术治疗同时进行。

·**方案5**：放射治疗。常用在手术治疗后 PRL 水平未能降至正常水平，瘤组织有残余时。也可以对应用药物治疗已妊娠的患者予以放射治疗。

【说　明】

（1）溴隐亭不良反应早期可见恶心、呕吐、眩晕、直立性低血压甚至昏厥。也可引起下肢血管痉挛、鼻充血，血斑性肢痛、心律失常、心胶痛加重、口干、便秘、腹泻、头痛、嗜睡、躁狂、抑郁等。在使用较高剂量时还可能出现精神疾病、幻觉、妄想，精神错乱。多发生于起始治疗阶段，可通过降低起始剂量（如每日 0.625 mg）、缓慢增加剂量、药物与食物同服等措施减少不良反应的发生率。患者在减量和维持治疗期间，应定期观察临床表现、泌乳素水平和影像学改变。

（2）卡麦角林的不良反应与溴隐亭相似，包括头痛、恶心、体位性低血压和乏力等。

（3）喹高利特不良反应包括食欲不振、恶心、呕吐、头晕头痛、乏力、失眠。腹痛、便秘或腹泻。水肿、面部潮红、鼻充血及直立性低血压。

（王应昉）

六、高泌乳素血症

【诊断要点】

高泌乳素血症（HPRL）是一类由多种原因引起的、以血清泌乳素升高及其相关临床表现为主的、下丘脑－垂体轴生殖内分泌紊乱综合征。临床上常可表现为闭经、泌乳、月经频发、月经稀少、不孕、性功能减退、头痛、肥胖等症状，多见于生育年龄女性。

【治疗方案】

·**方案1**：溴隐亭治疗：溴隐亭为多巴胺受体激动剂，主要作用于 D2- 受体，可减少催乳素分泌，消除闭经和不育。初始治疗从小剂量开始，开始给予 0.125 mg，每天 2~3 次，如作用不明显，可逐渐增量至 0.25 mg，每天 2~3 次，饭后服用。持续治疗直至乳汁分泌停止。对于闭经、功能性月经病和低生育力，治疗应持续到月经恢复正常。如果需要，治疗可延续至几个周期，以防复发。

·**方案2**：促性腺素或氯底酚治疗。口服氯底酚：自月经周期第 5 日开始（无月经者任何一日开始），每日 1 次 0.05 g，连服 5 天，3 个月为 1 个疗程，每日剂量不宜超过 0.1 g。治疗中有宫颈黏液不正常者，于排卵前补充小剂量雌激素，闭经者可在撤退性出血之第 4、5 日加用黄体酮。

【说　明】

（1）溴隐亭不良反应见"泌乳素瘤"章节。

（2）氯底酚治疗可有面部潮红、恶心、头晕、失眠、乏力、乳房胀痛、腹胀、皮疹、肝功能障碍、神经过敏、脱发、卵巢肿大等。肝病、肾病、卵巢囊肿及其他妇科肿瘤患者忌用。子宫不正常者慎用。

（彭扬　王涤非）

七、下丘脑－垂体性闭经

【诊断要点】

任何因素直接或间接影响下丘脑－垂体功能，导致下丘脑分泌促性腺释放激素，以及垂体前叶分泌促性腺激素的功能低下或紊乱，从而影响卵巢功能引起 6 个月以上的停经时，称之为下丘脑－垂体性闭经。通过雌孕激素试验及垂体功能测定可辅助诊断。

【治疗方案】

雌孕激素药物治疗：

·**方案 1**：雌孕激素人工周期：①无生育需要的患者：戊酸雌二醇 1mg 口服，每日 1 次，共 10~22 天。最后 7~10 天每日加用甲羟孕酮 10 mg 口服，停药后来月经，并于月经的第 5 天重复上述用药。

②有生育需要的患者：戊酸雌二醇每日 2 mg 口服，一个周期共 21 天。最后 7~10 天每日加用甲羟孕酮 10 mg 口服，停药后来月经，并于月经的第 5 天重复上述用药。

·**方案 2**：单用孕激素：每隔 30~40 日肌注黄体酮，每日 20 mg，共 5 日；或口服甲羟孕酮每日 10mg，共 10 天。

·**方案 3**：避孕药疗法：复方口服避孕药，3~6 个周期。

·**方案 4**：氯米芬为雌激素受体部分激动剂，具有较强的抗雌激素作用和较弱的雌激素活性。月经或撤药性出血的第 5 天开始，氯米芬 50 mg 口服，共 5 天，应用 3 个周期。

·**方案 5**：垂体促性腺激素疗法：卵泡成熟激素 75~150 IU 持续 7~14 天；待卵泡接近成熟水平时用绒毛膜促性腺激素 5000~10 000 IU 以促排卵。

·**方案 6**：GnRH 或 GnRH 类似物：GnRH 5μg，90 min 1 次，GnRH–A 1μg，90 min 1 次。

·**方案 7**：溴隐亭 0.625~1.25 mg，每日 1 次。

·**方案 8**：手术治疗：适用于下丘脑和垂体肿瘤。

【说　明】

（1）下丘脑－垂体性闭经首先应考虑精神、神经因素所致，须进行心理疏导，祛除紧张因素；治疗慢性疾病，增加营养。

（2）内分泌治疗时，Ⅰ度闭经患者宜单用孕激素，而多囊卵巢综合征或胰岛素抵抗的高雄激素血症宜使用避孕药疗法。

（3）溴隐亭适用于存在高泌乳素血症患者。

（王涤非　王应昉）

八、空泡蝶鞍综合征

【诊断要点】

空泡蝶鞍综合征系因鞍隔缺损或垂体萎缩，蛛网膜下腔在脑脊液压力冲击下突入鞍内，致蝶鞍扩大，垂体受压而产生的一系列临床表现，包括头痛、视野缺损、垂体功能异常等症状。

【治疗方案】

·方案1：手术治疗：①若系视神经周围粘连，行粘连松懈术，并发脑脊液鼻漏者，经蝶鞍入路手术，用肌肉和移植骨片填塞垂体窝。②对于非肿瘤性囊肿，可将囊肿打开，部分切除囊肿包膜。

·方案2：替代治疗：如腺垂体激素储备功能有缺陷，应加强随访及进行激素的替代治疗。见"垂体前叶功能减退症"章节。

·方案3：高 PRL 患者，可使用溴隐亭治疗。

（孟迪）

九、垂体瘤

【诊断要点】

垂体瘤是一组来源于垂体和胚胎期颅咽管囊残余上皮细胞的肿瘤，临床表现包括肿瘤占位效应对周围组织的压迫引起的症状，功能性垂体瘤引起激素分泌增多症状，垂体其他细胞继发于直接受压迫和（或）垂体柄受压引起的激素分泌功能异常，下丘脑受压相关的下丘脑综合征和垂体卒中。

【治疗方案】

·方案1：手术治疗：①经蝶手术：手术指征包括局限于鞍内的肿瘤，伴有脑脊液漏的肿瘤，垂体卒中，向蝶窦扩张的肿瘤，向鞍上轻度扩张的肿瘤，囊性肿瘤放液后向鞍内塌陷者，经蝶手术创伤小，并发症少且轻、术后恢复快，对大部分的以鞍内病变为主或向下发展的肿瘤治疗效果肯定，是垂体瘤治疗的首选方案。②经额入路：手术指征包括哑铃形肿瘤鞍上部分不能回落到蝶鞍内者，肿瘤向鞍上扩张压迫视交叉者，累及周围血管的肿瘤者。

·方案2：放射治疗：主要作为手术及药物治疗的辅助手段，主要指征包括顽固性激素过度分泌、垂体肿瘤切除不全、有手术禁忌或术后肿瘤复发可能性大者。

·方案3：药物治疗：根据垂体肿瘤类型不同，选用不同的药物治疗。①溴隐亭治疗：为催乳素瘤首选治疗，也可以治疗生长激素瘤。溴隐亭为多巴胺受体激动剂，主要作用于D2- 受体，可缩小肿瘤体积，PRL 降低，症状缓解，恢复正常月经和生育能力。初始治疗从小剂量开始，睡前服 2.5 mg，2~3 日后增加 1.25~2.5 mg，一般 5~7.5 mg 效果明显。个别患者用量更大，治疗量还需个体化。监测 PRL 水平会迅速下降。对于闭经、功能性月经病和低生育力，治疗应持续到月经恢复正常。如果需要，治疗可延续至几个周期，以防复发。②奥曲肽：奥曲肽是生长抑素的 8 肽类似物，用于治疗肢端肥大症和 TSH 分泌型肿瘤。开始剂量 50 μg，每 12 h 一次皮下注射，而后增至 100 μg，每日 2~3 次。③培维索孟：培维索孟为生长激素（GH）受体拮抗剂，从而抑制 GH 与 GHR 的结合，使肢端肥大症患者的胰岛素样生长因子 -1 的浓度达到正常水平。培维索孟用药负荷剂量 40 mg。维持剂量从 10 mg 开始，每 4~6 周检测血浆 IGF-1 浓度，如果 IGF-1 浓度高于正常值，培维索孟剂量增加 5 mg，直到 IGF-1 浓度达到正常范围，肢端肥大症状得到缓解。最大维持剂量不得超过每天 30 mg。

④赛庚啶：抗血清药物，可用于 ACTH 瘤的辅助治疗；还可抑制下丘脑 GHRH 的分泌，每日 8~32 mg 分 3~4 次口服。

【说　明】

（1）经额手术并发症多且严重，病死率高，住院时间长，垂体功能低下和永久性尿崩症多见，亦可出现抽搐，记忆丧失。

（2）培维索孟不良反应为注射部位疼痛和胃肠道反应。孕妇、哺乳期妇女及老年人应慎用，并从小剂量开始。培维索孟可能引起垂体瘤生长，治疗过程中，必须密切关注垂体瘤的体积、定期监测肝功能。还应注意感染及心血管、神经系统不良反应。

（彭扬　王涤非）

十、尿崩症

【诊断要点】

尿崩症（DI）是由于下丘脑 - 神经垂体病变引起精氨酸加压素（AVP）又称抗利尿激素（ADH）不同程度的缺乏，或由于多种病变引起肾脏对 AVP 敏感性缺陷，导致肾小管重吸收水的功能障碍的一组临床综合征。有典型的多尿、烦渴、多饮症状，尿量一般在每日 4 L以上，极少数可超过每日 10 L。尿比重为 1.001~1.005，禁饮 8h 后尿量无明显减少、尿比重无明显上升、尿渗透压低于血渗透压。

【治疗方案】

1. 中枢性尿崩症

（1）抗利尿激素替代治疗：

· **方案 1**：去氨加压素（DDAVP，商品名弥凝）：用量视病情而定。初始适宜剂量为每次 0.1mg，每日 3 次。再根据患者的疗效调整剂量。每天的总量在 0.2~1.2 mg 之间。

· **方案 2**：鞣酸加压素（长效尿崩停）：深部肌注，从 0.1 mL 开始，可根据每日尿量情况逐步增加到 0.5~0.7 mL/ 次，注射一次可维持 3~5 天。

· **方案 3**：水剂加压素：作用仅维持 3~6h，皮下注射，每次 5~10 U，每日须多次注射，长期应用不便。主要用于脑损伤或神经外科术后尿崩症的治疗。

（2）其他常用抗利尿药物：

· **方案 4**：氢氯噻嗪：每次 25 mg，每日 2~3 次，可使尿量减少约一半。

· **方案 5**：卡马西平：每次 0.2 g，每日 2~3 次。

· **方案 6**：氯磺丙脲：每日剂量不超过 0.2 g，早晨一次口服。

2. 肾性尿崩症

· **方案 1**：补充水分。

· **方案 2**：非甾体类抗炎药。

【说　明】

（1）激素替代疗法的常见副作用是水中毒，用最小剂量的药物使尿量降至2500 mL左右，使尿比重趋于正常即可。

（2）轻症部分性尿崩症，如能正常饮水、无明显不适感可不予治疗。

（3）氢氯噻嗪长期服用可引起缺钾、高尿酸血症等，使用过程中应适当补充钾盐。卡马西平副作用有血粒细胞减少、肝损害、疲乏、头痛、眩晕等。氯磺丙脲可引起严重低血糖，也可引起水中毒。

（孟迪）

十一、抗利尿激素分泌失调综合征

【诊断要点】

抗利尿激素分泌失调综合征（SIADH）指由于内源性抗利尿激素（ADH，即精氨酸加压素 AVP）分泌异常增多或其活性作用超常所导致的以水潴留、尿排钠增多和稀释性低钠血症的一组常见临床综合征。

【治疗方案】

· **方案1**：病因治疗：

（1）恶性肿瘤所致者及早实施手术、放疗或化疗的治疗。

（2）药物引起者立即停药。

（3）中枢神经系统疾病所致者常为一过性，随原发疾病的好转而消失。

（4）肺结核及肺炎经治疗好转后，SIADH 常也随之消失。

· **方案2**：低钠血症的处理：

（1）限制饮水量，每日限水 800~1000mL。

（2）高渗盐水，水中毒及严重的低钠血症，静滴 3% NaCl 高渗盐水 200~300 mL，滴注速度每小时 1~2 mL/kg，使血清钠逐步上升，监测血钠。

（3）呋塞米，严重低钠血症班有神智错乱、抽搐、昏迷的患者，治疗同时注射呋塞米 20~40mg，必须注意纠正因呋塞米引起的低钾或其他电解质的丧失。

· **方案3**：地美环素：每次 0.3 g，每日 2~4 次，口服，1~2 周内缓解低钾血症。

· **方案4**：碳酸锂：每次 0.25~0.5 g，每日 2~3 次，口服。

· **方案5**：托伐普坦片：每日 1 次，起始剂量 15 mg，服药 24 h 后可酌情增加剂量，常见不良反应为口干、渴感、眩晕、恶心、低血压等。

【说　明】

（1）血清钠上升不宜过快，初步恢复至 120 mmol/L，高渗盐水滴注，以免引起中枢性脑桥脱髓鞘病变。

（2）地美环素应注意有肾毒性，可诱发氮质血症与二重感染，碳酸锂也有较多副作用。

（王涤非）

十二、原发性慢性肾上腺皮质功能减退症

【诊断要点】

当两侧肾上腺绝大部分被破坏，出现种种皮质激素不足的表现，称肾上腺皮质功能减退症。多数患者就诊时已有典型慢性肾上腺皮质功能低下的临床表现，实验室检查和影像学检查排除有关鉴别诊断后方可明确诊断。

【治疗方案】

（1）糖皮质激素治疗：是本病的治疗基础。根据身高、体重、性别、年龄、劳动强度等，生理替代量应个体化，并模拟皮质醇的昼夜分泌规律，予以清晨醒后服全日量的 2/3，下午 16 时服 1/3。应激状态时酌情增至 3~5 倍乃至 10 倍进行应激替代。糖皮质类固醇药物的主要副作用之一是引起失眠，所以下午用药时间一般不晚于 17 时。儿童皮质醇用量一般＜5 岁每日 10~20 mg，每日 6~13 岁 20~25 mg，≥14 岁每日 30~40 mg。

· **方案 1：**氢化可的松，原发性患者应使用此药。早 8 时 20 mg，下午 16 时 10 mg。

· **方案 2：**醋酸可的松，早 8 时 25 mg，下午 16 时 12.5 mg。

· **方案 3：**泼尼松，早 8 时 5 mg，下午 16 时 2.5 mg。继发性患者应用此药。有肝功能异常者，可应用泼尼松龙。

（2）盐皮质激素治疗：

· **方案 4：**醋酸去氧皮质酮，每日 1~2 mg 或隔日 2.5~5.0 mg 肌注，适用于不能口服的病人。开始宜小剂量，可根据症状逐渐加强。

· **方案 5：**9α – 氟氢可的松，0.05~0.1 mg，口服。若患者在经糖皮质激素替代治疗并且予足够食盐摄入后，仍有头晕、乏力、血压偏低等血容量不足表现的，可予加用盐皮质激素：9α – 氟氢可的松每日上午 8 时 0.05~0.20 mg 一次顿服，是替代醛固酮作用的首选制剂。

【说 明】

（1）当出现感冒、手术等应激条件时，可将皮质激素加至原剂量的 2~3 倍，应激条件消失后，可减回原剂量。

（2）饮食中食盐的摄入量应多于正常人，每日 10~15 g。当大量出汗、呕吐、腹泻等情况应及时补充盐分。

（3）心肾功能不全、高血压、肝硬化患者慎用盐皮质激素。

（4）当发生希恩综合征时，易出现低血糖昏迷、感染性昏迷和镇静剂使用后昏迷，此时应先补充糖皮质激素，1 周后补充甲状腺激素。反之则会加重病情。

（王涤非）

十三、先天性肾上腺增生症

【诊断要点】

先天性肾上腺增生症为一组先天性疾患，在大多数病例中，肾上腺分泌的雄激素则有明

显增多，故临床上出现不同程度的肾上腺皮质功能减退，同时于女性出现男性化，于男性则表现为性早熟。

【治疗方案】

·方案1：糖皮质激素：糖皮质激素治疗一方面可补偿肾上腺分泌皮质醇的不足，一方面可抑制过多的 ACTH 释放，从而减轻雄激素的过度产生，故可改善男性化、性早熟等症状，保证患儿正常的生长发育过程。原则是先大剂量后小剂量，尿中类固醇排量控制在满意水平时，即可减少剂量，以维持其抑制作用。一般维持量为氢化可的松每日 20~40 mg，分 2 次口服；或泼尼松每日 5~7.5 mg 口服。

·方案2：盐皮质激素治疗，对于失盐型患者需要用盐皮质激素治疗。盐皮质激素可协同糖皮质激素的作用，使 ACTH 的分泌进一步减少。可口服氟氢可的松，症状改善后，逐渐减量，停药。因长期应用可引起高血压。0.1 mg 氟氢可的松相当于 1.5 mg 氢化可的松，应将其量计算于皮质醇的用量中，以免皮质醇过量。一般情况下维持效力可应用 9α–氟氢皮质素，替代剂量为每日 0.05~0.15 mg。

·方案3：外生殖器矫形手术。需要进行专科评估，尽早手术。

【说　明】

在皮质激素治疗的过程中，应注意监测血 ACTH 和 17-酮皮质类固醇，根据它们对皮质激素剂量进行调整。失盐型还应该监测血钾、钠、氯等。患者在应激情况（如：感染、过度劳累等）下，可酌情将糖皮质激素增加至维持量的 2~3 倍，几天后减至维持量。严重应激（如外科手术）时，第一个 24 h 甚至可增加至维持量的 5~10 倍。

（彭扬）

十四、无功能的肾上腺皮质肿瘤

【诊断要点】

肾上腺皮质肿瘤中，不产生大量糖皮质类固醇、盐皮质类固醇、雄激素或雌激素，不引起功能亢进的表现者，称为无功能的肾上腺皮质肿瘤。早期多无症状，随着肿瘤增大可表现为腹胀、肿块，有时伴发热、疼痛和消瘦乏力，可能会出现远处转移的表现。临床上需要进行 CT 扫描及 MRI 检查以及内分泌评估。

【治疗方案】

无功能的肾上腺皮质肿瘤一旦发现，首先考虑确定肿瘤性质、肿瘤大小及进一步功能测定。

·方案1：开放手术治疗：直径较大和周围组织分界欠清晰，术中出血可能性大的肿瘤，考虑开放手术。

·方案2：腹腔镜下肿瘤切除。适应证：直径小于 5 cm 且与周围器官分界清晰；双侧肿瘤。

·方案3：放射治疗或化疗。

【说　明】

（1）较小未确定性质的肿瘤处理顺序如下：小于 2.5 cm 的，3~6 个月随访，重复 CT 检查如果肿瘤增大考虑手术处理；5 cm 以上的肿瘤，考虑手术治疗；2.5~5 cm 的，也尽可能手术治疗，对于小于 40 岁的患者也可以选择 CT 随访。

（2）无功能的肾上腺皮质肿瘤多预后不良，约 2/3 的患者在获得诊断后的 1 年内死亡。年龄、性别与预后无关。

（彭扬）

十五、肾上腺危象

【诊断要点】

各种原因导致肾上腺皮质激素分泌不足或缺如而引起的一系列临床症状，可累及多个系统。若有慢性肾上腺皮质减退症、肾上腺手术或长期服用糖皮质激素而骤然停药史，出现脱水、血压下降、体位性低血压、虚脱、厌食、呕吐、精神不振、嗜睡乃至昏迷时，应立即考虑肾上腺危象的可能性，立即抢救，对于病史不清，但有明显的特征性全身色素沉着者，应高度重视，并于抽血进行 ACTH 和皮质醇检查后及时处理。

【治疗方案】

本症病情危重且进展迅速，未及时治疗病例常于 1~2 天死亡。故一旦确诊或疑诊为肾上腺危象，无须等待试验结果，应立即采取抢救措施。

·**方案 1**：补充糖皮质激素。氢化可的松 100 mg 立即静注，以后每 6 h 补充 100 mg，第 2~3 天可减量到每日 300 mg，以后根据病情逐渐减量到每日 200 mg、100 mg，可以进食后改为口服。但对于病情严重者，尤其有败血症等较重并发症时，进行大剂量糖皮质激素治疗持续时间应相对长些，每日氢化可的松 300~400 mg 直至病情稳定。

·**方案 2**：补液，视病情而定，可静滴葡萄糖及生理盐水，以补充血容量，纠正低血压和低血糖。典型危象患者失水量约为细胞外液的 1/5，初治患者第 1 日可补充液体 2000~4000 mL，第 2 日补充 2000~3000 mL。对于以糖皮质缺乏为主，脱水失钠不十分严重者及心肾功能不全者，生理盐水的补充量可适当减少，补充葡萄糖以避免低血糖。在不能进食和极少量进食情况下，需补充葡萄糖。在低血糖情况下，要补糖维持血糖在 7~10 mmol/L。既往血糖不低，每天补充碳水化合物应不少于 150 g。补液时应根据患者的失水、失钠程度，血压、尿量情况及患者年龄、心肾情况适当调整剂量。

·**方案 3**：控制感染，祛除诱因，支持治疗。升压药物在糖皮质激素有效治疗之前不考虑应用。在激素、足量补液等措施后仍处于休克状态者，可酌情应用血管活性药物如间羟胺、多巴胺等，使收缩压维持于 12 kPa，脉压差 4 kPa 以上。

【说　明】

（1）补充糖皮质激素和补液 2 日后，若患者仍处于昏迷状态，或患者心脏功能较差不能耐受大量输液时可同时下鼻饲，根据患者的情况，可补充液体、牛奶、果汁等。

（2）治疗过程中经大量输液、激素治疗后尿量增加明显的患者容易发生低血钾。若尿量每小时超过 30 mL，可以适当补钾治疗。

（彭扬　王涤非）

十六、选择性醛固酮过少症

【诊断要点】

选择性醛固酮过少症是指由于肾上腺皮质分泌糖皮质激素和性激素正常，而醛固酮减少引起的以高钾高氯酸中毒为特征的一种疾病。

【治疗方案】

根据病因不同治疗方案也不同。

·**方案 1**：孤立性低醛固酮血症，盐皮质激素对新生儿及儿童有效；成人不必连续用药。氢化可的松每日 0.05~0.15 mg，若出现高血压，可加用呋塞米。

·**方案 2**：低肾素低醛固酮血症（PHA Ⅱ型），除病因治疗外，可以应用氟氢可的松加氢氯噻嗪治疗。

·**方案 3**：高肾素高醛固酮血症及Ⅳ型肾小管酸中毒（RTA）以基础治疗为主。

·**方案 4**：醛固酮不敏感综合征：Ⅰ型：①每天补钠 8~50 mmol/kg。②急救时静脉补充生理盐水或碳酸氢钠溶液。③ MTOD 的 Ⅰ 型需给予低钾饮食（每天 0.06 mmol/kg）。Ⅱ型：①限钠、限钾饮食。②氢氯噻嗪或呋塞米利尿。③降低血钾、改善酸中毒并降低血压。

【说　明】

治疗包括给予充分的钠盐、限制钾摄入以及使用盐皮质激素，剂量可根据血钾、血压、体重等进行调整。

（彭扬　于婉）

十七、皮质醇增多症

【诊断要点】

皮质醇增多症又称库欣综合征，其主要由于长期皮质醇分泌过多导致水盐、糖、脂等代谢障碍及免疫抑制。临床表现主要为满月脸、多血质外貌、向心性肥胖、痤疮、紫纹、高血压、继发性糖尿病和骨质疏松等，患者血皮质醇升高、失去正常的节律，24 h 尿游离皮质醇升高，尿 17- 羟皮质类固醇升高，小剂量地塞米松抑制试验不受抑制。影像学检查对病因诊断有重要意义。

【治疗方案】

（1）库欣病：主要应用于术前准备或手术、放射方法效果不佳时。

·**方案 1**：赛庚啶每日 24 mg，分次口服 3 个月以上。

·**方案 2**：溴隐亭每日 10~20 mg，顿服。

·**方案 3**：丙戊酸钠每日 300~600 mg，分次口服。

·**方案 4**：生长抑素每日 300~1200μg，皮下注射。

·**方案 5**：氨基导眠能是导眠能的衍生物，具有弱的催眠作用，曾用于治疗癫痫病。作用机制为阻断胆固醇转变为孕烯酮，使皮质激素的合成受阻，还能抑制 21- 羟及 11- 羟化。临床上对不能根治的肾上腺癌有一定疗效，用药后皮质醇水平可明显下降，ACTH 明显上升每日 0.75~1.0 g，分次口服。

·**方案 6**：密妥坦在垂体放疗期间及放疗后使用起到药物性肾上腺切除作用。一般开始剂量为睡眠时 0.5 g，以后进餐时增加 0.5 g，几日后逐渐增加至每晶 4~6 g。一般睡眠时服用总量的一半，其余分次于进餐时服用。直到临床缓解或达最大耐受量，以后逐渐减量，使效果较好而又无明显副作用。

·**方案 7**：甲吡酮是一种最早的类固醇激素合成抑制剂，其作用机制是抑制肾上腺皮质 11β- 羟化酶，通过与细胞色素 P-450 结合，阻碍 11- 脱氧皮质醇转化为皮质醇。每日 2~6 g，分次口服，疗效判断应以血皮质醇为指标。

·**方案 8**：酮康唑除抗真菌作用外，还能与糖皮质激素受体结合，竞争性抑制糖皮质激素作用。治疗剂量从小剂量开始分次口服每日 0.2~1.0 g，4~6 周可见临床症状好转。

·**方案 9**：手术治疗：包括垂体手术和肾上腺手术。

·**方案 10**：垂体放疗：起效慢，达最大效果时间为 12~18 个月，作用持续若干年。

（2）肾上腺皮质腺瘤或肾上腺皮质癌。

·**方案 1**：密妥坦同“库欣病”方案 6。

·**方案 2**：氨基导眠能同“库欣病”方案 5。

·**方案 3**：甲吡酮同“库欣病”方案 7。

·**方案 4**：酮康唑同“库欣病”方案 8，对肾上腺皮质腺瘤、腺癌效果明显而迅速，即使已存在肝、肺等转移，也可以使原发灶和转移灶明显缩小。

·**方案 5**：手术治疗：对于肾上腺皮质腺瘤则手术摘除。对于肾上腺腺癌则尽可能手术切除；使用大剂量米托坦；放疗、化疗效果欠佳。

（3）异位 ACTH 综合征。

·**方案 1**：酮康唑每日 1.0~1.2 g，从小量开始分次口服。在异位 ACTH 综合征中，即使在高 ACTH 血症情况下，皮质酮合成仍被抑制，适合于 ACTH 综合征的姑息治疗。

·**方案 2**：氨基导眠能每日 0.75~1.0 g，分次口服。

·**方案 3**：甲吡酮每日 2~6 g，分次口服。

·**方案 4**：手术治疗：积极治疗原发肿瘤，根据不同的病理类型可考虑行手术、放化疗等，在找不到原发病灶或原发灶治疗效果欠佳时可切除双侧肾上腺或药物治疗。

（4）Nelson 综合征。

手术及放射治疗。

【说　明】

（1）氨基导眠能副作用包括乏力、厌食、恶心、呕吐等肾上腺皮质低功的表现，此时应减少药物剂量，同时加用小剂量地塞米松。多数患者用该药有效，但停药后复发。

（2）应用密妥坦治疗，开始时即加用地塞米松，避免发生低皮质醇血症同时检测血浆皮质醇水平，以调整用量和时间。副作用有高胆固醇血症、食欲不振、恶心、呕吐、腹泻、嗜睡、眩晕、肌肉颤动、头痛、无力及皮疹、男性乳房发育、关节疼痛等。

（3）甲吡酮副作用为食欲减退、恶心、呕吐、女性多毛及低钾性碱中毒等。

（4）酮康唑副作用有严重的肝功损害，严重者发生肝萎缩，可出现厌食、恶心、呕吐、肾上腺皮质低功及男性乳房发育等。

（王涤非 孟迪）

十八、原发性醛固酮增多症

【诊断要点】

原发性醛固酮增多症（原醛症）指肾上腺皮质分泌过量醛固酮，导致体内潴钠、排钾、血容量增多、肾素－血管紧张素系统活性受抑。典型的临床表现有低血钾、高尿钾、高血钠、碱血症，血尿醛固酮测定往往偏高，而血浆肾素—血管紧张素测定分泌减少。肾上腺增强 CT 扫描是首选的病因检查手段之一。

【治疗方案】

·**方案 1**：醛固酮拮抗剂螺内酯是原醛症治疗的首选药物。初始剂量 120~480 mg，分 3~4 次服用；待血清钾正常，血压下降后可根据病情减量至小剂量维持。特发性醛固酮增多症患者，安体舒通常与氨氯吡脒合用，可以增强安体舒通的作用，减少副作用。

·**方案 2**：特发性醛固酮增多症可应用氨苯蝶啶，每日 100~300 mg，分次口服。

·**方案 3**：钙拮抗剂：硝苯地平每日 30 mg，或波依定，每日 5~10 mg，顿服。

·**方案 4**：ACEI 类药物：可以抑制血管紧张素 II，使患者螺内酯用量降到最低。依那普利，每日 10~80mg，分 2~3 次口服。

·**方案 5**：根据患者血清钾情况适当补钾：氯化钾每日 3~6 g，不超过每日 16 g。

·**方案 6**：手术治疗：患者明确腺瘤或癌应及早切除，为本症根治方法。

【说　明】

（1）螺内酯不良反应包括性欲下降、阳痿、男性乳房发育、月经失调，还会影响男性胎儿的外生殖器发育，其他副作用有胃肠道症状、嗜睡、运动失调及精神失常等。

（2）补钾时应注意尿量，保证尿量在每日 500 mL 以上。

（3）手术患者术前应做好准备，待血钾血压正常或接近正常后手术。

（彭扬 王涤非）

十九、继发性醛固酮增多症

【诊断要点】

继发性醛固酮增多症是肾上腺以外的疾病引起醛固酮分泌过多所致的高血压、低血钾等临床综合征。常见于肝硬化、充血性心力衰竭、肾病综合征、肾性高血压等。

【治疗方案】

·方案1：原发病治疗，如分泌肾素肿瘤，肾动脉狭窄等需要手术治疗。其他疾病采取病因治疗。

·方案2：醛固酮拮抗剂：螺内酯的剂量根据血压升高程度确定，可以每日60 mg分3次口服开始，逐渐调整剂量，至血压血钾正常，减为维持剂量。

【说　明】

（1）继发性醛固酮增多症在进行病因治疗后，醛固酮分泌过多可能解除。

（2）螺内酯不良反应见"原发性醛固酮"章节。

（彭扬）

二十、嗜铬细胞瘤

【诊断要点】

嗜铬细胞瘤是由神经嵴起源的嗜铬细胞产生的肿瘤，临床上常呈阵发性或持续性高血压、头痛、多汗、心悸及代谢紊乱症状。该病诊断依据包括：血浆或尿中儿茶酚胺浓度增高，或尿中儿茶酚胺代谢产物增高。还可应用适当的影像技术，如CT和MR对肿瘤进行定位。

【治疗方案】

·方案1：手术治疗：切除肿瘤为本病的根治措施，如为增生，则应做次全切除。

·方案2：酚苄明：初始剂量10 mg每日2次，以后根据治疗反应逐渐加量，一般每日30~40 mg分次口服，即可获得满意控制。

·方案3：选择性α受体阻滞剂：哌唑嗪：初始0.5~1 mg，可逐渐加量至每次2~4 mg，每日2~3次，多沙唑嗪每日2~8 mg。

·方案4：钙离子通道阻滞剂：氨氯地平每日10~20 mg；或尼卡地平每日60~90 mg；或硝苯地平每日30~90 mg；维拉帕米每日180~540 mg。

·方案5：β受体阻滞剂：目前推荐使用有心脏选择性的β1受体阻滞剂，如阿替洛尔12.5~25 mg，每日2~3次；或美托洛尔25~50 mg，每日3~4次；也可用非选择性β受体阻滞剂普奈洛尔20每日80 mg，每日1~3次。

·方案6：核素治疗 ^{131}I– 间碘苄胍治疗，可用于治疗恶性及手术不能切除的嗜铬细胞瘤患者，常用剂量为100~250 mCi。

·方案7：高血压危象时立刻静注酚妥拉明，1~5 mg，监测血压至160/100 mmHg左右停止推注，继之酚妥拉明10~15 mg+5%葡萄糖氯化钠500 mL缓慢静点或舌下含服10 mg硝苯地平。

【说　明】

（1）一般治疗：安静休息，避免对包块或可疑部位过重触压，以减少发作。加强护理，随时做好处理高血压危象及急性心衰的准备。

（2）术前和术中应用酚妥拉明持续静滴控制血压。主要副作用为鼻黏膜充血。β 受体阻滞剂：应用时必须先使用 α 受体阻滞剂 1~3 天，否则可因严重水肿、心力衰竭或诱发高血压危象而加重病情。

（3）术后血压低，应补充血容量。

（王涤非）

二十一、神经母细胞瘤和神经节细胞瘤

【诊断要点】

神经母细胞瘤为起源于未成熟的神经母细胞的肿瘤，神经节细胞瘤为起源于成熟的交感神经细胞的肿瘤。神经母细胞瘤为儿童常见的恶性肿瘤之一，多见于婴幼儿，神经节细胞瘤的发病年龄较神经母细胞瘤为晚，多见于年轻人。

【治疗方案】

·方案 1：手术治疗。

（1）对神经母细胞瘤，原则上应争取尽早手术切除。若肿瘤过于巨大，可先放疗后，再争取手术切除。对于已证实有转移的患者，也有主张争取切除原发病灶，切除后有利于放疗和化疗控制转移病灶。当手术切除肿瘤后，多数主张继之以放射治疗及化疗。

（2）神经节细胞瘤应做手术切除。

·方案 2：放疗及化疗。

·方案 3：大剂量维生素 B_{12}，可能会有疗效。

·方案 4：中药治疗：中药可用清热解毒、活血化结的半枝莲、石见穿、白英、龙葵等。

（王涤非 孟迪）

二十二、单纯性甲状腺肿

【诊断要点】

单纯性甲状腺肿是甲状腺功能正常的甲状腺肿，是以缺碘、致甲状腺肿物质或相关酶缺陷等原因所致的代偿性甲状腺肿大，不伴甲状腺功能减退或亢进表现，故又称非毒性甲状腺肿。

【治疗方案】

·**方案 1**：碘化钾，5 mg，每日 3 次，口服。适用于缺碘者。

·**方案 2**：左旋甲状腺素，0.1 mg，每日 1 次，口服。适用于年轻患者的弥漫性单纯性甲状腺肿，给予足量的甲状腺激素以抑制 TSH 分泌而又不引起甲状腺功能亢进症，同时可以减轻甲状腺肿大。

·**方案 3**：同位素治疗。适用于内科治疗无效，不能耐受手术治疗及术后复发的患者。

·**方案 4**：手术治疗。适用于巨大甲状腺肿即胸骨后甲状腺压迫气管、食管或喉返神经而影响生活或工作者，结节性甲状腺肿继发有功能亢进者及结节性甲状脉肿疑有恶变者应施

行甲状腺大部切除术。

（孟迪）

二十三、甲状腺功能亢进症

【诊断要点】

甲状腺功能亢进症简称"甲亢"，是指由多种病因导致甲状腺功能增强，使 FT3，FT4 升高，造成机体代谢亢进和交感神经兴奋，引起心悸、出汗、多食、腹泻及消瘦的病症。

【治疗方案】

1. 一般处理

多休息，忌碘，β 肾上腺素能阻滞剂。

2. 药物治疗

·**方案1**：丙硫氧嘧啶片初治期：每日 200~300 mg，分次口服，至症状缓解或血 TH 恢复正常即可减量。2~4 周减量 1 次，每次减 50~100 mg，直至症状完全消失，维持量每日 50~100 mg，维持期需 1 年半以上。

·**方案2**：甲巯咪唑片初治期每日 20~30 mg 口服，缓解后每次减量 5~10 mg，维持量每日 50~100 mg，维持期同丙硫氧嘧啶片。

3. 放射性 ^{131}I 治疗

·**方案**：给予 5~15 mCi 固定剂量的放射性碘剂量。

4. 手术治疗

·**方案**：甲状腺次全切除术。

【说　明】

（1）常用的抗甲状腺药物主要副作用如下：①粒细胞减少：开始服药的头两个月每周需查血常规，白细胞低于 4×10^9 /L 时，严密观察，可予维生素 B$_4$、鲨甘醇、利血生等，必要时予泼尼松 10 mg，每日 3 次；如白细胞低于 3×10^9 /L 或中性粒细胞低于 1.5×10^9 /L，则应停药。②皮疹：可用抗组胺药，如皮疹加重应停药。③肝功能损害。有中毒性肝炎应停药不宜药物治疗者可用放射性 ^{131}I 治疗及手术治疗。④ ANCA 相关性血管炎。

（2）放射性 ^{131}I 治疗及手术治疗均可能引起并发症，甲状腺功能减退、放射性甲状腺炎、突眼恶化。手术治疗后 48h 可能出现出血压迫窒息、感染、甲状腺危象、喉上与喉返神经损伤、暂时性或永久性甲状旁腺功能减退等并发症。

（王涤非　王应昉）

二十四、甲状腺危象

【诊断要点】

甲状腺危象又称甲亢危象，是甲状腺毒症急性加重的一个综合征，发生原因可能与循环中的甲状腺激素水平增高有关。常见诱因有较重甲亢合并感染、手术应激、自行停药，或手术。临床表现为躁动、兴奋、恶心、呕吐、腹泻、高热、大汗、心动过速、烦躁、焦虑不安及谵妄，严重患者可有心衰、休克和昏迷等危及生命的状态。

【治疗方案】

·**方案1**：抗甲状腺药物，抑制组织中 T4 转换为 T3。首选丙基硫氧嘧啶（PTU），首次剂量 600 mg 口服或胃管立即注入，以后 100~200 mg 每 8 h 1 次口服，待甲状腺危象恢复后改为常规剂量。

·**方案2**：服用抗甲状腺药 1 h 后，用复方碘溶液，5~10 滴，每 6~8 h 1 次，口服或由胃管灌入。或碘化钠 0.5~1.0 g 加于 5% 葡萄糖盐水 500 mL 中，缓慢静滴 12~24 h，视病情好转后逐渐减量，危象消除即可停用。对于碘过敏患者，可以选用碳酸锂每日 0.5~1.5 g，分 3 次口服数日。

·**方案3**：β 受体阻断剂，心得安 10~20 mg，每 6 h 1 次口服。

·**方案4**：氢化可的松 100 mg 加入 5% GS 500 mL 静滴，每 6~8 h 1 次。

·**方案5**：物理降温，必要时人工冬眠（哌替啶 100 mg+ 氯丙嗪 50 mg+ 异丙嗪 50 mg）。

·**方案6**：当有明显的兴奋、躁动症状时可选用镇静药物如安定 5~10 mg 肌注或静注。苯巴比妥 0.1~0.2 mg 肌注。10% 水合氯醛 10~15 mL 保留灌肠。

·**方案7**：基础治疗：吸氧、物理降温、补液、纠正水电解质紊乱、抗感染、加强营养。

【说　明】

（1）PTU 的不良反应常见为粒细胞减少及肝脏功能损害，应用期间应注意复查血象及肝功能。

（2）碘剂一般使用 3~7 天停药。

（彭扬）

二十五、甲状腺功能减退症

【诊断要点】

甲状腺功能减退症（简称甲减），是由多种原因引起的 TH 合成、分泌或生产效应不足所致的机体代谢降低的一种疾病。按起病年龄可分为 3 型：呆小病、幼年型甲减、成年型甲减。主要临床表现有畏寒、乏力、淡漠、皮肤干燥脱屑等，病情严重时各型均可表现为黏液性水肿。

【治疗方案】

·**方案1**：左旋甲状腺素片（L–T4）25~50 μg 每日早餐前 0.5~1 h 口服。有冠心病或老年患者可以从 12.5 μg 起始治疗，每 1~2 周增加 12.5~25 μg，定期调整，达标后每 6~12 个月复查 1 次。

·**方案2**：甲状腺片：起始剂量每日 10~20 mg 逐渐增加，维持量一般每日 40~120 mg（方法同方案 1）。

·**方案3**：对症治疗，有贫血者补充铁剂、维生素 B_{12}、叶酸等。

【说　明】

甲状腺素必须从小剂量开始，尤其有甲状腺功能减退性心脏病或 50 岁以上患者，以免发生心律失常、心绞痛或急性心肌梗死。妊娠期用量应增加 50%~100%。

（王应昉）

二十六、甲状腺炎

（一）慢性淋巴细胞性甲状腺炎

【诊断要点】

慢性淋巴细胞性甲状腺炎（CLT）是自身免疫性甲状腺炎的一种，以自身甲状腺组织为抗原的慢性自身免疫性疾病，又被命名为桥本甲状腺炎，患者有高滴度的甲状腺过氧化氢物酶抗体（TPOAb）和甲状腺球蛋白抗体（TgAb），为临床中最常见的甲状腺炎症。

【治疗方案】

·**方案1**：暂不治疗。对于甲状腺较小，无压迫症状者可以随诊观察，暂不治疗。

·**方案2**：甲状腺激素治疗。对于甲状腺肿大伴压迫症状，或有甲减者，可以应用甲状腺激素。小剂量开始，一般左旋甲状腺素片 25 μg 每日 1 次口服起始，或甲状腺素片 20 mg 每日 1 次口服起始，逐渐增至腺体缩小或 TSH 降至正常。

·**方案3**：抗甲状腺药物治疗。伴甲亢时应用甲巯咪唑或 PTU 治疗。

·**方案4**：手术治疗，适用于少数压迫气管及周围器官的巨大甲状腺肿，以及药物治疗后无效者。

【说　明】

有甲状腺功能亢进表现者，须用抗甲状腺药物治疗，但剂量不要大，持续时间也应酌情缩短，防止因治疗发生甲状腺功能减退，也不宜采用放射性碘或手术治疗，否则可出现严重黏液性水肿。

（二）亚急性甲状腺炎

【诊断要点】

亚急性甲状腺炎又称亚急性肉芽肿性甲状腺炎，其发病是由于病毒对甲状腺的感染所致，病前患者常有上呼吸道感染史，甲状腺区明显疼痛及触痛，甲状腺摄碘能力减低的一种自限性疾病。

【治疗方案】

·**方案1**：止痛治疗：多用非甾体抗炎药，如吲哚美辛 75~150 mg 分次口服。

·**方案2**：激素治疗用于剧烈疼痛，非甾体抗炎药效果不佳者。泼尼松每日 20~40 mg，应用 1~2 周，根据症状、体征及血沉逐渐减量，维持 4~6 周或根据症状适当延长。

·**方案3**：β 受体阻滞剂：用于甲状腺毒症显著患者。心得安每日 10~30 mg，根据心率调整药物剂量。

·方案4：甲状腺激素替代治疗，用于甲减症状较重者，左旋甲状腺片每日100~150 μg 或甲状腺片每日40~120 μg，症状好转逐渐减量至停用。永久性甲状腺功能减退，则须长期服用。

【说　明】

当患者伴有甲状腺功能亢进时，一般不需用抗甲状腺药特殊治疗。

（三）急性化脓性甲状腺炎

【诊断要点】

急性化脓性甲状腺炎是由金黄葡萄球菌等引起的甲状腺化脓性炎症，多继发于口腔、颈部等部位的细菌感染。局部可表现为颈前甲状腺部位皮肤红肿、发热及疼痛，周围组织水肿，可有淋巴结肿大及压痛。全身可有发热、食欲不振、恶心呕吐、乏力等症状，严重者可出现吞咽困难及呼吸困难等压迫症状。

【治疗方案】

·方案1：全身抗菌药物治疗。

·方案2：手术治疗：有脓肿时可行切开引流，必要时行甲状腺侧叶部分切除术。

·方案3：一般治疗：适当休息、给予高热量、高营养、流质饮食。局部早期可冷敷，晚期热敷。

【说　明】

脓肿形成时，建议行切开引流术，以免脓肿破入气管、食管、纵膈内。

（彭扬　于婉）

二十七、甲状腺肿瘤

（一）甲状腺腺瘤

【诊断要点】

甲状腺腺瘤是起源于甲状腺滤泡细胞的良性肿瘤，症状为颈部可出现圆形或椭圆形结节，多为单发生长缓慢，少有压迫症状。稍硬，表面光滑，无压痛，随吞咽上下移动。大部分患者无任何症状。当乳头状囊性腺瘤因囊壁血管破裂发生囊内出血时，肿瘤可在短期内迅速增大，局部出现胀痛。

【治疗方案】

·方案1：对于诊断明确及无恶性病变的患者，应密切随诊，监测肿瘤大小的变化，如果进一步增大或对周围组织产生压迫时，则应行手术治疗。

·方案2：高功能腺瘤可手术或 ^{131}I 治疗。

（二）甲状腺囊肿

【诊断要点】

甲状腺囊肿是指在甲状腺中发现含有液体的囊状物。甲状腺囊肿通常没有症状，除非囊肿很大或囊肿内有出血的现象，这时可能造成一些压迫的症状，如疼痛、吞咽困难、呼吸困难、声音沙哑等。

【治疗方案】

·方案1：手术治疗。囊肿较大造成压迫症状，或血性囊肿，反复抽吸后又迅速积聚者，应警惕癌变的可能，最好采用手术治疗。

·方案2：注射硬化剂。目前多主张穿刺抽液并注射硬化剂治疗。常用的硬化剂包括四环素、泼尼松龙和2%~3%碘酊等。可使囊壁发生无菌性坏死、粘连、纤维化、囊腔闭塞，达到治疗囊肿的目的。

·方案3：上述治疗后，给予口服甲状腺激素制剂，可减少囊肿复发，促进残留硬结的吸收。

（三）甲状腺癌

【诊断要点】

甲状腺癌是最常见的甲状腺恶性肿瘤，包括乳头状癌、滤泡状癌、未分化癌和髓样癌等4种病理类型。其中以恶性度较低、预后较好的乳头状癌最常见。

【治疗方案】

·方案1：手术治疗。

·方案2：放射碘治疗。

术后L-型甲状腺素钠，药物剂量调整要根据血清TSH水平。初始用药每日$50\,\mu g$，一般6~8周后根据TSH水平逐渐加大剂量至目标剂量。

【说 明】

（1）手术治疗：明确诊断或高度怀疑甲状腺癌的患者，应及早手术治疗。术前用甲状腺激素进行抑制性治疗，降低手术风险并减少肿瘤扩散的可能。术中应用冰冻切片来决定是否做根治手术，对于冰冻病理显示分化较好、瘤体小而限局的、包膜完整的乳头状癌，一般作甲状腺的病灶侧的全叶切除即可，术后完善石蜡切片以求准确的病理结果。

（2）非手术治疗：①放射碘治疗：^{131}I治疗适用于手术未能完全切除的残余癌肿，且有一定的聚碘功能的患者或转移病灶具有摄^{131}I功能的患者，以及少数不能耐受手术的乳头状或滤泡状腺癌患者。放射性碘治疗剂量，是根据患者癌肿病灶及转移灶的范围大小及摄碘能力、手术后甲状腺癌肿的残留情况以及患者的年龄大小等因素来决定。②甲状腺激素治疗：凡经手术或^{131}I治疗的甲状腺癌患者，均应长期服用甲状腺激素制剂，来补充术后甲状腺激素的不足，治疗和防止甲状腺功能减退。同时也可抑制垂体TSH的分泌，减少其对甲状腺的刺激，预防及延缓甲状腺癌的复发，对远处转移灶也有抑制作用。一般T4替代治疗量为$1.6\sim1.7\,\mu g/kg$，但抑制TSH水平的T4用量较基础需氧量略增加。TSH抑制目标需要根据肿瘤复发风险和药物副作用风险共同决定，T4和TSH控制目标高度个体化。③对于一些甲状腺癌术后患者，可出现甲状旁腺功能减低，应注意监测血钙和血磷，必要时适当补充钙剂及维生素D。

（王涤非）

二十八、甲状腺相关眼病

【诊断要点】

甲状腺相关眼病（TAO）是一种由多因素造成的复杂的眼眶疾病，居成人眼眶疾病的首位，甲状腺相关眼病的主要临床表现为眼睑退缩、结膜充血水肿、眼眶疼痛、眼球突出及运动障碍、复视、暴露性角膜炎和视神经受累。多为双侧性，但也可为单侧或不对称性发病。合并甲状腺功能亢进的 TAO 约占 90%，其可与甲亢同时发生，也可在甲亢前或后发生。

【治疗方案】

1. 基本治疗

·方案 1：戒烟、甲亢的控制及眼部的对症治疗。

2. 免疫调节治疗

·方案 2：皮质类固醇治疗：①口服泼尼松每日 40~80 mg 分次口服，持续 2~4 周减量，每 2~4 周减量 2.5~10 mg，持续 3~12 个月。②静脉应用甲基强的松龙冲击治疗：500~1000 mg+ 生理盐水隔日 1 次静点，连用 3 次。

·方案 3：环孢素每日 5~7.5 mg/kg，维持 12 个月，前 3 个月联合口服泼尼松每日 60~100 mg 起始逐渐减量。

·方案 4：静注丙种球蛋白每日 0.4g/kg，静注，连续应用 3~5 天。

·方案 5：生长素类似物。生长抑素（8 肽）善宁 100μg 肌注，每日 2 次，10 天 1 个疗程，间歇 1 周，共 3 个疗程。或善宁 100μg，每日皮下注射 1 次，共 12 周。

·方案 6：血浆置换法。

3. 放射治疗

·方案 7：单纯眶部放射治疗或皮质类固醇联合眶部放射治疗。

4. 眼科治疗

眶减压手术。

【说　明】

静脉应用甲强龙冲击治疗副作用包括严重中毒性肝损害、消化道大出血等。

（王涤非　孟迪）

二十九、甲状旁腺功能减退症

【诊断要点】

对于有甲状腺或甲状旁腺手术史者易于诊断，而特发性甲旁减症状隐匿易被忽略。对于慢性反复发作性搐搦症，存在血钙过低、血磷过高，PTH 明显过低患者，无明显身材矮小、短指畸形等体态异常，并可除外血钙降低等其他疾病者可考虑诊断。

【治疗方案】

1. 搐搦发作期

·**方案**：先缓慢静注葡萄糖酸钙（10%，每 10 mL 含元素钙 90 mg）或氯化钙（5%，每 10 mL 含元素钙 90 mg）10~20 mL，必要时 1~2 h 后重复给药。同时给予口服钙和维生素 D 制剂。若抽搐严重难以缓解，可持续静滴补钙，但元素钙速度不宜超过 4 mg/（kg·h）。24 h 可静脉输入元素钙 400~1000 mg，直至口服治疗起效。治疗同时需注意患者有无喘鸣及保持气道通畅，并定期严密监测血清钙水平。

2.间歇期治疗

·**方案 1**：高钙低磷饮食。

·**方案 2**：碳酸钙，0.6 g/ 次，每日 2 次口服；或乳酸钙，0.5 g/ 次，每日 2 次口服。

·**方案 3**：1，25 双羟维生素 D_3（骨化三醇）每日 0.25~ 0.5 μg，每日 1~2 次口服；或 AT10（双氢速固醇），每日 0.5~1 mg 分次服用；或 1-α 羟维生素 D_3（阿法骨化醇），每日 2~6 μg 分次服用；或维生素 D_2（麦角骨化醇），4 万 ~25 万单位，分次服用。

【说　明】

（1）治疗时应密切观察血钙变化，初治 1~2 周测血钙 1 次，剂量稳定后 2~3 个月测血钙 1 次，使血钙控制在 2.13~2.25 mmol/L 为宜。治疗中应避免维生素 D 中毒，故维生素 D 尽可能应用最小剂量，当因情绪波动、呕吐、劳累、月经等因素出现低血钙症状持续，可连续查血钙以调整维生素 D 制剂剂量。如出现高血钙，立即停药，必要时加服激素。

（2）AT10、1-α 羟维生素、维生素 D_2 主要适用于肝功正常的患者。

（3）治疗期间避免使用加重低血钙的药物如苯妥英钠、安定、吩噻嗪类、速尿等。

（4）钙剂和维生素 D 无效者加用镁剂。

（王应昉）

三十、原发性甲状旁腺功能亢进症

【诊断要点】

原发性甲旁亢是甲状旁腺分泌过多的 PTH 引起的钙、磷和骨代谢紊乱的一种全身性疾病，表现为骨吸收增加的骨骼病变、肾结石、高钙血症和低磷血症等。当出现不明原因的骨痛、病理性骨折、尿路结石、血尿、尿路感染、高钙血症或顽固性消化性溃疡等情况时，可考虑此病，并做相应检查以确诊。

【治疗方案】

·**方案 1**：手术治疗。

·**方案 2**：口服补磷：可将血钙水平降低约 1 mg/dL，但由于其胃肠道反应、刺激 PTH 分泌的作用以及长期应用可能引起软组织钙化等副作用，目前已不再推荐用于原发性甲旁亢患者。

·**方案 3**：双膦酸盐：为骨吸收抑制剂，能够降低骨转换，可以降低血清和尿钙的水平。静脉应用双膦酸盐已被成功用于原发性甲旁亢所致高钙血症的急诊处理。现多用帕米膦酸盐，其常用剂量为每次 0.5~1 mg/kg，静滴 4~6 h，能够有效地降低血钙水平。

· **方案 4**：骨病者于术后宜进食高蛋白，高钙，高磷饮食，并补充钙盐每日 3~4 g。

· **方案 5**：尿路结石者应积极排石或必要时手术治疗。

【说　明】

（1）一般性治疗：应足够量的饮水和活动，补液以生理盐水为主，忌用噻嗪类利尿剂。每日 2L 或更多，使尿钠量＞300 mmol/d，为防止水中毒可与利尿剂联用。饮食中钙摄入量以中等度合适，尤其当血 1，25-（OH）2D3 水平增高时，避免低钙饮食。

（2）手术治疗：当血钙水平较正常高值增高 0.25 mmol/L 以上时，或出现明显骨骼病变、肾结石、甲状旁腺功能亢进危象、尿钙排量明显增多（＞10 mmol/24 h 或 400 mg/24 h）、骨密度降低（低于同性别、同年龄平均值的 2 个标准差）等症状时，应考虑手术治疗。对于无症状而仅有轻度高钙血症的甲状旁腺功能亢进的患者则需追随观察，当出现以下情况时再考虑手术治疗：①骨吸收病变的 X 线表现。②肾功能减退。③活动性尿路结石。④血钙水平 ≥3 mmol/L（12 mg/dL）。⑤血 iPTH 较正常增高 2 倍以上。⑥严重的精神病、溃疡病、胰腺炎和高血压等。术后可出现低钙血症，表现为口周和肢体麻木、手足搐搦等，引起低钙血症的原因包括：①骨饥饿和骨修复。②剩余的甲状旁腺组织由于长期高血钙抑制而功能减退，多为暂时性。③部分骨骼或肾脏对 PTH 作用抵抗，见于合并肾功能衰竭、维生素 D 缺乏、肠吸收不良或严重的低镁血症。低钙血症的症状可开始于术后 24 h 内，血钙最低值出现在手术后 4~20 天。对于低钙血症的治疗，需要给予补充钙剂和维生素 D 或活性维生素 D。一般可在出现症状时口服钙剂，如手足搐搦明显，也可静脉缓慢推注 10% 葡萄糖酸钙 10~20 mL。

（王涤非　王应昉）

三十一、糖尿病

【诊断要点】

糖尿病是由于胰岛素相对或绝对缺乏以及不同程度的胰岛素抵抗引起的以高血糖为主要生化特点的代谢性疾病。根据血糖、尿糖、口服糖耐量试验及血糖明显升高所致的典型的"三多一少"症状，可诊断糖尿病。目前我国采用 1999 年 WHO 提出的诊断标准建议：症状 + 随机血糖 ≥11.1 mmol/L（200mg/dL），或空腹血浆葡萄糖（FPG）≥7.0 mmol/L（126 mg/dL），或口服葡萄糖耐量试验（OGTT）中 2 h 血浆葡萄糖（2HPG）≥11.1 mmol/L（200 mg/dL）。症状不典型者，需另一天再次证实。随机是指一天当中的任意时间而不管上次进餐的时间。糖耐量减低（IGT）是指 OGTT 中 2HPG ≥7.8 mmol/L 且 <11.1 mmol/L（≥140 且 <200 mg/dL），空腹血糖增高（IFG）是指 FPG ≥6.1mmol/L 且 <7.0 mmol/L。

【治疗方案】

糖尿病治疗有"五驾马车"，分别是糖尿病教育、自我血糖监测、饮食、运动及药物治疗，需要根据患者的实际情况，来制订个体化的治疗方案。

1. 口服降糖药

（1）双胍类药物。目前临床上使用的主要是盐酸二甲双胍，通常每日 500~1500 mg，分 2~3 次口服，最大剂量不超过每日 2 g。1 型糖尿病患者在应用胰岛素基础上，如血糖波动较大，加用双胍类也有利于稳定血糖。

（2）磺脲类药物。目前临床上应用的磺脲类（SUs）基本上应用格列美脲等，治疗应从小剂量开始，于早餐前 30 min 1 次口服，根据尿糖和血糖测定结果，按治疗需要每数天增加剂量 1 次，或改为早、晚餐前两次服药，直至病情取得良好控制。应用 SUs 后如病情仍未得到良好控制，可考虑加用二甲双胍、葡萄糖苷酶抑制剂、胰岛素增敏剂等，改用胰岛素或加用胰岛素联合治疗。通常不联合应用 2 种 SUs 制剂。有肾功能轻度不全的患者，宜选择格列喹酮。

（3）α-葡萄糖苷酶抑制剂。α-葡萄糖苷酶抑制剂的作用机制是竞争性抑制葡萄糖淀粉酶、蔗糖莓、麦芽糖酶和异麦芽糖酶，抑制糖类分解为单糖（主要为葡萄糖），延缓葡萄糖的吸收，降低餐后血糖。应在进食第一口食物后服用，饮食成分中应有一定量的碳水化合物。现有三种制剂：①阿卡波糖：每次 50 mg（最大剂量可增加到 100 mg），每日 3 次。②伏格列波糖：每次 0.2 mg，每日 3 次。③米格列醇：起步剂量可从 25 mg 开始，每日 3 次，逐渐加量至 100 mg，每日 3 次。

（4）格列酮类药物。主要通过结合和活化过氧化物酶体增殖物激活受体 γ（PPARγ）改善胰岛素敏感性。罗格列酮用量每日为 4~8 mg，每日 1 次或分 2 次。吡格列酮的起始剂量为每日 15~30 mg，最大剂量每日 45 mg。

（5）格列奈类药物。为非磺脲类的胰岛素促泌剂，具有吸收快、起效快和作用时间短的特点，通过刺激早期胰岛素生理性分泌而有效降低餐后血糖，可降低 HbA1c 1.0%~1.5%。临床上主要用于控制餐后高血糖，可单独或与其它降糖药物联合应用（磺脲类除外）。有两种制剂：①瑞格列奈，于餐前或进餐时口服，每次 0.5~4 mg，从小剂量开始，按病情逐渐调整剂量，最大剂量不应超过每日 16 mg。②那格列奈，常用剂量为每次 60~120 mg，餐前口服。可引发低血糖，但低血糖的发生频率和程度较磺脲类药物少而轻，少数患者有头昏、头疼、乏力、震颤、食欲增加等不良反应。

（6）GLP-1 激动剂和 DPP-4 抑制剂。

目前国内常用 GLP-1 类似物有：利拉鲁肽每日 0.6~1.8 mg，每日 1 次皮下注射；艾塞那肽 5~10 μg 日 2 次早晚餐前 60 min 内皮下注射；度拉糖肽 0.75~1.5 mg 每周 1 次皮下注射；利司那肽 10~20 μg 日 1 次任何 1 餐前 60 min 皮下注射。DPP-4 抑制剂包括：西格列汀 100 mg 每日 1 次；沙格列汀 5 mg 每日 1 次；利格列汀 5 mg 每日 1 次；阿格列汀 25 mg 每日 1 次；维格列汀 50 mg 每日 2 次。

（7）SGLT-2 抑制剂包括：达格列净 5~10 mg，恩格列净 10~25 mg，卡格列净 100~300 mg；均每日 1 次口服。

2. 胰岛素治疗

· **方案 1**：基础胰岛素治疗方案：长效胰岛素类似物（德谷胰岛素、甘精胰岛素或者地特胰岛素）每天 1 次。通常起步是睡前任意时间给予小剂量胰岛素（通常 10 单位），若空腹血糖水平未达到预期目标，剂量应该每 2~3 天缓慢增加 1~3 单位。相反，如果空腹血糖降到标准范围以下，应减量。

·**方案 2**：预混胰岛素治疗方案：使用以速效胰岛素或者类似物和鱼精蛋白制成的预混胰岛素（门冬胰岛素或者赖脯胰岛素），通常在早餐和晚餐前各注射 1 次，偶尔也采取只在吃的较多的一餐前注射 1 次的方案，患者可以采用主餐前注射一次或者在接下来的那顿正餐开始前增加一次注射。早餐前胰岛素的用量是根据早午餐后血糖水平进行调整，晚餐前胰岛素的用量是根据翌日的空腹血糖水平进行调整。比起"三短一长"的每日 4 次注射，预混胰岛素只需每日 2 次注射。总的来说，如果患者使用每日 1 次的基础胰岛素不能将血糖降到目标水平，便可采用每日 2 次预混胰岛素注射。但使用预混胰岛素之后，患者必须有一个相对稳定的生活方式，同时也增加了患者低血糖的发生率。

·**方案 3**："三短一长"的胰岛素治疗方案：速效胰岛素类似物门冬胰岛素（诺和锐）或赖脯胰岛素（优泌乐）与长效胰岛素类似甘精胰岛素（来得时）或地特胰岛素组合使用，该方案需要每日注射 4 次，降血糖通常更为有效，并且更有利于用餐时间不固定或者每餐碳水化合物的摄入量不固定患者的调整。大体上，成人餐前胰岛素起步量设置为每顿饭前 5~10 单位。餐前胰岛素剂量的调整根据餐后 2h 血糖以及该顿餐前血糖情况综合考虑，通常每 2~3 天增加 2~4 单位。为了达到更好的糖化血红蛋白和餐前餐后血糖的控制，胰岛素剂量可以缓慢逐渐增加。

·**方案 4**：餐时胰岛素方案：使用速效胰岛素类似物，但并不同时使用基础或长效胰岛素，这一方案适用于正在接受胰岛素增敏剂（二甲双胍）治疗且空腹血糖升高有了很好控制的患者。糖尿病患者在急性应激时，如重症感染、急性心肌梗死、脑卒中或急症手术等，容易促使代谢紊乱迅速严重恶化，应使用胰岛素治疗，维持血糖水平在 6.7~11.1 mmol/L（120~200 mg/dL）左右，待病情缓解后再调整糖尿病治疗方案。

3. 减肥手术

·**方案 5**：胃肠减肥手术主要包括胃减容术和胃旁路术，前者可限制食物摄取，后者可限制能量摄入。如果作为综合疗法的一部分，胃肠减肥手术可有效地减轻严重肥胖患者的体重，一些指南推荐 BMI ≥ 35 kg/m^2 的 2 型糖尿病患者可考虑采用手术减肥治疗。

【说　明】

（1）1 型糖尿病在发病时就需要胰岛素治疗，且需终生胰岛素替代治疗。

（2）双胍类药物禁用于糖尿病并发酮症酸中毒，急性感染，充血性心力衰竭，肝肾功能不全或有任何缺氧状态存在者。儿童一般不宜服用，除非明确为肥胖 2 型糖尿病及肯定存在胰岛素抵抗。孕妇和哺乳期妇女也不宜用。年老患者慎用，药量酌减，并监测肾功能。

（3）α - 葡萄糖苷酶抑制剂在肠道中吸收甚微，故无全身毒性不良反应，但对肝、肾功能不全者仍应慎用。不宜用于糖尿病酮症酸中毒、消化性溃疡或部分性小肠梗阻以及小肠梗阻倾向的患者，也不宜用于孕妇、哺乳期妇女和儿童。常见不良反应为胃肠反应，如腹胀、排气增多或腹泻，经治疗一段时间后可减轻。

（4）格列酮类药物常见副作用是体重增加和水肿，这种副作用在与胰岛素联合使用时表现更加明显。由于存在体液潴留的不良反应，已经有潜在心衰危险的患者服用该药物可以导致心衰加重。有活动性肝病或转氨酶增高超过正常上限 2.5 倍的患者禁用本类药物。不推荐 18 岁以下患者服用本药。妊娠和哺乳期妇女应避免服用。

（王涤非   孟迪）

三十二、糖尿病酮症酸中毒

【诊断要点】

糖尿病酮症酸中毒（DKA）是糖尿病最常见的急性并发症，系指体内胰岛素缺乏或作用不足及升糖激素增加，引起糖、蛋白质、脂肪代谢紊乱以及水、电解质、酸碱失衡而导致的以高血糖、高血酮症以及代谢性酸中毒为主要改变的一组临床综合征。早期表现为糖尿病症状加重，多饮烦渴多尿和乏力，继之出现食欲减退、恶心、呕吐、头昏、头痛、烦躁、呼吸加深加快、呼气中有烂苹果味（丙酮）。随着 DKA 进展，逐渐出现严重失水症状，如抢救不及时，可因低容量性休克、昏迷而死亡。

【治疗方案】

·**方案 1**：针对感染等诱因的治疗。

·**方案 2**：补液：目的是扩充血容量，循环血容量恢复可降低血糖，升血糖激素的水平也下降，胰岛素敏感性改善。在治疗初期，建议使用生理盐水，如果合并休克或血容量不足的情况，经快速补充生理盐水后仍不能有效升高血压，应输入胶体溶液并采用其他抗体克措施。开始的补液速度取决于患者脱水程度以及心功能，可在 2 h 内输入 1000~2000 mL，以便较快补充血容量，改善周围循环和肾功能。以后根据血压、心率、每小时尿量、末梢循环情况以及必要时根据中心静脉压，决定输液量和速度。从第 2~6 h 输入 1000~2000 mL。第 1 个 24 h 输液总量 4000~5000 mL，严重失水者可达 6000~8000 mL。

说明：对于老年昏迷或伴有心脏病心力衰竭者，应在中心静脉压监护下调节输液速度和输液量，同时予鼻饲补液更安全。

·**方案 3**：消酮：持续静滴小剂量胰岛素（每小时每千克体重 0.1 U），可使患者血浆胰岛素浓度达 100 μU/mL，足以完全抑制脂肪分解和肝糖原异生。相比较于大剂量间断静注法，该法简便、并发症（如低血糖、低血钾、低血磷、低血镁症、高乳酸血症、渗透压失调和脑水肿）发生率低。间断肌注小剂量（5 U/h）胰岛素或首剂肌注 20 U 后每小时肌注胰岛素 5 U，血浆胰岛素浓度可达 60~90 μU/mL，这适用于一些无条件应用小剂量胰岛素连续静滴法的医院。血糖下降速度一般以每小时降低 3.9~6.1 mmol/L（70~110 mg/dL）为宜。在输液及胰岛素治疗过程中，需每 1~2 h 检测血糖、钾、钠和尿糖、尿酮等。当血糖降至 13.9 mmol/L（250 mg/dL）时，胰岛素给药速度可减少至 0.05~0.1 U/（kg·h），或改为输 5% 葡萄糖液并加入普通胰岛素（按每 3~4 g 葡萄糖加 1 U 胰岛素计算）。当患者可以饮水和进食时，可开始皮下注射胰岛素，但是在皮下注射短效胰岛素后静脉胰岛素需维持 1~2 h。

说明：在输液及胰岛素治疗过程中，需每 1~2 h 检测血糖、钾、钠和尿糖尿酮等。血糖下降速度不宜过快。

·**方案 4**：纠正电解质紊乱：为防止低血钾，在开始治疗时，只要患者血钾低于 5.5 mmol/L，且尿量大于 40 mL/h，即可开始补钾。补钾一般选用氯化钾，也可使用 2/3 氯化钾和 1/3 磷酸钾，每升液体需加入 20~30 mmol 钾。如血钾低于 3.3 mmol/L，在使用胰岛素之前需先补钾，当血钾升至 3.5 mmol/L 以上后，再开始使用胰岛素。若每小时尿量少于 30 mL，宜暂缓补钾，待尿量增加后再补。如治疗前血钾，水平高于正常，暂不补钾。

说明：治疗过程中需定时监测血钾水平，如有条件最好用心电图监护，结合尿量调整补钾量和速度。

·**方案 5**：纠正酸碱平衡失调。

轻症患者不必补碱。如血 pH 降至 7.1，或血碳酸氢根降至 5 mmol/L，可考虑缓慢补碱。一般用 100 mL 碳酸氢钠加入 400 mL 灭菌注射用水中，以 200 mL/h 的速度静滴。30 min 后复查血 pH 值，若 pH 仍低于 7.0，可再次补充碳酸氢钠。

【说　明】

补碳酸氢盐过多过快可引起脑细胞酸中毒，加重昏迷。此外，还有促进钾离子向细胞内转移和反跳性碱中毒等不良影响，故补碱应慎重。

（孟迪）

三十三、高渗性非酮症糖尿病昏迷

【诊断要点】

高渗性非酮症糖尿病昏迷，是糖尿病威胁生命的急性并发症之一。临床表现有极度口干，多饮、多尿，唇干舌燥，皮肤弹性差，眼窝可下陷，血压下降，反射性引起心率脉搏增快，同时乏力、尿少、尿比重增高，严重者可出现神经精神症状，表现为嗜睡、幻觉、定向障碍、偏盲、上肢拍击样粗震颤、癫痫样抽搐（多为局限性发作或单瘫、偏瘫等），最后陷入昏迷。

【治疗方案】

·**方案 1**：治疗诱因和防治并发症。

·**方案 2**：纠正水、电解质失衡：①补液种类的选择：一般主张先用等渗氯化钠溶液。如治疗前已出现休克，宜首先输生理盐水和胶体溶液，尽快纠正休克；如本身无休克或休克纠正后，血浆渗透压 > 350 mmol/L，血钠 > 155 mmol/L 时，可考虑输 0.45% 的氯化钠低渗溶液；血浆渗透压 < 350 mmol/L 时，用等渗溶液。最好可同时给予胃肠道补液，胃肠道补液首选温开水。②补液量和补液速度：一般按体重的 10%~12% 计算，补液速度先快后慢，总量的 1/3 应在 4 h 内输入，其余应在 12~24 h 输入。根据中心静脉压、心率、血压等调整补液速度。

·**方案 3**：胰岛素治疗：首次负荷量 0.1 U/kg，静注。然后继续以每小时每千克体重 0.1 U 的速度静滴胰岛素。当血糖下降至 16.7 mmol/L 时，可开始输入 5% 葡萄糖溶液并加入普通胰岛素（每 3~4g 葡萄糖加 1U 胰岛素）。

【说　明】

（1）大量快速输入低渗溶液可使血浆渗透压迅速下降，水向细胞内转移，导致脑水肿，在此过程中，患者可一直处于昏迷状态，或稍有好转后又陷入昏迷，应密切观察，及早发现，停止输入低渗液体，同时脱水治疗和静注地塞米松。

（2）要密切监测血糖变化。高血糖是维持患者血容量的重要因素，血糖下降速度以每小时 3.9~6.1 mmol/L 为宜，下降速度太快可能导致脑水肿和低血压。

（3）对于不能进食或有意识障碍及心肺功能较差的老年人尽快给予鼻饲，保证液体量的尽快补充和营养的充足供给。而伴有呕吐、明显胃肠道胀气或上消化道出血者，则不宜采取胃肠道补液。对于年老或伴有心脏病、心力衰竭者，则应在中心静脉压监护下调整补液量和速度，补液速度不宜过快。

（王涤非）

三十四、糖尿病性脑血管病

【诊断要点】

糖尿病性脑血管病是指由糖尿病所并发的脑血管病，临床上主要表现为脑动脉硬化、缺血性脑血管病、脑出血、脑萎缩等。

【治疗方案】

在治疗脑血管病的同时，应严格控制血糖、血脂、血压、血黏度、吸烟及体重等动脉粥样硬化的危险因素，才能避免或减少糖尿病性脑血管病的进一步加重和复发。

·方案 1：抗血小板药物。一般用于除脑出血外的糖尿病性脑血管病，阿司匹林 100 mg，每日 1 次，口服。

·方案 2：维生素 C 和维生素 E。

·方案 3：他汀类药物降脂。

【说　明】

（1）患者应注意血糖的控制与监测，严格控制血压，收缩压控制在 160 mmHg，舒张压控制在 110 mmHg 为宜。

（2）多数糖尿病患者的血小板功能存在异常，血小板拮抗剂可降低脑卒中、心肌梗死和死亡的危险，因此对糖尿病伴动脉粥样硬化者进行长期抗血小板治疗极为重要。

（孟迪）

三十五、糖尿病神经病变

【诊断要点】

糖尿病神经病变是糖尿病的主要慢性并发症之一，主要临床表现有慢性感觉运动性神经病变（DPN）、急性感觉神经病、局灶性及多灶性神经病及自主神经病变。

【治疗方案】

·方案 1：改善神经微循环：酌情选用 PGE2、己酮可可碱、山莨菪碱、西洛他唑、活血化瘀药等药物以改善微循环，改善神经的循环血供。

·方案 2：神经营养及修复药：甲钴胺、C 肽、肌醇、神经节苷脂和亚麻酸等。

·方案 3：抑制氧化应激：α– 硫辛酸。

·方案 4：醛糖还原酶抑制剂：氨基胍、γ– 油酸、乙酰 –L– 肉毒碱抗氧化剂、PKC–β 抑制剂。

·方案 5：DPN 症状治疗，非药物、局部或理疗均可能有效，包括针灸、辣椒碱、硝酸甘油喷雾等。

（孟迪）

三十六、糖尿病视网膜病变

【诊断要点】

糖尿病视网膜病变（DR）属于微血管病变，早期可无症状，随着疾病的进展，表现为视力逐渐减退和闪光感。若发生视力的突然丧失，往往意味着眼底出血或视网膜脱离的发生。眼底检查为诊断主要方式。

【治疗方案】

·方案 1：严格控制血糖，每年进行眼底检查。

·方案 2：当发生增值型视网膜病变，考虑行视网膜激光治疗。

【说　明】

严格控制血糖、血压、血脂等对于预防和延缓 DR 的发生及进展有重要意义。同时还应尽可能戒除吸烟等对视网膜病变有害的因素。

（王涤非　孟迪）

三十七、糖尿病肾病

【诊断要点】

糖尿病肾病（DN）是糖尿病全身微血管病性合并症之一，微量蛋白尿（MA）是 DN 最早的临床证据及筛选早期 DN 的重要指标。晚期会出现肾功能不全改变。

【治疗方案】

（1）饮食治疗：肾功能正常的 DN 患者饮食蛋白质 0.8 g/（kg·d），肾功能不全非透析患者 0.6 g/（kg·d）。

（2）控制血糖治疗。

（3）降压治疗：目标血压：当尿蛋白 < 1 g/d，血压应降至 130/80 mmHg；当尿蛋白 > 1 g/d 时，血压应降至 125/75 mmHg。

· **方案1**：ACEI：卡托普利 25 mg，口服，每日 3 次。

· **方案2**：ARB：氯沙坦 50 mg，口服，每日 1 次；或缬沙坦 80 mg，口服，每日 1 次。

· **方案3**：钙拮抗药：硝苯地平控释片 30 mg，口服，每日 1 次；或氨氯地平 5 mg，口服，每日 1 次。

· **方案4**：β 受体阻断药：阿替洛尔 30 mg，口服，每日 1 次。

· **方案5**：利尿药：氢氯噻嗪 25 mg，口服，每日 1 次或每日 3 次。

（4）调脂治疗。

（5）其他治疗：胰激肽原酶 120U，口服，每日 3 次；保肾康 100~200 mg，口服，每日 3 次。

【说　明】

如需长期大剂量应用利尿药，需观察代谢不良反应。

（王涤非）

三十八、糖尿病足

【诊断要点】

糖尿病足指糖尿病患者由于合并神经病变及不同程度的血管病变而导致下肢感染、溃疡形成和（或）深部组织的损伤。糖尿病足的病变基础是糖尿病血管病变和神经病变。在一些诱因如外伤、鞋袜不合适等作用下可出现足溃疡，严重者可导致截肢。

【治疗方案】

1. 基础治疗

严格控制血糖，改善微循环，纠正相关的糖尿病并发症及营养支持等。

2. 其他治疗

（1）减压：通过限制站立及行走可以有效的对足部溃疡减压，此外可通过器械辅助减压，包括拐杖、完全接触支具或其他支具及个体化鞋垫等。

（2）清创：局部伤口清创是糖尿病足的重要治疗手段，但也不宜过分清创手术处理以防止坏疽蔓延扩大。清除坏死组织是宜采用蚕食的方法，逐渐清除坏死组织。

（3）伤口敷料：可以使用湿润性伤口敷料，包括油纱敷料、透明薄膜类敷料、渗液吸收类敷料、水凝胶敷料、阴离子敷料及生物活性敷料等。临床诊治糖尿病足时应根据足溃疡愈合过程的不同阶段选择合适的敷料。

（4）控制感染：对于表浅足溃疡，感染的病菌主要为金黄色葡萄球菌和链球菌。对于骨髓炎和深部脓肿，其病菌可能为大肠杆菌、变异杆菌、克雷伯菌属及厌氧菌。治疗上应合理采集标本，进行细菌培养及药敏可有效地指导抗感染治疗。

（5）血管重建：主要通过外科手术及介入对阻塞血管进行血管重建。

（6）截肢：常见的截肢手术指征包括：无法控制的感染；无法控制的静息性疼痛及足部大面积坏疽。

（王涤非　孟迪）

三十九、低血糖症

【诊断要点】

低血糖症主要症状有心慌、饥饿、脉快、苍白、冷汗及各种脑功能障碍表现，严重者可出现瘫痪、昏迷、抽搐。对于接受药物治疗的糖尿病患者，当血糖低于 3.9 mmol/L，即应考虑低血糖症。非糖尿病患者，确定低血糖症可依据 Whipple 三联征：①低血糖症状。②发病时血糖低于 2.8 mmol/L。③供糖后低血糖症状迅速缓解。

【治疗方案】

·**方案 1**：葡萄糖：轻者口服葡萄糖或含糖食物，重者静脉推注 50% 葡萄糖溶液 50 mL，并静滴 5%~10% 葡萄糖液。

·**方案 2**：胰高血糖素 1 mg 皮下或静注。

·**方案 3**：经葡萄糖或胰高血糖素治疗后，仍神志不清者，可使用糖皮质激素。

·**方案 4**：病因治疗，如胰岛素瘤者应手术治疗。

【说　明】

当出现紧急而严重的低血糖状态时还可试用皮下注射肾上腺素，促使肝糖原分解，然后静脉给糖或肌注胰升糖素 1~5 mg。

（孟迪）

四十、痛风和高尿酸血症

【诊断要点】

痛风是由于嘌呤代谢紊乱导致血尿酸增高引起的一组疾病。血中尿酸水平持续升高为高尿酸血症，当过量的尿酸结晶在关节、肌腱、肾脏等处沉积方可引起痛风。临床上以单个关节或多个关节红、肿、热、痛以及功能障碍的急性关节炎、肾绞痛、血尿、肾功能损害为特征。当化验血尿酸增高、关节液痛风石中有尿酸结晶，或秋水仙碱治疗迅速有效时，可确诊。

【治疗方案】

1. 一般处理

·**方案 1**：①防止超重、肥胖、严格戒酒。②避免进食高嘌呤食物。③多饮水（使每日尿量在 2000 mL 以上）。④碱化尿液（如尿 pH 小于 6.0，予碳酸氢钠每日 3~6 g）。⑤避免劳累、受凉、受湿及关节受损等诱因 。

2. 急性痛风性关节炎

·**方案 1**：秋水仙碱：首剂 0.5~1.0 mg，每 2 h 1 次口服，直至疼痛缓解，或出现胃肠道反应不能耐受时，24 h 总量不应超过 6 mg。

·**方案 2**：糖皮质激素治疗：仅在上述药物治疗无效时才使用，强的松 10 mg，每日 3~4 次，症状缓解后逐渐减量停药。

3. 降尿酸药物治疗

　·方案 3：促进尿酸排泄：立加利仙 25~100 mg，每日 1 次口服；或丙磺舒 0.5 g，每日 2~4 次口服。

　·方案 4：抑制尿酸生成：别嘌醇在最新指南中被推荐为降尿酸治疗的一线用药。初始剂量每次 50 mg，每日 1~2 次，每周可递增每日 50~100 mg，至每日 200~300 mg，分 2~3 次服。最大量不超过每日 600 mg。非布司他，初始剂量每日 40 mg，两周后不达标可以增加到每日 80 mg。

【说　明】

（1）促进尿酸排泄和抑制尿酸生成的药物可延长急性发作过程，故在急性发作期不用。

（2）别嘌醇最大的用药不良反应为剥脱性皮炎（致死率高达 30%），主要与 *HLA-B*5801* 基因型阳性有关。如果该基因型呈阳性，就一定要慎用别嘌醇这个降尿酸药物。

（3）秋水仙碱的毒性反应主要为胃肠道反应，少数可抑制骨髓及损害肝肾功能，静脉用药时不能漏出血管外，否则可引起皮下组织坏死。

（4）非布司他会导致一定的心血管疾病风险，对于有心血管问题的患者应慎重使用。

（5）苯溴马隆副作用为尿酸结石，肾结石。

（6）丙磺舒副作用是肝功能损伤，二者应用期间要定期监测肝肾功能。

（彭扬）

四十一、胃泌素瘤

【诊断要点】

　胃泌素瘤（Gastrinoma）是一种来源于胰岛 D 细胞或十二指肠 G 细胞的内分泌肿瘤，可分泌大量的胃泌素，导致胃酸分泌增多，典型临床特征表现为多发的顽固性消化性溃疡、水样腹泻及胃食管反流等。

【治疗方案】

　·方案 1：H2 受体拮抗剂：可缓解症状，减少酸分泌，例如西咪替丁、雷尼替丁和法莫替丁。用量为一般消化性溃疡的 2~8 倍，可据病情轻重，每 3~12 h 给药，应用于胃泌素瘤所致难治性溃疡时用量可达 4~30 倍。

　·方案 2：质子泵抑制剂：奥美拉唑、兰索拉唑、泮托拉唑、雷贝拉唑、埃索美拉唑等通过与壁细胞的 H^+-K^+ATP 酶不可逆结合而有效地抑制胃酸分泌，比如奥美拉唑 40 mg 每日 1 次口服。

　·方案 3：生长抑素及其类似物，通过直接抑制壁细胞及胃泌素释放而减少胃酸分泌；还通过抑制生长激素而延缓胃泌素瘤的发生并抑制肿瘤的生长和转移。善宁最初皮下注射每日 1~2 次，每次 0.05 mg；根据耐受性和疗效逐渐增加至每次 0.2 mg，每日 3 次。

　·方案 4：手术治疗。大部分的胃泌素瘤为恶性，手术切除肿瘤是胃泌素瘤的根治方法，完全切除肿瘤可以改善疾病自然进程，降低死亡率。

　·方案 5：化疗：可选用链脲霉素加 5- 氟嘧啶联合化疗。可一定程度缩小肿瘤体积和减轻肿瘤包块压迫或侵袭所引起的症状，但不能提高存活率。

【说 明】

（1）长期大量使用西咪替丁要注意阳痿、乳腺增生、血小板减少等不良反应。

（2）生长抑素通常与质子泵抑制剂或H2受体拮抗剂联用，用药剂量个体差异大，用药后临床症状与实验室检查如无改善，奥曲肽用药不能超过1周。

（彭扬）

四十二、水电解质代谢紊乱

（一）低钠血症

【诊断要点】

低钠血症是指血浆钠浓度低于135 mmol/L，常伴有血浆渗透压下降。临床表现的严重程度取决于血钠下降的速度和程度，早期可无症状，但随病情进展逐渐出现恶心、呕吐、乏力、头痛、嗜睡、反应迟钝，严重时出现抽搐、昏迷和呼吸困难等症状。低钠血症临床上多见，当出现突发不明原因的神经系统表现时，应监测血钠。

【治疗方案】

·方案1：低容量性低钠血症：无症状患者可采用等渗盐水补充血容量即可，有症状患者可静注3%或5%氯化钠溶液缓解症状，当血钠补充至125 mmol/L以后，可通过限水进行纠正。

·方案2：容量正常低钠血症：此类低钠血症最重要的是原发病的治疗，其次应限水≤1L/d，无症状患者可仅通过水的负平衡使血钠浓度上升；有症状患者应同时输注3% NaCl溶液和呋塞米。

·方案3：高容量性低钠血症：治疗以限水、利尿为主，限水≤1L/d并配合采用袢利尿剂（呋塞米）增加尿量，通过食物或胃肠外的途径适当补充钠和钾。对于患肾功能不全的患者，利尿剂效果差，因此应该严格限制肾功能不全患者的出入水量，或采取血液透析治疗来清除肾功能不全患者体内过多的水和钠。

·方案4：托伐普坦。用于容量正常或高容量低钠血症，初始剂量是7.5~15 mg，每日1次，根据血清钠浓度，可增加至30~60 mg，每日1次。在初次服药和增加剂量期间，要经常检测血清电解质和血容量的变化情况，应避免在治疗最初的24 h内限制液体摄入。

【说 明】

低钠血症处理方式的首要原则是纠正病因，关键是控制血钠浓度降低的速度和程度，低钠血症延迟纠正可造成持续性脑水肿，导致不可逆性神经系统损伤和死亡。尤其注意慢性低钠纠正过快时易出现脱髓鞘损伤，多不可逆。

（二）高钠血症

【诊断要点】

高钠血症指血浆钠浓度高于144 mmol/L并伴有血浆渗透压过高的情况。除极少数因摄入钠过多（NaCl 或 NaHCO$_3$ 输注）情况外，多因脱水或水摄入量不足造成。临床表现常表现为神经系统症状，早期表现为烦躁不安，后逐渐转为抑郁淡漠，最后可出现智力下降、性格改变；可出现肌无力，肌张力增高和腱反射亢进，严重者出现抽搐，颅内出血和硬膜下血肿，昏迷甚至死亡。

【治疗方案】

·方案 1：低容量性高钠血症：给予 0.9% NaCl，因为等渗溶液对高钠血症患者来说相对是低渗的，输入的量和速度根据低血容量的指标来决定，当有严重循环衰竭时，给予血浆和其他扩容剂。待血流动力学稳定后，组织灌注充足后，给予低渗盐水 0.6% 或 0.45%NaCl溶液进一步降低血钠浓度。

·方案 2：正常容量性高钠血症：迅速纠正病因，足量饮水，静注 5% 葡萄糖溶液或0.45%~0.6% NaCl 溶液。

·方案 3：高容量性高钠血症：停止钠盐补充，使用呋塞米 +5% 葡萄糖溶液，同时适当给予补水以免加重高渗状态，肾功能衰竭的患者，可以采用血液或腹膜透析治疗，借助高渗葡萄糖透析液透析，来校正高钠性脱水状态。透析速度应监测调整，防止血钠浓度降低过快而发生脑水肿。

【说　明】

为避免血钠下降过快引起脑水肿，一般血钠下降速度应不超过 0.5 mmol/（L·h），24 h血钠下降不超过 12 mmol/h。补液过程中应该严密观察出入水量和电解质变化。

（三）低钾血症

【诊断要点】

低钾血症指血清 K$^+$ < 3.5 mmol/L。临床表现取决于血钾降低的程度、速度及伴随的其他电解质和酸碱平衡紊乱，可引起心血管、肌肉、神经、消化道、内分泌和肾脏等多个系统和器官功能障碍。

【治疗方案】

·方案 1：轻度低钾血症（血 K$^+$3.0~3.5 mmol/L）：口服补钾，钾制剂包括氯化钾、磷酸钾、碳酸氢钾、枸橼酸钾、葡萄糖钾等，临床上常用氯化钾每日 1.5~6.0 g 口服，每日 3 次；氯化钾升高血钾的速度是钾制剂中最快的，故补充氯化钾比较好。氯化钾有消化道反应时改用枸橼酸钾，低血钾合并代谢性酸中毒时，碳酸氢钾效果较好，轻症一般口服补钾 3~6 日。

·方案 2：重度（血 K$^+$ < 3.0 mmol/L）或不能口服者：氯化钾静滴。补钾量为血清 K+下降 1 mmol/L，K$^+$ 丢失约 300 mmol。静脉补钾最好通过大的中央静脉输入，股静脉是最佳部位，避免造成局部钾浓度偏高影响心脏功能；周围静脉补钾浓度一般 20~40 mmol/L，严重低钾血症尤其受补液量受限制时，钾浓度可提高到 40~60 mmol/L，可避免静脉疼痛、刺激、硬化的发生。补钾速度一般为 10~20 mmol/h，每日补钾量不超过 200 mmol。静脉补钾 10 mmol/h 以上，需要严密监测心电图变化。

·方案 3：补镁。低血钾补钾效果不好时，要注意低血镁，可以静点硫酸镁补充。

【说　明】

（1）静滴的钾浓度过高可刺激静脉引起疼痛，甚至静脉痉挛和血栓形成。

（2）补给钾盐前，应注意患者肾功能的情况，肾功能紊乱时，钾的排泄受抑制，补钾易引起高钾血症。在尿少或者无尿的情况下，应先补充血容量。

（四）高钾血症

【诊断要点】

高钾血症指血清 $K^+ > 5.5$ mmol/L。高钾血症会引起四肢乏力、肌肉疼痛或者发作性软瘫；神经浅反射减弱或消失；恶心、呕吐、食欲不振、腹胀或麻痹性肠梗阻；呼吸困难、呼吸肌麻痹和心律失常、心肌收缩力下降、血压下降、心脏骤停等肌肉、神经、消化、呼吸及心血管多个系统症状。

【治疗方案】

· **方案1**：钙有稳定心肌细胞、防止致命性心律失常发生的作用。用 10% 葡萄糖酸钙 10mL 静注，半小时后可重复 1~2 次，随时观察心电图变化。也可用 10% 葡萄糖酸钙加入液体中滴注。需要注意对于 3 周内使用了洋地黄的患者，不宜静脉推注钙剂。

· **方案2**：10% 葡萄糖 500 mL +（10~16）U 胰岛素静滴，胰岛素能促进血钾进入细胞内，应用时注意监测血糖浓度。

· **方案3**：补碱促进钾向细胞内的转移，常用 5% 碳酸氢钠 125~250 mL 缓慢静滴。

· **方案4**：沙丁胺醇 20 mg 雾化吸入，30 min 左右起效。

· **方案5**：袢利尿剂，可促使钾从肾脏排出，例如呋塞米 40mg 静注，30 min 起效，但肾功能障碍时效果欠佳。

· **方案6**：钠可对抗高血钾对心肌的毒性作用，一般用 3%~5% NaCl 100 mL 缓慢滴注。此方法对于尿闭或少尿者有引起肺水肿的危险应少用。

· **方案7**：离子交换树脂中的钠可以与体内的钾进行交换，把含有钾的树脂排出体外，例如聚磺苯乙烯钠 30~90 g，口服或灌肠。

· **方案8**：透析为最快和最有效的方法，包括血液透析和腹膜透析，血液透析对钾的清除速度明显快于腹膜透析。

【说　明】

（1）高钾血症首先停用高钾食物及药物，输血患者需要改用洗过的红细胞。

（2）积极控制引起高血钾的原因，积极治疗原发病。

（3）钙剂可预防心脏事件，应作为起始治疗。

（4）地高辛中毒导致的高钾血症，硫酸镁 2 g 静滴，避免使用钙剂。

（五）低钙血症

【诊断要点】

当人血白蛋白浓度在正常范围内时，血清 $Ca^+ < 2.15$ mmol/L 称为低钙血症。神经－肌肉兴奋性增高是低钙血症最突出的临床表现。

【治疗方案】

·方案1：静脉补充钙剂，10% 葡萄糖酸钙 10~20 mL 静脉或 10% 氯化钙于 25%~50% 葡萄糖液 20~40 mL 中，缓慢推注，每分钟不超过 2 mL。必要时 1~2 h 后重复 1 次。待病情稳定后，可改为口服钙剂。

·方案2：若抽搐不止，可予 10% 葡萄糖酸钙，加入 5% 或 10% 葡萄糖溶液 1000 mL 中，持续缓慢静滴，速度应 < 4 mg/（kg·h）。注意监测血钙变化。

·方案3：对慢性低钙血症及低血钙症状不显著者可口服补钙。葡萄糖酸钙（枸橼酸钙 / 碳酸钙）每日 1~2 g，口服；联合服用每日 VitD 0.25~1.0 μg，口服。碳酸钙在小肠内转换为可溶性钙后吸收，故易导致便秘。

·方案4：补钙效果不佳时，应注意有无低镁血症，必要时予以补充镁。可将 25% 硫酸镁 5 mL 稀释于 25%~50% 葡萄糖液 20~40 mL 中，缓慢推注；或肌注 10% 硫酸镁 10 mL（约含镁 4 mmol），每日 3~4 次。症状缓解后，再给予每日补充镁 25~50 mmol 数日。治疗期间应严密监测血镁浓度及心脏情况，尤其对有肾功能不全者，补镁须慎重。

·方案5：病因治疗。如纠正维生素 D 缺乏、肿瘤溶解综合征等。

【说　明】

（1）静脉补钙过程中应密切监测，特别是心脏情况，以防止严重心律失常的发生。一旦发生心电图异常，应停止给药。

（2）碳酸钙在小肠内转换为可溶性钙后吸收，故易导致便秘。

（3）补充维生素 D 时注意避免维生素 D 过量中毒、高钙血症发生。

（六）高钙血症

【诊断要点】

当血清蛋白在正常范围内时，成人血清 Ca^+ 浓度超过 2.75 mmol/L，即为高钙血症。高钙血症最常见的是中枢神经系统、胃肠道、心血管及泌尿系统症状。

【治疗方案】

·方案1：补液可增加尿钙排泄。常用生理盐水每小时 200~300 mL，每日 4~6 L，治疗过程中应注意监测电解质和心功能状态。

·方案2：袢利尿剂可抑制钙的重吸收而增加尿钙排泄。常用呋塞米 40~80 mg，2 h 静注（只能在容量纠正后使用，入量必须超过尿量，否则会加重脱水和高血钙）。

·方案3：降钙素主要通过干扰破骨细胞成熟抑制骨重吸收，还能增加尿钙排泄，从而降低血钙。常用降钙素 4 IU/kg，每 12 h 1 次，皮下或肌注。

·方案4：二膦酸盐可干扰破骨细胞的代谢活性而抑制钙的释放，对破骨细胞、肿瘤细胞均产生抗增殖、诱导凋亡作用，能降低血钙并对抗肿瘤的骨转移。常用酸盐帕米膦酸 60 mg/ 唑来膦酸 4 mg。副作用主要为恶心、呕吐、腹痛、面色潮红、皮疹等，一般均可耐受。

·方案5：依地酸二钠能与钙元素形成可溶性的复合物，从尿液排出从而降低血钙。常用依地酸二钠 每日 2~4 g，静滴 4 h 以上，因有肾毒性作用，故肾功能减退者慎用。

·**方案 6**：糖皮质激素可用于治疗 VD 中毒、结节病及血液系统肿瘤所致的高钙血症。泼尼松每日 40~80 mg 口服或氢化可的松每日 200~300 mg 静滴。

·**方案 7**：经以上治疗无效的重症急性高血钙，尤其是并发严重肾功能不全者，可采用血液透析治疗。

·**方案 8**：病因治疗：如甲状旁腺功能亢进的手术治疗、恶性肿瘤相关高钙血症的抗肿瘤治疗等。

（王应昉）

第八章　儿科疾病

第一节　儿科危重症急救

一、充血性心力衰竭

【诊断要点】

1. 诊断依据

（1）安静时心率增快，婴儿＞180次/min，幼儿＞160次/min，不能以发热或缺氧解释者。

（2）呼吸困难、青紫突然加重，安静时呼吸达60次/min以上。

（3）肝脏肿大达肋下3 cm以上或短期内较前增大，而不能以横膈下移等原因解释者。

（4）心音明显低钝或出现奔马律。

（5）突然烦躁不安、面色苍白或发灰，不能以原有疾病解释。

（6）尿少、下肢水肿，除外营养不良、肾炎、维生素 B_1 缺乏等原因造成者。

2. 心功能分级

纽约心脏病学会（NYHA）提出，按患儿症状和活动能力将心功能分为4级：

（1）Ⅰ级：体力活动不受限制。学龄期儿童能够参加体育课，并且能和同龄儿童一样活动。

（2）Ⅱ级：体力活动轻度受限。休息时无任何不适，但一般活动可引起疲乏、心悸或呼吸困难。学龄期儿童能够参加体育课，但活动量比同龄儿童小。可能存在继发性生长障碍。

（3）Ⅲ级：体力活动明显受限。少于平时一般活动即可出现症状，例如步行15 min，就可感到疲乏、心悸或呼吸困难。学龄期儿童不能参加体育活动，存在继发性生长障碍。

（4）Ⅳ级：不能从事任何体力活动，休息时亦有心衰症状，并在活动后加重。存在继发性生长障碍。

3. 辅助检查

（1）胸部X线片：通常心胸例超过0.5，提示心脏增大。正常新生儿及婴儿心胸比可达0.55。

（2）心电图：观察房室肥厚、复极波及心律的变化。

（3）超声心动图：左室射血分数低于45%为左室收缩功能不全。

（4）脑利钠肽（BNP）：脑利钠肽测量值与心衰严重程度相关。

【治疗方案】

·方案1：一般治疗：卧床休息，烦躁不安者使用镇静剂，如苯巴比妥、地西泮等，年长儿宜半卧位，小婴儿可抱起，使下肢下垂。低盐饮食。限制入水量，保持大便通畅。

·方案2：吸氧：尤其是严重心衰有肺水肿者。但是对动脉导管依赖型先心病，如主动脉弓离断、大动脉转位、肺动脉闭锁等，禁止吸入高浓度氧。

·方案3：药物：

1. 正性肌力药物

（1）洋地黄药物：毛花苷 C（西地兰）饱和量静注，小于 2 岁，0.03~0.04 mg/kg；大于 2 岁者，0.02~0.03 mg/kg。快速饱和法：首剂为饱和量的 1/2，余量分 2 次，每隔 4~6 h 给 1 次。在末次给药后 12h 用维持量，为饱和量的 1/5~1/4，分 2 次，每 12 h1 次，直至心衰控制。有心肌病变（如心肌炎）者，剂量宜适当减少。

（2）β - 肾上腺素受体激动剂：多巴胺常用剂量为 5~10μg/（kg·min），多巴酚丁胺剂量为 5~20 μg/（kg·min），尽量采用最小剂量。

（3）磷酸二酯酶抑制剂：氨力农首剂静注 0.75~1mg/kg，必要时可再重复 1 次，然后按照 5~10 μg/（kg·min）持续静脉点滴。米力农静注首次剂量为 50 μg/kg，10 min 内给予，以后持续静脉点滴，剂量为 0.25~0.5 μg/（kg·min）。

2. 利尿剂

常用利尿剂用法及剂量见表 8-1-1。

表 8-1-1　常用利尿剂的用法与剂量

药物	用法	剂量
呋塞米（速尿）	静注	每次 1~2 mg/kg
	肌注	每日 2~3 mg/kg
	口服	每次 2 mg/kg，每日 1~3 次
依他尼酸（利尿酸钠）	静注	每次 0.5~1 mg/kg，每日 1 次
	肌注	每日 2~3 mg/kg
	口服	每日 1~3 mg/kg，每日 1 次
布美他尼	静注或肌注	每次 0.015~0.1 mg/kg，每日 1 次
	静滴	0.001~0.025 mg/（kg·h）
氢氯噻嗪（双氢克尿噻）	口服	每次 0.5~1.5 mg/kg，每日 2 次
螺内酯（安体舒通）	口服	每次 1~2 mg/kg，每日 2 次
氨苯蝶啶	口服	每次 1~1.5 mg/kg，每日 2 次
阿米洛利	口服	每次 0.05~0.1 mg/kg，每日 2 次

3. 血管扩张剂

常用血管扩张剂的作用部位、用法与剂量见表 8-1-2，分为静脉扩张药、小动脉扩张药、均衡扩张小动脉和静脉药物。剂量一般从小剂量开始，疗效不明显时酌情逐渐增加剂量。

表 8-1-2　常用血管扩张剂的作用部位、用法与剂量

药物	作用部位	用法	剂量	疗效持续时间
酚妥拉明	小动脉	静推	每次 0.1~0.3 mg/kg	5~10 min
		静滴	2.5~15 μg/（kg·min）	
肼苯哒嗪	小动脉	静滴	1~5 μg/（kg·min）	3~5 h
硝普钠	均衡扩张	静滴	0.5~8 μg/（kg·min）	10 min
哌唑嗪	均衡扩张	口服	20~50 mg/kg	6~8 h
硝酸甘油	小静脉、小动脉	静滴	1~5 μg/（kg·min）	短暂
		口服	0.5 mg/次	30~40 min
硝酸异山梨醇酯	小静脉、小动脉	静滴	0.5~20 μg/（kg·min）	短暂

4. 心肌能量代谢赋活药

（1）磷酸肌酸：静滴，每天 1~2g。

（2）果糖二磷酸钠：100~200 mg/（kg·d），每日 1 次静滴，速度为 10 mL/min（75mg/mL）。静滴对血管刺激大，宜用口服。

（3）辅酶 Q10：口服每次 10 mg，每天 1~2 次。

二、急性呼吸衰竭

【诊断要点】

1. 临床表现

（1）原发病的临床表现：上气道梗阻表现为吸气性喉鸣；下气道梗阻表现为呼吸延长伴喘鸣。

（2）呼吸困难：①周围性呼吸衰竭：呼吸费力，鼻翼煽动，三凹征，点头呼吸伴呻吟。②中枢性呼吸衰竭：呼吸节律失常，可出现潮式呼吸，晚期出现抽泣样呼吸，叹息样呼吸，呼吸暂停及下颌呼吸等。③神经肌肉病变：呼吸无力，呼吸浅表，呼吸节律正常。

（3）发绀：血氧饱和度降至 80%，$PaO_2 < 5.32\,kPa$（40 mmHg）以下时。

（4）神经系统：烦躁、意识模糊甚至昏迷、惊厥，后可出现嗜睡，反应低下等。

（5）循环系统：心率增快，后可减慢，心音低钝，血压先高后低，严重时心律失常。末梢血管扩张表现，如皮肤潮红、唇红，眼结膜充血及水肿等。

（6）泌尿系统：尿中出现蛋白、白细胞及管型，少尿或无尿。

2. 辅助检查

（1）Ⅰ型呼吸衰竭：血气分析 $PaO_2 < 7.98\,kPa$（60 mmHg），$SaO_2 < 85\%$。$PaCO_2$ 正常或降低。

（2）Ⅱ型呼吸衰竭：血气分析 $PaO_2 \leqslant 6.65\,kPa$（50 mmHg），$PaCO_2 \geqslant 6.65\,kPa$（50 mmHg）。

【治疗方案】

· **方案1**：病因治疗：积极寻找原发病，解除梗阻，控制感染等。

· **方案2**：保持气道通畅：清理气道，必要时气管插管或切开。

· **方案3**：氧疗：吸氧浓度（FiO_2）一般为30%~60%，氧流量为2~10 L/min，以能维持血氧分压在60~80 mmHg为宜。吸入氧浓度（%）=21+4×氧流量（L/min）。

· **方案4**：机械通气：下列情况之一，可考虑行机械通气。①呼吸频率下降，仅及正常的1/2以下时。②呼吸极微弱，双肺呼吸音弱。③频繁呼吸暂停或呼吸骤停。④虽使用高浓度氧，也不能使发绀缓解。⑤病情急剧恶化，经①~④项治疗无效。⑥血气分析指标：$PaCO_2 > 60$ mmHg，吸入 FiO_2 60%，$PaO_2 < 60$ mmHg。

三、惊厥

【诊断要点】

（1）临床表现：分为全面性和局灶性发作两种，全面性发作分为阵挛性发作，强制性发作，以及强直–阵挛发作。新生儿发作多为微小发作，如双眼凝视、斜视、眨眼、呼吸暂停、咀嚼动作等，或一过性发绀、潮红，或四肢出现划船、蹬车等动作。当惊厥发作时间持续超过30 min或两次发作间歇期意识不能恢复达30 min以上的，称为惊厥持续状态。

（2）体格检查：瞳孔散大、意识丧失、肢体抽搐等。

（3）辅助检查：①血、尿、便常规。②生化检查：血糖、电解质、血气分析、肝肾功、心肌酶谱、血培养等。③脑脊液检查：怀疑神经系统感染者。④脑电图：普通脑电图、视频脑电图、动态脑电图等。⑤头颅影像学检查：CT、磁共振成像等。⑥遗传代谢病筛查。

【治疗方案】

· **方案1**：一般治疗：平卧，侧头，保持呼吸道通畅，必要时吸痰、吸氧。

· **方案2**：止惊治疗：首选安定，0.3~0.5 mg/kg，婴儿用量不超过2 mg，幼儿不超过5 mg，年长儿不超过10 mg，可静注、肌注，必要时20 min后可再重复1次；苯巴比妥，负荷量：15~30 mg/kg静注或肌注，24 h后予维持量3~5 mg/kg；10%水合氯醛 0.5 mL/kg灌肠。

· **方案3**：对症治疗：降温，纠正离子紊乱、低血糖，降颅压，抗感染，止血等。

四、气管异物

【诊断要点】

1. 病史

（1）异物吸入史：诊断最重要的依据。

（2）咳嗽：突发呛咳或慢性咳嗽，经治疗无效或治疗有效但病情反复。

2. 体格检查

单侧支气管异物常有一侧呼吸音减弱或可闻及单侧哮鸣音。并发肺炎可闻及湿啰音；并发肺气肿，叩诊呈鼓音；并发肺不张时，叩诊呈浊音，呼吸音可消失。

3.辅助检查

（1）胸部X线：①直接征象：不透X线的异物本身显影，多见于金属、鱼刺、骨块等。②间接征象：透X线的异物可通过间接征象来确定，如阻塞性肺气肿、肺不张、肺部片状影等。

（2）CT扫描：可见气管内异物影、高密度影、肺气肿、肺不张等。三维重建：异物所在位置表现为连续性中断。

（3）支气管镜检查：金标准，可直接明确诊断并钳取异物。

【治疗方案】

·方案1：紧急处理：

（1）Ⅲ度和Ⅳ度呼吸困难的患儿：立即镇静、吸氧、心电监护（必要时气管插管辅助机械通气），开放静脉通路，急诊手术。

（2）支气管异物活动变位引起呼吸困难的患儿：头位向上竖抱叩背，促使异物落于一侧支气管，立即准备急诊手术。

（3）出现皮下气肿、纵隔气肿或气胸等并发症患儿：麻醉术前评估存在影响麻醉安全风险的，先治疗肺气肿或气胸，胸腔闭式引流或皮下穿刺排气，积气消失或明显缓解后，再行异物取出术；如气肿继续加重且患儿出现呼吸衰竭，同时矫正呼吸、循环衰竭并立即实施手术取出异物。

（4）伴有高热、脱水、酸中毒或处于衰竭状态的患儿：如异物尚未引起明显阻塞性呼吸困难者，应先改善全身情况，病情好转再手术。

（5）意识丧失、呼吸心跳骤停患儿：立即就地实施心肺复苏，成功后立即行异物取出术。

·方案2：手术：

（1）直接喉镜下异物取出。

（2）硬质支气管镜下异物取出。

（3）可弯曲支气管镜下异物取出。

（4）经气管切开异物取出。

（5）经胸腔镜或开胸手术取异物。

（魏兵 马明）

第二节 新生儿疾病

一、新生儿呼吸窘迫综合征

【诊断要点】

（1）多为早产儿。约60%的胎龄小于29周早产儿发生RDS，小于胎龄儿发病率明显增加。选择性剖宫产、妊娠期糖尿病可能增加其发病率。

（2）生后不久出现进行性加重的气促（>60次/min）、发绀、吸气性三凹征及呼气性呻吟，呼吸音减弱，严重者心率减慢。胎龄较大者也可在24h后出现症状。

（3）严重低氧血症，疾病早期 PCO_2 可能正常，轻度代谢性酸中毒，血乳酸增高。

（4）部分患者可发生肺动脉高压。

（5）胸部 X 线表现：①疾病早期双肺透过度下降伴弥漫性细颗粒影，肺底部较明显；肺容积减少，或有肺水肿改变。②心影不清，支气管充气征。③白肺。

【治疗方案】

· 方案 1：复苏，分娩室内对高危新生儿进行正确复苏可降低该病的发生率及死亡率。

· 方案 2：肺不张，出生体重小于 1000 g 的早产儿生后即以鼻塞 CPAP 通气，或于生后 15min 内经气管插管提供外源性表面活性物质。

· 方案 3：保温，维持腹部温度 36.5℃，胎龄小者，应保持 36.9℃。

· 方案 4：监测血压、血气、血糖、电解质及血钙等。

· 方案 5：限制入液量，第一个 48 h 内或尿量正常前，入液量为 50 mL/（kg·d），以 5%~10% 葡萄糖，血糖不高于 7~8 mmol//L，不要过早给钠及钾，监测尿量。

· 方案 6：提供足够热量，早期即给予静脉营养。

· 方案 7：减少刺激，避免血氧下降，减少氧耗，最好经脐动静脉插管输液。

· 方案 8：维持正常血压，如无低血容量表现，可给予多巴胺 5 μg/（kg·min）；由低血容量导致的低血压，可谨慎输入生理盐水 10~20 mL/kg。

· 方案 9：关闭动脉导管，当心脏超声证实为动脉导管开放且短期内不能关闭时，出生体重小于 1000g 的早产儿应予治疗。吲哚美辛，用法及剂量如下表 8-2-1。

表 8-2-1 吲哚美辛关闭动脉导管剂量（mg/kg）

首剂时年龄	首剂量	第 2 剂	第 3 剂
< 48h	0.2	0.1	0.1
2~7 天	0.2	0.2	0.2
> 7 天	0.2	0.25	0.25

布洛芬剂量：首次 10 mg/kg，第 2、3 次 5 mg/kg，每日 1 次。

· 方案 10：氧疗及机械通气治疗 RDS 早期血氧饱和度应在 87%~92%，动脉血氧分压 40~60 mmHg；而 ELBW 理想的血氧分压是 50~70 mmHg，SaO_2 为 90%~94%。机械通气时 PIP 初调 18~20 cm H_2O，潮气量可达 4~6 mL/kg，ELBW 的 PIP 不应超过 20 cmH_2O，PEEP 4~6 cm H_2O，吸气时间（IT）0.3~0.4s。

· 方案 11：其他：

（1）纠正贫血及凝血异常。当血红蛋白 < 13 g/dL 或 Hct < 40%，输浓缩红细胞，使 Hct 维持在 40%~45%；发生 DIC 或血小板减少时，给予相应治疗。

（2）抗生素。呼吸困难新生儿，生后均应根据病史做 CRP 及血培养，除外败血症，并应用抗生素及丙种球蛋白，直到除外感染。

（3）表面活性物质。诊断 RDS 或有 RDS 高危因素；未诊断 RDS，出现 RDS 症状者；胎龄小于 26 周者，生后 15 min 内应预防性应用表面活性物质，预防性应用还可用于 RDS 需气管插管者。只要新生儿稳定，应尽早拔管，改为 CPAP（5 cmH₂O）或 NIPPV 通气，缩短机械通气时间。对于进行性加重的 RDS，需持续吸氧、机械通气或 CPAP。通气压力 6 cm H₂O，吸入氧浓度 50% 以上，可考虑第 2 次或第 3 次应用表面活性物质。首次剂量 200 mg/kg，第 2、3 次剂量 100 mg/kg，间隔 12h。

二、新生儿湿肺

【诊断要点】

多见于足月剖宫产儿或接近足月的早产儿，为自限性疾病。

（1）临床症状：出生 2~5 h 后出现呼吸急促，唇周发绀，呼吸每分钟 60~80 次或以上，但反应正常，哭声响。体征：呼吸音降低或湿啰音。临床症状于出生后 24~72 h 消失。

（2）辅助检查：①血气分析：一般在正常范围，重症者可有低氧血症、呼吸性和代谢性酸中毒。②X 线表现：显示肺气肿、肺门纹理增粗和斑点状云雾影，常见毛发线样改变（叶间积液）。

【治疗方案】

· **方案 1**：一般治疗：保证足够的液体量及热量供给，同时给予抗生素预防感染。

· **方案 2**：氧疗：轻症者可给予吸入适当浓度的氧缓解症状，重者给予机械通气。

· **方案 3**：纠酸：呼吸性酸中毒和代谢性酸中毒者依据血气分析结果予以纠正。

三、新生儿高胆红素血症

【诊断要点】

（1）对于胎龄 ≥ 35 周的新生儿，目前多采用美国 Bhutani 等制作的新生儿小时胆红素列线图（图 8-2-1）。

（2）母婴血型（ABO、Rh 系统）测定、直接 Coombs 试验或溶血三项试验。

（3）有胎膜早破、急产或母亲分娩前有感染性疾病，应同时做血培养。

（4）光疗无效或有家族史及特殊地域者，测定葡萄糖—6-磷酸脱氢酶（G-6-PD）水平。

（5）直接胆红素增高者，测定肝功能及细菌、病毒或相应抗体。

（6）疑为遗传代谢性疾病，应进行血氨基酸及尿有机酸分析。

（7）测定甲状腺功能。

【治疗方案】

· **方案 1**：光照疗法。

光疗标准很难用单一的数值来界定，不同胎龄、不同日龄的新生儿有不同的光疗指征，另外还需考虑是否存在胆红素脑病的高危因素。高危因素包括：同族免疫性溶血、葡萄糖 -6-磷酸脱氢酶缺乏、窒息、显著嗜睡、体温不稳定、败血症、代谢性酸中毒、低白蛋白血症。出生胎龄 35 周以上的晚期早产儿和足月儿可参照 2004 年美国儿科学会推荐的光疗参考标准（图 8-2-2）。出生体重 < 2500 g 的早产儿光疗标准应放宽。

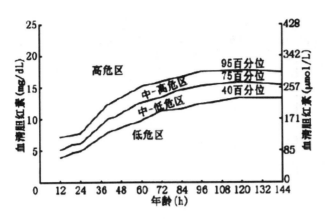

图 8-2-1　新生儿小时胆红素列线图

光疗时可出现发热、腹泻、皮疹及紫外线辐射，对视网膜的影响还不确切。足月儿血清总胆红素低于 239.4 μmol/L（14 mg/dL）时，可停止光疗。

·方案 2：换血疗法。

（1）换血指征：出生胎龄 ≥ 35 周以上的晚期早产儿和足月儿可参照 2004 年美国儿科学会推荐的换血参考标准（图 8-2-3），出生体重 < 2500 g 的早产儿可参考表 8-2-2。

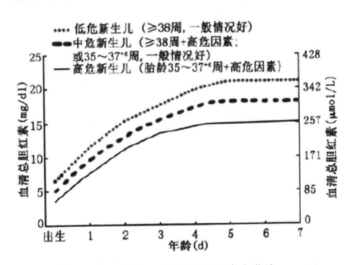

图 8-2-2　胎龄 ≥ 35 周的光疗参考曲线

表 8-2-2　出生体重 < 2500 g 的早产儿生后不同时间光疗和换血血清总胆红素参考标准
（mg/dL，1 mg/dL=17.1 μmol/L）

出生体重（g）	< 24 h		24~ < 48 h		48~ < 72 h		72~ < 96 h		96~ < 120 h		≥ 120 h	
	光疗	换血	光疗	换血	光疗	换血	光疗	换血	光疗	换血	光疗	换血
< 1000	4	8	5	10	6	12	7	12	8	15	8	15
1000~1249	5	10	6	12	7	15	9	15	10	18	10	18
1250~1999	6	10	7	12	9	15	10	15	12	18	12	18
2000~2299	7	12	8	15	10	20	12	20	13	20	14	20
2300~2499	9	12	12	18	14	20	16	22	17	23	18	23

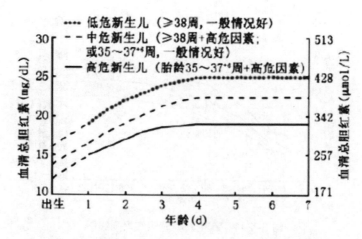

图 8-2-3　胎龄 35 周以上早产儿以及足月儿换血参考标准

（2）换血方法：①血源选择：Rh 溶血病选择 Rh 血型同母亲、ABO 血型同孩子；ABO 溶血病选择 O 型红细胞、AB 型血浆的重组全血（血细胞比容＞40%）。②换血量：患者血量的 2 倍。足月儿血容量 80 mL/kg，早产儿血容量 90 mL/kg。③操作方法：换血途径有经脐静脉换血法、脐动静脉及周围血管同步换血法。目前多用外周动静脉同步换血法。简述：将患儿置开放式远红外辐射台上，仰卧位，心电、经皮血氧饱和度和血压监护。选择较粗外周血管套管针穿刺留置，其中动脉连接三通管备用。动脉输血，静脉抽血。每次抽血 20 mL/4 min，精确计算输注 1 mL 全血的滴数，相同速度匀速输入，以保证等量和等时出入，早产儿应降低换血速度。每换血 100 mL 测血糖 1 次，如为枸橼酸钠抗凝血，还应同时静脉缓慢注射 10% 葡萄糖 1~2 mL（有人认为这种方法无效）。换血过程中 15~30 min 记录 1 次生命体征。换血后监测血常规和胆红素。

·**方案 3**：其他治疗。①免疫球蛋白 0.5~1 g/kg，静脉输入 2 h 以上，用于光疗时血清总胆红素仍增加的免疫性溶血病。②白蛋白 1 g/kg，以增加其与未结合胆红素的联结。③酶诱导剂，苯巴比妥 2.5 mg/（kg·d）。④中药制剂，因其有酶诱导作用，可促进血浆清除及结合胆红素。⑤抗生素，疑有细菌感染者，根据血培养结果用抗生素治疗。

四、新生儿巨细胞病毒感染

【诊断要点】

1.既往史

母孕期巨细胞病毒感染史，尤为初次感染。

2.临床表现

（1）先天性症状性巨细胞病毒感染 20%~30% 死于新生儿期，其余大部分存活者有后遗症。①早产，宫内发育迟缓。②肝大：是症状性先天性巨细胞病毒感染生后最常见的临床表现。③脾大：在出生时很可能是唯一的临床表现。④黄疸：多表现为黄疸持续存在超过生理性黄疸期。直接胆红素和间接胆红素均升高，特征性表现为直接胆红素在生后第 1 周可高达总胆红素水平的 50%。⑤出血点和紫癜：多伴有肝脾大，血小板降低。⑥小头畸形：常伴有颅内钙化、智力发育迟缓、第四脑室梗阻和脑积水。⑦眼损害：主要表现为脉络膜视网膜炎。也可出现小眼、白内障、视网膜坏死、钙化、角膜退化和中枢性视损害。⑧耳聋：感觉神经性听力障碍是先天 CMV 感染最常见的后遗症的。⑨肺炎：不常见，有症状者往往发热、精神差、呼吸急促、呼吸暂停、发绀、咳嗽，偶闻及肺部啰音。⑩牙齿缺陷：出牙后普遍的牙齿变黄为特征性表现。釉质无光泽，软，易碎。⑪其他先天性畸形：男性腹股沟疝、第一腮弓畸形等。

（2）先天性无症状性巨细胞病毒感染：占先天性巨细胞病毒感染患儿的 90%，无早期临床表现，长期预后较好，少数患儿可出现发育异常。

3. 辅助检查

（1）病毒分离：特异性最强、最可靠的方法。

（2）CMV-DNA 检测：快速诊断 CMV 感染，一般 ≥ 10^5/mL 有意义。但尿液中间歇排毒，需反复多次检测以免漏诊。

（3）血清学检测：脐血或新生儿生后 2 周内血清中检出 CMV-IgM 抗体是先天性感染的标志。由于新生儿产生抗体能力低或感染时间短，IgM 阴性不能除外诊断。患儿 IgG 抗体升高持续 6 个月以上，提示宫内感染。

（4）超声检查：可见脑室扩大、颅内钙化、肝脾大等。

【治疗方案】

· **方案 1**：对症治疗，保肝、退黄等对症治疗。

· **方案 2**：更昔洛韦 5 mg/kg，每 12 h 1 次，静注 1~2 周。

· **方案 3**：静注丙种球蛋白。

· **方案 4**：定期随访，定期进行听力、视力、眼底和神经发育检查。

五、新生儿硬肿症

【诊断要点】

1. 病史

有发病处于寒冷季节、环境温度过低或保温不当史；严重感染史；早产儿或足月小样儿；窒息、产伤等所致的摄入不足或能量供给低下。

2. 临床表现

早期吮乳差，哭声低，反应低下。病情加重后，体温（肛温或腋温）< 35℃，严重者 < 30℃，腋-肛温差由正值变成负值，感染或夏季发病者不出现低体温。硬肿为对称性，依次为双下肢、臀、面颊、两上肢、背、腹、胸部等，严重时肢体僵硬，不能活动。多器官功能损害：早期心率减慢，微循环障碍，严重时休克、心力衰竭、DIC、肺出血、肾衰竭等。

3. 实验室检查

根据需要检测动脉血气、血糖、钠、钾、钙、磷、尿素氮或肌酐、心电图、胸部 X 线摄片。

【治疗方案】

·**方案 1**：复温。

1. 复温时的监护

（1）生命体征：包括血压、心率、呼吸等。

（2）体温调节状态综合判定指标：测试肛温、腋温、腹壁皮肤温度及环境温度（室温或暖箱温度），以肛温为体温平衡指标，腋－肛温差为棕色脂肪代偿产热指标。

（3）摄入或输入热量、液量及尿量监护。

2. 复温方法

（1）轻、中度（直肠温 > 30 ℃）产热良好（腋－肛温差为正值），用暖箱复温，患儿置入预热至 30℃ 的暖箱内，通过暖箱的自控调温装置或人工调节箱温于 30~34℃，使患儿 6~12h 恢复正常体温。

（2）重度低体温 < 30℃ 或产热衰竭（腋－肛温差为负值）。先以高于患儿体温 1~2℃ 的暖箱温度（不超过 34℃）开始复温，每小时提高箱温 1℃，于 12~24 h 恢复正常体温。

·**方案 2**：热量和液体供给。

热量开始按每天 209.2 kJ（50kcal/kg），并迅速增至 418.4~502.1 kJ（100~120 kcal/kg），早产儿或伴产热衰竭患儿适当增加热量。给予经口、部分或完全静脉营养，静滴葡萄糖 6 mg/（kg·min）。液量按 1 mL/kcal 给予，重症伴有尿少、无尿或明显心肾功能损害者，应严格限制输液速度和液量。

·**方案 3**：纠正器官功能紊乱。

（1）循环障碍。有微循环障碍或休克体征及时扩充血容量、纠正酸中毒。①扩充血容量先用 2:1 液 15~20 mL/kg（明显酸中毒者用 1.4% 碳酸氢钠等量代替）在 1h 内静脉滴入，继用 1/3 或 1/4 张液，70~90 mL/（kg·d）。②纠正酸中毒给 5% 碳酸氢钠每次 3~5 mL/kg，或以血气值计算：补充碳酸氢钠的毫摩尔数 =-BE × 体重（kg）× 0.5 或（22- 实测 HCO_3 mmol）× 体重（kg）× 0.5。先给 1/2 量，以 2.5 倍注射用水稀释成等渗液，快速静滴，余量 4~6 h 内给予。③血管活性药：早期伴心率低者首选多巴胺 5~10 μg/（kg·min）静脉滴入，或（和）酚妥拉明每次 0.3~0.5 mg/kg，每 4h 1 次。

（2）DIC。肝素，首剂 1 mg/kg，6 h 后按 0.5~1 mg/kg 给予。若病情好转，改为每 8h 1 次，逐渐停用。二剂肝素后应给予新鲜全血或血浆每次 20~25 mL。

（3）急性肾衰竭。尿少或无尿可给呋塞米，每次 1~2 mg/kg，并严格限制液量。无效加用多巴胺静滴。并发高钾血症应限制钾的摄入，严重时给予胰岛素加葡萄糖静注（每 2~4 g 葡萄糖加 1IU 胰岛素）或静注适量葡萄糖酸钙以抵消钾对心脏的毒性作用。

（4）肺出血。早期给予气管内插管，进行正压通气治疗（CPAP 或 IPPV），平均气道压（MAP）1.05~1.25 kPa（10.75~12.75 cmH_2O）。

·**方案 4**：控制感染。可根据感染性质加用青霉素、氨苄西林、头孢菌素等。

六、新生儿败血症及细菌性脑膜炎

【诊断要点】

1. 病史

（1）母亲分娩前发热（> 38℃），胎膜早破 ≥ 18 h，绒毛膜羊膜炎或周身细菌感染。

（2）脐带、皮肤不洁或损伤史。

2. 临床表现

（1）早发败血症无特异性临床表现，常于出生 12 h 内出现拒乳、体温不稳定、呼吸暂停、发绀、黄疸、呼吸困难及心血管功能异常、肝大、脾大、腹胀。

（2）皮肤出血点、化脓性病灶、病理性黄疸。

（3）嗜睡、尖叫、呕吐、抽搐等，或头颅血肿局部张力进行性增高。

3. 实验室检查

（1）血培养。血培养是诊断新生儿败血症的金标准。用抗生素前抽取血培养。

（2）血常规。白细胞总数 < 5.0×10^9/L 或中性粒细胞计数 < 1.75×10^9/L 有临床意义，约 25% 的败血症新生儿血小板减少。

（3）尿培养。早发型败血症尿培养阳性率低于晚发型败血症。

（4）C- 反应蛋白。感染 6~8 h 即上升，24 h 达高峰。

（5）脑脊液（CSF）检查。脑脊液白细胞正常值 10×10^6/L，革兰阴性细菌感染者白细胞高于革兰阳性菌感染者；正常足月新生儿 CSF 蛋白 < 0.1 g/dL；正常新生儿 CSF 葡萄糖浓度为血糖的 70%~80%，葡萄糖降低是细菌性脑膜炎的特异性诊断指标。

（6）细菌培养。皮肤、脐部分泌物、胃液、气管分泌物等细菌培养，阳性仅证实有细菌定植但不能确定败血症诊断。

（7）血气分析和血浆电解质测定有助于判定器官损伤程度。

【治疗方案】

· **方案 1**：抗生素应用。

（1）早用药：疑似败血症、脑膜炎者，不必等待血培养结果即应使用抗生素。

（2）静脉、联合给药：病原菌未明确前可结合流行病学特点选择两种抗生素；病原菌明确后根据药敏试验选择用药。

（3）疗程：无明确病灶的菌血症，治疗 7~10 天；革兰阴性细菌脑膜炎，CSF 培养阴性后 3 周，革兰阳性菌脑膜炎，CSF 培养阴性后 2 周。

（4）用药次数：根据胎龄及日龄决定用药次数。

· **方案 2**：疑为导管相关性感染，应立即拔除导管。

· **方案 3**：间断输红细胞或血浆，每次 5~10 mL/kg。静注丙种球蛋白，300~500 mg/kg.

· **方案 4**：其他：限制液体量 60~80 mL/（kg·d），保证足够热量（50~60 kcal/kg），维持血糖和血电解质正常及有效循环血量，控制惊厥。

·**方案5**：真菌性败血症的治疗：根据血培养结果选用相应的抗真菌药物。发现病原体后应立即拔出中心静脉导管，如无弥漫性真菌感染，治疗时间为血培养阴性后10~14天。

新生儿期抗生素应用见表8-2-3：

表8-2-3　新生儿期抗生素的应用

抗生素	每次剂量	每日次数		主要病原
		＜7天	≥7天	
青霉素	5万~10万U/kg	2	3	肺炎链球菌,链球菌,对青霉素敏感的葡萄球菌,革兰阴性杆菌
氨苄西林	50 mg/kg	2	3	嗜血流感杆菌，革兰阴性杆菌，革兰阳性球菌
苯唑西林	25~50 mg/kg	2	3~4	耐青霉素葡萄球菌
羧苄西林	100 mg/kg	2	3~4	铜绿假单胞菌，变形杆菌，多数大肠埃希菌，沙门菌
哌拉西林	50 mg/kg	2	3	铜绿假单胞菌，变形杆菌，大肠埃希菌，肺炎链球菌
头孢拉定	50~100 mg/kg	2	3	金葡菌，链球菌，大肠埃希菌
头孢呋辛	50 mg/kg	2	3	革兰阴性杆菌，革兰阳性球菌
头孢噻肟	50 mg/kg	2	3	革兰阴性菌，革兰阳性菌，需氧菌，厌氧菌
头孢三嗪	50~100 mg/kg	1	1	革兰阴性菌，耐青霉素葡萄球菌
头孢他啶	50 mg/kg	2	3	铜绿假单胞菌，脑膜炎球菌，革兰阴性杆菌，革兰阳性厌氧球菌
红霉素	10~15 mg/kg	2	3	革兰阳性菌，衣原体，支原体，螺旋体，立克次体
万古霉素	10~15 mg/kg	2	3	金葡菌，链球菌
亚胺培南/西司他丁	20~30 mg/kg	2	2	对绝大多数革兰阴性、革兰阳性需氧和厌氧菌有强大杀菌作用
甲硝唑	7.5 mg/kg	2	2	厌氧菌

七、新生儿感染性肺炎

【诊断要点】

1.病因

（1）宫内感染性肺炎。通过羊水或血性传播。主要的病原体为病毒，如风疹病毒、巨细胞病毒、单纯疱疹病毒等。

（2）分娩过程中感染性肺炎。胎膜早破24 h以上或孕母产道内病原体上行，污染羊水。常见的病原菌为大肠杆菌、肺炎链球菌、克雷伯杆菌、B族溶血性链球菌等。

（3）出生后感染性肺炎。密切接触人员患有呼吸道感染性疾病，也可由于新生儿患中耳炎、败血症等血行传播至肺部，或来自医源性途径如抢救器械消毒不严格，护理操作不规范。

2. 临床症状

（1）宫内感染发病时间较早，多在生后 24 h 内发病；产程中感染一般在生后数日至数周发病，发病时间因不同的病原体而异；而生后感染相对较晚，可发生在新生儿期任何时候。

（2）可表现为呼吸急促、呼吸困难，出现青紫、口吐白沫、呛奶、反应差等。体温可正常、升高，也可不升。少数患儿有咳嗽、低热。

（3）严重者可出现呼吸衰竭、心力衰竭、DIC、休克或持续肺动脉高压。

3. 体征

早期呼吸音减弱或粗糙，以后可闻及湿啰音，早产儿呼吸浅表，仅于深吸气时听到。其他体征如三凹征、不同程度的口唇发绀、鼻翼扇动等。

4. 辅助检查

（1）血常规、血小板、痰培养，有发绀者做血气分析，疑有合并败血症者做血培养。

（2）胸片：①肺纹理增强及肺气肿。②两肺下野点片状阴影。③大片状阴影加肺不张。

【治疗方案】

· **方案 1**：呼吸道管理。雾化吸入，体位引流，定时翻身、拍背、吸痰。

· **方案 2**：给氧。有低氧血症时可用鼻导管、面罩、头罩或鼻塞 CPAP 给氧。呼吸衰竭时可行机械通气，使动脉血 PaO_2 维持在 6.65~10.7 kPa（50~80 mmHg）。

· **方案 3**：抗生素。宫内感染肺炎按早发败血症管理。抗生素选择建议氨苄西林联合三代头孢菌素。监测临床与实验室结果指导药物更换；晚发型感染肺炎依据社区获得性感染还是院内感染的病原学流行病学与临床表现选择合理抗生素或抗病毒等药物治疗。

· **方案 4**：液体及热量供应。见新生儿液体疗法。

· **方案 5**：纠正酸中毒。根据血气结果加用 5% 碳酸氢钠（NB）。1.5% NB 每次 3~5 mL/kg。5% NB 需要量 = –ABE × 体重（kg）× 0.5。

· **方案 6**：支持疗法。

（1）输血浆或全血每次 10 mL/kg。重症患儿可 1 周内反复给予 2~3 次。

（2）静注免疫球蛋白 500~800 mg/（kg·d），连用 3~5 天。

八、新生儿颅内出血

【诊断要点】

1. 病因

（1）早产。脑室管膜下 – 脑室内出血好发于胎龄 32 周以下的早产儿。各种导致脑血流波动的因素都可能诱发出血的发生，如快速输注高张液体、气胸、严重的贫血等。

（2）窒息。各种因素所致窒息，引发低氧血症和高碳酸血症，从而引起压力被动性脑血流而致血管损伤出血。

（3）外伤。主要为产伤所致，各种产科因素引起头盆不称、胎头过分受压，或使用产钳、胎头吸引器、急产等机械损伤。

（4）母儿因素。①孕母因素。母亲患有出血性疾病、妊高征、胎盘老化、胎盘早剥、产前出血、滞产等。②新生儿因素。低体重、酸中毒、低血糖、呼吸暂停、肺部疾病（如肺透明膜病）、维生素 K 缺乏、脑血管发育异常等。

2. 临床表现

根据不同类型及程度，颅内出血的表现不同。

（1）硬膜下出血。

（a）小脑幕撕裂与枕骨分离：①大量出血：颅后窝内大量积血使颅内压迅速升高，脑干受压表现出明显的中枢性呼吸衰竭特征，患儿可短时间内死亡。②小量出血：生后可无任何临床表现，有些患者出生后 3~4 天方可出现临床症状体征，常见嗜睡、反应迟钝、惊厥、肌张力减低。

（b）大脑镰撕裂：早期很少见明显的临床表现兴奋、激惹、惊厥等表现常出现在生后的 2~3 天。部分患者有局部脑功能障碍表现，如偏瘫、斜视（偏向偏瘫侧）等。

（2）蛛网膜下腔出血。①少量出血：无任何表现，一般足月儿常表现为生后 2~3 天出现惊厥，惊厥间期常表现"正常"。②大量的出血：可表现为临床症状迅速恶化，反应迟钝、昏迷、频发惊厥、中枢性呼吸衰竭，常伴有严重的窒息，可在短时间内死亡。

（3）小脑出血。可于生后的 1~3 天出现，出血常是致死性的。表现有脑干受压表现，特别是呼吸暂停或节律不齐，有时心动过缓，脑脊液梗阻时骨缝增宽，前囟膨隆，脑室扩张，颅神经受累，肌强直，角弓反张，四肢松软。

（4）室管膜下－脑室内出血。①凶险型：昏迷，呼吸衰竭，顽固惊厥，四肢松软或强直，多于 72 h 内死亡。②普通型：意识状态改变，呼吸方式，皮肤颜色变化，惊厥，肌肉张力等改变。③临床静止型：只能依靠影像学检查。

（5）早产儿颅内出血。症状多不典型，可表现为吸吮困难，肢体自发活动少或过多，呼吸暂停，皮肤晦暗或苍白，血压、体温不稳定，心率异常增快或持续减慢等。

3. 辅助检查

（1）脑脊液检查。①血性脑脊液，连续三管为均匀血性。②低糖脑脊液，与血糖比值 < 0.6，可持续数周。③脑脊液黄变，可持续 1 个月以上，可查到含铁血黄素细胞。

（2）影像学检查。①室管膜下－脑室内出血 Papile 分级：Ⅰ级：室管膜下出血，单侧或双侧；Ⅱ级：Ⅰ级加脑室内出血，但无脑室扩大；Ⅲ级：Ⅱ级加脑室扩大；Ⅳ级：Ⅲ级加脑实质出血。②B 超：出血早期表现为脑室旁生发基质区脑室内团状或点片状强回声团，后回声变为不规则和低回声。③ MRI 可准确诊断，判定脑发育。

【治疗方案】

·**方案 1**：基本治疗同 HIE。对早产儿防止脑血流剧烈波动是防治颅内出血的关键。

·**方案 2**：纠正脑异常灌注状态，积极纠正循环衰竭，维持血压稳定。

·**方案 3**：止血，维生素 K_1 2~5 mg 静注，每日 1 次，连续用 3 天；输入新鲜血、血浆。

·**方案 4**：硬膜下穿刺，吸出血量每次一般 15 mL

·方案 5：降颅压，颅内压高者可首先应用呋塞米及地塞米松，对有脑干受压者可考虑应用甘露醇剂量 0.25~0.5 g/kg 1 次静推，必要时手术治疗。

·方案 6：脑积水防治。通常可在超声下监测脑室扩张情况。生后 2~4 周迅速扩大，连续腰穿引流减压，量应在 10~15 mL/kg 每日或隔 1 次连续 1~2 周，若脑室慢性扩张超过 4 周者则应尽早进行分流手术治疗。

九、新生儿低血糖症

【诊断要点】

1. 病因

（1）来源不足。多见于早产儿、小于胎龄儿及多胎儿。

（2）消耗过多。患严重疾病如窒息、呼吸窘迫综合征、败血症、体温过低、硬肿症、颅内出血。

（3）高胰岛素血症。①新生儿暂时性的高胰岛素血症常见于患糖尿病母亲婴儿。②新生儿溶血症。③持续性的高胰岛素血症包括胰岛细胞腺瘤、胰岛细胞增殖症和 Beckwith 综合征。④亮氨酸过敏症：进食含亮氨酸（人奶、牛奶）饮食后可使新生儿胰岛素产生增加。⑤突然停止高张葡萄糖静脉补液，胰岛分泌亢进状态未消除。

（4）内分泌疾病。如脑垂体、甲状腺或肾上腺先天性功能不全。

（5）遗传代谢病。①半乳糖血症。②遗传性果糖不耐受症。③糖原代谢病。④ α1 抗胰蛋白酶缺乏症。

2. 临床症状

（1）症状多出现在生后数小时至 1 周内，主要表现为反应差、嗜睡、拒乳、震颤、呼吸暂停、阵发性发绀、昏迷、眼球不正常转动等，有的出现多汗、苍白及体温低下等。

（2）激惹、兴奋和惊厥，以微小型和局限型惊厥发作为多见。

（3）一部分为无症状性低血糖，尤其多见于早产儿。

3. 实验室检查

（1）空腹血糖，可空腹 4~6h。

（2）尿酮体。

（3）胰岛素：正常空腹血浆胰岛素一般不高于 10 μIU/mL。

（4）糖耐量试验：25% 葡萄糖液 2 mL/kg（0.5 g/kg）静注，约 1.5 min 注射完。注射前采取空腹动脉血，作为 0 min 标准，注射后 5 min、15 min、30 min、60 min 分别采动脉血测血糖。

（5）血酸碱度、乳酸、酮体、生长激素皮质醇或肾上腺素等。

【治疗方案】

·方案 1：补充葡萄糖。

出现症状应立即静脉注入 25% 葡萄糖液 2~4 mL/kg。随后继续滴入 10% 葡萄糖液，滴入速度为 5~8 mg/（kg·min），以维持正常血糖水平。在血糖稳定以前，每日至少测血糖 1 次。

·**方案2**：激素疗法。

如用上述方法补充葡萄糖仍不能维持血糖水平可加用氢可的松 5~10 mg/（kg·d）或地塞米松每日 1~2 mg，至症状消失，血糖恢复后 24~48 h 停止，一般用数日至 1 周。

·**方案3**：高血糖素。

0.02~0.1 mg/kg 肌注，必要时 6 h 后重复应用。

·**方案4**：二氮嗪。

二氮嗪仅用于治疗慢性难处理的低血糖症。

·**方案5**：饮食疗法。①半乳糖血症患儿应完全停止乳类食品，代以不含乳糖食品。②亮氨酸过敏婴儿，应限制蛋白质。③糖原累积症应昼夜喂奶。④先天性果糖不耐受症应限制蔗糖及水果汁等。

（魏兵　齐双辉）

第三节　营养性疾病

一、蛋白质 – 能量营养不良

【诊断要点】

1.临床表现

最先表现为体重不增，后体重下降，皮下脂肪逐渐减少甚至消失，脂肪消减顺序为腹部、躯干、臀部、四肢、面颊等部位。患儿懒动，易劳累，食欲低下，严重者精神萎靡，反应迟钝，体温下降，心率慢，无食欲，腹泻与便秘交替出现。严重者出现全身凹陷性水肿，常合并营养性贫血和免疫功能低下，易患感染性疾病。

2.辅助检查

（1）血清蛋白：血清前白蛋白降低有早期诊断意义。血清白蛋白可低于 25g/L。

（2）氨基酸：血清必需氨基酸水平与非必需氨基酸比值降低。

【治疗方案】

·**方案1**：祛除病因。寻找病因，积极治疗原发病，如迁延性腹泻、消化道畸形等。

·**方案2**：营养治疗。轻度营养不良可从每日 60~80 kcal/kg 开始，较快较早添加含蛋白质和高热量的食物；中、重度营养不良可先按照 40~60 kcal/kg 开始，逐渐增加至 120~150 kcal/kg，蛋白质从 1 g/（kg·d）开始逐渐增至 3~4 g/（kg·d），同时补充各种微量元素和矿物质；如不能耐受肠内喂养或需要禁食时，可考虑肠外营养。

·**方案3**：药物治疗。苯丙酸诺龙，每次肌注 0.5~1 mg/kg，每周 1~2 次，连续 2~3 周；可适量口服锌制剂，提高味觉灵敏度，增加食欲，剂量为每日补充元素锌 0.5~1 mg/kg。

二、维生素 D 缺乏性佝偻病

【诊断要点】

高危因素、临床症状与体征有助于维生素 D 缺乏症的诊断，确诊需血生化、骨 X 线摄片。

1. 高危因素

（1）胎儿期储存不足：母孕期维生素 D 缺乏的婴儿、早产儿或双胎婴儿。

（2）缺少日光照射：婴幼儿室外活动少，大气污染，冬季日光照射减少。

（3）摄入不足：天然食物维生素 D 含量少。

2. 临床表现

（1）早期：多见于 6 个月以内婴儿。表现为多汗、枕秃、易激惹、夜惊等非特异性神经精神症状。常无骨骼病变。

（2）激期：出现骨骼改变，＜ 6 个月婴儿，颅骨软化；＞ 6 个月婴儿，方颅、手（足）镯、肋骨串珠、肋软骨沟、鸡胸、O 型腿、X 型腿等。

（3）恢复期：经日光照射或治疗后症状消失，体征逐渐减轻或消失。

（4）后遗症期：多见于 3 岁以后儿童，遗留不同程度骨骼畸形。

3. 辅助检查

（1）早期：血钙、血磷正常或稍低，碱性磷酸酶（AKP）正常或稍高，血 25-（OH）D 降低。骨 X 线片长骨干骺端无异常或见临时钙化带模糊变薄、干骺端稍增宽。

（2）激期：血钙正常或降低，血磷明显下降，AKP 增高。血 25-（OH）D、1, 25-（OH）2D 显著降低。骨 X 线片长骨干骺端增宽，临时钙化带消失，呈毛刷状或杯口状。

（3）恢复期：血钙、血磷、AKP、25-（OH）D、1, 25-（OH）2D 逐渐恢复正常。骨 X 线片长骨干骺端临时钙化带重现、增宽、密度增加，骨骺软骨盘＜ 2 mm。

（4）后遗症期：血生化检查正常。

【治疗方案】

·方案1：

维生素 D 制剂：剂量为每日 2000~4000 U（每日 50~100 μg），1 个月后改为每日 400 U（每日 10 μg）。口服困难或腹泻等影响吸收时，可采用大剂量突击疗法，维生素 D 15 万 ~30 万 U（3.75~7.5 mg）/ 次，肌注，1~3 个月后维生素 D 再以每日 400 U（每日 10 μg）维持。

·方案2：微量营养素补充：应注意其他多种维生素的摄入。

·方案3：外科手术：严重骨骼畸形可外科手术矫正畸形。

三、肥胖

【诊断要点】

（1）2 岁以内：用百分位数法表示，如体重 / 身高在 $P85^{th}$~$P97^{th}$ 为超重，＞ $P97^{th}$ 为肥胖。

（2）2 岁以上儿童：BMI 在相应年龄的 $P85^{th}$~$P95^{th}$ 为超重危险，＞ $P95^{th}$ 为肥胖。

【治疗方案】

·**方案 1**：饮食控制，减少能量摄入。供给低脂肪、低糖食物，蛋白质、矿物质及维生素正常摄入，严格控制零食。

·**方案 2**：增加运动量，促进能量消耗。运动每周至少 3 次，每次 50 min，运动量以活动后轻松，不感疲劳为宜。

四、锌缺乏

【诊断要点】

儿童锌缺乏至今尚无统一的定义和诊断标准，可依据高危因素、临床表现、实验室检查结果等综合判断。

（1）高危因素：长期摄入不足是主要原因。

（2）临床表现：生长缓慢、反复感染、轻微皮疹、食欲下降等。

（3）实验室检查：10 岁以下儿童的血清锌水平正常值下限 10.07 μmol/L（65 μg/dL）。

【治疗方案】

·**方案 1**：治疗锌缺乏的口服锌剂量为元素锌 1 mg/（kg·d），疗程 1~2 个月。如锌缺乏高危因素长期存在，则建议小剂量长期口服元素锌每日 5~10 mg。

（魏兵　马明）

第四节　呼吸系统疾病

一、急性喉炎

【诊断要点】

（1）临床表现：主要为发热、犬吠样咳嗽、声音嘶哑、吸气性喉鸣、三凹征、鼻翼扇动。严重者可出现发绀、烦躁不安，甚至呼吸衰竭等，一般白天症状轻，夜间症状重。

（2）辅助检查：喉镜检查可见声带充血水肿，喉黏膜充血肿胀，声带运动正常。

【治疗方案】

·**方案 1**：一般治疗：保持呼吸道通畅，防止缺氧加重，缺氧者给予吸氧。

·**方案 2**：糖皮质激素：可雾化吸入布地奈德（0.5~1 mg）加生理盐水 1 mL，每日 2~3 次。呼吸困难者可口服泼尼松，喉鸣及呼吸困难缓解或消失即可停药。重度呼吸困难时静滴地塞米松（2~5mg）或氢化可的松（5~10 mg/kg），于 4~6h 滴完，疗程 3~5 天，症状缓解后即停药。

·**方案 3**：抗生素治疗：如考虑细菌感染，可酌情应用抗生素。

·**方案 4**：对症治疗：痰多者吸痰；烦躁不安者宜用镇静药。异丙嗪（0.5~1 mg/kg）口服或注射；5% 水合氯醛 1 mL/kg 灌肠；苯巴比妥钠 5~10 mg/kg 肌内注射或静脉给药。

·**方案 5**：气管切开：严重喉梗阻激素治疗无缓解者应考虑手术气管切开。

二、疱疹性咽峡炎

【诊断要点】

（1）流行病学史：常见于婴幼儿，流行季节，当地托幼机构及周围人群有疱疹性咽峡炎或手足口病流行，发病前与疱疹性咽峡炎或手足口病患儿有直接或间接接触史。

（2）临床表现：急性起病，突发咽痛和发热，多为低热或中度发热，部分患儿为高热，可高达40℃以上，可引起惊厥，热程2~4天，可伴有咳嗽、流涕、呕吐、腹泻，有时诉头痛、腹痛或肌痛，咽痛重者可影响吞咽。发热期间年龄较大儿童可出现精神差或嗜睡、食欲差，年幼患儿因口腔疼痛出现流涎、哭闹、厌食。

（3）体征：初起时咽部充血，并有散在灰白色疱疹，周围有红晕，直径2~4mm，数量不等，1~2天后破溃形成小溃疡，多见于咽腭弓、软腭、悬雍垂及扁桃体上，也可见于口腔的其他部位。

【治疗方案】

· **方案1**：一般治疗：清淡饮食，口腔护理，避免交叉感染。

· **方案2**：对症治疗：

（1）控制高热：体温38.5℃以上者，应给予物理降温。常用退热药物有：布洛芬口服，每次5~10mg/kg；对乙酰氨基酚口服，每次10~15mg/kg。两次用药的最短间隔时间为4h，24h不超过4次。

（2）止惊治疗：可首选咪达唑仑缓慢静注，每次0.1~0.3mg/kg，体重<40kg者，最大剂量不超过5mg/次，体重>40kg者，最大剂量不超过10mg/次，在无静脉通路时可选择咪达唑仑肌注；苯巴比妥肌注10mg/（kg·次）；地西泮缓慢静注，每次0.3~0.5mg/kg，最大剂量不超过10mg/次，注射速度1~2mg/min。也可使用水合氯醛灌肠抗惊厥。

（3）抗感染治疗：

（a）干扰素：干扰素α2b喷雾剂：100万U/d，每1~2h1次，疗程3~4天。也可使用干扰素-α雾化吸入：每次2~4μg/kg或20万~40万U/kg，每日1~2次，疗程3~4天。

（b）利巴韦林：不常规推荐利巴韦林治疗疱疹性咽峡炎。利巴韦林静滴10~15mg/（kg·d）早期使用可能有一定疗效，但若使用利巴韦林应密切关注其不良反应和生殖毒性。

三、毛细支气管炎

【诊断要点】

1.临床表现

（1）多见于6个月内小儿，最大不超过2岁。

（2）体温低至中等度发热（>39℃高热不常见）。

（3）早期可表现为鼻部卡他症状、咳嗽、1~2天后病情迅速进展，出现阵发性咳嗽，3~4天出现喘息，喉部可闻及"咝咝"声，呼吸困难，严重时出现发绀，5~7天时达到疾病高峰。

（4）其他症状：呕吐、烦躁、喂养量下降，小于3个月婴儿可出现呼吸暂停。

（5）肺部体征：叩诊呈过轻音，肺肝界下移，听诊双肺呼吸音延长，哮鸣音及细湿啰音。

（6）严重时可出现发绀、心动过速、脱水、三凹征及鼻翼扇动等表现。

（7）胸片特点：双肺气肿为主。也可表现为斑片状浸润阴影，局部肺不张。

2. 辅助检查

（1）经皮血氧饱和度监测：疾病早期或有重症危险因素者进行监测。

（2）鼻咽抽吸物病原学检测：RSV、流感病毒 A 和 B、腺病毒等病原谱的检测有助于预防隔离，避免不必要的进一步检查。

（3）胸部 X 线检查：肺部过度充气征或斑片状浸润阴影，局部肺不张，支气管周围炎。

（4）其他检查。①有脱水征象时需要检测血清电解质。②当体温 > 38.5℃，或有感染中毒症状时，需做血培养。③重症、尤其是具有机械通气指征时需及时进行动脉血气分析。

【治疗方案】

·方案 1：细致观察并随时评估病情变化情况：临床医生需要反复查看患儿病情，评估变化。对处于疾病急性期的住院患儿，运用脉搏血氧监测仪进行经皮血氧饱和度监测。

·方案 2：保证呼吸道通畅，供氧充足：海平面、呼吸空气条件下，睡眠时血氧饱和度持续低于 88%，或清醒时血氧饱和度持续低于 90% 者有吸氧指征。给氧前宜先吸痰清理气道、摆正体位，以保证气道通畅。对有慢性心肺基础疾病的患儿需要更积极用氧。

·方案 3：保证足够碳水化合物供应：患儿若能正常进食母乳，应鼓励其继续母乳喂养，若患儿呼吸频率大于 60 次 /min，且呼吸道分泌物多、容易发生吐奶、呛奶导致误吸时可考虑鼻胃管营养摄入，必要时予以静脉营养。

·方案 4：药物治疗：

（1）支气管舒张剂：β2 受体激动剂：可以试验性雾化吸入 β2 受体激动剂或联合应用 M 受体阻滞剂，尤其是当有过敏性疾病，如哮喘、过敏性鼻炎等疾病家族史时。

（2）糖皮质激素：雾化吸入糖皮质激素治疗。

（3）3% 高渗盐水雾化吸入：住院患儿在严密监测下试用 3% 高渗盐水雾化吸入，使用中若患儿咳喘加重需立即停用，并注意吸痰、保持气道通畅。

（4）抗菌药物：除非有合并细菌感染的证据，否则不作为常规使用。

四、支气管哮喘

【诊断要点】

诊断标准：

（1）儿童哮喘。哮喘的诊断主要依据呼吸道症状、体征及肺功能检查，证实存在可变的呼气气流受限，并排除可引起相关症状的其他疾病。

（a）反复喘息、咳嗽、气促、胸闷，多与接触变应原、冷空气、物理、化学性刺激、呼吸道感染、运动以及过度通气（如大笑和哭闹）等有关，常在夜间和（或）凌晨发作或加剧。

（b）发作时双肺可闻及散在或弥漫性，以呼气相为主的哮鸣音，呼气相延长。

（c）上述症状和体征经抗哮喘治疗有效，或自行缓解。

（d）除外其他疾病所引起的喘息、咳嗽、气促和胸闷。

（e）临床表现不典型者（如无明显喘息或哮鸣音），应至少具备以下1项：1）证实存在可逆性气流受限：①支气管舒张试验阳性：吸入速效β2受体激动剂（如沙丁胺醇压力定量气雾剂200~400μg）后15 min第1秒用力呼气量（FEV1）增加≥12%。②抗炎治疗后肺通气功能改善：给予吸入糖皮质激素和（或）抗白三烯药物治疗4~8周，FEV1增加≥12%。2）支气管激发试验阳性。3）最大呼气峰流量（PEF）日间变异率（连续监测2周）≥13%。

符合第（a）~（d）项或第（d）、（e）项者，可诊断为哮喘。

（2）咳嗽变异性哮喘（CVA）。

（a）咳嗽持续＞4周，常在运动、夜间和（或）凌晨发作或加重，以干咳为主，不伴有喘息。

（b）临床上无感染征象，或经较长时间抗生素治疗无效。

（c）抗哮喘药物诊断性治疗有效。

（d）排除其他原因引起的慢性咳嗽。

（e）支气管激发试验阳性和（或）PEF日间变异率（连续监测2周）≥13%。

（f）个人或一、二级亲属过敏性疾病史，或变应原检测阳性。

以上第（a）~（d）项为诊断基本条件。

【治疗方案】

1.急性发作期治疗

·**方案1**：氧疗：有低氧血症者，采用鼻导管或面罩吸氧，以维持血氧饱和度在＞0.94。

·**方案2**：吸入速效β2受体激动剂：雾化吸入应为首选。可使用氧驱动（氧气流量6~8 L/min）或空气压缩泵雾化吸入，药物及剂量：雾化吸入沙丁胺醇或特布他林，体重≤20 kg，每次2.5 mg；体重＞20 kg，每次5 mg；第1小时可每20 min 1次，以后根据治疗反应逐渐延长给药间隔，根据病情每1~4 h重复吸入治疗。经吸入速效β2受体激动剂及其他治疗无效的哮喘重度发作患儿，可静脉应用β2受体激动剂。药物剂量：沙丁胺醇15μg/kg缓慢静注，持续10 min以上；病情严重需静脉维持时剂量为1~2 μg/（kg·min）[≤5 μg/（kg·min）]。静脉应用β2受体激动剂时容易出现心律失常和低钾血症等严重不良反应，使用时要严格掌握指征及剂量，并做必要的心电图、血气及电解质等监护。

·**方案3**：糖皮质激素：糖皮质激素是治疗儿童哮喘重度发作的一线药物，可根据病情选择口服或静脉途径给药。药物及剂量：①口服：泼尼松或泼尼松龙1~2 mg/（kg·d），疗程3~5天。②静脉：注射甲泼尼龙1~2 mg/（kg·次）或琥珀酸氢化可的松5~10 mg/（kg·次），根据病情可间隔4~8 h重复使用。若疗程不超过10天，可无须减量直接停药。③吸入：早期应用大剂量ICS可能有助于哮喘急性发作的控制，可选用雾化吸入布地奈德悬液1 mg/次，或丙酸倍氯米松混悬液0.8 mg/次，每6~8h 1次。

· **方案 4**: 抗胆碱能药物: 对 β2 受体激动剂治疗反应不佳的中重度患儿应尽早联合使用。药物剂量: 体重 ≤ 20 kg, 异丙托溴铵每次 250 μg; 体重 > 20kg, 异丙托溴铵每次 500 μg, 加入 β2 受体激动剂溶液作雾化吸入, 间隔时间同吸入 β2 受体激动剂。

· **方案 5**: 硫酸镁: 有助于危重哮喘症状的缓解。药物及剂量: 硫酸镁 25~40 mg/（kg·d）（≤ 2 g/d）, 分 1~2 次, 加入 10% 葡萄糖溶液 20 mL 缓慢静滴（20 min 以上）, 酌情使用 1~3 天。不良反应包括一过性面色潮红、恶心等, 通常在药物输注时发生。如过量, 可静注 10% 葡萄糖酸钙拮抗。

· **方案 6**: 茶碱: 如哮喘发作经上述药物治疗后仍不能有效控制时, 可酌情考虑使用, 但治疗时需密切观察, 并监测心电图、血药浓度。药物及剂量: 氨茶碱负荷量 4~6 mg/kg（≤ 250 mg）, 缓慢静滴 20~30 min, 继之根据年龄持续滴注维持剂量 0.7~1 mg/（kg·h）, 如已用口服氨茶碱者, 可直接使用维持剂量持续静滴。也可采用间歇给药方法, 每 6~8 h 缓慢静滴 4~6 mg/kg。

· **方案 7**: 出现呼吸衰竭征象时, 应及时给予辅助机械通气治疗。

2. 临床缓解期的处理

· **方案 1**: 鼓励患儿坚持每日定时测量 PEF、监测病情变化、记录哮喘日记。

· **方案 2**: 注意有无哮喘发作先兆, 如咳嗽、气促、胸闷等, 一旦出现应及时使用应急药物以减轻哮喘发作症状。

· **方案 3**: 坚持规范治疗: 病情缓解后应继续使用长期控制药物规范治疗, 定期评估哮喘控制水平, 适时调整治疗方案, 直至停药观察。

· **方案 4**: 控制治疗的剂量调整和疗程: 单用中高剂量 ICS 者, 尝试在达到并维持哮喘控制 3 个月后剂量减少 25%~50%。单用低剂量 ICS 能达到控制时, 可改用每日 1 次给药。联合使用 ICS 和 LABA 者, 先减少 ICS 约 50%, 直至达到低剂量 ICS 才考虑停用 LABA。如使用二级治疗方案患儿的哮喘能维持控制, 并且 6 个月至 1 年内无症状反复, 可考虑停药。

· **方案 5**: 预防措施: 包括避免接触变应原、防止哮喘发作、保持病情长期控制和稳定。

· **方案 6**: 并存疾病治疗: 半数以上哮喘儿童同时患有变应性鼻炎, 有的患儿并存鼻窦炎、阻塞性睡眠呼吸障碍、胃食管反流和肥胖等因素, 需同时进行相应的治疗。

3. 长期治疗方案

· **方案 1**: ICS: ICS 是哮喘长期控制的首选药物。

· **方案 2**: 白三烯调节剂: 孟鲁司特片: ≥ 15 岁, 10 mg, 每日 1 次; 6~14 岁, 5 mg, 每日 1 次; 2~5 岁, 4 mg, 每日 1 次。孟鲁司特颗粒剂（4 mg）可用于 1 岁以上儿童。

· **方案 3**: 长效吸入型 β2 受体激动剂（LABA）: 主要包括沙美特罗（Salmeterol）和福莫特罗（Formoterol）。鉴于临床有效性和安全性的考虑, 不应单独使用 LABA。

· **方案 4**: 长效口服 β2 受体激动剂: 盐酸丙卡特罗: < 6 岁: 1.25 μg/kg, 每日 1~2 次; ≥ 6 岁: 25 μg 或 5 mL, 每 12 h 1 次。班布特罗: 适用于 2 岁以上儿童。2~5 岁: 5 mg 或 5 mL; 6~12 岁: 10 mg 或 10 mL, 每日 1 次, 睡前服用。

·方案5：全身用糖皮质激素：长期口服糖皮质激素（指超过2周）仅适用于重症未控制的哮喘患儿，尤其是糖皮质激素依赖型哮喘。为减少其不良反应，可采用隔日清晨顿服。

·方案6：抗IgE抗体（Omalizumab）：对IgE介导的过敏性哮喘具有较好的效果。

五、支气管肺炎

【诊断要点】

1. 症状

呼吸系统主要表现为发热、咳嗽、气促等；累及其他系统时，可表现为面色苍白或发灰、烦躁、嗜睡、意识障碍、惊厥、吐泻、腹胀等症状。

2. 体征

呼吸系统：肺部可闻及固定的中、细湿啰音；合并其他系统时，循环系统可表现为心动过速、心音低顿、心律不齐；神经系统可表现为前囟隆起、脑膜刺激征等。

3. 实验室检查

（1）外周血：病毒感染时白细胞正常或偏低；细菌感染时白细胞及中性粒细胞百分比常增高，C-反应蛋白升高。

（2）X线检查：早期肺纹理增粗，以后可出现小斑片状阴影，以双肺下野、中内带及心膈区居多，并可伴肺不张或肺气肿。

【治疗方案】

·方案1：一般治疗。注意休息，多饮水。保持空气清新。保证充足的热量摄入，在发热期宜给予易消化而营养丰富的流食或软食。

·方案2：药物治疗。①头孢呋辛钠100 mg/（kg·d），每12 h 1次，静点。②头孢哌酮舒巴坦钠60 mg/（kg·d），每12 h 1次或，每8 h 1次，静点。③头孢吡肟每次40 mg/kg，每6 h 1次或每次50 mg/kg，每8h 1次。④红霉素30 mg/（kg·d），每12 h 1次，静点。⑤阿奇霉素10 mg/（kg·d），每日1次，静点。

·方案3：对症治疗。①氧疗。凡有呼吸困难、喘憋、口唇发绀、面色苍灰应立即给氧。鼻前庭给氧流量为0.5~1 L/mn，氧浓度不超过40%；缺氧明显可面罩或头罩给氧，氧流量为2~4 L/min，氧浓度不超过50%~60%。②保持呼吸道通畅。③治疗心衰。镇静、给氧、强心、利尿。④纠正水电解质与酸碱平衡。

（魏兵　马明）

第五节　消化系统疾病

一、小儿腹泻

【诊断要点】

（1）根据发病季节、病史、临床表现和大便形状可做出诊断。

（2）辅助检查：①血常规：病毒性肠炎白细胞可正常或降低，细菌性肠炎白细胞可升高。②粪便常规。③血气分析：明确有无酸碱失衡、离子紊乱。④病原学检测：粪便病毒抗原检测或便细菌培养。

【治疗方案】

·方案1：饮食疗法。急性腹泻病期间，口服补液或静脉补液开始后尽早恢复进食，给予与年龄匹配的饮食。吐泻严重者禁食6~8h，待脱水基本纠正，吐泻好转时逐渐恢复饮食。

·方案2：营养治疗。①糖源性腹泻：采用去双糖饮食，可用去（或低）乳糖配方奶。②过敏性腹泻：对牛奶蛋白过敏，可给予水解氨基酸配方或深度水解蛋白配方营养粉。

·方案3：控制感染。①病毒性肠炎和非细菌所致的腹泻，以饮食和支持疗法为主，不宜长期滥用抗生素，以免发生菌群失调。②其余细菌及抗生素相关性腹泻应用抗生素治疗推荐见表8-5-1。

表 8-5-1　儿童急性感染性腹泻病各病原菌的抗生素推荐意见

病原菌	抗生素	剂量	意见
大肠埃希菌	磷霉素	口服 50~100 mg/（kg·d），分 3~4 次 静脉 100~300 mg/（kg·d），分 3~4 次	选择
	头孢噻肟	50~100 mg/（kg·d），分 2~4 次静滴	推荐
	头孢唑肟	40~150 mg/（kg·d），分 2~3 次静滴	推荐
	头孢曲松	20~100 mg/（kg·d），单次或分 2 次静滴	推荐
	头孢他啶	30~100 mg/（kg·d），分 2~3 次静滴	推荐
	头孢克肟	5~10 mg/（kg·d），分 2 次口服	推荐
	头孢哌酮	50~200 mg/（kg·d），分 2~3 次静滴	推荐
	阿米卡星	首剂 10 mg/kg，继以每 12 h 7.5 mg/kg，或每 24 h 15 mg/kg，肌内注射或静滴	选择
	亚胺培南[a]	30~60 mg/（kg·d），重症可增至 100 mg/（kg·d），每日总量不超过 2 g，分 3~4 次静滴	推荐
空肠弯曲菌	红霉素	40~50 mg/（kg·d），分 3~4 次口服，总疗程 5~7 天，重症感染者疗程延至 3~4 周	选择
	阿奇霉素	10 mg/（kg·d），口服或静滴：每日 1 次，每周 3 天为 1 疗程；或采用 5 天疗法：首日 10 mg/（kg·d），后 4 天减半使用。一般 1 个疗程即可，严重者需要治疗 2~3 个疗程。	推荐
鼠伤寒沙门菌	头孢噻肟	50~100 mg/（kg·d），分 2~4 次静滴	选择
	头孢曲松	20~100 mg/（kg·d），单次或分 2 次静滴	选择
	头孢他啶	30~100 mg/（kg·d），分 2~3 次静滴	选择
	头孢哌酮	50~200 mg/（kg·d），分 2~3 次静滴	选择
	哌拉西林 - 他唑巴坦	60~150 mg/（kg·d），分 3~4 次静滴	选择
	亚胺培南[a]	30~60 mg/（kg·d），重症可增至 100 mg/（kg·d），每日总量不超过 2 g，分 3~4 次静滴（每 6~8 h）	强烈推荐

病原菌	抗生素	剂量	意见
肺炎克雷伯菌	头孢哌酮 – 舒巴坦	80~160 mg/（kg·d），分2~3次静滴	选择
	亚胺培南	30~60 mg/（kg·d），重症可增至100 mg/（kg·d），每日总量不超过2 g，分3~4次静滴（每6~8 h）	强烈推荐
金黄色葡萄球菌	停用原抗生素		
	万古霉素	20~40 mg/（kg·d），静滴，每12h或8h分次使用	推荐
	利奈唑胺	10 mg/（kg·d），每8h分次静滴	选择
艰难梭菌	停用原抗生素		
	甲硝唑	30 mg/（kg·d），分4次	推荐
	万古霉素	20~40 mg/（kg·d），口服，分4次	推荐
白色念珠菌	制霉菌素	5万~10万 U/（kg·d），分3次口服	选择
	氟康唑	3 mg/（kg·d），单次口服	选择
	克霉唑	25~50 mg/（kg·d），分2~3口服	选择
	酮康唑	3~5 mg/kg，单次或分2次口服	选择

注：ᵃ：不作为儿科临床抗生素首选药物，针对产超广谱 β – 内酰胺酶的大肠埃希菌以及多重耐药鼠伤寒沙门菌

· **方案4**：对症治疗。

（1）止泻：①蒙脱石。< 1岁患儿：每日3 g，分2次；> 1岁患儿，每次3 g，每日3次。口服。②消旋卡多曲。适用3月龄~10岁患儿，1.5 mg/kg，每日3次，餐前服用，疗程5天或用至恢复前。

（2）腹胀。肛管排气，若缺钾引起，可纠正低钾血症。

· **方案5**：微生态制剂。使用益生菌可以缩短腹泻病程，减少住院时间。

· **方案6**：锌制剂。< 6个月的患儿，每天补充元素锌10 mg，> 6个月的患儿，每天补充元素锌20 mg，共10~14天。元素锌20 mg相当于硫酸锌100 mg、葡萄糖酸锌140 mg。

· **方案7**：液体疗法。

（1）口服补液。可应用于预防脱水和治疗轻度、中度脱水。

预防脱水：给予低渗ORS < 6个月者：50 mL；6个月~2岁者：100 mL；2~10岁者：150 mL，直至腹泻停止。

轻至中度脱水：应用ORS，用量（mL）= 体重（kg）×（50~75），4 h内服完。4 h后评估脱水情况，然后选择适当方案。

（2）静脉补液。适用于中度以上脱水、吐泻重或腹胀患儿。

A. 第1天补液量 = 累计损失量 + 生理需要量 + 继续损失量。

（a）累计损失量：轻度脱水50 mL/kg，中度脱水50~100 mL/kg，重度脱水100~120 mL/kg。液体种类有等渗性脱水用1/2至1/3张含钠液；低渗性脱水用等张~2/3张含钠液；高渗性脱

水用 1/3 至 1/5 张含钠液。

（b）继续损失量：选用 1/3 至 1/5 张含钠液。

（c）生理需要量：60~80 mL/kg，补 1/3 张维持液。

B. 补液速度。

（a）扩容阶段：适用于各种性质的脱水患儿伴有周围循环障碍者。2：1 等张含钠液 20 mL/kg，30~60 min 快速静滴。

（b）纠正脱水：补足累计损失量，如无明显周围循环障碍可不必扩容，直接从本阶段开始补液，8~10 mL/（kg·h）。8~12 h 滴完。

（c）维持补液：补继续损失和生理需要量，5 mL/（kg·h），12~16 h 滴完。

C. 纠正离子紊乱。

（a）补钾原则：见尿补钾；不能静脉直接推注；浓度小于 0.3%；补钾速度不能过快，每日补钾总量静脉输液时间不少于 6~8 h；静脉补钾需维持 4~6 天。

（b）轻度低钾血症：氯化钾 200~300 mg/（kg·d），口服。

（c）重度低钾血症：氯化钾 300~400 mg/（kg·d），静滴。

D. 纠正酸中毒：5% 碳酸氢钠 =−ABE× 体重（kg）/2，先补 1/2 量，复查血气后再补。

E. 补钙：在脱水纠正后易发生低钙抽搐。10% 葡萄糖酸钙 1~2 mL/kg，一次用量 ≤ 10 mL，监测心率，防外渗。

F. 补镁：补钙抽搐不见缓解，需补镁。

G. 第 2 天补液：补充生理需要量和继续损失量，继续补钾。生理需要量 60~80 mL/（kg·d）；继续损失量，丢多少补多少，用 1/2 至 1/3 张含钠液，于 12~24 h 输完。

二、胃食管反流

【诊断要点】

1. 消化道症状

（1）呕吐或溢奶是新生儿和婴幼儿最突出的表现，学龄前和学龄期儿童往往表现为反食、反酸、嗳气、胸痛、胸骨后或胃灼热感等。食管炎可引起吞咽困难而摄食不足，营养不良、生长发育迟缓和停滞，当食管发生糜烂或溃疡时，可出现呕血和慢性失血性贫血。

（2）Barrett 食管是指食管下端的鳞状上皮被增生的柱状上皮所代替，其主要并发症是食管溃疡、狭窄和腺癌。

2. 消化道外症状

（1）GERD 可引起小儿反复发作的肺部感染；反流物刺激食管黏膜感受器反射性的引起支气管痉挛而导致哮喘；部分患儿可出现反复的口腔溃疡；窒息和呼吸暂停是 GERD 引起的最严重的呼吸道并发症，临床表现为阵发性青紫和苍白，甚至发生婴儿猝死综合征。

（2）精神、神经系统症状。患儿可出现烦躁不安、易激惹、夜惊及神经系统疾病。Sandifer 综合征是指病理性 GER 患儿呈现类似斜颈样的一种特殊"公鸡头样"的姿势，同时伴有杵状指、蛋白质丢失性肠病及贫血。

3.辅助检查

（1）食管下段 pH 监测。被认为是诊断 GERD 的最好方法，反流时一般表现为食管下段 pH ＜ 4 的酸性反流，但少数 pH ＞ 7 的碱性反流同样可导致食管炎。

（2）电子胃镜。此方法可直观判断食管黏膜病变以及有无 Barrett 食管。

（3）食管测压。食管下端高压区的压力（即下括约肌压力，LESP）及其长度（LESL）是反映 LES 功能的客观指标。LESP 持续降低或一过性降低、胃内压持续增高或间歇性增高。

（4）上消化道钡餐造影。一般认为 5 min 内出现 3 次以上反流为诊断标准，简便易行，但易出现假阳性或假阴性，不建议用于 GERD 的诊断。

（5）胃食管放射性核素闪烁扫描。患儿口服 ^{99}mTc 标记液体，应用 γ 照相，观察食管廓清、GER、胃排空。

【治疗方案】

·**方案 1**：体位治疗。将抬高床头 15°~30° 可减少新生儿和小婴儿的呕吐；俯卧位有助于胃排空，可减少误吸可能，但有增加婴儿猝死的危险，目前主张婴儿仰卧位睡眠。

·**方案 2**：饮食治疗。以稠厚饮食为主，少量多次喂养，避免过饱和睡前进食。

·**方案 3**：药物治疗。

（1）抑酸剂：① H2 受体阻断剂：常用的有西咪替丁、雷尼替丁、法莫替丁。②质子泵抑制剂：是目前治疗胃食管反流病的首选药物，常用的有奥美拉唑、泮托拉唑、兰索拉唑、埃索美拉唑。

（2）促胃肠动力剂：①多巴胺受体拮抗剂：多潘立酮（吗丁啉）常用剂量为 0.2~0.3 mg/kg，每日 3 次，餐前及睡前 30 分钟口服。②通过乙酰胆碱起作用药物：西沙比利，由于其对心脏的副作用，目前已很少应用。

·**方案 4**：手术治疗。

三、消化道出血

【诊断要点】

1.分辨出血部位

（1）便和血混合的情况：血便混合较均匀多为上消化道出血；而下消化道出血，尤其在直肠与肛门之间出血时，血常附在成形便表面上或大便后滴血。

（2）便色：①鲜红血便：远端结肠、直肠、接近肛门的出血，常为便后滴血，或便附着血。②暗红血便：出血部位多在近端结肠或小肠病变。③柏油样便：伴呕血，常见于十二指肠以上的消化道出血且量较大；不伴呕血，见于十二指肠以下的消化道出血（尤其小肠）。④果酱样便：肠套叠、阿米巴病。

血便的颜色与出血部位、血液在肠道内停留的时间和出血量有关。如上消化道出血且量多，肠道运送快，也可为鲜红血便。

2. 判断失血缓急

（1）急性出血特点：出血量较大贫血可迅速出现，血常规特点为正细胞正色素性贫血，血细胞比容正常，血小板和白细胞可能增高；若一次出血量超过血量的 1/5，可迅速发生休克。

（2）慢性出血特点：血常规特点为低色素小细胞性贫血，血细胞比容下降，生化检查为低蛋白血症。

3. 估计出血量

（1）失血量少。精神状况良好及面色正常，脉搏、血压正常，少量鲜红血便或仅便隐血（+），RBC $> 3 \times 10^{12}$/L，HB > 70 g/L。

（2）失血量多。可有大量血便或呕血，精神萎靡，面色苍白，脉搏快，血压下降，血常规特点是 RBC $< 3 \times 10^{12}$/L，HB < 60 g/L。但急性出血的早期，血红蛋白（Hb）、红细胞计数可无变化。

（3）出血量的估计。①呕吐咖啡样物：1000 mL 胃液中混有 1 mL 血即可。②便隐血阳性：出血量大约每日 5 mL/d。③柏油样便：下消化道出血量为 40~60 mL。④出现休克或明显贫血：出血量一次超过全血量的 1/5（血液量为 72~100 mL/kg）。

【治疗方案】

·方案 1：一般治疗。①卧床休息，下肢抬高。②避免误吸，保持呼吸道通畅。③必要时吸氧。④严密观察生命体征和出血情况，监测生命体征包括血压、贫血等。

·方案 2：饮食管理。病情允许可进食少量流食。大量出血或剧烈呕吐、休克、胃胀满要禁食。如因食管静脉曲张出血，应在停止出血后至少 24 h 试进少量流食。

·方案 3：输血。输血指征：血红蛋白 < 70 g/L、血压下降、脉搏快。

·方案 4：药物止血。

（1）凝血酶 250 U 加水 10~20 mL 口服或胃内注入，也可内镜直视创面喷洒。

（2）去甲肾上腺素 4~8 mg 加入 100 mL 生理盐水内，分次口服或胃管滴入。

（3）立止血 1 kU 静脉脉射或肌内注射，重症 6 h 后可再肌内注射 1 kU，后每日 1 kU 共 2~3 天。

（4）抑酸药：奥美拉唑 0.6~0.9 mg/（kg·d）；法莫替丁 0.5~0.9 mg/（kg·d），静注，每日 2 次。

（5）生长抑素及其类似物：①生长抑素类似物（Octreotide），如奥曲肽（善得定），成年人 100 μg（儿童酌减），每 Q6~8 h 1 次，皮下注射，可连用 3~7 天。②生长抑素（Somatostatin），如施他宁：14 肽，首剂 250 μg，加入生理盐水或 5% 葡萄糖溶液 10 mL 在 3~5 min 缓慢静脉推注，之后 3.5 μg/（kg·h）维持静滴，可连续 5~7 天或至病情缓解。

（6）垂体加压素 10~20 U/ 次，加 5% 葡萄糖溶液 150~250 mL 中，于 20 min 内缓慢静注，每日不超过 3 次。

·方案 5：内镜下止血。

·方案 6：三腔气囊管压迫止血。食管、胃底静脉曲张破裂出血时，防止血液反流入气道而致窒息。止血 24 h 后放出囊内空气，继续观察 24 h，如不再出血可拔管。

·**方案 7**：手术治疗。手术适应证：①出血后迅速出现休克或反复呕血者。②经 6~8 h 输血观察，血压仍不稳定或止血后再次出血。③既往有反复大出血，特别是近期又反复出血者。④胃、十二指肠有较大动脉出血不易止血者。

四、腹型过敏性紫癜

【诊断要点】

诊断标准：可触性（必要条件）皮疹伴如下任何一条：①弥漫性腹痛。②任何部位活检示 IgA 沉积。③关节炎 / 关节痛。④肾脏受损表现 [血尿和（或）蛋白尿]。

1. 临床表现

（1）皮肤紫癜。多见于下肢及臀部，对称分布，伸侧面为主，分批出现，略突出于皮肤，压之不褪色，初为红色、紫红色斑丘疹，数日转为暗红、棕色而消退，少数融合成大疱伴出血性坏死。反复出现，4~6 周后消失。

（2）关节肿痛。单个关节为主，主要累及双下肢，尤其是踝关节及膝关节。

（3）消化道症状。可表现为腹痛、恶心、呕吐、食欲减退、便血等非特异性症状，多发生于皮肤紫癜之后。出血量不大时，常以便血为主，有时仅为隐血阳性；严重者可发生呕血，极少数患儿可发生消化道大出血乃至失血性休克。少数可并发肠套叠、肠穿孔、假膜性结肠炎、阑尾炎和胆囊积液。

（4）肾脏损害。常见有镜下血尿和（或）蛋白尿，肉眼血尿也常见。

2. 辅助检查

（1）外周血检查：白细胞正常或升高，中性粒细胞可升高；胃肠道出血严重时可合并贫血；血小板计数正常或升高。红细胞沉降率正常或增快，C- 反应蛋白升高。凝血功能检查通常正常，部分患儿纤维蛋白原含量、D- 二聚体含量增高。

（2）尿常规：镜下血尿和蛋白尿为最常见的肾脏表现。

（3）便常规：隐血多为阳性。

（4）血液生化检查：血肌酐、尿素氮多数正常，极少数急性肾炎和急进性肾炎表现者可升高。血谷丙转氨酶（ALT）、谷草转氨酶（AST）少数可有升高。少数血磷酸肌酸激酶同工酶（CKMB）可升高。血白蛋白在合并肾病或蛋白丢失性肠病时可降低。

（5）免疫学检查：部分患儿血清 IgA 升高，类风湿因子和抗中性粒细胞抗体可升高。

3. 影像学检查

（1）内镜检查。表现为黏膜下大小不一的斑片状略高于黏膜表面的出血点，部分融合成片，重者形成瘀斑及黏膜下血肿，并见黏膜充血水肿、糜烂、大小深浅不等的溃疡，病变间黏膜基本正常。

（2）超声检查。受累的肠管阶段性扩张，肠壁增厚、黏膜粗糙，肠腔狭窄，也可显示腹腔淋巴结肿大，部分融合，此外可伴有腹腔积液。

（3）X线、CT检查。消化道多发节段性侵害，受累肠壁水肿、增厚，密度降低，肠管狭窄，受侵肠管周围常有少量积液渗出。

【治疗方案】

·**方案 1**：一般治疗：急性期卧床休息，避免服用可疑药物及食物，严重者禁食，肠外营养，同时保持水、电解质平衡。

·**方案 2**：抗感染治疗：急性期呼吸道及胃肠道等感染可适当给予抗感染治疗。

·**方案 3**：对症治疗：口服维生素 C、芦丁片、潘生丁片等。

·**方案 4**：抗过敏治疗：开瑞坦或盐酸西替利嗪口服液。

·**方案 5**：腹痛治疗：奥美拉唑静滴。

·**方案 6**：激素治疗：糖皮质激素适用于 HSP 胃肠道症状、关节炎、血管神经性水肿、肾损害较重及表现为其他器官的急性血管炎患儿。甲泼尼龙 5~10 mg/（kg·d），每日 1 次，或分次静滴；关节肿痛患者可口服泼尼松 [1 mg /（kg·d），口服，2 周后减量]，注意补充钙剂、维生素 D 并检测血压、眼压。

·**方案 7**：静脉用丙种球蛋白（IVIG）：IVIG 能明显改善 HSP 坏死性皮疹、严重胃肠道症状（包括腹痛、肠出血、肠梗阻）、脑血管炎（包括抽搐、颅内出血）的症状，推荐剂量 1 g/（kg·d），连用 2 天，或 2 g/（kg·d）用 1 天，或 400 mg/（kg·d）连用 3~5 天。

·**方案 8**：其他免疫抑制剂的应用：糖皮质激素治疗 HSP 反应不佳或依赖者加用或改用吗替麦考酚酯后可改善胃肠道症状（包括腹痛和肠出血）、关节炎症状及皮疹反复发作。

·**方案 9**：血液净化技术：消除患儿机体中的抗原 – 抗体复合物，稳定病情，改善预后。

（魏兵　马明）

第六节　循环系统疾病

一、室间隔缺损

【诊断要点】

（1）症状。小型缺损可无症状，活动后稍感疲乏。生长发育一般不受影响。大型缺损在婴儿期即表现喂养困难。吃奶间歇，易呛奶，哭闹时口周发绀，呼吸急促，多汗，反复的呼吸道感染，如扩大的左心房或肺动脉压迫喉返神经，则出现声嘶的症状，随年龄增长表现乏力，活动受限，生长发育落后于同龄儿童。

（2）体征。心前区隆起、心尖冲动弥散、胸骨左缘第 3~4 肋间可触及收缩期细震颤，心界扩大，胸骨左缘第 3~4 肋间可闻及Ⅲ~Ⅳ/Ⅵ级、粗糙的全收缩期杂音，向心前区、腋下及背部广泛传导，伴有明显的肺动脉高压者，肺动脉第二音亢进，当肺动脉压力增高、右心室压力亦显著增高时，出现右向左分流，患儿出现发绀，心脏杂音减弱或消失。

（3）X线检查。小型缺损心肺 X 线检查无改变，大型缺损 X 线显示左心室增大，肺动脉段突出，肺纹理增多、紊乱，严重的肺动脉高压者右心室亦增大。

（4）心电图检查。小型缺损心电图可显示正常或左心室增大的征象，肺动脉高压时左、右心室均增大。

（5）超声心动图检查。左心房和左心室内径增宽，肺动脉高压显著者右心室内径也增宽，室间隔回声连续中断，结合多普勒心动图在右心室可发现湍流信号。

（6）心导管检查。右心导管检查发现右心室血氧含量高于右心房，右心室和肺动脉压力增高，小型缺损改变不明显。选择性的左心室造影有助于室间隔缺损的诊断。

【治疗方案】

·**方案1**：内科治疗。大、中型缺损、分流量大者，易发生肺部感染、心力衰竭和感染性心内膜炎，应预防和积极控制感染；婴儿有心力衰竭者，口服地高辛维持量 0.01 mg/（kg·d），连续 1 周可达饱和。危重病例用毛花苷 C（西地兰）快速饱和法：总量 0.02~0.03 mg/kg（2 岁以上）或 0.03~0.04 mg/kg（2 岁以下）、用 5% 葡萄糖溶液 20 mL 稀释后静脉分次缓注、先给总量的 1/2，余量分 2 次。每 6 h 1 次，12 h 达饱和、饱和后 12 h 开始给地高辛维持量口服，同时给予利尿治疗，保证患儿安全到达手术年龄。

·**方案2**：介入治疗。利用 Amplatzer 装置封堵室间隔膜部和肌部缺损的。①适应证：膜周部 VSD，年龄通常 ≥ 3 岁；体重 > 10 kg；有血流动力学异常的单纯性 VSD，直径 > 3 mm，< 14 mm；VSD 上缘距主动脉右冠瓣 2 mm，无主动脉右冠瓣脱入 VSD 及主动脉瓣反流。肌部 VSD > 3 mm。②禁忌证：感染性心内膜炎；巨大 VSD、缺损解剖位置不良，封堵器放置后影响主动脉瓣或房室瓣功能者；合并严重的肺动脉高压有右向左分流者；合并其他需手术治疗的心脏畸形者；合并出血性疾病和血小板减少；合并明显的肝肾功能异常；心功能不全，不能耐受操作。③并发症：心律失常，如二度或三度房室传导阻滞，完全性左束支传导阻滞等；封堵器移位或脱落，腱索断裂，右心房室瓣关闭不全，主动脉瓣反流，残余分流，局部血栓形成及周围血管栓塞。

·**方案3**：手术治疗。不适于做介入治疗者可选择体外循环下直视关闭术，手术年龄多在 3~5 岁，反复呼道感染、发生心力衰竭或合并肺动脉高压者应尽早手术治疗。

二、房间隔缺损

【诊断要点】

（1）症状：随缺损的大小表现不同，轻者可以无症状，重者表现与室间隔缺损相似。

（2）体征：轻者仅在体检时偶然发现心脏杂音。分流量大者心前区隆起，心尖搏动弥散，心界扩大，胸骨左缘第 2~3 肋间可闻及 Ⅱ ~ Ⅲ／Ⅵ级，较柔和的收缩期杂音，一般无传导，肺动脉第二音稍亢进，伴固定性分裂。当肺动脉压力增高，出现右向左分流时，患儿出现发绀。

（3）X 线检查。小型缺损心肺 X 线检查无改变，大型缺损 X 线显示右心房、右心室增大，肺动脉段突出，肺纹理增多、紊乱。

（4）心电图检查。小型缺损心电图可显示正常，分流量大者电轴右偏，不完全性或完全性右心室束支传导阻滞，右心室增大。

（5）超声心动图检查。右心房和右心室内径增宽，室间隔与左心室后壁呈矛盾运动，房间隔回声连续中断，通过多普勒在右心房可发现湍流信号。

（6）右心导管检查。右心房血氧含量高于上、下腔静脉平均血氧含量，导管可通过缺损自右心房进入左心房。

【治疗方案】

·方案1：内科治疗。分流量大者易发生肺部感染，需注意预防。并发感染性心内膜炎者较少。但拔牙或扁桃体摘除术前后要给予抗生素，预防心内膜炎发生。缺损大、分流量大的患儿，心率增快、肝大、发生心力衰竭时，应给予洋地黄强心治疗，直至根治手术。动态观察房间隔缺损的变化，个别小缺损也有自然闭合的可能。3岁以上幼儿自然闭合者极少。

·方案2：介入治疗。可应用 Amplatzer 双盘型封堵器关闭缺损。①适应证：年龄≥3岁；继发孔型 ASD 直径≥5 mm，≤36 mm 的左向右分流 ASD，伴右心容量负荷增加；缺损边缘至冠状静脉窦，上、下腔静脉及肺静脉的距离≥5 mm，至房室瓣≥7 mm；房间隔的直径大于所选用封堵器左心房侧的直径；不合并必须外科手术的其他心脏畸形。②禁忌证：原发孔型 ASD 及静脉窦型 ASD；感染性心内膜炎及出血性疾病；封堵器安置处有血栓存在，导管插入处有静脉血栓形成；严重肺动脉高压导致右向左分流；伴有与 ASD 无关的严重心肌疾病或瓣膜疾病；近1个月内患感染性疾病或感染性疾病未能控制者；患有出血性疾病；左心房或左心耳血栓，部分或全部肺静脉异位引流，左心房内隔膜，左心房或左心室发育不良。③并发症：最常见为残余分流，局部血栓形成及周围血管栓塞，心律失常，如室上性心动过速、房室传导阻滞、房性或者室性期前收缩等，其他并发症还包括封堵器移位或脱落，心包积液或心脏压塞，主动脉－左／右心房瘘等。

·方案3：手术治疗。无条件介入治疗的患儿可选择手术治疗，手术年龄1~5岁，缺损较大者，症状较明显、多次患肺炎或有心力衰竭者应尽早介入或手术治疗。

三、动脉导管未闭

【诊断要点】

（1）症状。导管内径粗细不同表现不同，较细者可以无症状，粗大者的表现与室间隔缺损相似。

（2）体征。分流量大者心前区隆起，心尖搏动弥散、胸骨左缘第2肋间可触及细震颤，以收缩期为主，心界扩大，胸骨左缘第2肋间可闻及Ⅲ~Ⅳ／Ⅵ级、粗糙的、连续性机器样杂音，向锁骨下、颈部及背部传导，肺动脉第二音亢进。由于脉压增宽，出现周围血管征：毛细血管搏动征、水冲脉、股动脉枪击音。当肺动脉压力增高、右心室压力亦显著增高时，出现右向左分流，患儿出现下半身发绀。

（3）X线检查。导管较细者X线检查无改变，粗大者X线显示左心室、左心房增大，肺动脉段突出，肺纹理增多、紊乱。

（4）心电图检查。导管较细者心电图可显示正常，粗大者左心室增大，肺动脉高压时左、右心室均增大。

（5）超声心动图检查。左心房和左心室内径增宽，主动脉内径增宽，二维超声心动图可显示导管的位置和内径，通过多普勒在肺动脉内可发现连续性湍流信号。

（6）右心导管检查。肺动脉血氧含量高于右心室血氧含量，心导管可通过未闭的动脉导管自肺动脉进入降主动脉。

【治疗方案】

· 方案1：内科治疗。早产儿动脉导管未闭，出生后1周内口服抑制前列腺素合成药物（如吲哚美辛、布洛芬），促进导管关闭，但完全性大血管转位、严重的肺动脉狭窄或肺动脉闭锁、三尖瓣闭锁等病例，动脉导管依赖者，应给予前列腺素E2保持动脉导管开放，维持生命直至进一步手术治疗。

· 方案2：介入治疗。临床根据PDA的形态和大小，可分别选择弹簧圈、血管栓、PDA封堵器或肌部室缺封堵器等进行治疗。①适应证：年龄≥3月龄，体重≥3 kg，不合并必须外科手术的其他心脏畸形。②禁忌证：有感染性心内膜炎及出血性疾病；严重肺动脉高压导致右向左分流，肺总阻力＞8 mmHg/（L·min）；合并必须外科手术的其他心脏畸形。③并发症：封堵器脱落，术后残余分流过大或封堵器过多突入主动脉腔内引起溶血，降主动脉狭窄、左肺动脉狭窄、血管损伤及感染性心内膜炎等。

· 方案3：手术治疗。无条件介入治疗的患儿可选择手术治疗，年龄1~5岁、导管粗大、症状较明显，多次患肺炎或有心力衰竭者，应尽早介入或手术治疗。

四、肺动脉狭窄

【诊断要点】

（1）症状。狭窄的程度不同表现轻重也不同，狭窄轻者可以无症状，狭窄程度重者表现劳累后心悸、气短、乏力，个别发生水肿、晕厥。

（2）体征。心前区隆起，心尖搏动增强，胸骨左缘第2肋间可触及收缩期细震颤，心界扩大，胸骨左缘第2肋间可闻及Ⅲ~Ⅵ级、喷射性收缩期杂音，向颈部传导、肺动脉第二音减弱或消失。如右心功能代偿失调可有颈静脉怒张、肝大、下肢水肿等心力衰竭的表现。

（3）X线检查。狭窄轻者X线检查无改变，重者X线检查显示右心室、右心房增大，肺动脉段可有窄后扩张，肺纹理减少，肺野清晰。

（4）心电图检查。轻者心电图可显示正常，重者电轴右偏，右心室、右心房肥大，也可有不完全性右束支传导阻滞。

（5）超声心动图检查。右心房和右心室内径增宽，右心室前壁及室间隔增厚，二维超声可显示狭窄的部位及程度，多普勒发现肺动脉内收缩期湍流信号，并估测跨瓣压差。

（6）心导管检查。右心室收缩压增高，肺动脉收缩压降低，将导管自肺动脉缓慢撤回右心室，同时连续测压，可记录到肺动脉与右心室之间的压力阶差，一般超过2kPa（15mmHg）右心室造影可显示狭窄的部位和程度。

【治疗方案】

·方案1：内科治疗。轻度肺动脉狭窄患儿，临床上无症状，生长发育正常不需要手术治疗，中、重度肺动脉狭窄患儿，随着年龄的增长会导致右心衰竭，应尽早治疗，对未手术治疗的患儿，应密切注意预防感染性心内膜炎和心力衰竭的发生。

·方案2：介入治疗。单纯肺动脉瓣狭窄型可采用经皮球囊瓣膜成形术治疗，其他类型的狭窄或合并其他心脏畸形者，行体外循环手术治疗。

·方案3：手术治疗。无条件介入治疗的患儿可选择手术治疗，主要施行手术切开瓣膜或切除漏斗部的肥厚部分。在瓣膜切开术后可能发生关闭不全，但一般不严重。

五、法洛四联症

【诊断要点】

（1）症状。主要表现为皮肤、黏膜发绀，口唇、指（趾）甲床等部位明显，哭闹时加重，甚至抽搐、晕厥。年长儿多有蹲踞现象，即行走时常主动下蹲，并有头痛、头晕的症状。由于血液黏度高易引起脑血栓，若为细菌性栓子，则易形成脑脓肿。

（2）体征。心前区可稍隆起，胸骨左缘第2~4肋间可触及细震颤，心界可扩大，胸骨左缘第2~4肋间可闻及Ⅱ~Ⅲ/Ⅵ级、喷射性收缩期杂音，肺动脉第二音减弱或消失。有长期乏氧引起的槌状指（趾）。

（3）血液检查。血常规红细胞计数、血细胞比容和血红蛋白明显增高，红细胞一般在（5.0~8.0）×10^{12}/L，血细胞比容53%~80%，血红蛋白170~200 g/L，血液黏度增高。

（4）X线检查。X线检查显示心脏大小正常或稍增大，心尖圆钝上翘、肺动脉段凹陷，心影呈"靴形"改变。肺纹理减少，肺野清晰。

（5）心电图检查。电轴右偏，右心室肥大，V_1导联呈Rs或R型，V_3导联呈Rs型，严重者右心房肥大，P波高尖。

（6）超声心动图检查。二维超声可见主动脉内径增宽，骑跨于室间隔之上，主动脉前壁与室间隔连续中。右心室、右心房内径增大，右心室流出道狭窄及肺动脉发育不良。彩色多普勒显像可见骑跨的主动脉同时接受从左、右心室注入的血流。

（7）右心导管检查。右心室收缩压增高，肺动脉收缩压降低。导管易从右心室进入主动脉和左心室，不易从右心进入肺动脉。股动脉血氧饱和度低于正常。右心室造影时主动脉和肺动脉同时显影。

【治疗方案】

·方案1：内科治疗。①防止并发症：如预防感染，多饮水，②缺氧发作发生时，应立即吸氧，胸膝卧位，静脉给予普萘洛尔（心得安）0.1 mg/kg或去氧肾上腺（新福林）0.05 mg/kg静注，解除漏斗部痉挛，必要时吗啡0.1~0.2 mg/kg皮下注射，镇静镇痛。给予5%碳酸氢钠1~5 mL/kg，稀释成1.4%浓度静注，以纠正酸中毒。反复缺氧发作者，可给予普萘洛尔每日1~3 mg/kg，分3次口服。药物不能控制者，应考虑及早手术治疗。

·方案 2：手术治疗。大多数患儿可通过手术治疗。轻症患者于 1 岁后行根治术，一次性根治全部畸形是理想的手术方法。小婴儿病情重的病例可先行姑息分流手术。

六、病毒性心肌炎

【诊断要点】

（1）症状。轻者无自觉症状，心肌受累明显者可有心前区疼痛、胸闷、气短、头晕、乏力等症状，严重者可有晕厥、心源性休克或心力衰竭的表现，病死率高。

（2）体征。可有心脏扩大，心动过速或过缓、心律失常、奔马律、心音低钝、心内膜炎引起的心脏杂音，伴有心包炎者可有心包摩擦音、颈静脉怒张、肝颈静脉回流征等。

（3）心电图。可见各种心律失常：窦性心动过速或心动过缓，室性、房性或结性期前收缩，室上性或室性心动过速，心房纤颤或心室纤颤，窦房、房室或室内传导阻滞。T 波低平、倒置，ST 段的偏移，大片心肌坏死时有宽大的 Q 波。可有低电压，QT 间期延长。

（4）实验室检查。血清肌酸激酶（CK）及其同工酶（CK-MB）、血清乳酸脱氢酶（LDH）及其同工酶（α-HBDH）、血清心肌肌钙蛋白（cTnT 和 cTnI）增高。从咽拭子、血液、粪便分离到病毒、病程早期血中特异性 IgM 抗体滴度在 1∶128 以上、恢复期血清病毒抗体滴度比急性期有 4 倍以上增高。

（5）X 线检查。轻者心影大小、形态正常，重者心影增大。

（6）超声心动图。轻者无改变，重者可显示心房、心室扩大，二尖瓣关闭不全，室间隔与左心室后壁收缩幅度减弱，射血分数下降，可能有多少不等的心包积液的改变。

（7）核素心肌扫描。轻症病例可无明显改变，重症可有左心室壁和室间隔局部放射性分布稀疏、缺损，呈花斑样改变。

【治疗方案】

·方案 1：一般治疗。急性期需卧床休息减轻心脏负荷。心脏扩大者，休息至心脏大小、功能恢复正常。注意每日液体总量应尽量减少，输液速度应用输液泵控制，减少心脏负荷。

·方案 2：改善心肌代谢。可选用磷酸肌酸钠，常用剂量为每日 0.5~1.0 g，静滴，疗程 1~4 周；1, 6- 二磷酸果糖，常用剂量为 100~250 mg/kg，静滴，疗程 1~2 周。同时可选用左卡尼丁、大剂量维生素 C 和辅酶 Q_{10} 等静滴，病情缓解后改为口服。

·方案 3：丙种球蛋白。重型病例可以选用，常用剂量为 2 g/kg，为避免短时间大量液体输入，增加心脏负荷，可在 2~3 天静脉缓慢滴注。

·方案 4：糖皮质激素。目前尚有争议。轻型病例不主张使用，重型患者合并急性心力衰竭、心源性休克、严重心律失常（完全性房室传导阻滞、室性心动过速）者，应尽早应用，通常选用甲泼尼龙 10 mg/kg，静滴，连续 3 天，以后逐渐减量。

·方案 5：抗心律失常。

·方案 6：控制心力衰竭。正性肌力药可选用多巴胺和多巴酚丁胺静脉持续滴注，并同时给予利尿药，减轻心脏负荷；洋地黄的应用须慎重，应使用正常量的 1/3~1/2，防止中毒；

完全性房室传导阻滞引起晕厥，应尽快安置临时心脏起搏器治疗。

·**方案7**：心源性休克的治疗。心源性休克时往往无明显的血容量减少，全日液体量不应超过 50 mL/（kg·d）；多巴胺 2~5 μg/（kg·min）静滴维持血压；糖皮质激素按前量静滴，症状减轻后改为泼尼松口服，逐渐减量停用，疗程 4~8 周。

七、川崎病

【诊断要点】

（1）主要表现。不明原因发热持续 5 天以上，抗生素无效，伴有①~⑤项主要表现中 4 项者，除外其他疾病后可诊断为川崎病。①躯干、四肢多形性皮疹，无水疱，不结痂。②急性期手足硬性水肿，掌跖红斑，恢复期指（趾）甲与皮肤移行处膜状脱皮。③双眼球结膜弥漫性充血，无脓性分泌物。④口唇潮红、干裂，口腔黏膜弥漫性充血，杨梅舌。⑤颈部淋巴结非化脓性肿大。

如①~⑤项临床表现中不足 4 项，伴有冠状动脉改变，也可确诊为川崎病。患儿具有发热持续 5 天以上，但在其他①~⑤项主要表现中仅具备 2 项或 3 项，且除外猩红热、药物过敏综合征、Stevens-Johnson 综合征、中毒性休克综合征、腺病毒感染、EB 病毒感染等发热性疾病，可诊断为不完全型川崎病。

（2）其他表现。①心血管系统。冠状动脉扩张、狭窄、血栓形成，心肌炎，心包炎，心律失常，心血管衰竭，川崎病休克综合征（KDSS）。②泌尿系统。蛋白尿、尿沉渣白细胞增多。③消化系统。呕吐、腹泻、腹痛，黄疸、肝功能异常，胆囊壁水肿。④血液系统。白细胞总数、中性粒细胞、血小板增加，贫血。⑤呼吸系统。咳嗽、胸部 X 线片示纹理增强。⑥神经系统。嗜睡、兴奋、抽搐、无菌性脑膜炎。脑脊液白细胞增加。⑦其他。关节肿痛、活动障碍、红细胞沉降率增快、C- 反应蛋白增加、脑钠肽增高、α 球蛋白增高，肛周红、脱屑、卡介苗（BBG）接种处红晕是特异性较高的体征。

【治疗方案】

减轻血管炎、防止血小板凝集、对症治疗。

·**方案1**：阿司匹林。首选，每日 30~50mg/kg，分 3 次口服，热退 48~72h 减量至每日 3~5mg/kg，可分为 1~2 次服用。冠状动脉正常者服用 2~3 个月，冠状动脉有损伤者用至冠状动脉恢复正常。

·**方案2**：丙种球蛋白。静注，用药最佳时间为发病后 5~10 天，剂量为 2 g/kg，于 8~12 h 缓慢静滴。丙球不敏感川崎病，需要追加丙种球蛋白 2 g/kg。

·**方案3**：糖皮质激素。丙球不敏感川崎病可考虑应用。常选用泼尼松每日 1~2 mg/kg，病情严重者可选用甲泼尼松每日 15~20 mg/kg，热退后逐渐减量，2 周内逐渐减停。

·**方案4**：双嘧达莫。剂量为每日 3~5 mg/kg，分 3 次口服，用药 6~8 周。

·**方案5**：抗凝药物。巨大冠状动脉瘤者建议小剂量阿司匹林联合华法林治疗，华法林每日 0.05~0.12 mg/kg，每日 1 次，从低剂量开始，每周监测凝血酶原标准化比值（INR），逐渐增量，调整 INR 至 1.5~2.5，稳定后每 1~2 个月测 1 次。儿童的个体差异很大，药物剂量调节需考虑是否有出血倾向可能。

·**方案 6**：溶栓药物。适应证为冠状动脉内血栓导致闭塞者或即将闭塞者，最常用的组织型纤溶酶原激活剂（tPA），建议在心肌梗死发生 12 h 内应用。

（魏兵 齐双辉）

第七节 泌尿系统疾病

一、急性肾小球肾炎

【诊断要点】

1. 临床表现

（1）典型表现。①多见于儿童和青少年：以 5~14 岁多见，小于 2 岁少见，男女之比为 2：1。②前驱感染：90% 的病例有链球菌的前驱感染，1~3 周后急性起病。③水肿：多表现为眼睑及颜面水肿，逐渐波及躯干、四肢，一般呈均匀结实的非凹陷性水肿。④血尿或蛋白尿。⑤高血压学龄前儿童 > 120/80 mmHg，学龄儿童 > 130/90 mmHg。⑥少尿或无尿。少尿：婴幼儿 < 200 mL，学龄前儿童 < 300 mL，学龄儿童 < 400 mL，或每日尿量 < 250 mL/ ㎡；无尿：< 50 mL。

（2）严重表现。①严重循环充血：常在起病 1 周内，严重者可出现呼吸困难、端坐呼吸、颈静脉怒张、咳粉红色泡沫痰，两肺满布湿啰音。心脏扩大甚至出现奔马律、肝大而硬、水肿加剧可出现胸腔积液及腹水征。②高血压脑病：常在疾病早期，血压往往在 150~160 mmHg/100~110 mmHg 以上，表现为头痛、恶心、呕吐、烦躁、意识模糊、复视或一过性失明，严重者可突发惊厥、昏迷。③急性肾功能不全：常在疾病初期，出现尿少、尿闭等症状，引起暂时性氮质血症、电解质紊乱和代谢性酸中毒，一般持续 3~5 天，不超过 10 天。

2. 实验室检查

（1）尿常规。显微镜检查均示红细胞明显增多，可见到颗粒管型、红细胞管型及少量白细胞，有不同程度的蛋白尿；尿浓缩能力仍保持良好，比重常为 1.020~1.032。

（2）血液检查。①血常规：白细胞正常或增高，红细胞及血红蛋白常轻度降低。②ESR：增快，一般 2~3 个月恢复正常。③ ASO: 增高，皮肤感染者可不高；90% 患者血清总补体、C3 在发病 2~4 周降低，至第 8 周时 94% 的病例恢复正常。④肾功能：GFR 下降，内生肌酐清除率降低，SCr、BUN 正常或在少尿期暂时性轻度升高。

【治疗方案】

1. 一般治疗

·**方案 1**：休息。严重病例需绝对卧床休息 2 周，待肉眼血尿消失、水肿消退，血压正常及循环充血症状消失后可下床轻微活动。红细胞沉降率正常可上学，但应避免重体力活动。

尿沉渣细胞绝对计数正常后方可恢复体力活动。

·**方案2**：饮食。对有水肿、高血压者应限制水、盐的摄入。食盐以 60 mg/（kg·d）为宜。水分一般以不显性失水加尿量计算。有氮质血症者应限蛋白，可给予优质动物蛋白 0.5 g/（kg·d），供给易消化的高糖饮食，以满足热量需要。

·**方案3**：清除感染灶。存在感染灶时应给予青霉素或其他敏感抗生素 10~14 天的治疗。

2. 对症治疗

·**方案1**：利尿。氢氯噻嗪 1~2 mg/（kg·d），分 2~3 次口服。无效时需用呋塞米，1~2 mg/kg，每日 1~2 次。一般忌用保钾利尿药及渗透性利尿药。

·**方案2**：高血压及高血压脑病。凡经休息，控制水、盐摄入，利尿而血压仍高者均应给予降压药。①硝苯地平：开始剂量为 0.25 mg/kg，每 8h 舌下口服，最大剂量 1 mg/（kg·d）。②卡托普利：剂量为 0.3~0.5 mg/kg，每 12 h 或每 8 h 口服，与硝苯地平交替使用降压效果更佳。

·**方案3**：严重循环充血。卧床休息，严格限制水、钠的摄入及降压，尽快利尿。烦躁不安者给予镇静药，明显水肿者给予血管扩张药，如硝普钠、酚妥拉明。上述无效者可采用腹膜透析或血液滤过治疗。

二、肾病综合征

【诊断要点】

1. 临床表现

（1）单纯性肾病。

A. 起病多较缓慢，面色苍白，精神萎靡，食欲缺乏。

B. 高度水肿，呈凹陷性，与体位有关，可伴有胸腔积液、腹水、阴部水肿。

C. 常见并发症。①感染：有呼吸道、皮肤、泌尿道和腹部等部位，其中上呼吸道感染占 50% 以上。②电解质紊乱和低血容量：常见的电解质紊乱有低钠、低钾、低钙血症。表现为厌食、乏力、懒言、嗜睡、血压下降甚至出现低血容量性休克。低钙血症甚至出现低钙性惊厥。③高凝状态和血栓形成：以肾静脉血栓形成常见，表现为突发腰痛、出现血尿或血尿加重，少尿甚至发生肾衰竭。神经系统症状在排除颅内感染性疾病时要考虑脑栓塞。④肾功能不全：大部分与肝肾功能损伤有关。

（2）肾炎性肾病。除具备单纯性肾病表现外，还具备以下 4 项中之一项或多项表现者：①尿红细胞 > 10 个 /HP，2 周内 3 次离心尿检查。②反复出现或持续高血压，学龄儿童 > 17.3/12.0 kPa（130/90 mmHg），学龄前儿童 > 16.0/10.7 kPa（120/80 mmHg），并排除因用皮质类固醇所致者。③氮质血症，尿素氮 > 10.7 mmol/L（30 mg/dL），并排除血容量不足所致。④血总补体活性或 C_3，反复降低。

2. 实验室检查

（1）尿蛋白定性 3+~4+，24 h 尿蛋白定量 ≥ 0.05g/kg。

（2）血生化改变：①血清总蛋白及白蛋白降低，白蛋白可 < 25 g/L，蛋白电泳白蛋白降低，

$α_2$ 蛋白增高，γ 球蛋白降低。②血浆胆固醇增高 > 5.7 mmol/L。③ ESR 增快。④ IgG 降低。⑤肌酐清除率及 BUN 一般正常。⑥ C_3、C_4 正常。

（3）对新诊断病例应进行病原学的检查，如乙肝病毒感染等。

（4）对新诊断的肾病患儿需检测抗核抗体（ANA）、抗 –dsDNA 抗体等。

（5）高凝状态和血栓形成的检查：血小板增多，血小板聚集率增加，血浆纤维蛋白原增加，尿纤维蛋白裂解产物（FDP）增高。可行彩色多普勒 B 型超声检查以明确诊断，有条件者可行数字减影血管造影（DSA）。

（6）经皮肾穿刺组织病理检查：肾活检指征包括对糖皮质激素治疗无反应，高度提示局灶性节段性肾小球硬化；临床或实验室证据支持肾炎性肾病或慢性肾小球肾炎的患儿；频繁复发和对糖皮质激素依赖者。

【治疗方案】

·方案 1：一般治疗。①一般不限制盐、水，高度水肿患儿例外。不宜高蛋白饮食。②积极预防和控制感染。③利尿：轻度水肿采用呋塞米口服；水肿严重者可用利尿合药：低分子右旋糖酐 10 mL/（kg·d）+ 多巴胺 1~2 μg/kg+ 酚妥拉明（多巴胺用量的 50%），滴注结束后给予呋塞米 1~2 mg/kg。低分子右旋糖酐应做过敏试验。重度水肿者可输血浆每次 5~10 mL/kg 或人血白蛋白。

·方案 2：糖皮质激素治疗。

（1）初发 NS 的治疗。激素治疗可分以下两个阶段。①诱导缓解阶段：足量泼尼松 2 mg/（kg·d）（按身高的标准体重计算）或 60 mg/（m^2·d），最大剂量每日 60 mg/d，先分次口服，尿蛋白转阴后改为晨顿服，共 4~6 周。②巩固维持阶段：泼尼松 2 mg/kg（按身高的标准体重计算），最大剂量每日 60 mg，隔日晨顿服，维持 4~6 周，然后逐渐减量，总疗程 9~12 个月。

（2）非频复发 NS 的治疗。积极寻找复发诱因，积极控制感染，部分患儿控制感染后可自发缓解。激素治疗如下。

①重新诱导缓解：泼尼松 2 mg/（kg·d）或 60 mg/m^2，最大剂量每日 60 mg，分次或晨顿服，直至尿蛋白连续转阴 3 天后改为 1.5 mg/kg 或 40 mg/m^2，隔日晨顿服 4 周，然后用 4 周以上的时间逐渐减量。②感染时增加激素维持量：患儿在巩固维持阶段患上呼吸道或胃肠道感染时改隔日口服激素治疗为同剂量每日口服，连用 7 天，可降低复发率。

（3）FRNS/SDNS 的治疗。①拖尾疗法：泼尼松每 4 周减量 0.25 mg/kg，给予能维持缓解的最小有效激素量（0.5~0.25 mg/kg），隔日口服，连用 9~18 个月。②若隔日激素治疗出现反复，可用能维持缓解的最小有效激素量（0.5~0.25 mg/kg），每日口服。③在感染时增加激素维持量：患儿在巩固维持阶段患上呼吸道或胃肠道感染时改隔日口服激素治疗为同剂量每日口服，连用 7 天，可降低复发率。若未及时改隔日口服为每日口服，出现尿蛋白阳性，仍可改隔日激素为同剂量每日顿服，直到尿蛋白转阴 2 周再减量。如尿蛋白不转阴，重新开始诱导缓解或加用其他药物治疗。④纠正肾上腺皮质功能不全：对 SDNS 患儿可给予 ACTH 0.4 U/（kg·d）（总量不超过 25 U）静滴 3~5 天，然后激素减量，同时再用 1 次 ACTH 以防复发。每次激素减量均按上述处理，直至停激素。

·**方案3**：免疫抑制药治疗。

（1）环磷酰胺。①口服疗法：2~3 mg/（kg·d），分2~3次，疗程8周。②静脉冲击疗法：8~12 mg/（kg·d），每2周连用2天。总剂量≤168 mg/kg或500 mg/m²。逐渐延长时间，共8次。

（2）环孢素A 4~6 mg/（kg·d），每12h口服1次，维持血药浓度80~120 ng/mL，疗程12~24个月。

（3）他克莫司0.05~0.15 mg/（kg·d），每间隔12h 1次，维持血药浓度5~10 ng/mL，疗程12~24个月。

（4）霉酚酸酯（Mycophenolate Mofetil）20~30 mg/（kg·d），每隔12 h口服1次，每次最大剂量不超过1 g，疗程12~24个月。

（5）利妥昔布（Rituximab）每次375 mg/m²，每周1次，用1~4次。

（6）长春新碱1 mg/m²，每周1次，连用4周，然后1.5 mg/m²，每个月1次，连用4个月。

（7）其他免疫抑制药。①咪唑立宾（Mizoribine）：5 mg/（kg·d），分2次口服，疗程12~24个月。②硫唑嘌呤（Azathioprine）：现已不建议临床应用。

（8）免疫调节药左旋咪唑（Levamisole）：2.5 mg/kg，隔日口服，疗程12~24个月。

三、泌尿系统感染

【诊断要点】

1. 临床表现

（1）急性泌尿系统感染：指病程在6个月以内者。

（a）新生儿期：多由血行感染所致。以全身症状为主，如发热、吃奶差、苍白、呕吐、腹泻、腹胀等非特异性表现。局部尿路刺激症状多不明显。

（b）婴幼儿期：仍以全身症状为主，如发热、轻咳、反复腹泻等。尿频、尿急、尿痛等排尿症状随年龄增长逐渐明显。

（c）儿童期：下尿路感染时多仅表现为尿频、尿急、尿痛等尿路刺激症状，有时可有终末血尿。上尿路感染时表现为发热、寒战、全身不适，可伴有排尿刺激症状。部分患者可有血尿，但蛋白尿及水肿多不明显。一般不影响肾功能。

（2）慢性泌尿系感染。指病程6个月以上。反复发作表现为间歇性发热、腰酸、乏力、消瘦、进行性贫血等。脓尿及细菌尿可有或不明显。患儿多合并先天性尿路结构异常。

（3）出血性膀胱炎。有严重的血尿和膀胱刺激征。急性起病，以严重肉眼血尿（可伴血块）膀胱区常有压痛。尿检查有大量红细胞、少量白细胞；有时尿细菌培养阴性。

2. 实验室检查

（1）尿常规。新鲜中段离心尿WBC＞10个/HP，未离心尿＞5个/HP，可有管型及微量蛋白。部分患者尿中可有不同程度RBC。

（2）晨清洁中段尿培养及菌落计数菌落＞10万/mL有诊断意义；如菌落在1万~10万/mL为可疑，应重新做培养。若菌落＜1万/mL，多为污染。

（3）清洁中段尿直接涂片找菌。显微镜下有细菌表示有感染。油镜下每视野1个以上的细菌，即说明尿液每毫升细菌数在10万个以上。

（4）其他。注意免疫功能的检测和局部泌尿系彩超。

【治疗方案】

· 方案1：一般疗法。多饮水，对尿路刺激症状明显者，可用碳酸氢钠碱化尿液。

· 方案2：抗生素治疗。对肾盂肾炎应选择血浓度高的药物，对膀胱炎应选择尿浓度高的药物。选用强效杀菌剂，使细菌不易产生耐药菌株，且对肾功能损害要小的药物。一般抗生素疗程为10~14天，停药1周后再做尿培养1次。

· 方案3：由尿路畸形所致的复杂性泌尿系感染。急性发作期治疗同1、2项。缓解期应给予每日抗生素总量的1/3，1次口服，长期维持预防感染，必要时小儿泌尿外科手术治疗。

四、紫癜性肾炎

【诊断要点】

在过敏性紫癜病程6个月内，出现血尿和（或）蛋白尿。

（1）血尿。肉眼血尿或1周内3次镜下血尿红细胞/＞3个/高倍视野（HP）。

（2）蛋白尿。满足以下①~③项任一项者：①1周内3次尿常规定性示尿蛋白阳性。②24 h尿蛋白定量＞150 mg或尿蛋白/尿肌酐（mg/mg）＞0.2。③1周内3次尿微量白蛋白高于正常值。

【治疗方案】

· 方案1：孤立性血尿或病理Ⅰ级。仅对过敏性紫癜进行相应治疗，镜下血尿应密切监测患儿病情变化，加强随访。

· 方案2：孤立性微量蛋白尿或合并镜下血尿或病理Ⅱa级。使用血管紧张素转化酶抑制药（ACEI）或血管紧张素受体拮抗药（ARB）治疗。

· 方案3：非肾病水平蛋白尿或病理Ⅱb、Ⅲa级。对于持续蛋白尿＞1g/（1.73 m^2·d）、已应用ACEI或ARB治疗、GFR＞50 mL/（1.73 m^2·min）的患儿，给予糖皮质激素治疗6个月。

· 方案4：肾病水平蛋白尿、肾病综合征、急性肾炎综合征或病理Ⅲb、Ⅳ级对于表现为肾病综合征和（或）肾功能持续恶化的新月体性紫癜性肾炎的患儿应用激素联合环磷酰胺治疗。临床症状较重、肾病理呈弥漫性病变或伴有＞50%新月体形成者，可加用甲泼尼龙冲击治疗，15~30 mg/（kg·d），每日最大量不超过1.0 g，每日或隔日冲击，3次为1个疗程。

· 方案5：急进性肾炎或病理Ⅴ级、Ⅵ级。多采用3~4联疗法。常用方案为：①甲泼尼龙冲击治疗1~2个疗程后口服泼尼松＋环磷酰胺（或其他免疫抑制药）＋肝素＋双嘧达莫。②甲泼尼龙联合尿激酶冲击治疗＋口服泼尼松＋环磷酰胺＋肝素＋双嘧达莫治疗。

五、儿童夜遗尿

【诊断要点】

1.临床表现

（1）患儿年龄≥5岁。

（2）患儿睡眠中不自主排尿，每周≥2次，并持续3个月以上（疲劳或临睡前饮水过多而偶发遗尿的儿童不作病态）。

（3）对于大年龄儿童诊断标准可适当放宽夜遗尿的次数。

2.体格检查

详细的体格检查（表8-7-1）以排除潜在解剖学或神经学异常疾病。

表 8-7-1　儿童夜遗尿的体格检查

项目	有无血压过高或过低
血压	有无血压过高或过低
体质量和身高	有无生长发育迟缓
外生殖器检查（包括内裤检查）	有无尿道下裂、包茎、小阴唇粘连、便失禁迹象
腰骶椎检查	有无皮肤凹陷、脂肪瘤、多毛症或骶骨发育不全
简单神经系统检查	嘱患儿脱鞋，观察双足外形有无异常并观察步态，了解双下肢肌力和肌张力

3.辅助检查

（1）尿液检查：尿糖、白细胞尿、血尿和蛋白尿、尿比重。

（2）泌尿系统超声：必要时，项目包括双肾、输尿管、膀胱、最大储尿量及残余尿量。

（3）尿流率：必要时。

（4）尿流动力学：必要时。

（5）腰骶部磁共振成像：必要时。

【治疗方案】

·方案1：基础治疗。加强对夜遗尿患儿家长的教育，夜遗尿并不是儿童的过错，家长不应就此对其进行责罚。同时，积极的生活方式指导是儿童夜遗尿治疗的基础。

（1）调整作息习惯：帮助家庭规律作息时间，鼓励患儿日间正常饮水，保证每日饮水量。避免食用含茶碱、咖啡因的食物或饮料。晚餐宜早，宜清淡，少盐少油，饭后不宜剧烈活动或过度兴奋。尽早睡眠，睡前2~3 h应不再进食，睡前2 h禁止饮水及食用包括粥、汤、牛奶、水果、果汁等含水分较多的食品。

（2）奖励机制：不断强化正性行为和治疗动机。一些鼓励，减轻孩子对疾病的心理负担，让孩子自己积极的参与到治疗过程中。

（3）养成良好的排尿、排便习惯：养成日间规律排尿（每日4~7次）、睡前排尿的好习惯，尝试闹钟唤醒，多食用纤维素丰富的食物，每日定时排便。

· **方案2**：一线治疗。

（1）去氨加压素：推荐剂量为每日 0.2 mg，从小剂量起开始使用，并根据患儿情况及疗效调整剂量，最大剂量每日 0.6 mg。每 2 周评价 1 次药物的治疗效果。如果仍有夜间多尿，可以增加去氨加压素剂量。若治疗 6~8 周后对疗效不满意，可联合遗尿报警器治疗或转诊至遗尿专科诊治。去氨加压素疗程一般为 3 个月。

（2）遗尿报警器：通过反复训练建立膀胱胀满—觉醒之间的条件反射，使患儿最终能感受到尿意而自觉醒来排尿。

（3）联合治疗：夜间尿量增多且膀胱容量偏小的患儿可考虑去氨加压素和遗尿报警器的联合治疗。

· **方案3**：其他治疗。

（1）抗胆碱药物：奥昔布宁起始推荐剂量为 2~5 mg，年龄较大者可增至 10 mg，睡前服用。主要不良反应包括口干、皮肤潮红、便秘、视物模糊、瞌睡等。

（2）三环类抗抑郁药物：阿米替林、去甲替林、丙米嗪等。

（3）膀胱功能训练：可督促患儿日间尽量多饮水，并尽量延长 2 次排尿的间隔时间使膀胱扩张。

（4）心理治疗：对于伴有明显心理问题的患儿除上述治疗外，建议同时心理专科治疗。

（5）其他：中医药疗法。

（魏兵 齐双辉）

第八节 血液系统疾病

一、营养性缺铁性贫血

【诊断要点】

1.诊断标准

（1）贫血为小细胞低色素性。多见于 6~24 月龄婴幼儿。①细胞形态有明显小细胞低色素的表现，$MCV < 80\,fl$，$MCH < 27\,pg$ 或 $MCHC < 0.31$。②贫血诊断标准：出生后 10 天内新生儿血红蛋白 $< 145\,g/L$；出生后 10 天至 3 月龄 $< 100\,g/L$；3 月龄至 5 岁 $< 110\,g/L$；6~14 岁 $< 120\,g/L$。

（2）有明确缺铁病因：如供铁不足、需要量增加、吸收障碍、储存铁不足或慢性失血等。

（3）血清铁蛋白 $< 16\,\mu g/L$。

（4）总铁结合力 $> 62.7\,\mu mol/L$（$350\,\mu g/dL$），运铁蛋白饱和度 < 0.10。

（5）血清铁 $< 10.7\,\mu mol/L$（$60\,\mu g/dL$）。

（6）$FEP > 0.65\,\mu mol/L$。

（7）骨髓细胞外铁明显减少或消失，铁粒幼细胞 < 0.15。

（8）铁剂治疗有效，足量治疗 6 周后，Hb 上升 10 g/L 以上。

符合（1）项和（2）~（8）项中至少2项者可诊断缺铁性贫血。

2.实验室检查

（1）血象：①血红蛋白降低超过红细胞的降低，呈不平行性贫血。②体积（MCV↓）小，重量轻（MCH↓），分布宽（RDW↑）。③红细胞大小不等，以小为主，中空淡染。④网织红细胞百分数正常或略降低，但其绝对值低于正常。

（2）骨髓象：①呈增生现象，增生部分在红细胞系统，粒红比例降低。②幼红细胞比例增多，体积比一般的幼红细胞略小，边缘不整齐，胞质少，染色偏蓝，核固缩，表明胞质发育落后于胞核，即"老核幼质"现象。③各阶段红细胞大小不等，以小为主，中空淡染。④铁染色，用普鲁士蓝染色可见骨髓含铁血黄素阴性（正常为+~++），铁粒幼细胞减少或阴性（正常为0.20~0.90）。⑤粒系细胞和巨核细胞的数量和形态均正常。

（3）血清铁蛋白（SF）：缺铁性贫血时小于16μg/L。

（4）血清铁（SI）：血清铁常低于10.7μmol/L，总铁结合力（TIBC）增高，高于62.7μmol/L。

（5）红细胞游离原卟啉（FEP）增高。其他血红素合成障碍的疾病，如铅中毒和铁粒幼细胞性贫血时，FEP也增加，故FEP可作为初筛试验。

（6）铁动力学检查。血浆放射性铁半衰期（PID）< 170 min，血浆铁交换量（PIT）减少。红细胞铁利用率（RCB）> 0.80。

（7）免疫指标。T细胞亚群紊乱，淋巴细胞转化率、中性粒细胞杀菌力及四唑氮蓝试验常降低。

（8）其他检查。若有慢性肠道失血，粪隐血试验阳性。

【治疗方案】

·方案1：铁剂治疗。

（1）剂量。元素铁4~6 mg/（kg·d），每日1~3次口服。常用的有硫酸亚铁、富马酸铁、葡萄糖酸亚铁、多糖铁复合物。

（2）注意事项。①服药最好在两餐之间，既减少对胃黏膜的刺激，又利于吸收。②避免与大量牛奶同时服用。③血红素铁的吸收率高。④还原剂维生素C、维生素E可使Fe^{3+}还原成Fe^{2+}，使其易于吸收。⑤铁剂治疗一般须继续应用至红细胞和血红蛋白达到正常水平后至少6周；治疗目的不应只纠正缺铁性贫血，并应储备足够的铁。⑥及时供给其他元素，如锌（Zn）、铜（Cu）等。⑦过量补铁有害。

（3）治疗反应。网织红细胞于用药48~72 h后开始上升，4~11天达高峰。一般于治疗3~4周后贫血被纠正。用药1~3个月，储存铁达到正常值。

·方案2：去因治疗。多数发病的原因是饮食不当，故必须改善饮食，合理喂养。

·方案3：输血。一般不需要输血。Hb ≤ 60 g/L伴营养不良或感染可酌情应用。

·方案4：患者教育及预防。及时添加辅食，注意膳食合理搭配或营养配餐。母乳中铁虽不够，但其吸收率高。若不能母乳喂养时，应选用强化铁配方奶喂养。对早产儿或多胎儿补充铁剂宜提前进行。有慢性疾病者，应及时治疗。

二、营养性巨幼红细胞性贫血

【诊断要点】

1. 临床表现

多见于 6~24 月龄婴幼儿。其中单纯用母乳喂养又不加辅食者占绝大多数。

（1）一般表现。起病缓慢，多呈虚胖体型或轻度水肿，毛发稀疏、发黄。

（2）贫血表现。面色腊黄、疲乏无力。因贫血而引起骨髓外造血反应，常伴有肝大、脾大、淋巴结大。

（3）神经精神症状。典型的表现为足与手指感觉异常，麻刺感。进一步发展为痉挛性共济失调，站立和步态不稳、腱反射尤其膝腱及跟腱反射减弱、消失或亢进、Babinski 征和其他锥体束体征阳性。智力发育和动作发育落后甚至倒退。

（4）消化系统症状。厌食、呕吐、消化不良；食后腹胀、腹泻、便秘；舌炎、舌痛、舌乳头萎缩、舌面光滑（镜面舌）、舌质绛红如瘦牛肉样（牛肉舌）、舌下溃疡等。

2. 实验室检查

（1）血象。①红细胞降低超过血红蛋白的降低，呈不平行性贫血。②体积大（MCV↑），重量重（MCH↑），分布宽度（RDW↑）。③红细胞大小不等，以大为主，异形明显，以椭圆形的大细胞较多，红细胞中可见到 Cabot 杯及 Howell-Jolly 小体。④网织红细胞百分数正常或路降低，但其绝对值低于正常。⑤白细胞和血小板计数大多轻度减少。中性粒细胞分叶过多，5 叶以上 ≥ 5%。偶见巨幼红细胞及幼粒细胞，说明可能在肝、脾存在髓外造血。

（2）骨髓象。①呈增生现象，增生部分在红细胞系统，粒、红比例倒置。②红系细胞呈明显的巨幼细胞特点，即细胞体积增大，核染色质呈细颗粒状，疏松分散，形成一种特殊的间隙，胞质的发育比胞核成熟，形成"核幼浆老"的现象。③各阶段红细胞大小不等，以大为主。④粒细胞系统和巨核细胞亦可见巨幼变。

（3）生化检查。血清间接胆红素常偏高，尿胆原增高。血清乳酸脱氢酶、血清铁和血清铁蛋白增高。血清结合珠蛋白、尿酸和碱性磷酸酶均减低。

（4）其他。血清叶酸低于 6.81 nmol/L，血清维生素 B_{12} 低于 74 pmol/L。

【治疗方案】

· 方案 1：补充维生素 B_{12} 和叶酸。

（1）剂量 叶酸每次 5~10 mg，每日 3 次，2~3 周后减量；维生素 B_{12} 每次 50~100 μg，分次口服或肌内注射。

（2）注意事项。①目前主张维生素 B_{12} 和叶酸联合应用，再加服维生素 C、维生素 B_6，可提高疗效。②单纯维生素 B_{12} 缺乏，不宜加用叶酸治疗，以免加剧精神神经症状。③治疗后期及时供给其他元素，如铁、锌、铜等，以备生长发育之用。

（3）治疗反应。应用维生素 B_{12} 和（或）叶酸治疗 3~4 天后，一般精神神经症状好转，网织红细胞开始增加。6~7 天达高峰，2 周后降至正常，2~6 周红细胞和血红蛋白恢复正常，骨髓巨幼红细胞可于维生素 B_{12} 治疗 3~72 h 后，叶酸治疗 24~48 天后，转为正常。

·方案 2：去除或纠正致病原因。如系母乳喂养儿，应改善乳母的膳食营养，婴儿还须添加辅食。在严重巨幼贫患儿开始治疗阶段，血钾会有下降，及时给予补充。

·方案 3：输血。Hb ≤ 60 g/L 伴营养不良或感染可酌情应用。

·方案 4：预防。加强营养知识教育，鼓励食用富含维生素 B_2 及叶酸的食物，避免偏食。

三、免疫性血小板减少症

【诊断要点】

1. 临床表现

免疫性血小板减少症急性型与慢性型的鉴别见表 8-8-1。

表 8-8-1　免疫性血小板减少症（ITP）急性型与慢性型的鉴别

项目	急性型	慢性型
构成比倒	70%~90%	10%~30%
主要发病年龄	2~6 岁	20~40 岁
性别差异	无	男：女为 1：3
发病前感染史	1~3 周前常有	不常有
起病	急	缓慢
口腔、舌黏膜血疱	严重时有	一般无
出血	急骤	隐匿
脾大	少，10%~20%	略多
血小板计数	常 < 20×10^9/L	（30~80）× 10^9/L
嗜酸粒细胞增多	常见	少见
骨髓中巨核细胞	正常或增多幼稚型	正常或明显增多，产血小板巨核细胞减少或缺如
病程	2~6 周，最长 6 个月	数月至数年
自发缓解	80%	少见、常反复发作
治疗选择	肾上腺皮质激素 / 丙种球蛋白	免疫抑制药，切脾术，造血干细胞移植术

2. 实验室检查

（1）血象。急性型血小板明显减少，多在 20×10^9/L 以下。慢性者，血小板多在（30~80）× 10^9/L，常见巨大畸形的血小板。

（2）骨髓象。①急性型：巨核细胞数正常或增多，多为幼稚型，细胞边缘光滑，无突起、胞质少、颗粒大。②慢性型：巨核细胞一般明显增多，颗粒型巨核细胞增多，但胞质中颗粒较少，嗜碱性较强。

（3）血小板自身抗体免疫学检查 PAIgG、PAIgM 和 PA-C_3 阳性。其增高程度与血小板计数负相关。巨核细胞表面亦可查出抗血小板自身抗体。

（4）其他。出血时间延长，束臂试验阳性，血块收缩不佳。

3.诊断标准

（1）至少2次化验血小板计数减少 < 100×10^9/L，血细胞形态无异常。

（2）有皮肤出血点、瘀斑和（或）黏膜出血、紫癜等临床表现。

（3）无脾大。

（4）骨髓：巨核细胞增多或正常，有成熟障碍。成熟障碍表现为幼稚型和（或）成熟型无血小板释放的巨核细胞比例增加，巨核细胞颗粒缺乏，胞质少。

（5）具有以下6项中任何1项。①肾上腺皮质激素治疗有效。②脾切除有效。③血小板寿命缩短。④PAIgG、C_3或特异性抗体阳性，其诊断价值有限。⑤血小板生成素（TPO）：可以鉴别血小板生成减少（TPO水平升高）和血小板破坏增加（TPO正常），从而有助于鉴别ITP与不典型再障或低增生性MDS。

（6）排除其他可引起血小板减少的疾病，如再生障碍性贫血、白血病、MDS、其他免疫性疾病及药物性因素等。

【治疗方案】

·方案1：一般治疗。①限制活动，避免外伤。②疑有感染，酌情抗感染，抗病毒；婴幼儿注意CMV。③禁用影响血小板功能药物，如阿司匹林、双嘧达莫。

·方案2：评估出血的风险因素。年龄和患病时间，随着患者年龄增长和患病时间延长，出血风险加大；血小板功能缺陷；凝血因子缺乏；未被控制的高血压；外科手术或外伤；感染：必须服用阿司匹林、非甾体类抗炎药、华法林等抗凝药物。

·方案3：血液支持。一般不必输血小板，因为ITP体内PAIgG水平较高，同种异体血小板可致抗体产生，输注的血小板寿命很短。如：①血小板明显减少，特别是在 < 10×10^9/L。②有内出血（尿、便），特别是疑诊颅内出血。③需施行手术、活检或严重外伤，给予输血小板每次0.2~0.3U/kg，动态监测其数值，每1~3日1次以巩固疗效。若有失血性贫血，可输注浓缩红细胞。

·方案4：激素。

（1）肾上腺糖皮质激素，是首选药物。常用地塞米松每次0.3 mg/kg~1 mg/kg，每日1次，一般在应用后72h左右血小板上升到正常，也有在7~14天正常者。多采用静注，也有口服。氢化可的松和泼尼松效果略逊。个别患儿对甲泼尼松龙有效，5~10 mg/（kg·d）比较安全有效，也有应用大剂量者（大剂量不是一线应用），10~20 mg/（kg·d），连用3天后改为地塞米松。疗程4~6周。治疗4周，仍无反应，说明激素治疗无效，应迅速减量至停用。应用时，注意监测血压、血糖的变化，防治感染，保护胃肠黏膜。

（2）激素依赖型。激素应用 ≥ 2个月，以维持血小板 ≥ 30×10^9/L，来防止严重的出血者。

·方案5：静注丙种球蛋白（IVIG）。

（1）用法。①每次200~400 mg/kg，连用3~5次。②每次1 g/kg，必要时次日可再用，每3~4周1次。一般在应用2~3天后，血小板计数正常，如果不与激素联合应用，多数为暂时效应。

（2）IVIG 的适应证。①并发严重出血的 ITP，特别是暴发型。②拟行切脾术者术前升高血小板，可提高切脾疗效。③合并细菌感染（败血症）。

· **方案 6**：免疫抑制药。多用于激素应用足程后无效、激素依赖、慢性型的病例。

（1）长春新碱（VCR）。每次 1.5 mg/m^2 或每次 0.05 mg/kg，每周 1 次，稀释后静滴，连用 4~6 次，有效者多在 3~4 次见效。

（2）硫唑嘌呤。1.5~3 mg/（kg·d），分次口服，多在 1~3 周出现疗效。

（3）他克莫司。0.1~0.2 mg/（kg·d），分 2 次口服，多在 2 周显现疗效。

· **方案 7**：生物制剂。

（1）抗 CD20 单克隆抗体（利妥昔单抗，美罗华，Rituximab）375 mg/m^2，静滴，每周 1 次，共 4 次。一般在首次注射 4~8 周起效。

（2）TPO 和 TPO 受体激动药。①血小板生成素拟肽（雷米司汀，romiplostim.Nplate，AMG531）：首次应用 1 μg/kg，每周 1 次，皮下注射。若血小板计数 ≤ 50 × 10^9/L 则每周增加 1 μg/kg，最大剂量 10 μg/kg。若持续 2 周血小板计数 ≥ 200 × 10^9/L，开始每周减量 1 μg/kg。血小板计数 ≥ 400 × 10^9/L 时停药。若最大剂量应用 4 周，血小板计数不升，视为无效，停药。②艾曲波帕（瑞扶兰，eltrombopag）：12.5~50mg/d，每日 1 次口服，具体持续时间依据治疗反应而定，大多数需要 4~8 周，血小板计数开始上升。③重组血小板生成素（特比奥，rh-TPO）：国内应用重组 TPO 治疗难治性 ITP 患者，剂量 300 U/（kg·d），连续 14 天或者更长，副作用轻微，患者可耐受。

· **方案 8**：脾切除。常规治疗无效者，切脾可能是最后（最好）的手段，因为脾是产生抗体和破坏血小板的器官。

四、晚发性维生素 K 缺乏性出血症

【诊断要点】

1. 临床表现

（1）出生后 1~12 月龄发病，多见于出生后 1~2 月龄。50% 患儿发病前有抗生素应用史。

（2）多为母乳喂养儿，肝炎综合征患者。

（3）突然发生急性、亚急性颅内压增高征及意识障碍。以硬脑膜下、蛛网膜下腔及脑实质出血常见，其次为脑室内出血。多于夜间突然发作，以颅内高压症及血肿压迫脑组织所致神经定位症状为。

（4）可有其他部位的出血，皮肤黏膜出血、鼻出血、便血、注射或穿刺部位出血不止等。

（5）失血性贫血。

（6）维生素 K$_1$，新鲜冷冻血浆或 PPSB 治疗 1~2 天迅速止血，PT 恢复正常。

2. 实验室检查

（1）血象。呈中、重度贫血。

（2）生化学。间接胆红素轻度增高，约40%患儿ALT呈一过性升高。

（3）凝血功能试验。BT及TT正常，CT多数延长，PT、KPTT显著延长，FIB正常。

（4）维生素K测定：使用高效液相层析法直接测定血中维生素K含量。

（5）其他。颅内出血者，做眼底检查证实视盘水肿、出血，硬膜下穿刺呈血性；颅脑B超、CT、MRI可确定出血部位、范围。

【治疗方案】

·**方案1**：即刻处理。维生素K_1每次5~10 mg，肌内注射，连用3~5天。若出血不止，可输凝血酶原复合物。

·**方案2**：紧急输血。输新鲜血或血浆10~15 mL/kg，使Hb维持在正常值。

·**方案3**：对症处理。

（1）颅高压：止血后用20%甘露醇每次2~5 mL/kg，但不宜过早应用，以免加重颅内出血。若无效，加用地塞米松每次0.3~0.5 mg/kg，或呋塞米每次1mg/kg，使前囟门保持平软。

（2）抗惊厥：5%水合氯醛每次1~2 mL/kg，或地西泮每次0.3~0.5 mg/kg。

·**方案4**：外科处理。常规治疗无效，有压迫症状并有反复抽搐，有神经定位者，经CT扫描或超声波检查后。应由神经外科清除血肿，或硬膜下穿刺引流。

·**方案5**：预防。新生儿、经常腹泻者、肝炎综合征应预防性肌内注射维生素K_1，应鼓励母乳喂养者及时添加辅食。

（魏兵 齐双辉）

第九节 神经系统疾病

一、化脓性脑膜炎

【诊断要点】

1.临床表现

（1）患儿常有前驱感染病史，亚急性起病，发热、头痛、呕吐、易激惹、惊厥、精神萎靡、嗜睡甚至昏迷。脑膜炎双球菌性化脓性脑膜炎时起病急骤、皮肤出血性瘀斑，少数伴感染性休克。新生儿及3月龄内小婴儿临床症状多不典型，可无发热甚至体温不升，多数患儿全身中毒症状重而脑膜刺激征不明显，拒乳、易激惹、凝视、嗜睡、黄疸、面色发灰、尖叫、前囟隆起、惊厥等。

（2）平素有免疫功能低下或缺陷，长期应用激素或免疫抑制药，患有神经系统先天畸形、营养不良、长期慢性疾病等病史。

（3）神经系统查体可见部分患儿脑膜刺激征阳性，如颈项强直、克氏征阳性、布氏征阳性。常伴不同程度的颅内压增高，如前囟饱满、张力增高、球结膜水肿等。重症还出现限局性神经系统受累体征，如肢体瘫痪、脑神经麻痹、惊厥发作、锥体束征等。

2.辅助检查

（1）血常规显示白细胞计数明显增高，中性粒细胞可达90%以上。

（2）常规做血培养、红细胞沉降率、CRP、PCT检查、腰椎穿刺、血气分析、血糖。

（3）脑脊液（CSF）检查：CSF压力增高，外观浑浊或呈脓性。细胞数增高，中性粒细胞为主。糖定量明显减低，氯化物偏低或正常，涂片及培养可找到病原菌。

（4）并发症时可进行相关检查，如化脓灶做细菌涂片及培养，呼吸道感染者做咽拭子或痰液细菌学检查。疑有内耳先天畸形有脑脊液耳鼻漏者，可做内耳CT+三维重建检查，疑有上颌窦炎者拍克瓦位X线片或鼻窦CT扫描。疑患硬膜下积液者，可先做颅骨透照进行初步筛查。泌尿系统感染时可做尿培养、泌尿系统超声或造影等。疑并发硬膜下积液、脑室管膜炎、脑脓肿、脑梗死、脑积水、脑萎缩者可做头部CT，有条件时最好做头MRI检查。如疑神经系统先天畸形可做相应部位的MRI薄层检查。

（5）发病后1~2周应查脑干视觉、听觉诱发电位，以便早期发现视力、听力障碍。

（6）病原学鉴别诊断：病毒及支原体抗体测定、结核菌素试验、X线胸片检查等。

【治疗方案】

·**方案1**：一般治疗。维持内环境平衡。保持皮肤、黏膜清洁，呼吸道通畅，及时退热、镇静、降低颅内压等。

·**方案2**：抗生素疗法。选择敏感，能透过血脑屏障，在脑脊液中达到并保持有效浓度的抗生素，以杀菌剂为优选。应及早、足量、足疗程。静脉分次给药，必要时可2种抗生素联合应用。一般体温正常，临床症状、体征消失，脑脊液检查正常1~2周后停药，总疗程3~4周。革兰杆菌及铜绿假单胞菌脑膜炎时一般疗程为4~6周。

·**方案3**：激素疗法。用抗生素足量的同时可给予激素。地塞米松每次0.2~0.4 mg/kg，每日2~3次；或氢化可的松5~8 mg/（kg·d）；或甲泼尼龙1~5 mg/（kg·d），一般疗程3~5天。注意排除激素禁忌证。

·**方案4**：硬膜下穿刺。一侧穿刺时总放液量不超过30 mL，双侧时不超过50 mL，可每日、隔日或间断放液数次。一般2~3周液体量明显减少，如3~4周无好转，考虑神经外科手术治疗。

·**方案5**：鞘内注射。用于诊断延误未及时治疗的晚期病例，或起病凶险，脑脊液中细胞数不甚高而细菌很多的危重病例、顽固性化脓性脑膜炎及患有脑室管膜炎者，但临床经验有限，应根据患者年龄、体重、药敏情况谨慎用药。

·**方案6**：对症治疗。

（1）发热：给予适当药物降温，高热不退者应迅速物理降温。

（2）颅内压增高：首选20%甘露醇，每次0.5~1.0 g/kg。根据病情需要选用每6 h、每8 h、每12 h或每日给药。适时使用地塞米松、利尿药。

（3）惊厥：可给予5%水合氯醛、地西泮镇静，必要时可5%水合氯醛、地西泮与苯巴比妥钠交替使用，重者可短期使用抗癫痫药物。

二、病毒性脑炎

【诊断要点】

临床表现

（1）发病前 1~4 周大多数患儿有呼吸道感染或消化道症状，起病一般较急，婴幼儿以烦躁、嗜睡或惊厥为首发表现者居多，年长儿以精神、行为异常表现为著。常出现头痛、呕吐、嗜睡、精神行为异常、性格改变、认知障碍、不同程度的意识障碍、惊厥、肢体运动障碍、共济运动失调、不自主运动增多、脑神经受累及自主神经功能障碍等。

（2）体格检查：颅内压增高，如前囟膨满、张力增高、球结膜水肿、颅缝开大；脑膜刺激征阳性，如颈项强直、克氏征、布氏征阳性；肌张力异常，如降低或增强，神经反射异常，如腱反射亢进，巴氏征阳性，掌颏反射阳性等。

（3）辅助检查。①血常规：白细胞一般正常，少数患儿降低或升高，细胞分数多以淋巴细胞为主，部分患儿疾病早期以中性粒细胞为主。②脑脊液检查：外观清亮或微浊；压力轻度至中等程度增高或正常；细胞数正常或轻度升高，以淋巴细胞为主；糖和氯化物多正常；蛋白定量正常或轻度升高，涂片找菌及细菌培养阴性。采用病毒特异性分子生物学方法检测病毒抗原基因序列。④脑电图：急性期脑电图出现节律异常，弥漫性慢波增多。⑤头部CT：多见额颞顶叶不规则低密度灶，增强扫描可见脑回样或花边样增强效应。弥漫性脑水肿时表现为脑内广泛低密度，脑室系统变小。⑥头部 MRI：最合适检查时间为病后 5~7 天。MRI 可见下列表现：脑皮质、皮髓质交界或白质区长 T，长 T2 信号；脑皮质脑回样长 T1 长 T2 信号；大脑半球弥漫性长 T1 长 T2 信号，脑室扩大，脑沟增宽；个别患儿出现脑出血、脑软化。MRI 对脑干、颅后窝及脑白质病变优于头部 CT。⑦其他检查：脑 B 超、经颅多普勒超声（TCD）、脑干听觉及视觉诱发电位等。

【治疗方案】

目前特效抗病毒制剂不多，主要是采取对症、支持等综合治疗措施。

·**方案 1**：一般治疗。保证能量及营养的供给，维持内环境平衡，密切监测病情变化。保持呼吸道通畅，注意眼、口腔、生殖器护理，防止压疮、泌尿道感染，必要时给予人工呼吸支持。

·**方案 2**：病因治疗，可根据病情适当选择抗病毒制剂。

（1）一般抗病毒制剂：病毒唑（vilazole），10~15 mg/（kg·d），连用 7~14 天；干扰素 5 万 ~10 万 U/d，连用 5~7 天。

（2）DNA 病毒治疗：阿糖腺苷，主要用于腺病毒、疱疹病毒，5~20 mg/（kg·d），连用 7~10 天；更昔洛韦（无环鸟苷 acyclovir），7.5~10 mg/（kg·d），10~14 天为 1 个疗程，对疱疹病毒有效。

（3）其他：中药抗病毒药物。

·**方案 3**：对症治疗。①退热：给予适当药物降温，高热不退者应物理降温，必要时可应用亚冬眠疗法。②镇静：首选 5% 水合氯醛 1 mL/kg 灌肠或口服；地西泮每次 0.3~0.5 mg/kg，灌肠或静注，最大不超过 10 mg；或用苯巴比妥钠 5~8 mg/kg 每次肌内注射。频抽不止者可用 5% 水合氯醛、地西泮与苯巴比妥钠麻醉环。病情重者可短期加用抗癫痫药物。③脱水：对昏迷、抽搐频繁及颅内压增高者应及时、适量给予脱水药，每次 20% 甘露醇（mannitol）0.5~1.0 g/kg，6~8 h 可重复 1 次，病情稳定后逐渐延长间隔而停药，一般不超过 1 周，避免肾脏损伤。还可应用地塞米松、呋塞米联合使用。

·**方案 4**：激素疗法。对于已排除结核病的中、重症病例可适当给予激素治疗。一般选用大剂量甲泼尼松龙冲击疗法 3~5 天或小剂量甲泼尼松龙 5~7 天、地塞米松 0.3~0.5 mg/（kg·d）静注，每日 2 次，连用 7~10 天，逐渐停药。注意激素不良反应及副作用的观察与防治。

·**方案 5**：脑细胞活化剂。小牛血清去蛋白注射液、神经生长因子、神经节苷脂、胞磷胆碱、能量合剂等。

·**方案 6**：免疫疗法。对于中、重度患儿首选大剂量丙种球蛋白冲击疗法。剂量 400 mg/（kg·d），根据病情连用 3~7 天。干扰素：100 万 ~300 万 U 静脉滴入，连续 3~5 天。

·**方案 7**：中医中药治疗。对高热、抽搐者可使用牛黄安宫丸、清开灵冲剂等。

·**方案 8**：康复疗法。恢复期可进行功能锻炼、推拿按摩、针灸、智力开发等。

三、癫痫

【诊断要点】

1. 病史

详细询问发病时的发作症状、诱因、有无发热、持续时间、发作频度、年龄、既往史、家族史及生长发育情况等。

2. 临床表现

（1）局灶性发作。①局灶性运动性发作：典型代表为杰克森发作，半身抽搐，常自一侧口角、拇指或趾开始，依次按皮质运动区对神经肌肉支配的顺序有规律的扩展，由远端向近端蔓延至同侧上下肢，多无意识障碍。发作过后抽搐肢体常有一过性瘫痪，称为 Todd 麻痹。②局灶性感觉性发作：为发作性局灶性躯体原始或经验性感觉异常，意识存在。③婴幼儿偏侧阵挛发作：一侧半身抽搐（肢体及面肌），也可两侧交替半身发作。伴意识丧失。无定位意义。④发笑发作：发作时表现为各种各样的异常的笑。有欣快、痛苦、呆傻样笑。多数意识不丧失，有时也可丧失。⑤边缘叶癫痫：又称颞叶癫痫。以发作性运动障碍及精神异常为特点。发作时有意识障碍，精神症状表现为情绪、行为、记忆等方面的改变（如不认父母、暴怒、打人、骂人、撕衣、毁物、恐惧、躁动等）；运动性症状主要表现为自动症，即一系重复的刻板运动（如咀嚼、吸吮、摸索、握手、解扣、脱衣、转圈、奔跑、无意识行走等）。年长儿发作前常有幻觉、恐惧等。

（2）全面性发作。①强直-阵挛性发作：又称大发作，临床上以意识丧失及全身抽搐为特征。发作时突然意识丧失、发出吼声、四肢强直、瞳孔散大、颜面发绀，持续数秒后迅速转为阵挛性抽动，口吐白沫，可有咬舌及尿失禁。历时几分钟左右抽搐停止，抽后入睡，醒后对发作无记忆。②失神发作：以意识障碍为主要表现，又称小发作，多见 5~7 岁儿童。发作时意识突然丧失，中断正在进行的活动，茫然凝视，俗称"愣神"，持续数秒，一般不超过 30s 快速恢复，继续进行发作前的活动。对发作不能记忆，智力正常。③肌阵挛发作：全身或某部肌肉突然的短暂的收缩，可 1 次或多次，多双侧对称，多见于幼儿期，常伴智力发育迟缓。④失张力发作：又称站立不能性发作。发作时肌张力突然降低，不能维持姿势。全身肌张力丧失时则可猛然倒下，局部肌张力丧失时可表现为头下垂、肢体下垂等，意识丧失极为短暂。

3. 辅助检查

（1）血生化检查。血钙、磷、碱性磷酸酶、镁、血糖检测，血尿遗传代谢病及氨基酸分析、肝肾功能检测、免疫指标检测为鉴别诊断提供依据。癫痫患儿多数血生化检查正常。

（2）脑电图检查（EEG）。EEG 检查是诊断癫痫最重要的辅助检查，通过观察癫痫波的情况，不仅可以明确癫痫的诊断，而且还能确定癫痫的类型、监测治疗效果、客观地评价预后。

（3）脑脊液检查。癫痫时脑脊液检查正常，各种颅内感染、占位病变及变性、脱髓鞘疾病、遗传代谢病时有异常改变。

（4）头颅 CT、MRI 检查。对于癫痫病因诊断 MRI 检查优于 CT 检查，MRI 可以清晰地从不同的断面了解髓鞘发育、先天畸形、脑灰质异位及脑内微小病灶。

（5）头颅单光子或正中子断层扫描（SPECT、PET）。有助于了解癫痫患儿头部的功能病灶，如脑血流量、耗氧量低下的病灶。

（6）染色体与基因分析。约半数以上患儿有遗传学异常。

【治疗方案】

· **方案 1**：一般治疗避免诱发因素，积极治疗原发病，保持患儿的心理、精神健康。

· **方案 2**：抗癫痫药物治疗：按癫痫发作类型选择药物（表 8-9-1）。

表 8-9-1 根据发作类型选药

发作类型	一线药物	二线药物	可能加重发作药物
全面性发作	VPA、LTG、CBZ、OXC	LEV、TPM	CBZ、OXC
强直—阵挛发作	VPA	LEV、TPM、PHT	
失神发作	VPA、ESM	LTG、TPM、ZNS	CBZ、OXC、PHT、GBP
失张力	VPA，BDs	TPM、LTG、LEV、FLB	CBZ、OXC
肌阵挛	VPA、TPM	LEV、LTG、BDs	CBZ、OXC、PHT、GBP
强直发作	VPA，BDs	LEV、TPM、LTG、ZNS、ACZ、FLB	CBZ、OXC

续表

发作类型	一线药物	二线药物	可能加重发作药物
局灶性发作或泛化	CBZ、OXC、LTG	VPA、TPM、GBP、LEV、TGB	

注：PHT：苯妥英钠；VPA：丙戊酸；CBZ：卡马西平；ESM：乙琥胺；BDs：苯二氮䓬类；ZNS：尼沙胺；LTG：拉莫三嗪；LEV：左乙拉西坦；TPM：托吡酯（妥泰）；ACZ：乙酰唑胺；GBP：加巴喷丁；OXC：奥卡西平；TGB：噻加宾；FLB：非氨酯

（1）单药治疗。开始治疗时单一药物治疗，不能完全控制发作时可配伍用其他药物。一般使用 2 种药物，最多不超过 3 种药物。联合用药时需根据发作类型选择药物、注意药物间的相互作用。

（2）药物调整。药量应从小剂量开始，逐渐加量，根据病情调整药量（表 8-9-2）。换药时应在加新药 7~10 天，待达到血药浓度稳态后，逐渐减去原用药物。

表 8-9-2　常用抗癫痫药物与剂量

药物	剂量 [mg/（kg·d）]	有效血浓度（μg/mL）	稳态时间（天）	给药次数、途径
VPA	15~40	50~100	3~6	每日 2~3 次，口服
CBZ	10~30	5~10	5~14	每日 2~3 次，口服
CZP	0.02~0.2	0.015~0.05	5~14	每日 3 次，口服
PHT	3~6	10~20	14~28	每日 2~3 次，口服
TPM	0.5~1（初始）4~8（维持）	10~20		每日 2~3 次，口服
LTG	2~8	1~4	5~14	每日 2 次，口服
LEV	30~50	5~40	1~2	每日 2 次，口服

（3）足够疗程。发作停止后维持用药 1~3 年，然后在 1~2 年逐渐减量直至停药，停药要慢。

（4）规律服药。每日分次口服，服药时间相对恒定，不能自行减量、加量、突然停药。

· **方案 3**：手术治疗。不是癫痫的首选方法。对于难治性癫痫、有定位体征的癫痫患儿可考虑手术治疗。

· **方案 4**：癫痫持续状态的治疗。

（1）一般治疗。保持呼吸道通畅，吸氧，防止舌咬伤。监测生命指标，降温，维持水、电解质、营养平衡，及时纠正酸中毒，减轻脑水肿。

（2）病因治疗。积极治疗原发病及并发症。

（3）药物治疗。积极迅速控制惊厥发作。①地西泮：是首选药物，剂量为每次 0.3~0.5 mg/kg，婴儿用量不过 2 mg，幼儿不超过 5 mg，年长儿不超过每次 10 mg。静注或肌内注射。必要时 20 min 后再重复 1 次。②苯巴比妥（鲁米那）：每次 5~8 mg/kg，肌内注射，本药起效慢，作用持续时间长。③5% 水合氯醛：每次 50 mg/kg，灌肠或鼻饲。④氯硝西泮：每次 0.02~0.064 mg/kg，静注或肌内注射。第 1 次用药后 20 min 还未控制发作者，可重复原剂量 1 次。需注意呼吸抑制。⑤苯妥英钠：每次 15~20 mg/kg，溶于 0.9% 生理盐水中静滴，速度每分钟 1 mg/kg。给药时必须有心电监护以便及时发现心律失常，心脏病者禁用。12 h 后给维持量 5 mg/h（kg·d），24h 内给维持量 1 次。⑥硫喷妥钠：每次 10~20 mg/kg，配成 2.5% 浓度。先按 5 mg/（kg·min）缓慢静注、镇惊后立即停止静注。本药可引起呼吸抑制。⑦戊巴比妥：每次 3~5 mg/kg，1 次负荷量静注，以后每 1~3 h 可再给 1~3 mg/kg，直至惊厥停止。可产生呼吸抑制。

（4）神经营养药物。恰当使用，谨慎防止诱发或加重癫痫发作。

（魏兵　齐双辉）

第十节　内分泌和代谢性疾病

一、先天性甲状腺功能减退症

【诊断要点】

1. 临床表现

（1）新生儿甲状腺功能减退症。母妊娠期胎动少，过期产，出生体重较大，生理性黄疸延迟；喂养困难，少哭少动、腹胀、便秘、体温不升，皮肤花纹状，心音低钝，心率慢；囟门增大。症状和体征缺乏特异性，大多数较轻微。

（2）典型甲状腺功能减退症。①特殊面容和体态：头大、颈短、皮肤苍黄、干燥粗糙，毛发稀少，面部黏液水肿，眼距宽、眼裂小、鼻根平、口唇厚、舌大而宽厚，常伸出口外。囟门晚闭，出牙延迟，腹部膨隆，常有脐疝。患儿身材矮小，体态不匀称，四肢短，躯干长，上部量／下部量＞1.5。②神经系统功能障碍：智力低下，学习成绩极差；动作发育落后。③生理功能低下：怕冷少汗，体温低，安静少哭，对周围事物反应差，动作缓慢，食欲差，腹胀、便秘，心音低钝，心率缓慢，肌张力低下。

2. 辅助检查

（1）新生儿筛查。出生 72 h 后，7 天之内足跟采血，测定干血滤纸片 TSH 值。出生后 2~4 周或体重超过 2500 g 时重新采血复查测定 TSH、FT_4。

（2）血清 FT_3、FT_4、TSH 测定。如 TSH 明显增高，FT_4 降低可确诊。FT_3 可能降低或正常。

（3）骨龄测定。摄左腕部正位 X 线片或膝关节正位 X 线片，甲状腺功能减退症患儿骨龄明显落后。

（4）其他检查。基础代谢率降低，病程长者可有轻度贫血，血胆固醇、甘油三酯升高，甲状腺 B 超可见发育不良或缺如。心电图示窦性心动过缓、低电压、T 波低平。

【治疗方案】

一旦确定诊断立即治疗，越早越好。主要是激素替代疗法，需终身服用甲状腺制剂以补充甲状腺激素的不足。

· **方案 1**：左旋甲状腺素钠（优甲乐）。甲状腺功能减退症治疗的首选药物。L-T_4 治疗剂量应随静脉血 FT_4、TSH 值调整：婴儿期，一般在 5~10 μg/（kg·d）；1~5 岁，5~6 μg （kg·d）；5~12 岁，4~5 μg/（kg·d）。对于 TSH 大于 10 mU/L，而 FT$_4$ 正常的高 TSH 血症，复查后 TSH 仍然增高者应给予治疗，L-T$_4$ 起始治疗剂量可采用维持剂量。

·**方案 2**：维生素。给予各种维生素以保证生长发育的需要。

·**方案 3**：其他。供给足够的营养及进行智力训练。服药后观察脉搏、体温、排便次数、皮肤是否潮湿，定期复查 TSH 及 FT$_4$ 作为调整剂量的指标，治疗后 2 周首次进行复查。如有异常，调整 L-T$_4$ 剂量后 1 个月复查。1、3、6 岁时进行智力发育评估。每年复查腕部 X 线片 1 次，如治疗合理，1~2 年骨龄和身高基本可达到正常同龄儿水平。

二、甲状腺功能亢进症

【诊断要点】

1. 临床表现

（1）发病情况。多数发病缓慢，但也有起病急的，在典型甲状腺功能亢进症症状出现前 6 个月，较大儿童经常有注意力不集中、记忆力差、学习成绩下降和性情改变。

（2）典型表现。①交感神经兴奋性增加、基础代谢率增高表现：食欲亢进、易饥饿、排便次数增多、消瘦；身材略高于同龄儿，怕热、多汗、有时有低热；心悸、脉快、心尖部可闻及收缩期杂音，脉压增大，可有高血压、心脏扩大及心律失常等。多数患儿易激惹、好动、兴奋、失眠、多语、脾气急躁，手及舌出现细微而快速震颤等神经精神症状，肌肉乏力，偶有重症肌无力。骨质疏松可伴有骨痛等。性发育缓慢，可有月经紊乱、闭经及月经过少。

②甲状腺大：甲状腺峡部及体部大，可随气管上下移动。弥漫性肿大者腺体光滑、柔软，有震颤，可听到血管杂音。结节性肿大者可扪及大小不一、质硬，单个或多个结节。③眼部表现：眼球可有不同程度突出、瞬目差、辐辏力弱、眼裂增宽、恶性眼球突出伴有暴露性眼炎、流泪、畏光和复视。

2. 辅助检查

（1）血清 FT$_3$、FT$_4$ 和 TSH 测定。FT$_3$、FT$_4$ 均升高（"T$_3$ 型甲状腺功能亢进"仅血 FT$_3$ 升高），TSH 降低。

（2）甲状腺抗体测定。查血中抗甲状腺球蛋白抗体（TGAb）、抗甲状腺过氧化物酶抗体（TPO-Ab）和促甲状腺素受体抗体（TRAb），以明确是否为桥本病。

（3）甲状腺彩超。甲状腺普遍大，边缘多规则，内部回声有较密集细小光点，一般无结节，可见血流增速和血管增多征象。

（4）甲状腺核素扫描。对于彩超发现甲状腺有可疑结节者可做此项检查。

（5）甲状腺 CT。甲状腺核素扫描呈"冷结节"改变，需做 CT 与甲状腺新生物鉴别。

（6）摄 X 线片检查。腕骨片提示骨龄增速及骨质疏松。

（7）心电图。窦性心动过速、左心室高电压或左心室大。

（8）心脏彩超。病久未治疗者，可出现左心室增大。

【治疗方案】

·方案1：一般治疗：低碘饮食，若心率快或血压高者，需卧床休息，尽量减少活动。

·方案2：抗甲状腺药物。

（1）抗甲状腺药物全量期。①甲巯咪唑（国产商品名他巴唑，进口商品名赛治）：开始用量0.5~0.7 mg/（kg·d），总量不超过每日30 mg。分2~3次口服，服药物2周测1次血FT$_3$、FT$_4$和TSH，治疗后2~3周临床症状缓解，4~6周甲状腺功能恢复正常。②丙基硫氧嘧啶（PTU）：由于可能出现严重肝损害等不良反应，此药在儿科已少用。开始用量5~7 mg（kg·d），为甲巯咪唑的10倍量，治疗后2周测FT$_3$、FT$_4$和TSH，一般用药2~3周症状缓解，4~6周甲状腺功能恢复正常。

（2）减药期。临床甲状腺功能正常后，进入减量期。减掉全量的1/3或1/2，即甲巯咪唑0.3~0.4 mg/（kg·d），丙基硫氧嘧啶3~4 mg/（kg·d）。每2周复查1次血FT$_3$、FT$_4$和TSH，如正常，继续减量，疗程1~3个月。

（3）维持用药期。减到能维持甲状腺功能正常的最小有效药量，疗程达4~5年，每3个月复查1次FT$_3$、FT$_4$和TSH，有证据支持长疗程有利于改善儿童甲状腺功能亢进缓解率。

（4）停药的时机。如果甲状腺不大，TRAb阴性或最后阶段抗甲状腺药物维持剂量很小时可考虑停药。停药后还需定期复查甲状腺功能亢进，如有复发迹象，还需再次治疗。

三、糖尿病

【诊断要点】

1. 临床表现

儿童1型糖尿病起病较急，典型的症状为多尿、多饮、多食和体重下降（"三多一少"）。部分患儿发病急，在尚未诊断糖尿病之前，可因昏迷、脱水、酸中毒就诊，即以酮症酸中毒为首发症状。常因急性感染、过食、诊断延误或诊断已明确但突然中断胰岛素治疗等因素诱发。

2. 辅助检查

（1）血糖。空腹血糖≥7.0 mmol/L（126 mg/dL），或任意血样的血糖≥11.1 mmol/L（200 mg/dL）。

（2）尿常规。尿糖阳性，尿酮体可阳性或阴性。

（3）合并酮症酸中毒。应及时检测血气，血钾、钠、氯及尿素氮（BUN）。

（4）血胰岛素和C肽。水平降低。

（5）糖化血红蛋白（HbAlc）。正常人<6%，未治疗患者常大于正常值的2倍以上。

（6）抗体检查。血清胰岛细胞抗体（ICA）、胰岛素抗体（IAA）和谷氨酸脱羧酶（GAD）抗体可呈阳性。

（7）OGTT。试验前夜禁食10 h以上。晨起口服葡萄糖1.75 g/kg（最大量75 g），每克葡萄糖加水 3~4 mL，在 5~10 min 服完。于 0、30、60、120、180 min 分别取血测血糖浓度，必要时同时测血胰岛素及 C 肽水平。空腹血糖 ≥ 7.0 mmol/L（126 mg/dl），或 OGTT 中 2 h 血糖 ≥ 11.1 mmol/L（200 mg/dL）诊断为糖尿病。

【治疗方案】

·**方案 1**：胰岛素治疗。

（1）常用的方案。①每日 2 次方案：速效胰岛素类似物或短效胰岛素与中效胰岛素混合在早晚餐前使用。②每日 3 次方案：早餐前速效胰岛素类似物或短效胰岛素与中效胰岛素混合，晚餐前单用速效或常规胰岛素，睡前使用中效胰岛素，或为其他类似的方案。③基础—餐时方案：每日总体胰岛素的需要量中的 30%~50% 应当由基础胰岛素提供，余量为餐前速效或常规胰岛素。④胰岛素泵：能提供持续的皮下胰岛素注射。

（2）胰岛素剂量及剂量的调节。①剂量：部分缓解期每日胰岛素总剂量 < 0.5 U/（kg·d），青春期前儿童（部分缓解期外）通常需要 0.7~1.0 U/（kg·d），青春期儿童通常要 > 1.0 U/（kg·d），常规胰岛素注射应在每餐前 20~30 min 进行；速效胰岛素类似物可在餐前即刻注射。中效胰岛素或者基础胰岛素/长效胰岛素类似物多在睡前使用。②胰岛素剂量的分配：每日接受 2 次胰岛素注射的儿童，早晨通常给予胰岛素总量的 2/3，晚餐前给予总量的 1/3；其中约 1/3 为短效胰岛素，2/3 为中效胰岛素，其后的比例根据血糖监测结果调节。使用基础—餐时方案治疗的糖尿病患者，夜间胰岛素往往占总需要量的 30%（应用常规胰岛素）~50%（应用速效胰岛素），余量分为 3~4 次餐前注射。③胰岛素用量的调整：晨起空腹血糖升高并证明不是夜间低血糖所致则增加前一日晚餐前或者睡前的中效或长效胰岛素。餐后血糖高则增加餐前速效或常规胰岛素用量。午餐前及晚餐前血糖水平升高，如果使用了基础胰岛素，则增加早餐前基础胰岛素剂量/午餐前常规或速效胰岛素的量。晚餐后血糖水平升高，增加晚餐前常规胰岛素或者速效胰岛素的用量。胰岛素泵的使用正在逐渐增加，目前是模拟生理性胰岛素分泌方式的最好选择。

·**方案 2**：饮食管理。每日所需总热量为 1000+ 年龄 ×（70~100）cal，饮食成分的分配为蛋白质 15%~20%，脂肪应为 20%~25%，糖类 55%~60%，建议将全日热量分为 3 次正餐 3 次进食，以减少血糖的波动。

·**方案 3**：运动。提倡每日保持适量的体力活动，在从事剧烈运动前，可事先增加饮食量或将运动前的胰岛素量减少 10%，防止低血糖的发生。

·**方案 4**：糖尿病教育和管理。帮助患儿树立信心，使患儿能坚持有规律的生活和治疗，定期随访复查，以减少糖尿病肾病、视网膜病及心血管疾病等远期并发症的发生。

（魏兵　齐双辉）

第十一节　感染性疾病

一、传染性单核细胞增多症

【诊断要点】

1. 临床表现

（1）潜伏期 1~4 周，起病可急可缓。前驱期症状隐匿，似上呼吸道感染症状，如畏寒、出汗、厌食、不适、头痛、关节痛、肌肉痛等或无症状。病初皮肤有红色斑疹或丘疹、眼睑水肿。

（2）发热。热型不规则，一般持续 1~4 周，骤退或渐退。80% 的病例有咽痛、扁桃体大、充血和厚霜样渗出物。25%~65% 有腭部瘀点。

（3）腺肿期。主要表现为淋巴结大，以颈淋巴结大最常见，不对称、无粘连、无压痛、大小不等。肝大及脾大。

（4）系统损害。肝炎、肺炎、肾炎、心肌炎、神经系统损害、血小板减少、自身免疫性溶血性贫血、再生障碍性贫血、溶血尿毒综合征、脾破裂、噬血细胞综合征、DIC 等。

2. 实验室检查

（1）血象。①典型周围血象为白细胞总数增加，少数正常或偏低；淋巴细胞及单核细胞百分率和绝对数明显增加，异形淋巴细胞占 10% 以上。②血小板可以增多或减少。

（2）骨髓象。缺乏诊断意义，但可除外其他血液病。异形淋巴细胞比率常较外周血低，中性粒细胞核左移，网状细胞可能增生。

（3）嗜异性凝集反应。本病阳性，滴度在 1∶56 以上。多数患儿于发病第 2 周开始出现阳性，3~4 周达高峰，3~6 个月后逐渐消失。在 2 岁以下患儿阳性率较低。

（4）抗 EBV 抗体检查。抗病毒壳抗原 IgM 抗体出现早，阳性率高，持续 4~8 周后消失，是急性期重要的诊断指标。IgG 抗体在疾病恢复期继续存在，并持续终身。

（5）病毒 DNA 定量或单克隆抗体。可快速诊断本病。

（6）病理。淋巴网状组织的良性增生。肝脏有各种单核细胞浸润，库普弗细胞增生及局灶性坏死。脾大，脾窦及脾髓内充满异形淋巴细胞。淋巴结大，不形成脓肿，以副皮质区（T 淋巴细胞）增生显著。

【治疗方案】

·方案 1：抗病毒治疗。

（1）更昔洛韦：每次 3~5 mg/kg，每 12 h 1 次，连用 7~14 天。

（2）阿昔洛韦：每日 20~30 mg/kg，分 3~4 次静滴或口服，连用 7~14 天。

（3）干扰素（α-2b）：每次 5 万 ~10 万 U/kg，皮下注射，对淋巴结大效果较好。

（4）丙种球蛋白：每日 200~400 mg/kg，静注，连用 3~5 天，可结合潜在的病原。

·方案 2：肾上腺皮质激素适应证：①重症病例。②合并咽喉水肿有呼吸道梗阻。③ITP。④自身免疫性溶血性贫血。⑤心肌炎。

·方案3：合并细菌感染者，给予抗生素治疗。

二、手足口病

【诊断要点】

1. 临床表现

根据发病机制和临床表现，分为5期。

第1期（手足口出疹期）：主要表现为发热，手、足、口、臀等部位出疹（斑丘疹、丘疹、小疱疹）。

第2期（神经系统受累期）：多发生在病程1~5天，表现为精神差、嗜睡、易惊、头痛、呕吐、烦躁、肢体抖动、急性肢体无力、颈项强直等脑膜炎、脑炎、脊髓灰质炎样综合征、脑脊髓炎症状体征。脑脊液检查为无菌性脑膜炎改变。脑脊髓CT扫描可无阳性发现，MRI检查可见异常。此期病例属于手足口病重症病例重型。

第3期（心肺功能衰竭前期）：多发生在病程5天内。表现为心率、呼吸增快，出冷汗、皮肤花纹、四肢发凉，血压升高，血糖升高，外周血白细胞（WBC）升高，心脏射血分数可异常。此期病例属于手足口病重症病例危重型。

第4期（心肺功能衰竭期）：病情继续发展，会出现心肺功能衰竭。多发生在病程5天内，年龄以0~3岁为主。临床表现为心动过速，呼吸急促、口唇发绀，咳粉红色泡沫痰或血性液体，持续血压下降或休克。

第5期（恢复期）：体温逐渐恢复正常，对血管活性药物的依赖逐渐减少，神经系统受累症状和心肺功能逐渐恢复，少数可遗留神经系统后遗症症状。

2. 实验室检查

（1）血常规白细胞计数正常或降低，病情危重者白细胞计数可明显升高；

（2）血生化检查。部分病例可有轻度谷丙转氨酶（ALT）、谷草转氨酶（AST），肌酸激酶同I酶（CK-MH）升高，病情危重者可有肌钙蛋白（cThl）、血糖升高。C-反应蛋白（CRP）一般不升高。乳酸水平升高。

（3）血气分析。呼吸系统受累时可有动脉血氧分压降低，血氧饱和度下降，二氧化碳分压升高，酸中毒。

（4）神经系统受累时脑脊液检查表现为：外观清亮，压力增高，白细胞计数增多，多以单核细胞为主，蛋白正常或轻度增多，糖和氯化物正常。

（5）病原学检查。CoxA16、EV71等肠道病毒特异性核酸阳性或分离到肠道病毒。

（6）血清学检查。急性期与恢复期血清CoxA16、EV71等肠道病毒中和抗体有4倍以上的升高。

3. 诊断标准

（1）临床诊断病例：在流行季节发病，常见于学龄前儿童，婴幼儿多见；发热伴手、足、口、臀部皮疹，部分病例可无发热。①普通病例表现为发热伴手、足、口、臀部皮疹，部分病例可无发热。②重症病例出现神经系统受累、呼吸及循环功能障碍等表现，实验室检查可表现为外周血白细胞增高、脑脊液异常、血糖升高等，脑电图、脑脊髓磁共振、胸部 X 线、超声心动图检查可发现异常。

（2）实验室确诊病例：临床诊断病例符合下列条件之一者，即可诊断为实验室确诊病例。①分离出肠道病毒，并鉴定为 CoxA16、EV71 或其他可引起手足口病的肠道病毒。②肠道病毒（CoxA16、EV71 等）特异性核酸检测阳性。③急性期与恢复期血清 CoxA16、EV716 或其他可引起手足口病的肠道病毒中和抗体有 4 倍以上的升高。鉴别诊断应与其他儿童出疹性疾病如丘疹性荨麻疹、水痘、不典型麻疹、幼儿急疹、带状疱疹以及风疹等鉴别，还应与其他病毒所致脑炎或脑膜炎、脊髓灰质炎、肺炎、暴发性心肌炎等相鉴别。

【治疗方案】

·方案 1：普通病例。①注意隔离，避免交叉感染，适当休息，清淡饮食，做好口腔和皮肤护理。②对症治疗包括发热、呕吐、腹泻等给予相应处理。

·方案 2：神经系统受累。①控制颅高压：限制液体入量，积极给予甘露醇降颅压治疗，每次 0.5~1.0 g/kg，每 4~8 h 1 次，20~30 min 快速静注。根据病情调整给药间隔时间及剂量，必要时加用呋塞米。②酌情应用糖皮质激素治疗：甲泼尼龙 1~2 mg/（kg·d）；氯化可的松 3~5 mg/（kg·d）；地塞米松 0.2~0.5 mg/（kg·d）。病情稳定后，尽早减量或停用。个别进展快，病情凶险者可考虑加大剂量，如在 2~3 天给予甲泼尼龙 10~20 mg/（kg·d）（单次最大剂量不超过 1 g）或地塞米松 0.5~1.0 mg/（kg·d）。③酌情应用静注免疫球蛋白，总量 2 g/kg，分 2~5 天给予；④其他对症治疗：降温、镇静、止惊。⑤严密观察病情变化，密切监护。

·方案 3：

呼吸、循环衰竭治疗：①保持呼吸道通畅，吸氧。②监测呼吸、心率、血压和血氧饱和度。③呼吸功能障碍时，及时气管插管使用正压机械通气。④在维持血压稳定的情况下，限制液体入量。⑤头肩抬高 15°~30°，保持中立位；留置胃管、导尿管。⑥药物应用：根据血压、循环的变化可选用米力农、多巴胺、多巴酚丁胺等药物，酌情应用利尿药物治疗。⑦保护重要脏器功能，维持内环境稳定。⑧监测血糖变化，严重高血糖时可应用胰岛素。⑨抑制胃酸分泌：可应用胃黏膜保护剂及抑酸剂等。⑩继发感染时给予抗生素治疗。

·方案 4：恢复期治疗。①促进各脏器功能恢复。②功能康复治疗。③中西医结合治疗。

（魏兵　齐双辉）

第九章　妇产科疾病

妊娠合并内科疾病的治疗

第一节　妊娠期高血压疾病

【治疗方案】

（一）妊娠期高血压及子痫前期的治疗

1. 一般处理

（1）妊娠期高血压和子痫前期患者可门诊治疗，重度子痫前期患者应住院治疗。

（2）应注意适当休息，确保充足的蛋白质和热量，不建议限制食盐摄入。

（3）保证充足睡眠，必要时可睡前口服地西泮 2.5~5 mg。

2. 阿司匹林的应用

抗凝治疗主要针对有子痫前期高危因素者。用法：自妊娠 11~13 周 $^{+6}$ 起，最晚不超过妊娠 20 周开始使用，每晚睡前 100~150 mg 口服，至终止妊娠前两周停药。

3. 降压

收缩压 ≥ 160 mmHg 和（或）舒张压 ≥ 110 mmHg 的严重高血压必须降压治疗；收缩压 ≥ 150 mmHg 和（或）舒张压 ≥ 100 mmHg 的非严重高血压建议降压治疗；收缩压 140~150 mmHg 和（或）舒张压 90~100 mmHg 不建议治疗，但对并发脏器功能损伤者可考虑降压治疗。妊娠前已用降压药治疗的孕妇应继续降压治疗。

降压目标：无脏器功能损伤者，收缩压应控制在 130~155 mmHg，舒张压应控制在 80~105 mmHg；并发脏器功能损伤者，则收缩压应控制在 130~139 mmHg，舒张压应控制在 80~89 mmHg。降压过程力求下降平稳，不可波动过大。为保证子宫胎盘血流灌注，血压应不低于 130/80 mmHg。

常用的降压药物有：

（1）拉贝洛尔：用法，50~150 mg 口服，每日 3~4 次。静注：初始剂量 20 mg，10 min 后若无有效降压则剂量加倍，最大单次剂量 80 mg，直至血压控制，每日最大总剂量 220 mg。静滴：50~100 mg 加入 5% 葡萄糖 250~500 ml，根据血压调整滴速，待血压稳定后改口服。

（2）硝苯地平：用法：10 mg 口服，每日 2~3 次，必要时可以加量，一般每日 30~90 mg，24 h 总量不超过 120 mg。其副作用为心悸、头痛，使用时需监测血压变化，警惕血压太低而造成的严重并发症。因其与硫酸镁有协同作用，故不建议联合使用。

（3）尼莫地平：用法：20~60 mg 口服，每日 2~3 次；静滴：20~40 mg 加入 5% 葡萄糖溶液 250 mL，每日量不超过 360 mg，该药副作用为头痛、恶心、心悸及颜面潮红。

（4）尼卡地平：用法：口服初始剂量 20~40 mg，每日 3 次。静滴 1mg/h 起，根据血压变化，每 10 min 调整剂量。

（5）酚妥拉明：α – 肾上腺素能受体阻滞剂。用法：10~20 mg 溶入 5% 葡萄糖 100~200 mL，以 10 μg / min 静滴。

（6）甲基多巴：用法：250 mg 口服，每日 3~4 次。根据病情酌情增减，最高不超过每日 2 g。其副作用为嗜睡、便秘、口干、心动过缓。

（7）硝酸甘油：主要用于合并心力衰竭和急性冠脉综合症时高血压急症的降压治疗。起始剂量 5~10 μg /min 静滴，每 5~10 min 增加滴速至维持剂量 20~50 μg min。

（8）硝普钠：用法：50 mg 加入 5% 葡萄糖溶液 500/mL，以 0.5~0.8 μg/（kg·min）静脉缓滴。妊娠期应用仅适用于其他降压药物无效的高血压危象孕妇。用药期间，应严密监测血压及心率。

4. 解痉

硫酸镁是子痫治疗的一线药物，也是重度子痫前期预防子痫发作的关键药物。

（1）用药指征：①控制子痫抽搐及防止再抽搐。②预防重度子痫前期发展成为子痫。③重度子痫前期患者临产前用药，预防产时子痫或产后子痫。硫酸镁不可作为降压药使用。

（2）用药原则：①预防和治疗子痫的硫酸镁用药方案相同。②分娩前未使用硫酸镁者，分娩过程中可使用硫酸镁，并持续至产后 24~48 μh。③注意保持硫酸镁血药浓度的稳定性。

（3）用药方案：静脉用药：负荷剂量硫酸镁 4~6 μg，溶于 25% 葡萄糖 20 μmL 静推（15~20 μmin），或者溶于 5% 葡萄糖 100 mL 快速静滴（15~20 min），继而硫酸镁 1~2 g/h 静滴维持。为了夜间更好的睡眠，可在睡眠前停止静脉给药，改为肌内注射 1 次，用法：25% 硫酸镁 20 mL+2% 利多卡因 2 mL 深部臀肌内注射。硫酸镁 24 h 用药总量一般不超过 25 g，用药时限一般不超过 5 日。

5. 镇静药物

镇静药物可缓解孕产妇精神紧张、焦虑症状，改善睡眠，当应用硫酸镁无效或有禁忌时，可使用镇静药物来预防并控制子痫。

（1）地西泮：用法：2.5~5 mg 口服，每日 3 次或睡前服用；10 mg 肌内注射或静脉缓慢推入（＞ 2min）。1 h 内用药超过 30 mg 可能发生呼吸抑制，24 h 总量不超过 100 mg。

（2）冬眠药物：冬眠合剂由派替啶 100 mg、氯丙嗪 50 mg、异丙嗪 50 mg 组成，通常以 1/3 或 1/2 量肌内注射，或加入 5% 葡萄糖 250 mL 内静脉缓慢滴注。现仅用于硫酸镁治疗效果不佳者。

（3）苯巴比妥钠：具有较好的镇静、抗惊厥、控制抽搐作用，子痫发作时给予 0.1 g 肌内注射，预防子痫发作时给予每次 30 mg 口服，每日 3 次。由于该药可致胎儿呼吸抑制，分娩前 6 h 慎用。

6. 利尿

不主张常规应用利尿剂，仅当患者出现全身性水肿、肺水肿、脑水肿、肾功能不全、急性心力衰竭时，可酌情使用呋塞米等快速利尿剂。

甘露醇主要用于脑水肿，该药属高渗性利尿剂，患者心衰或潜在心衰时禁用。甘油果糖适用于肾功能损伤的患者。严重低蛋白血症有腹腔积液者，可补充白蛋白后再给予利尿剂。

7. 促胎肺成熟

孕周 < 35 周的子痫前期患者，预计 1 周内可能分娩者均应给予糖皮质激素促胎肺成熟治疗。

8. 分娩时机和方式

子痫前期患者经积极治疗母儿状况无改善或者病情持续进展时，终止妊娠是唯一有效的治疗方案。

（1）终止妊娠时机：①妊娠期高血压、子痫前期患者可期待治疗至 37 周终止妊娠。②重度子痫前期患者：妊娠 < 24 周，经治疗病情不稳定者建议终止妊娠；孕 24~28 周，根据母儿情况及当地医疗条件和医疗水平决定是否期待治疗；孕 28~34 周，若病情不稳定，经积极治疗 24~48 h 病情仍加重，促胎肺成熟后应终止妊娠；若病情稳定，可考虑继续期待治疗，并建议提前转至早产儿救治能力较强的医疗机构调整，妊娠 ≥ 34 周患者应考虑终止妊娠。

（2）终止妊娠的方式：如无产科剖宫产指征，原则上考虑阴道试产。但如果不能短时间内阴道分娩，病情有可能加重，可放宽剖宫产指征。

9. 产后处理

妊娠期高血压可延续至产后，但也可在产后首次发生高血压、子痫前期甚至子痫。当血压持续 ≥ 150/100 mmHg 时建议降压治疗，当出现重度子痫前期和子痫时，降压的同时应使用硫酸镁。

10. 早发型重度子痫前期的处理

当出现以下情况时建议终止妊娠：①患者出现持续不适症状或严重高血压。②子痫、肺水肿、HELLP 综合征。③发生严重肾功能不全或凝血功能障碍。④胎盘早剥。⑤孕周太小无法存活的胎儿。⑥胎儿窘迫。

（二）子痫的治疗

1. 一般急诊处理

子痫发作时需保持气道通畅，维持呼吸、循环功能稳定，密切观察生命体，留置导尿管监测尿量等。避免声、光等刺激。预防坠地外伤、唇舌咬伤。

2. 控制抽搐

硫酸镁是治疗子痫及预防复发的首选药物。当患者存在硫酸镁应用禁忌或硫酸镁治疗无效时，可考虑应用地西泮、苯妥英钠或冬眠合剂控制抽搐。子痫患者产后需继续应用硫酸镁 24~28 h。

3. 降低颅压

可以 20% 甘露醇 250 ml 快速静滴降低颅压。

4. 控制血压

脑血管意外是子痫患者死亡的最常见原因。当收缩压持续 ≥ 160 mmHg、舒张压 ≥ 110 mmHg 时要积极降压以预防脑血管并发症。

5. 纠正缺氧和酸中毒

面罩和气囊吸氧，根据动脉血气 pH、二氧化碳分压、碳酸氢根浓度等，给予适量 4% 碳酸氢钠纠正酸中毒。

6. 终止妊娠

一旦抽搐控制后即可考虑终止妊娠。

第二节　妊娠合并糖尿病

【治疗方案】

（一）妊娠前药物治疗

应用二甲双胍的 2 型糖尿病患者，知情同意后可在医师指导下继续应用，血糖控制目标为糖化血红蛋白 < 6.5%。

使用胰岛素的患者血糖控制目标为糖化血红蛋白 < 7%。

（二）妊娠期治疗

一旦确诊妊娠期糖尿病，应立即对患者进行医学营养治疗和运动指导，并进行如何监测血糖的教育。医学营养治疗和运动指导后，空腹血糖及餐后 2 h 血糖仍异常者，推荐及时应用胰岛素。

1. 医学营养治疗

（1）营养摄入量推荐。①每日摄入总能量：妊娠早期应保证不低于 1500 kcal/d（1 kcal=4.184 kJ），妊娠晚期不低于 1800 kcal/d。②碳水化合物：推荐饮食碳水化合物摄入量占总能量的 50% ~60% 为宜，不低于 150 g。③蛋白质：推荐饮食蛋白质摄入量占总能量的 15% ~20% 为宜，以满足孕妇妊娠期生理调节及胎儿生长发育之需。④脂肪：推荐饮食脂肪摄入量占总能量的 25% ~30% 为宜。⑤膳食纤维：是不产生能量的多糖。饮食中可多选用富含膳食纤维的燕麦片、荞麦面等粗杂粮，以及新鲜蔬菜、水果、藻类食物等。⑥维生素及矿物质：妊娠期铁、叶酸和维生素 D 的需要量增加了 1 倍，维生素 A、B_{12}、维生素 C、硒、钾、生物素、烟酸和每日总能量的需要量增加了 18% 左右。建议妊娠期有计划地增加富含维生素 B6、钙、钾、铁、锌、铜的食物，如瘦肉、家禽、鱼、虾、奶制品、新鲜水果和蔬菜等。

（2）餐次的合理安排。早、中、晚三餐的能量应控制在每日摄入总能量的 10% ~15%、30%、30%，每次加餐的能量可以占 5% ~10%，有助于防止餐前过度饥饿。

2. 运动疗法

运动治疗的注意事项：

（1）运动前行心电图检查以排除心脏疾患，并需确认是否存在大血管和微血管的并发症。

（2）妊娠期糖尿病运动疗法的禁忌证：1型糖尿病合并妊娠、心脏病、视网膜病变、多胎妊娠、宫颈机能不全、先兆早产或流产、胎儿生长受限、前置胎盘、妊娠期高血压疾病等。

（3）防止低血糖反应和延迟性低血糖：进食30 min后再运动，每次运动时间控制在30~40 min。运动后休息30 min。血糖水平＜3.3 mmol/L或＞13.9 mmol/L者停止运动。运动时应随身携带饼干或糖果，有低血糖征兆时可及时食用。

（4）运动期间出现以下情况应及时就医：腹痛、阴道流血或流水、憋气、头晕眼花、严重头痛、胸痛、肌无力等。

（5）避免清晨空腹未注射胰岛素之前进行运动。

3.胰岛素治疗

（1）胰岛素应用时机：糖尿病孕妇经饮食治疗3~5天后，测定24 h的末梢血糖（血糖轮廓试验），包括夜间血糖、三餐前30 min及三餐后2 h血糖及尿酮体。如果空腹或餐前血糖≥5.3 mmol/L（95 mg/dL），或餐后2 h血糖≥6.7 mmol/L，或调整饮食后出现饥饿性酮症，增加热量摄入后血糖又超过妊娠期标准者，应及时加用胰岛素治疗。

（2）胰岛素治疗方案：最符合生理要求的胰岛素治疗方案为：基础胰岛素联合餐前超短效或短效胰岛素。应根据血糖监测结果，选择个体化的胰岛素治疗方案。

（a）基础胰岛素治疗：选择中效胰岛素睡前皮下注射，适用于空腹血糖高的孕妇；睡前注射中效胰岛素后空腹血糖已经达标但晚餐前血糖控制不佳者，可选择早餐前和睡前2次注射，或者睡前注射长效胰岛素。

（b）餐前超短效或短效胰岛素治疗：餐后血糖升高的孕妇，进餐时或餐前30 min注射超短效或短效人胰岛素。

（c）胰岛素联合治疗：中效胰岛素和超短效或短效胰岛素联合，是目前应用最普遍的一种方法，即三餐前注射短效胰岛素，睡前注射中效胰岛素。由于妊娠期餐后血糖升高显著，一般不推荐常规应用预混胰岛素。

4.口服降糖药

（1）格列本脲，用药后发生子痫前期和新生儿黄疸需光疗的风险升高，少部分孕妇有恶心、头痛及低血糖反应。

（2）二甲双胍，可增加胰岛素的敏感性，该药虽然可以透过胎盘屏障，但目前尚未发现其对子代有明确的不良作用。

（三）分娩期及围术期治疗

分娩期及围术期主要应用胰岛素治疗，胰岛素的使用原则：手术前后、产程中、产后非正常饮食期间应停用所有皮下注射胰岛素，改用胰岛素静滴。胰岛素使用方法：每1~2 h监测1次血糖，根据血糖值维持小剂量胰岛素静滴。妊娠期应用胰岛素控制血糖者计划分娩时，引产前1天睡前正常使用中效胰岛素；引产当日停用早餐前胰岛素，并给予0.9%氯化钠注射液静脉内滴注；正式临产或血糖水平 < 3.9 mmol/L 时，将静滴的 0.9% 氯化钠注射液改为 5% 葡萄糖 / 乳酸林格液，并以 100~150 mL/h 的速度滴注，以维持血糖水平在 5.6 mmol/L（100 mg/dL）以下；如血糖水平 > 5.6 mmol/L，则采用 5% 葡萄糖液加短效胰岛素，按 1~4 U/h 的速度静滴。血糖水平采用快速血糖仪每小时监测 1 次，用于调整胰岛素或葡萄糖输液的速度。也可按照表 9-2-1 的方法调控血糖。

表 9-2-1 产程或手术中小剂量胰岛素的应用标准

血糖水平 （mmol/L）	胰岛素总量 （U/h）	静脉输液种类	配伍原则 （液体量 + 胰岛素用量）
< 5.6	0	5% 葡萄糖 / 乳酸林格液	不加胰岛素
5.6~ < 7.8	1.0	5% 葡萄糖 / 乳酸林格液	500 mL 加 4 U
7.8~ < 10.0	1.5	0.9% 氯化钠注射液	500 mL 加 6 U
10.0~ < 12.2	2.0	0.9% 氯化钠注射液	500 mL 加 8 U
≥ 12.2	2.5	0.9% 氯化钠注射液	500 mL 加 10 U

注：静脉输液速度为 125 mL/h

（四）妊娠合并酮症酸中毒的处理

妊娠合并酮症酸中毒的治疗原则：给予胰岛素降低血糖、纠正代谢和电解质紊乱、改善循环、去除诱因。

（1）血糖过高者（> 16.6 mmol/L）先予胰岛素 0.2~0.4 U/kg 一次性静注。

（2）胰岛素持续静滴：0.9% 氯化钠注射液 + 胰岛素，按胰岛素 0.1 U/（kg·h）或 4~6 U/h 的速度输入。

（3）监测血糖：从使用胰岛素开始每小时监测 1 次血糖，根据血糖下降情况进行调整，要求平均每小时血糖下降 3.9~5.6 mmol/L 或超过静滴前血糖水平的 30%。达不到此标准者可能存在胰岛素抵抗，应将胰岛素用量加倍。

（4）当血糖降至 13.9 mmol/L，将 0.9% 氯化钠注射液改为 5% 葡萄糖液或葡萄糖盐水，每 2~4 g 葡萄糖加入 1 U 胰岛素，直至血糖降至 11.1 mmol/L 以下、尿酮体阴性、并可平稳过渡到餐前皮下注射治疗时停止补液。

（5）补液原则先快后慢、先盐后糖；注意出入量平衡。开始静脉胰岛素治疗且患者有尿后要及时补钾，避免出现严重低血钾。

第三节　妊娠期肝内胆汁淤积症（ICP）

【治疗方案】

ICP 的治疗目标是缓解瘙痒症状，改善肝功能，降低血胆汁酸水平，延长孕周，改善妊娠结局。

1. 降胆酸治疗

常用药物：熊去氧胆酸，常用剂量为每日 1 g 或 15 mg/（kg·d）分 3~4 次口服，每 1~2

周监测肝功能及生化指标。S- 腺苷蛋氨酸，口服或静脉给药，每日 1 g。

2. 镇静治疗

休息差夜间可给予镇静药。

3. 辅助治疗

可使用炉甘石、薄荷类、抗组胺药缓解瘙痒。

4. 预防产后出血

当伴发明显的脂肪痢或凝血酶原时间延长时，可补充维生素 K，每日 5~10 mg，口服或肌注。

5. 终止妊娠

结合患者治疗效果、胎儿情况等综合评估，一般轻度患者孕 38~39 周终止妊娠，可考虑阴道试产，重度患者孕 34~37 周之间终止妊娠，应行剖宫产。

第四节　妊娠合并血液系统疾病

一、妊娠期贫血

（一）缺铁性贫血（Iron Deficiency Anemia，IDA）

【治疗方案】

1. 补充铁剂和纠正贫血的原因

铁缺乏和轻、中度贫血：以口服铁剂为主，改善饮食，进食富含铁的食物。重度贫血：口服或注射铁剂，有些临近分娩或影响到胎儿者，还可以少量多次输浓缩红细胞。极重度贫血：首选输浓缩红细胞，待 Hb > 70 g/L。症状缓解后可改为口服或注射铁剂。Hb 恢复正常后，应继续口服铁剂 3~6 个月，或至产后 3 个月。

2. 饮食

孕妇膳食铁吸收率为 15%，孕妇对铁的生理需要量比月经期量高 3 倍，且随着妊娠进展增加，妊娠中晚期需摄入铁每日 30 mg。通过饮食指导可增加铁摄入和铁吸收。膳食铁中 95% 为非血红素铁。含血红素铁的食物是红色肉类和禽类。促进铁吸收的食物有水果、土豆、绿叶蔬菜、菜花、胡萝卜和白菜等含维生素 C 的食物。有些食物会抑制铁吸收，如牛奶及奶制品、谷物麸皮、谷物、高筋面粉、豆类、坚果、茶、咖啡、可可。

3. 补充铁剂

（1）口服铁剂的用法：治疗诊断明确的 IDA，孕妇应补充元素铁每日 100~200 mg，2 周后复查 Hb 评估疗效。通常 2 周后 Hb 增加 10 g/L，3~4 周后增加 20g/L。血清铁蛋白 < 30 μg/L 的非贫血孕妇应摄入元素铁每日 60mg，8 周后评估疗效。

（2）口服铁剂的副作用：口服铁剂的患者约有 1/3 出现剂量相关的不良反应。每日补充元素铁 ≥ 200 mg 时容易出现恶心和上腹部不适等胃肠道症状。常用的口服铁剂很多，现在最常用的是多糖铁复合物、硫酸亚铁、琥珀酸亚铁、10% 枸橼酸铁铵等。建议进食前 1 h 口服铁剂，与维生素 C 共同服用，以增加吸收率。避免与其他药物同时服用。

（3）注射铁剂：不能耐受口服铁剂，依从性不确定或口服铁剂无效者可选择注射铁剂。注射铁剂能使 Hb 水平快速并持续增长，其疗效优于口服硫酸亚铁。常用铁剂有很多，目前认为蔗糖铁最安全，右旋糖酐铁可能出现严重不良反应。

4.输血

当孕产妇 Hb < 60 g/L 建议输血，当 Hb 60~70 g/L 根据患者手术与否和心脏功能等因素，决定是否需要输血。接近预产期或短期内需要行剖宫产者，应少量，多次输红细胞悬液或全血。由于贫血孕妇对失血耐受性低，如产时出现明显失血应尽早输血。有出血高危因素者应在产前备血或术前输血。所有输血均应获书面知情同意。

（二）巨幼细胞性贫血（Megaloblastic Anemia）

【治疗方案】

（1）治疗基础疾病，去除病因。

（2）加强营养指导，纠正偏食及不良的烹调习惯。多吃新鲜蔬菜、水果、瓜豆类、肉类、动物的肝脏等食物。

（3）补充叶酸。对有高危因素的孕妇，应从妊娠 3 个月开始，口服叶酸每日 5~10 mg，连服 8~12 周。确诊为巨幼细胞贫血的孕妇，应口服叶酸每日 15 mg，或每日肌注叶酸 10~30 mg，直至症状消失、贫血纠正。

（4）维生素 B_{12} 缺乏：肌内注射维生素 B_{12} 100 μg 每日 1 次（或 200 μg，隔天 1 次），2 周后改为每周 2 次，直至血红蛋白恢复正常。对于单纯维生素 B_{12} 缺乏的患者，不宜单用叶酸治疗，否则会加重维生素 B_{12} 的缺乏，特别是要警惕会有神经系统症状的发生或加重。

（5）血红蛋白 < 70 g/L 时，患者有感染、脏器功能衰竭，甚至恶病质的表现时，应考虑间断输新鲜血或浓缩红细胞。

（6）严重的巨幼细胞贫血患者在补充治疗后：要警惕低血钾症的发生。因为在贫血恢复的过程中，大量血钾进入新生成的细胞内，会突然出现低钾血症，对老年患者和有心血管疾患、纳差者应特别注意及时补充钾盐。

（7）分娩时避免产程延长，预防产后出血和感染。

（三）再生障碍性贫血（Aplastic Anemia）

【治疗方案】

（1）治疗性人工流产。如再障患者在妊娠早期发现应在备血、输血的情况下行人工流产术。妊娠中晚期孕妇，因终止妊娠有较大的危险，应加强支持疗法，在严密监护下妊娠直至分娩。

（2）支持疗法。注意休息、增加营养，少量、间断输新鲜血，使 Hb > 60g/L。出现明显出血倾向给与糖皮质激素治疗，泼尼松 10 mg，每日 3 次口服，但不宜久用。也可用蛋白合成激素，羟甲烯龙 5 mg，每日 2 次，有刺激红细胞生成的作用。

（3）预防感染。

二、特发性血小板减少性紫癜

【治疗方案】

ITP 患者一旦妊娠一般不必终止妊娠，只有当严重血小板减少在妊娠早期就需要用糖皮质激素治疗者，可考虑终止妊娠。治疗原则与单纯的 ITP 患者相同，用药时尽可能减少对胎儿的影响

（1）肾上腺皮质激素：是治疗 ITP 的首选。妊娠期血小板 $< 50 \times 10^9$/L、有出血倾向可用泼尼松每日 40~100 mg。待病情缓解后逐渐减量至每日 10~20 mg 维持。若出血严重，泼尼松可用至 120 mg/（$m^2 \cdot d$）口服或用氢化可的松 400 mg/（$m^2 \cdot d$）或氟美松 10~15 mg/（$m^2 \cdot d$）静脉点滴，待出血好转即改为泼尼松 60 mg/（$m^2 \cdot d$）。一般用药 3 周左右，最长不超过 4 周，逐渐减量至停药。

（2）输新鲜血或血小板：血小板 $< 10 \times 10^9$/L、有出血倾向、为防止重要器官出血（脑出血）时，或剖宫产手术、分娩时应用。可输新鲜血或血小板。

（3）丙种球蛋白静点：静脉点滴输入大剂量精制丙种球蛋白（IgG），约 0.4 g/（kg·d），5~7 天为一疗程。

（4）脾切除疗法：激素治疗血小板无改善，有严重出血倾向，血小板 $< 10 \times 10^9$/L，可考虑脾切除。

（5）免疫抑制剂及雄激素：在妊娠期间不建议使用。

（6）ITP 孕妇最大的危险是分娩时出血和新生儿颅内出血，故 ITP 孕妇可放宽剖宫产指征。产前或术前应用大剂量糖皮质激素，氢化考地松 500 mg 或地塞米松 20~40 mg 静注，并准备好新鲜血或血小板。

（7）产后处理。妊娠期应用糖皮质激素治疗者，产后应继续应用并预防感染。

妇科疾病的治疗

第一节　盆腔炎性疾病

【治疗方案】

主要为抗生素药物治疗。绝大多数 PID 经及时恰当的抗生素治疗能彻底治愈，即使输卵管卵巢脓肿形成，75% 的脓肿也能得到控制。

1. 门诊治疗

一般情况好，症状轻，能耐受口服抗生素，可随访。常用方案：①氧氟沙星 400 mg，每日 2 次 + 甲硝唑 400 mg，每日 2~3 次，连服 14 天。②头孢西丁钠 2 g，单次肌注 + 多西环素 100 mg，每日 2 次和甲硝唑 400 mg，每日 2 次，连服 14 天。③莫西沙星 400 mg，口服，每日 1 次，共 14 天。④阿奇霉素 0.5 g+ 甲硝唑 400 mg，口服，12h 1 次，共 14 天。

2. 住院治疗

一般情况差，病情严重，伴有高热，盆腔腹膜炎，或输卵管卵巢脓肿；门诊治疗无效，诊断不清，不能口服抗生素等，需住院用支持疗法加静脉抗生素治疗。

（1）支持疗法：卧床休息，半卧位，给予高热量、高蛋白、高维生素饮食，补充液体，注意纠正电解质紊乱及酸碱失衡。高热时采用物理降温。尽量避免不必要的妇科检查以免引起炎症扩散，若有腹胀可行胃肠减压。

（2）抗生素治疗：①首选第二代或三代头孢菌素：头孢西丁钠每次 1~2 g，静滴，每 6 h 1 次。或头孢替坦 2 g，静滴，每 12 h 1 次。加用多西环素 100 mg，或米诺环素 100 mg，口服，每日 2 次。②其他第二代头孢菌素及第三代头孢菌素（如头孢呋辛钠、头孢唑肟、头孢噻肟钠、头孢曲松钠）对 PID 也有效。若考虑有支原体或衣原体感染，应加用多西环素 100 mg，每 12 h 口服，连续用药 10~14 天。或阿奇霉素 500 mg，每日 1 次，连用 3 天。③克林霉素与氨基糖苷类药物联合：克林霉素 900 mg，每 8 h 1 次，静滴，体温降至正常后改口服，每次 250~500 mg，每日 3~4 次；克林霉素与氨基糖苷类药物联合应用对多数革兰阳性菌及厌氧菌有效，常用于治疗输卵管卵巢脓肿。④喹诺酮类药物与甲硝唑联合：环丙沙星每次 200 mg，每 12 h 1 次，静滴；或氧氟沙星每次 400 mg，每 12 h 1 次，静滴。或左氧氟沙星 500 mg，每日 1 次，静滴，加甲硝唑 500 mg，每 12 h 1 次，静滴。

对放置宫内节育器者，抗生素治疗后应取出宫内节育器。

（3）手术治疗：主要用于抗生素治疗控制不满意的输卵管卵巢脓肿或盆腔脓肿经药物治疗 48~72 h，体温持续不降，患者中毒症状加重或包块增大者，应及时手术，以免发生脓肿破裂。

3. 中药治疗

主要为活血化瘀、清热解毒药物，例如：银翘解毒汤、安宫牛黄丸或紫血丹等。或在抗菌药物的基础上辅以康妇消炎栓、桂枝茯苓胶囊、红花如意丸可以减少慢性盆腔痛后遗症的发生。

4. 妊娠期或哺乳期 PID 治疗

妊娠期 PID 可能增加孕产妇死亡及早产等的风险，建议住院静脉抗生素治疗，禁用喹诺酮类及四环素类药物。产褥期 PID 多为子宫内膜炎，常表现为高热、腹痛及异常恶露，易诊断。如无须哺乳，首选克林霉素及庆大 霉素静脉给药方案；如需要哺乳，可考虑三代头孢 菌素联合甲硝唑，但应用甲硝唑后 3 天内禁止哺乳。如发热超过 5 天，需行盆腔增强 CT 或 MRI 检查以除 外血栓性静脉炎及深部脓肿。

第二节　异位妊娠

【治疗方案】

根据病情缓急，采取相应处理。

（1）手术治疗：分为根治性手术、保守性手术。近年来腹腔镜手术是异位妊娠常用的术式，但在出血多、休克重或麻醉及监护不利的情况下应酌情使用。

（2）保守治疗：主要是药物治疗，常用的药物为甲氨蝶呤（MTX）。

适应证：符合以下情况并要求保留生育功能的年轻女性。①一般情况良好，早期未破裂型，无活动性腹腔内出血。②盆腔包块最大直径 < 3.5 cm。③血 β-HCG < 2000 U/L。④超声未见胚胎原始血管搏动。⑤肝肾功能及血常规正常，无 MTX 治疗禁忌证。

用法、用量：MTX 0.4 mg/（kg·d），肌注，5 天为一疗程。或单次肌注：MTX 1 mg/kg 或 50 mg/m^2。在治疗的第 4 日和第 7 日测血清 β-HCG，若下降大于 15% 应为有效，然后每周重复检查，直至 β-HCG 降至 5U/L。一般需要 3~4 周。若下降小于 15%，应重复上述给药治疗。

持续性异位妊娠：输卵管行保守手术后，残余滋养细胞有可能继续生长，再次发生出血，持续性异位妊娠发生率为 3.9%~11.0%。术后 1 日血 HCG 未下降至术前的 50% 以下，术后 12 日未下降至 10% 以下，均可诊断为持续异位妊娠，可给予 MTX 治疗，方法同前。

中药治疗：以杀胚、活血化瘀、消症为治疗原则，但应严格掌握指征，治疗期间超声和 β-HCG 严密监测。

第三节　子宫内膜异位症

【治疗方案】

治疗内异症的根本目的是"缩减和去除病灶，减轻和控制疼痛，治疗和促进生育，预防和减少复发"。

（一）药物治疗

（1）复方短效口服避孕药：常用药物有达因-35、优思明、优思悦、妈富隆等，用法为每日 1 片，连续用 6~9 个月。副作用有恶心、呕吐，并需警惕有血栓形成的风险。

（2）口服孕激素：长效或短效孕激素均能有效治疗子宫内膜异位症。①地诺孕素（唯散宁）地诺孕素是去甲睾酮衍生物，但是没有雄激素的常见副作用。可于月经周期的任意一天开始口服，每日 1 片，每天同一时间服用即可，餐后或空腹时均可服用。连续服用 3~6 个月，最长可用 1~2 年。无论是否出现阴道出血，不间断。在开始治疗前需停用任何激素避孕方法，如需避孕，应使用非激素避孕法（如屏障避孕法）。漏服药片的管理：在漏服、呕吐和/或腹泻（如果在服药后 3h 内发生）时，地诺孕素片疗效减弱。在漏服 1 片或多片的情况下，一旦想起，患者应尽快服用 1 片，然后应该在第 2 天按既往服药时间继续服用，因呕吐或腹泻导致药片未能吸收，也应补服 1 片。②醋酸甲羟孕酮每日 30 mg，连用 3~6 个月。副作用恶心、体重增加及阴道不规律点滴出血。

（3）左炔诺孕酮宫内缓释系统（LNG-IUS 曼月乐）目前作为子宫内膜异位症药物治疗的一线疗法。由于左炔诺孕酮宫内缓释系统在宫腔内主要发挥局部孕激素作用，可使全身系统副作用最小化。使用曼月乐不影响以后的生育力，约有 80% 希望妊娠的妇女在取出曼月乐后 12 个月内受孕。曼月乐可以有效地用于特发性月经过多的治疗，月经过多的妇女在使用曼月乐后 3 个月内，月经失血量减少 88%。曼月乐还可有效地缓解痛经。

（4）依托孕烯植入剂：依托孕烯是用于避孕的皮下植入剂，每支含依托孕烯 68 mg，3 年避孕有效率超过 99.5%。取出后的第 1 周即有可能怀孕。依托孕烯植入剂使用 6 个月后 68% 的子宫内膜异位症患者疼痛明显降低。

（5）促性腺激素释放激素激动剂（GnRH-a）为人工合成的十肽类化合物，目前常用的 GnRH-a 类药物有：①亮丙瑞林 3.75 mg，月经第一天皮下注射，每隔 28 天注射 1 次，共 3~6 次。②戈舍瑞林 3.6 mg，用法同前。GnRH-a 可以改善子宫内膜异位症相关性疼痛约 60%~100%。也可以用于疑似子宫内膜异位症的经验性治疗，或延缓该疾病的术后复发。

（6）孕三烯酮：一种人工合成的三烯 19 去甲甾类化合物，具有较强的抗孕激素和抗雌激素活性，可以使子宫内膜及异位病灶细胞失活、退化，从而导致异位病灶萎缩。一般为每次 2.5 mg，每周 2 次，第 1 次于月经第 1 天服用，3 天后服用第 2 次，以后每周相同时间服用，6 个月为一疗程。治疗后 50%~100% 患者发生闭经，症状缓解率达 95% 以上。疗效与达那唑相近，但副作用较小，对肝脏影响较小且可逆。

（7）芳香化酶抑制剂：常用的芳香化酶抑制剂：来曲唑、依西美坦、阿那曲唑。绝经前妇女必须连同卵巢抑制剂一起使用，因为不确定诱导排卵是否为其副作用。绝经期妇女可使用芳香化酶抑制剂治疗子宫内膜异位症。

（8）达那唑：为合成的 17α - 乙炔睾酮衍生物。达那唑阻碍卵巢甾体生成，导致子宫内膜萎缩，适用于轻度或中度的子宫内膜异位症痛经明显者。用法：月经的第一天开始口服 200 mg，每日 2~3 次，持续用药 6 个月。但是由于雄激素的副作用，如痤疮、多毛症和嗓音变粗，因此现在应用十分有限。但在其他治疗方法不可用的情况下可以考虑。

（9）非甾体类抗炎药：是一类不含糖皮质激素的抗炎、解热、镇痛药物，主要是通过抑制前列腺素的合成，减轻疼痛。常用的药物有：布洛芬、芬必得、消炎痛、扶他林等，主要是内异症痛经时使用，间隔不少于 6h，不适合长期使用。

（二）手术治疗

适用于药物治疗后症状不缓解、局部病变加剧者。

第四节　异常子宫出血

【治疗方案】

（一）常用的无排卵或稀发排卵的治疗方法

对于急性 AUB，除积极性激素治疗外，需同时配合止血药、抗贫血等辅助治疗手段，改善患者的一般情况，维持稳定的生命体征。

1. 出血期止血

（1）孕激素：也称"内膜脱落法""药物性刮宫"，适用于一般情况较好，血红蛋白 ≥ 90g/L 者。对于急性 AUB 建议肌注黄体酮 20 mg/d×3 天；对于出血淋漓不净、不愿意肌注的患者选用口服孕激素制剂，如地屈孕酮（达芙通）每日 10 mg~20 mg，微粒化黄体酮胶囊（安琪坦、益玛欣、琪宁等）每日 200 mg~300 mg，甲羟孕酮（安宫黄体酮，MPA）每日 6 mg~10 mg，连用 7~10 天。停药后 1~3 天发生撤退出血，约 1 周内血止。

（2）雌激素：也称"子宫内膜修复法"。应用大剂量雌激素可迅速提高血雌激素水平，促进子宫内膜生长，短期内修复子宫内膜创面而止血。适用于血红蛋白 < 80 g/L 的青春期患者。戊酸雌二醇 2 mg/ 次，口服，每 6~8h 1 次；结合型雌激素 1.25~2.5 mg/ 次，口服，每 6~8 h 1 次；不能耐受口服药物者可用苯甲酸雌二醇注射液每日 3~4 mg，分 2~3 次肌注，若出血量明显减少，维持剂量，若出血量未减少则加大剂量，每日最大剂量不超过 12 mg。对大量出血患者应在性激素治疗的 6 h 内见效，24~48 h 出血基本停止。若 96 h 仍不能止血应考虑有器质性病变的可能。经上述治疗患者止血后应每 3 天递减 1/3 量，直至维持量。如戊酸雌二醇每日 1~2 mg，结合型雌激素每日 0.625 mg，维持到血止后 20 天以上，患者的血色素增加到 80~90 g/L 以上，加用孕激素 10 天，使子宫内膜转化。然后同时停用雌、孕激素，使子宫内膜脱落。

（3）短效复方口服避孕药：常用的短效复方口服避孕药包括炔雌醇环丙孕酮片（达英 –35）、屈螺酮炔雌醇片（优思明）、屈螺酮炔雌醇片Ⅱ（优思悦）（止血时后四片白色安慰剂需扔掉）、去氧孕烯炔雌醇片（妈富隆、欣妈富隆）、复方左炔诺孕酮（左炔诺孕酮炔雌醇）等。方法为每次 1 片，急性 AUB 多使用每日 2~3 次，淋漓出血多使用每日 1~2 次，大多数出血可在 1~3 天完全停止。继续维持原剂量治疗 3 天以上仍无出血可开始减量，每 3~7 天减少 1 片，仍无出血，可继续减量到每日 1 片，维持至血红蛋白正常。希望来月经，停药即可。严重、持续、无规律出血建议连续用复方短效口服避孕药 3 个月，待贫血纠正。

（4）高效合成孕激素：也称为"内膜萎缩法"，适用于血红蛋白较低者。使用大剂量高效合成孕激素，如炔诺酮（妇康片）每日 5~10 mg，甲羟孕酮每日 10~30 mg 等，连续用药 10 天 ~21 天，血止、贫血纠正后停药。也可在出血完全停止后，维持原剂量治疗 3 天后仍无出血即可开始减量，减量以不超过原剂量的 1/3 为原则，每 3 天减量一次，直至每日最低剂量而不再出血为维持量，维持至血红蛋白正常，希望来月经，停药即可。也可用左炔诺酮每日 1.5~5.0 mg，血止后按同样原则减量。

（5）雄激素：如丙酸睾丸酮，因增强子宫平滑肌及子宫血管收缩，减少盆腔充血而减少出血量。但大出血时雄激素不能立即修复子宫内膜，单独使用效果不佳。可以联合其他治疗给与丙酸睾丸酮每日 25~50 mg，肌注，用 1~3 天。但因雄性激素的副作用不推荐长期应用，亦不推荐年轻女性应用。

（6）GnRH-a：也可用于止血，如应用 GnRH-a 治疗大于 3 个月，推荐应用雌激素反向添加。

（7）手术治疗：对有诊断性刮宫指征或有药物治疗禁忌证的患者，建议行诊断性刮宫或宫腔镜检查，既可以迅速止血又可以将内膜组织做病理检查，排除子宫内膜病变。

2、调整月经周期

（1）孕激素：于撤退性出血第 15 天开始，口服地屈孕酮每日 10~20 mg，用药 10 天；也可用微粒化孕酮每日 200~300 mg，用药 10 天；或甲羟孕酮每日 4~12 mg，每天分 2~3 次口服，连用 10~14 天。一般停药后 1 周之内可来月经，于月经的第 15 天重复使用 10 天，酌情应用 3~6 个周期。

（2）复方短效口服避孕药：使用简单、有效。在止血用药撤退性出血后可周期性使用口服避孕药 3~6 个周期。无生育要求，有长期避孕需求的、无口服避孕药禁忌证者可长期应用。

（3）雌孕激素序贯治疗：常用于青春期患者，月经的第 5 天戊酸雌二醇每日 1 mg，共 21 天，后 10 天加用黄体酮每日 10 mg，然后在月经的第 21 天两药一起停用，待月经来潮。下次月经的第 5 天重复使用，一般应用 3~6 个周期。

（4）左炔诺酮宫内缓释系统（LNG–IUS、曼月乐）多种药物治疗效果不好，且无生育要求可选择曼月乐。

3、手术治疗

各种治疗效果不佳，无生育要求，由患者和家属知情选择后接受子宫切除。

（二）排卵异常性子宫出血

（1）促卵泡发育：① 卵泡期使用低剂量雌激素，于月经第 5 天口服妊马雌酮 0.625 mg 或戊酸雌二酮 1 mg，连续 5~7 天。②于月经的第 5 天开始用氯米芬每日 50 mg，（或来曲唑每日 2.5 mg）连用 5 天。

（2）促排卵：超声检测卵泡成熟后，给予绒促激素 5000~10 000 U，1 次或分 2 次肌注。

（3）黄体功能刺激疗法：于基础体温上升后开始，绒促性素 1000~2000 U，隔日肌注，共 5 次。

（4）黄体功能补充疗法：自排卵后黄体酮注射液每日 10 mg，肌注，共 10~14 天。

（5）复方短期口服避孕药：适用于有不孕要求的患者。周期性使用 3~6 个月。

第五节　多囊卵巢综合征

【治疗方案】

（一）治疗原则

PCOS 病因不明，且无有效的治愈方案，临床以对症治疗为主，并需长期的健康管理。

（二）治疗方法

1. 生活方式干预

对合并超重或肥胖的 PCOS 患者。生活方式干预应在药物治疗之前和（或）伴随药物治疗时进行。包括控制饮食、增加运动和降低体重、减少腰围，这些可增加胰岛素敏感性，从而恢复排卵及生育功能。

2. 调整月经周期

（1）周期性使用孕激素：可以作为青春期、围绝经期 PCOS 患者的首选，也可用于育龄期有妊娠计划的 PCOS 患者。推荐使用天然孕激素或地屈孕酮，如：地屈孕酮（每日 10~20 mg）、微粒化黄体酮（每日 100~200 mg）、醋酸甲羟孕酮（每日 10 mg）、用药时间一般为每周期 10~14 天。

（2）短效复方口服避孕药：短效复方口服避孕药（Combinedoralcontraceptive，COC）不仅可调整月经周期、预防子宫内膜增生，还可使高雄激素症状减轻，可作为育龄期无生育要求的 PCOS 患者的首选；青春期患者酌情可用。3~6 个周期后可停药观察，症状复发后可再用药（如无生育要求，育龄期推荐持续使用）。用药时需注意 COC 的禁忌证。

（3）雌孕激素周期序贯治疗：极少数 PCOS 患者胰岛素抵抗严重，雌激素水平较低、子宫内膜薄，单一孕激素治疗后子宫内膜无撤药出血反应，需要采取雌孕激素序贯治疗。也用于雌激素水平偏低、有生育要求或有围绝经期症状的 PCOS 患者。用法：口服雌二醇每日 1~2 mg（每月 21~28 天），周期的后 10~14 天加用孕激素。孕激素的选择和用法同上述的"周期性使用孕激素"。对伴有低雌激素症状的青春期、围绝经期 PCOS 患者可作为首选，既可控制月经紊乱，又可缓解低雌激素症状。

3. 高雄激素的治疗

（1）短效 COC：COC 可作为青春期和育龄期 PCOS 患者高雄激素血症及多毛、痤疮的首选治疗。COC 中环丙孕酮炔雌醇抗雄激素作用较好。治疗痤疮，一般用药 3~6 个月可见效；治疗多毛，服药至少需要 6 个月才显效，这是由于体毛的生长有固有的周期；停药后可能复发。有些患者需要皮肤科配合相关的药物局部治疗或物理治疗。

（2）螺内酯（Spironolactone）：是醛固酮受体的竞争性抑制剂，适用于 COC 治疗效果不佳、有 COC 禁忌证或不能耐受 COC 的高雄激素患者。每日剂量 40~200 mg，推荐剂量为每日 100 mg，至少使用 6 个月才见效。

（3）糖皮质类固醇：适用于 PCOS 的雄激素过多为肾上腺来源或肾上腺和卵巢混合来源者。地塞米松 0.25 mg，每晚 1 次口服。剂量不宜超过每日 0.5 mg。

4. 代谢调整

（1）二甲双胍：为胰岛素增敏剂，提高胰岛素敏感性，有降低高血糖的作用，但不降低正常血糖。二甲双胍每次 500 mg，口服，每日 2~3 次。

（2）吡格列酮：吡格列酮为噻唑烷二酮类胰岛素增敏剂，不仅能提高胰岛素敏感性，还具有改善血脂代谢、抗炎、保护血管内皮细胞功能等作用，联合二甲双胍具有协同治疗效果。吡格列酮常作为双胍类药物疗效不佳时的联合用药选择，常用于无生育要求的患者。用法：每日 15~30 mg，最大量不超过每日 45 mg。

（3）阿卡波糖：阿卡波糖是一种葡萄糖苷酶抑制剂，是复杂的低聚糖，其结构类似寡糖。在肠道内竞争性抑制葡萄糖苷水解酶。降低多糖及蔗糖分解成葡萄糖，使糖的吸收相应减缓，具有使餐后血糖降低的作用。用法：每次 25 mg，每日 2~3 次，在餐前即刻服用。每天的总量不宜超过 0.3 g。

5. 促进生育，诱发排卵

对有生育要求者在以上治疗的基础上，进行促排卵治疗。可用氯米芬、来曲唑等，如：氯米芬每日 50 mg，（或来曲唑每日 2.5 mg）连用 5 天。效果不佳者可以用辅助生殖技术促排。

6. 手术治疗

可用腹腔镜下卵巢打孔或卵巢楔形切除术，也可奏效，但因是有创手术，且有一定的并发症，临床已不常用。

（刘亚滨　张舫）

第十章 感染性疾病

第一节 病毒性疾病

一、病毒性肝炎

（一）急性病毒性肝炎

【诊断要点】

急性起病，常伴有病毒血症，临床表现为恶心、呕吐、食欲减退、乏力、肝肿大及肝功能异常。病毒血症期表现为发热等，类似于上呼吸道感染，并且热退后呈现黄疸，进入黄疸期。

【治疗方案】

急性病毒性肝炎治疗原则相同，以对症支持治疗为主，根据传播途径隔离，卧床休息，保护肝细胞，促进黄疸消退，防止乙肝、丙肝、丁肝慢性化。

· **方案1**：10% 葡萄糖溶液 100 mL+ 复方二氯醋酸二异丙胺注射液 80 mg 静滴，每日 1 次。如果黄疸较重，可应用腺苷蛋氨酸等。

· **方案2**：10% 葡萄糖溶液 250 mL+ 异甘草酸镁注射液 20 mL 静滴，每日 1 次。

· **方案3**：10% 葡萄糖溶液 100 mL+ 注射用还原型谷胱甘肽 1.8 g 静滴，每日 1 次。

· **方案4**：10% 葡萄糖注射液 250 mL+ 维生素 C 注射液 2.5 g 静滴，每日 1 次，以增加机体对感染的抵抗力，提高机体解毒功能，加速肝细胞三羧酸循环，改善肝功能。

· **方案5**：10% 葡萄糖注射液 100 mL+ 多烯磷脂酰胆碱注射液 10 mL 静滴，每日 1 次。

· **方案6**：多烯磷脂酰胆碱胶囊 456 mg，口服，每日 3 次。

· **方案7**：水飞蓟宾胶囊 70 mg，口服，每日 3 次。

（二）慢性病毒性肝炎

【诊断要点】

（1）乙型肝炎病毒、丙型肝炎病毒、丁型肝炎病毒均可引起慢性病毒性肝炎，反复出现肝功能异常，可有肝掌、蜘蛛痣、脾大等阳性体征。

（2）慢性病毒性肝炎指病程超过 6 个月，反复发作。

【治疗方案】

· **方案1**：保肝治疗（同急性肝炎）。

· **方案2**：调节机体免疫力。胸腺五肽注射液 10 mg，肌注，每日 1 次。

· **方案3**：抗肝纤维化治疗。10% 葡萄糖注射液 250 mL+ 注射用丹参 400 mg，静滴，每日 1 次，活血化瘀，改善肝脏微循环。

·**方案4：** 抗病毒治疗。

1. 慢性乙型肝炎

（1）HBeAg 阳性慢性乙型肝炎抗病毒治疗。

（a）采用恩替卡韦 0.5 mg，口服，每日 1 次；富马酸替诺福韦二吡呋酯片 300 mg，口服，每日 1 次；或富马酸丙酚替诺福韦 25 mg，口服，每日 1 次治疗。

具体疗程：治疗 1 年若乙肝病毒定量低于检测线下限、谷丙转氨酶复常和 HBeAg 血清学转换后，再巩固治疗至少 3 年（每隔 6 个月复查 1 次）仍保持不变，可考虑停药，延长疗程可减少复发。

（b）采用聚乙二醇干扰素 α 抗病毒治疗：Peg-IFN-α-2a 180 μg 或 Peg-IFN-α-2b 1.5 μg/kg，每周 1 次，皮下注射，疗程 48 周，治疗期间严格监测不良反应。

治疗 24 周时，若乙肝病毒定量下降 < 2 lg IU/mL 且 HBsAg 定量 > 20 000 IU/mL，建议停用，改为核苷类似物治疗。有效患者治疗疗程为 48 周，可以根据病情需要延长疗程，但不宜超过 96 周。

（2）HBeAg 阴性慢性乙型肝炎抗病毒治疗。

（a）采用恩替卡韦、富马酸替诺福韦二吡呋酯片、富马酸丙酚替诺福韦治疗，建议 HBsAg 消失且乙肝病毒定量检测不到后停药随访。

（b）采用聚乙二醇 α 干扰素抗病毒治疗。

治疗 12 周时，若乙肝病毒定量下降 < 2 lg IU/mL，或 HBsAg 定量 < 1 lg IU/mL，建议停用，改为核苷类似物治疗。有效患者治疗疗程为 48 周，可以根据病情需要延长疗程，但不宜超过 96 周。

（3）对于代偿期乙型肝炎肝硬化患者，推荐采用恩替卡韦、富马酸替诺福韦二吡呋酯片、富马酸丙酚替诺福韦进行长期抗病毒治疗，或采用聚乙二醇 α 干扰素治疗，但需密切监测相关不良反应。

（4）对于失代偿期乙型肝炎肝硬化患者，推荐采用恩替卡韦、富马酸替诺福韦二吡呋酯片、富马酸丙酚替诺福韦长期抗病毒治疗，禁用干扰素治疗。

2. 慢性丙型肝炎

慢性丙型肝炎患者的抗病毒治疗已进入直接抗病毒药物的泛基因型时代。优先推荐无干扰素的方案。所有 HCV RNA 阳性的患者，只要有治疗意愿，均应接受抗病毒治疗。

（1）泛基因型方案：

（a）索磷布韦（400 mg）/维帕他韦（100 mg）口服，每次 1 片，每日 1 次。

治疗基因 1~6 型初治或者 PRS 经治患者，无肝硬化或代偿期肝硬化疗程 12 周，针对基因 3 型代偿期肝硬化或者 3b 型患者可以考虑加用利巴韦林，失代偿期肝硬化患者联合利巴韦林 12 周。含 NS5A 抑制剂的 DAAs 经治患者，需要联合利巴韦林，疗程 24 周。

（b）索磷布韦 400 mg + 达拉他韦 100 mg 口服，每日 1 次，疗程 12 周。

肝硬化患者加用利巴韦林，对于利巴韦林禁忌的肝硬化患者，需将疗程延长至 24 周。

（2）基因型特异性方案：

基因 1 型：达拉他韦片 60 mg（每日 1 次）+ 阿舒瑞韦软胶囊 100 mg（每日 2 次），治疗基因 1b 型无肝硬化或代偿期肝硬化患者，疗程 24 周。

基因 2 型：索磷布韦 400 mg（每日 1 次）和利巴韦林（< 75 kg，1000 mg 每日 1 次；≥ 75 kg，1200 mg 每日 1 次），疗程 12 周。肝硬化患者，特别是肝硬化经治患者，疗程应延长至 16~20 周。

基因 3 型：索磷布韦 400 mg 每日 1 次和利巴韦林（< 75 kg，1000 mg 每日 1 次；≥ 75 kg，1200 mg 每日 1 次），疗程 24 周。

基因 4 型：艾尔巴韦 / 格拉瑞韦 1 片，每日 1 次，疗程 12 周。但是治疗失败患者，需要联合利巴韦林，且疗程延长至 16 周。

基因 5/6 型：来迪派韦 / 索磷布韦 1 片，每日 1 次，疗程 12 周，经治患者不建议使用此方案。

（3）含聚乙二醇 α 干扰素的方案：

达诺瑞韦 100 mg 1 片 每日 2 次 + 利托那韦 100 mg 1 片 每日 2 次 + 聚乙二醇，干扰素 α 180 μg 皮下注射 1 次 / 周 + 利巴韦林（< 75 kg，1000 mg 每日 1 次；≥ 75 kg，1200 mg 分 2~3 次口服），治疗基因 1b 型非肝硬化患者，疗程 12 周。

（三）重型肝炎 / 肝衰竭

【诊断要点】

（1）急性肝衰竭：急性起病，2 周内出现 II 度及以上肝性脑病，并有极度乏力、明显厌食、腹胀等，短期内黄疸进行性加深，血清胆红素 ≥ 10 × 正常值上限或每日上升 ≥ 17.1 μmol/L，凝血酶原活动度 ≤ 40%，或国际标准化比值 ≥ 1.5，且排除其他原因，肝脏进行性缩小。

（2）亚急性肝衰竭：起病较急，2~26 周出现极度乏力，有明显消化道症状，黄疸迅速加深，血清胆红素 ≥ 10 × 正常值上限或每日上升 ≥ 17.1 μmol/L，伴或不伴肝性脑病，有出血表现，凝血酶原活动度 ≤ 40%，或国际标准化比值 ≥ 1.5 并排除其他原因者。

（3）慢加急性肝衰竭：在慢性肝病基础上，由各种诱因引起急性黄疸加深、凝血功能障碍，可合并肝性脑病、腹水、电解质紊乱、感染、肝肾综合征、肝肺综合征等并发症，以及肝外器官功能衰竭。患者黄疸迅速加深，血清胆红素 ≥ 10 × 正常值上限或每日上升 ≥ 17.1 μmol/L，有出血表现，凝血酶原活动度 ≤ 40%，或国际标准化比值 ≥ 1.5。

（4）慢性肝衰竭：在肝硬化基础上，缓慢出现肝功能进行性减退和失代偿，血清胆红素升高，常 < 10 倍正常上限，白蛋白明显降低，血小板明显下降，凝血酶原活动度 ≤ 40%，或国际标准化比值 ≥ 1.5，并排除其他原因者，有顽固性腹水或门静脉高压等表现，出现肝性脑病。

【治疗方案】

·**方案 1**：10% 葡萄糖溶液 250 mL+ 促肝细胞生长素 100 mg 静滴，每日 1 次。

·**方案 2**：10% 葡萄糖溶液 100 mL+ 注射用还原型谷胱甘肽 1.8 g 静滴，每日 1 次。

·**方案 3**：补充血制品：20% 人血白蛋白 10 g，静滴，每日 1 次。新鲜血浆 200~400 mL，静滴，每日 1 次（可与白蛋白交替应用）。

·**方案 4**：补充能量：50% 高张葡萄糖 静滴（1 g 葡萄糖相当于 16.7 kJ 能量，正常成年人卧床每日需要 5026 kJ 能量）。

·**方案 5**：胸腺肽 α 1.6 mg 皮下注射 每周 3 次。

·**方案 6**：少尿患者可应用利尿剂：呋塞米 40 mg+ 螺内酯 100 mg 口服，晨起顿服，口服不方便或效果不佳可应用布美他尼 1 mg，静注，每日 1~2 次。

·**方案 7**：防治各种并发症。

（1）肝性脑病：六合氨基酸 250 mL，静滴，每日 1~2 次；10% 葡萄糖注射液 250 mL+ 门冬氨酸鸟氨酸 5~10 g，静滴，每日 1~2 次；乳果糖口服溶液 30~50 mL，口服，每日 3 次；枯草杆菌二联活菌肠溶胶囊 250~500 mg，口服，每日 3 次。

（2）消化道出血：生理盐水 250 mL+ 生长抑素，3 mg，持续静滴 48~72 h；生理盐水 100 mL+ 艾司奥美拉唑钠，80 mg，静滴，每日 2 次；蛇毒血凝酶 1 单位，静脉推注，每 8 h 1 次。

（3）感染（自发细菌性腹膜炎）：生理盐水 100 mL+ 头孢哌酮钠舒巴坦钠 3 g 静滴 每 12 h 1 次。

（4）电解质紊乱：口服或静脉补钾：氯化钾缓释片，1 g，口服，每日 3 次或 10% 氯化钾注射液，按照不超过 0.3% 的浓度静滴。口服或静脉补钙：碳酸钙 D_3 1 片，口服，每日 1~2 次或 10% 葡萄糖注射液 20 mL+10% 葡萄糖酸钙 10 mL，静滴，每日 1 次。

·**方案 8**：
条件允许的情况下尽早行人工肝血浆置换治疗。

·**方案 9**：
判断病情进展迅速应尽早联系肝移植事宜。

（王宇　付晓琳）

二、水痘

【诊断要点】

水痘临床主要特征为分批出现的皮肤黏膜斑疹、丘疹，然后迅速（数小时）转化成疱疹并结痂。几种皮疹可同时存在，呈向心性分布。全身症状较轻，2~3 周有与水痘或带状疱疹患者接触史而既往未患过水痘，即可作出临床诊断。

【治疗方案】

1. 抗病毒治疗

·**方案 1**：10% 葡萄糖溶液 250 mL+ 痰热清 20 mL 静滴，每日 1 次。

·**方案 2**：10% 葡萄糖注射液 250 mL+ 维生素 C 注射液 2.5 g，静滴，每日 1 次。以增加机体对感染的抵抗力，提高机体解毒功能。

　　·**方案3**：蒲地蓝消炎口服液 10 mL，口服，每日 3 次。

　　·**方案4**：双黄连口服液 10 mL，口服，每日 3 次。

　　·**方案5**：阿昔洛韦 200~400 mg，口服，每日 4 次，疗程 10 天。

　　·**方案6**：泛昔洛韦 500~750 mg，口服，每日 3 次，疗程 7 天。

　　2. 皮肤外用药物

　　·**方案**：局部涂抹 1% 甲紫溶液。

　　3. 应用丙种球蛋白

　　·**方案**：丙种球蛋白 400 mg/（kg·d），静滴，每日 1 次，连续应用 4~5 天。

（王宇　付晓琳）

三、传染性单核细胞增多症

　　【**诊断要点**】

　　（1）传染性单核细胞增多症是 EB 病毒（EBV）感染所致的急性淋巴细胞增生性传染病。好发于儿童及青少年。

　　（2）依据典型临床表现：发热、咽喉痛、肝脾及淋巴结肿大，外周血异常淋巴细胞＞10%，嗜异性凝集试验阳性及 EBV 抗体、EBV-DNA 检测进行诊断。

　　【**治疗方案**】

　　1. 对症治疗

　　有心肌炎、喉水肿、溶血性贫血、脑炎、重症肝炎伴重度黄疸等并发症时可短期使肾上腺皮质激素，使高热及淋巴组织增生消退。

　　·**方案**：10% 葡萄糖溶液 250 mL+ 氢化可的松 100 mg 或地塞米松 10 mg，静滴，每日 1 次，使用 3~5 天。

　　如发生脾破裂，及时行脾切除，并迅速补充血容量。

　　2. 抗病毒治疗

　　·**方案1**：0.9% 氯化钠注射液 100 mL+ 注射用更昔洛韦 5 mg/kg，1 次 /12 h，每次滴注 1 h 以上，疗程 14~21 天。

　　·**方案2**：阿昔洛韦（无环鸟苷）200 mg，口服，每日 5 次，连服 7 日。

　　·**方案3**：应用丙种球蛋白，早期应用可改善症状，缩短病程。丙种球蛋白 400 mg/（kg·d），静滴，每日 1 次，连用 4~5 日。

（王宇　付晓琳）

四、风疹

　　【**诊断要点**】

　　（1）风疹是风疹病毒感染引起的急性呼吸道传染病，表现为轻度上呼吸道炎症、发热、淡红色斑丘疹和耳后、枕后淋巴结肿大。

（2）皮疹于发热后第1日或第2日出现，为充血性皮疹，多见于面部及躯干部。典型皮疹持续3天消退。疹退后无脱屑及色素沉着。

【治疗方案】

1. 抗病毒治疗

0.9%氯化钠注射液（或5%葡萄糖注射液）500 mL+利巴韦林0.5 g，静滴，每日2次。

2. 对症治疗

（1）高热：以物理降温为主，药物降温为辅。布洛芬混悬液（依据年龄、体重确定剂量）口服，可间隔4~6 h重复用药1次，24 h不超过4次。

（2）惊厥：

·**方案1**：水合氯醛灌肠，成人1~2 g/次，小儿60~80 mg/kg（每次不超过1 g）。

·**方案2**：地西泮静注或肌注，成人10~20 mg/次，小儿0.1~0.3 mg/kg（每次不超过10 mg）。

（杨毅　付晓琳）

五、麻疹

麻疹是由麻疹病毒引起的呼吸道传染病。

【诊断要点】

（1）冬春季节流行，有麻疹患者接触史。

（2）有发热伴卡他症状、眼结膜充血、畏光、口腔麻疹黏膜斑，于发热3~4天出现充血性斑丘疹。

（3）并发症有支气管炎、喉炎、心肌炎、麻疹脑炎、亚急性硬化性全脑炎。

【治疗方案】

1. 一般治疗

卧床休息，保持室内空气流通及新鲜，眼、鼻、口腔及皮肤保持清洁，鼓励多饮水，给易消化和营养丰富的饮食。

2. 对症治疗

·**方案1**：高热可酌情用小剂量解热药物或物理降温，咳嗽可用祛痰镇痰药。

·**方案2**：体弱病重患儿可早期注射免疫球蛋白，静脉用丙种球蛋白每日200~300 mg/kg，静滴。

3. 并发症的治疗

（1）支气管肺炎：①首选青霉素G，3万~5万U/kg（以体重计），静滴，过敏者可用红霉素。疗程为体温正常后5~7天。②高热中毒症状重者可用氢化可的松5~10 mg/kg，静滴，2~3天好转后停用。

（2）心肌炎：有心力衰竭者应及早给予快速洋地黄类药物。可用毒毛花苷K，0.007 mg/kg，加入 50% 葡萄糖 20 mL 中静注（注射时间大于 5 min），每 6~8 h 给药 1 次。

（3）喉炎：①使用抗生素及激素，剂量同支气管肺炎。②雾化吸入抗炎、排痰布地奈德 0.5~1.0 mg/ 次，每日 2 次。

（4）脑炎：20% 甘露醇 250~500 mL，加压快速静滴防治脑水肿。如有休克，可用林格液及白蛋白、血浆适量扩容（治疗可参考乙型脑炎）。

（杨毅　付晓琳）

六、流行性腮腺炎

【诊断要点】

（1）发热。

（2）以耳垂为中心的腮腺肿大，结合流行情况和发病前 2~3 周有接触史。没有腮腺肿大的脑膜脑炎、脑膜炎和睾丸炎等，确诊需依靠血清学检查和病毒分离。

（3）脑膜炎常有头疼、嗜睡和脑膜刺激征。

（4）脑膜脑炎常有高热、谵语、抽搐、昏迷，重症者可致死亡。

（5）睾丸炎常见于腮腺肿大消退时又出现发热，多数伴单侧睾丸肿大。

（6）卵巢炎多见于育龄女性，可有下腹痛。

（7）胰腺炎可有恶心、呕吐、中 / 上腹痛和压痛，脂肪酶检测具有诊断特异性。

【治疗方案】

·**方案 1**：发病早期，利巴韦林 10~15 mg/（kg·d），疗程 5~7 天。

·**方案 2**：重症或并发脑膜炎，心肌炎者，可应用地塞米松 5~10 mg，静脉滴注，3~5 天。

·**方案 3**：若出现剧烈头痛、呕吐，疑为颅内高压者，可应用 20% 甘露醇 12 g/kg，静脉推注，每 4~6 h 1 次，直到症状好转。

·**方案 4**：

男性成人，预防睾丸炎发生，早期可应用己烯雌酚，每次 2~5mg，每日 3 次，口服。

（杨毅　付晓琳）

七、巨细胞病毒感染

【诊断要点】

新生儿出现原因不明的黄疸、肝脾大、严重紫癜、贫血、呼吸或消化道症状或并有原因不明的脑眼损害，儿童或成年人不明原因的发热，淋巴细胞分类 > 50%，以及异型淋巴细胞 10% 以上，嗜异性凝集反应阴性，均应高度怀疑本病。器官移植后接受免疫抑制治疗者以及艾滋病患者，发生间质性肺炎、肝炎均应考虑该病。

【治疗方案】

抗病毒治疗：

·**方案 1**：更昔洛韦：静脉用药 5 mg/kg，每日 2 次，疗程 14~21 天，免疫缺陷者疗程更长。

·方案 2：膦甲酸钠（不能耐受更昔洛韦或更昔洛韦治疗无效的患者），初始剂量 60 mg/kg，8 h 1 次，疗程 2~3 周，维持剂量每日 90~120 mg/kg，免疫缺陷者疗程更长。

（杨毅 付晓琳）

八、手足口病

【诊断要点】

（1）常见于学龄前儿童，婴幼儿多见。

（2）流行季节，当地托幼机构及周围人群有手足口病流行，发病前与手足口病患儿有直接或间接接触史。

（3）手足口病主要临床表现有发热，手、足、口、臀等部位出疹，可伴有咳嗽、流涕、食欲不振等症状。典型皮疹表现为斑丘疹、丘疹、疱疹。皮疹周围有炎性红晕，疱疹内液体较少，不疼不痒，皮疹恢复时不结痂、不留疤。

（4）多数病例血常规白细胞计数正常，部分病例白细胞计数、中性粒细胞比例及 C- 反应蛋白升高。病情危重者肌钙蛋白、血糖、乳酸升高。

（5）临床样本（咽拭子、粪便或肛拭子、血液等标本，肠道病毒特异性核酸检测阳性或分离到肠道病毒。急性期血清相关病毒 IgM 抗体阳性。恢复期血清 CV-A16、EV-A71 或其他可引起手足口病的肠道病毒中和抗体比急性期有 4 倍以上升高。

（6）重症病例早期识别很重要。年龄 3 岁以下、病程 3 天以内和 EV-A71 感染为重症高危因素，下列指标提示患儿可能发展为重症病例危重型：①持续高热：体温大于 39℃，常规退热效果不佳。②神经系统表现：出现精神萎靡、头痛、眼球震颤或上翻、呕吐、易惊、肢体抖动、吸吮无力、站立或坐立不稳。③呼吸异常：呼吸增快、减慢或节律不整，安静状态下呼吸频率超过 30~40 次 /min。④循环功能障碍：心率增快（＞ 160 次 /min）、出冷汗、四肢末梢发凉、皮肤发花、血压升高、毛细血管再充盈时间延长（＞ 2 s）。⑤外周血白细胞计数升高：外周血白细胞计数 ≥ 15 × 10⁹/L，除外其他感染因素。⑥血糖升高：出现应激性高血糖，血糖 ＞ 8.3 mmol/L。⑦血乳酸升高：出现循环功能障碍时，通常血乳酸 ≥ 2.0 mmol/L，其升高程度可作为判断预后的参考指标。

【治疗方案】

1. 一般治疗

（1）注意隔离，避免交叉感染；清淡饮食；做好口腔和皮肤护理。

（2）积极控制高热。体温超过 38.5℃者，采用物理降温（温水擦浴、使用退热贴等）或应用退热药物治疗。常用药物有：布洛芬口服，每次 5~10 mg/kg；对乙酰氨基酚口服，每次 10~15mg/kg；两次用药的最短间隔时间为 6 h。

（3）惊厥病例需要及时止惊，常用药物有：如无静脉通路可首选咪达唑仑肌肉注射，每次 0.1 ~ 0.3 mg/kg，体重＜ 40 kg 者，最大剂量不超过 5 mg/ 次，体重＞ 40 kg 者，最大剂量不超过 10 mg/ 次；地西泮缓慢静注，每次 0.3~0.5 mg/kg，最大剂量不超过 10 mg/ 次，注射速度 1~2 mg/min。需严密监测生命体征，做好呼吸支持准备；也可使用水合氯醛灌肠抗惊厥；保持呼吸道通畅，必要时吸氧；注意营养支持，维持水、电解质平衡。

2. 病因治疗

目前尚无特效抗肠道病毒药物。研究显示，干扰素 α 喷雾或雾化，利巴韦林静脉滴注早期使用可有一定疗效，若使用利巴韦林应关注其不良反应和生殖毒性。IFN-α 2 b 喷雾剂：100 万 IU/d，隔 1~2 h/ 次，疗程 3~7 天，首日剂量可加倍。IFN-a 雾化吸入：IFN-α 1 b，每次 2~4 μg/kg，或 IFN-α 2 b，20 万 ~40 万 IU/kg，每次 2 次，疗程 3~7 天。利巴韦林静滴：小儿按体重每天 10~15 mg/kg，分 2 次给药，每次静滴 20 min，疗程 3~7 天。

3. 液体疗法

重症病例可出现脑水肿、肺水肿及心功能衰竭，应控制液体入量，给予生理需要量 60~80 mL/（kg·d）（脱水剂不计算在内）。建议匀速给予，即 2.5~3.3 mL/（kg·h），注意维持血压稳定。

4. 降颅内压

常用甘露醇，剂量为 20% 甘露醇每次 0.25~1.0 g/kg，每 4~8 h 1 次，20~30 min 快速静注；严重颅内高压或脑疝时，可增加频次至每 2~4 h 1 次。有心功能障碍者，可使用利尿剂，如呋塞米 1~2 mg/kg 静注。

5. 静注丙种球蛋白

有脑脊髓炎和持续高热等表现者以及危重病例可酌情使用，剂量 1.0 g/（kg·d），连用 2 天。

6. 糖皮质激素

有脑脊髓炎和持续高热等表现者以及危重病例酌情使用，可选用甲基泼尼松龙 1~2 mg/（kg·d），或氢化可的松 3~5 mg/（kg·d），或地塞米松 0.2~0.5 mg/（kg·d），一般疗程 3~5 天。

7. 机械通气

机械通气指征出现以下表现之一者，可予气管插管机械通气：①呼吸急促、减慢或节律改变。②气道分泌物呈淡红色或血性。③短期内肺部出现湿性啰音。④胸部 X 线检查提示肺部明显渗出性病变。⑤脉搏血氧饱和度（SpO$_2$）或动脉血氧分压（PaO$_2$）下降。⑥面色苍白、紫绀、皮温低、皮肤发花、血压下降。⑦频繁抽搐或昏迷。

（董俊飞　付晓琳）

九、登革热病毒感染

【诊断要点】

1. 登革热

（1）近期（发病前 15 天内）曾到过登革热流行区、居住地或工作地有登革热病例。

（2）主要临床表现：发热，伴乏力、厌食、恶心，头痛、肌肉及骨关节痛，皮疹和出血倾向，淋巴结肿大等。

（3）全血细胞分析：白细胞和（或）血小板减少；DENV IgM 抗体、NS1 抗原或 DENV（登革热的病原体）核酸阳性或恢复期血清特异性 1 gG 抗体阳转或滴度呈 4 倍以上升高，为确诊的主要依据。

2.重症登革热

在登革热诊断标准基础上出现下列严重表现之一者。

（1）严重出血：皮下血肿，肉眼血尿，咯血，消化道出血、阴道出血及颅内出血等。

（2）休克：心动过速、肢端湿冷、毛细血管充盈时间延长＞ 3s、脉搏细弱或测不到、脉压差减小，血压下降 [（＜ 90/60 mmHg），或较基础血压下降 20%] 或血压测不到等。

（3）严重器官损伤：急性呼吸窘迫综合征（ARDS）或呼吸衰竭，急性心肌炎或急性心力衰竭，急性肝损伤（ALT/AST ＞ 1000 U/L），急性肾功能不全，脑病或脑炎等重要脏器损伤。

【治疗方案】

1.登革热

（1）一般治疗。①急性期应卧床休息，给予清淡饮食，保证足够能量。②防蚊隔离至退热及症状缓解。③监测神志、生命体征、液体入量、尿量，血常规、肝肾功能、心肌酶及重症预警指征等。

（2）对症治疗。

（a）降温。发热时以物理降温为主，可以用温水擦浴；高热患者不能耐受时可给予对乙酰氨基酚治疗。慎用乙酰水杨酸（阿司匹林）、布洛芬和其他非甾体类抗炎药（NSAIDs），避免加重胃炎或出血。对于高热、中毒症状明显的患者在输液中可酌情静滴地塞米松 5~10 mg，或口服泼尼松 5 mg，每日 3 次，疗程，一般 2~3 天。

（b）补液。以口服补液为主，对高热、大汗、呕吐不能进食者，应及时给予补液，维持良好的组织器官灌注，防止滥用静脉补液，以免诱导脑水肿的发生。

（c）镇静、止痛。

·**方案 1**：地西泮 10 mg，肌内注射。

·**方案 2**：罗痛定 30~60 mg，口服。

（d）脑型病例治疗方案。

·**方案 1**：20% 甘露醇 250 mL 快速静滴，间隔 4~6 h 重复给药。

·**方案 2**：5% 葡萄糖溶液 100 mL+ 地塞米松 10 mg，静滴，每日 1~2 次。

·**方案 3**：适用于呼吸抑制者。山梗菜碱（洛贝林），成人每次 3~6 mg，小儿每次 0.3~3 mg/kg，静注。或可拉明 0.25~0.5 g，静注或肌内注射，必要时 1~2 h 重复 1 次，6 个月以下小儿每次 75 mg。

·**方案 4**：适用于严重呼吸衰竭或呼吸骤停者。人工呼吸机辅助呼吸。

（3）止血治疗。

（a）出血部位明确者，如严重鼻衄给予局部止血。胃肠道出血给予制酸药（奥美拉唑钠）。慎用有创检查或肌肉注射以免发生出血风险，尽量避免插胃管、尿管等侵入性诊断及治疗。

（b）严重出血者伴血红蛋白低于 7 g/L，根据病情及时输注红细胞。

（c）严重出血伴血小板计数＜30×10^9/L，可输注新鲜血小板。登革热伴血小板显著下降但无明确出血者，给予输注血小板治疗不能防治出血及改善预后。

（4）纠正休克。应尽快进行液体复苏治疗，初始液体复苏以等渗晶体液为主（如0.9%氯化钠溶液等），对初始液体复苏无反应的休克或更严重的休克可加用胶体溶液。对发生严重血浆外渗尤其是伴有低蛋白血症者可及时给予输注人血白蛋白治疗，预防休克的发生或进展。补液原则是先多后少、先快后慢、先盐后糖，同时积极纠正酸碱失衡。液体复苏治疗无法维持血压时，应使用血管活性药物；严重出血引起的休克，应及时输注红细胞悬液或全血等。有条件进行血流动力学监测并指导治疗。

2. 登革出血热

（1）以支持疗法为主，注意维持水、电解质平衡。休克病例要快速输液以扩充血容量，并加用血浆或代血浆，但出血不严重者不宜输入全血以免加重血液浓缩。出现 DIC 者可按 DIC 治疗。

（2）积极进行止血治疗。原则同登革热。

（董俊飞　付晓琳）

十、甲型 H1N1 流感

【诊断要点】

（1）疑似病例。符合下列情况之一即可诊断为疑似病例：

（a）病前7天内与传染期甲型 H1N1 流感确诊病例有密切接触，并出现流感样临床表现。

（b）出现流感样临床表现，甲型流感病毒检测阳性，尚未进一步检测病毒亚型。

对上述两种情况，在条件允许的情况下，可安排甲型 H1N1 流感病原学检查。

（2）临床诊断病例。仅限于以下情况作出临床诊断：同一起甲型 H1N1 流感暴发疫情中，未经实验室确诊的流感样症状病例，在排除其他致流感样症状疾病时，可诊断为临床诊断病例。

在条件允许的情况下，临床诊断病例可安排病原学检查。

（3）确诊病例。出现流感样临床表现，同时有以下一种或几种实验室检测结果：

（a）甲型 H1N1 流感病毒核酸检测阳性。

（b）分离到甲型 H1N1 流感病毒。

（c）双份血清甲型 H1N1 流感病毒的特异性抗体水平呈4倍或4倍以上升高。

（4）重症与危重病例。

（a）出现以下情况之一者为重症病例。

· 持续高热超过3天，伴有剧烈咳嗽，咳脓痰、血痰或胸痛；

· 呼吸频率快，呼吸困难，口唇紫绀；

· 神志改变：反应迟钝、嗜睡、躁动、惊厥等；

· 严重呕吐、腹泻，出现脱水表现；

·影像学检查有肺炎征象，合并肺炎的患者；

·原有基础疾病明显加重。

（b）出现以下情况之一者为危重病例。

·呼吸衰竭；

·感染中毒性休克；

·多脏器功能不全；

·出现其他需进行监护治疗的严重临床情况。

【治疗方案】

1. 一般治疗

休息，多饮水，密切观察病情变化，对高热病例可给予退热治疗（18 岁以下患者避免应用阿司匹林）。

2. 抗病毒治疗（首选神经氨酸酶抑制剂）

·**方案 1**：奥司他韦，成人 75 mg，口服，每日 2 次，疗程 5 天；危重病例或重症病例剂量可酌情加至 150 mg，口服，每日 2 次；病情迁延病例，可适当延长用药时间。

1 岁及以上的儿童患者应根据体重给药，体重不足 15 kg 的患儿，给予 30 mg，口服，每日 2 次；体重 15~23 kg 的患儿，给予 45 mg，口服，每日 2 次；体重 23~40 kg 的患儿，给予 60 mg，口服，每日 2 次；体重大于 40 kg 的患儿，给予 75 mg，口服，每日 2 次。

·**方案 2**：扎那米韦，用于成人及 7 岁以上的儿童。成人用量为 10 mg，吸入，每日 2 次，疗程为 5 天。7 岁及以上儿童用法同成人。

3. 重症病例和危重病例的治疗

可以考虑使用甲型 H1N1 流感近期康复者恢复期血浆或疫苗接种者免疫血浆进行治疗。一般成人 100~200mL，儿童酌情减量输入。宜早期使用，必要时可重复使用。

4. 对症治疗

（1）如出现低氧血症或呼吸衰竭，应及时给予相应的治疗措施，包括氧疗或机械通气等。

（2）合并休克时给予相应抗休克治疗。

（3）出现其他脏器功能损害时，给予相应支持治疗。

（4）出现继发感染时，给予相应抗感染治疗。

（5）18 岁以下患者避免应用阿司匹林类药物退热。

（6）妊娠期甲型 H1N1 流感危重病例，应结合患者的病情严重程度，并发症发生情况、妊娠周数及患者和家属的意愿等因素，考虑终止妊娠的时机和方式。

（董俊飞　付晓琳）

十一、人感染 H7N9 禽流感

【诊断要点】

1. 流行病学史

发病前 10 天内，有接触禽类及其分泌物、排泄物，或者到过活禽市场，或者与人感染 H7N9 禽流感病例有密切接触史。

2. 临床表现

肺炎为主要临床表现，患者常出现发热、咳嗽、咳痰，可伴有头痛、肌肉酸痛、腹泻或呕吐等症状。重症患者病情发展迅速，多在发病 3~7 天出现重症肺炎，体温大多持续在 39℃以上，出现呼吸困难，可伴有咯血痰。常快速进展为 ARDS、脓毒性休克和 MODS。少数患者可为轻症，仅表现为发热伴上呼吸道感染症状。

3. 诊断标准

（1）疑似病例：符合上述流行病学史和临床表现，尚无病原学检测结果。

（2）确诊病例：有上述临床表现和病原学检测阳性。

（3）重症病例：符合下列 1 项主要标准或 3 项及以上次要标准者可诊断为重症病例。

主要标准：①需要气管插管行机械通气治疗。②脓毒性休克经积极液体复苏后仍需要血管活性药物治疗。

次要标准：①呼吸频率≥ 30 次 /min。②氧合指数≤ 250 mmHg（1 mmHg=0.133 kPa）。③多肺叶浸润。④意识障碍和（或）定向障碍。⑤血尿素氮≥ 7.14 mmol/L。⑥收缩压< 90 mmHg 需要积极的液体复苏。

4. 易发展为重症的危险因素

（1）年龄≥ 65 岁。

（2）合并严重基础病或特殊临床情况，如心脏或肺部基础疾病、高血压、糖尿病、肥胖、肿瘤、免疫抑制状态、孕产妇等。

（3）发病后持续高热（≥ 39℃）。

（4）淋巴细胞计数持续降低。

（5）CRP、LDH 及 CK 持续增高。

（6）胸部影像学提示肺炎快速进展。

【治疗方案】

1. 隔离治疗

对疑似病例和确诊病例应尽早隔离治疗。

2. 对症治疗

（1）吸氧，采用鼻导管、开放面罩及储氧面罩进行氧疗。

（2）发热者进行物理降温，或应用解热药物。

（3）止咳祛痰，给予复方甘草片、盐酸氨溴索、乙酰半胱氨酸、可待因等药物。

3. 抗病毒治疗

先留取呼吸道标本，应尽早应用，尽量在发病 48 h 内使用。

·方案 1：奥司他韦。成人 75 mg 每日 2 次，疗程 5~7 天，重症病例剂量可加倍，疗程可延长 1 倍以上。儿童体重不足 15 kg 者，给予 30 mg，每日 2 次；体重 15~23 kg 者，给予

45 mg，每日 2 次；体重 23~40 kg 者，给予 60 mg，每日 2 次；体重大于 40 kg 者，给予 75 mg，每日 2 次。对于吞咽胶囊有困难的儿童，可选用奥司他韦颗粒剂。

· **方案 2**：帕拉米韦。重症病例或无法口服者可用帕拉米韦氯化钠注射液，成人 300~600 mg，静滴，每日 1 次，用 5~7 天，重症病例疗程可适当延长。

· **方案 3**：扎那米韦。成人及 7 岁以上青少年每日 2 次，间隔 12 h，每次 10 mg（分 2 次吸入）。

4. 加强支持治疗和预防并发症

注意休息、多饮水、增加营养，给予易消化的饮食，维持水、电解质平衡。监测并预防并发症。抗菌药物应在明确继发细菌感染时或有充分证据提示继发细菌感染时使用。

（董俊飞　付晓琳）

十二、传染性非典型肺炎

【诊断要点】

（1）疑似病例：对于缺乏明确流行病学依据，但具备其他 SARS 支持证据者，可以作为疑似病例，需进一步进行流行病学追访，并安排病原学检查以求印证。

对于有流行病学依据，有临床症状，但尚无肺部 X 线影像学变化者，也应作为疑似病例。对此类病例，需动态复查 X 线胸片或胸部 CT，一旦肺部病变出现，在排除其他疾病的前提下，可以作出临床诊断。

（2）临床诊断：对于有 SARS 流行病学依据，有症状，有肺部 X 线影像学改变，并能排除其他疾病诊断者，可以作出 SARS 临床诊断。

（3）确定诊断：在临床诊断的基础上，若分泌物 SARS-CoV RNA 检测阳性，或血清 SARS-CoV 抗体阳转，或抗体滴度 4 倍及以上增高，则可作出确定诊断。

（4）重症 SARS 的诊断标准。具备以下 3 项之中的任何一项，均可以诊断为重症 SARS。

（a）呼吸困难，成人休息状态下呼吸频率 ≥ 30 次 /min，且伴有下列两种情况之一：胸片显示多叶病变或病灶总面积在正位胸片上占双肺总面积的 1/3 以上；或病情进展，48 h 内病灶面积增大超过 50% 且在正位胸片上占双肺总面积的 1/4 以上。

（b）出现明显的低氧血症，氧合指数低于 300 mmHg。

（c）出现休克或多器官功能障碍综合征（MODS）。

【治疗方案】

1. 一般治疗与病情监测

卧床休息，注意维持水、电解质平衡，避免用力和剧烈咳嗽。密切观察病情变化（不少患者在发病后的 2~3 周内都可能属于进展期）。定时或持续监测脉搏、体温、呼吸频率、血氧饱和度或动脉血气分析。定期复查血常规、尿常规、血电解质、肝肾功能、心肌酶谱、T 淋巴细胞亚群和 X 线胸片等。

2. 氧疗

（1）一般早期给予持续鼻导管或鼻塞吸氧（吸氧浓度一般为 1~3 L/min）。可选鼻罩 CPAP（面罩和 PEEP+PSV）。应用指征：呼吸次数 > 30 次/min；吸氧，3~5 L/min，$SPO_2 < 93\%$；有明显的胸闷和呼吸困难。应用注意事项：NPPV；持续应用（包括睡眠时间），间歇 < 30 min，直到病情缓解。

（2）有创机械通气指征（符合下列 3 个条件者）：严重呼吸困难；低氧血症（吸氧 5 L/min 条件下 $SaO_2 < 90\%$ 或氧合指数 < 200 mmHg）；经过无创正压通气治疗无改善，或者不能耐受无创正压通气。

3. 对症治疗

发热 > 38.5℃，或全身酸痛明显者，可使用解热镇痛药。高热者给予冰敷、酒精擦浴、降温毯等物理降温措施。儿童禁用水杨酸类解热镇痛药；咳嗽、咳痰者可给予镇咳、祛痰药；有心、肝、肾等器官功能损害者，应采取相应治疗；腹泻患者，应注意补液及纠正水、电解质失衡。

4. 糖皮质激素

应用糖皮质激素治疗应有以下指征之一：①有严重中毒症状，高热持续 3 天不退。② 48 h 内肺部阴影面积扩大超过 50%。③有 ALI 或出现 ARDS。

·方案：成人推荐剂量相当于甲泼尼龙每日 80~320 mg，静脉给药。必要时可适当增加剂量，大剂量应用时间不宜过长。具体剂量及疗程应根据病情调整，当临床表现改善或胸片显示肺内阴影有所吸收时，逐渐减量停用。一般每 3~5 天减量 1/3，通常静脉给药 1~2 周后可改为口服泼尼松或泼尼松龙。一般不超过 4 周。建议采用半衰期短的糖皮质激素。注意糖皮质激素的不良反应。儿童慎用。

5. 抗病毒治疗

·方案：利托那韦 600 mg，口服，每日 2 次。

儿童患者利托那韦 $400\,mg/m^2$，每日 2 次，口服，不应超过 600 mg，每日 2 次。

6. 免疫治疗

·方案：胸腺肽 α1，1.6 mg 加入 1mL 注射用水，皮下注射，每周 2 次。干扰素、静脉用丙种球蛋白等不推荐常规使用。SARS 恢复期血清的临床疗效尚未被证实，对诊断明确的高危患者，可在严密观察下试用。

7. 抗菌药物的使用

用于对疑似患者的试验治疗，以帮助鉴别诊断；或用于治疗和控制继发细菌、真菌感染。

8. 重症病例的处理

（1）加强对患者的动态监护。有条件的医院，尽可能收入重症监护病房。

（2）使用无创正压机械通气（NPPV），模式通常使用持续气道正压通气（CPAP），压力水平一般为 4~10 cmH₂O，或压力支持通气 + 呼气末正压（PSV+PEEP），PEEP 水平一般为 4~10 cmH₂O，吸气压力水平一般为 10~20 cmH₂O，调节吸氧流量和氧浓度，维持血氧饱和度＞93%。NPPV应持续应用（包括睡眠时间），减少暂停时间，直到病情缓解。

（3）NPPV治疗后，若氧饱和度改善不满意，$PaO_2 < 60\,mmHg$，或对NPPV不能耐受者，应及时进行有创正压机械通气治疗。

（4）对出现ARDS病例，宜直接应用有创正压机械通气治疗。

（5）出现休克或MODS，应予相应支持治疗。

9. 心理治疗

减少患者担心院内交叉感染的压力；加强关心与解释，引导患者加深对本病的自限性和可治愈的认识。

（孙琳琳　付晓琳）

十三、流行性出血热

【诊断要点】

（1）初步诊断依据包括：流行病学资料；临床特征；短时间内大量蛋白尿，尿中可见膜状物，典型五期经过等；早期出现异型淋巴细胞与血小板减少。

（2）进一步确定诊断可做特异性血清学检查。

【治疗方案】

1. 发热期

（1）对症治疗。

（a）早期卧床休息，进食高能量、高维生素的半流食。

（b）消化道症状严重者，可静脉补液，一般每日补液2500~3000 mL，维持尿量在1500 mL左右。输液种类为10%葡萄糖溶液、平衡盐液，可加用极化液和能量合剂。

（c）当尿量剧增、血压尚平稳时，可给予小剂量血管活性药（如多巴胺），以扩张肾血管，改善肾小球滤过率，或口服普萘洛尔，可同时应用小剂量利尿剂（如速尿）增加尿流，冲刷肾小管管腔，防止阻塞，预防少尿、肾衰。

·**方案1**：10%葡萄糖溶液250 mL+多巴胺20 mg，静滴，开始速度为20滴/min（即每分钟滴入75~100 µg），以后根据血压情况，可调整速度或浓度。

·**方案2**：普萘洛尔10~20mg，口服，每日3次。

·**方案3**：呋塞米20mg，静注。

（d）高热应予以物理降温，禁用退热剂。

（e）中毒症状重时可短期（3~5天）应用肾上腺皮质激素，氢化可的松100~200 mg或地塞米松5~10 mg，静滴，每日1次。

（f）本病DIC高凝阶段多发生于发热晚期以至休克、少尿之初，故在发热晚期应监测凝血时间，如在3 min以内，为高凝状态，给予小剂量肝素（但由于出血热高凝状态时间短，于发病6~7天血中类肝素物质增加，易转为继发性纤溶亢进，故肝素的使用仍有争议），若肝素过量可用等量的硫酸鱼精蛋白对抗。肝素0.5~1 mL/kg，稀释后缓慢静滴，每6~12 h 1次，再次用药前应做凝血时间检查，若试管法凝血时间超过 25 min 应暂停，疗程 1~3 天。

（g）发热末期渗出体征明显时应及早应用低分子右旋糖酐或输新鲜全血、冻干血浆等。

（2）抗病毒治疗。

·**方案**：10% 葡萄糖溶液 500 mL+ 利巴韦林 1 g，静滴，每日 1 次，疗程 3~5 天。

2. 低血压休克期

（1）一般治疗。

（a）平卧，必要时头低足高位。

（b）迅速建立静脉通路，密切观察体温、脉搏、血压、呼吸与瞳孔变化并监测休克时五项指标变化（血压下降、脉搏增快，意识障碍，外周微循环障碍，少尿或无尿，中心静脉压低于 6 cmH$_2$O）。

（2）补充血容量。以早期、快速、适量为原则，补液种类与速度、补液量多少应视病情而定。

平衡盐液（复方醋酸钠溶液、复方乳酸钠溶液或 5% 葡萄糖盐水等）加低分子右旋糖酐（或血浆、白蛋白等）。

（3）纠正酸中毒。5% 碳酸氢钠 5 mL/kg 或 11.2% 乳酸钠 3 mL/kg，静滴。

（4）血容量基本补足，心率在 140 次 /min 以上，应考虑给毛花苷 C 或毒毛花苷 K，但近 1~2 日内用过洋地黄制剂者，不宜应用，否则易中毒，不宜与碱性溶液配伍，且用药期间忌用钙注射剂；若肾功能异常，用量可酌减。

·**方案 1**：5% 葡萄糖注射液 20~40 mL+ 毒毛花苷 K 0.125~0.25 mg，静脉缓慢注射（时间不少于 5 min），1~2 h 后重复 1 次，总量每天 0.25~0.5 mg。儿童用量（0.007~0.01 mg/kg）。

·**方案 2**：5% 萄葡糖注射液 20 mL+ 毛花苷 C 首次剂量 0.4~0.6 mg，缓慢静注（时间不少于 5 min）。2~4 h 后可再给予 0.2~0.4 mg。总量每天 1.0~1.2 mg。

（5）若扩容纠酸后血压仍不稳定，可应用血管活性药，如阿拉明、多巴胺等静滴。

方案：10% 葡萄糖溶液 250 mL+ 多巴胺 40 mg+ 阿拉明 20 mg，静滴，至血压稳定。

3. 少尿期

预防肾功能衰竭及其并发症是此期治疗的关键，重点是针对少尿型肾衰的治疗。

（1）稳定内环境。

（a）如为器质性少尿应限制输液量，即日输液量等于前 1 日尿量及吐泻量加 500~700 mL，以高渗葡萄糖为主，不能进食者每日输入葡萄糖 200~300 g，必要时可加入适量胰岛素。

（b）同时还应限制钠盐摄入和钾盐输入，血压过高者可给予降压药。

（c）输少量新鲜全血、血浆、白蛋白等，每日不超过 30 g，也不应低于 20 g，透析患者可输 50 g，同时应用促蛋白合成药物，以减少负氮平衡。

（2）利尿。

·**方案**：呋塞米（速尿）20~100 mg，静注，每 6~8 h 重复 1 次。无尿者，呋塞米

200~400 mg，可重复 1~2 次，每日总量 ≤ 800 mg 为宜，无效者不宜再用。

（3）导泻。利尿效果不佳，可考虑应用导泻剂。此方法现已少用。若有胃肠道出血者禁用导泻疗法。

·**方案**：20% 甘露醇 50 mL，口服，每日 2~3 次。

（4）放血疗法。若利尿、导泻无效，且有高血容量综合征引起急性心衰、肺水肿先兆又缺乏透析条件者，可考虑放血疗法。1 次放 300~400 mL（放血疗法一定要把握时机。）

（5）透析疗法。降低氮质血症、迅速消除体内水潴留，对于急性充血性心衰与急性肺水肿先兆或高血容量综合征以及高钾血症是最为有效的方法。凡高分解代谢型肾衰确定肾衰 2 天内即可进行透析，非高分解代谢型肾衰透析指征为少尿超过 4 天或无尿超过 24 h；血钾高于 6 mmol/L，EKG 有高耸 T 波的高钾表现；高血容量综合征或出现心衰、肺水肿先兆者；严重出血倾向者。禁忌证：休克；颅内出血或肺大出血。相对禁忌证为继发感染。

4. 多尿期

移行期和多尿早期治疗原则与少尿期相同。多尿后期治疗主要以补充水和电解质为主，防治继发感染。口服补液盐为主，若不能口服则静脉补液。若 24 h 尿量多于 5000 mL，补液量一般为尿量的 75%，中药可用金匮肾气丸、六味地黄丸等。

5. 恢复期

应补充高蛋白、高热量、高维生素饮食，补肾中药金匮肾气丸、六味地黄丸等继续服用 30 天左右，同时监测尿常规、尿比重、肾功能以及其他血、尿生化指标，同时监测血压和垂体功能。患者应休息 1~2 个月，病重者需休息更长时间。

（崔兴华　付晓琳）

十四、艾滋病

【诊断要点】

（1）流行病学资料。

（2）存在或暂无艾滋病相关的临床表现。

（3）经确认试验证实 HIV 抗体阳性（必备指标）。

【治疗方案】

1. 抗病毒治疗

·**方案 1**：齐多夫定 300 mg，口服，每日 2 次。

·**方案 2**：拉米夫定（3TC）150 mg，口服，每日 2 次；或 300 mg，口服，每日 1 次。

·**方案 3**：依非韦伦（体重 > 60 kg）600 mg，睡前口服，每日 1 次。（体重 < 60 kg）400 mg，睡前口服，每日 1 次。或奈韦拉平（NVP）200 mg，口服，每日 1 次，共服 14 天，然后 200 mg，口服，每日 2 次。

2. 并发症的治疗

（1）肺孢子菌肺炎（PCP 肺炎）。

·**方案：**轻中度（氧分压大于 70 mmHg）：甲氧苄胺嘧啶 15~20 mg/（kg·d），磺胺甲噁唑 75~100 mg/（kg·d），每 6 h 口服 1 次，疗程 21 天，可引起骨髓抑制、恶心、发热和皮疹。

·**方案：**重度（氧分压小于 70 mmHg）：静脉用药，剂量同口服。在应用轻度治疗的基础上，加用激素治疗。如泼尼松 40 mg，口服，每日 2 次；应用 5 天后改为 20 mg，口服，每日 2 次；5 天后改为 20 mg，每日 1 次，口服。

（2）结核病。

·**方案：**成人体重 ≥ 50 kg，（口服）异烟肼 0.3 g；利福平 0.6 g；吡嗪酰胺 1.5 g；乙胺丁醇 1.0 g。成人体重 < 50 kg，（口服）异烟肼 0.3 g；利福平 0.45 g；吡嗪酰胺 1.5 g；乙胺丁醇 0.75 g。

（3）非结核分枝杆菌感染。

·**方案：**克拉霉素 500 mg，每日 2 次（或阿奇毒素 500 mg，每日 1 次）+ 乙胺丁醇 15 mg/（kg·d），同时联合应用利福布汀（300~600 mg，每日 1 次）。

严重感染及严重免疫抑制（CD4+T 淋巴细胞计数 < 50 个 / μL）患者可加用阿米卡星 [10 mg/（kg·d）肌注，每日 1 次]或喹诺酮类抗菌药物如左氧氟沙星或莫西沙星，疗程至少 12 个月。

（4）巨细胞病毒感染（CMV 视网膜脉络膜炎）。

·**方案：**更昔洛韦 5.0~7.5 mg/kg，静滴，每 12h 1 次，14~21 天；然后 5 mg/（kg·d）序贯维持治疗。

（5）单纯疱疹和水痘带状疱疹病毒感染。

（a）口唇单纯疱疹方案：阿昔洛韦 400 mg，口服，每日 3 次，或泛昔洛韦 500 mg，口服，每日 2 次，疗程 5~10 天。

（b）生殖器单纯疱疹方案：阿昔洛韦 400 mg，口服，每日 3 次，或泛昔洛韦 500 mg，口服，每日 2 次，疗程 5~14 天。

（c）重型黏膜单纯疱疹方案：阿昔洛韦 5 mg/kg，每 8h 1 次，静滴，待黏膜损伤开始愈合后改阿昔洛韦 400 mg，口服，每日 3 次，伤口完全愈合后停药。

（d）阿昔洛韦耐药的单纯疱疹方案：膦甲酸钠 80~20 mg/kg 治疗（分 3 次给药），直到治愈。

（e）局部皮肤带状疱疹方案：泛昔洛韦 500 mg，口服，每日 3 次或伐昔洛韦 1 g，口服，每日 3 次，疗程 7~10 天。

（f）严重的皮肤黏膜病变方案：阿昔洛韦 10 mg/kg，静滴，每 8 h 1 次，病情稳定后伐昔洛韦 1 g，口服，每日 3 次，直到所有病变消失。

（g）急性视网膜坏死方案：阿昔洛韦 10 mg/kg，静滴，每 8h 1 次，病情稳定后伐昔洛韦 1 g，口服，每日 3 次。

（6）弓形虫脑病。

·**方案：**乙胺嘧啶（负荷量 100 mg，口服，每日 2 次，此后每日 50~75 mg 维持）+ 磺胺嘧啶（1.0~1.5g，口服，每日 4 次）。

（7）真菌感染。

A. 念珠菌感染。

（a）口腔念珠菌感染。

·**方案：**氟康唑每日 100~200 mg，口服，疗程 7~14 天。

（b）食管念珠菌感染

·**方案：**氟康唑每日 100~400 mg，口服或静注，疗程 14~21 天。

B. 新型隐球菌感染。

（a）隐球菌脑膜炎。

·**方案：**（诱导期）两性霉素 B+5- 氟胞嘧啶。两性霉素 B 从 0.02~0.10 mg/（kg·d）开始，逐渐增加剂量至 0.5~0.7 mg/（kg·d），两性霉素 B 不良反应较多，需严密观察。治疗至少 4 周直至脑脊液培养转阴或氟康唑 800~1200 mg，每日 1 次，联合 5- 氟胞嘧啶 100~150 mg/（kg·d）（每天分 4 次服）；（巩固期）氟康唑（600~800 mg/d），治疗至少 6 周；（维持期）氟康唑（200 mg/d），至少持续 1 年至患者通过抗病毒治疗后 CD4+T 淋巴细胞计数 > 100 个 /μL 并持续至少 6 个月后可停药。

（b）肺隐球菌感染

·**方案：**氟康唑每日 400 mg，口服或静滴，疗程 12 个月，如抗病毒治疗后 CD4+T 淋巴细胞计数 > 100 个 /μL，治疗 1 年后停止氟康唑维持治疗。

（c）马尔尼菲篮状菌病。

·**方案：**伊曲康唑 200 mg，口服，每日 2 次，8 周，而后改为伊曲康唑 200 mg，口服，每日 1 次，至 CD4+T 淋巴细胞计数 > 100 个 /μL，且持续 6 个月。

（崔兴华　付晓琳）

十五、脊髓灰质炎

【诊断要点】

（1）从未服用过脊髓灰质炎疫苗，或只服用过部分疫苗的患儿，在夏秋发病。

（2）临床表现为发热、伴有上呼吸道及胃肠道症状，多汗、烦躁及感觉过敏、肢体疼痛，出现分布不对称的肢体弛缓性瘫痪，血常规白细胞无明显变化，临床诊断可以考虑。

（3）确诊依据血清检测特异性 IgM 及病毒分离。

【治疗方案】

目前尚无治疗脊髓灰质炎病毒的特效药，治疗重点在于对症处理和支持治疗。

1. 前驱期及瘫痪前期

（1）卧床休息隔离，至少至病后 40 天。第 1 周实施呼吸道隔离和肠道隔离，以后以肠道隔离为主。

（2）避免劳累、肌内注射及手术等刺激和损伤，可减少瘫痪发生。

（3）饮食应营养丰富、清淡可口，可口服大量维生素 C 和 B 族维生素，注意体液和电解质平衡。

（4）烦躁不安者予以镇静剂；高热者给物理降温和解热剂；肌痛强直处以局部热敷为主，必要时予以止痛剂。高热、中毒症状重的早期患者，可肌内注射丙种球蛋白制剂。

·**方案 1：**地西泮 10 mg（儿童 0.2 mg/kg），肌内注射或缓慢静注。

·**方案 2：**丙种球蛋白 3~6 mL，肌内注射，每日 1 次，应用 3 天。

（5）继发感染者，可应用抗生素。

2. 瘫痪期

（1）肢体瘫痪：护理好瘫痪的肢体，避免刺激和受压，瘫痪停止进展后，应用加兰他敏及地巴唑，以促进神经肌肉的兴奋传导。

（2）呼吸障碍：首先根据引起呼吸障碍原因给予对症治疗，必须保持呼吸道通畅，并给予吸氧，及早使用抗生素以防肺部继发感染，注意电解质紊乱。吞咽困难时行鼻饲。

·**方案 1：**地巴唑 0.1~0.2 mg/（kg·d），每日 1 次，口服，疗程 10 天。

·**方案 2：**加兰他敏 0.05~0.1 mg/（kg·d），肌内注射，每日 1 次，疗程 30 天。

3. 恢复期和后遗症期

（1）药物治疗。

·**方案 1：**维生素 B_6，100 mg，肌内注射，每日 1 次。

（2）可采用针灸或按摩及理疗等疗法，以促进瘫痪肌肉恢复，如为严重后遗症可行畸形矫正术。

（崔兴华　付晓琳）

十六、流行性乙型脑炎

【诊断要点】

（1）流行性乙型脑炎（乙脑）是由嗜神经的乙脑病毒所致的中枢神经系统性传染病。

（2）经蚊等吸血昆虫传播，流行于夏秋季，多发生于儿童。

（3）临床上以高热、意识障得、惊厥、呼吸衰竭及脑膜刺激征为特征。

（4）血象中白细胞总数及中性粒细胞常升高。

（5）脑脊液检查压力增高，白细胞计数多在（0.5~1.0）× 10^9 个 / 升，早期以中性粒细胞为多，后期以淋巴细胞为主，蛋白增高。

（6）血清学检查在早期乙脑病毒抗体检测和乙脑病毒抗原检测阳性，补体结合试验特异性较高。

【治疗方案】

1. 一般治疗

（1）病室应安静，对患者要尽量避免不必要的刺激。

（2）注意口腔及皮肤的清洁，防止发生褥疮；监测精神、意识、体温、呼吸、脉搏、血压以及瞳孔的变化；意识障碍和抽搐患者加床栏以防坠床，并防止咬舌。

（3）补充足够的营养及维生素，注意水、电解质平衡，重症患者应静脉补液，成人每日 1500~2000 mL，小儿每日 50~80 mL/kg，酌情补钾，纠正酸中毒，但静脉补液不宜过多，以防止脑水肿，昏迷者可鼻饲，高热期以碳水化合物为主，若高热期长、消耗多、消化功能尚好时，可鼻饲高能量流质食物。

2. 高热的治疗

物理降温为主，药物降温为辅，同时降低室温，应用空调降温，使肛温控制在 38℃左右。

（1）物理降温。冰敷额部、枕部和体表大血管部位（腋下、颈部及腹股沟等）。酒精擦浴。冷盐水灌肠。有条件的可使用降温毯。

（2）药物治疗。

· **方案 1**：吲哚美辛（消炎痛）12.5~25 mg，口服，每 4~6 h 1 次。或布洛芬混悬液 4~10 mL，口服，间隔 4~6 h 可重复用药，24 h 不超过 4 次。

· **方案 2**：柴胡注射液 4 mL，肌内注射。

· **方案 3**：牛黄清心丸 1~2 丸，口服，每日 2 次，小儿酌减。

· **方案 4**：安宫牛黄丸 1~2 丸，口服，每日 2~3 次，小儿酌减。

· **方案 5**：幼儿或年老体弱者可用安乃近滴鼻，以防用过量退热药物致大量出汗而引起虚脱。

（3）高热伴抽搐者可用亚冬眠疗法。

· **方案**：以氯丙嗪和异丙嗪每次各 0.5~1 mg/kg，肌内注射（若患者呼吸情况欠佳，可用乙酰普马嗪代替氯丙嗪，剂量为每次 0.3~0.5 mg/kg），每 4~6 h 一次配合物理降温。用药过程要注意呼吸道通物。

3. 惊厥或抽搐的治疗

处理包括祛除病因及镇痛、止痉。

（1）脑水肿所致者以脱水为主。

· **方案 1**：20% 甘露醇 250 mL，快速静滴或静注（20~30 min 内滴完），每次 1~2 g/kg，每 4~6 h 1 次。有脑疝者可增至 2~3 g/kg。

同时可合用肾上腺皮质激素、呋塞米、50% 高渗葡萄糖溶液，以降低血管通透性，防止脑水肿在脱水剂用后的反跳。

· **方案 2**：25% 山梨醇 250 mL，快速静滴或静注（20~30 min 内滴完），每次 1~2 g/kg，每 4~6 h 1 次。有脑疝者可增至 2~3 g/kg。

· **方案 3**：氢化可的松 5~10 mg/（kg·d）或地塞米松每日 10~20 mg（儿童酌量）加入生理盐水或葡萄糖溶液中静滴。

· **方案 4**：呋塞米 20~40 mg，静注。

· **方案 5**：50% 高渗葡萄糖溶液 40~60 mL，静注。

（2）因呼吸道分泌物堵塞致脑细胞缺氧者，应以吸痰、给氧为主，保持呼吸道通畅，必要时行气管切开，加压呼吸。

（3）因高热所致者则以降温为主。

（4）因脑实质病变引起的抽搐，可使用镇静止痉剂。

·**方案1**：首选地西泮，成人每次 10~20 mg，小儿每次 0.1~0.3 mg/kg（每次不超过 10 mg），肌内注射或缓慢静注。

·**方案2**：水合氯醛鼻饲或灌肠，成人每次 1~2 g，小儿每次每岁 100 mg（每次不超过 1 g）。

·**方案3**：必要时可选用阿米妥钠（异戊巴比妥钠），成人每次 0.2~0.5 g，小儿每次 5~10 mg/kg，用 10% 葡萄糖溶液稀释后缓慢静注，惊止即停注。同时注意观察呼吸频率，如频率减慢或暂停则立即停止注射。该药作用快而强，排泄亦快，但有抑制呼吸中枢的副作用，故慎用。

·**方案4**：也可用亚冬眠疗法（用法见前述）。

·**方案5**：肌内注射苯巴比妥钠可用于预防抽搐，成人每次 0.1~0.2 g，小儿每次 5~8 mg/kg，但有蓄积作用，不宜久用。

（5）低血钙引起的抽搐应及时补充钙剂。

10% 葡萄糖溶液 20 mL + 10% 葡萄糖酸钙 10 mL 缓慢静注，必要时重复运用。

（6）由脑性低血钠引起的抽搐可用 3% 氯化钠溶液静注。

成人 3% 氯化钠溶液 100~250 mL（儿童 6 mL/kg）静滴，必要时 4~6 h 重复 1 次。

4. 呼吸衰竭的治疗

（1）呼吸道分泌物堵塞所致者，采用吸痰和加强翻身引流等，若痰液黏稠可雾化吸入 α - 糜蛋白酶。

α - 糜蛋白酶 5 mg（小儿 0.1 mg/kg）+ 生理盐水 10 mL 雾化吸入。

伴有支气管痉挛者可用 0.25% ~0.5% 异丙肾上腺素雾化吸入。并适当用抗菌药物防治细菌感染等。

（2）由脑水肿所致者运用脱水剂治疗。

（3）气管插管。

（4）气管切开。

（5）中枢性呼吸衰竭有呼吸表浅、节律不整或发绀时，可用呼吸兴奋剂。

·**方案1**：首选山梗菜碱（洛贝林），成人每次 3~6 mg，小儿每次 0.15~0.2 mg/kg，静注或静滴。

·**方案2**：也可用尼可刹米 0.375 g（小儿每次 10 mg/kg），静注或静滴。也可交替使用。

（6）若缺氧较明显时，可经鼻导管使用高频呼吸器治疗（送氧压力 0.4~0.8 kg/cm^2，频率 80~120 次/min），临床和动物试验证明能明显改善缺氧。

（7）改善微循环，减轻脑水肿，可用血管扩张剂，能活跃微循环，并有兴奋呼吸中枢和解痉作用。

·**方案 1**：东莨菪碱，成人每次 0.3~0.5 mg，小儿每次 0.02~0.03 mg/kg 稀释于葡萄糖溶液中，静注或静滴，15~30 min 重复使用，连用 1~5 天。

10%葡萄糖溶液 20 mL+ 东莨菪碱 0.5 mg 静注。

·**方案 2**：山莨菪碱，成人每次 20 mg，小儿每次 0.5~1 mg/kg，稀释后静注，每 15~30 min 1 次，至病情稳定。10%葡萄糖溶液 20 mL+ 山莨菪碱 20 mg（小儿 0.5~1 mg/kg）静注。

5. 恢复期及后遗症的处理

（1）药物治疗。

谷氨酸钠注射液、谷氨酸片、烟酸等促进血管神经功能恢复。兴奋不安者可用地西泮、氯氮卓（利眠宁）或氯丙嗪。

有震颤或肌张力高者，可用盐酸苯海索（安坦）、东莨菪碱或左旋多巴，亦可使用盐酸金刚烷胺。

（2）超声波疗法。应用超声波机每天治疗 15~20 min，双侧交替，疗程 2 周，休息 3 天，可反复数疗程，据报道也有一定疗效。

（3）功能锻炼。

6. 其他治疗

（1）中药治疗。常用中成药有安宫牛黄丸，成人 1 丸，儿童酌减，每日 2 次，鼻饲，疗程 7~10 天。

（2）改善脑细胞代谢。能量合剂、细胞色素 C、辅酶 A、三磷酸腺苷等药物有助于脑组织代谢，可酌情应用。

·**方案 1**：5%葡萄糖溶液 500 mL+ 能量合剂 1~2 支，每日 1~2 次，缓慢静滴。

·**方案 2**：10%葡萄糖溶液 250 mL + 胞二磷胆碱 0.5 g，每日 1 次，静滴。

（肖建　付晓琳）

十七、狂犬病

【诊断要点】

临床表现为特有的狂躁、恐惧不安、怕风恐水、流涎和咽肌痉挛，进行性瘫痪而危及生命。多见于狗、狼、猫等动物。人多因被病兽咬伤而感染。

【治疗方案】

1. 伤口处理

·**方案 1**：20%的肥皂水或 0.1%的苯扎溴铵反复冲洗伤口至少半小时，冲洗后用 70%酒精擦洗或浓碘酒反复涂擦，伤口情况允许时，应当尽量避免缝合或包扎。

·**方案 2**：伤口较大或者面部重伤影响面容或者功能时，确需缝合的，在完成清创消毒后，应当先用抗狂犬病血清或者人狂犬病免疫球蛋白做伤口周围的浸润注射，使抗体浸润到组织中，以中和病毒。数小时（不少于 2 h）后再行缝合和包扎；伤口深而大者应当放置引流条，以利于伤口污染物及分泌物的排出。

·方案3：波及眼内的伤口处理时，要用无菌生理盐水冲洗，一般不用任何消毒剂。

·方案4：口腔的伤口处理在口腔专业医师协助下完成，冲洗时注意保持头低位，以免冲洗液流入咽喉部而造成窒息。

·方案5：外生殖器或肛门部黏膜伤口处理、冲洗方法同皮肤，注意冲洗方向应当向外，避免污染深部黏膜。

2. 预防接种

首次暴露后狂犬病疫苗接种越早越好。

·方案1：狂犬病疫苗 2 mL，肌内注射，于咬伤当日、第 3 天、第 7 天、第 14 天、第 28 天共接种 5 次。

·方案2：如咬伤严重可接种 10 次，从咬伤当日至第 6 天每日 1 次，随后于 10 天、第 14 天、第 30 天、第 90 天各注射 1 次。

·方案3：抗狂犬病免疫血清 40 IU/kg，一半在伤口及周围行局部浸润注射（皮下和肌内），另一半做臂部肌内注射。人狂犬病免疫球蛋白剂量为（20 IU/kg）。

3. 发病后治疗

（1）狂躁、抽搐应用镇静剂。

·方案1：地西泮，成人 10 mg（儿童 0.2 mg/kg），肌内注射或静注。

·方案2：10% 水合氯醛，成人 10 mL（儿童 1 mL/ 岁，但不超过 10 mL）口服。

·方案3：水合氯醛，多用灌肠法给药，将 10% 水合氯醛溶液 15~20 mL 稀释 1~2 倍后 1 次灌入。

（2）纠正酸中毒。

·方案：5% 碳酸氢钠 250 mL，静滴。

（3）脑水肿时。

·方案：20% 甘露醇 250 m1，快速静滴。

（4）纠正水、电解质紊乱。生理盐水 500 mL+5% 葡萄糖溶液 250 mL+10% 氯化钾 20 mL 静滴。

（5）如有缺氧症状。可间歇正压输氧，出现呼吸困难或分泌物阻塞气道时，及早行气管切开。

（6）有心动过速、心律失常、血压升高时，可应用 β 受体阻滞剂或强心剂。

（张雪薇　付晓琳）

十八、流行性感冒

【诊断要点】

在流行季节短时间有一定数量的患者突然起病，有高热、寒战、头痛、肌痛、全身不适症状，而上呼吸道卡他症状不明显。少数患者可有腹泻、水样便。

【治疗方案】

目前尚无确切特效抗病毒药物，治疗上常给予清热解毒对症治疗。

·方案 1：金刚烷胺，9 岁以上及成人 100 mg，口服，每日 2 次，疗程 5 天。1~9 岁儿童 4 mg/（kg·d），分 2 次口服，最大剂量不超过 150 mg，抗病毒药物可能有效。

·方案 2：5% 葡萄糖注射液 250 mL+ 双黄连注射液 60 mg/kg，每日 1 次，静滴。

·方案 3：如果鼻塞较重，给予 0.5%~1% 的盐酸麻黄素液滴鼻，每次 1~2 滴。

·方案 4：磷酸奥司他韦 75 mg，口服，每日 2 次。疗程 5 天。

（孙琳琳　付晓琳）

十九、副黏病毒感染

（一）流行性腮腺炎

【诊断要点】

（1）发热。

（2）以耳垂为中心的腮腺非化脓性肿大，结合流行病情况和发热前 2~3 周有流腮病例接触史即可诊断。

（3）可有脑膜炎、脑膜脑炎、睾丸炎、卵巢炎、胰腺炎等并发症。

【治疗方案】

·方案：10% 葡萄糖溶液 250 mL+ 利巴韦林 1.0 g，静滴，每日 1 次，疗程 5~7 天。

（二）麻疹

【诊断要点】

（1）冬春季节流行，10~14 天有麻疹患者接触史。

（2）发热伴有上呼吸道卡他症状，眼结合膜充血、畏光，口腔两侧颊黏膜可见麻疹黏膜斑，在发热 3~4 天出现皮肤充血性斑丘疹。

（3）血清麻疹特异性 IgM 抗体阳性，即可确诊。

（4）并发症有肺炎、喉炎、心肌炎、脑炎；远期可并发亚急性硬化性全脑炎。

【治疗方案】

1. 一般治疗

卧床休息，保持室内安静、通风，温度、湿度适宜，眼、鼻、口腔保持清洁，鼓励多饮水，给易消化和营养丰富的饮食。

2. 对症治疗

·方案：10% 葡萄糖溶液 250 mL+ 喜炎平 10 mL，静滴，每日 1 次；疗程 7~10 天。

3. 并发症的治疗

（1）支气管肺炎。

·方案 1：首选青霉素 G（3~5）×10⁴U/kg（以体重计），静滴，过敏者可用红霉素。疗程为体温正常后 5~7 天。

·**方案2**：高热中毒症状重者可用氢化可的松5~10 mg/kg，静滴，2~3天好转后停用。

（2）心肌炎：心衰者及早应用毒毛花苷K0.007 mg/kg，加入50%葡萄糖溶液20 mL中静注（注射时间＞5 min），每6~8 h给药1次。

（3）喉炎。

·**方案1**：使用抗生素及激素，剂量同支气管炎。

·**方案2**：雾化吸入抗炎、排痰。0.9%氯化钠溶液50 mL+庆大霉素（4~8）×10⁴U+糜蛋白酶5 mg+地塞米松5~10 mg，雾化吸入，每日2次。

·**方案3**：氧气吸入，喉梗阻严重者及早气管切开。

（4）脑炎：20%甘露醇250~500 mL，加压快速静滴防治脑水肿。如有休克，可用林格液及人血白蛋白、血浆适量扩容。

（崔兴华　付晓琳）

二十、新型肠道病毒感染

（一）急性出血性结膜炎

【诊断要点】

多由肠道病毒70型引起，急性起病，先有眼部灼热及摩擦感，而后眼痛、羞明、有水样分泌物、眼睑水肿、视物不清。两天后出现典型表现——结膜下出血。

【治疗方案】

·**方案**：0.1%利巴韦林眼药水，滴眼，每小时1次。

【说　明】

治疗主要以对症治疗为主，要隔离患者。预防细菌感染用0.5%新霉素或1%氯霉素眼药水滴双眼。

（二）手足口病

【诊断要点】

（1）在流行季节发病，学龄前儿童出现发热伴手、足、口、臀部皮疹，部分病例可无发热，即可临床诊断。

（2）确诊病例：临床诊断病例具有下列之一者：①肠道病毒（CV-A16、EV-A71等）特异性核酸检查阳性。②分离出肠道病毒，并鉴定为CV-A16、EV-A71或其他可引起手足口病的肠道病毒。③急性期血清相关病毒IgM抗体阳性。④恢复期血清相关肠道病毒的中和抗体比急性期有4倍及以上升高。

（3）重症病例的早期识别。年龄3岁以下、病程3天以内和EV-A71感染为重症高危因素，下列指标提示患儿可能发展为重症病例危重型：①持续高热：体温＞39℃，常规退热效果不佳。②神经系统表现：出现精神萎靡、头痛、眼球震颤或上翻、呕吐、易惊、肢体抖动、吸允无力、站立或坐立不稳等。③呼吸异常：呼吸增快、减慢或节律不整，安静状态下呼吸频率超过30~40次/min。④循环功能障碍：心率增快（＞160次/min）、出冷汗、四肢末梢发凉、皮肤发花、血压升高、毛细血管再充盈时间延长（> 2s）。⑤外周血白细胞计数升高：外周血白细胞计数 ≥ 15 × 10⁹/L，除外其他感染因素。⑥血糖升高：出现应激性高血糖，血糖 > 8.3 mmol/L。⑦血乳酸升高：出现循环功能障碍时，通常血乳酸 ≥ 2.0 mmol/L，其升高程度可作为判断预后的参考指标。

【治疗方案】

1. 一般治疗

普通病例门诊治疗，注意隔离，避免交叉感染；清淡饮食；做好口腔和皮肤护理。

积极控制高热。体温超过 38.5℃者，采用物理降温（温水擦浴、使用退热贴等）或应用退热药物治疗。常用药物有：布洛芬口服，每次 5~10 mg/kg；对乙酰氨基酚口服，每次 10~15 mg/kg；两次用药的最短间隔时间为 6h。

保持患儿安静。惊厥病例需要及时止惊，常用药物有：如无静脉通路可首选咪达唑仑肌注，0.1~0.3 mg/kg，体重 < 40 kg者，最大剂量不超过 5 mg/ 次，体重 > 40 kg者，最大剂量不超过每次 10 mg；地西泮缓慢静注，0.3~0.5 mg/kg，最大剂量不超过每次 10 mg，注射速度 1~2 mg/min。需严密监测生命体征，做好呼吸支持准备；也可使用水合氯醛灌肠抗惊厥；保持呼吸道通畅，必要时吸氧；注意营养支持，维持水、电解质平衡。

2. 病因治疗

目前尚无特效抗肠道病毒药物。

3. 液体疗法

重症病例可出现脑水肿、肺水肿及心功能衰竭，应控制液体输入量，给予生理需要量 60~80 mL/（kg·d）（脱水剂不计算在内），建议匀速给予，即 2.5~3.3 mL/（kg·h），注意维持血压稳定。休克病例在应用血管活性药物同时，每次给予生理盐水 5~10 mL/kg 进行液体复苏，15~30 min 内输入，此后酌情补液，避免短期内大量扩容。仍不能纠正者给予胶体液（如白蛋白或血浆）输注。

有条件的医疗机构可依据中心静脉压（CVP）、动脉血压（ABP）等指导补液。

4. 降颅压

常用甘露醇，剂量为 20% 甘露醇每次 0.25~1.0 g/kg，每 4~8 h 1 次，20~30 min 快速静注；严重颅内高压或脑疝时，可增加频次至每 2~4 h 1 次。

严重颅内高压或低钠血症患儿可考虑联合使用高渗盐水（3% 氯化钠）。有心功能障碍者，可使用利尿剂，如呋塞米 1~2 mg/kg 静注。

5. 血管活性药物

· **方案1**：米力农，负荷量 50~75 μg/kg，15 min 输注完毕，维持量从 0.25 μg/（kg·min）起始，逐步调整剂量，最大可达 1 μg/（kg·min），一般不超过 72 h。高血压者应将血压控制在该年龄段严重高血压值以下，可用酚妥拉明 1~20 μg/（kg·min），或硝普钠 0.5~5 μg/（kg·min），由小剂量开始逐渐增加剂量，直至调整至合适剂量，其间密切监测血压等生命体征。

· **方案2**：正性肌力及升压药物治疗，如：多巴胺 5~20 μg/（kg·min）、去甲肾上腺素 0.05~2 μg/（kg·min），从低剂量开始，以能维持接近正常血压的最小剂量为佳。

6. 静脉丙种球蛋白

有脑脊髓炎和持续高热等表现者以及危重病例可酌情使用，剂量 1.0 g/（kg·d），连用 2 天。

7. 糖皮质激素

有脑脊髓炎和持续高热等表现者以及危重病例酌情使用。

·**方案：**甲基泼尼松龙 1~2 mg/（kg·d）。

一般疗程 3~5 天。

8. 机械通气

机械通气指征出现以下表现之一者，可予气管插管机械通气：①呼吸急促、减慢或节律改变。②气道分泌物呈淡红色或血性。③短期内肺部出现湿性啰音。④胸部 X 线检查提示肺部明显渗出性病变。⑤脉搏血氧饱和度（SpO_2）或动脉血氧分压（PaO_2）下降。⑥面色苍白、紫绀、皮温低、皮肤发花、血压下降。⑦频繁抽搐或昏迷。

9. 恢复期治疗

针对患儿恢复期症状进行康复治疗和护理，促进各脏器功能尤其是神经系统功能的早日恢复。

（崔兴华　付晓琳）

二十一、新型布尼亚病毒感染——发热伴血小板减少综合征

【诊断要点】

（1）人感染新型布尼亚病毒病临床可表现为发热、全身不适、乏力、头痛、肌肉酸痛，以及恶心、呕吐、厌食、腹泻、便血等；可伴肺、肾、肝、心、脑等多脏器功能损害，少数重症患者可因呼吸衰竭、急性肾功能衰竭、弥漫性血管内凝血而死亡。

（2）实验室检查：①血常规：外周血白细胞计数减少，多为（1.0~3.0）×10^9/L，重症可降至 1.0×10^9/L 以下，嗜中性粒细胞比例、淋巴细胞比例多正常；血小板降低，多为（30~60）×10^9/L，重症者可低于 30×10^9/L。②尿常规：半数以上病例出现蛋白尿（+~+++），少数病例出现尿潜血或血尿。③病原学检查：血清新型布尼亚病毒核酸检测；血清中分离新型布尼亚病毒。④血清学检查：新型布尼亚病毒 IgM 抗体（尚在研究中）；新型布尼亚病毒 IgG 抗体。

【治疗方案】

（1）本病尚无特异性治疗手段，主要为对症支持治疗。

（2）患者应当卧床休息，流食或半流食，多饮水。密切监测生命体征及尿量等。

（3）不能进食或病情较重的患者，应当及时补充热量，保证水、电解质和酸碱平衡，尤其注意对低钠血症患者补充。高热者物理降温，必要时使用药物退热。有明显出血或血小板明显降低（如低于 30×10^9/L）者，可输血浆、血小板。中性粒细胞严重低下患者（低于

$1 \times 10^9/L$），建议使用粒细胞集落刺激因子。

（4）体外实验结果提示利巴韦林对该病毒有抑制作用，临床上可以试用。继发细菌、真菌感染者，应当选敏感抗生素治疗。同时注意基础疾病的治疗。目前尚无证据证明糖皮质激素的治疗效果，应当慎重使用。

（董俊飞　付晓琳）

第二节　细菌性传染病

一、伤寒、副伤寒

（一）伤寒

【诊断要点】

（1）临床特征为持续发热、相对缓脉、神经系统中毒症状、玫瑰疹、肝脾大及白细胞减少等，主要并发症为肠出血、肠穿孔。

（2）血常规：白细胞及中性粒细胞计数正常或减少，嗜酸性粒细胞减少甚至消失。

（3）血、尿、便或骨髓培养生长伤寒杆菌，或血清学检查阳性可确诊。

【治疗方案】

1.一般治疗

（1）高热：以物理降温为主，慎用解热镇痛药，禁用阿司匹林、消炎痛等对胃肠道有明显刺激性的退热药。

（2）便秘：用开塞露或用生理盐水低压灌肠，禁用泻剂。

（3）腹泻：可用收敛药，忌用阿片类药物。

（4）腹胀：可用松节油腹部热敷及肛管排气，禁用新斯的明类药物。

2.抗菌治疗

·**方案1**：氟喹诺酮类药物为首选抗菌制剂，氧氟沙星 0.2 g，每日 3 次，口服；或环丙沙星 0.5 g，每日 2 次，口服；或左氧氟沙星 0.2~0.4 g，每日 2~3 次，口服；服药后一般 3~5 天内退热，体温正常后再服用 1 周。

·**方案2**：氯霉素仍是目前治疗伤寒的有效药物。成人剂量每日 1~2 g，小儿每日 25~50 mg/kg，分 4 次口服，重症患者可增加剂量。待体温降至正常并稳定 2~3 天后减为半量，再继续给药 10~14 天。

·**方案3**：0.9%氯化钠溶液 100 mL+ 氨苄西林 1.5~2 g（儿童每日 20~40 mg/kg），静滴，每日 2 次。

·**方案4**：0.9%氯化钠溶液 100 mL+ 头孢哌酮钠 2.0 g，静滴，每日 2 次，疗程 14 天。

（二）副伤寒

副伤寒是由副伤寒沙门菌所致的急性传染病，副伤寒甲、乙、丙分别由副伤寒甲、乙、丙型副伤寒沙门菌所引起，分属于沙门菌属 A、B、C 等 3 个血清群，副伤寒的临床表现与伤寒相似，但一般病情较轻，病程较短，病死率较低。副伤寒甲和乙多表现为肠炎型，副伤寒丙表现重而复杂，多为脓毒血症型。副伤寒甲、乙、丙的确诊依据细菌培养，治疗及预防等与伤寒大致相同，抗菌疗程宜适当延长。对并发化脓性病灶者，一旦脓肿形成，可行外科手术治疗，加强抗菌药物的使用。

（崔兴华　付晓琳）

二、细菌性食物中毒

（一）胃肠型细菌性食物中毒

【诊断要点】

（1）潜伏期短，集体发病，多发生于气温较高的夏秋季。

（2）患者有摄入变质食物、乳类、水产品，或未煮熟的蛋类和肉食制品的既往史。

（3）表现为急性胃肠炎，以恶心、呕吐、腹痛、腹泻为主要特征。

【治疗方案】

1.一般治疗

包括卧床休息，多饮水，进流食或半流食。

2.对症治疗

（1）剧烈腹痛、腹泻者的治疗。

·**方案1**：普鲁本辛 15~30 mg，口服。

·**方案2**：阿托品 0.5 mL，皮下注射。

·**方案3**：山莨菪碱 10 mg，肌内注射。

（2）脱水严重者的治疗。

·**方案1**：口服补液盐（ORS）治疗或采用另外两种补液方法。一种是米汤加盐（米汤 500 mL，加细盐 1.75 g）；另一种是糖盐水（清洁水 500 mL，加白糖 10 g、细盐 1.75 g），煮沸后服用。

·**方案2**：静脉补液。5% 葡萄糖盐水 1000~2000 mL，静滴。

（3）发生惊厥时的治疗。

·**方案1**：地西泮 10~20 mg，肌内注射或静注，每日总量不得超过 25 mg。

·**方案2**：苯巴比妥 0.1~0.2 g，肌内注射，必要时 4~6 h 后重复 1 次。

·**方案3**：水合氯醛，每次 8 mg/kg 或按体表面积 250 mg/m^2，最大用量为 500 mg，每日 3 次，饭后服用。水合氯醛灌肠，每次按体重计算，25 mg/kg，每次极量为 1g。必要时给氧气吸入。

（4）中毒症状重者的治疗。

·**方案**：5% 葡萄糖注射液 250~500 mL+ 地塞米松 10mg，静滴。

3.中药治疗

·**方案1**：藿香正气丸或六合定中丸，口服，每次 1 丸，每日 2 次

·方案2：木香槟榔丸，口服，每次6g，每日3次，孕妇忌服。

·方案3：穿心莲片5~10g，口服，每日2次。

4.病原治疗

胃肠型细菌性食物中毒多为自限性疾病，一般不用抗生素，对于侵袭性细菌，可根据药敏试验选用敏感抗生素。

（二）神经型细菌性食物中毒（肉毒毒素中毒）

【诊断要点】

（1）以神经系统症状为主要特点，患者有进食可疑食物，特别是火腿、腊肠、罐头或瓶装食品史，同餐者集体发病。

（2）症状包括全身乏力、软弱，继而视力模糊、眼肌瘫痪，重者出现呼吸肌、吞咽肌瘫痪。

【治疗方案】

（1）早期应用多价抗毒素血清治疗。多价肉毒毒素（A型、B型、E型）在起病后24h内或瘫痪发生前注射，每次（5~10）×10^4U，静注或肌内注射（先做血清敏感试验，过敏者先行脱敏处理），必要时6h后重复给予同剂量1次。病菌型别已确定者，应注射同型抗毒素，每次（1~2）×10^4U。病程已过两天者，抗毒素效果较差，但应继续注射，以中和血中残存毒素。

（2）抗菌治疗。大剂量青霉素治疗，减少肠道内肉毒杆菌数量，防止外毒素继续产生和吸收。

·方案1：0.9%氯化纳溶液250mL+青霉素（4~6）×10U[儿童2×10^5U/（kg·d）]，静滴，每日2次。

（3）盐酸胍啶35~50mg/（kg·d），分4~6次口服。

（4）对症治疗。

（a）洗胃：在进食4h内用5%碳酸氢钠或1：4000高锰酸钾溶液洗胃。

（b）导泻：洗胃后口服50%硫酸镁40~60mL。

（c）灌肠：100~200mL生理盐水灌肠。

（d）解毒、补液、补钾。

·方案2：10%葡萄糖注射液500~1000mL+维生素C5~10mL+10%氯化钾7~15mL，静滴。

（e）镇静、止惊、给氧等治疗。

·方案1：地西泮10mg，肌内注射或静注。

·方案2：苯巴比妥0.1~0.2g，必要时肌内注射，4~6h后重复1次

·方案3：水合氯醛灌肠，每次按体重计算，25mg/kg，极量每次为1g。

必要时给氧气吸入。

（肖建 付晓琳）

三、细菌性痢疾

【诊断要点】

（1）主要临床表现为发热、腹痛、腹泻、里急后重和黏液脓血便等，严重者出现感染性休克和／或中毒性脑病。

（2）全年均可发生，但以夏秋季多见。有菌痢接触史及不洁饮食史。儿童发病率一般较高，其次是青壮年，老年患者较少

（3）血常规：白细胞增多，以中性粒细胞为主。粪便镜检：可见每高倍视野白细胞 ≥ 15 个，并伴有红细胞。便培养志贺菌阳性即可确诊。

【治疗方案】

1. 急性细菌性痢疾的治疗

（1）病原治疗。轻型菌痢在充分休息、对症处理和医学观察的条件下可自愈，合理抗菌药物治疗可加快恢复过程，减少带菌或演变为慢性菌痢。

·**方案1**：喹诺酮类（作为首选药物）。环丙沙星，成人 0.5 g，分 2 次口服，疗程 3~5 天。其他喹诺酮类，如左氧氟沙星等也可酌情选用。

·**方案2**：氨基糖苷类。庆大霉素，成人每日 240~320 mg，小儿每日 15 mg/kg，分 3~4 次口服。症状较重者应用丁胺卡那霉素。0.9% 氯化钠注射液 250 mL+ 丁胺卡那霉素 800 mg（小儿每次 15 mg/kg），每日 1 次，静滴（速度稍慢，建议 2 h 滴完）。

·**方案3**：第三代头孢菌素。0.9% 氯化钠注射液 100 mL+ 头孢曲松 1 g（小儿 15~25 mg/kg），静滴，每日 2 次。

（2）对症治疗。

（a）无论有无脱水症状，只要有水和电解质丢失，均予口服补液盐。

（b）腹痛者可给予山莨菪碱（654-2）10 mg 或阿托品 0.6 mg 口服或 0.5 mg 肌内注射。

（c）呕吐严重者可给予盐酸甲氧氯普胺（胃复安）10~20 mg，肌内注射。

（d）高热者采用物理降温，或在足量特效抗菌药物治疗基础上，给予地塞米松 2~5 mg，肌内注射或静滴。

2. 中毒型细菌性痢疾的治疗

病情危险、变化快，须密切观察病情变化，采取对症治疗为主的综合抢救措施。

（1）应用有效药物静滴，成人可选用环丙沙星、左氧氟沙星等喹诺酮类；儿童可选用头孢曲松等第三代头孢菌素。

（2）对症治疗。

（a）高热。可采用物理降温，如酒精擦浴、头部冷敷或表浅大血管处置冰袋。酌情应用退热剂。

（b）躁动不安或惊厥。

·**方案1**：可给予氯丙嗪和异丙嗪各 1~2 mg/kg，肌内注射，每 4 h 1 次，共用 2~3 次。

- **方案2**：反复惊厥或上述药物不能止惊者，可加用苯巴比妥钠每次5~6 mg/kg，肌内注射。

- **方案3**：以10%水合氯醛0.4~0.6 mg/kg，保留灌肠。

- **方案4**：地西泮0.2~0.3 mg/kg，肌内注射或静注。

（3）休克的治疗。

（a）扩容、纠正酸中毒，维持水和电解质平衡。

首批输液量，第1 h 10~20 mL/kg（成人不超过500 mL，儿童不超过300 mL）。维续输液量，开始8 h为40~60 mL/kg，成人为1500~2000 mL，具体用量按休克好转程度调整。纠正酸中毒，5%碳酸氢钠250 mL（儿童5 mg/kg），静滴，每日1次。维持水和电解质平衡，待已有排尿、酸中毒纠正、循环改善，改为生理维持量补液，低钾补钾。

（b）应用血管活性药。

首选山莨菪碱（在扩容纠酸的同时应用），成人每次20~40 mg，小儿0.5~2 mg/kg，每5~15 min静注1次，无效时可加大剂量，成人每次50~60 mg，小儿每次3~4 mg/kg，待四肢转温、面色变红、呼吸好转、血压回升时，逐渐减量停药。

经以上治疗休克仍无好转可加用升压药（如多巴胺和阿拉明），浓度及进药量根据休克程度调整。

（c）防止DIC，DIC早期可用肝素抗凝治疗。

（d）应用肾上腺皮质激素。首选氢化可的松，成人每日200~400 mg，小儿每日7.5~15 mg/kg，分2~3次稀释，静滴。地塞米松，成人每日10~20 mg，小儿每日0.3~0.6 mg/kg，用法同上。

（4）脑病的治疗。除抗菌药物不同外，其他如对高热、惊厥、颅内高压等的处理基本同暴发型流脑脑膜脑炎型。但对乙酰胆碱阻滞剂宜用东莨菪碱，因其有镇静及兴奋呼吸中枢作用，成人每次0.9~1.2 mg，小儿每日0.02~0.05 mg/kg，每15 min静注1次（用法同山莨菪碱）。

3. 慢性细菌性痢疾的治疗

由于慢性菌痢病因复杂，可采用全身与局部相结合的治疗原则。

（1）一般治疗。生活规律，进食易消化、吸收的饮食，忌食生冷、油腻及刺激性食物，积极治疗并存的慢性消化道疾病或肠道寄生虫病。

（2）病原治疗。

（a）根据病原菌药敏结果选用有效抗生素，通常联合2种不同类型抗生素，疗程适当延长，必要时可给予多个疗程治疗。

（b）也可给予药物保留灌肠疗法，选用0.3%黄连素液或2%磺胺嘧啶银悬液等灌肠液，每次100~200 mL，每晚1次，10~14天为1个疗程。

（3）对症治疗。

（a）有肠道功能紊乱者可用镇静药物或解疼药物，如异丙嗪、复方苯乙哌啶等。

（b）抗菌药物使用后，菌群失调引起的慢性腹泻可给予微生态制剂，如"整肠生"0.5 g，口服，每天 3 次。

（肖建　付晓琳）

四、霍乱

【诊断要点】

（1）腹泻、呕吐等症状，粪便培养霍乱弧菌阳性。

（2）流行期间在疫区内，有典型霍乱症状，粪便培养阴性而无其他原因可查者。

（3）在流行期间，与确诊患者有密切接触并在 5 天内出现腹泻症状者。

【治疗方案】

· **方案 1**：生理盐水 1000 mL，快速静滴。

· **方案 2**：5% 葡萄糖生理盐水 1000 mL，静滴。

· **方案 3**：5% 碳酸氢钠 250 mL，静滴。

· **方案 4**：诺氟沙星 0.2~0.4 g，口服，每日 3 次，连用 3 天。重型患者经补液后，估计液体已补足，但血压仍低，则可用以下方案。

· **方案 5**：5% 葡萄糖生理盐水 1000 mL，静滴，用至血压稳定为止。

· **方案 6**：氢化可的松 200 mg，加入溶剂中静滴。

· **方案 7**：多巴胺 20 mg+ 间羟胺（阿拉明）20 mg 加入溶剂中静滴。

（肖建　付晓琳）

五、流行性脑脊髓膜炎

【诊断要点】

（1）冬春季多见。1 周内有与流脑患者密切接触史，或当地有本病发生或流行；既往未接种过流脑疫苗。突发高热，剧烈头痛，频繁呕吐，皮肤黏膜瘀点、瘀斑及脑膜刺激征，脑脊液呈化脓性改变。

（2）实验室检查：血常规，白细胞在 20×10^9 个 /L 左右，脑脊液外观浑浊，白细胞明显升高（在 1000×10^6 个 /L 以上），以分叶核升高为主。皮肤瘀点、瘀斑或脑脊液涂片要查到病原菌，或血、脑脊液、尿培养发现病原菌等任何一项阳性可诊断。

（3）根据病情分为普通型、暴发型、轻型。暴发型又分为休克型、脑膜脑炎型。

【治疗方案】

1. 普通型

（1）一般治疗。卧床休息，给予流质饮食。加强昏迷患者护理，防止呼吸道感染及褥疮发生。注意水、电解质平衡，保持每日尿量在 1000 mL 以上，高热时用物理方法（如酒精擦浴）降温，惊厥可适当用镇静药，剂量不宜大，以免影响病情观察。

（2）病原治疗。

· **方案 1**：0.9% 氯化钠溶液 250 mL+ 青霉素（8~12）$\times 10^6$U[儿童 2×10^6U/（kg·d）]，

分 2 次，静滴，疗程 5~7 天。

·**方案 2**：0.9% 氯化钠溶液 250 mL+ 头孢噻肟 2.0 g（儿童 50 mg/kg），每 6 h 1 次，静滴，疗程 5~7 天。或 0.9% 氯化钠溶液 250 mL+ 头孢曲松 2.0 g（儿童 50~100 mg/kg），每 12 h 1 次，静滴，疗程 7 天。

（3）降颅压。

·**方案**：20% 甘露醇 250 mL（儿童 0.25 g/kg），加压静滴，每 4~6 h 1 次。

2. 暴发型

（1）休克型。

（a）尽早应用有效抗菌药物，用法同普通型。

（b）纠正休克。补充血容量，首批液体成人 400~500 mL，小儿 15~20 mL/kg（总量＜300 mL），于 1~1.5 h 快速静滴。继续补液根据病情可选用低分子右旋糖酐、生理盐水、葡萄糖、血浆等，总量成人 2000~2500 mL，儿童 60~80 mL/kg。

（c）纠正酸中毒：5% 碳酸氢钠，成人 200~250 mL，儿童 5 mL/kg，静滴。

（d）以上治疗休克仍无好转，选用血管活性药。山莨菪碱改善微循环，每次 0.3~0.5 mg/kg，重症增加剂量 1~2 mg/kg，每隔 10~20 min 静注 1 次，出现面色转红、四肢温暖、血压上升，减少剂量或延长注射间隔时间。一般用 8 次以上无效，或用药中途病情加重立即换用其他血管活性药，常用多巴胺（每分钟 2~6 μg/kg）。

·**方案**：10% 葡萄糖溶液 250 mL+ 多巴胺 40 mg，静滴。

（e）肾上腺皮质激素：氢化可的松，成人 100~500 mg，儿童 8~10 mg/kg，休克纠正后立即停用，一般不超过 3 天。

（f）DIC 的治疗：如皮肤瘀点、瘀斑较多，或迅速增加，融合成片；休克或休克早期病例，血小板明显下降者，应及早应用肝素治疗。

·**方案 1**：6% 低分子右旋糖酐 20~40 mL+ 肝素 1mg/kg 缓慢静注。

·**方案 2**：0.9% 氯化钠 20~40 mL+ 肝素 1 mg/kg 缓慢静注。

·**方案 3**：10% 葡萄糖溶液 100 mL+ 肝素 0.5~1.0 mg/kg 静滴。

肝素应用时 4~6 h 后可重复 1 次，多数患者应用 1~2 次即可见效（瘀斑停止发展），见效后即可停用。

（g）保护重要脏器功能：心率增快，可用强心剂。

·**方案 1**：10% 葡萄糖溶液 10mL+ 毒毛花苷 K 0.007~0.01 mg/kg 缓慢静注。

·**方案 2**：毛花苷 C，2 岁以下总剂量用 0.03~0.04 mg，2 岁以上为 0.02~0.03 mg/kg，首次剂量为总剂量的 1/3~1/2，溶于 10% 葡萄糖溶液 10 mL 中缓慢静注，余下的剂量分 2~3 次每隔 4~6 h 用 1 次。

·**方案 3**：地高辛 0.01~0.015 mg/kg，口服，每日 1 次。

（2）脑膜脑炎型。

（a）尽早使用抗菌素。

（b）减轻脑水肿，防止脑疝，用 20% 甘露醇静滴，用法同普通型。如症状严重甘露醇剂量可加大，也可交替使用 50% 葡萄糖溶液 40~60 mL 静注。直至颅内压增高症状减轻，同时注意补充电解质。

（c）常用地塞米松，每日成人 10~20 mg，儿童 0.2~0.5 mg/kg，分 1~2 次静滴。

（d）呼吸衰竭时，保持呼吸道通畅，吸氧。应用脱水剂同时应用山梗菜碱等呼吸兴奋剂。

·**方案 1**：首选山梗菜碱（洛贝林），成人每次 3~6 mg，小儿每次 0.15~0.2 mg/kg，静注或静滴。

·**方案 2**：尼可刹米 0.375 g，小儿每次 10 mg/kg，静注或静滴。也可交替使用。

（e）对症治疗：有高热及惊厥者应用物理降温及药物降温，并及早应用镇静剂，必要时行亚冬眠疗法。

·**方案 1**：镇静剂首选地西泮，成人每次 10~20 mg，小儿每次 0.1~0.3 mg/kg（每次不超过 10 mg），肌内注射或缓慢静注。

·**方案 2**：亚冬眠疗法。以氯丙嗪和异丙嗪每次各 0.5~1 mg/kg，肌内注射（若患者呼吸情况欠佳，可用乙酰普马嗪代替氯丙嗪，剂量为每次 0.3~0.5 mg/kg），每 4~6 h 1 次，配合物理降温。

（肖建　付晓琳）

六、猩红热

【**诊断要点**】

（1）发热、咽峡炎、皮疹（多于发热后第 2 天出现），始于耳后、颈部及上胸部，典型皮疹为皮肤弥漫性潮红基础上散布针尖大小的充血性丘疹。

（2）初期舌被覆白苔、乳头红肿且突出于白苔之外称草莓舌，白苔脱落后舌面光滑呈肉红色，称杨梅舌。

（3）血常规白细胞多在（10~20）× 10^9/L，中性粒细胞升高。

【**治疗方案**】

·**方案 1**：0.9% 氯化钠溶液 250 mL+ 青霉素 200 万 ~400 万 U［儿童（2~4）万 U/kg］静滴，每日 2~3 次。

·**方案 2**：5% 葡萄糖溶液 250 mL+ 红霉素 0.6~1.2 g（儿童 10~20 mg/kg）静滴，每日 2 次。

（肖建　付晓琳）

七、布鲁菌病

【**诊断要点**】

（1）病前与畜牧尤其是羊、猪、牛有密切接触史，或进食病畜肉、奶及奶制品。

（2）出现上述典型的临床表现，血象白细胞总数正常或偏低，红细胞沉降率中度升高。

（3）血、骨髓培养生长布鲁杆菌或血清免疫学试验阳性可确诊。

【治疗方案】

1. 一般治疗

注意休息，注意水、电解质及补充营养，给予高热量、足量 B 族维生素以及易于消化的饮食。

2. 针对性抗菌治疗

抗菌治疗原则是早期、联合、足量、足疗程，必要时多疗程，防止复发、慢性化，见表 10-2-1。

表 10-2-1 治疗布鲁菌病推荐抗菌药及方案

类别	抗菌治疗方案		备注
	一线方案	二线方案	
非复杂性感染（成人以及 8 岁以上儿童）	①多西环素(6周)+庆大霉素(1周) ②多西环素(6周)+链霉素(2~3周) ③多西环素(6周)+利福平(6周)	①多西环素（6周）+复方新诺明（6周） ②多西环素(6周)+妥布霉素(1~2周) ③利福平（6周）+左氧氟沙星（6周） ④利福平(6周)+环丙沙星(6周)	即不伴局部病损慢性期可治疗2~3疗程
合并脊柱炎、骶髂关节炎	①多西环素（至少3个月）+庆大霉素（1周)+利福平（至少3个月） ②多西环素（至少3个月）+利福平（至少3个月）+头孢曲松（1个月）	环丙沙星（至少3个月）+利福平（至少3个月）	外科手术指征：复发感染，脊椎不稳定，显著地脊椎后突，脊椎病引起的难以控制的疼痛，局灶脓肿形成。
合并脑膜炎、脑膜脑炎	多西环素(4~5个月)+利福平(4~5个月)+头孢曲松（1个月）	多西环素(5~6个月)+利福平(5~6个月)+复方新诺明(5~6个月)	监测脑脊液情况，待脑脊液完全正常时方可停药。不推荐外科手术
合并心内膜炎	①多西环素（6周~6个月）+利福平（6周至6个月）+复方新诺明（6周至6个月+庆大霉素（2~4周） ②非复杂性感染药物基础上联合三代头孢菌素		应结合手术治疗。布鲁菌病所致感染性心内膜炎的手术指征包括：①严重心功能不全，严重血流动力学紊乱；②感染难以控制；③栓塞事件风险较高
妊娠	利福平（6周）	利福平（4周）+复方新诺明（孕12周后适用，疗程4周）	复方新诺明不可用于孕12周以前或孕36周以后

续表

| 类别 | 抗菌治疗方案 | | 备注 |
	一线方案	二线方案	
儿童（8 岁以下）	复方新诺明儿科悬液（8~40 mg/kg，每日 2 次，口服）6 周 + 利福平（10~20 mg/kg，每日 1 次，口服 6 周）	复方新诺明儿科悬液（8~40mg/kg，每日 2 次，口服）6 周 + 庆大霉素（5mg/kg，每天 1 次，肌内或静注 7~10 天）	庆大霉素慎用

注：多西环素：100 mg，每日 2 次，口服；庆大霉素：5 mg/kg，每日 1 次，肌内注射；链霉素：1 g，每日 1 次，肌内注射；利福平：10 mg/kg，最高 900 mg，每日 1 次，口服；复方新诺明：160/800 mg，每日 2 次，口服；环丙沙星：750 mg，每日 2 次，口服；头孢曲松：2 g，每 12 h 静注；妥布霉素：1~1.5 mg/kg，每 8 h 肌内注射

（王宇　尤振宇）

八、炭疽

【诊断要点】

（1）病患在 2 周内接触过炭疽杆菌污染的皮毛或进食过污染的肉类或吸入过污染的尘埃。

（2）暴露部位的皮肤出现斑疹或出血疹，继之转为疱疹、中心出血性坏死，周围肿胀，坏死区破溃形成溃疡、结成焦痂，无明显疼痛，伴有发热、头痛、关节痛、局部淋巴结肿痛及全身毒血症状等症状，可诊断为皮肤炭疽。

（3）肺炭疽或肠炭疽主要表现为高热、咳嗽、胸痛、血痰、呼吸困难、发绀等严重的呼吸道症状或剧烈腹痛、腹泻、血水样便伴呕吐及发热等消化道症状。

（4）血象白细胞总数及中心粒细胞显著升高，血小板减少。

（5）确诊有赖于病原菌的检出（直接涂片查到炭疽杆菌或直接培养分离炭疽杆菌），血清学试验有助于协助诊断。

【治疗方案】

（1）病原治疗。首选青霉素，过敏者选用喹诺酮类或头孢菌素。

（a）轻型皮肤炭疽。

·方案 1：青霉素 G 每日 240 万 ~320 万 U，分 3~4 次肌内注射，疗程 7~10 天。

（b）严重患者（包括肺炭疽、肠炭疽和炭疽败血症）

青霉素 G 每日 1800 万 ~2400 万 U，分 2~3 次静滴，疗程 2 周以上。

（c）恶性水肿型皮肤炭疽和严重内脏炭疽除了应用青霉素外，还需短期应用肾上腺皮质激素。

·方案 2：10% 葡萄糖溶液 250 mL+ 氢化可的松 100~30 mg（或地塞米松 10~30 mg），静滴，3~5 天。

（2）对症治疗。

（a）皮肤炭疽病灶应保持创面清洁，可用 1∶20 000 高锰酸钾溶液洗涤，可用无刺激性软膏。切忌挤压，不宜切开引流，以免感染扩散。

（b）抗菌治疗同时也可应用抗炭疽血清。使用前必须先行皮肤过敏试验。

（3）中药治疗。

（王宇　尤振宇）

九、鼠疫

【诊断要点】

（1）患者发病前 10 天内去过鼠疫疫区，有接触鼠疫患者及病鼠的历史。

（2）出现鼠疫的临床表现：如高热、淋巴结肿大、肺炎、出血等。

（3）血象白细胞及中性粒细胞计数明显升高。

（4）确诊，需检出病原菌。

【治疗方案】

1. 一般治疗

（1）绝对卧床休息，给予充分补液，给予高营养饮食。

（2）对剧烈疼痛者给予镇静剂及止痛剂。

（3）保护心、肺功能；对于有心衰及休克患者，应及时给予强心剂及抗休克治疗。

（4）出现 DIC 者，应早期使用肝素治疗。

（5）毒血症症状严重者可酌情短期应用肾上腺皮质激素，如氢化可的松 100~300 mg，静滴。

2. 病原治疗

早期、足量、联合应用抗生素治疗可降低死亡率。氨基糖苷类抗生素应作为首选。

· **方案 1**：链霉素每次 0.5 g，肌内注射，每 6 h 1 次，2 天后减半，疗程为 7~10 天。

· **方案 2**：庆大霉素，成人每次 8 万 U，肌内注射（静滴也可），每日 3~4 次，疗程 7~10 天。

3. 局部治疗

（1）淋巴结炎用抗菌药外敷，淋巴结周围组织内注射链霉素 0.5 g；已化脓者可切开引流。

（2）皮肤鼠疫用抗菌素药液湿敷或抗菌素软膏外敷。

（3）眼鼠疫用氯霉素、四环素等眼药水滴眼。

（王宇　尤振宇）

十、白喉

【诊断要点】

未接种白喉疫苗，既往也未患过白喉的患者，病前 1 周去过白喉流行区并有接触史，出现典型的临床表现，细菌培养阳性可确诊。

【治疗方案】

1.抗毒素治疗

（1）一般用量。轻型 2 万 ~3 万 U，重型 3 万 ~5 万 U，重型晚期 6 万 ~10 万 U，个别可达 12 万 U，抗毒素的用量主要依病情轻重（假膜广泛程度）及病期而定，不按年龄、体重决定用量。

（2）如患者对马血清过敏，应用脱敏法，剂量由小至大逐渐增量，用药方法见表 10-2-2。

表 10-2-2　抗毒素的用药方法

分次	用量（mL）	稀释比例	时间间隔（min）	用法
1	0.1	1：20	20	皮下注射
2	0.1	1：10	20	皮下注射
3	0.1	不稀释	30	肌内注射
4	0.3	不稀释	30	肌内注射
5	0.3	不稀释	30	肌内注射
6	剩余治疗剂量可肌内注射或静注			

2.抗生素治疗

·**方案 1：**首选青霉素 G，儿童每日 4 万 ~6 万 U/kg，分 3 次肌内注射。成人 80 万 U，每 8 h 肌内注射 1 次，每日 320 万 U 或分 2 次静滴，7~10 天为一疗程。

·**方案 2：**青霉素过敏者可应用红霉素，成人每日 2 g，小儿每日 50 mg/kg，均分 4 次口服，疗程 7~10 天。或用其他对革兰阳性菌敏感的药物，疗程 7~10 天。

3.一般治疗

（1）患者应住院隔离治疗，一般要卧床休息 1~2 周，重症者卧床 4~6 周，如有心肌炎者可延长至 8 周左右。

（2）注意口腔清洁，保持气道通畅，要警惕白喉假膜脱落发生窒息，如窒息发生应立即行气管切开。

（3）病期给予流质、半流质或软食。即使恢复期也不能暴饮暴食。

（4）中毒症状重或并发心肌炎者可给予肾上腺皮质激素，必要时应用镇静剂。

（孙婷　尤振宇）

十一、百日咳

【诊断要点】

（1）冬春季节或春夏之交，婴幼儿 2 周内有与百日咳患者接触史。

（2）病初类似感冒，退热后出现典型的痉咳表现，昼轻夜重，肺部缺乏阳性体征。

（3）外周血白细胞及淋巴细胞明显升高即可临床诊断。细菌培养阳性者可确诊。

【治疗方案】

1. 抗生素治疗

·**方案1：** 红霉素 30~50 mg/（kg·d），分 3~4 次口服或分 2 次加入 5% 葡萄糖液中静滴，连用 7~10 天。（罗红霉素、阿奇霉素也可使用）

·**方案2：** 氨苄青霉素 100~150 mg/（kg·d），分 3~4 次肌内注射或分 2 次加入生理盐水中静滴，连用 7~10 天。

·**方案3：** 二代、三代头孢菌素，也可使用。

2. 肾上腺皮质激素治疗

短期应用于危重患者。如对幼婴或有脑病者，可给予泼尼松 1.5~2.0 mg/（kg·d）或地塞米松每日 2~3 mg，静脉给药，注意其副作用。

（孙婷 尤振宇）

第三节 立克次体感染

一、流行性斑疹伤寒

【诊断要点】

有被虱叮咬史，临床上有高热、剧烈头痛、第 4~5 天出现充血性斑丘疹，继之转为暗红色或瘀点样皮疹，有中枢神经系统症状，血象白细胞多数在正常范围，中性粒细胞比例偏高，嗜酸粒细胞减少，结合外斐氏反应效价增高即可确诊。患者应灭虱，进行虫媒隔离。

【治疗方案】

1. 对症治疗与支持治疗

（1）卧床休息，定时翻身，防止肺部并发症及褥疮。

（2）给予高热量半流质饮食，液体入量每日 3000 mL 左右，必要时可静脉补液。

（3）高热可用物理降温（冰敷、温水酒精擦浴、降温毯）或给予小剂量退热药物。

（4）头痛、肌痛较重时可给予止痛药，如布洛芬（芬必得）等。

·**方案：** 安乃近 1 支，必要时肌内注射。

2. 病原治疗（首选四环素族）

·**方案1：** 四环素，成人每日 1.5~2 g，小儿每日 25~50 mg/kg，分 4 次口服，疗程 3~6 天。

·**方案2：** 多西环素（强力霉素），每日成人量为 200 mg，分 2 次口服或顿服，疗程 2~3 天。

3. 中毒症状严重者可应用皮质激素

·**方案：** 10% 葡萄糖溶液 250 mL + 氢化可的松 100 mg（或地塞米松 10 mg）静滴，3~5 天为一个疗程。

（张雪薇 尤振宇）

二、地方性斑疹伤寒

【诊断要点】

临床表现与流行性斑疹伤寒类似，但症状较轻，病程较短，病死率较低。流行区发热患者或发病前 1 个月内去过疫区者，可根据其热程、皮疹性质、外斐试验等明确诊断，有条件者可加做补体结合试验、立克次体凝集试验等。

【治疗方案】

其治疗同"流行性斑疹伤寒"。环丙沙星 500 mg，口服，每日 2 次，疗程 10~14 天，体温正常后再用药 3~4 天。

（张雪薇　尤振宇）

第四节　螺旋体感染

一、钩端螺旋体病

【诊断要点】

流行区夏秋季，未接种钩端螺旋体疫苗或未口服化学药物预防者与疫水有接触史，2 天至 3 周内出现上述临床表现应考虑钩端螺旋体病；血、尿、脑脊液的病原体培养阳性或特异性免疫学检查阳性则可确诊。

【治疗方案】

原则是早发现、早休息、早治疗，就地治疗，不宜长途转送。治疗包括一般治疗、对症治疗及病原治疗三方面。

1. 早期或流感伤寒型

·**方案 1**：首选青霉素 G，成人 40 万 U，每 6~8 h 1 次，肌内注射。疗程 7 天。

·**方案 2**：对青霉素过敏者可选用庆大霉素，成人 8 万 U，每 8 h 1 次，肌内注射，疗程 7 天。或四环素，成人 0.5 g，每 6 h 1 次，口服，疗程 7 天。或链霉素，每次 0.5 g，每 8 h 1 次，肌内注射；病情好转后改为每 12 h 1 次，疗程 5~7 天。或盐酸甲唑醇：首剂 1.0 g，口服，以后 0.5 g，每 6 h 1 次，热退后改为每日 2 次，一般疗程 5 日，体温正常后 3 日停药。

2. 肺出血型

·**方案 1**：青霉素 G 钠首剂肌内注射 40 万 U 后，每隔 4h 再肌内注射 40 万 U，共 3 次，后改为每 6 h 或 8 h 1 次。

·**方案 2**：氢化可的松，每日 400~600 mg，首剂 200~300 mg，稀释后静滴。对极重或垂危者，首剂可选用琥珀酸钠氢化可的松 500 mg，缓慢静注。

·**方案 3**：毒毛花苷 K0.25 mg，稀释后缓慢静注，必要时 4~6 h 再用 1 次。

对病情严重者，控制静滴速度；但若合并休克，可适当增加滴速。

·**方案 4**：当经口鼻涌血阻碍呼吸时，可做气管切开，应用呼吸机实施呼气终末正压通气，自气管内向外抽血，并输新鲜全血。

（张雪薇 尤振宇）

二、回归热

【诊断要点】

3月—4月（冬末春初虱传播）有生虱史或4月—8月（蜱传播）被蜱叮咬史者，突然出现上述临床表现特征，从血、尿、脑脊液中查找到回归热螺旋体即可确诊。

【治疗方案】

1. 一般治疗和对症治疗

（1）高热时卧床休息，给予高热量流质饮食，酌情补液，维持水、电解质平衡。

（2）毒血症严重时可采用肾上腺皮质激素短程口服或静注。

（3）热退大量出汗时，应注意血压、脉搏的变化，防止循环衰竭的发生。

2. 病原治疗

· **方案 1**：首选四环素 0.5 g，口服，每天 4 次，连续 7~10 天。因呕吐不能口服者可静滴。

· **方案 2**：红霉素每日 2 g，分 4 次口服，连用 10 天，儿童酌减。

· **方案 3**：多西环素每日 100~200 mg，口服。

（张雪薇 尤振宇）

第五节 原虫感染

一、疟疾

【诊断要点】

（1）流行病学史（有在疟疾流行区生活史，或有疟疾发作史，或有输血史等）。

（2）典型的周期性发冷、发热、出汗发作、贫血、脾肿大，血涂片找到疟原虫。

（3）如多次血涂片检查阴性者可做骨髓穿刺涂片染色找疟原虫。

（4）临床虽像疟疾但多次检查疟原虫阴性可考虑应用抗疟药诊断性治疗 3 天，一般在服药后 24~48h 发热被控制而未再发作者可能为疟疾。

【治疗方案】

1. 抗病原体治疗

（1）对氯喹敏感的疟疾发作的治疗。包括间日疟、卵形疟、三日疟、输血疟疾和一般恶性疟的治疗，以氯喹与伯氨喹联合使用为首选治疗方案。

· **方案 1**：磷酸氯喹 1.0 g（基质 0.6 g）即服，6~8 h 后再服 0.5 g（基质 0.3 g），第 2 天、第 3 天各服 0.5 g（基质 0.3 g）。

· **方案 2**：伯氨喹，每日顿服 22.5 mg（基质），连服 8 天。

（2）耐氯喹疟疾发作的治疗。

·**方案 1**：盐酸甲氟喹 15~25 mg/kg，顿服（极量为 1.5 g）。为长效制剂，半衰期为 14 天，具有极强的杀灭红细胞内疟原虫的作用。

·**方案 2**：磷酸咯萘啶，总剂量 1.2 g（基质）。第 1 天 0.4 g，分 2 次口服，第 2 天、第 3 天各 0.4 g，顿服，能有效杀灭红细胞内疟原虫。

·**方案 3**：青蒿素衍生物。

双氢青蒿素片，首剂 1 g，第 2 天、第 3 天各服 0.5 g。或蒿甲醚，第 1 天肌内注射 300 mg，第 2 天、第 3 天各肌内注射 150 mg。或青蒿琥酯，成人第 1 天 100 mg，每日 1 次，第 2~5 天 50 mg，每日服 2 次，总量为 600 mg。

在耐氯喹疟疾流行的现在，以青蒿素为基本药物的联合治疗方法已被推荐为首选治疗方案。

（3）凶险型疟疾的治疗。

·**方案 1**：5% 葡萄糖溶液 500 mL+ 磷酸氯喹注射液 0.6 g（10 mg/kg），缓慢静滴，持续 8 h；继用 15 mg/kg（极量 900 mg）于 24 h 内滴完，每日总量不超过总基质 25 mg/kg（极量 1.5 g）。

·**方案 2**：二盐酸奎宁注射液，用于耐氯喹恶性疟重症者。0.9% 氯化钠（或 5% 葡萄糖）500 mL（每毫升含量不超过 1 mg）+ 二盐酸奎宁注射液 0.6 g（10 mg/kg），于 4 h 内缓慢静滴。密切观察血压，间隔 12 h 以 10 mg/kg 重复给药。在患者清醒后改为口服奎宁，严重患者加用伯氨喹，用法同前。

·**方案 3**：0.9% 氯化钠（或 5% 葡萄糖溶液）250~500 mL+ 磷酸咯萘啶 180~360 mg（基质），静滴，每 6 h 1 次，共 2 次。

·**方案 4**：青蒿琥酯 600 mg，加入 5% 碳酸氢钠 0.6 mL，摇 2 min 至完全溶解，再加入 5% 葡萄糖溶液 5.4 mL，最终成青蒿琥酯 10 mg/mL。按 1.2 mg/kg 计算每次用量。首剂注射后 4 h、24 h、48 h 各再注射 1 次。静注速度为每分钟 3~4 mL。

（4）黑尿热的治疗。

立即停用可疑药物如奎宁、伯氨喹及退热药（如阿司匹林、非那西丁）；改用蒿甲醚与乙胺嘧啶等。应用肾上腺皮质激素控制溶血反应。用低分子右旋糖酐改善微循环。5% 碳酸氢钠 250~500 mL 静注，碱化尿液防止肾小管堵塞。酌情给予利尿剂，呋塞米 20 mg，口服。如有心、肾功能衰竭时，应给予及时治疗，可行强心和血液透析治疗。

2. 对症治疗

脑型疟疾是恶性疟的严重临床类型，常出现脑水肿与昏迷，应及时积极给予脱水治疗。20% 甘露醇，成人 1~2 g/kg，于 30~60 min 静滴；小儿 1~2 g/kg 或体表面积 30~60 g/m^2，于 30~60 min 静滴。

（王卓然　尤振宇）

二、溶组织内阿米巴感染

（一）阿米巴痢疾

【诊断要点】

缓慢起病，全身症状轻，腹痛、腹泻，排暗红色果酱样带有腥臭味粪便，易复发者可初步诊断。粪便或组织中找到溶组织内阿米巴包囊或滋养体或血清学试验阳性可确诊。高度怀疑者可采取诊断性治疗。

【治疗方案】

1. 对滋养体及包囊都有效的药物（硝基咪唑类）

· **方案 1**：甲硝唑（灭滴灵）0.4~0.8 g，每日 3 次，连服 5 ~ 7 天，儿童 50 mg /（kg·d），分 3 次服，连用 3~5 天。不能口服者可静滴。

· **方案 2**：甲硝磺酰咪唑，成人每日 0.2 g，儿童每日 50 mg/ kg，清晨顿服，连用 3~ 5 天。

· **方案 3**：哌硝咪唑，成人每次 0.1 g，口服，每日 3 次，小儿每日 10 mg/kg，分 3 次口服，7 天为一个疗程。

· **方案 4**：甲硝乙醇咪唑，每日 1.5~2.0 g，儿童每日 30 mg/ kg，清晨 1 次口服，连服 5 天。

2. 只对滋养体有效的药物（吐根碱类）

吐根碱（盐酸依米丁）对大滋养体有直接杀灭作用，能迅速控制急性痢疾症状和肠外并发症，但对肠腔内小滋养体和包囊无效。成人每日 60 mg 或 1 mg/kg，深部肌内注射，连用 6~7 天。

3. 只对包囊有效的药物（卤化羟基喹啉类）

· **方案 1**：喹碘仿，成人 0.5 g。口服，每日 3 次，连用 10 天。也可用 1% 溶液 100~150 mL 保留灌肠。

· **方案 2**：氯碘喹啉 0.25 g，口服，每日 3 次。连用 10 天。

· **方案 3**：双碘羟基喹啉，成人 0.6 g，口服，每日 3 次，连用 15~20 天。

4. 其他新合成的药物

· **方案 1**：氯散糖酸酯（氯胺苯酯）0.5 g，每日 3 次，连服 10 天。对轻型患者和包囊携带者有效率为 80%~90%，是安全有效的肠腔内阿米巴药物。

· **方案 2**：泛喹酮，成人 0.1 g，口服，每日 4 次，连用 10 天。

5. 抗生素（通过抑制肠道共生菌生长影响阿米巴原虫的繁殖）

· **方案 1**：巴龙霉素 0.5 g，口服，每日 4 次，7~10 天 1 个疗程。

· **方案 2**：土霉素 0.5 g，口服，每日 4 次，7~10 天 1 个疗程。

· **方案 3**：红霉素 0.3 g，口服，每日 4 次，5~10 天 1 个疗程。

（二）肝阿米巴病

【诊断要点】

多以长期不规则发热起病，体温可达 39℃以上，以弛张热型多见，常伴右上腹疼痛或右下胸部疼痛，肝脏进行性肿大，压痛显著为主要临床表现。脓肿多数为单发，且多在肝右叶，若合并细菌感染，则脓腔内为黄绿色脓液或黄白色脓液。

【治疗方案】

·**方案 1**：甲硝唑 0.4 g，口服，每日 3 次，炎症期疗程 2~3 周，脓肿期疗程 4 周，脓肿小者可穿刺排脓。

·**方案 2**：磷酸氯喹 0.5 g，口服，每日 2 次，2 天后改为 0.25 g，口服，每日 2 次，连用 3 周。用药 7 天未见效者，更改他药。

·**方案 3**：肝穿刺排脓。

在用药的同时也可穿刺排脓，脓腔较大者可在抽脓后注入吐根碱 30~60 mg。肝穿刺排脓最好在抗阿米巴治疗 2~4 天后进行，抽出脓液应做培养，若继发细菌感染，应加用敏感抗生素。

·**方案 4**：外科切开引流治疗。

（王卓然　尤振宇）

第六节　蠕虫感染

一、血吸虫病

【诊断要点】

（1）与流行病区疫水有接触史是诊断的必要条件。

（2）急性血吸虫病有发热、皮炎、荨麻疹、肝肿大与压痛、脾大、腹痛、腹泻或排脓血便，血中嗜酸性粒细胞显著增多，粪便中可查到虫卵。

（3）慢性血吸虫病患者以肝脾肿大为主，患者或无明显的症状和体征，但有疫水接触史，粪便沉孵法是重要的诊断方法。

（4）晚期以门静脉周围纤维化病变为主，可发展为门静脉高压病、肝硬化、巨脾与腹水。免疫学检查方法敏感性及特异性较高、但要注意假阳性和假阴性。

【治疗方案】

1.急性血吸虫病

（1）病原治疗。

·**方案 1**：成人吡喹酮总剂量为 120 mg/kg（儿童为 140 mg/kg），4~6 天疗法，每日剂量分 2~3 次服用，其中 50% 必须在前 2 天服完、体重过 60 kg 者仍按 60 kg 计算。

·**方案 2**：一般病例也可采用每次 10 mg/kg，每日 3 次，连用 4 天吡喹酮。

（2）对症治疗。

（a）高热、中毒症状严重者给予补液以保证水和电解质平衡，加强营养及全身支持疗法。

（b）合并其他寄生虫感染者应先驱虫治疗，合并伤寒、痢疾、败血症、脑膜炎者均应先抗感染后用吡喹酮治疗。

2.慢性血吸虫病

·**方案**：成人吡喹酮总剂量为 60 mg/kg（儿童为 70 mg/kg），2 日疗法，等分 4 次口服，成人体重以 60 kg 为限（儿童体重以不超过 30 kg 为限，超过 30 kg 者与成人用量相同）。

3.晚期血吸虫病

晚期血吸虫病按肝硬化治疗，采取内科、外科结合，病原学治疗与对症治疗结合以及中西医结合的原则。

·**方案 1**：吡喹酮总剂量 40~60 mg/kg，等分 2~3 次口服，2 天内服完。

·**方案 2**：吡喹酮总剂量 60 mg/kg，3 天内分次服完（适用于年老，体弱，有其他并发症者）。

·**方案 3**：吡喹酮总剂量 90 mg/kg，6 天内服完（适用于感染严重者）。

4.异位血吸虫病

（1）脑型血吸虫病常见于慢性血吸虫病患者，常有癫痫样发作症状者，吡喹酮剂量适量加大，疗程延长，并加用抗癫痫药物。

·**方案 1**：苯妥英钠 50~100 mg，每日 2~3 次（体重在 30kg 以下的小儿按每日 5mg/kg 给药、分 2~3 次服用）。

·**方案 2**：卡马西平 0.1~0.3 g，每日 2~4 次（儿童 10~30 mg/kg，分 3~4 次服用）。有脑水肿者，可用 20% 甘露醇脱水，病原治疗的吡喹酮剂量可适量加大、疗程延长。

·**方案 3**：20% 甘露醇，成人 1~2g/kg，于 30~60 min 静滴；小儿 1~2 g/kg 或按体表面积 30~60 g/m^2，于 30~60 min 静滴。

（2）肺异位血吸虫病在病原学治疗基础上，根据病情对症治疗。

（王卓然 尤振宇）

二、华支睾吸虫病

【诊断要点】

（1）在本病流行地区，并有生吃鱼、虾习惯，其感染率高。

（2）临床上出现消化不良、上腹部隐痛、腹胀、腹泻、消瘦、贫血，可疑为本病。

（3）粪便检验发现大量虫卵，即可建立诊断。

【治疗方案】

（1）一般治疗与对症治疗。重症患者有营养不良或肝硬化症状时，应加强营养、保护肝脏，以后再考虑特殊治疗。有胆囊炎、总胆管堵塞等急性外科并发症时，应立即手术治疗。

（2）病因治疗。

·**方案 1**：吡喹酮疗效高、疗程短、副作用较轻，为治疗本病的首选药。总剂量按感染轻重而定：轻度 75~90 mg/kg；中度 120~150 mg/kg；重度 150~180 mg/kg。等分 4 份，每日 2 次，2 天服完。

·**方案 2**：阿苯达唑（丙硫咪唑、肠虫清）为广谱抗蠕虫药，剂量每次 10 mg/kg，每日

2 次，连服 7 天，可获满意疗效，但疗程较长、现在多采用短程治疗。短程治疗可选用总剂量 80 mg/kg，每日 2 次、分 2 天服用效果亦佳。

·**方案 3**：六氯对二甲苯（血防 846）干粉型每日 50~70 mg/kg、顿服或分 2 次服，连服 5~7 天为 1 个疗程，成人总剂量一般为 17.5 g。

·**方案 4**：硝硫氰胺（直径 3~6 μm 的微粉胶囊），总剂量为 6~8 mg/kg，等分 3~5 份，每日 1 份。

·**方案 5**：对重度感染者可联合用药，吡喹酮和阿苯达唑剂量减半后合用，疗效显著。总剂量（吡喹酮 80 mg/kg 和阿苯达唑 40 mg/kg）等分 4 份，每日 2 次，分 2 天服完。

（3）加强粪便管理，禁吃未熟鱼虾类，积极治疗病患。

（王卓然　尤振宇）

三、并殖吸虫病

【诊断要点】

（1）凡生长在本病流行区或去过流行区者，有生食或进食未煮熟的溪蟹或蝲蛄，或饮过生水者，早期有腹痛、腹泻，继而咳嗽、发热、游走性皮下结节或包块，咳铁锈色痰或胸膜有积液或胸膜炎反应等，均应考虑本病。

（2）如有头痛、癫痫等也要考虑脑型并殖吸虫病的存在，痰直接抹片找虫卵是迅速可靠的确诊方法。

（3）皮下结节或包块的病理切片找到虫卵或成虫也是确诊的依据。

（4）补体结合试验灵敏性高，并有早期诊断价值。皮内试验阳性者有辅助诊断的价值，但要排除血吸虫病和华支睾吸虫病。

【治疗方案】

（1）病原治疗首选药物为吡喹酮，其疗效高，疗程短，副作用小，服用方便。

·**方案 1**：吡喹酮 75~90 g/（kg·d），分 3 次口服，2~3 天为一疗程。脑型患者间隔 1 周，给两个疗程。

·**方案 2**：阿苯达唑 15~20 mg/（kg·d），5~7 天为一疗程，总剂量 100~150 mg/kg。

·**方案 3**：硫氯酚（又名硫双氯酚、别丁），成人每日 3 g，儿童 5 mg/（kg·d），分 3 次服用，连续服 10~20 天为一疗程，或间日服 20~30 天为一疗程，1 年后复查。脑脊髓常需 2~3 个疗程。

·**方案 4**：三氯苯达唑 5 mg/kg，每日顿服，3 日为一疗程，疗效与吡喹酮相似，但副作用轻微。

（2）对症治疗。

（a）咳嗽、胸痛者可应用镇咳药及镇痛剂。

·**方案**：可待因，成人 15~30 mg，1 日 30~90 mg，极量 1 次 100 mg，1 日 250 mg。小儿口服每次 0.5~1.0 mg/kg，1 日 3 次；镇咳药剂量为镇痛药剂量的 1/3~1/2。

（b）癫痫发作者可用苯妥英钠、卡马西平等口服预防。

·**方案1**：苯妥英钠，50~100 mg，每日 2~3 次（体重在 30 kg 以下的小儿按每日 5 mg/kg 给药，分 2~3 次服用）。

·**方案2**：卡马西平，成人每次 0.1~0.3g，每日 2~4 次（儿童 10~30 mg/kg，分 3~4 次服用）。

（孙婷　尤振宇）

四、姜片虫病

【诊断要点】

（1）患者来自疫区，或到过疫区，有生吃和啃咬水红菱、荸荠等水生植物史。

（2）有消化不良、慢性腹泻、营养障碍、水肿，则应考虑本病的可能。

（3）确诊有赖于虫卵的检出，可用粪便直接涂片，或沉淀积卵。若患者便虫、吐虫，即可确诊。

【治疗方案】

主要为驱虫治疗。

·**方案1**：吡喹酮，每日 5~10 mg/kg，1 次顿服，治愈率达 90%。每日 15 mg/kg，治愈率达 100%。

·**方案2**：硫氯酚（别丁），成人 3 g，儿童 50 mg/kg，晚上 1 次顿服，不排便者给轻泻药。

·**方案3**：槟榔 50 g，儿童每岁 2~3 g（总量不超过 30 g），切薄片，加广木香 9 g，加水 300 mL，煎煮 1 h，浓缩至 100 mL，晨起空腹 1~2 次分服，连服 3 天。

（孙婷　尤振宇）

五、丝虫病

（一）班氏丝虫病

【诊断要点】

有疫区旅居史，反复发作的淋巴结炎、逆行性淋巴管炎、乳糜尿精索炎、象皮肿等。外周血、体液中找到微丝蚴。

【治疗方案】

·**方案1**：乙胺嗪（海群生）短程疗法：可用 1~1.5 g，顿服。或 0.75 g，口服，每天 2 次，连服 2 天。

中程疗法：0.2 g，口服，每天 3 次，连服 7 天。

间歇疗法：0.5 g，每周 1 次，连服 7 周。

·**方案2**：呋喃嘧酮 20 mg/kg，分 2~3 次口服，连服 7 天。

·**方案3**：左旋咪唑每日 4~5 mg/kg，分 2 次口服，共服 5 日。对微丝蚴有一定杀灭作用。

因复发率较高现已少用。

·方案 4：卡巴胂 0.25 g，海群生 50 mg，1 日 2 次，连服 10 日。

（二）马来丝虫病

【诊断要点】

马来丝虫主要寄生于浅表淋巴系统，故以四肢淋巴结炎或淋巴管炎及象皮肿最为常见。其他诊断、治疗等同班氏丝虫病。

【治疗方案】

见"班氏丝虫病"。

（三）罗阿丝虫病

【诊断要点】

（1）全身各部分的游走性肿胀，表现为暂时性皮下肿块，偶有成虫移行至结膜下，称眼丝虫病。

（2）化验血常规嗜酸粒细胞增高。

【治疗方案】

乙胺嗪（海群生）0.2 g，口服，每天 3 次，连服 20 天。

（孙婷　尤振宇）

六、钩虫病

【诊断要点】

（1）幼虫感染主要是钩蚴性皮炎和呼吸系统症状。成虫主要引起贫血和肠黏膜创口引起多种消化道症状。

（2）血常规示，血红蛋白低下，网织红细胞和嗜酸性粒细胞计数轻度增高，便潜血可阳性，便直接涂片或饱和盐水漂浮法检查见钩虫卵可明确诊断。

【治疗方案】

1. 病原治疗

（1）局部用药。

·方案 1：钩蚴感染 24 h 内，可用左旋咪唑涂搽剂或 15% 噻苯咪唑软膏搽剂，每日 3 次，连用 2 天。

·方案 2：热浸疗法，将感染部位浸入 53℃热水中持续 20 min 或热敷法：温水温度同前，用多层纱布湿敷。

（2）驱虫治疗。

·方案 1：阿苯达唑（肠虫清）400 mg，顿服，隔 10 天重复 1 次；2 岁以下儿童剂量减半。

·方案 2：甲苯咪唑 100 mg，每日 2 次，连服 3 天。

·方案 3：噻嘧啶（抗虫灵），用量为每日 6~10 mg/kg（成人一般用 500 mg），晚间顿服，连服 3 日。

- **方案 4**：左旋咪唑，每次 1.5~2.5 mg/kg（成人每次 100 mg），晚间顿服，连服 3 日。
- **方案 5**：噻乙吡啶（溴化噻乙吡啶），用量成人 250 mg，儿童 5 mg/kg 顿服。
- **方案 6**：复方甲苯咪唑（每片含甲苯咪唑 100 mg，左旋咪唑 25 mg），成人 1 片，每日 2 次，连服 3 日，儿童减量。

（3）联合用药。

- **方案 1**：噻嘧啶 300 mg，甲苯咪唑 200 mg（400mg），1 次顿服，连服 2 日。
- **方案 2**：噻嘧啶 250 mg，左旋咪唑 50 mg，1 次顿服。
- **方案 3**：阿苯达唑合用小量甲苯咪唑，驱除钩虫效果可提高到 98.5%~100%，首日上午同服阿苯达唑 300 mg 和复方甲苯咪唑 1 片，下午及次日上午各服用复方甲苯咪唑 1 片。

2. 一般治疗

（1）纠正贫血和低蛋白血症，给予高蛋白及高维生素饮食。

- **方案 1**：硫酸亚铁，成人 300~600 mg，每日 3 次，小儿每日 30 mg/kg，分 3 次口服。
- **方案 2**：10% 枸橼酸铁溶液 20 mL，口服，每日 3 次，同时服维生素 C 以利铁吸收。口服铁不耐受可选用右旋糖酐铁肌内注射，首剂 50 mg 开始，如无反应，则每日或每 2~3 日以 100mg 深部肌内注射。
- **方案 3**：贫血一般不需输血，但孕妇和严重贫血者可考虑输血治疗。

（2）有异嗜癖者可给予 0.2% 硫酸锌溶液，每日 30 mL，连服 3~4 日可愈。

（孙婷 尤振宇）

七、蛔虫病

【诊断要点】

（1）自患者粪便中检查出虫卵，即可确诊。

（2）对粪便中查不到虫卵，而临床表现疑似蛔虫病者，可用驱虫治疗性诊断，根据患者排出虫体的形态进行鉴别。

（3）疑为肺蛔症或蛔虫幼虫引起的过敏性肺炎的患者，可检查痰中蛔蚴确诊。

【治疗方案】

1. 病原治疗

- **方案 1**：阿苯达唑 400 mg，顿服。
- **方案 2**：甲苯达唑 200 mg，口服，每日 1~2 次，共用 1~2 天。
- **方案 3**：枸橼酸哌嗪（驱蛔灵），成人 3~3.5 g，空腹顿服，或早晚分服，连服 2~3 天；儿童 75-150 mg/kg，每日不超过 3 g，早晚分服，连服 1~2 天。
- **方案 4**：噻嘧啶（抗虫灵），成人每次 1.2~1.5 g，每日 1 次，儿童每次 30 mg/kg，睡前顿服。
- **方案 5**：左旋咪唑，成人 150 mg，睡前顿服；儿童 2.5 mg/kg，睡前顿服或早晚分服。
- **方案 6**：伊维菌素 100 μg/（kg·d），连服 2 天。

2. 中医、中药治疗

·**方案 1**：使君子散。使君子 12 g，苦楝子 10 g，芜荑 6 g，槟榔 6 g，甘草 6~10 g。水煎内服，每日 1 剂。

·**方案 2**：酸梅汤。酸梅 8 枚，鲜苦楝树皮（去表皮）12 g，绵茵陈 12 g，使君子 30 g，槟榔 15 g，雷丸 15 g，葫芦茶 15 g，大黄 15 g，胡黄连 9 g，延胡索 9 g，榧子 18 g。水煎内服，每日 1 剂。

·**方案 3**：胆蛔冲剂（每袋 20 g），成人每次 2 袋，每日 3 次，连服 2 天或遵医嘱，儿童酌减。

·**方案 4**：针灸治疗。初病期：患者脐腹时痛，选用主穴大横（双），配穴足三里（双），手法施刺激泻法，即直刺，针尖偏向脐部，不留针，每日上午、下午各 1 次，连针 2 天。发作期：取天枢、中脘、足三里、内关、阳陵泉等穴位，用泻法，每日 1 次。

（孙琳琳　尤振宇）

八、蛲虫病

【诊断要点】

诊断蛲虫病常采用透明胶纸法或棉签湿试法，于清晨解便前或洗澡前检查肛周。此法操作简便，检出率高。若检出虫卵，即可确诊。

【治疗方案】

病原治疗：

·**方案 1**：阿苯达唑 400 mg（儿童 200 mg），顿服，2 周后重复。

·**方案 2**：甲苯达唑 200 mg，顿服。或甲苯达唑每日 100 mg，连服 2~3 天。

·**方案 3**：复方甲苯达唑 1 片，顿服。

·**方案 4**：双氢萘酸噻嘧啶 10 mg/kg（最大剂量 1.0 g）顿服，每 2 周后重复 2 次。或双氢萘酸噻嘧啶，总量 12 mg/kg，2 日，分 4 次口服。

·**方案 5**：复方噻嘧啶，两药基质（噻嘧啶，奥克太尔）总量各 12 mg/kg，分 2 日 4 次口服。

·**方案 6**：除药物驱虫外，也可用生理盐水（0.9%）灌肠驱虫。但要注意生理盐水用量，以防发生意外。

·**方案 7**：使用蛲虫膏、2% 白降汞膏或龙胆紫等涂于肛周，有止痒作用。

（孙琳琳　尤振宇）

第十一章　结核病

第一节　肺结核

【诊断要点】

1. 流行病学史

有肺结核患者接触史或者既往感染过肺结核史。

2. 临床表现

（1）症状：咳嗽、咳痰≥2周，或痰中带血或咯血为肺结核可疑症状；全身症状，如盗汗、疲乏、间断或持续午后低热、食欲不振、体重减轻等，女性患者可伴有月经失调或闭经；少数患者起病急骤，有发热，部分伴有不同程度的呼吸困难；少数患者可伴有结核性超敏感症候群，包括：结节性红斑、疱疹性结膜炎/角膜炎等；儿童肺结核患者还可表现发育迟缓。

（2）体征：轻型没有体征，病变范围大或有干酪样坏死时，有肺实变体征。有胸腔积液时，触觉语颤减弱、叩诊实音、听诊呼吸音消失。

3. 胸部影像学检查

主要表现为原发性肺结核，血行播散性肺结核，继发性肺结核，气管支气管结核，结核性胸膜炎等5种表现。

4. 结核分枝杆菌检测阳性（痰或灌洗液或活检组织的细胞学或分子生物学或病理学检查）是确诊肺结核的主要方法，是制订化疗方案和考核治疗效果的主要依据。

5. 电子支气管镜检查

用于支气管结核和淋巴结支气管瘘的诊断。

6. 结核菌素试验

广泛应用于检出结核分枝杆菌感染，而非检出结核病。结核菌素试验对儿童、少年和青年的结核病诊断有参考意义。

【诊断依据】

肺结核的诊断是以病原学、病理学结果作为确诊依据的，儿童除痰液外，还要重视胃液病原学检查。诊断分为：疑似、临床及确诊病例。

1. 疑似病例

有胸部影像学依据；5岁以下儿童：接触史、症状及阳性检验（PPD中度阳性或强阳性、γ-干扰素释放试验阳性、结核分枝杆菌抗体阳性）。

2. 临床诊断病例

排除其他肺部疾病，符合下列之一的：

①有胸部影像学依据及结核病临床表现。②有胸部影像学依据及 PPD 中度阳性或强阳性。③有胸部影像学依据及 γ－干扰素释放试验阳性。④有胸部影像学依据及结核分枝杆菌抗体阳性。⑤免疫学检查阳性及气管镜检符合结核病改变，可诊断气管、支气管结核。⑥影像提示胸腔积液、胸水为渗出液、胸水 ADA 升高，同时免疫学检查阳性可诊断结核性胸膜炎。⑦儿童具有明确结核病临床症状、胸部结核病影像学依据及 PPD 中度阳性或强阳性或 γ－干扰素释放试验阳性可诊断。

3. 确诊病例

符合下列之一的：

①痰涂片阳性肺结核。②仅分枝杆菌培养阳性肺结核。③分子生物学检查阳性肺结核。④肺组织病理阳性诊断肺结核。⑤气管、支气管结核：镜下见气管、支气管改变，组织病理符合结核病理改变或分泌物病原学检测阳性（涂片、培养、分子生物学）。⑥结核性胸膜炎诊断：X 线有胸腔积液，积液病理符合结核病理改变或积液病原学检测阳性（涂片、培养、分子生物学）。

【治疗方案】

（一）利福平敏感治疗药物和方案（包括敏感性尚未获得的）

常用药物用法用量：

（1）成人：①体重 < 50 kg（每日）：异烟肼 0.3 g、利福平 0.45 g、乙胺丁醇 0.75 g、吡嗪酰胺 1.5 g、链霉素 0.75 g、左氧氟沙星 0.4~0.75 g。②体重 ≥ 50 Kg（每日）：异烟肼 0.3 g、利福平 0.6 g、乙胺丁醇 1.0 g、吡嗪酰胺 1.5 g、链霉素 0.75 g、左氧氟沙星 0.5~1.0 g。

（2）儿童：异烟肼 10~15 mg/（kg·d）、利福平 10~20 mg/（kg·d）、乙胺丁醇 10~25 mg/（kg·d）、吡嗪酰胺 30~40 [mg/（kg·d）]、链霉素 20~30 [mg/（kg·d）]。说明：上述药物除链霉素外均为口服制剂。

·方案1：除 2H-R-E-Z/4H-R 吡嗪酰胺可分 3 次外，其余口服药均 1 次顿服。

说明：第 2 个月末痰菌仍阳性，要开展药物敏感性检测，耐药者按药敏检测结果进行方案调整，敏感者则延长 1 个月的强化期，巩固期治疗方案不变。儿童要严格按照体重用药，无判断能力者（5 岁以下）慎用乙胺丁醇。

·方案2：（6~9）R-E-Z-Lfx，适用于异烟肼耐药患者。

说明：已知或怀疑左氧氟沙星耐药的患者方案为 6~9 个月利福平、吡嗪酰胺、乙胺丁醇；孕妇禁用，哺乳期妇女停哺乳后方可使用；排除 QT 间期延长患者。

（二）利福平耐药治疗药物及方案：

6Lfx(Mfx)-Bdq-Lzd-Cfz-Cs/12Lfx(Mfx)-Lzd-Cfz-Cs 或 6Lfx(Mfx)-Bdq(Lzd)-Cfz-Cs-Z(E，Pto)/12~14Lfx(Mfx)-Cfz-Cs-Z (E，Pto)；

（三）利福平耐药短程化疗方案及氟喹诺酮类耐药的治疗方案建议专科指导治疗用药。

（四）常用药物使用：

左氧氟沙星：体质量＜45 kg 500 mg，1次/d，体质量=46 kg 600 mg，1次/d。

莫西沙星：400 mg，1次/d。

贝达喹啉：前两周内400 mg，1次/d；2周后200 mg，每周3次（每2次至少间隔48h）。

利奈唑胺：普通剂量600 mg，1次/d，高剂量600 mg，2次/d。

氯法齐明：普通剂量100 mg，1次/d，高剂量200 mg，1次/d。

环丝氨酸：体质量＜50 kg，0.25 g，2次/d；体质量＞50 kg，0.25 g，3次/d。

乙胺丁醇：750 mg，1次/d。

德拉马尼：100 mg，2次/d。

吡嗪酰胺：体质量=55 kg，500 mg，2次/d；体质量＞55 kg，500 mg，3次/d。

丙硫异烟胺：体质量＜45 kg，200 mg，2次/d；体质量＞46 kg，200 mg，3次/d。

对氨基水杨酸：4 g，2次/d。

药物不良反应

（1）心脏毒性：Q-Tc间期延长，如Mfx、Bdq、DIm、Cfz和克拉霉素等。

（2）肝毒性：如IHN,Z,Pto,Bdq,Cfz等所有经肝脏代谢的药物。

（3）神经系统毒性：所有服用Cs或Lzd的患者，在开始治疗时均推荐使用营养神经药物，如维生素B6、腺苷钴胺等。Cs禁用于严重焦虑、抑郁、癫痫和惊厥史者。

（4）皮肤反应：几乎所有患者服用Cfz后均可以出现皮肤和黏膜红染；70%~80%伴皮肤鱼鳞样改变，可伴皮疹或瘙痒，用润肤乳可部分缓解。

（5）胃肠道反应：大部分药物均可影响胃肠道反应，轻度至中度可不予请整方案，或增加保护胃肠黏膜药物。

（狄琛）

第二节　结核性胸膜炎

结核性胸膜炎（Tuberculous Pleurisy）是结核分枝杆菌及其代谢产物进入处于高敏状态的胸膜腔引起的胸膜炎症。占结核病总数的2.5%。临床上可分为干性胸膜炎和渗出性胸膜炎。

【诊断要点】

1. 临床表现

干性胸膜炎病程短暂，1~2天转为渗出性胸膜炎，可有发热、咳嗽，胸痛及胸膜摩擦音。可伴周身不适，乏力、盗汗等症状。查体：呼吸运动减低，胸部叩诊音浊或实。

2. 实验室检查

①免疫指标检查同肺结核。②胸水多为草黄色、约10%为血性胸水。细胞数以淋巴细胞为主。胸腔积液聚合酶链反应（TB-PCR）是诊断的重要方法之一。③腺苷脱氢酶（ADA）＞45U/L为诊断临界值。ADA胸水/血清＞1。

3. 影像学检查

干性胸膜炎一般无影像学改变，渗出性胸膜炎可以看见不同形态的胸腔积液影像。

4.其他检查

①B超检查：见胸腔低回声影。②穿刺活检：B超或CT引导下穿刺。必要时可通过内、外科胸腔镜或开胸取活检。③胸水或穿刺物病原学检查：包括细菌学、细胞学和分子生物学检测。

【鉴别诊断】

包括渗出液与漏出液、结核菌与化脓菌、良性与恶性的鉴别。

【治疗方案】

合理的化学药物治疗和积极胸腔穿刺抽液是基本治疗。

· **方案1**：抗结核化疗：同肺结核。疗程以12个月为宜。强化期2~3个月，巩固期9~10个月。

· **方案2**：胸腔穿刺抽液治疗：早期穿刺抽液有助于缩短病程，防止胸膜肥厚，促进功能的恢复。胸膜肥厚是影响肺功能的主要因素。最好在超声引导下做胸腔穿刺，分隔包裹者可多部位穿刺。一般每次抽液不超过1500 mL为宜。

· **方案3**：肾上腺皮质激素的应用：有促进胸腔积液吸收、减轻症状、缩短病程的作用，但不作为常规用药。需与抗结核药同时应用。适应证：①大量胸腔积液临床症状特别严重病例。②多发性浆膜炎病例。③并发血行播散型肺结核病例。④不易穿刺的胸腔积液（如叶间积液）病例。用法：泼尼松每日30~40 mg口服（每日1次），晨顿服，好转后逐渐减量。总疗程6~8周。

· **方案4**：胸腔内给药。

（1）抗结核药物：对慢性结核性胸膜炎有脓胸倾向及包裹性胸腔积液可胸腔给药。2%碳酸氢钠胸腔冲洗后（冲洗液不超过500 mL），胸腔注入抗结核药物如：异烟肼0.1~0.3 g、链霉素0.5~1.0 g；异烟肼0.1~0.3 g、利福平150~300 mg；同时注入地塞米松2.5~5.0 mg，每周1~3次，胸腔穿刺抽液后使用。

（2）胸腔内注入纤溶酶制剂：链激酶（SK）、尿激酶（UK）。

影像学：分隔包裹、胸膜肥厚，留置胸腔导管，抽液后局部注入生理盐水50~100 mL+尿激酶5万~10万U+异烟肼（INH）0.3 g，每日1次，每次保留4 h，共3~8次。根据患者副作用随时调整。

· **方案5**：内科胸腔镜的治疗：适合于纤维素期胸膜炎的治疗。

（孙文利）

第三节　结核性脓胸

结核性脓胸（Tuberculous Empyema）是结核分支枝菌经过各种途径进入胸腔或干酪物质进入胸腔，引起的胸腔特异性化脓性炎症。依据病程可分为三期：急性渗出期、纤维素期、机化期。

【诊断要点】

（1）临床表现：一般有结核性胸膜炎病史，可有发热、盗汗、胸痛、胸闷、乏力、消瘦等，亦可以无症状。查体：进入机化期后患侧胸廓塌陷、肋间隙变窄，叩诊音实，听诊呼吸音减弱或消失。

（2）影像学表现：慢性脓胸可见胸膜明显肥厚，肋间变窄，纵隔向患侧移位，膈肌抬高，可有胸膜钙化。如穿透到肺内可引起支气管胸膜瘘可见气液平。晚期脓胸穿透到胸壁可见胸膜腔内脓腔与胸壁脓腔相通。

（3）实验室检查：血沉（快）> 20 mm/h；胸液腺苷脱氨酶（ADA）> 45 U/L，结核菌素试验（PPD）强阳性，血清结核抗体阳性。胸腔穿刺液：为淡黄色，脓性，可含有干酪物质，细胞总数 > 10×10^9/L。

（4）其他检查：①彩超、CT引导下穿刺：取胸膜活检。②胸水和胸膜组织的细菌学、病理学及分子生物学检查同胸膜炎。

【治疗方案】

· **方案1：** 结核性脓胸的内科治疗。早期与结核性胸膜炎相同。急性期选择4~5种敏感药联合，强化期2~3个月，巩固期3种药物6个月。慢性脓胸多病史长，用药不规律，耐药病例多，建议个体化治疗。进入慢性期，慎重选择化疗方案，抽脓、胸腔冲洗，有条件的择期手术。无手术条件的长期引流。胸腔引流：适应证：反复穿刺不能缓解中毒症状或脓液黏稠不易抽吸；作为手术前的减状治疗；伴气胸、合并支气管胸膜瘘的病例。胸腔冲洗：不伴胸膜瘘的病例。方法同胸膜炎。冲洗后可注药，也有注入5%碘伏浸泡脓腔10~30 min的。

· **方案2：** 结核性脓胸的外科治疗：

（1）传统方法：开胸手术。①包括胸膜纤维板剥脱术：适用于大多数无肺内病变或肺内病变较轻者，术后肺复张良好。②胸膜外胸廓成形术：目前应用较少，但是对合并支气管胸膜瘘的患者有不可替代的作用。③胸膜肺切除术：适用于慢性脓胸合并同侧病变较重者，创伤大、出血多、手术复杂，术后易出现并发症。应慎重选择。④带蒂大网膜移植术：主要适用于肺切除术后残端瘘的患者。目前临床应用较少。

（2）脓胸的腔镜（VATS）治疗：电视胸腔镜手术（Video-Assisted Thoracic Surgery, VATS）治疗脓胸的手术方式主要有3种：①全胸腔镜下脓胸清苔引流术：适用于纤维素期脓胸。②全胸腔镜下胸膜纤维板剥脱术：适用于局限性脓胸及早、中期机化期脓胸。③胸腔镜辅助下小切口胸膜纤维板剥脱术：适用于晚期机化期脓胸。

（孙文利）

第四节　淋巴结结核

淋巴结结核（Tuberculosis of Lymph Nodes）占肺外结核首位，儿童及青少年发病较多。以颈部淋巴结核最多，其次为腋下。深部淋巴结结核包括胸、腹、盆腔，其误诊率高，常以并发症为首发表现。

按病理分型：干酪型、增殖型、混合型、无反应型；按临床分型：结节型、浸润型、脓肿型、溃疡瘘管型。

一、颈部淋巴结结核

在淋巴结核的患者中颈部淋巴结核最多，占 70%~90%。

【诊断要点】

（1）病史：有结核病史或结核病接触史。

（2）临床表现：较重者可以有午后低热、夜间盗汗、周身乏力等。查体：颈部包块，压痛等。且缓慢增大或已有波动，或破溃流脓形成窦道。

（3）实验室检查：免疫学检查同肺结核。

（4）影像检查：

①超声检查：表现为多发、不均匀、低回声结节。②颈部 CT 检查：病灶呈形环强化改变，提示"三多"现象，具有一定诊断价值。

（5）淋巴结穿刺检查：淋巴结的组织或脓液的细菌学、病理学、分子生物学检测阳性可确诊。

（6）对一时难以明确诊断者，可予诊断性抗结核治疗，动态观察其疗效以助诊断。

【鉴别诊断】

（1）非特异性淋巴结炎。

（2）结节病。

（3）坏死性淋巴结炎。

（4）淋巴瘤。

（5）转移癌。

【治疗方案】

1.颈部淋巴结核的内科治疗

·**方案 1**：抗结核药物的全身化学治疗：建议淋巴结核的化疗疗程至少 1 年，强化期 2~3 个月，应用异烟肼、利福平、吡嗪酰胺、乙胺丁醇（链霉素）[HRZE（S）]，巩固期 9~10 个月，应用异烟肼、利福平、乙胺丁醇（HRE）。具体用量请参照肺结核治疗方案。

·**方案 2**：中药治疗：在全身抗结核治疗的基础上辅以如结核丸、肺泰胶囊、猫爪草、内消瘰疬丸等中药治疗。

·**方案 3**：免疫治疗：根据细胞免疫功能的测定决定是否调整加用辅助免疫治疗。目前应用的免疫治疗制剂分为两类：①细胞因子制剂：如 γ－干扰素和白介素 –2 等。②生物制剂：如胸腺肽、转移因子、草分枝杆菌疫苗、卡提素及母牛分枝杆菌疫苗等。治疗原则：强调综合治疗。淋巴结结核的治疗原则与肺结核的治疗原则基本相同，即早期、规律、全程、联合、适量。建议行药敏试验，至少包括利福平和异烟肼，在获得药物敏感实验结果前，可行经验性的抗结核治疗。一旦药敏结果出来，根据药敏结果调整相关药物。我国推荐对于无并发症的肺外结核病原则上采用初治菌阳的化疗方案。建议推荐实施非住院患者全面监督化学治疗（DOTS）策略。

2. 颈部淋巴结核的外科治疗

颈部淋巴结核手术的常用术式：①颈部淋巴结摘除或活检术。②颈部淋巴结核脓肿切开引流术。③颈部淋巴结核病灶清除术。④颈部淋巴结清扫术（包括颈部保留功能区域性淋巴结清扫术）。

适应证：

（1）有效抗结核治疗方案的前提下得不到有效控制者。

（2）结节型病灶直径大于 2 cm。

（3）脓肿型和（或）合并其他细菌感染经药物治疗不能控制者。

（4）窦道型，经治疗 3 个月迁延不愈或反复发作者。

（5）瘘口和（或）瘢痕形成，影响美观。患者有美容要求者，非结核分枝杆菌感染，药物治疗无效者。

（6）诊断不明，需要和肿瘤进行鉴别诊断。

（7）耐药淋巴结结核及类赫氏反应较明显，建议早期手术。

禁忌证：

（1）绝对禁忌证：①患者一般情况较差，心肺功能无法耐受麻醉和手术创伤。②患者有严重的肝肾功能异常，或者出凝血时间明显延长。

（2）相对禁忌证：①无敏感抗结核药物/因体质或其他原因不能耐受抗结核治疗（过敏，肝肾功能障碍、药物热等）。②合并肺内结核，并且肺内结核没有控制。部分病例可做姑息减状手术以提高药物治疗疗效。③糖尿病患者血糖未稳定，HIV 感染者细胞免疫功能未好转者。

（孙文利）

二、腹内淋巴结结核

腹内淋巴结核常为全身结核的一部分，也可见单独发病。多为肠道感染或血行播散。有发热、乏力、盗汗等结核中毒症状，腹痛及轻压痛。有消化道并发症，如肠梗阻、肠瘘、消化道出血等。

【诊断要点】

（1）病史特点：多数病程长，进展慢，也可急性起病，不一定有结核病史。

（2）临床表现：发热、腹痛、腹部肿块。易融合、粘连，形成肿块，误诊为肿瘤。

（a）肠系膜淋巴结核：多见于儿童及青少年，发病缓慢，多与肠结核、结核性腹膜炎、盆腔结核同时存在。常以腹痛、腹泻为首发症状，脐周阵发性疼痛，可反射到腰部。可腹泻、便秘交替，压迫肠管可引起肠梗阻或部分肠梗阻。可破溃到腹腔，引起急腹症。

（b）肠系膜以外的腹腔内淋巴结结核：血行播散型多为全身结核的一部分，常累及腰2~3椎体水平以下后腹膜。非血型播散型多受累局限，主要位于肠系膜根部、肝门、胰腺周，后腹膜较少。

（3）实验室检查：结核的相关免疫学检查同肺结核；腹水的相关检查同胸膜炎。

（4）影像检查：①超声检查：钙化型淋巴结表现为腹内弥漫性点、块状强回声；非钙化型淋巴结表现为多发淋巴结肿大，小于2.0 cm呈均匀低回声，大于2.0 cm呈不均匀低回声，考虑肿大淋巴结融合，也可为无回声。②CT检查：可以明确腹内淋巴结受累范围、周边及融合情况，发现钙化淋巴结不常见，但对诊断有重要意义。淋巴结环形强化或花环状强化是淋巴结结核典型表现。

（5）其他检查：淋巴结穿刺或摘除组织病理学及分子生物学检查：同颈部淋巴结结核。

【治疗方案】

·**方案1**：内科抗结核化疗：同颈部淋巴结结核。

·**方案2**：外科手术治疗。

适应证：①因粘连引起的急性或慢性肠梗阻。②形成腹腔巨大结核性脓肿不能控制。③脓肿穿透肠壁引起肠穿孔或肠瘘。④引起消化道出血。⑤脓肿穿透腹壁形成窦道。

（孙文利）

第五节　骨与关节结核

骨与关节结核（Bone and Joint Tuberculosis）由人型或牛型结核杆菌侵入人体后，继发于骨或关节，原发病灶多数在肺、胸膜、消化道和淋巴结，常见于脊柱、髋、膝、肩、肘、踝等处，最常见的是脊柱结核。

一、脊柱结核

【诊断要点】

（1）病史特点：有结核病接触史，病程缓慢，结核中毒症状，发病隐渐，进行性加重的病变过程。

（2）临床表现。①疼痛：多为轻微钝痛，休息则轻，劳累则重。②姿势异常：颈椎结核患者常有斜颈畸形，用双手托住下颌。胸、腰椎结核患者站立或走路时头与躯干后仰，拾物试验阳性。③脊柱畸形：多为角形后凸，儿童常为首发症状。④脊柱活动受限：由于保护性痉挛，脊柱活动受限。⑤压痛和叩击痛：局部压痛不太明显；叩击局部棘突，可引起疼痛。⑥寒性脓肿：常为患者就诊的最早体征，有时位置深，不易早期发现，因此应当在脓肿的好发部位去寻找脓肿的病灶。⑦脊髓受压现象：患者有神经障碍的主诉，医生应检查双下肢的神经情况，以便及时脊髓受压现象。

（3）影像学检查。

X 线片主要表现如下：①生理弧度的改变。②椎体形状的改变。③椎间隙改变。④椎体周围软组织改变。MRI 对脊柱结核的早期发现具有重要意义，受累椎体的 T1WI 可呈低信号，T2WI 为高信号。随着病变的进展，MRI 可表现为以下类型：①椎体炎症。②椎体炎症并脓肿。③椎体炎症、脓肿并椎间盘炎等。

（4）实验室检查与肺结核实验室检查相同。

【治疗方案】

·方案 1：非手术治疗。①对脊柱结核的全身治疗，仍是最基本的治疗方法，包括严格卧床休息、适当营养、呼吸新鲜空气。②化疗：与肺结核治疗方案相同，抗结核化疗，是治疗脊柱结核最主要的措施，要正规、规律、适量、持续进行。有些脊柱结核病灶破坏较轻，无巨大椎旁脓肿，无脊髓受压，抗结核化疗可以治愈，但需时较长。

·方案 2：手术治疗。术式有病灶清除术、病灶清除术及植骨术、内固定的应用、内镜行脊柱结核前路手术等，较重的不全瘫和轻度不全瘫，均应在抗结核药治疗下，应尽早做病灶清除术和脊髓减压术，对于完全截瘫，则应更早手术减压，以提高截瘫的恢复率，根据不同的情况，可采用后方、侧方、侧前方及前方脊髓减压方法，术式的选择应以病情实际情况具体分析、选择。

（陈凯）

二、骶髂关节结核

【诊断要点】

（1）病史特点：发病缓慢，病期较长，局部疼痛和脓肿，偶有跛行，有的患者主诉沿坐骨神经走行放射痛。

（2）临床表现：疼痛多限于患侧臀部，逐渐加重，病变突破关节囊后，关节内压力减少，疼痛又减轻；到晚期，当关节发生纤维性或骨性强直时，疼痛完全消失。髂窝或臀部有脓肿者可触及波动感，骨盆挤压和分离试验阳性。

（3）影像检查：早期 X 线片可见关节边缘模糊，关节间隙增宽；晚期可见关节间隙狭窄或消失，局部常见骨破坏灶，有的可见死骨。CT 及 MRI 有助于明确诊断。

（4）实验室检查与肺结核实验室检查相同。

【治疗方案】

重视抗结核全身治疗。由于骶髂关节是少动关节，在治疗上不存在保存关节功能的问题，对无明显死骨和脓肿者，可采取非手术疗法。抗结构治疗方案同肺结核治疗方案。

·方案 1：局部疼痛严重者应卧床休息，同时做下肢皮肤牵引，临时制动。

·方案 2：对伴有脓肿和死骨的病例，或窦道经久不愈者，应做病灶清除术。在病灶清除时如无混合感染，可同时做关节内融合。

（陈凯）

三、上肢关节结核

（一）肩关节结核

【诊断要点】

（1）病史特点：早期局部隐痛，休息时减轻，劳累时加重，一般无放射性疼痛。

（2）临床表现：患臂不能上举，旋转受限尤其明显，外展、前屈及后伸均受限，穿衣脱衣均感困难。部分患者患侧三角肌和冈上、下肌明显萎缩，甚至出现"方肩"畸形，又称作"干性结核"。

（3）影像检查：X线片可见关节边缘有局限性骨质破坏或关节缘局部模糊；晚期全关节结核则关节严重破坏，关节间隙狭窄或消失，肱骨头部分消失，有时可见半脱位。CT及MRI有助于明确脓肿及骨质破坏范围。

（4）实验室检查与肺结核实验室检查相同。

【治疗方案】

由于肩部肌肉丰富，血供良好，多数患者经过较长时间的非手术治疗而获得痊愈。

·**方案1**：休息、增加营养、抗结核药物治疗。治疗方案与肺结核治疗方案相同。

·**方案2**：青壮年患者需用肩人字石膏或外展支架，将患肩固定于外展40°、前屈30°、外旋25°的功能位。

·**方案3**：选择适当的手术方式治疗。

（二）肘关节结核

【诊断要点】

（1）病史特点：早期症状轻微，发展缓慢。局部症状主要是疼痛和功能受限。

（2）临床表现：在单纯骨结核中不明显，常被忽视，初期症状也不严重，休息则轻，劳累则重。

全关节结核时，肘关节肿胀和压痛明显，关节功能受限也大；肘关节肿胀和其上下方的肌肉萎缩，使肘关节呈梭形外观；脓肿及窦道形成：少数患者的肘上滑车淋巴结和腋窝淋巴结肿大、化脓，甚至破溃。

（3）影像检查：单纯滑膜结核表现为局部骨质疏松和软组织肿胀；鹰嘴和肱骨外髁结核多为中心型，可见破坏灶内死骨形成；早期全关节结核除上述表现外，在关节边缘，可见局限性骨质破坏或部分关节软骨下骨板模糊；晚期全关节结核则有大部分或全部破坏。混合感染时则骨质明显硬化。

（4）实验室检查与肺结核实验室检查相同。

【治疗方案】

·**方案1**：休息、增加营养、抗结核药物治疗。治疗方案同肺结核治疗方案，由于肘关节位置表浅，易显露，手术治疗可取得较好的效果，多数患者都可保留接近正常的关节功能。

·**方案2**：早期及晚期全关节结核病变如仍在进展，都应及时做病灶切除术。

（三）腕关节结核

【诊断要点】

（1）病史特点：初起时疼痛轻微，逐渐加重，当病变由单纯滑膜或骨结核发展为全关节结核时，疼痛就很明显。

（2）临床表现：①单纯骨型结核压痛仅限于骨病灶的所在部位，滑膜结核和全关节结核则全关节周围都有压痛。②肿胀：由于腕关节周围软组织很少，肿胀容易被发现。③功能障碍：单纯骨结核的功能障碍轻，全关节结核则比较明显。腕关节破坏严重者，因手指长期不敢活动，手指僵硬。④脓肿或窦道：脓肿常位于腕背侧或掌侧，可触及波动，破溃后形成一个或多个窦道。⑤畸形：常见前臂旋前、腕下垂和手向尺偏或桡偏畸形。

（3）影像检查：单纯滑膜结核X线片只表现为软组织肿胀和局部骨质疏松。MRI表现为腕骨骨小梁稀疏。早期全关节结核尚见关节的边缘性破坏；晚期可见几个腕骨有明显破坏，血供被阻滞，形成死骨，开始时关节间隙加大，以后变窄或消失。

（4）实验室检查与肺结核实验室检查相同。

【治疗方案】

·**方案1**：对于没有明显死骨的单纯骨结核、滑膜结核可采用非手术疗法。非手术疗法的内容和疗程和肘关节结核相同。

·**方案2**：非手术疗法对破坏严重的全关节结核疗效较慢，常需1年以上时间，此期间内可用短石膏托将腕关节固定于背伸30°位，使腕关节在功能位强直。

·**方案3**：非手术疗法无效时，可考虑手术治疗。由于腕关节的解剖特点，以背侧入路为佳。

【说　明】

（1）单纯滑膜结核：先采用非手术疗法1~2个疗程，无效者可作腕关节滑膜切除术。

（2）早期全关节结核：用腕背侧入路显露腕关节，将滑膜及死骨加以清除。

（3）晚期全关节结核：除对年老体弱者采用非手术疗法外，应采用背侧途径做病灶清除术或关节融合术。

（陈凯）

四、下肢骨与关节结核

（一）髋关节结核

【诊断要点】

（1）病史特点：本病多见于儿童和青壮年。起病缓慢，最初的症状是髋部轻痛，休息减轻，儿童一般不能主诉髋部疼痛，而较多地反映膝关节内侧疼痛，这是因为髋关节和膝关节都是由同一闭孔神经支配，所以每当患儿主诉膝痛时，必须检查同侧髋关节，以免漏诊。渐加重表现为剧痛。

（2）临床表现：检查关节功能时，按顺序检查屈、伸、内收、外展、内旋和外旋，必须和对侧相比。早期病变多以伸髋和内旋受限较多，髋屈曲畸形，Thomas 征阳性，合并有病理性脱位的则大粗隆升高，患肢短缩，且在屈曲、内收位。

（3）影像检查对本病的早期诊断很重要。应拍骨盆正位片，仔细对比两侧髋关节，才能发现轻微的变化。单纯滑膜结核的变化有：①患侧髋臼与股骨头骨质疏松，骨小梁变细，骨皮质变薄。②由于骨盆前倾，患侧闭孔变小。③患侧的滑膜与关节囊肿胀。④患侧髋关节间隙稍宽或稍窄。MRI 可显示骨与滑膜病变。早期与晚期全关节结核的区别主要依据软骨面破坏的程度而定，若股骨头无明显破坏，但软骨下骨板完全模糊，表示软骨面已游离，必属晚期全关节结核，否则，为早期全关节结核，关节严重破坏者，可见病理脱位或关节强直，晚期脓肿可见钙化，长期混合感染可见骨质硬化。

【治疗方案】

·**方案1**：休息、增加营养、抗结核药物治疗。治疗方案同肺结核治疗方案。

·**方案2**：由于髋关节结核患者大多疼痛较剧烈，关节长期处于屈曲体位，造成挛缩畸形，可采用皮牵引或骨牵引来纠正挛缩，同时缓解疼痛。

·**方案3**：选择合适的术式手术治疗。

（二）股骨大粗隆结核

【诊断要点】

（1）病史特点：多数患者仅有局部疼痛不适，症状不典型。

（2）临床表现：早期症状不明显，疼痛、肿胀和压痛限于局部，跛行与髋关节功能受限不明显。故常被忽视，直至出现脓肿时方就诊，脓肿溃破形成窦道。

（3）影像检查骨型结核可见典型的骨松质结核改变；滑囊型结核见软组织肿胀和局部骨质疏松，脓肿在晚期常发生钙化。

【治疗方案】

·**方案1**：常规药物治疗及支持治疗。

·**方案2**：脓肿可穿刺排脓，并局部注入抗结核药物。

·**方案3**：因大粗隆结核侵入髋关节的机会不多，故对无明显死骨的病例都可采用非手术治疗。

·**方案4**：如有死骨形成，窦道长期不愈，可行手术治疗。

（三）膝关节结核

【诊断要点】

（1）病史特点：多为儿童和青少年，常为单发。

（2）临床表现：单纯滑膜结核呈弥漫性肿胀，浮髌试验阳性，穿刺可得黄色浑浊液体。单纯骨结核仅在局部有肿胀和压痛，有时可见寒性脓肿。早期全关节结核可有较大的运动受限，到晚期则症状明显，跛行严重，甚至发生膝关节屈曲挛缩畸形、脱位或强直。

（3）影像检查：单纯滑膜结核 X 线片可见软组织肿胀和骨质疏松，关节间隙增宽和变窄。可行 MRI 检查，股骨远端或胫骨近端的单纯骨结核病变范围不论是中心型或边缘型，可局限于骨骺或干骺端，破坏灶范围大的可越过骺板，同时波及骨骺，病灶内可有死骨，周围多有骨膜反应；晚期全关节结核则可见关节进一步破坏，甚至可发生脱位、畸形、强直或硬化性改变。

【治疗方案】

·**方案 1**：抗结核药物治疗。治疗方案同肺结核治疗方案。

·**方案 2**：牵引治疗：可采用皮牵引或骨牵引来纠正挛缩，同时缓解疼痛，并为下一步手术治疗打好基础。

·**方案 3**：单纯滑膜结核：用异烟肼 100 mg 膝关节滑膜注射，在注射前先将关节内积液抽出，局部注射每周 2 次，3 个月为一疗程，并同时长腿石膏托固定，对早期病例多能治愈。

·**方案 4**：单纯骨结核：除一般的治疗外，可根据病灶部位的特点，采用不同切口，做病灶切除，如病灶范围大可将髌骨切除换人工髌骨，腓骨头结核应将腓骨头切除。

·**方案 5**：早期全关节结核：如无手术禁忌证，应及时做病灶清除术，以保留膝关节功能，术中切除大部分滑膜，刮除一切骨病灶，如膝关节后方的病变为主也应从后侧另做切口，以清除后方病灶。

·**方案 6**：晚期全关节结核：病灶清除后，关闭关节，外固定 3 周，待血沉正常后行人工全膝关节手术，如病灶清除彻底，患者全身情况好，也可同时换人工关节。

（四）踝关节结核

【诊断要点】

（1）病史特点：发病缓慢，常有踝关节扭伤史。

（2）临床表现：单纯骨结核和滑膜结核初起时疼痛都不明显，发生脓肿或转变为全关节结核时，疼痛才剧烈，晚期全关节结核当病变静止或治愈后关节强直，疼痛也会减轻或消失。单纯骨结核脓肿常限于病变局部，故肿胀部位局限，而滑膜结核或全关节结核则在关节前方、内、外踝及跟腱两侧都有肿胀，压痛部位亦相同。关节功能受限主要表现为背伸和跖屈活动减少；若距骨下关节同时受累，则内、外翻活动范围也减少。疼痛严重者，畸形与跛行也显著，有时需用双拐辅助行走。晚期有脓肿、窦道，畸形有下垂和内翻。

（3）影像检查：单纯骨结核可见局部骨质有典型的改变；单纯滑膜结核可有骨质疏松和软组织肿胀；全关节结核尚可见到关节边缘骨质破坏，关节板部分模糊。晚期的关节破坏增加，关节畸形或僵直。长期混合感染可见骨质硬化。

【治疗方案】

·**方案 1**：抗结核药物治疗。

·**方案 2**：单纯滑膜结核：除总的治疗原则外，可局部注射抗结核药物，并用石膏托固定于 90° 位。

·**方案 3**：早期全关节结核：及时做病灶清除，保留关节的功能。

·**方案 4**：晚期全关节结核：多需做病灶清除，对 15 岁以上的患者同时做踝关节融合，将踝关节融合于 90° ～ 95° 位。

（五）跗骨与跗骨间关节结核

【诊断要点】

（1）病史特点：跗骨结核患者多有肺或其他结核，因此有消瘦、贫血、低热等全身症状。局部症状主要是疼痛和跛行。

（2）临床表现：单纯骨结核症状较轻，而全关节结核则较重。体征为局部脓肿、压痛和关节功能受限，伴有窦道。

（3）影像检查：符合一般骨松质结核的发展规律，早期跟骨中心型结核表现为磨玻璃样改变，以后死骨分离、吸收后形成空洞，洞壁骨质较致密。长期混合感染后，跟骨有明显的硬化。MRI 检查显示病灶清楚。晚期跗骨可有广泛破坏，且呈相对致密，未受累的足骨则有明显的骨质疏松，有的只剩下骨皮质轮廓，好似用木炭画的圆圈。

【治疗方案】

·**方案 1**：对没有明显死骨的病例用非手术治疗，休息、局部制动和抗结核药物的应用等方法。

·**方案 2**：对于有明显死骨、脓肿即将破溃，或非手术疗法无效且无手术禁忌证者，可做病灶清除术。

（陈凯）

第六节　肠结核

肠结核（Intestinal Tuberculosis）为消化系统结核中最常见者。25%~50% 的肺结核患者可并发肠结核。

【诊断要点】

1.病史与临床表现

（1）腹胀：为肠结核最早的症状，增殖型肠结核最多见。

（2）腹痛：为慢性疼痛，一般为隐痛或钝痛。

（3）腹泻与便秘：腹泻是溃疡型肠结核的主要临床表现之一，有腹泻与便秘交替，便秘为增殖型肠结核的主要表现。

（4）腹部肿块：见于增殖型肠结核。

（5）全身症状和肠外结核的表现：常有结核毒血症，多数为午后低热或不规则热、弛张热或稽留热，伴有盗汗。患者倦怠、消瘦、苍白，随病程发展而出现维生素缺乏、脂肪肝、营养不良性水肿等表现。也可同时有肠外结核，特别是肠系膜淋巴结结核、结核性腹膜炎、肺结核的有关表现。增殖型肠结核一般病程较长，但全身情况较好，无发热或有时低热，多不伴有活动性肺结核或其他肠外结核证据。

2.影像学检查

（1）X 线检查：首选 X 线钡餐造影，包括消化道气钡双重造影或钡剂灌肠检查。对有并发肠梗阻者，钡餐检查需慎重，以免促使部分性肠梗阻演变为完全性肠梗阻；对病变累及结肠的患者宜用钡剂灌肠检查。

（2）CT检查：计算机断层扫描小肠造影（Computer Tomography Enterography，CTE）已成为小肠疾病的首要检查方法。

（a）肠管环形增厚伴黏膜溃疡：肠结核患者病灶多发生于回盲瓣、邻近右半结肠和末端回肠。增厚肠壁呈环形对称性增厚，即肠管的系膜缘和游离缘均增厚。（b）肠壁分层或均匀一致强化。（c）回盲瓣挛缩变形和固定开口：回盲瓣固定开口表现为受累回盲瓣呈"鱼嘴样"张开，并持续开放，形态固定不动。（d）淋巴结肿大伴周边环形强化和钙化：为肠系膜淋巴结炎性增生的表现。其中，淋巴结环形强化诊断肠结核特异度非常高。（e）腹膜呈饼状、结节状伴有周边环形强化和钙化。（f）肠管周围脓肿、瘘管形成和肠梗阻。

（3）乙状结肠镜和电子结肠镜检查：病变部见肠壁僵硬黏膜充血、水肿，触碰易出血，结节状或息肉样隆起，边缘不规则的潜行溃疡。

3.实验室检查

黏膜活检有结核结节及干酪样坏死或查到抗酸杆菌。

4.腹腔镜检查

对腹腔无广泛粘连，而诊断又十分困难的病例，可以考虑腹腔镜检查，病变肠段浆膜面可能有灰白色小结节，活检有典型的结核改变。

【治疗方案】

·**方案1**：利福平敏感治疗药物和方案（包括敏感性尚未获得的）：2H–R–E–E/10H–R–E。

·**方案2**：利福平耐药治疗药物及方案：参见肺结核耐药治疗方案。

（梁秋）

第七节　肾结核

肾结核（Kidney Tuberculosis）是全身结核的一部分，原发病灶多见于肺。结核菌进入肾脏有4种途径：经血液、经尿路、经淋巴管和直接蔓延。后两种较少见。发病以青壮年为主，其中男性患者多于女性。

【诊断要点】

1.病史与临床表现

肾结核约90%为单侧，早期症状不明显，随病情发展可出现下尿路症状：

（1）尿频、尿急和尿痛：这是肾结核的典型症状，尿频以夜间明显，逐渐伴有尿急、尿痛和尿道灼热感。

（2）血尿和脓尿：血尿可为肉眼或镜下血尿，多为终末血尿，少数患者病变破坏血管发生全程血尿。脓尿表现为尿液浑浊，严重者呈洗米水样，是病肾不断排出干酪样坏死物质引起。

（3）肾区疼痛和肿块：肾结核一般无明显腰痛，但当病变影响到包膜或继发感染时，或输尿管被血块、干酪样物堵塞，可发生钝痛或绞痛。有时肾结核合并对侧肾积水也可伴有腰痛。输尿管结核病变引起管腔阻塞，造成肾积水或肾积脓时，腰部可出现肿块。

（4）全身症状：单纯肾结核患者全身症状不明显。晚期或合并其他器官的活动性结核病灶，可出现消瘦、潮热、乏力、盗汗、贫血、食欲减退等症状。晚期可出现肾功能不全、高血压等症状。

2.影像学检查

（1）X线检查：平片诊断帮助较小，主要依靠排泄性和逆行性肾盂造影。

（2）CT检查：腹部CT可显示全部泌尿系病变。但难于诊断早期病变。肾血管数字减影血管造影（DSA），可发现微小病变。

（3）超声检查：对有肾盂积水帮助很大，经济安全。

（4）核素肾扫描和肾图检查：肾核素扫描和肾图检查可进一步了解肾病变与肾的功能。

【治疗方案】

·**方案 1**：利福平敏感治疗药物和方案（包括敏感性尚未获得的）：同肠结核治疗。

·**方案 2**：利福平耐药治疗药物及方案：同肠结核治疗。

（梁秋）

第十二章　风湿免疫病

一、类风湿关节炎

类风湿关节炎（RA）是一种以侵蚀性关节炎为主要表现的全身性自身免疫病。

【诊断要点】

1987 年美国风湿病学会（ACR）的分类标准，主要包括：

①晨僵，持续至少 1h（≥6 周）。②≥3 个以上关节区的关节炎（≥6 周）。③手关节炎，腕、掌指关节或近端指间关节区中，至少有一个关节区肿胀（≥6 周）。④对称性关节炎（≥6 周）。⑤皮下结节。⑥手和腕关节 X 线片显示骨侵蚀或骨质疏松。⑦类风湿因子阳性。

注：7 项中满足 4 项或 4 项以上并排除其他关节炎可诊断为类风湿性关节炎。

2010 年 ACR 和欧洲抗风湿病联盟（EULAR）提出了新的 RA 分类标准和评分系统，见表 12-1-1。

表 12-1-1　2010 年 ACR/EULAR RA 分类标准和评分系统（RA 分类标准积分表）

累及关节数（0~5）	得分
1 个中大关节	0
2~10 个中大关节	1
1~3 个小关节	2
4~10 个小关节	3
>10 个关节（至少 1 个小关节）	5
血清学（0~3）	
RF 和 ACPA 抗体均（-）	0
RF 或 ACPA 低滴度（+）	2
RF 或 ACPA 高滴度（+）（>正常上限 3 倍）	3
滑膜炎的病程（0~1）	
<6 周	0
≥6 周	1
急性时相反应（0~1）	
CRP 和 ESR 均正常	0
CRP 或 ESR 升高	1

注：该分类标准用于至少 1 个关节肿痛并有滑膜炎的证据（临床或影像学），同时排除了其他疾病引起的关节炎患者，总得分 6 分以上可诊断 RA

鉴别诊断：需与骨关节炎、痛风性关节炎、脊柱关节炎、感染性关节炎、反应性关节炎、风湿热、系统性红斑狼疮、干燥综合征、硬皮病等其他结缔组织病所致的关节炎相鉴别。

【治疗方案】

治疗方案的选择应综合考虑关节疼痛、肿胀数量，ESR、CRP 等实验室指标。同时要考虑关节外受累情况和 RA 的常见并发症。

治疗目标是达到疾病缓解和低疾病活动度，减少致残率，改善患者的生活质量。

1. 非甾体类抗炎药（NSAIDs）

· **方案1**：洛索洛芬钠 60 mg，每日 2~3 次，口服。

· **方案2**：双氯芬酸钠缓释片或双氯芬酸钠肠溶片 75 mg，每日 1~2 次或 50 mg，每日 1~3 次，口服。儿童不易服用大剂量剂型，可以使用 25 mg/ 片的药物。

· **方案3**：美洛昔康 7.5~15 mg，每日 1 次，口服。轻度至中度肾功能不全患者无须降低剂量，严重肾衰竭需透析患者，剂量不超过每日 7.5mg。

· **方案4**：塞来昔布 200 mg，每日 1~2 次，口服。磺胺类药物过敏不能应用。

· **方案5**：依托考昔 60 mg，每日 1 次，口服。轻度肾功能不全患者无须调整剂量。晚期肾脏疾病（肌酐清除率＜ 30 ml/min）不推荐使用本品。

· **方案6**：尼美舒利 0.05~0.1 g，每日 2 次，口服。

· **方案7**：酮洛芬 50 mg，每日 3~4 次或 100 mg，每日 2 次，口服。

· **方案8**：阿西美辛 30 mg，每日 3 次或缓释胶囊 90 mg，每日 1 次，口服。

NSAIDs 使用中应注意以下几点：

①注重 NSAIDs 的种类、剂量和剂型的个体化。②尽可能用最低有效量、短疗程。③一般先选用一种 NSAID，应用数日至 1 周无明显疗效时应加到足量，如仍然无效则再换用另一种制剂，避免同时服用 2 种或 2 种以上 NSAIDs，避免与激素同用。④对有消化性溃疡病史者，宜用选择性 COX–2 抑制剂或其他 NSAIDs 加质子泵抑制剂。⑤老年人可选用半衰期短或较小剂量的 NSAIDs。⑥心血管高危人群应谨慎选用 NSAIDs，如需使用，建议选用对乙酰氨基酚（成人 0.5 g，每日 4 次，口服）或萘普生（成人常用量 0.25g~0.5 g，每日 2~4 次，口服）。⑦肾功能不全者应慎用 NSAIDs。⑧注意血常规和肝肾功能的定期监测。⑨孕妇慎用。

2. 传统合成改善病情抗风湿药（csDMARDs）

· **方案1**：甲氨蝶呤每周 7.5~20 mg，口服、肌注或静注。第二天可口服叶酸 5mg 拮抗其口腔溃疡、恶心等副作用。

· **方案2**：来氟米特每日 10~20 mg，口服。可引起血压升高、消瘦及脱发。

· **方案3**：柳氮磺吡啶 从小剂量逐渐加量有助于减少不良反应，可每日口服 250~500 mg 开始，之后渐增至 750 mg，每日 3 次。如疗效不明显可增至每日 3 g。磺胺药过敏者禁用。

· **方案4**：羟氯喹 0.1~0.2 g，每日 2 次，口服。可引起头晕、视物模糊、过敏性皮疹，应用 4 年以上需每年复查眼底，注意有无黄斑病变或视网膜损害。

· **方案5**：雷公藤多苷片 10~20 mg，每日 3 次，口服。有性腺抑制，育龄期妇女禁用。

· **方案 6**：艾拉莫德 25 mg，每日 2 次，饭后服用。哺乳期、肝病、低体重、贫血、白细胞减少、骨髓功能低下、肾病等患者慎用。

· **方案 7**：硫唑嘌呤，通常每日 100 mg，维持量每日 50 mg 口服。可能引起严重的骨髓抑制、脱发、口腔溃疡，用药时需每周监测血常规，尽早发现白细胞下降或粒细胞缺乏等严重药物不良反应。

· **方案 8**：环孢素 A 1~3 mg/（kg·d），口服。其优点为很少有骨髓抑制，可用于病情较重或病程长及有预后不良因素的 RA 患者。主要不良反应有高血压、肝肾神经系统损害、继发感染、肿瘤以及胃肠道反应、齿龈增生、多毛等。

· **方案 9**：环磷酰胺每 2~4 周 400 mg，仅用于合并血管炎、心、肺或神经系统受累的重症 RA 患者，在多种药物治疗难以缓解时可酌情试用。

· **方案 10**：白芍总苷 0.3~0.6 g，每日 3 次，口服。常有大便稀软、轻度腹泻等副作用。

说明：

（1）应用 DMARDs 的原则：①应根据患者的病情及个体情况选择用药方法。②临床上对于 RA 患者应强调早期应用 DMARDs。③如无禁忌证，甲氨蝶呤（MTX）应作为 RA 的一线治疗药物。④对于存在禁忌证或早期不能耐受 MTX 的 RA 患者，可考虑应用来氟米特或柳氮磺胺吡啶作为初始传统合成 DMARD（csDMARDs）治疗。⑤羟氯喹不应作为 RA 患者的一线治疗药物，除非在复发性风湿病且不存在 RA 不良预后因素的患者中。⑥如果 RA 患者首次应用 csDMARDs 治疗 3 个月无临床应答或 6 个月未达到治疗目标，提示调整 DMARD 治疗。⑦当应用 MTX 或其他 csDMARDs 治疗不能达标时，在不存在不良预后因素（有多关节受累、伴有关节外表现或早期出现关节破坏等）的 RA 患者中可考虑转换或联合 csDMARDs 用药。⑧当应用 MTX 或其他 csDMARDs 治疗不能达标时，对于存在不良预后因素（有多关节受累、伴有关节外表现或早期出现关节破坏等）的 RA 患者可考虑添加一种 b/tsDMARD。⑨病情较重、有多关节受累、伴有关节外表现或早期出现关节破坏等预后不良因素者应考虑 2 种或 2 种以上 DMARDs 的联合应用。⑩无生育要求的 RA 患者，可选用雷公藤单用或与甲氨蝶呤联用。

（2）为了预防 DMARDs 可能出现的副作用，要注意以下几点：①应用 DMARDs 治疗前应进行血常规、肝功能、肾功能、结核、肝炎病毒，应用甲氨蝶呤前还需要完善肺部影像学（X 线或 CT）等检查。② DMARDs 治疗开始时可每 1~1.5 个月监测血常规、肝功能、肾功能，用药剂量稳定后可逐渐延长监测时间至每 3 个月 1 次。③女性患者在妊娠期、哺乳期禁用 DMARDs，甲氨蝶呤停用 3 月、来氟米特停用 24 个月以上方可备孕，有生育要求的患者需与风湿免疫科专科医生咨询。

3. 糖皮质激素

不作为治疗类风湿关节炎的首选药物。但在下述 4 种情况可选用激素：①伴随类风湿血管炎包括多发性单神经炎、类风湿肺及浆膜炎、虹膜炎等。②过渡治疗，在重症类风湿关节炎患者，可用小量激素快速缓解病情，一旦病情控制，应首先减少或缓慢停用激素。③经正规慢作用抗风湿药治疗无效的患者可加用小剂量激素。④局部应用如关节腔内注射可有效缓解关节的炎症。

　　· **方案1**：甲泼尼龙≤8mg，每日1次，口服。

　　· **方案2**：醋酸泼尼松≤10mg，每日1次，口服。

　　· **方案3**：复方倍他米松1mL关节腔内注射，重复注射应间隔3~4周，一般不超过每年2~3次。

　　说明：在激素治疗过程中，应补充钙剂和维生素D，监测血糖、血压、血钾。

　　4. 生物类DMARDs（bDMARDs）

　　应用生物类DMARDs之前需完善检查，除外感染和肿瘤。要求完善血常规、肺CT、结核感染T细胞检测（T.SPOT）、乙肝抗体、丙肝抗体、HIV抗体、梅毒血清抗体、降钙素原、肿瘤系列等检查。

　　· **方案1**：注射用人Ⅱ型肿瘤坏死因子受体-抗体融合蛋白（依那西普或益赛普）25mg，每周2次，皮下注射。

　　· **方案2**：阿达木单抗注射液40mg，每2周1次，皮下注射。

　　· **方案3**：英夫利西单抗每次3mg/kg，第0、2、6周各1次，之后每8周1次，静注。需与MTX联合应用，抑制抗抗体的产生。输注期间注意观察有无过敏及输液反应。

　　· **方案4**：培塞利珠单抗200mg，每2周1次，皮下注射。孕妇全孕期及哺乳期均可用。

　　· **方案5**：托珠单抗注射液4~8mg/kg，静注，每4周给药1次。用药期间注意血脂。

　　· **方案6**：阿巴西普125mg，皮下注射，每周1次。用于对DMARDs，包括甲氨蝶呤疗效不佳的成人中重度活动性RA。

　　· **方案7**：利妥昔单抗500mg，静注，2周后重复给药或1000mg静注，单剂量给药，同时给予甲氨蝶呤和叶酸；输注前30min给予甲强龙100mg静注预处理；24周后可重复给药。主要用于甲氨蝶呤疗效不足的活动性RA。

　　5. 靶向合成DMARDs（tsDMARDs）

　　· **方案1**：托法替布5mg，每日2次，口服。用药期间注意血脂升高、感染、带状疱疹、下肢静脉血栓等副作用发生。

　　· **方案2**：巴瑞替尼2mg，每日1次，口服。对于csDMARDs疗效不佳或不耐受的中重度活动性RA成年患者推荐起始治疗2mg，经3个月治疗疗效仍不佳的患者，可考虑4mg每日1次给药。用药期间注意感染，尤其是带状疱疹的发生。

　　说明：用药前评估同生物类DMARDs。

　　6. 局部用药

　　· **方案1**：关节腔注射激素和玻璃酸钠有利于缓解症状，常用于膝关节。若用糖皮质激素注射，至少间隔3~4个月。

　　· **方案2**：外用制剂包括：辣椒碱软膏、双氯芬酸二乙胺乳胶剂、酮洛芬凝胶、吡罗昔康贴剂，对缓解局部关节肿痛有一定作用，不良反应较少。

　　7. 外科手术

（1）人工关节置换：适用于较晚期有畸形并失去功能的关节。

（2）滑膜切除手术：可以使病情得到一定改善，但易复发，需要伴随应用改变病情药物。

（郭琳 李萍）

二、强直性脊柱炎

强直性脊柱炎（AS）是一种慢性炎症性疾病，主要侵犯骶髂关节、脊柱关节、外周关节、肌腱韧带附着点及其他组织，并可伴发关节外表现，严重者可发生脊柱畸形和强直。

【诊断要点】

近年来较多用1984年修订的AS纽约标准。该标准要求比较严格，不利于早期诊断，内容包括：

（1）临床标准：腰痛3个月以上，活动改善，休息无改善；腰椎在额状面和矢状面活动受限；胸廓活动度低于相应年龄、性别正常人。

（2）放射学标准（骶髂关节炎分级同纽约标准）：双侧≥Ⅱ级或单侧Ⅲ~Ⅳ级骶髂关节炎。

（3）诊断：肯定AS：符合放射学标准和1项（及以上）临床标准者。可能AS：符合3项临床标准，或符合放射学标准而不伴任何临床标准者。

鉴别诊断：需与银屑病关节炎、肠病性关节炎、弥漫性特发性骨肥厚、髂骨致密性骨炎、脊柱骨关节炎、累及骶髂关节的骨结核及类风湿关节炎等疾病相鉴别。

【治疗方案】

AS尚无根治方法。但是患者如能及时诊断及合理治疗，可以达到控制症状并改善预后。

1. 非药物治疗

包括健康教育及功能锻炼。推荐患者游泳、瑜伽及散步等有氧运动。

2. 非甾体类抗炎药（NSAIDs）

对于早期或晚期AS患者的症状治疗都是首选。用药及用量参考类风湿关节炎。

3. 生物制剂

·**方案1**：注射用人Ⅱ型肿瘤坏死因子受体–抗体融合蛋白（益赛普或依那西普）25 mg，每周2次，皮下注射。

·**方案2**：阿达木单抗注射液40 mg，每2周1次，皮下注射。

·**方案3**：英夫利西单抗每次5 mg/kg，第0、2、6周各1次，之后每6周1次，静注，输注期间注意观察有无过敏及输液反应。

·**方案4**：司库奇尤单抗150 mg，皮下注射，第0、1、2、3、4周各1次，之后每4周1次。

·**方案5**：培塞利珠单抗200 mg，每2周1次，皮下注射。孕妇全孕期均可用。

4. 缓解疾病的抗风湿药物

·**方案1**：柳氮磺吡啶0.25~1.0 g，每日2~3次，口服。适用于改善AS患者的外周关节炎，本品对 AS 的中轴关节病变的治疗作用及改善疾病预后的作用均缺乏证据。

·**方案 2**：沙利度胺 50~200 mg，每日睡前口服。适用于男性难治性 AS 患者。副作用为嗜睡、便秘、头晕、周围神经病变，女性妊娠期服用有致畸性。

·**方案 3**：甲氨蝶呤 7.5~20 mg，每周 1 次，口服或肌注或静注，第 2 天可口服叶酸 5 mg。可用于改善 AS 患者的外周关节炎或联合生物制剂治疗，本品对 AS 的中轴关节病变的治疗作用尚缺乏证据。

·**方案 4**：雷公藤多苷片 10~20 mg，每日 3 次，口服。育龄期或有生育要求患者禁用。

说明：用药前评估及用药注意事项均参考类风湿关节炎章节相关内容。

附加知识：脊柱关节炎（SpA）涵盖了以中轴关节受累为主的脊柱关节炎病谱，无论其是否存在放射学结构性改变，包括 nr-axSpA 和经典 AS。对一些暂时不符合 AS 上述标准者，可参考 2009 年 ASAS 推荐的中轴型 SpA 的分类标准：

起病年龄 < 45 岁和腰背痛 ≥ 3 个月的患者，加上符合下述中 1 种标准：

①影像学提示骶髂关节炎加上 ≥ 1 个下述的 SpA 特征。② HLA-B27 阳性加上 ≥ 2 个下述的其他 SpA 特征。

（1）其中影像学提示骶髂关节炎指的是：① MRI 提示骶髂关节活动性（急性）炎症，高度提示与 SpA 相关的骶髂关节炎或②明确的骶髂关节炎影像学改变（根据 1984 年修订的纽约标准）。

（2）SpA 特征包括：①炎性背痛。②关节炎。③起止点炎（跟腱）。④眼葡萄膜炎。⑤指（趾）炎。⑥银屑病。⑦克罗恩病 / 溃疡性结肠炎。⑧对 NSAIDs 反应良好。⑨ SpA 家族史。⑩ HLA-B27 阳性。⑪ CRP 升高。

（张蓉　郭琳　李萍）

三、银屑病关节炎

银屑病关节炎（PsA）是一种与银屑病相关的炎症性关节炎。

【**诊断要点**】

银屑病患者（皮肤改变或指甲改变）伴有 1 个或多个周围关节炎或中轴关节炎，即可考虑诊断。2006 年的 CASPAR 分类标准目前应用比较广泛。该标准对存在关节、脊柱或肌腱端炎症性关节病的患者进行评估，以下 5 项中得分 ≥ 3 分者可诊断 PsA：

①现症银屑病，既往银屑病史或银屑病家族史（1 分）。②现在体检发现典型银屑病指甲营养不良（1 分）。③类风湿因子阴性（1 分）。④由风湿科医生确定的现症指炎或既往指炎（1 分）。⑤影像学发现手或足关节周围新骨形成（1 分）。

鉴别诊断：需与类风湿关节炎、强直性脊柱炎、骨关节炎、痛风关节炎等相鉴别。

【**治疗方案**】

1.非药物治疗

戒烟、酒和刺激性食物。

2. 对症治疗

非甾体类抗炎药（NSAIDs），适用于轻、中度活动性关节炎者，但对皮损和关节破坏无效。具体用药及注意事项参见类风湿关节炎。

3. 改善病情的抗风湿药（DMARDs）

防止病情恶化及延缓关节组织破坏，可单用，也可联合应用。

· **方案 1**：甲氨蝶呤（MTX）7.5~25 mg，每周 1 次，口服。宜从小剂量开始，用药注意事项见类风湿关节炎，甲氨蝶呤在银屑病关节炎用量较类风湿关节炎大。

· **方案 2**：柳氮磺砒啶（SSZ）对外周关节有效，从小剂量逐渐加量，每日 250~500 mg 开始，之后每周增加 500 mg，直至 2.0 g，如疗效不明显可增至每日 3.0 g。磺胺药过敏者禁用。

· **方案 3**：硫唑嘌呤（AZA）一般每日 100 mg，维持量每日 50 mg。对皮损也有效。用药时需每周监测血常规，尽早发现白细胞下降或粒细胞缺乏等严重药物不良反应。

· **方案 4**：环孢素 A（CsA）常用量 3~5 mg/（kg·d），维持量是 1~3 mg/（kg·d）。为 1 年内维持治疗，更长期使用对银屑病是禁止的。

· **方案 5**：来氟米特每日 10~20 mg，口服。可引起血压升高、消瘦及脱发。

· **方案 6**：雷公藤多苷片 10~20 mg/ 次，每天 3 次，口服。有性腺抑制，育龄期妇女禁用。

用药前评估及用药后注意事项均参考类风湿关节炎章节相关内容。

4. 生物制剂

· **方案 1**：注射用人 II 型肿瘤坏死因子受体 – 抗体融合蛋白（益赛普或依那西普）25mg，每周 2 次，皮下注射。

· **方案 2**：阿达木单抗注射液，首剂 80 mg，1 周后 40 mg，之后每 2 周 40 mg，皮下注射。

· **方案 3**：英夫利西单抗每次 5 mg/kg，第 0、2、6 周各 1 次，之后每 8 周 1 次，静注，输注期间注意观察有无过敏及输液反应。

· **方案 4**：司库奇尤单抗 150~300 mg，皮下注射，第 0、1、2、3、4 周各 1 次，之后每 4 周 1 次。伴有炎性肠病患者不能使用。

· **方案 5**：托法替布 5 mg，口服，每日 2 次。

说明：用药前评估及用药注意事项均参考类风湿关节炎章节相关内容。

（郭琳 李萍）

四、炎性肠病（相关性）关节炎

炎性肠病关节炎（IBDA）主要指的是由溃疡性结肠炎和克罗恩病等肠道疾病所引起的关节炎，属于脊柱关节炎。

【诊断要点】

确诊为溃疡性结肠炎或克罗恩病的患者伴有脊柱炎症表现和（或）外周关节炎，即可诊断。

【治疗方案】

尽量选用即对肠道有好处又对关节炎有帮助的药物。因NSAIDs可能导致肠道疾病恶化，故应避免应用。

1. 糖皮质激素

为控制中重度炎性肠病肠道病变时才全身使用。

·**方案1**：醋酸泼尼松60 mg，每日1次，口服。病情控制后逐渐减量。

·**方案2**：甲泼尼龙48 mg，每日1次，口服。病情控制后逐渐减量。

2. 免疫抑制剂

·**方案1**：柳氮磺吡啶是本疾病首选药物。从小剂量逐渐加量，每日250~500 mg开始，之后每周增加500 mg，直至2.0 g，如疗效不明显可增至每日3.0 g。

·**方案2**：硫唑嘌呤（AZA）常用剂量为每日50~100 mg，口服。

·**方案3**：甲氨蝶呤每周7.5~15mg/周，口服或肌注或静注，第2天可口服叶酸5 mg。

3. 生物制剂

·**方案1**：英夫利西单抗每次5 mg/kg，第0、2、6周各1次，之后每8周1次，静注，输注期间注意观察有无过敏及输液反应。

·**方案2**：阿达木单抗注射液 首次160 mg皮下注射，2周后80 mg，以后每2周40 mg，皮下注射。

·**方案3**：乌司奴单抗90 mg，皮下注射，每8周1次。

说明：用药前评估及用药注意事项均参考类风湿关节炎章节相关内容。

（郭琳 李萍）

五、反应性关节炎

反应性关节炎（ReA）是一种发生于某些特定部位（如肠道和泌尿生殖道）感染之后而出现的关节炎。

【诊断要点】

目前多沿用1996年Kingslev与Sieper提出的ReA的分类标准：外周关节炎：下肢为主的非对称性寡关节炎；前驱感染的证据：①如果4周前有临床典型的腹泻或尿道炎，则实验室证据可有可无。②如果缺乏感染的临床证据，必须有感染的实验室证据；排除引起单或寡关节炎的其他原因，如其他脊柱关节炎、感染性关节炎、莱姆病及链球菌ReA；HLA-B27阳性。

ReA的关节外表现（如结膜炎、虹膜炎、皮肤、心脏与神经系统病变等），或典型脊柱关节炎的临床表现（如炎性下腰痛、交替性臀区疼痛、肌腱端炎或虹膜炎），不是ReA确诊必须具备的条件。

鉴别诊断：需与急性风湿热、痛风性关节炎、感染性关节炎及脊柱关节炎的其他类型（银屑病关节炎、强直性脊柱炎、肠病性关节炎）相鉴别。

【治疗方案】

目前尚无特异性或根治性治疗方法。

（1）一般治疗：口腔与生殖器黏膜溃疡多能自发缓解无须治疗。急性关节炎可卧床休息，但应避免固定关节夹板以免引起纤维强直和肌肉萎缩。当急性炎症症状缓解后，应尽早开始关节功能锻炼。

（2）非甾体类抗炎药（NSAIDs）：可减轻关节肿胀和疼痛及增加活动范围，改善全身症状。具体用药及注意事项参考类风湿关节炎。

（3）抗生素：抗生素的治疗仍有争议。

对于获得性 ReA，短期使用抗生素（氧氟沙星或大环内酯类抗生素）治疗并发的尿道感染可能减少有 ReA 病史患者的关节炎复发的风险，但是对于已有的关节炎本身是否有益尚缺乏证据，另外也不推荐长期抗生素治疗慢性 ReA。

对于肠道型 ReA，抗生素治疗常常是无效的，并不推荐于 ReA 发生之后使用。

· **方案 1**：多西环素 100 mg，每日 2 次，口服，用药 1~4 周。

· **方案 2**：阿奇霉素每日 500 mg 服用 5 天，口服，每 2 周 1 次。

· **方案 3**：环丙沙星 每次 250 mg，每日 2 次，口服。

（4）糖皮质激素：

对 NSAIDs 不能缓解症状的个别患者可短期使用糖皮质激素。关节内注射糖皮质激素可暂时缓解膝关节和其他关节的肿胀。对足底筋膜或跟腱滑囊引起的疼痛和压痛可局部注射糖皮质激素治疗。必须注意避免直接跟腱内注射，会引起跟腱断裂。

· **方案 1**：复方倍他米松 1 mL，关节腔内注射，重复注射应间隔 3~4 周，一般不超过每年 2~3 次。

· **方案 2**：醋酸泼尼松 10~20 mg，每日 1 次，口服。

· **方案 3**：甲泼尼龙 8~16 mg，每日 1 次，口服。

（5）慢作用抗风湿药：当 NSAIDs 不能控制关节炎，关节症状持续 3 个月以上或存在关节破坏的证据时，可加用慢作用抗风湿药，应用最广泛的是柳氮磺吡啶，对具体用法及注意事项参照强直性脊柱炎。

· **方案 1**：柳氮磺吡啶每日 2.0~3.0 g，分 2~3 次，口服。

· **方案 2**：对重症不缓解的 ReA 可试用甲氨蝶呤每周 7.5~20 mg，口服或肌注或静注，第 2 天可口服叶酸 5 mg。注意监测肝毒性，骨髓抑制等不良反应。

· **方案 3**：来氟米特每日 10~20 mg，口服。

· **方案 4**：对重症不缓解的 ReA 可试用硫唑嘌呤每日 50~100 mg，口服。

（6）生物制剂：肿瘤坏死因子（TNF）拮抗剂对 ReA 尚缺乏随机对照的研究验证其有效性和安全性。

· **方案 1**：人 II 型肿瘤坏死因子受体-抗体融合蛋白益赛普或者依那西普 25 mg，每周 2 次，皮下注射。

·**方案2**：阿达木单抗注射液 40 mg，每 2 周 1 次，皮下注射。

·**方案3**：英夫利西单抗每次 5 mg/kg，第 0、2、6 周各 1 次，之后每 4~8 周 1 次，静注，输注期间注意观察有无过敏及输液反应。

说明：用药前评估及用药注意事项均参考类风湿关节炎章节相关内容。

（郭琳　李萍）

六、Lyme 关节炎

Lyme 病是经蜱传播由伯氏疏螺旋体感染的炎性多系统受累疾病，其中各期常伴有骨骼肌肉症状，包括关节、肌腱、滑囊和肌肉的游走性疼痛。通常发生在感染伯氏疏螺旋体后数月或数年才出现，最具特征性的表现是单关节或寡关节炎。

【诊断要点】

①流行区蜱咬史。②慢性游走性红斑或既往史。③间歇发作或持续存在的下肢单或少关节炎，尤其累及膝关节伴大量积液。④血清抗伯氏疏螺旋体抗体阳性或滑液或滑膜伯氏疏螺旋体 DNA 测定阳性。

【治疗方案】

1. 抗生素治疗

·**方案1**：阿莫西林 500 mg，每日 3 次，口服，疗程 30 日。

·**方案2**：多西环素 100 mg，每日 2 次，口服，疗程 30 日。

·**方案3**：头孢呋辛 500 mg，每日 2 次，口服，疗程 30 日。

·**方案4**：头孢曲松钠每日 2 g，静滴，疗程 14~28 日。适用于口服治疗后仍有中重度肿胀的关节炎或再发关节炎。

2. 其他治疗

·**方案1**：非甾体类抗炎药和羟氯喹可治疗对抗生素不敏感的 Lyme 关节炎。用法参照类风湿关节炎。

·**方案2**：对极少数仍无治疗反应的患者可应用甲氨蝶呤及 TNF 抑制剂，用法参照类风湿关节炎。

·**方案3**：持续关节积液可行关节腔穿刺并注射糖皮质激素，如复方倍他米松 1 mL。

·**方案4**：关节镜滑膜切除术对经药物治疗无效的患者有效。

说明：用药前评估及用药注意事项均参考类风湿关节炎章节相关内容。

（熊楚辉　李萍）

七、真菌性关节炎

各种真菌均可引起关节感染，常引起真菌性关节炎的病原菌包括球孢子菌、孢子丝菌、芽生菌和念珠菌等。多数有某种诱因存在，如长期使用抗生素、糖皮质激素、免疫抑制剂或有慢性消耗性疾病。

【诊断要点】

有关节肿痛及其他相关表现，并从滑液或滑膜检出球孢子菌/组织胞浆菌/孢子丝菌/芽生菌/念珠菌等致病性病原菌，可作出真菌性关节炎诊断。

【治疗方案】

（1）应尽早开始抗真菌治疗，足量足疗程，药物多选用两性霉素 B 为初始用药，最终替换为类抗真菌药物（氟康唑或伊曲康唑）进行长期治疗。

·**方案 1**：两性霉素 B 每日 0.5~2 g，分 2~4 次口服，疗程 6~12 个月。

·**方案 2**：氟康唑，首次剂量 0.2 g，口服；以后每日 0.1 g，持续至少 3 周，症状缓解后至少持续 2 周。根据治疗反应，也可加大剂量至每日 0.4 g。

·**方案 3**：伊曲康唑每日 100~200 mg，疗程为 3~6 个月。

（2）关节炎症明显者可给予非甾体抗炎药，具体用法参见类风湿关节炎章节。

（熊楚辉　李萍）

八、病毒性关节炎

（一）细小病毒性关节炎

细小病毒 B19 感染从感染到症状出现的潜伏期大约为 4~18 天。临床表现与被感染者年龄、血液系统和免疫系统状态有关。

【诊断要点】

对于急性多关节炎，若伴发热、皮疹、肢端麻木、流感样症状等表现，尤其儿童，应考虑该病可能。若检出 B19 IgM 抗体和（或）B19 DNA，在除外其他关节炎，可考虑该病。

鉴别诊断：类风湿关节炎。

【治疗方案】

·**方案 1**：以对症治疗为主。关节炎发作时给予非甾体类抗炎药，辅以其他物理治疗，并注意关节功能活动。

·**方案 2**：出现再障危象的患者应予以输血等。

·**方案 3**：免疫功能低下的病毒血症患者，静脉免疫球蛋白治疗有效，400 mg/（kg·d），连用 3~5 天。慢性感染者，半个月到 1 个月后可重复用药 1 次。

（二）风疹病毒相关性关节炎

风疹是由风疹病毒引起的急性呼吸道传染病，成人风疹感染常伴有一过性多关节疼痛或多关节炎，以妇女多见。

【诊断要点】

①与确诊风疹患者在 14~21 天内有接触史。②发热，全身皮肤在起病 1~2 天出现红色斑丘疹，耳后、枕后、颈部淋巴结肿；结膜炎。③对称或游走性关节痛更常见，晨僵明显，通常会在几天到两周内缓解。④咽拭子标本分离到风疹病毒，或检测到风疹病毒核酸。⑤1 个月内未接种过风疹减毒活疫苗而在血清中查到风疹 IgM 抗体。

鉴别诊断：风疹关节炎需要与其他病毒性关节炎和免疫性关节炎相鉴别，包括 RA。

【治疗方案】

·方案 1：非甾体类抗炎药对症治疗，具体用药及用法用量详见类风湿关节炎章。

·方案 2：严重患者，出血倾向严重者，可用糖皮质激素治疗，必要时输新鲜全血。

（三）病毒性肝炎关节炎

【诊断要点】

初发多关节炎、多关节痛、肌痛、弥漫性疼痛综合征、乏力；RF 阳性；自身抗体 ANA 水平升高，抗 DNA 抗体不高；血清学检查发现血清乙肝表面抗原或 HCV 阳性。要考虑到病毒性肝炎关节炎的可能。

【治疗方案】

·方案 1：主要针对病毒性肝炎行抗病毒治疗。

·方案 2：非甾体抗炎药可减轻疼痛和肿胀，具体药物及用法用量详见类风湿关节炎章。

·方案 3：甲氨蝶呤 7.5~10mg，每周 1 次口服。治疗已获部分成功，且并发症最少。

（四）虫媒病毒关节炎

目前发现 250 余种虫媒病毒，至少 80 种可引起人类疾病。其中以蚊为媒介的甲型虫媒病毒，如：基孔肯雅、Mayaro、Ross River、O'nyong-nyong 及 Sindbis 病毒等，均可引起关节炎。以基孔肯雅病毒感染为例。

【诊断要点】

①生活在基孔肯雅热流行地区或 12 日内有疫区旅行史，发病前 12 日内有蚊虫叮咬史。②急性起病，以发热为首发症状，病程 2~5 日，出现皮疹、多关节剧烈疼痛。③血清特异性 IgM 抗体阳性；恢复期血清特异性 IgG 抗体滴度比急性期有 4 倍以上增高；检出基孔肯雅病毒 RNA；分离出基孔肯雅病毒。

【治疗方案】

该病无特效药物治疗，主要为对症处理。非甾体类抗炎药可减轻疼痛和肿胀，具体用法详见类风湿关节炎章节。关节疼痛或活动障碍者可进行康复治疗。

（五）人类免疫缺陷病毒相关关节炎

人类免疫缺陷病毒（HIV）相关关节炎主要合并血清阴性脊柱关节病，特点是多为下肢关节受累，多数关节病主要累及足部，可有骨膜炎、骨侵蚀、趾骨炎、痛性附着病（艾滋病足）和骨溶解等特征性表现。

【诊断要点】

根据病史、临床表现、抗 HIV 抗体阳性、影像学检查等结果综合分析一般可以诊断。

①既往有 HIV 感染或符合艾滋病的诊断标准；②临床出现关节肿胀、疼痛；可以表现为短于 24 h 病程的"疼痛关节综合征"，它表现为双下肢不对称性的骨痛和关节痛，也表现为病程相对长的 HIV 相关关节炎，有关节肿胀、疼痛；③血清抗 HIV 抗体阳性；④磁共振成像显示骨的结构形态变化，如骨质侵蚀、硬化、关节强直、关节间隙增宽或狭窄，骶髂关

和脊柱关节旁骨髓水肿、软骨异常改变和脂肪沉积等；⑤排除其他原因关节炎。

【治疗方案】

本病强调综合治疗。

（1）HIV 感染以抗病毒药物治疗为主。

· 方案 1：多替拉韦（DTG）+ 拉米夫定可作为初治患者二联简化治疗的首选方案

· 方案 2：达芦那韦（DRV）/b（booster, 增效剂）+3TC（BI）和洛匹那韦 / 利托那韦（LPV/r）+3TC（CI）可作为初治患者二联简化治疗的备选方案。

· 方案 3：DRV/r+ 拉替拉韦（RAL）可作为初治患者二联简化治疗的备选方案，LPV/r+RAL 作为可选方案。

（2）非甾体类抗类药，镇痛效果较好，但不能改变疾病的病程。

常用药物有布洛芬、双氯芬酸、阿司匹林、吲哚美辛等。用法详见类风湿关节炎章节。

（3）慢作用抗风湿药。

· 方案 1：柳氮磺胺吡啶 0.25 g，口服，每日 3 次，每周逐渐增加剂量，至每日 3 g。

· 方案 2：羟氯喹 0.1~0.2 g，口服，每日 2 次。

· 方案 3：甲氨蝶呤 7.5~15 mg，口服或静脉，每周 1 次。

· 方案 4：雷公藤 10~20 mg，口服，每日 3 次。

（4）肾上腺糖皮质激素 强效抗炎、抗过敏药物，明显改善症状，但不能根治疾病。其不良反应随剂量加大及疗程延长而增加。

（六）登革热关节炎

【诊断要点】

①近期有登革热流行病学史。②有发热，伴乏力、肌肉及骨关节痛、皮疹和出血倾向等临床表现。③登革病毒 IgM 抗体、NS1 抗原或登革病毒核酸阳性，或恢复期血清特异性 IgG 抗体滴度比急性期有 4 倍以上增长或阴转阳。

鉴别诊断：注意与流行性感冒、钩端螺旋体病、麻疹、猩红热、伤寒、疟疾、黄热病等相鉴别。

【治疗方案】

1. 一般处理

①卧床休息，清淡半流饮食。②防蚊隔离至退热及症状缓解。③监测神志、生命体征、液体入量、尿量，血常规、肝肾功能、心肌酶及重症预警指征等。

2. 对症治疗

· 方案 1：退热。以物理降温为主；高热时可给对乙酰氨基酚治疗。慎用乙酰水杨酸（阿司匹林）、布洛芬和其他非甾体类抗炎药（NSAIDs），避免加重胃炎或出血。

· 方案 2：补液。根据患者脱水程度给予补液治疗，以口服补液为主。对频繁呕吐、进食困难或血压低的患者，应及时静脉输液，可予等渗液如 0.9% 盐水等输注。

· 方案 3：镇静止痛。可给予安定等对症处理。

- **方案 4**：严重出血伴血小板显著减少者，输注新鲜血小板治疗，可改善预后。
- **方案 5**：严重出血且血红蛋白低于 7g/L 输注红细胞，可改善预后。
- **方案 6**：糖皮质激素仅在脓毒血症期间小量短程应用。

（熊楚辉　高雅）

九、梅毒性关节炎

梅毒性关节炎是先天性梅毒的一种表现。在幼年或少年发病，为隐匿性、单一关节或多关节对称性发病。部分患者发病急，似急性炎症性改变，红肿热痛及功能障碍等。

【诊断要点】

梅毒性关节炎主要根据以下几个方面综合分析判断而定。

①梅毒性家族史，患者本身有冶游史、梅毒感染史或有梅毒感染症状。②梅毒性关节炎多为单发，最多见于膝关节，其次为肘关节、胸锁关节、胸肋关节、下颌关节。慢性关节梅毒夜间疼痛是其中一个特征。③无特征性表现。有广泛性骨膜炎，关节积液、关节间隙变宽。骨萎缩少见，有局限性骨破坏。④通常是浆液性或浆液纤维蛋白性关节液，而非脓性关节液。⑤ TRUST 试验。虽然血液 TRUST 试验呈阴性者并不少见。但是关节液 TRUST 试验呈阳性率较高。⑥驱梅反应。进行驱梅治疗时，可有一时性局部关节症状加重，这种反应不久会消失，此后关节症状减轻。

鉴别诊断：注意与关节结核、急性化脓性骨髓炎、慢性骨髓炎、Ewing 肉瘤、慢性局限性骨髓炎、硬化性骨髓炎等相鉴别。

【治疗方案】

青霉素为治疗各期梅毒的首选抗生素。

- **方案 1**：苄星青霉素，早期梅毒，240 万 U，每周 1 次，肌注，可获满意的血浓度达 2 周，共 1~2 次。
- **方案 2**：苄星青霉素，二期梅毒，240 万 U，1 次，肌注，间隔 7 天重复 1 次，共 3 次。
- **方案 3**：苄星青霉素，三期梅毒，240 万 U，每周 1 次，肌注，然后改为口服青霉素或头孢菌素类抗生素，疗程为 3 个月。
- **方案 4**：针对一期、二期梅菌，也可用普鲁卡因青霉素每日 80 万 U，肌注，连续 15 日。
- **方案 5**：针对晚期梅毒或二期复发梅毒，也可用普鲁卡因青霉素每日 80 万 U，肌注，连续 20 天为 1 个疗程。也可考虑给第 2 个疗程，疗程间停药 2 周。
- **方案 6**：替代方案：头孢曲松 1 g，肌注，每天 1 次，共 10 次。
- **方案 7**：对青霉素过敏者可替代的药物有多西环素 100 mg，每 12 h 1 次，口服。疗程 15 日（早期梅毒）或 30 日（晚期梅毒）。注意该药有潜在的婴儿毒性。
- **方案 8**：皮肤溃烂的，局部换药，局部应用青霉素类抗生素，如混合感染，则行脓汁及血细胞培养加药敏，根据培养及药敏结果选用高敏感药。
- **方案 9**：有死骨、窦道长久不愈者，皮肤破溃流脓者，摘除死骨，清理病灶及毁损的软组织，驱梅药继续应用 2~3 个疗程。

（熊楚辉　李萍）

十、骨关节炎

骨关节炎（OA）指由多种因素引起关节软骨纤维化、皲裂、溃疡、脱失而导致的以关节疼痛为主要症状的退行性疾病。病因尚不明确，是最常见的关节炎。

【诊断要点】

1. 手 OA 分类标准

①指类关节疼痛、酸痛和僵硬。② 10 个选定关节中，有骨性膨大的关节 ≥ 2 个。③掌指关节肿胀 ≤ 3 个。④远端指间关节骨性膨大 ≥ 2 个。⑤ 10 个选定关节中，畸形关节 ≥ 1 个。满足条件① + （②~⑤中任意 3 项）可诊断手 OA。10 个选定关节是指双侧第 2、3 近端和远端指间关节及双侧第一腕掌关节。

2. 膝 OA 分类标准

临床标准：具有膝痛并具备以下 6 项中至少 3 项：①近 1 个月内反复的膝关节疼痛。②X 线片（站立位或负重位）示关节间隙变窄、软骨下骨确化和（或）囊性变、关节边缘骨赘形成。满足诊断标准① 1（②~⑤中的任意 2 条）可调节膝 OA。③年龄 ≥ 50 岁。④晨僵时间 ≤ 30 min。⑤活动时有骨摩擦感。

3. 髋 OA 分类标准

①近 1 个月间反复髋痛关节疼。②红细胞沉降率 ≤ 20 mm/h。③ X 线片示骨赘形成，髋臼边缘增生。④ X 线片示髋关节间隙狭窄。注：满足① + ② + ③条或① + ③ + ④条，可诊断髋关节 OA。

鉴别诊断：手和膝 OA 应与类风湿关节炎、银屑病关节炎和假性痛风鉴别；脊柱 OA 要和脊柱关节炎鉴别；髋 OA 应与股骨头无菌性坏死和髋关节结核鉴别。

【治疗方案】

1. 非药物治疗

在治疗中处于核心地位，包括患者健康教育、运动疗法、生活指导及物理治疗等。

2. 药物治疗

（1）非甾体类抗炎药（NSAIDs），是最常用的治疗骨关节炎的处方药。

· **方案 1**：局部用药，氟比洛芬凝胶贴膏 外用每日 2 次；或双氯芬酸钠凝胶，患处外涂每日 3~4 次。

· **方案 2**：全身用药，口服非甾体类抗炎药方案及注意事项参照类风湿关节炎章节用药。

（2）镇痛药物：

· 对乙酰氨基酚 1 片，每日 3~4 次口服，用于 NSAIDs 治疗无效或不耐受者。

（3）关节腔注射糖皮质激素。

· **方案**：得宝松 1 mL，关节腔内注射。适用于伴有炎症或同时伴有渗出的患者，起效迅速，短期缓解疼痛效果显著，建议每年应用最多 3 次，注射间隔时间为 3~6 个月。

（4）缓解 OA 症状的慢作用药物：

·**方案 1**：双醋瑞因 50 mg，每日 2 次，餐后服用，一般服用时间不少于 3 个月。

·**方案 2**：氨基葡萄糖 750 mg，每日 2 次，口服。持续 8 周以上可显效。

（5）中成药：包括含有人工虎骨粉、金铁锁等有效成分的口服中成药及外用膏药。

3. 外科治疗

略。

（郭琳　高雅）

十一、痛风

痛风是一种单钠尿酸盐（MSU）沉积在关节所致的晶体相关性关节病。

【诊断要点】

痛风诊断广泛认可的是美国风湿病学会 1977 年痛风分类标准及 2015 年美国风湿病学会和欧洲抗风湿病联盟共同制定的痛风分类标准（表 12-11-1、表 12-11-2）。

表 12-11-1　1977 年美国风湿病学会痛风分类标准

1. 关节液中有特异性尿盐结晶 2. 化学方法或偏振光显微镜证实痛风中含尿酸盐结晶 3. 符合下述标准中的 6 条或 6 条以上
（1）急性关节炎发作＞ 1 次 （2）炎症反应在 1 天内达高峰 （3）单关节炎发作 （4）可见关节发红 （5）第一跖趾关节疼痛或肿胀 （6）单侧第一跖趾关节受累 （7）单侧跗骨关节受累 （8）可疑痛风石 （9）高尿酸血症 （10）不对称关节内肿胀（X 线片证实） （11）无骨侵蚀的骨皮质下囊肿（X 线片证实） （12）关节炎发作时关节液微生物培养阴性

注：满足上述 1、2 或 3 中任何一个条件即可诊断痛风

表 12-11-2　2015 年美国风湿病学会和欧洲抗风湿病联盟痛风分类标准

项目	标准	评分
第一步：纳入标准（只在符合条件情况下，采用下列的评分体系）：至少 1 次外周关节或滑膜发作性肿胀、疼痛或压痛		
第二步：充分标准（如果具备，则可直接分类为痛风而无需下列其他"要素"）：有症状的关节或滑囊（即在滑液中）或痛风石中存在单钠尿酸盐晶体		
第三步：标准（不符合"充分标准"情况下使用，≥ 8 分可诊断痛风）		
临床		

续表

项目	标准	评分
症状发作曾累及的关节/滑囊	踝关节或中足（作为单关节或寡关节的一部分发作而没有累及第一跖趾关节）	1
	累及第一跖趾关节（作为单关节或寡关节发作的一部分）	2
关节炎发作特点（包括以往的发作）		
受累关节"发红"（患者自述或医师观察到）	符合左栏 1 个特点	1
受累关节不能忍受触摸、按压	符合左栏 2 个特点	2
受累关节严重影响行走或无法活动	符合左栏 3 个特点	3
发作或者曾经发作的时序特征（无论是否抗炎治疗，符合下列 2 项或 2 项以上为一次典型发作）		
到达疼痛高峰的时间 < 24h	一次典型的发作	1
症状缓解 ≤ 14d		
发作期间症状完全消退（恢复至基线水平）	典型症状复发（即 2 次或 2 次以上）	2
痛风石的临床证据		
透明皮肤下的皮下结节有浆液或粉笔灰样物质，常伴有表面血管覆盖，位于典型部位：关节、耳廓、鹰嘴黏液囊、指腹、肌腱，如跟腱	存在	4
实验室检查		
血尿酸：通过尿酸酶方法测定理想情况下，应该在患者没有接受降尿酸治疗的时候和症状发作 4 周后进行评分（如：发作间期），如果可行，在这些条件下进行复测，并以最高数值为准	< 4 mg/dL（< 240 μmol/L）	−4
	6~8 mg/dL（360~480 μmol/L）	2
	8~10 mg/dL（480~600 μmol/L）	3
	≥ 10 mg/dL（≥ 600 μmol/L）	4
有（曾有）症状关节或滑囊进行滑液分析（需要由有经验的检查者进行检测）	单钠尿酸盐阴性	−2
影像学特征		
尿酸盐沉积在(曾)有症状的关节或滑囊中的影像学证据：超声显示"双轨征"，或双能 CT 证实有尿酸盐沉积	存在任何 1 个	4
痛风相关关节损害的影像学证据：双手和/或足在传统影像学表现有至少 1 处骨侵蚀	存在	4

鉴别诊断：需与蜂窝组织炎、丹毒、骨关节炎、假性痛风、感染性关节炎等疾病相鉴别。

【治疗方案】

1. 非药物治疗

①限制高嘌呤的动物性食品，减少中等嘌呤食品及高果糖摄入，忌暴饮、暴食及酗酒。

②控制体重，运动。③控制高血压、高血糖、高血脂、肥胖和吸烟。2.急性痛风性关节炎的药物治疗

一线治疗药物有秋水仙碱及非甾体类抗炎药，当存在治疗禁忌证或治疗效果不佳时，也可考虑短期应用糖皮质激素抗炎治疗。若单药治疗效果不佳，可选择上述药物联合治疗。各种 NSAIDs 均可有效缓解急性痛风症状，具体用药用法用量同类风湿关节炎章节。急性期暂缓用抑制尿酸生成及促排泄药。

- **方案1：**依托考昔。每次 60~120 mg，每日 1 次，口服。
- **方案2：**双氯芬酸钠缓释片。每次 750 mg，每日 1~2 次，口服。
- **方案3：**秋水仙碱，首次剂量 1 mg，此后 0.5 mg，每日 2 次。
- **方案4：**泼尼松 20~30 mg，口服，每天 1 次，2~5 天后逐渐减量，总疗程 7~10 天。
- **方案5：**NSAIDs 联合秋水仙碱。
- **方案6：**激素联合秋水仙碱。

3.间歇期及慢性关节炎用药

（1）降尿酸治疗。

降尿酸治疗的时机：对于符合以下临床情况的痛风患者可以开始降尿酸药物治疗：

①痛风性关节炎发作 ≥ 2 次 / 年。②痛风性关节炎发作 1 次且同时合并以下任何一项：年龄 < 40 岁、血尿酸 > 480 μmol/L、有痛风石、泌尿系结石、慢性肾脏病 3 期以上、高血压、糖耐量异常或糖尿病、血脂紊乱、肥胖、冠心病、卒中、心功能不全。

降尿酸治疗目标：血尿酸 < 360 μmol/L，若合并痛风石或肾功能不全，目标为 < 300 μmol/L。但降尿酸治疗时血尿酸不低于 180 μmol/L。

降尿酸治疗疗程宜长期维持，至少 6 个月。需要注意降尿酸药物的不良反应。

- **方案1：**别嘌呤醇初始剂量为每次 50 mg，每日 1 次，口服；以后每 4 周增加 50~100 mg，直至 100~200 mg，每日 3 次。本品不良反应包括胃肠道症状、皮疹（包括剥脱性皮炎）、药物热、肝酶升高、骨髓抑制等，应予监测。用药前可查 HLA–B5801。对肾功能不全患者，应减量使用。

- **方案2：**非布司他初始剂量为每次 10~20 mg，每日 1 次，口服。每 4 周评估血尿酸，不达标者可逐渐加量，每次递增 10~20 mg，渐增至 40 mg 或 80 mg，每日 1 次。轻中度肾功能不全者无须调整剂量，重度肾功能不全者慎用；对有心血管疾病病史者，需谨慎使用并随访监测。

- **方案3：**苯溴马隆初始剂量为每次 25mg，每日 1 次，口服；渐增至 50~100 mg，每日 1 次。用药时需大量饮水，同时服用碳酸氢钠。泌尿系结石和肾功能不全属于相对禁忌证。

（2）降尿酸治疗中预防关节炎发作药物。

一般应用在开始降尿酸治疗的前 3~6 个月应用。

- **方案1：**秋水仙碱 0.5 mg，每日 1~2 次，口服。

- **方案2：**依托考昔30mg，每日1次，口服。
- **方案3：**泼尼松5~10mg，每日1次，口服。

说明：用药前评估及用药注意事项均参考类风湿关节炎章节相关内容。

（郭琳 高雅）

十二、系统性红斑狼疮

系统性红斑狼疮（SLE）是自身免疫介导，产生多种自身抗体，多系统受累的弥漫性结缔组织病。可累及血液、心脏、呼吸、消化、肾脏和神经系统等重要脏器。

【诊断要点】

（1）1997年美国风湿病学会提出的SLE分类标准：①颊部红斑：固定红斑，扁平或高起，在两颊突出部位。②盘状狼疮：片状高起于皮肤的红斑，黏附有角质脱屑和毛囊栓；陈旧病变可发生萎缩性瘢痕。③光过敏：对日光有明显反应，引起皮疹，从病史中得知或医生观察到。④口腔溃疡：经医生观察到的口腔或鼻咽部溃疡，一般为无痛性。⑤关节炎：非侵蚀性关节炎，累及2个或更多的外周关节，有压痛，肿胀或积液。⑥浆膜炎：胸膜炎或心包炎。⑦肾脏病变：24h尿蛋白>0.5g或+++，或管型（红细胞、血红蛋白、颗粒或混合管型）。⑧神经病变：癫痫发作或精神病，除外药物或已知的代谢紊乱。⑨血液学疾病：溶血性贫血，或白细胞减少，或淋巴细胞减少，或血小板减少。⑩免疫学异常：抗ds-DNA抗体阳性，或抗Sm抗体阳性，或抗磷脂抗体阳性（包括抗心磷脂抗体，或狼疮抗凝物，或至少持续6个月的梅毒血清试验假阳性三者中具备一项阳性）。⑪抗核抗体阳性：在任何时候和未用药物诱发"药物性狼疮"的情况下，抗核抗体滴度异常。

符合上述分类标准11项中的4项及以上，在除外感染、肿瘤和其他结缔组织病后，可诊断SLE。

（2）2019年EULAR/ACR SLE分类标准：

（a）入围标准：抗核抗体（ANA）滴度曾≥1∶80（Hep-2细胞方法）：①如果不符合，不考虑SLE分类。②如果符合，参照附加标准。

（b）附加标准说明：如果该标准可以被其他比SLE更符合的疾病解释则不计分；标准至少一次出现就足够；SLE分类标准要求至少包括1条临床分类标准以及总分≥10分可诊断；所有的标准，不需要同时发生；在每个定义维度，只计算最高分。

（c）临床分类标准及权重（表12-12-1）：对初诊和随访的SLE患者，建议选择SLE疾病活动指数（SLEDAI-2000）评分标准评价患者在过去10天内的疾病活动情况，并结合临床医师的综合判断进行疾病活动度评估；基于SLEDAI-2000评分标准，可将疾病活动分为轻度活动（SLEDAI-2000≤6分）、中度活动（SLEDAI-2000 7~12分）和重度活动（SLEDAI-2000>12分），见表12-12-2。

表 12-12-1 临床分类标准及权重

临床领域或标准	定义	权重
全身状态	发热 > 38.3℃	2分
血液学	白细胞减少症 < 4000/mm³	3分
	血小板减少症 < 100 000/mm³	4分
	溶血性贫血	4分
神经精神症状	谵妄	2分
	精神错乱	3分
	癫痫	5分
皮肤黏膜病变	非瘢痕性秃发	2分
	口腔溃疡	2分
	亚急性皮肤狼疮或盘状狼疮	4分
	急性皮肤狼疮	6分
浆膜炎	胸膜或心包积液	5分
	急性心包炎	6分
肌肉骨骼症状	关节受累，至少 2 个及以上关节肿胀压痛或伴有 > 30 min 晨僵	6分
	尿蛋白 > 0.5 g/24 h	4分
	肾脏病理 WHO Ⅱ 或 Ⅴ 型狼疮肾炎	8分
	肾脏病理 WHO Ⅲ 或 Ⅳ 型狼疮肾炎	10分

免疫学分类标准及权重		
抗磷脂抗体	抗心磷脂抗体（IgA、IgG、IgM）中高滴度阳性，或抗 β2GP1（IgA、IgG、IgM）阳性，或狼疮抗凝物阳性	2分
补体	补体 C3 或补体 C4 下降	3分
	补体 C3 和补体 C4 下降	4分
SLE 特异性抗体	抗 dsDNA 或抗 Sm 抗体阳性	6分

评估 SLE 疾病严重程度和活动性：

表 12-12-2 系统性红斑狼疮疾病活动度评分（SLEDAI-2000）

描述项	定义	权重
新发癫痫	典型表现即可	8分
精神病	与器质性脑病不能同时存在	8分

描述项	定义	权重
器质性脑病	持续时间<半年，快速起病，临床症状波动。意识模糊、注意力下降伴以下至少2项：感知障碍、语言不连贯、失眠或嗜睡、精神活动增加/减少	8分
视觉障碍	视网膜及眼睛改变（细胞样体、视网膜出血、严重脉络膜渗出或出血、视神经炎）	8分
颅神经病变	包括颅神经受累引起的眩晕（除外视神经炎）	8分
狼疮性头痛	持续>24h，可以是偏头痛，但对麻醉镇痛药无效	8分
新发脑血管意外	可以是TIA，可以APS相关，但必须颈动脉/椎动脉超声正常，且血压控制好	8分
血管炎	溃疡、坏疽、指端痛性结节、甲周梗死、裂隙样出血、活检/血管造影提示血管炎网状青斑不计分，结节红斑及血小板正常的紫癜可计分	8分
关节炎	≥2个关节疼痛+炎性症状	4分
肌炎	近端肌痛/肌无力+CK升高或肌电图或肌活检证实	4分
管型尿	颗粒管型或红细胞管型	4分
血尿	>5/Hp，在完全不存在蛋白尿时，除非病理仅限于系膜，否则血尿与LN无关	4分
蛋白尿	>0.5g/d	4分
白细胞尿	>5/Hp，在完全不存在蛋白尿时，除非病理仅限于间质，否则脓尿与LN无关	4分
皮疹	瘢痕性盘状狼疮不计分，短暂性脸颊潮红不计分，如同时满足"血管炎"评分，不计分	2分
脱发	新出现的颞部头发变少、头皮部位整体性斑秃、狼疮发，持续时间少于6个月	2分
黏膜溃疡	口、鼻无痛性溃疡，无明显溃疡的红斑，不评分	2分
胸膜炎	胸膜性胸痛>12h，需影像学支持	2分
心包炎	需影像学支持	2分
低补体血症	除外先天性低C4	2分
抗dsDNA	阳性	2分
发热	>38℃，如难以分辨，有其他SLE活动迹象，可计分	1分
PLT下降	$< 100 \times 10^9/L$	1分
WBC下降	$< 3.0 \times 10^9/L$，除外药物因素	1分

对处于疾病活动期的SLE患者，建议至少每1个月评估1次疾病活动度，对处于疾病稳定期的SLE患者，建议每3~6个月评估1次疾病活动度。如果出现复发，则应按照疾病活动来处理。

【治疗方案】

SLE治疗原则是早期、个体化、多学科治疗，同时充分考虑患者意愿及医疗和社会成本。

1. 糖皮质激素

是 SLE 诱导缓解治疗最常用且国内外指南一致推荐的控制 SLE 病情的基础药物；应根据疾病活动及受累器官的类型和严重程度制订个体化的激素治疗方案，应采用控制疾病所需的最低剂量。

·**方案 1**：轻度活动者，羟氯喹或非甾体抗炎药疗效不佳时，可使用小剂量激素，如泼尼松 ≤ 10 mg/d（或等效剂量的其他激素）。

·**方案 2**：中度活动者，可使用泼尼松 0.5~1 mg/（kg·d）（或等效剂量的其他激素）联合免疫抑制剂进行治疗。

·**方案 3**：重度活动者，可使用泼尼松 ≥ 1 mg/（kg·d）（或等效剂量的其他激素）联合免疫抑制剂进行治疗，待病情稳定后，适当调整激素用量。

·**方案 4**：狼疮危象者，可使用激素冲击联合免疫抑制剂治疗，甲泼尼龙 500~1000 mg/d，静滴，通常连续使用 3 天为一个疗程，疗程间隔 5~30 天。冲击治疗后改口服泼尼松 0.5~1 mg/(kg·d) 或等效剂量的其他激素，通常治疗时间为 4~8 周，但具体疗程应视病情而定。

说明：

（1）使用激素时应根据疾病活动度、激素不良反应发生情况对剂量进行调整和确定减、停药的时机，减量过程必须逐步而缓慢，避免突然停药；对病情稳定的患者，亦应尽早开始激素减量，减量过程必须逐步而缓慢，以避免疾病复发。

（2）激素相关不良反应的发生率＞ 30%，最常出现的近期不良反应是胃部不适、兴奋、心悸、失眠、血糖升高、血压升高、低钾血症等，长期不良反应有继发感染、骨质疏松等。

2. 羟氯喹

羟氯喹 0.1~0.2 g，口服，每日 2 次，不超过 5 mg/（kg·d）。对无禁忌证的 SLE 患者，推荐长期使用羟氯喹作为基础治疗。

说明：

（1）服用羟氯喹的患者，建议对其进行眼部相关风险评估：高风险的患者建议每年进行 1 次眼科检查，低风险的患者建议服药第 5 年起每年进行 1 次眼科检查。

（2）SLE 患者长期服用羟氯喹可降低疾病活动度、降低发生器官损伤和血栓的风险，改善血脂情况，提高生存率。

3. 免疫抑制剂

（1）对激素联合羟氯喹治疗效果不佳的 SLE 患者，或无法将激素的剂量调整至相对安全剂量以下的患者，建议使用免疫抑制剂。

（2）伴有脏器受累者，建议初始治疗时即加用免疫抑制剂，免疫抑制剂的使用可降低激素的累积使用量及预防疾病复发。

（3）对难治性（经常规疗法治疗效果不佳）或复发性 SLE 患者，使用免疫抑制剂可减少激素的使用量，控制疾病活动，提高临床缓解率狼疮肾炎患者初始治疗时（诱导缓解期），相对单用激素而言，联合使用免疫抑制剂可显著提高临床缓解率，因此，初始治疗时即可考虑加用免疫抑制剂。

（4）伴有脏器受累的 SLE 患者，应依据患者的临床表现、生育要求、药物安全性和成本等因素进行综合考虑，选择恰当的免疫抑制剂，见表 12-12-3。

表 12-12-3　不同免疫抑制剂的适应证、优势及常见与重要不良反应

免疫抑制剂	适应人群	优势	常见与重要的不良反应	用法用量
霉酚酸酯	中重度 SLE 患者	中重度狼疮肾炎患者，霉酚酸酯为诱导期和维持期的有效治疗，能降低复发率	最常见的不良反应为胃肠道不适，一些患者会发生感染、骨髓抑制与肝脏损害，由于具有一定的致畸性，因此至少在停用 6 周后方可尝试妊娠	用于增殖性 LN 诱导期治疗时的剂量，建议每日 1.5~2.0 g。推荐维持剂量为每日 0.5~1.0 g。维持用药时间的长短需根据患者的实际情况而定，时间过短复发风险高，建议维持治疗 3~4 年
环磷酰胺	中重度狼疮肾炎、神经精神狼疮和 SLE 伴免疫性血小板减少症等	中重度狼疮肾炎患者诱导期和维持期治疗均有效，是治疗 SLE 神经系统和血液系统受累的有效免疫抑制剂	常见不良反应为胃肠道不适，如恶心、呕吐等，肝脏损害、骨髓抑制是主要的不良反应，长期大剂量使用会增加发生肿瘤的危险，具有明确的生殖毒性和致畸性，建议妊娠前 1~3 个月停用	①目前普遍采用的标准 CTX 冲击疗法：每次使用 CTX 0.5~1.0 g/m² 体表面积静滴，每 3~4 周 1 次；多数患者 6~12 个月后病情缓解，其后每 3 个月 1 次，维持 1~2 年 ②低剂量 CTX 方案：即欧洲方案，每次静脉用 CTX 0.5 g，每 2 周 1 次，共 6 次 ③口服 CTX 方案：1.0~1.5 mg/(kg·d)（最大剂量每日 150 mg），诱导缓解一般 2~4 个月 ④目前国内临床还有 CTX 0.2 g 隔天 1 次静注的小剂量脉冲疗法
来氟米特	增殖性狼疮肾炎	对一些增殖性狼疮肾炎有效，耐受性较好	来氟米特会引起肝脏损害、高血压、白细胞减少症、感染及一些并发症，由于有致畸作用，故建议孕前药物完全洗脱后方可尝试妊娠	来氟米特每日 10~30 mg，口服
甲氨蝶呤	轻中度非肾脏受累的 SLE 患者	在改善 SLE 患者皮肤、关节炎、肌炎、浆膜炎和整体情况方面具有较好的疗效	最主要不良反应为胃肠道不适，如恶心、呕吐等，血液系统异常如贫血、白细胞减少与肝脏损害较常见，由于有致畸作用，故建议妊娠前 1~3 个月停用	7.5~15 mg，口服，每周 1 次，服药次日口服叶酸片 5 mg，以减少副作用 甲氨蝶呤可用于鞘内注射
他克莫司	增殖性狼疮肾炎、难治性狼疮肾炎和 SLE 伴免疫性血小板减少症等	狼疮肾炎的诱导期和维持期治疗均有效，能降低复发率；可用于治疗难治性狼疮肾炎，尤其是以蛋白尿为突出表现者；与其他免疫抑制剂或糖皮质激素比，引起严重感染的风险较低	常见不良反应为胃肠道不适，一些患者会出现肾脏、肝脏损害；肝功能受损者需减少他克莫司用量，用药期间应监测肾毒性、血糖和血压	诱导缓解：起始剂量为 2~3 mg/d（体质量 ≥ 60 kg，每日 3 mg；体质量 < 60 kg，每日 2 mg 或 0.05 mg/(kg·d)，可逐渐增大剂量至 0.1 mg/(kg·d)，建议维持药物谷浓度为 6~10 ng/mL。维持治疗：维持剂量为每日 2~3 mg，药物谷浓度为每日 3~6 ng/mL 使用方法：顿服或分 2 次服用，餐前 1h 或餐后 2 h 服用

续表

免疫抑制剂	适应人群	优势	常见与重要的不良反应	用法用量
环孢素	狼疮肾炎和SLE伴免疫性血小板减少症	环孢素与其他免疫抑制剂联合可用于治疗标准治疗无效的狼疮肾炎，可缓解血液系统损害	主要不良反应为肾功能损害、血压升高与感染	2~5 mg/（kg·d），分2次，口服
硫唑嘌呤	中度SLE患者	SLE的维持期治疗。且严重感染发生率较低 孕期安全性较高	主要不良反应为骨髓抑制与肝脏损害，需检测硫嘌呤甲基转移酶活性	常用剂量1~2 mg/（kg·d），通常每日100 mg，维持量50 mg，口服

4.生物制剂

对难治性或复发性SLE患者，使用生物制剂能较为显著地增加患者的完全和部分缓解率，降低疾病活动度、疾病复发率及减少激素用量。

·**方案1**：贝利尤单抗10 mg/kg，静滴，0、2、4周各给药1次，随后每4周给药1次，应持续评估患者病情。如治疗6个月病情无改善，应终止治疗。常见不良反应为感染、头痛和恶心。

·**方案2**：利妥昔单抗375 mg/m^{2}体表面积，静滴，每周1次，共4周；或1000 mg，静注，2周后重复1次。注意过敏可能，输注过程需心电监护，严格按说明书用药。用药前进行感染风险评估。

5.非药物干预措施

①调整生活方式有助于SLE治疗。②应遵循下述原则：避免接触常见的危险物质；防晒；适度运动；注重心理支持；戒烟；补充维生素D。

（李晓丹　高雅）

十三、干燥综合征

干燥综合征（pSS）主要表现为口干、眼干、腮腺肿大，可有多器官、多系统损害，受累器官组织中有大量淋巴细胞浸润，血清中含有以抗SSA和SSB抗体为主的多种自身抗体。

【诊断要点】

2016年ACR/EULAR干燥综合征分类标准：

（1）入选标准：至少有眼干或口干症状其一的患者，即下列至少一项为阳性：①每日感到不能忍受的眼干，持续3个月以上。②眼中反复砂砾感。③每日需用人工泪液3次或3次以上。④每日感到口干，持续3个月以上。⑤吞咽干性食物时需频繁饮水帮助。或在EULAR pSS患者疾病活动度指标（ESSDAI）问卷中至少一个系统阳性的可疑pSS者。

（2）排除标准：下列疾病因为可能有重叠的临床表现或干扰诊断试验结果，其患者应予以排除：①头颈部放疗史。②活动性丙型肝炎病毒感染（由PCR确认）。③AIDs。④结节病。⑤淀粉样变性。⑥移植物抗宿主病。⑦ IgG4 相关性疾病。

（3）适用于任何满足上述入选标准并除外排除标准者，且下述 5 项评分总和 ≥ 4 者诊断为 pSS：①唇腺灶性淋巴细胞浸润，并且灶性指数 ≥ 1 个灶 /4 mm^2，3 分。②抗 SSA/Ro 抗体阳性，3 分。③至少单眼角膜染色评分 ≥ 5 或 van Bijsterveld 评分 ≥ 4，1 分。④至少单眼 Schirmer 试验 ≤ 5 mm/5 min，1 分。⑤未刺激的全唾液流率 ≤ 0.1 mL/min，1 分。

常规使用抗胆碱能药物的患者应充分停药后，再进行上述③~⑤项评估口眼干燥的客观检查。

【治疗方案】

1.改善口腔症状

（1）口干：

·**方案1**：轻度腺体功能受损使用非药物刺激唾液腺分泌，如无糖的酸性糖片、木糖醇，或机械刺激（无糖口香糖）；

·**方案2**：中至重度腺体功能受损但具有残余唾液腺功能，首选口服毒蕈碱激动剂如毛果芸香碱或西维美林。

·**方案3**：重度腺体功能受损无残留唾液腺分泌功能，建议使用人工涎液替代治疗。

（2）猖獗龋：勤漱口；戒烟酒；避免服用阿托品等能导致口干的药物；还可以使用含氟的漱口液。

（3）口腔继发真菌感染：

·**方案1**：可用制霉菌素片 50 万 U 溶于 500 mL 生理盐水中漱口。

·**方案2**：给 1%~4% 碳酸氢钠溶液漱口。

·**方案3**：严重时应用氟康唑每日 50~100 mg，口服。

2.干眼症的治疗

·**方案1**：玻璃酸钠滴眼液，每天至少使用 2 次。

·**方案2**：羧甲基纤维素滴眼液（不含防腐剂），每天至少使用 2 次。

·**方案3**：难治性或严重眼干燥症，可局部使用含有免疫抑制剂（如环孢素）的滴眼液及经处理后的小牛血清或血清替代物。

·**方案4**：糖皮质激素类滴眼液（如 0.02% 氟米龙滴眼液），应由眼科医生指导短期内使用（不超过 2~4 周）。

3.肾脏受累的治疗

（1）肾小管酸中毒。

·**方案1**：纠正酸中度和低钾血症：常用枸橼酸钾溶液，可加用 5% 碳酸氢钠溶液。

·**方案2**：防治肾结石、肾钙化和骨病。

·**方案3**：糖皮质激素：如患者有难以纠正的电解质紊乱、肾功能不全或肾活检病理示肾间质中重度炎细胞浸润，可考虑使用中等剂量糖皮质激素 0.4~0.6 mg/（kg·d）。

（2）肾小球肾炎：对膜增生性肾小球肾炎，可参考狼疮性肾炎的治疗。

4. 神经系统受累的治疗

· **方案 1**：糖皮质激素针对中枢神经损害和单颅神经病，一般选用甲基强的松龙冲击和泼尼松每天 1~2 mg/kg 序贯治疗，根据病情选择用药疗程和剂量。

· **方案 2**：CTX 应联合糖皮质激素应用，用量：CTX 0.5~1.0 g/m² 体表面积，静滴，每 3~4 周 1 次；多数患者 6~12 个月后病情缓解，其后每 3 个月 1 次，维持 1~2 年。

· **方案 3**：丙种球蛋白冲击治疗适用于感觉运动神经病、感觉性共济失调、小纤维感觉神经病，具体用法：0.4 g/（kg·d），静滴，连续 3~5 天为 1 个疗程。

· **方案 4**：环孢素 A 可用于视神经炎，用量：1~3 mg/（kg·d），分 2 次口服。

· **方案 5**：CD20 单克隆抗体。可用于感觉性共济失调神经病和认知损害，用药方案主要有以下 3 种：①每周 1 次，每次 375 mg/m² 体表面积，连续 4 周。②同类风湿关节炎：每次 1 g，间隔 2 周，共 2 次。③小剂量连续输注：每周 1 次，每次 100 mg，连续 4 周。

· **方案 6**：血浆置换用于急性横贯性脊髓炎、无菌性脑膜炎及干燥相关脑桥中央髓鞘溶解。

5. 呼吸系统受累的治疗

· **方案 1**：病情严重和进展较快的患者可使用口服或静注糖皮质激素治疗，泼尼松 0.5~1.0 mg/（kg·d）。

· **方案 2**：免疫抑制剂 建议联合糖皮质激素应用，可选择环磷酰胺、吗替麦考酚酯等，具体用法用量见系统性红斑狼疮章节。

· **方案 3**：抗纤维化药物 吡非尼酮 200 mg，每日 3 次，在 2 周内，通过每次增加 200 mg，最后将本品用量维持在 600 mg 每日 3 次，症状缓解后逐步减量，最后将维持剂量调整在 400 mg 每日 3 次。或尼达尼布 100~150 mg，每 12 h 1 次，口服。

· **方案 4**：提高腺体分泌 乙酰半胱氨酸 0.6 g，口服，每日 2 次。

6. 血液系统受累的治疗

· **方案 1**：血小板严重减低、溶血性贫血时需予糖皮质激素治疗，同系统性红斑狼疮章节。

· **方案 2**：免疫抑制剂 建议联合糖皮质激素应用，可选择环磷酰胺、吗替麦考酚酯、环孢素等，具体用法用量见系统性红斑狼疮章节。

· **方案 3**：如出现严重血小板减少及溶血性贫血，可在糖皮质激素冲击治疗同时，应用人免疫球蛋白冲击治疗。具体用法：0.4 g/（kg·d），静滴，连续 3~5 天为 1 个疗程。

· **方案 4**：利妥昔单抗可用于难治性血小板减少，同系统性红斑狼疮章节。

· **方案 5**：糖皮质激素及免疫抑制剂效果不理想或合并血液系统肿瘤时，可考虑应用干细胞移植和骨髓移植等。

7. 植物药

· **方案 1**：白芍总苷 0.3~0.6 g，口服，每日 3 次。

· **方案 2**：雷公藤多苷片 10~20 mg，口服，每日 3 次，主要的副作用为性腺抑制等。

说明：用药前评估及用药注意事项均参考类风湿关节炎章节相关内容。

（李晓丹　高雅）

十四、多发性肌炎

特发性炎性肌病是一组以四肢近端肌肉受累为突出表现的炎性肌肉病，具有异质性。多发性肌炎（PM）和皮肌炎（DM）是其中的常见类型。

【诊断要点】

目前临床上大多数医生仍采用 1975 年 Bohan/Peter 建议的 PM/DM 诊断标准（B/P 标准，表 12-14-1）：

表 12-14-1　Bohan/Peter 建议的 PM/DM 诊断标准

1. 对称性近端肌无力表现：肩胛带肌和颈前伸肌对称性无力，持续数周至数月，伴或不伴食道或呼吸肌肉受累
2. 肌肉活检异常：肌纤维变性、坏死，细胞吞噬、再生，嗜碱性变，核膜变大，核仁明显，筋膜周围结构萎缩，纤维大小不一，伴炎性渗出
3. 血清肌酶升高：血清肌酶升高，如 CK、醛缩酶、ALT、AST 和 LDH
4. 肌电图示肌源性损害：肌电图有三联征改变，即时限短、小型的多相运动电位；纤颤电位、正弦波；插入性激惹和异常的高频放电
5. 典型的皮肤损害 ①眶周皮疹：眼睑呈淡紫色，眶周水肿 ② Gottron 征：掌指及近端指间关节背面的红斑性鳞屑疹 ③膝、肘、踝关节、面部、颈部和上半身出现的红斑性皮疹
判定标准 　确诊多发性肌炎应符合 1~4 条中的任何 3 条标准 　可疑多发性肌炎符合 1~4 条中的任何 2 条标准 　确诊皮肌炎应符合第 5 条加 1~4 条中的任何 3 条 　拟诊皮肌炎应符合第 5 条及 1~4 条中的任何 2 条 　可疑皮肌炎应符合第 5 条及 1~4 条中的任何 1 条标准

B/P 标准会导致对多发性肌炎的过度诊断，它不能将多发性肌炎与包涵体肌炎等其他炎性肌病相鉴别。为了区分特发性炎性肌病和其他模拟肌炎的疾病，提高敏感性及特异性，同时更好地区分特发性炎性肌病的主要亚型，2017 年 EULAR/ACR 联合提出了新的炎性肌病分类标准。

【治疗方案】

1. 一般治疗

急性炎症期应避免运动，卧床休息。缓解期应进行物理治疗，如按摩、热浴及透热等。肌痛减轻时即应开始积极锻炼，可有效预防肌肉萎缩和关节挛缩，利于肌力恢复。进食高维生素、高蛋白饮食，对并发症及系统损害进行对症支持。

2. 药物治疗

（1）糖皮质激素：一线用药。

·**方案 1**：泼尼松 1~2 mg/（kg·d）。常在用药 1~2 个月后症状开始改善，然后开始逐渐减量，激素的减量应遵循个体化原则。

·**方案 2**：甲泼尼龙每日 500~1000 mg 静滴，连用 3 天。用于严重的肌病患者或伴严重吞咽困难、心肌受累或进展性肺间质病变的患者。

注意事项：全身性真菌感染及已知对药物成分过敏者禁用。长期使用大剂量激素可引起较严重的不良反应，如高血压、糖尿病、消化道溃疡、骨质疏松、电解质紊乱精神症状并发或加重感染等。需同时加用抗真菌药，保护胃黏膜，补钾，补钙，定期监测血糖、血压、血象及血生化全项。

（2）免疫抑制剂：单用激素效果不佳，需联合免疫抑制剂。

·**方案 1**：甲氨蝶呤，7.5~20 mg，口服，每周 1 次。

·**方案 2**：硫唑嘌呤，50~100 mg，口服，每日 1 次。

·**方案 3**：环孢素 A，50 mg 口服，每日 1 次。监测血压、肾功能，血清肌酐增加 >30% 时应停药。

·**方案 4**：环磷酰胺，主要用于伴有肺间质的病例。推荐剂量 0.3~1 g/m^2 体表面积，每月 1 次，持续 6~12 个月。

·**方案 5**：他克莫司，0.5~1 mg，每日 2 次，口服。用于伴有间质性肺病、抗合成酶抗体阳性的难治性肌病。

·**方案 6**：霉酚酸酯，起始剂量：0.25~0.5 g，每日 2 次，逐渐加量，有效治疗剂量为每日 1.5~2 g。对难治性 DM/PM 有效。

说明：免疫抑制剂的联合应用，用于复发性或难治性病例。

·**方案 1**：甲氨蝶呤 + 环孢素：对激素抵抗型肌病有效；

·**方案 2**：环磷酰胺 + 环孢素：对皮肌炎的间质性肺病有效；

·**方案 3**：激素 + 环孢素 + 丙球更易维持肌病缓解。

（3）静注免疫球蛋白 0.4 g/（kg·d），每月用 5 天，连续用 3~6 个月以维持疗效。用于复发性和难治性的病例。有免疫球蛋白缺陷的患者应禁用。

（4）生物制剂。

·**方案 1**：利妥昔单抗 1 g，每 2 周 1 次静注，并可在 6 个月后重复进行。

·**方案 2**：托法替布 5 mg，每日 2 次，口服。用于难治性皮肌炎伴有肺间质病变。

说明：用药前评估及用药注意事项详见类风湿关节炎及系统性红斑狼疮章节。

3.血浆置换

无明显的作用，不鼓励应用。

（李亚娣　李萍）

十五、系统性硬化病

系统性硬化病（SSc）是一种以皮肤变硬和增厚为主要特征的结缔组织病。

【诊断要点】

常用的标准是1980年美国风湿病学会（ACR）提出的SSc分类标准,该标准包括以下条件:

（1）主要条件:近端皮肤硬化:手指及掌指（跖趾）关节近端皮肤增厚、紧绷、肿胀。这种改变可累及整个肢体、面部、颈部和躯干（胸、腹部）。

（2）次要条件:①指硬化:上述皮肤改变仅限手指。②指尖凹陷性瘢痕或指垫消失。③双肺基底部纤维化:在立位胸部X线片上,可见条状或结节状致密影,以双肺底为著,也可呈弥漫斑点或蜂窝状肺,但应除外原发性肺病所引起的这种改变。

判定:具备主要条件或2条或2条以上次要条件者,可诊为SSc。

根据2013年ACR/EULAR发布的SSc的分类标准,当评分总和大于等于9分时,即可以分类诊断为SSc（表12-15-1）。

表 12-15-1　2013 年 ACR/EULAR SSc 的分类标准

主要条目	亚条目	权重/分
双手指皮肤增厚并渐近至掌指关节（足以诊断）		9
手指皮肤增厚（仅计最高评分）	手指肿胀	2
	指端硬化 （不急 MCP 但渐近 PIP）	4
指端损害（仅计最高评分）	指尖溃疡	2
	指尖凹陷性疤痕	3
毛细血管扩张		2
甲襞毛细血管异常		2
肺动脉高压和/或间质性肺病（最高2分）	肺动脉高压	2
	间质性肺病	2
雷诺现象		3
SSc 相关抗体（最高3分）	抗着丝点抗体	3
	抗拓扑异构酶 I 抗体 （抗 Scl-70）	
	抗 RNA 聚合酶 III 抗体	

鉴别诊断:应与硬肿病、硬化性黏液水肿、嗜酸性筋膜炎及肾源性系统性纤维化/肾源性纤维性皮病相鉴别。

【治疗方案】

1.抗炎及免疫调节治疗

（1）糖皮质激素。

·**方案1:**泼尼松每日30~40 mg,连用数周,渐减至维持量每日5~10 mg。效果不显著,可用于皮肤病变的早期（水肿期）、关节痛、肌肉病变、浆膜炎及间质性肺病的炎症期。

（2）免疫抑制剂。

·**方案1:**甲氨蝶呤7.5~15 mg,每周1次,口服。用于早期弥漫性SSc患者的皮肤病变。

· **方案 2**：霉酚酸酯 0.5~1 g，每天 2 次，口服。用于间质性肺病。

· **方案 3**：环孢素 A 50 mg，每日 1~2 次，口服。监测血压、肾功能，血清肌酐增加＞ 30% 时应停药。

· **方案 4**：环磷酰胺，推荐剂量 0.3~1 g/m² 体表面积，静滴，每月 1 次，持续 6~12 个月，用于间质性肺病。

2. 血管病变的治疗

（1）SSc 相关的指端血管病变（雷诺现象和指端溃疡）。

（a）基础治疗：戒烟，手足避冷、保暖。

（b）常用的药物。

· **方案 1**：硝苯地平 10~20 mg，每日 3 次，口服，雷诺现象的一线药。

· **方案 2**：静注伊洛前列素 0.5~3 g/（kg·min），连续使用 3~5 天，或口服 50~150 μg，每日 2 次。用于严重的雷诺现象和局部缺血。

· **方案 3**：5 型磷酸二酯酶抑制剂：西地那非 20 mg，每日 3 次，口服；或他达拉非 10~40 mg，每日 1 次。用药前评估心血管健康状况。

（2）SSc 相关的肺动脉高压（PAH）。

（a）基础治疗。

· **方案 1**：氧疗（吸氧）。当外周静脉血氧饱和度＜ 91% 或动脉血氧分压＜ 60 mmHg 时建议吸氧，使动脉血氧分压维持在 60 mmHg 以上。

· **方案 2**：强心。地高辛 0.125 mg 起始，每日 1 次，口服。用于治疗收缩功能不全的充血性心力衰竭。

· **方案 3**：利尿。呋塞米 20 mg，每日 2 次，静注或者口服。用于合并右心功能不全的肺动脉高压，注意避免低钾，密切监测血钾。

· **方案 4**：扩血管。硝苯地平 5mg，每日 3 次口服。小剂量逐渐递增。基础心率较慢时可选用。

（b）靶向治疗。

3. 消化道受累对症治疗

· **方案 1**：泮托拉唑肠溶片 40 mg，每日 1 次，口服，抑制胃酸分泌。

· **方案 2**：枸橼酸莫沙必利片 5 mg，每日 3 次，口服，促进胃肠动力。

4. 硬皮肾

肾危象是 SSc 的重症。应使用血管紧张素转换酶抑制剂（ACEI）控制高血压。即使肾功能不全透析的患者，仍应继续使用 ACEI。激素与 SSc 肾危象风险增加相关，对于使用激素的患者应密切监测血压和肾功能。

（李亚娣　李萍）

十六、复方性多软骨炎

复发性多软骨炎（RP）是一种软骨组织复发性退化性炎症，表现为耳、鼻、喉、气管、眼、关节、心脏瓣膜等器官及血管等结缔组织受累。

【诊断要点】

可按 1975 年 McAdam 的诊断标准：①双耳软骨炎。②非侵蚀性多关节炎。③鼻软骨炎。④眼炎，包括结膜炎、角膜炎、巩膜炎、浅层巩膜炎及葡萄膜炎等。⑤喉和（或）气管软骨炎。⑥耳蜗和（或）前庭受损，表现为听力丧失、耳鸣和眩晕。

具有上述标准 3 条或 3 条以上者可以确诊。

鉴别诊断：需要与耳部感染性疾病、耳部肿瘤病变、耳部结节性软骨皮炎、红斑狼疮、内芽肿性多血管炎等鉴别。

【治疗方案】

1. 一般治疗

急性发作期应卧床休息，视病情给予流质或半流质饮食，以免引起会厌和喉部疼痛。注意保持呼吸道通畅，预防窒息。烦躁不安者可适当用镇静剂。让患者保持充足的睡眠。

2. 药物治疗

（1）非甾体类抗炎药。用于轻症患者。

具体药物及用法用量及注意事项详见类风湿关节炎章节。

（2）糖皮质激素。用于较重的患者。

·**方案 1**：泼尼松每日 30~60 mg，分次或晨起一次口服。

·**方案 2**：重度急性发作的病例如喉、气管及支气管、眼、内耳受累时，泼尼松的剂量可酌情增加，甚至行甲泼尼龙冲击治疗。临床症状好转后，泼尼松可逐渐减量。剂量在每日 15mg 以下时可维持 1~2 年。

（3）免疫抑制剂。

·**方案 1**：环磷酰胺 400 mg 静注每周 1 次，或 200 mg 静注每周 2 次。要根据患者的耐受程度调节剂量，病情稳定后减量。

·**方案 2**：甲氨蝶呤 10~20 mg，每周 1 次，口服或静注。

·**方案 3**：硫唑嘌呤 25~50 mg，口服，每日 2 次。

·**方案 4**：来氟米特 10~20 mg，口服，每日 1 次。

说明：具体用药注意事项详见类风湿关节炎及其他有关章节。

（4）生物制剂，用于治疗严重病例。

·**方案 1**：注射用人 II 型肿瘤坏死因子受体 – 抗体融合蛋白（依那西普或益赛普）25 mg，每周 2 次，皮下注射。

·**方案 2**：英夫利西单抗，每次 3 mg/kg，第 0、2、6 周各 1 次，之后每 8 周 1 次，静注。输注期间注意观察有无过敏及输液反应。

说明：上述用药前评估及用药注意事项详见类风湿关节炎及系统性红斑狼疮章节。

3. 对症治疗

（1）眼部症状：可局部注射糖皮质激素或使用糖皮质激素滴眼液滴眼。

（2）对气管软骨塌陷引起重度呼吸困难的患者，应立即行气管切开术，必要时用人工呼吸机辅助通气，以取得进一步药物治疗的机会。

（3）应积极预防和治疗肺部炎症，一旦发生肺部感染，应使用有效的抗生素。

（4）RP 患者因心瓣膜病变引起难治性心功能不全时，应使用强心剂和减轻心脏负荷的药物。若有条件可行瓣膜修补术或瓣膜成形术，以及主动脉瘤切除术。

（郭琳 李萍）

十七、白塞病

白塞病是一种慢性全身性血管炎症性疾病。主要表现为复发性口腔溃疡、生殖器溃疡、眼炎及皮肤损害，也可累及血管、神经系统、消化道、关节、肺、肾、附睾等器官。

【诊断要点】

国际白塞病研究所于 1989 年制定的诊断标准：反复口腔溃疡（由医生观察到或患者主诉有阿弗他溃疡）。1 年内反复发作至少 3 次。加以下任何 2 项：

①反复外阴溃疡（由医生观察到或患者诉说外阴部有阿弗他溃疡或瘢痕）。②眼病变 [前和（或）后色素膜炎、裂隙灯检查时玻璃体内有细胞出现或由眼科医生观察到视网膜血管炎]。③皮肤病变（由医生观察到或患者主诉的结节性红斑、假性毛囊炎或丘疹性脓疱；或未服用糖皮质激素的非青春期患者出现痤疮样结节）。④针刺试验阳性（试验后 24~48h 由医生看结果）。

有反复口腔溃疡并有其他 4 项中 2 项以上者，可诊断为本病。上述表现需除外其他疾病。

鉴别诊断：以关节症状为主要表现者，应与类风湿关节炎、赖特（Reiter）综合征、强直性脊柱炎相鉴别；皮肤黏膜损害应与多形红斑、结节红斑、梅毒、Sweet 病、Stevens-Johnson 综合征、寻常性痤疮、单纯疱疹感染、热带口疮、系统性红斑狼疮、周期性粒细胞减少、艾滋病（AIDS）相鉴别；胃肠道受累应与克罗恩病（Crohn 病）和溃疡性结肠炎相鉴别；神经系统损害与感染性、变态反应性脑脊髓膜炎、脑脊髓肿瘤、多发性硬化、精神病相鉴别；附睾炎与附睾结核相鉴别。

【治疗方案】

1. 一般治疗

急性活动期应卧床休息。发作间歇期应注意预防复发，如控制口、咽部感染，避免进食刺激性食物，伴感染者可行相应的治疗。

2. 局部治疗

· 方案 1：口腔溃疡可局部用糖皮质激素膏、冰硼散、锡类散等。

· 方案 2：生殖器溃疡用 1∶5000 高锰酸钾清洗后加用抗生素软膏。

·方案3：眼部损害需眼科医生协助治疗，眼结、角膜炎可应用糖皮质激素眼膏或滴眼液；

·方案4：眼色素膜炎必须应用散瞳剂以防止炎症后粘连。

·方案5：重症眼炎者可在球结膜下注射糖皮质激素。

3. 全身药物治疗

·**方案1**：非甾体类药物用于发热、结节红斑、生殖器溃疡疼痛及关节炎。具体用药详见类风湿关节炎章节。

·**方案2**：秋水仙碱 0.5 mg，每晚口服。用于治疗口腔溃疡，应注意肝肾损害、粒细胞减少等不良反应。

·**方案3**：沙利度胺 25~50 mg，每日 3 次，口服。用于治疗口腔、生殖器溃疡及皮肤病变。妊娠妇女禁用，可导致胎儿畸形。注意便秘、嗜睡、口周及手足麻木等不良反应。

·**方案4**：泼尼松 0.5~1 mg/kg，每日 1 次，口服。根据脏器受累及病情的严重程度酌情使用。

·**方案5**：甲泼尼龙每日 1000 mg，静滴，3~5 天，然后序贯口服 0.8 mg/（kg·d）。用于重症患者如严重眼炎、中枢神经系统病变，严重血管炎患者。与免疫抑制剂联合效果更好。

4. 免疫抑制剂

·**方案1**：硫唑嘌呤 50 mg，口服，每日 1~2 次。用于口腔溃疡、眼部病变、关节炎和深静脉血栓。应定期复查血常规和肝功能等。

·**方案2**：甲氨蝶呤 10~15 mg，口服，每周 1 次。用于治疗关节炎、皮肤黏膜等病变。不良反应有骨髓抑制、肝损害及消化道症状等。

·**方案3**：环磷酰胺 100~200 mg，隔日 1 次，口服或静推；或 0.3~1 g/m² 体表面积，静滴，每月 1 次，持续 6~12 个月。在急性中枢神经系统损害或肺血管炎、眼炎时，与泼尼松联合使用。

·**方案4**：环孢素 A 50 mg，口服，每日 1~2 次，监测血压、肾功能，血清肌酐增加 > 30% 时应停药。用于眼白塞病。因其神经毒性可导致中枢神经系统的病变，一般不用于白塞病合并中枢神经系统损害的患者。

·**方案5**：柳氮磺吡啶 0.25~1 g，口服，每日 3 次。可用于肠白塞病或关节炎患者。

·**方案6**：来氟米特 10~20 mg，口服，每日 1 次。可用于皮肤黏膜受累或关节炎患者。

·**方案7**：雷公藤多苷片 10~20 mg，口服，每日 3 次。可用于口腔溃疡、皮下结节、关节病、眼炎的治疗。对肠道症状疗效较差。

5. 生物制剂

·**方案1**：英夫利西单抗 3~5 mg/kg，第 0、2、6 周各 1 次，之后每 6~8 周 1 次，静注，输注期间注意观察有无过敏及输液反应。

·**方案2**：阿达木单抗注射液 40 mg，皮下注射，每 2 周 1 次。

·**方案3**：依那西普 25 mg，皮下注射，每周 2 次。用于皮肤黏膜病变、葡萄膜炎和视网膜炎、关节炎等。注意结核感染。

·**方案 4**：托珠单抗注射液 4~8 mg/kg，静注，每 4 周给药 1 次。用于血管型白塞病。

说明：用药前评估及注意事项详见类风湿关节炎章节。

结核菌素纯蛋白衍生物（PPD）。皮试强阳性时，可请结核专科医院会诊指导抗结核用药。

（李亚娣　李萍）

十八、显微镜下多血管炎

显微镜下多血管炎（MPA）是一种系统性、坏死性、血管炎，主要累及小血管，常表现为坏死性肾小球肾炎和肺毛细血管炎。

【诊断要点】

显微镜下多血管炎目前尚无统一标准，以下情况有助于显微镜下多血管炎的诊断：①中老年，以男性多见。②具有起病的前驱症状。③肾脏损害表现：蛋白尿、血尿或（及）急进性进行性肾功能不全等。④伴有肺部或者肺肾综合征的临床表现。⑤伴有关节、眼、耳、心脏、胃肠道等全身各器官受累表现。⑥ P-ANCA 阳性。⑦肾、肺活检有助于诊断。

鉴别诊断：需与结节性多动脉炎、嗜酸性肉芽肿性血管炎、肉芽肿性血管炎、狼疮性肾炎、肺出血 - 肾炎综合征等相鉴别。

【治疗方案】

以药物治疗为主。主要分 3 个阶段：诱导缓解、维持缓解和治疗复发。

1. 糖皮质激素

·**方案 1**：泼尼松（龙）1 mg/（kg·d），口服，每日 1 次，4~8 周后减量，等病情缓解后以维持量治疗。

·**方案 2**：甲泼尼龙 0.5~1.0 g，静滴，每日 1 次，1~3 天，序贯口服激素治疗，1 周后视病情需要可重复。用于重症患者和肾功能进行性恶化的患者。

2. 免疫抑制剂

·**方案 1**：环磷酰胺口服给药 2~3 mg/（kg·d），持续 12 周；或静脉冲击疗法，剂量 0.5~1 g/m² 体表面积，每月 1 次，连续 6 个月，严重者用药间隔可缩短为 2~3 周，以后每 3 个月 1 次，至病情稳定 1~2 年（或更长时间）可停药观察。

·**方案 2**：硫唑嘌呤 1~2 mg/（kg·d），口服，维持至少 1 年。用于维持缓解期的治疗。

·**方案 3**：霉酚酸酯每日 1.0~1.5 g，口服，用于维持缓解期和治疗复发的 MPA。

·**方案 4**：甲氨蝶呤 5~25 mg，每周 1 次，口服或静注。注意不良反应。

3. 丙种球蛋白

大剂量静脉丙种球蛋白 0.4 g/（kg·d），3~5 天为 1 个疗程，部分患者有效。在合并感染、体弱、病重等原因导致无法使用糖皮质激素和细胞毒药物时可单用或合用。

4. 生物制剂

·**方案 1**：利妥昔单抗 1 g，静注，2 周后可重复给药 1 次，用于诱导缓解，每 6 个月输注 1 次维持治疗。用于难治性患者或经常规治疗多次复发患者，部分疗效较好。

说明：用药前评估及注意事项详见类风湿关节炎章节。

5.其他

·**方案 1**：血浆置换。用于肺 – 肾功能衰竭，肺泡大量出血和肾功能急骤恶化者。

·**方案 2**：透析和肾移植。用于终末期肾功能衰竭者。

（李亚娣　李萍）

十九、肉芽肿性多血管炎

肉芽肿性多血管炎（GPA）是一种免疫介导的坏死性肉芽肿性血管炎，主要累及上、下呼吸道和肾脏。

【诊断要点】

1990 年美国风湿病学院 GPA 分类标准：

鼻或口腔炎症痛性或无痛性口腔溃疡，脓性或血性鼻腔分泌物；

胸片异常胸片示结节、固定浸润病灶或空洞；

尿沉渣异常镜下血尿（RBC＞5/ 高倍视野）或出现红细胞管型；

病理性肉芽肿性炎性改变动脉壁或动脉周围，或血管（动脉或微动脉）外区有中性粒细胞浸润。

符合 2 条或 2 条以上时可诊断为 GPA。

2017 年 ACR/EULAR 肉芽肿性多血管炎（GPA）分类标准见表 12-19-1。

表 12-19-1　2017 年 ACR/EULAR 肉芽肿性多血管炎（GPA）分类标准

临床标准	鼻腔血性分泌物、溃疡、鼻痂或鼻窦 – 鼻腔充血 / 不通畅	3 分
	鼻息肉	-4 分
	听力丧失或下降	1 分
	软骨受累	2 分
	眼红或眼痛	1 分
实验室检查	c-ANCA 或 PR3-ANCA 抗体阳性	5 分
	嗜酸细胞计数 ≥ 1×10^9/L	-3 分
	胸部影像检查提示结节、包块或空洞形成	2 分
	活检见到肉芽肿表现	3 分

注：以上 9 项评分总和 ≥ 5 分的患者可以分类诊断为 GPA

鉴别诊断：需与显微镜下多血管炎、嗜酸性肉芽肿性血管炎、淋巴瘤样肉芽肿病、肺出血 – 肾炎综合征、复发性多软骨炎等相鉴别。

【治疗方案】

1.糖皮质激素

·**方案 1**：泼尼松 1.0~1.5 mg/（kg·d），或甲泼尼龙 0.8~1.2 mg/（kg·d），晨顿服或分次口服，4~8 周病情缓解后以维持量治疗。

· **方案 3**：甲泼尼龙冲击治疗，每次 1.0 g/d 静滴，连用 3 天，第 4 天改口服，泼尼松 1.0~1.5 mg/（kg·d），然后根据病情逐渐减量。适用于严重病例如中枢神经系统血管炎、呼吸道病变伴低氧血症如肺泡出血、进行性肾功能衰竭患者。

2. 免疫抑制剂

· **方案 1**：环磷酰胺 100 mg 每日 1 次或者 200 mg，口服，隔日 1 次，持续 12 周。

· **方案 2**：环磷酰胺 0.6 g，每半月 1 次静滴，共 6 个月。以后每 3 个月 1 次，至病情稳定 1~2 年（或更长时间）可停药观察。

· **方案 3**：环磷酰胺 0.8~1.0 g，每月 1 次静滴，连续 6 个月，以后每 3 个月 1 次，至病情稳定 1~2 年（或更长时间）可停药观察。

注意环磷酰胺不良反应：消化道症状、出血性膀胱炎、感染、肝肾毒性、骨髓抑制等。用药期间需监测血常规和肝功能、肾功能。

· **方案 4**：硫唑嘌呤 100~200 mg，每日 1 次或分次口服。根据个体差异而定，监测不良反应。可替代环磷酰胺。

· **方案 5**：甲氨蝶呤 10~20 mg，每周 1 次，口服、肌注或静注。

· **方案 6**：环孢素 3~5 mg/（kg·d），分 2 次口服。监测血压、肾功能，血清肌酐增加 > 30% 时应停药。

· **方案 7**：霉酚酸酯，初始剂量每日 1.5 g，分 2~3 次口服，维持 3 个月，减量为每日 1.0 g 维持用药。

3. 丙种球蛋白

· **方案**：大剂量静脉丙种球蛋白 0.4 g/（kg·d），5~7 天。一般与激素及其他免疫抑制剂合用。

4. 生物制剂

· **方案**：利妥昔单抗 1 g，静注，2 周后可重复给药 1 次，用于诱导缓解，每 6 个月输注 1 次维持治疗。用于难治性患者或经常规治疗多次复发患者。

5. 其他

· **方案 1**：复方新诺明片 2~6 片，每日 1 次，用于上呼吸道病变及预防感染。

· **方案 2**：血浆置换 对活动期或危重病例，血浆置换治疗可作为临时性治疗，但仍需与激素及其他免疫抑制剂合用。

· **方案 3**：透析 用于急性期出现肾功能衰竭者。

· **方案 4**：声门下狭窄、支气管狭窄等患者可考虑外科治疗。

说明：用药前评估及注意事项详见类风湿关节炎及系统性红斑狼疮章节。

（李亚娣　李萍）

二十、嗜酸性肉芽肿性多血管炎

嗜酸性肉芽肿性多血管炎是一种可累及全身多个系统的、少见的自身免疫性疾病，主要表现为外周血及组织中嗜酸粒细胞增多、浸润及中小血管的坏死性肉芽肿性炎症。

【诊断要点】

见表 12-20-1。

表 12-20-1 2022 年美国风湿病学会制定的 EGPA 分类标准

临床标准	
阻塞性气道疾病	+3
鼻息肉	+3
多发性单神经炎	+1
实验室及病理活检标准	
血嗜酸性欧冠新浪胞计数 ≥ 1×10^9/L	+5
病理示血管外嗜酸性粒细胞浸润	+2
cANCA/ 抗 PR3 抗体阳性	−3
血尿	−3
在排除类血管炎后，总分 ≥ 6 分，诊断为中小血管炎的患者可被归类为 EGPA	

EGPA 一旦确诊，需要详细评估呼吸系统、肾脏、心脏、胃肠道和（或）外周神经等器官和系统的受累情况。满足 EGPA 诊断标准，但仅有肺部和呼吸系统受累（包括耳鼻喉）的患者，归类为局限型；如有 2 个及以上脏器受累则为全身型。局限型 EGPA 可以转化为全身型。

鉴别诊断：注意与哮喘、变应性支气管肺曲霉病、嗜酸粒细胞增多相关性疾病、肉芽肿性多血管炎、显微镜下多血管炎、结节性多动脉炎等相鉴别。

【治疗方案】

1. 糖皮质激素

· **方案 1**：甲泼尼龙 500~1000 mg，静注，连续 3 天。有危及生命的脏器受累时建议采用。

· **方案 2**：泼尼松 1 mg/（kg·d）或等效剂量的其他糖皮质激素。用于严重器官受累。4~6 周后逐渐减量，理想状态 3 个月后减至 0.3 mg/（kg·d），6 个月后减至 0.15 mg/（kg·d），至最小有效剂量，若有可能，直至停用。

2. 免疫抑制剂

· **方案 1**：环磷酰胺 50~100 mg，每日 1 次，或 200 mg，隔日 1 次，口服。或静脉用药每次 0.4~0.6 g，每 2 周 1 次静滴，共 6~8 个月，或静脉用品，每次 0.8~1.0 g，每月 1 次，静滴，共 6 个月。以后每 3 个月 1 次，至病情稳定 1~2 年（或更长时间）可停药观察。

· **方案 2**：硫唑嘌呤 50 mg，每日 1~2 次口服。注意其骨髓抑制风险，需要密切监测血常规。

· **方案 3**：甲氨蝶呤 每周 10~20 mg，24h 后补充 5~10 mg 叶酸。维持治疗至少 24 个月。

3. 生物制剂

· **方案 1**：美泊利单抗成人剂量为 100~ 300 mg，每 4 周 1 次，皮下注射，用于降低外周血嗜酸粒细胞、减少激素用量，第一种被 FDA 批准用以治疗 EGPA 的药物。

· **方案 2**：利妥昔单抗 1 g，静注，2 周后可重复给药 1 次，用于诱导缓解，每 6 个月输注 1 次维持治疗。用于 ANCA 阳性、有肾脏受累或难治性病例。

·**方案 3**：奥马珠单抗 150~300 mg，每 4 周 1 次，用于喘息、鼻窦症状、减少激素用量。

4. 改善哮喘

通常按照重症哮喘的治疗方案，详见哮喘章节。

5. 其他治疗

·**方案 1**：血浆置换 用于 ANCA 阳性的急性进展性肾小球肾炎或肺肾综合征。

·**方案 2**：大剂量免疫球蛋白 2 g/kg，每日 1 次，静注，2~5 天，每 3~4 周重复使用。

·**方案 3**：重组人干扰素 α–2 b 300 万 U，皮下注射，每周 3 次。

·**方案 4**：鼓励患者接种灭活疫苗和流感、肺炎球菌疫苗；应用免疫抑制剂和（或）泼尼松≥ 20mg/d 的患者禁忌接种灭活疫苗。

·**方案 5**：周围神经受累或运动功能障碍的患者应常规接受物理治疗。

说明：用药前评估及注意事项详见类风湿关节炎及系统性红斑狼疮章节。

（李亚娣　李萍）

二十一、嗜酸性筋膜炎

嗜酸性筋膜炎是一种累及肢体皮肤深筋膜伴有硬皮病样损害的结缔组织病，临床表现为躯干或四肢的硬皮病样损害。

【诊断要点】

目前没有全球公认的诊断标准。2014 年西班牙学者提出嗜酸性筋膜炎可能的诊断标准：

主要标准：

①皮肤肿胀、硬化、增厚，呈对称性或非对称性，可分为弥漫性（四肢、躯体和腹部）或局限性（四肢）。②活检提示筋膜增厚伴淋巴细胞和巨噬细胞的聚集伴或不伴嗜酸粒细胞的聚集。

次要标准：

①嗜酸粒细胞 > 0.5×10^9/L。②丙种球蛋白 > 1.5 g/L。③肌无力或醛缩酶水平增高。④凹陷征或橘皮样改变。⑤ MRI 示 T2 增强相中筋膜高信号。

排除系统性硬化症后，满足 2 条主要标准或 1 条主要标准加上 2 条次要标准即可诊断嗜酸性筋膜炎。

【治疗方案】

·**方案 1**：泼尼松每日 0.5~1.0 mg/kg，口服。首选用药，4 周后酌情减量。

·**方案 2**：霉酚酸酯每日 1.0~1.5 g，口服。

·**方案 3**：环磷酰胺 100~200 mg，口服，隔天 1 次或 400 mg，口服，每 2 周 1 次。

·**方案 4**：甲氨蝶呤 10~15 mg，口服，每周 1 次。

·**方案 5**：来氟米特 10~20 mg，口服，每日 1 次。

·**方案 6**：英夫利西单抗 3~5 mg/kg，第 0、2、6 周各 1 次，之后每 6~8 周 1 次，静注，

注意观察有无过敏及输液反应。对传统方法疗效欠佳者有效，但病例数很少。

· 方案 7：体外光化学疗法，对免疫抑制剂反应差或禁忌证者，可以应用。

· 方案 8：手术治疗，合并腕管综合征，可考虑腕管减压、正中神经松解术。

说明：用药前评估及注意事项详见类风湿关节炎章节。

（李亚娣 李萍）

二十二、大动脉炎

大动脉炎是指主动脉及其主要分支的慢性进行性非特异性炎性疾病。病变多见于主动脉弓及其分支，其次为降主动脉、腹主动脉和肾动脉。受累的血管可为全层动脉炎。少数患者出现动脉扩张、假性动脉瘤或夹层动脉瘤。

【诊断要点】

1990 年美国风湿病学会的分类标准：

①发病年龄 < 40 岁。②肢体间歇性运动障碍：活动时 1 个或多个肢体出现逐渐加重的乏力和肌肉不适，尤以上肢明显。③肱动脉搏动减弱：一侧或双侧肱动脉搏动减弱。④血压差 > 10 mmHg：双侧上肢收缩压差 > 10 mmHg。⑤锁骨下动脉或主动脉杂音：一侧或双侧锁骨下动脉或腹主动脉闻及杂音。⑥血管造影异常：主动脉一级分支或上下肢近端的大动脉狭窄或闭塞，病变常为局灶或节段性，且不是由动脉硬化、纤维肌发育不良或类似原因引起。

符合 6 项中 3 项者可诊断本病。

鉴别诊断：需要与先天性主动脉缩窄、动脉粥样硬化、肾动脉纤维发育不良、血栓闭塞性脉管炎、白塞病和结节性多动脉炎等相鉴别。

【治疗方案】

1. 糖皮质激素

对本病活动仍是主要的治疗药物，及时用药可有效改善症状，缓解病情。

· 方案 1：

泼尼松，每日 0.8~1 mg/kg，维持 4~8 周后逐渐减量，每 7~10 天减总量的 10%，或根据病情调整，通常以血沉和 C- 反应蛋白下降趋于正常为减量的指标，剂量减至每日 5~10 mg 时，应长期维持一段时间。

· 方案 2：甲泼尼龙。活动性重症危及生命者可试用冲击疗法，500~1000 mg，静注，连续 3 天。

注意激素引起的库欣综合征、感染、高血压、糖尿病、精神症状和胃肠道出血等不良反应，长期使用要防治骨质疏松。

2. 免疫抑制剂

· 方案 1：环磷酰胺口服给药 2~3 mg/（kg·d），持续 12 周；或静脉冲击疗法，剂量 0.5~1 g/m² 体表面积，每月 1 次，连续 6 个月，严重者用药间隔可缩短为 2~3 周，以后每 3 个月 1 次，至病情稳定 1~2 年（或更长时间）可停药观察。

- **方案 2**：甲氨蝶呤 7.5~20 mg，每周 1 次，静注、肌注或口服。
- **方案 3**：硫唑嘌呤每日 1~2 mg/kg，口服。
- **方案 4**：来氟米特 10~20 mg，每日 1 次，口服。
- **方案 5**：霉酚酸酯 0.5~1.0 g，每日 2 次，口服。

3. 生物制剂

- **方案 1**：英夫利西单抗 3~5 mg/kg，第 0，2，6 周各 1 次，之后每 6~8 周 1 次，静注。输注期间注意观察有无过敏及输液反应。
- **方案 2**：阿达木单抗注射液 40 mg，皮下注射，每 2 周 1 次。
- **方案 3**：托珠单抗注射液 4~10 mg/kg，静注，每 4 周给药 1 次。

4. 抗血小板

不作为常规治疗，根据患者是否有在高风险脏器缺血并发症或心血管疾病如急性冠脉综合征、急性心梗、脑卒中等酌情选择。

- **方案 1**：阿司匹林 75~100 mg，口服，每日 1 次。

说明：应用上述药物注意事项详见类风湿关节炎章节。

5. 外科手术

强调内科积极抗炎控制稳定的前提下由多学科团队组成的专家组共同决策，充分权衡手术的获益与风险。

适宜人群：多种降压药物不能控制的高血压（血压持续升高Ⅱ~Ⅲ级）或药物不能耐受、血管严重病变并伴血流动力学不稳定、靶器官严重缺血。经内科治疗后仍需 2 联及以上降压药物，血压未能达标，尤其是年轻患者，在充分沟通的情况下，手术作为可选择的治疗手段。

（李亚娣　李萍）

二十三、结节性多动脉炎

结节性多动脉是一种主要累及中、小动脉全层的坏死性、炎症性疾病，因受累动脉出现炎性渗出及增殖形成节段性结节，故称为结节性多动脉炎。随受累动脉的部位不同，临床表现多样，以肾脏、心脏、神经及皮肤受累最常见。

【诊断要点】

目前均采用 1990 年美国风湿病协会提出的分类标准：

①体重自发病以来减少 ≥ 4kg。②皮肤网状青斑。③能除外由于感染、外伤或其他原因所致的睾丸疼痛或压痛。④肌痛、无力或下肢触痛。⑤单神经炎或多神经病。⑥舒张压 ≥ 12.0 kPa（90 mmHg）。⑦血肌酐、尿素氮水平升高。⑧ HBsAg 或 HBsAb（+）。⑨动脉造影显示内脏动脉梗塞或动脉瘤形成（除外动脉硬化，肌纤维发育不育或其他非炎症性原因）。⑩中小动脉活检示动脉壁中有粒细胞或伴单核细胞浸润。

以上 10 条中至少具备 3 条阳性者，可认为是结节性多动脉炎。其中活检及血管造影异常具重要诊断依据。

鉴别诊断：

本病临床表现复杂，变化多样，需与各种感染性疾病，如感染性心内膜炎、原发性腹膜炎、胆囊炎、胰腺炎、内脏穿孔、消化性溃疡、出血、肾小球肾炎、冠心病、多发性神经炎、恶性肿瘤及结缔组织病继发的血管炎相鉴别。

典型的结节性多动脉炎还应注意与显微镜下多血管炎、变应性肉芽肿性血管炎和冷球蛋白血症等相鉴别。

【治疗方案】

主要用药是糖皮质激素联合免疫抑制。

1. 糖皮质激素

·**方案 1**：泼尼松，一般应用 1 mg/（kg·d），4~8 周后逐渐减量，在密切监测下每 2~4 周减量 5~10 mg，直至每天 10~15 mg。伴随剂量递减，减量速度需越加缓慢，至每日或隔日口服 5~10 mg 后维持治疗（一般不短于 1 年）。

·**方案 2**：甲泼尼龙，冲击治疗用于病情严重者，500~1000 mg，静注，连续 3 天。

2. 免疫抑制剂

·**方案 1**：环磷酰胺，急性期隔日 200 mg 静脉或者口服或 0.5~1 g/m² 体表面积静脉冲击治疗，每 3~4 周 1 次，连用 6 个月左右。根据病情调整。

·**方案 2**：硫唑嘌呤，通常每日 100 mg，维持量每日 50 mg 口服。

·**方案 3**：甲氨蝶呤，每周 7.5~20 mg，口服或肌注或静注，第 2 天可口服叶酸 5 mg。

·**方案 4**：环孢素 A，1~3 mg/（kg·d），口服。

·**方案 5**：霉酚酸酯，建议每日 1.5~3.0 g。推荐维持剂量为每日 0.5~1.5 g。维持用药时间的长短需根据患者的实际情况而定，时间过短复发风险高，建议维持治疗 3~4 年。

·**方案 6**：来氟米特，每日 10~20 mg，口服。

说明：上述药物应用注意事项详见类风湿关节炎章节。

（李晓丹　李萍）

二十四、风湿性多肌痛

风湿性多肌痛（PMR）是以四肢及躯干近端肌肉疼痛为特点的临床综合征，对小剂量激素治疗反应敏感。常见于老年人。

【诊断要点】

Healey 的诊断标准（1984）：

①疼痛持续至少 1 个月并累及下列至少两个部位：颈部、肩和骨盆带。②晨僵持续＞1h。③对泼尼松治疗反应迅速（小于 20 mg/d）。④排除其他能引起骨骼肌肉系统症状的疾病。⑤年龄大于 50 岁。⑥红细胞沉降率＞ 40 mm/h 。

Dasgupta 及同事的分类标准（2012）见表 12-24-1。

表 12-24-1 Dasgupta 及同事的分类标准（2012）

年龄 ≥ 50 岁，双侧肩关节疼痛，以及 C- 反应蛋白和（或）ESR 异常		
	不包括超声检查的积分（0~6）	包括超声的积分（1~8）
晨僵持续 > 45 min	2	2
臀部疼痛或活动幅度受限	1	1
类风湿因了或抗环瓜氨酸肽抗体检测阴性	2	2
没有其他关节受累	1	1
至少一侧肩关节有三角肌下滑囊炎和（或）二头肌腱鞘炎和（或）盂肱关节滑囊炎（后部或腋窝）以及至少一侧髋关节滑膜炎和（或）转子滑囊炎	无	1
双肩关节三角肌下滑囊炎，肱二头肌腱鞘炎，盂肱关节滑膜炎	无	1

鉴别诊断：诊断需除外多发性肌炎、巨细胞动脉炎、类风湿关节炎、纤维肌痛综合征、潜在的慢性感染和恶性肿瘤等疾病。

【治疗方案】

1. 首选糖皮质激素

· **方案 1**：泼尼松 10~15 mg，口服，每日 1 次。

· **方案 2**：甲泼尼龙 8~12 mg，口服，每日 1 次。

2. 非甾体类抗炎药

具体用药、推荐用法及注意事项参照类风湿关节炎章节。

3. 免疫抑制剂

对糖皮质激素有禁忌证，或效果不佳，或减量困难，或不良反应严重时，可联合免疫抑制剂，常用免疫抑制剂如下：

· **方案 1**：甲氨蝶呤每周 7.5~10 mg，口服；24 h 后口服叶酸 5 mg。

· **方案 2**：来氟米特每日 10~20 mg，口服。

· **方案 3**：硫唑嘌呤每日 50~100 mg，口服。

· **方案 4**：环孢素 A 每日 1~3 mg/kg，口服。

说明：

（1）上述药物具体使用注意事项参照类风湿关节炎章节。

（2）PMR 是一个良性过程，需要长期观察，当小剂量激素无效时，需要对患者进行重新评价，以排除可能存在的其他疾病。

（李晓丹　高雅）

二十五、混合性结缔组织病

混合性结缔组织病（MCTD）是一种罕见的全身性自身免疫病，具有至少 2 种结缔组织病（CTD）的重叠特征，包括系统性红斑狼疮（SLE）、系统性硬化症（SSc）、多发性肌炎

（PM）、皮肌炎（DM）、类风湿关节炎（RA）等，血清免疫学检查具有极高滴度的斑点型
[抗 U1RNP 抗体（nRNP）]，独立于其他结缔组织病。

【诊断要点】

诊断标准见表 12-25-1，表 12-25-2。

表 12-25-1 Alarcon-Segovia 标准

血清学标准	抗 U1RNP 抗体滴度 ≥ 1∶1600
临床标准	①手肿胀；②滑膜炎；③肌炎；④雷诺现象；⑤肢端硬化
若血清学标准伴有 3 条或 3 条以上的临床标准，其中必须包括滑膜炎或肌炎，则可诊断为 MCTD。	

表 12-25-2 Kahn 标准

血清学标准	高滴度抗 U1RNP 抗体，斑点型，滴度 ≥ 1∶1200
临床标准	①手肿胀；②滑膜炎；③肌炎；④雷诺现象
若血清学标准伴有雷诺现象和其余 3 条临床标准中的至少 2 条，则可诊断为 MCTD	

鉴别诊断：MCTD 首先应与 SLE、SSc、PM、DM、RA、SS 等 6 种弥漫性结缔组织病相鉴别。
MCTD 还应与其他重叠综合征相鉴别，如未分化结缔组织病、硬皮病重叠综合征、肌炎重叠
综合征。

【治疗方案】

1. 疲劳、关节和肌肉痛者

· **方案 1**：可应用非甾体类抗炎药 + 羟氯喹 0.1~0.2 g，口服，每日 2 次。

· **方案 2**：小剂量泼尼松 （< 10 mg/d）+ 羟氯喹 0.1~0.2 g，口服，每日 2 次。

· **方案 3**：甲氨蝶呤，每周 7.5~15 mg，口服。24 h 后口服叶酸每周 5 mg。

2. 雷诺现象

· **方案 1**：硝苯地平 10~20 mg，口服，每日 3 次。

· **方案 2**：5 型磷酸二酯酶（PDE）抑制剂，如西地那非 20 mg，每日 3 次，口服。注意
不可与硝酸盐类药物合用，有心血管疾病的患者慎用。

3. 急性起病的指坏疽

· **方案 1**：局部药物性交感神经阻断 （受累指趾基部利多卡因浸润）、抗凝、局部应用
硝酸盐类药物。

· **方案 2**：依前列醇，静脉泵入，2~4 ng/（kg·min）起始，一般推荐剂量 20~40 ng/（kg·min），
最大可至 100 ng/（kg·min）以上。

· **方案 3**：贝前列素，40~120 μg，饭后口服，每日 3 次。

· **方案 4**：波生坦 62.5 mg，每日 2 次，连用 4 周，后续剂量 125 mg，每日 2 次，维持治疗。

· **方案 5**：安立生坦 5 mg，每日 1 次，如能耐受可考虑调整为 10 mg，每日 1 次。

4. 以肌炎为主要表现者

· **方案1**：泼尼松每日 1~1.5 mg/kg，口服，一次或者分次服用。病情缓解后逐渐减量。

· **方案2**：甲氨蝶呤 7.5~15 mg/周，口服。用于难治者。

· **方案3**：静滴免疫球蛋白，每日 0.4 g/kg，静滴，连用 3~5 天。用于重症或者难治者。

5. 肺动脉高压

肺动脉高压是致死的主要原因，应该早期、积极治疗原发病。

（1）无症状的肺动脉高压。

· **方案1**：糖皮质激素＋环磷酰胺（具体药物及用法用量详见系统性红斑狼疮章节）。

· **方案2**：阿司匹林 100 mg，每日 1 次，口服。

（2）伴有症状的肺动脉高压。

（a）基础治疗。

· **方案1**：抗凝：低分子肝素钙注射液根据患者体重及血栓或出血的高危情况确定，一般每日用量为 184~200 U/kg，分 2 次给予（即 92~100 U/kg，bid），每 12 h 给药 1 次，持续 10 天。

· **方案2**：利尿。

· **方案3**：吸氧。

（b）靶向治疗。

6. 肾脏病变者、膜性肾小球肾病

· **方案1**：轻型不需要处理。

· **方案2**：进展性蛋白尿者试用 ACEI，如卡托普利 12.5~25 mg，口服，每日 2~3 次或小剂量阿司匹林 100 mg，口服，每日 1 次，联合双嘧达莫 25~50 mg，餐前口服，每日 3 次。

· **方案3**：严重者酌情使用泼尼松每日 15~60 mg，加环磷酰胺冲击疗法是 0.5~1.0 g/m^2 体表面积，每 3~4 周 1 次。

· **方案4**：肾病综合征：单独应用肾上腺皮质激素通常效果不佳；小剂量阿司匹林联合双嘧达莫预防血栓形成并发症；ACEI 减少蛋白丢失；试用泼尼松每日 15~60 mg，加环磷酰胺冲击治疗每个月 1 次。必要时可进行透析。

7. 食管功能障碍者、吞咽困难及胃灼热、消化不良

· **方案1**：升高床的头部、戒烟、避免咖啡因。

· **方案2**：促动药，如莫沙必利 5 mg，口服，每日 3 次。

· **方案3**：应用 H2 受体阻滞剂，如法莫替丁 20 mg，口服，每日 2 次。

· **方案4**：质子泵抑制剂，如奥美拉唑 20 mg，口服，每日 1 次。

· **方案5**：酌情使用抗幽门螺杆菌药物。

· **方案6**：小肠细菌过度繁殖可应用四环素 0.25~0.5 g，每 6 h 1 次口服；琥乙红霉素每日 1.6 g，分 2~4 次口服。

· **方案7**：内科治疗无效者，可采取手术治疗。

8. 心肌炎

· **方案**：试用糖皮质激素和环磷酰胺。

注意事项：①避免应用地高辛。②不完全性传导阻滞避免应用氯喹。③在使用上述药物时应定期查血、尿常规，肝、肾功能，避免不良反应。

说明：上述药物用法用量及注意事项详见类风湿关节炎和系统性红斑狼疮章节。

（郭雪美 李萍）

二十六、未分化结缔组织病

未分化结缔组织病（UCTD）是指在疾病早期阶段，仅表现出1、2个可疑的临床和实验室特征，如有雷诺现象，伴有或不伴有不可解释的多关节痛和ANA阳性。通常不足以诊断一种明确的弥漫性结缔组织病和混合性结缔组织病。

【诊断要点】

UCTD目前尚无明确的分类标准，以下列举近年来报道的关于UCTD的分类标准：

（1）Danieli（1999）UCTD：具有可疑自身免疫病的症状和体征，但不符合任何结缔组织病的诊断。

（2）Dijkstra（1999）UCTD：结缔组织病的症状和体征；抗核抗体阳性；但不符合任何结缔组织病的诊断。

【治疗方案】

· **方案1**：有关节表现者可用非甾体类抗炎药改善关节炎症和关节痛症状（具体药物及用法用量详见类风湿关节炎章节）。

· **方案2**：皮肤黏膜病变者可用糖皮质激素类药膏局部涂抹，临床效果不明显时可加服羟氯喹0.1~0.2 g，每日2次，口服。

· **方案3**：雷诺现象：需注意保暖，可予扩血管药物如钙通道拮抗剂，具体用法用量参见上一章混合性结缔组织病章节。

· **方案4**：光过敏患者应避免阳光直晒。

· **方案5**：以上处理临床效果仍不佳者或出现重要脏器受累，可加用糖皮质激素，对于UCTD患者糖皮质激素的使用原则为低剂量，一般泼尼松每日小于0.5 mg/kg，并尽快撤减，小剂量维持。

· **方案6**：必要时可联合免疫抑制剂如甲氨蝶呤、来氟米特，以小剂量、短疗程为原则，具体用法用量参见类风湿关节炎章节。

（郭雪美 李萍）

二十七、重叠综合征

重叠综合征是指同时或者先后出现系统性红斑狼疮（SLE）、系统性硬化病（SSc）、多发性肌炎（PM）、皮肌炎（DM）、类风湿关节炎（RA）、干燥综合征（SS）中的2种或者2种以上明确诊断的结缔组织病。

【诊断要点】

通常为 SLE、RA、PM/DM、SSc、结节性多动脉炎及风湿热之间的重叠，也可由 6 个 CTD 与近缘病如白塞病、干燥综合征、脂膜炎相重叠。此外，尚可与其他自身免疫病如慢性甲状腺炎，自身免疫性溶血性贫血。具体分类见表 12-27-1。

表 12-27-1　重叠综合征的分类（1976 年大藤真）

分类	解释
Ⅰ型（两种结缔组织病共存）	（1）相同或重复的症状或体征在不同时间内出现 （2）两种疾病同时出现但以某一种为主
Ⅱ型	两种以上结缔组织病不典型或不完全的症状混合在一起，又很难归入哪一类疾病，有时提示一种新的临床疾病或综合征，如 MCTD（不完全重叠）和 Felty 综合征等
Ⅲ型	传统结缔组织病与其近缘病或其他自身免的共存，如 SLE 与桥本甲状腺炎合并

【治疗方案】

见表 12-27-2。

表 12-27-2　治疗方案

表现	治疗
疲乏、关节痛和肌痛	NSAIDs，抗疟药，低剂量强的松（< 10 mg/d），试验性用莫达非尼 [每日睡前 1.5 h 服 50~100 mg，每 4~5 天增加 50 mg，直至最适剂量（每日 200~400 mg）]
关节炎	NSAIDs、抗疟药、甲氨蝶呤（7.5~20 mg）
雷诺现象	保暖，避免手外伤，避免用 β 受体阻滞剂，禁吸烟，二氢吡啶类钙通道阻滞剂，如硝苯地平，每次 10~20 mg，每日 3 次，口服磷酸二酯酶抑制剂，西地那非 20 mg/ 次，每日 3 次口服，或他达那非 10~20 mg/ 次，每日 1 次，口服。贝前列素 40~120 μg，饭后口服，每日 3 次。
急性发作的肢端坏疽	局部化学交感神经切除（受累肢体节段用利多卡因浸润），抗凝，局部用硝酸酯；动脉内注射前列环素，开始内皮素受体拮抗剂治疗
胸膜炎	NSAIDs 或短期用强的松（约每日 20 mg）
心包炎	NSAIDs 或短期用强的松（约每日 20 mg）；心包填塞需心包穿刺或外科手术引流
无菌性脑膜炎	停 NSAIDs（布洛芬和苏林达可引起超敏性无菌性脑膜炎）或短期用大剂量强的松（约每日 60 mg）
肌炎	严重急性发作：强的松每日 60~100 mg；轻度慢性：强的松每日 10~30mg 难治性：甲氨蝶呤或免疫球蛋白冲击
膜性肾小球肾炎	轻度：不需治疗 进行性蛋白尿：试验性用转换酶抑制剂；低剂量阿司匹林加潘生丁 严重者：试验性用强的松每日 15~60 mg 加环磷酰胺冲击

说明：用药前评估及注意事项详见类风湿关节炎及系统性红斑狼疮章节

（郭雪美　李萍）

二十八、抗磷脂综合征

抗磷脂综合征（APS）是一种系统性自身免疫疾病，是以血栓形成和/或病理妊娠为主要临床特征，以及实验室检查为持续性抗磷脂抗体（aPL）阳性的一组症候群。以血栓形成为主要临床表现时称为血栓性 APS。以病理妊娠为主要临床特征时称为产科 APS。极少数情况下，短时间内发生多部位血栓形成，造成多脏器功能衰竭，称为灾难性 APS。灾难性 APS 常病情严重，病死率高。

【诊断要点】

见表 12-28-1。

表 12-28-1　2006 年悉尼国际 APS 会议修订的分类标准

临床标准	实验室标准
1. 血管栓塞：任何器官或组织发生 1 次以上的动脉、静脉或小血管血栓，血栓必须被客观的影像学或组织学证实。组织学还必须证实血管壁附有血栓，但没有显著炎症反应 2. 病态妊娠：①发生 1 次以上的在 10 周或 10 周以上不可解释的形态学正常的死胎，正常形态学的依据必须被超声或被直接检查所证实，或②在妊娠 34 周之前因严重的子痫或先兆子痫或严重的胎盘功能不全所致 1 次以上的形态学正常的新生儿早产，或③在妊娠 10 周以前发生 3 次以上的不可解释的自发性流产，必须排除母亲解剖、激素异常及双亲染色体异常	1. 血浆中出现狼疮抗凝物，至少发现 2 次，每次间隔至少 12 周 2. 用标准 ELISA 在血清中检测到中 - 高滴度的抗心磷脂抗体 IgG／IgM 类抗体，至少 2 次，间隔至少 12 周 3. 用标准 ELISA 在血清中检测到 IgG／IgM 型抗 β2-GPI 抗体，至少 2 次，间隔至少 12 周
诊断 APS 必须具备至少 1 项临床标准和 1 项实验室标准	

悉尼修订标准将原发性和继发性抗磷脂综合征分别改为"不伴风湿性疾病的抗磷脂综合征"和"伴风湿性疾病的抗磷脂综合征"。

对于如何分类那些具有 aPL 和诊断标准外临床表现的患者和满足临床标准但仅具有诊断标准外 aPL 阳性的患者，可称作 aPL 相关心脏瓣膜疾病、aPL 相关网状青斑、aPL 相关肾病、aPL 相关血小板减少等。

【治疗方案】

对原发性 APS 的治疗主要是对症处理、防止血栓和流产再发生。

对于继发性 APS，如继发于 SLE 或伴有严重血小板减少（< $50×10^9$/L）或溶血性贫血等特殊情况，应用糖皮质激素联合免疫抑制剂治疗。

抗凝治疗主要应用于 aPL 阳性伴有血栓患者，或抗体阳性又有反复流产史的孕妇见表 12-28-2。

1. 抗凝类药物

·**方案 1**：肝素　成人每日用量 < 15 000 U，临床上静脉或皮下注射使用。监测 APTT，肝素剂量控制在健康对照的 1.5~2.0 倍为宜。肝素过量引起出血，可以用鱼精蛋白中和，1 mg 鱼精蛋白可中和 100 U 肝素，鱼精蛋白宜缓慢滴注。

·**方案 2**：预防剂量低分子量肝素：依诺肝素，4000 U，每日 1 次，皮下注射；达肝素，

5000 U，每日 1 次，皮下注射；那屈肝素，2850 U，每日 1 次，皮下注射。

·**方案 3**：中等剂量低分子量肝素：依诺肝素，4000 U，每 12 h 1 次，皮下注射；达肝素，5000 U，每 12 h 1 次，皮下注射。

·**方案 4**：治疗剂量（调整剂量）低分子量肝素：依诺肝素，100 U/kg，每 12 h 1 次，皮下注射；达肝素，200 U/kg，每日 1 次，皮下注射，或 100 U/kg，每 12 h 1 次，皮下注射。

·**方案 5**：华法林，从小剂量口服，初期给每日 2.5~5 mg，逐渐增加，维持量因人而异，一般 < 7.5~10 mg，平均每日 4~6 mg。本药有致畸作用，孕妇禁忌。需要 PT 监测，如 INR > 3.0 出血风险加大，INR > 5 出血风险极大。

2. 抗血小板药物

·**方案 1**：阿司匹林肠溶片每日 50~100 mg。长期应用注意胃肠道出血风险。根据患者的药物耐受、有无阴道出血及体重等情况调整剂量。

·**方案 2**：双嘧达莫 25~50 mg，口服，每日 3 次。

·**方案 3**：氯吡格雷 75 mg，口服，每日 1 次。

3. 改善病情类药物

·**方案**：羟氯喹 0.1~0.2 g，口服，每日 2 次。

4. 糖皮质激素

·**方案 1**：小剂量泼尼松或泼尼松龙，每日 5~10 mg，口服。可用于难治性产科 APS，但不作为一线用药。

·**方案 2**：糖皮质激素联合免疫抑制剂治疗，由所患结缔组织病活动度和疾病严重程度而定。

表 12-28-2　APS 伴中高滴度 aPL 的治疗

临床情况	治疗
无症状	不治疗，或阿司匹林每日 75 mg
可疑血栓	阿司匹林每日 75 mg
反复静脉血栓	华法林 INR 2.0~3.0，无限期
动脉血栓	INR 3.0，无限期
初次妊娠	不治疗，或阿司匹林每日 75 mg
单次流产，< 10 周	不治疗，或阿司匹林每日 75 mg
反复流产或 10 周以后流产，无血栓	妊娠全过程及产后 6~12 周小剂量肝素（5000 U，每日 2 次）
反复流产，或 10 周以后流产，血栓形成	妊娠全过程肝素治疗，产后用华法林
网状青斑	不治疗，或阿司匹林 75 mg/d
血小板 > 50×10^9/L	不治疗
血小板 < 50×10^9/L	泼尼松 1~2 mg/kg

（叶雨萌　李萍）

二十九、成人 Still 病

成人 Still 病（AOSD）是一种罕见的全身性炎症性疾病，其特征是发热、白细胞增多、关节痛和皮疹。

【诊断要点】

至今仍未有公认的统一标准。

1.Cush 标准

必备条件：①发热 T ＞ 39℃。②关节痛或关节炎。③ RF ＜ 1∶80。④ ANA ＜ 1∶100。

另需具备下列任何 2 项：①血白细胞 ≥ 15×10⁹/L。②皮疹。③胸膜炎或心包炎。④肝大或脾大或淋巴结肿大。

2.Yamaguch 标准

主要条件：①发热 ≥ 39℃并持续 1 周以上。②关节痛持续 2 周以上。③典型皮疹。④白细胞 ≥ 10×10⁹/L。

次要条件：①咽痛。②淋巴结肿大。③肝脾肿大。④肝功能异常。⑤类风湿因子和抗核抗体阴性。

此标准必须排除：感染性疾病，恶性肿瘤，其他风湿性疾病。

符合 5 项或更多条件（其中至少含 2 项主要条件）可作出诊断。必须强调指出的是，成人 Still 病的诊断是建立在排除性诊断基础上的。

【治疗方案】

本病尚无根治方法，但如能及早诊断、合理治疗，可以控制发作、防止复发。

1. 非甾体类抗炎药

急性发热炎症期的治疗可首先单独使用，约有 1/4 成人 Still 病患者病情缓解。

· **方案 1：** 洛索洛芬钠 60 mg，每日 2~3 次，口服。重症心力衰竭患者不能使用。

· **方案 2：** 双氯芬酸钠 75~150 mg，每日 1 次，口服。

其他非甾体抗炎药也可使用，具体药物名称、用法用量及使用中注意事项详见类风湿关节炎章节。

2. 糖皮质激素

用于对单用非甾体类抗炎药无效，症状控制不好者。

· **方案 1：** 泼尼松 每日 0.5~1 mg/kg，口服。待症状控制、病情稳定 4 周以后可逐渐减量，然后以最小有效量维持。

· **方案 2：** 泼尼松 ≥ 1.0 mg/（kg·d），有系统损害、病情较重者。

· **方案 3：** 甲泼尼龙冲击治疗，每日 500~1000 mg，缓慢静滴，可连用 3 天。必要时 1~3 周后可重复使用，间隔期和冲击后继续口服泼尼松。病情严重者，如顽固发热、重要脏器损害、严重血管炎、ESR 极快、常规改善病情类药物联合治疗半年以上效果差。

3. 改善病情类药物

· **方案 1**: 环孢素, 每日 3~5 mg/kg, 分为 2 次口服。维持量为每日 2~3 mg/kg。

· **方案 2**: 甲氨蝶呤, 常用剂量为每周 7.5~20 mg。

· **方案 3**: 来氟米特, 剂量为 10~20 mg。注意致畸副作用。

· **方案 4**: 硫唑嘌呤, 一般每日 100 mg, 维持量为每日 50 mg, 分为 2 次口服。

· **方案 5**: 环磷酰胺, 冲击疗法为 0.5~1 g/m^2 体表面积。每 3~4 周 1 次, 均经静滴。用于重症患者。

· **方案 6**: 环磷酰胺, 小剂量疗法为口服, 1~2 mg/(kg·d), 一般每日 100 mg, 维持量为每日 50 mg。用于重症患者。

4. 生物制剂

· **方案**: 托珠单抗, 推荐剂量为 4~8 mg/kg, 每月静注一次或皮下注射每 1~2 周 1 次, 对皮质类固醇减量作用明显。

5. 血浆置换

略。

(叶雨萌　李萍)

三十、纤维肌痛综合征

纤维肌痛综合征(FMS), 是一组与心理因素密切相关的以全身多处疼痛及明显躯体不适为主要特征的一组临床综合征, 常伴有疲劳、睡眠障碍、晨僵以及抑郁、焦虑等精神症状。分为原发性和继发性两类。

【诊断要点】

2016 年修订的风湿性多肌痛的诊断标准:

①本病的疼痛一定是全身性的, 5 个区域内至少 4 个区域出现疼痛(不包括颌部、胸部、腹部)。②疼痛及疲乏、睡眠障碍等症状一定是慢性的, 要求持续在相同水平至少 3 个月。③仅有疼痛症状和压痛点并不充分, 一定要关注本病的六大核心症状: 疼痛、压痛、睡眠障碍、疲劳、患者躯体功能下降和精神情感的异常, 以及患者对自身症状严重程度的评价。④本病诊断无须排除其他临床重要疾病的存在。

【治疗方案】

1. 药物治疗

· **方案 1**: 度洛西汀, 起始每日 20~30 mg 口服, 1 周后逐渐加量至每日 60 mg, 绝大多数患者每日 60 mg 可以起到很好的治疗作用, 维持 3~6 个月, 后酌情减量。

· **方案 2**: 普瑞巴林, 起始每日 150 mg, 分 2 次口服, 1 周内如无不良反应, 增加至每日 300 mg, 最大剂量可用至每日 600 mg。

· **方案 3**: 阿米替林, 起始睡前 12.5 mg 口服, 逐渐加至每晚 25 mg 口服, 1~2 周起效。常伴抗组胺、抗肾上腺素能等其他不良反应。

· **方案 4**: 氟西汀, 起始 20 mg, 2 周后疗效不明显, 可增至 40 mg, 晨起 1 次顿服。

· **方案 5**：舍曲林，起始每日 50 mg，服药 7 天左右可见疗效，完全的疗效则在服药的第 2~4 周才显现。长期用药应根据疗效调整剂量，并维持在最低的有效治疗剂量。

· **方案 6**：帕罗西汀，每日 20 mg，晨起口服。

· **方案 7**：曲马多，每日 50~100 mg，每日 3 次口服。需注意药物耐受或依赖。

· **方案 8**：文拉法辛，起始剂量为每日 37.5 mg，分 3 次口服，剂量可根据疗效酌情增加至每日 75 mg。

2. 非药物疗法

包括扳机点注射、推拿、太极、瑜伽、针灸和肌筋膜释放治疗等。

（叶雨萌　李萍）

三十一、抗合成酶综合征

抗合成酶综合征（ASS）是特发性炎性肌病的一种临床分型。

【诊断要点】

目前尚无公认的临床诊断标准。

2010 年，Su-Yun J 等推出 ASS 正式诊断标准：必须有抗 ARS 抗体的存在，再加上一个或多个以下的临床表现：肌炎、ILD、关节炎、技工手、雷诺现象和 / 或不可解释的发热。

2011 年，Labirua-Iturburu A 等提出抗合成酶抗体综合征主要诊断标准为：

①肌炎：由病理活检证实的多发性肌炎或皮肌炎。②任何类型的间质性肺炎。次要标准为：①非感染性发热。②雷诺现象。③毛细血管扩张。④技工手。⑤关节炎。⑥食道功能障碍。⑦钙质沉着。

具备 1 条主要诊断标准或次要诊断标准加上血清检测到抗合成酶抗体阳性（抗 Jo-1、抗 PL-7、抗 PL-12、抗 OJ、抗 EJ 抗体）即可诊断为抗合成酶抗体综合征。

注意与感染相关性肌病、包涵体肌炎、甲状腺相关性肌病、药物性肌病、酒精性肌病、激素性肌病、嗜酸性粒细胞增多性肌炎、离子代谢紊乱和高强度的运动锻炼所引起的肌肉损伤、遗传性肌病及神经系统疾病相关肌病相鉴别。

【治疗方案】

由于本病多合并脏器受累，主要是激素联合免疫抑制剂治疗。

1. 糖皮质激素

通常作为首选药物，用法尚无统一标准。

· **方案 1**：泼尼松，一般初始剂量为每天 0.5~1 mg/kg，口服持续 1~2 个月，待 CK 恢复正常及肌力改善后开始逐渐减量。

· **方案 2**：甲泼尼龙每日 80~100 mg，静脉治疗；用于严重的肌病患者或伴有吞咽困难、心肌受累或进展性间质性肺病的患者。

· **方案 3**：甲泼尼龙每日 0.5~1 g，静脉冲击治疗 3~5 天，然后序贯改为泼尼松或者甲基泼尼松龙口服，病情好转后逐渐减至小剂量维持治疗。用于严重患者。

2. 免疫抑制剂

根据脏器受累的严重程度选择用药。

（1）严重或快速进展的 ILD：

· **方案1**：环磷酰胺 每月静注 0.5~1 g/m^2 体表面积，或 10~15 mg/kg，持续 6~12 个月；或者 100 mg，口服，隔日 1 次或者每日 1 次。累积剂量 6~8 g，超过 10 g 肿瘤风险增加。

（2）激素治疗无效的 PM/DM，也可用于肌炎合并 ILD 的治疗。

· **方案2**：甲氨蝶呤 10~20 mg，口服，每周 1 次，24 h 后口服叶酸 5 mg，每周 1 次。

· **方案3**：吗替麦考酚酯 0.5~1.0 g，口服，每日 2 次。

· **方案4**：硫唑嘌呤 50~100 mg，口服，每日 1 次。

· **方案5**：环孢霉素 A 50~75 mg，口服，每日 1~2 次。

· **方案6**：他克莫司 0.5~1 mg，口服，每日 1~2 次（具体用药剂量取决于疾病的严重程度和活动度，监测血药浓度 5~10 ng/mL）。

· **方案7**：羟氯喹 0.1~0.2 g，口服，每日 2 次。

· **方案8**：艾拉莫德 25 mg，口服，每日 2 次。

· **方案9**：雷公藤多苷片 10~20 mg，口服，每日 3 次。

说明：用药前评估及用药注意事项请参考类风湿关节炎章节相关内容。

3. 针对肺间质纤维化

· **方案1**：吡非尼酮 200 mg，口服，每日 3 次，每次增加 200 mg，2 周调整为 400~600 mg，口服，每日 3 次。

· **方案2**：N- 乙酰半胱氨酸泡腾片，每次 0.6 g，每日 2~3 次或遵医嘱。

4. 对于一些难治性患者

· **方案1**：免疫球蛋白，0.4 mg/（kg·d），每月用 5 天，连续用 3~6 个月以维持疗效。

· **方案2**：利妥昔单抗。

· **方案3**：肺移植。

（李萍）

三十二、Caplan 综合征

又称类风湿尘肺、硅沉着病关节炎等，是有类风湿关节炎的煤矿工人中所见的具有一定特征性的胸部阴影的尘肺。

【诊断要点】

①RA 患者有过粉尘作业的接触史。②胸片有少量或不同程度的尘肺病变，多发而散在的圆形或类圆形阴影，直径约 0.5~5 cm，常在中下肺野的中外带、结节内常可见钙化点等。③其病理特点是结节纤维变性和中心区易有空洞形成，结节内可见免疫球蛋白和补体沉着，周围有细胞浸润，吞噬细胞内有粉尘颗粒，凋亡细胞在结节周围形成黄白相间同心圆结构。

注意与矽肺结节、结核、肿瘤、侵袭性肺曲霉菌病等进行鉴别。

【治疗方案】

（1）治疗关节症状。

·**方案**：塞来昔布 0.2 g，口服，每日 1~2 次。

其他 NSAIDs 也可使用，具体药物名称、用法、用量及使用中注意事项详见类风湿关节炎章节。

（2）对类风湿肺损害。

·**方案**：糖皮质激素甲泼尼龙 24~40 mg，口服，每日 1 次，2~4 周后逐渐减量。用于快速增大或密度增高的病灶有明显疗效。

·**方案 2**：甲氨蝶呤 7.5~20 mg，口服，每周 1 次。24 h 后口服叶酸 5 mg，每周 1 次。

·**方案 3**：来氟米特 10~20 mg，口服，每日 1 次。

·**方案 4**：雷公藤多苷片 10~20 mg，口服，每日 3 次。

·**方案 5**：羟氯喹 0.1~0.2 g，口服，每日 2 次。

说明：①改变病情抗风湿药物并不能阻止肺内结节的发生和进展。②上述药物不良反应详见类风湿关节炎章节。

（3）对症处理。氧疗、营养支持、控制继发性感染。

（李萍　黄华）

三十三、CREST 综合征

CREST 综合征是局限性皮肤型硬化症。钙质沉着（Calcinosis）、雷诺现象（Raynaud）、食道运动功能障碍（Esophageal Dysfunction）、指端硬化（Slerodactyly）、毛细血管扩张（Telangiectasia）。

【诊断要点】

（1）多见于女性，好发于 20~30 岁青壮年。

（2）符合 CREST 综合征 5 项临床表现中 3 条或 3 条以上者及抗着丝点抗体阳性，可确诊 CREST 综合征。

鉴别诊断：需要与局灶硬皮病、嗜酸性筋膜炎相鉴别。

【治疗方案】

1. 一般治疗

戒烟、避免受凉、注意全身保暖。

2. 药物治疗

（1）糖皮质激素。

·**方案**：泼尼松 30~40 mg，口服，每日 1 次。用药 1 个月后减量，以小剂量维持每日 10~15 mg，口服。

（2）免疫抑制剂。

·**方案 1**：环磷酰胺 100 mg，口服，每日 1 次或者 200 mg，口服，隔日 1 次。

- **方案 2**：甲氨蝶呤 7.5~15 mg，口服，每周 1 次。24h 后口服叶酸 5 mg，每周 1 次。
- **方案 3**：环孢素 A 50 mg，口服，每日 1~2 次。
- **方案 4**：吗替麦考酚酯 0.5~1.0 g，口服，每日 2 次。
- **方案 5**：硫唑嘌呤 50~100 mg，口服，每日 1 次。
- **方案 6**：羟氯喹 0.1~0.2 g，口服，每日 2 次。
- **方案 7**：雷公藤多苷 10~20 mg，口服，每日 3 次。

说明：用药前评估及用药注意事项详见类风湿关节炎章节。

（3）肺纤维化治疗。

- **方案 1**：吡非尼酮 200 mg，口服，每日 3 次，耐受后可逐渐调至 300~600 mg，每日 3 次。
- **方案 2**：尼达尼布 100~150 mg，口服，每日 2 次。

（4）对症药物。

（a）抗凝治疗。

- **方案 1**：阿司匹林 100 mg，口服，每日 1 次。
- **方案 2**：潘生丁 25~50 mg，口服，每日 3 次。

（b）雷诺现象。

- **方案 1**：硝苯地平 10 mg，口服，每日 2 次；或者尼群地平 10 mg，口服，每日 1 次，常用维持量 20~40 mg，口服，每日 1 次。
- **方案 2**：贝前列腺素钠片 40 μg，口服，每日 3 次。
- **方案 3**：丹参片 3~4 片，口服，每日 3 次。

（c）原发性肺动脉高压。

靶向药物，具体药名、推荐用法及不良反应详见系统性硬化章节内容。

（d）皮肤破溃：外用康复新液湿敷于患处。

（e）食道功能障碍。

- **方案**：莫沙比利 5 mg，口服，每日 1 次。

（f）肾危象。

- **方案 1**：ACEI 或 ARB 类降压药物。
- **方案 2**：血液透析。

（李萍　黄华）

三十四、Cogan 综合征

Cogan 综合征又称间质角膜炎 – 眩晕 – 神经性耳聋综合征、非梅毒性角膜炎和前庭听觉综合征，由自身抗体攻击角膜、内耳及血管内皮细胞所致。

【诊断要点】

目前尚无 Cogan 综合征（CS）的诊断标准。当前应用的为排除性诊断，主要靠临床，同时对激素敏感也是其支持诊断之一（表 12-34-1）。

表 12-34-1 Cogan 综合证临床诊断标准

必备症状	很可能的附加症状	可能的附加症状
感音性听力减退	眩晕、头晕、共济失调	血管炎
炎症性眼部疾病	耳鸣	炎症指标阳性
除外其他导致炎症/感染的病因	非特异性全身症状，如发热、头痛、淋巴结肿大、体重下降等	

鉴别诊断：诊断需排除由梅毒、结核、衣原体引起的感染或结节病、Vogt-Koyanagi-Harada 综合征、Susac 综合征、结节性多动脉炎、肉芽肿性多血管炎（韦格纳肉芽肿）和大动脉炎等自身免疫病。

【治疗方案】

（1）糖皮质激素治疗是首选。

（a）眼前节炎症：如间质性角膜炎和前葡萄膜炎。

· **方案 1**：可先给予眼局部糖皮质激素治疗或联合局部免疫抑制剂治疗。

· **方案 2**：局部或全身应用非甾体类抗炎药亦可缓解少数患者表层巩膜炎和巩膜炎症状。

· **方案 3**：对局部激素和免疫抑制剂治疗无反应者则，需要给予全身性糖皮质激素治疗。注意同时联合应用睫状肌麻痹剂，如阿托品。

（b）眼后节炎症：听觉敏度和前庭功能受损。

· **方案**：甲泼尼龙 1~1.5 mg/（kg·d），大剂量激素治疗 2~3 周后，患者主观听力改善、听阈降低，之后逐渐减少激素用量。

（c）CS 伴系统性血管炎患者：首先推荐高剂量激素

· **方案 1**：强的松 1~1.5 mg/（kg·d），口服，2~4 周可见效。当症状好转，激素可逐渐减量，继续使用 2~6 个月。

· **方案 2**：甲泼尼龙 0.8~1.2 mg/（kg·d），口服，2~4 周可见效。当症状好转，激素可逐渐减量，继续使用 2~6 个月。

（2）慢性抗风湿药物。

糖皮质激素治疗 2~3 周症状无改善、激素用量不能减少至每日 10 mg 者，需加用免疫抑制药。

· **方案 1**：环磷酰胺 200 mg，口服，隔日 2 次。

· **方案 2**：硫唑嘌呤 50 mg，口服，每日 1~2 次。

· **方案 3**：甲氨蝶呤 7.5~15 mg，口服，每周 1 次。

· **方案 4**：环孢素 50 mg，口服，每日 1~2 次。

（3）生物制剂也在部分病例报道中有效，用于难治性患者。

· **方案 1**：肿瘤坏死因子抑制剂，英夫利西单抗。

· **方案 2**：抗 CD20 单抗，利妥昔单抗。

说明：上述治疗用药前评估、药物推荐用法及注意事项详见类风湿关节炎和系统性红斑狼疮章节。

（李萍　黄华）

三十五、Felty 综合征

类风湿关节炎、粒细胞减少和脾大的三联征称为 Felty 综合征。

【诊断要点】

临床上符合以下条件者可诊断本病：①符合类风湿关节炎诊断标准。②白细胞 $< 4.0 \times 10^9/L$，或中性粒细胞 $< 2.0 \times 10^9/L$；血小板 $\leq 100 \times 10^9/L$，伴或不伴程度不同的贫血。③体格检查或同位素扫描发现脾大。④无其他可能导致脾大或粒细胞减少的疾病。

鉴别诊断：需要与肝硬化、淋巴瘤、浆细胞病、干燥综合征、系统性红斑狼疮、结核、继发性骨髓增生异常综合征、淀粉样变、药物反应、其他慢性感染性疾病进行鉴别。

【治疗方案】

1. 非甾体类抗炎药

可以缓解患者的关节肿痛，改善全身症状。具体用法用量详见类风湿关节炎相关章节。

2. 改善病情抗风湿药（DMARDs）

临床上对于 RA 患者应强调早期应用。应根据患者的病情及个体情况选择不同的联合用药方法。

具体药物、推荐用法及注意事项详见类风湿关节炎相关章节。

3. 糖皮质激素

· **方案 1**：甲泼尼龙 16~32 mg，每日 1 次口服。

· **方案 2**：醋酸泼尼松 20~40 mg，每日 1 次口服。

注：糖皮质激素作为类风湿关节炎二线用药，使用时必须同时应用 DMARDs。在激素治疗过程中，应补充钙剂和维生素 D，监测血糖、血压、血钾。

4. 生物制剂及靶向合成 DMARDs

传统药物治疗 3 个月，评估改善不到 50% 或者不能耐受传统药物治疗者，可以选择生物制剂及靶向合成 DMARDs。

具体药物、用药前评估、推荐用法及注意事项详见类风湿关节炎相关章节。

5. 针对白细胞减少、脾大

· **方案 1**：粒细胞集落刺激因子。

· **方案 2**：脾切除术：对重度粒细胞减少伴严重贫血（溶血性）或血小板减少，反复感染者宜行切脾术，长期缓解者仅 30%~40%。

（郭雪美　郭琳）

三十六、Good 综合征

胸腺瘤合并免疫功能异常（胸腺瘤相关免疫缺陷综合征）被称作 Good 综合征，是一种少见病，为体液免疫和细胞免疫同时受损。

【诊断要点】

尚无明确诊断标准。目前较为认同的标准为胸腺瘤合并成人起病的免疫异常，包括：低丙种球蛋白血症，B 细胞减少或缺失，CD_4 / CD_8 比例倒置，CD_4^+ T 细胞减少，T 细胞有丝分裂受损等。

【治疗方案】

·**方案 1**：胸腺瘤切除术：可阻止肿瘤生长和转移，并且有助于重症肌无力和纯红细胞再生障碍性贫血的控制，但无法逆转免疫学异常；部分患者在胸腺瘤切除后 Good 综合征反而加重。

·**方案 2**：丙种球蛋白维持治疗：是减少感染机率的有效方法，维持患者血清免疫球蛋白 IgG 水平谷值不低于 5 g/L。但对于 $CD4^+$ T 细胞减少所致的细胞免疫缺陷引起的机会性感染等的疗效不佳。

·**方案 3**：感染的预防措施也至关重要。① CMV 抗体阴性患者限输 CMV-DNA 阴性血，以防止医源性感染。②避免接种活疫苗。③对于 CD4 细胞小于 200/mm^3 的患者，需服用复方新诺明以预防卡氏肺孢子虫感染。

（李萍）

三十七、HELLP 综合征

HELLP 综合征以溶血（Hemolysis，H）、肝酶升高（Elevated Liver Enzymes，EL）和血小板减少（Low Platelets，LP）为特点，是妊娠期高血压疾病的严重并发症，多数发生在产前。

【诊断要点】

本病表现多为非特异性症状，确诊主要依靠实验室检查。

（1）血管内溶血：外周血涂片中见破碎红细胞、球形红细胞。血清总胆红素 ≥ 20.5 μmol/L，血清结合珠蛋白 < 250 mg/L。

（2）肝酶升高：ALT ≥ 40U/L 或 AST ≥ 70U/L，LDH > 600 U/L。

（3）PLT 降低：PLT < 100 × 10^9/L。

（4）血小板减少：血小板计数 < 100 × 10^9/L。根据血小板减少程度将 HELLP 综合征分 3 级：I 级：血小板计数 ≤ 50 × 10^9/L；II 级：血小板计数在（50~100）× 10^9/L；III 级：血小板计数在（100~150）× 10^9/L。

乳酸脱氢酶升高和血清结合珠蛋白降低是诊断 HELLP 综合征的敏感指标，常在血清未结合胆红素升高和血红蛋白降低前出现。

鉴别诊断：应与血栓性血小板减少性紫癜溶血性尿毒症综合征，妊娠期急性脂肪肝等鉴别。

【治疗方案】

1.一般治疗

（1）解痉。

·**方案 1**：首先静注硫酸镁，推荐剂量为 4~6 g，超过 20 min 静滴；然后给予维持剂量每小时 1~2 g 连续静滴。硫酸镁应尽早使用，并持续到产后 24 h。24 h 硫酸镁总量 25~30 g。

（2）降压。

·**方案 1**：拉贝洛尔 20~40 mg，加入 10% 葡萄糖注射液 20 mL，缓慢静脉推注，每 10~15min 1 次，直至产生理想的降后效果。总剂量不应超过 200 mg。

·**方案 2**：

硝苯地平 10~20 mg，口服，根据患者对药物的反应，决定再次给药，每 30 min 1 次，最大剂量是每小时 40 mg。总剂量每日不超过 120 mg。

使血压维持在 160/105 mmHg 以下，降压治疗期间监测、评估患者情况。治疗期间每 15 min 测量血压 1 次，如血压降至预期水平后，改为每小时测量 1 次。

2. 肾上腺皮质激素

是治疗 HELLP 综合征的重要方法。

（1）血小板计数 ≤ 50 × 10^9/L。

·**方案 1**：地塞米松 10 mg，静注，6 h 后重复 1 次，再予地塞米松 6 mg，静注，6 h 后重复 1 次。

·**方案 2**：倍他米松 12 mg，每日 1 次，肌内注射，共 2 次。

（2）血小板计数 ≤ 20 × 10^9/L。

·**方案**：地塞米松 20 mg，静注，每 6 h 1 次，共 4 次。

3. 输注血小板

·**方案 1**：血小板计数 ≤ 50 × 10^9/L 且血小板计数迅速下降或者存在凝血功能障碍时应考虑备血，包括血小板。

·**方案 2**：血小板计数 ≤ 20 × 10^9/L 建议终止妊娠并输注血小板。

4. 终止妊娠

终止妊娠时机目前公认为妊娠 34 周，但发生胎儿窘迫及肝破裂、DIC 应紧急终止妊娠。

5. 血浆置换

略。

（李萍）

三十八、POEMS 综合征

POEMS 综合征是一种病因和发病机制不清的、罕见的多系统疾病。主要表现（按照字母顺序）为：P 多发性神经病变（Polyneuropathy）；O 器官肿大（Organomegaly）；E 内分泌异常（Endocrinopathy）；M 血清中存在 M 蛋白（Monoclonal paraprotein）；S 皮肤改变（Skin Change）。

【诊断要点】

诊断需要符合以下 2 条强制标准、至少 1 条主要标准和至少 1 条次要标准：

（1）强制标准：①周围神经病变。②单克隆浆细胞增殖（M 蛋白阳性或浆细胞瘤）。

（2）主要标准：① Castleman 病。②硬化性骨病。③ VEGF 水平升高。

（3）次要标准：①器官肿大。②水负荷增加。③内分泌病变。④皮肤改变。⑤视乳头水肿。⑥血小板增多症 / 红细胞增多症。

要注意一些细节问题：

（1）M 蛋白几乎均为 λ 轻链，包括 IgA-λ、IgG-λ 或单纯 λ 轻链型，因此若诊断 κ 型 POEMS 综合征要非常小心。

（2）内分泌病变里面，单纯甲状腺功能减退症或者糖尿病并不能作为诊断标准，而男性性腺异常包括乳房发育和阳痿是相对特征性改变。

（3）皮肤改变里面，只有肾小球样血管瘤才是疾病最为特异性的皮肤改变。

（4）硬化性骨病也是 POEMS 综合征的特征性改变，一般在影像学上可以表现为单纯硬化、单纯溶骨以及硬化 + 溶骨的混合型病变，以混合型病变最为常见，部位以骨盆和脊柱多见。

（5）血清 VEGF 升高是 POEMS 综合征特异性的诊断指标。

【治疗方案】

（1）抗浆细胞治疗。

·**方案 1**：自体造血干细胞移植（auto-HSCT）。

·**方案 2**：马法兰联合地塞米松（MD 方案）马法兰 16 mg，每日 1 次（d1~4）+ 地塞米松 20 mg，每日 1 次（d1~4）。

·**方案 3**：来那度胺联合地塞米松（RD 方案）来那度胺 25 mg，每日 1 次（d1~21）+ 地塞米松 20 mg，每日 1 次（d1~4）。

·**方案 4**：硼替佐米联合地塞米松（BD 方案）硼替佐米单次注射 1.3 mg/m^2 体表面积，每周注射 2 次，连续注射 2 周（即在第 1、4、8 日和 11 天注射）后停药 10 天（即从第 12 至第 21 天）。3 周为 1 个疗程，2 次给药至少间隔 72 h。

选择治疗方案时，还有以下几个注意事项：①年龄大于 65 岁的非移植患者，MD 方案有着较高的"效价比"，也可以给予 12 个月 RD 方案诱导序贯 1 年来那度胺单药维持。②对于伴浆膜腔大量积液或严重水肿患者，优选 RD 或 BD 方案。③对于伴有肾功能不全的患者，优选 BD 方案。④建议对中高危年轻患者，先给予短程诱导治疗（BD 或 RD 方案）后再进行 auto-HSCT；低危年轻患者，可直接行 auto-HSCT。⑤对于暂时不愿意接受 auto-HSCT 的年轻患者，可以给予 9 个周期的 BD 方案化疗；疾病复发后再考虑 auto-HSCT。

（2）一般的支持治疗：包括内分泌激素替代、利尿消肿、康复功能锻炼、抑郁症的心理支持和药物干预等。

（李萍）

三十九、RS3PE 综合征

RS3PE，即缓解性（Remitting）、血清阴性（Seronegative）、对称性滑膜炎（Symmetrical Synovitis）、凹陷性水肿（Pitting Edema）。RS3PE 综合征是一种特殊的以对称性屈（伸）肌腱鞘滑膜急性炎症伴手、足背凹陷性水肿为主要表现的成人晚发型风湿性疾病。

【诊断要点】

RS3PE 的诊断目前尚无严格的统一标准，按照 McCarty 等的描述和多数学者的共识，提出的诊断要点是：①骤然起病。②累及老年人（年龄＞50 岁）。③对称性多关节炎伴肢端可凹性水肿。④非侵蚀性关节炎。⑤类风湿因子（RF）和抗核抗体阴性。⑥糖皮质激素有良好疗效。⑦病情缓解后不易复发。

【治疗方案】

1. 非甾体类抗炎药（NSAIDs）

有效缓解患者关节症状，抗炎止痛（详见第一章"类风湿关节炎"）

2. 糖皮质激素

治疗主要为小剂量糖皮质激素，起效快的 24h 内症状缓解，平均 1 周疼痛和水肿可消失，逐步减量于数月内停药。

·**方案**：泼尼松 10~15 mg，口服，每日 1 次（7：00~9：00）。

3. 慢作用抗风湿药（csDMARDs）

甲氨蝶呤、来氟米特、雷公藤多苷片、羟氯喹、柳氮磺胺吡啶等。具体用法、用量及药物不良反应详见第一章类风湿关节炎。

（李萍）

第十三章 皮肤科疾病

第一节 物理性皮肤病

一、冻疮

【诊断要点】

由于气候寒冷引起的局部皮肤反复红斑、肿胀性损害。

【治疗方案】

1. 一般治疗

加强体育锻炼，促进血液循环；冬季注意全身及局部干燥保暖；外搽防护油。治疗贫血及慢性消耗性疾病。

2. 局部治疗

·**方案 1**：未破溃者可外用复方肝素软膏、多磺酸黏多糖乳膏、辣椒酊、维生素 E 软膏、复方山莨菪碱软膏等，每日 2 次。

·**方案 2**：已破溃者外用 5% 硼酸软膏、10% 鱼石脂软膏或 1% 红霉素软膏等，每日 2 次。

3. 全身治疗

·**方案 1**：烟酸 50~100 mg，口服，每日 3 次。

·**方案 2**：烟酸肌醇酯 200~600 mg，口服，每日 3 次。

·**方案 3**：盐酸苯氧苄胺 10 mg，口服，每日 1~2 次。

·**方案 4**：羟乙茶碱 100~ 200 mg，口服，每日 3 次。

·**方案 5**：罂粟碱 30~60 mg，口服，每日 3 次。

·**方案 6**：芦丁 20 mg，口服，每日 3 次。

·**方案 7**：氢溴酸山莨菪碱 15 mg，口服，每日 3 次。

·**方案 8**：钙拮抗剂，如硝苯吡啶 5~10 mg，口服，每日 3 次。

4. 物理治疗

红外线（包括频谱）、氦氖激光等局部照射。

（宋丽新　杨安琦）

二、鸡眼

【诊断要点】

足部皮肤长期受到挤压或摩擦而发生局限性、圆锥状、角质增生性损害。

【治疗方案】

1. 预防

预防鸡眼发生，应减少摩擦和压迫，不穿紧硬的鞋子，鞋内衬以较厚的棉垫或海棉垫。矫正足畸形，如有足部外生骨疣等应予以治疗。

2. 治疗

· **方案1**：先用热水浸泡患处，使角质增厚处变软，削去中心角栓表层，将鸡眼膏内药块敷在中心角栓处。每周换药1次，每次换药前去除已软化的角质，直到损害脱落。

· **方案2**：40% 尿素软膏外敷。

· **方案3**：用液氯冷冻患处，冷冻前将较厚的角质层削去，冷冻均采用3个冻融期，此法简单，但疼痛明显。

· **方案4**：局部消毒、麻醉后以二氧化碳激光烧灼，此法疼痛不明显患者易接受。

· **方案5**：手术切除。

（杨安琦）

三、胼胝

【诊断要点】

皮损为边界不清、黄色、扁平或丘状隆起、局限性增厚的角质板。

【治疗方案】

一般不需要治疗，关键是预防。

· **方案1**：角质层硬厚，可用热水将其泡软，用刀削去。

· **方案2**：外用角质剥脱剂：如 25% 水杨酸火棉胶、0.3% 维A酸软膏等。每晚用2份丙二醇和1份水，使胼胝潮湿，再用塑料膜封包，也能使胼胝软化，此方法尤其对足跟皲裂性胼胝有效。

· **方案3**：发生在足跖的胼胝，可在鞋底放一个软厚的毡垫，在相当于胼胝的位置挖一个洞，或在鞋内放一个海绵垫，以减缓局部压迫，使症状缓解。

· **方案4**：以氧化锌胶布或各种硬膏胶布粘贴损害面，每2~3天更换1次，可显著软化和剥脱角质，减轻疼痛，尤其适用于冬季时。

（杨安琦）

四、手足皲裂

【诊断要点】

本病好发于秋冬季节，是由各种原因导致的手足部皮肤干燥和皲裂，伴有疼痛。

【治疗方案】

1. 预防

预防是治疗本病的主要原则，如果在冬季保护得当，本病可痊愈，因此对本病的治疗应防治结合，防重于治。

- **方案 1**：保持手足部皮肤的干净、干燥，冬季外出时使用油脂保护，并加强保暖。
- **方案 2**：如合并有足癣、湿疹、鱼鳞病等，应同时进行治疗。

2. 治疗

- **方案 1**：15% 尿素脂、10% 硫黄水杨酸软膏、甘油搽剂（水、甘油、酒精各 1/3）。
- **方案 2**：角质层过厚者可热水浸泡患处，然后用刀片将角质层削薄，外搽上述药物。
- **方案 3**：皲裂膏及胶布贴于患处，减轻疼痛。
- **方案 4**：0.1% 维甲酸，外用。

（杨安琦）

五、痱

【诊断要点】

根据发病季节、典型皮损等可以确诊。

【治疗方案】

夏季应通风散热，衣着宽松透气，保持皮肤清洁干燥。

1. 外用药物治疗

- **方案 1**：外用薄荷炉甘石洗剂和痱子粉。
- **方案 2**：脓痱可外用 2% 鱼石脂炉甘石洗剂、黄连扑粉。

2. 系统药物治疗

- **方案 1**：瘙痒明显可口服抗组胺药。可选 1~2 种抗组胺药口服。如氯苯那敏 4 mg，口服，每日 3 次；或赛庚啶 2 mg，口服，每日 3 次；或氯雷他定 10 mg，口服，每日 1 次。
- **方案 2**：脓痱感染严重时可口服抗生素。

【说　明】

（1）车船、飞机的驾驶人员以及精密仪器操作者工作前应禁用中枢神经抑制的抗组胺药物。

（2）妊娠期和哺乳期慎用。

（杨安琦）

六、摩擦性苔藓样疹

【诊断要点】

根据典型临床表现易于诊断。

【治疗方案】

- **方案 1**：应避免不良刺激、减少摩擦。
- **方案 2**：外用药物治疗以对症为主，可外用糖皮质激素。
- **方案 3**：口服抗组胺药，选 1~2 种服用，根据年龄、体重调整用量。氯苯那敏 4

mg，口服，每日 3 次；赛庚啶 2 mg，口服，每日 3 次；氯雷他定 10 mg，口服，每日 1 次。

【说　明】

（1）驾驶人员及特殊工作者工作前应避免应用抗组胺药物。

（2）妊娠期和哺乳期慎用。

（杨安琦）

七、褥疮

【诊断要点】

褥疮是由于患者身体局部长期受压，影响血液循环，导致皮肤和皮下组织营养缺乏而引起的组织坏死。

【治疗方案】

1. 预防

褥疮如护理得当，可以避免。应定时翻身，避免相同部位持续受压。

2. 治疗

·**方案 1**：褥疮初期时，局部可予热敷或 50% 乙醇涂擦，也可以用 2% 碘酊涂抹。注意防止皮肤干燥，可适量涂以甘油或液体石蜡。

·**方案 2**：小溃疡可外用 0.5% 的硝酸银溶液湿敷，大溃疡必要时需行外科清创术。

·**方案 3**：辅助性治疗如超声波、紫外线、高压氧等的疗效仍有待进一步研究。

（杨安琦）

八、放射性皮炎

【诊断要点】

放射性皮炎是由各种类型电离辐射照射皮肤黏膜引起的急性和慢性损伤。

【治疗方案】

·**方案 1**：一度皮损可外用炉甘石洗剂，每日 1 次。

·**方案 2**：二度、三度皮损用 1% 龙胆紫外搽，或 2%~3% 甘草水或地榆煎液、醋酸铝溶液，湿敷，每晚 1 次，3~7 天为一个疗程。

（杨安琦）

九、日光性皮炎

【治疗方案】

1. 局部治疗

·**方案 1**：氯磺水杨酸为润渍剂，用以减轻脱水。

·**方案 2**：外搽 2.5% 消炎溶液（纯乙烯醇、丙二醇、二甲基乙酸胺，其比例为 19：19：12）。

- **方案 3**：芦荟凝胶于日晒后数小时内外用。
- **方案 4**：1%~2% 喹宁霜，外用，每日 2~3 次。
- **方案 5**：2.5%~5% 单宁酸乳剂，外用，每日 2~3 次。
- **方案 6**：湿敷用于大疱、渗出多时。常用复方硫酸铝、生理盐水湿敷，每次 15~20 min，每 3 h 1 次。

2. 全身治疗

- **方案 1**：赛庚啶 2 mg，口服，每日 2~3 次；或氯苯那敏 4 mg，口服，每日 2~3 次。
- **方案 2**：严重日晒伤，在日晒后几小时，口服大剂量泼尼松每日 60~80 mg，可阻止 UVB 损伤的发病。普通型在日晒后 36 h 内给予泼尼松 10 mg，口服，每日 3 次，维持 2~3 天，对日晒伤有效。

【说　明】

此病重点在于防晒，应避免日照强烈时外出。

（杨安琦）

第二节　过敏性及变态反应性皮肤病

一、接触性皮炎

【诊断要点】

本病的诊断一般不难，根据接触史，在接触部位或身体暴露部位突然发生境界清晰的急性皮炎。

【治疗方案】

1. 刺激性接触性皮炎

（1）局部治疗。

- **方案 1**：立即去除刺激物是治疗的关键。脱去污染的衣物，创面上用大量流水长时间彻底冲洗，去除或稀释有毒物质，防止继续损伤皮肤或经皮肤吸收中毒。如果损伤严重，要按化学烧伤处理。
- **方案 2**：尽可能使用温和的、刺激性小的清洁剂洗脸、洗手或洗澡，并经常使用润肤霜，有助于防治皮肤粗糙、干燥。
- **方案 3**：根据皮损特点和范围选用适当的外用药。红斑、丘疹、丘疱疹无渗液时，选择炉甘石洗剂或皮质激素霜外用，每日 2~3 次。有渗液时，先用 3% 硼酸溶液或 0.1% 利凡诺溶液或生理盐水冷湿敷，一般情况下，每次湿敷 30~40 min，每日 2~4 次。间歇期内，渗出不多时可外涂氧化锌油，防止皮损干燥不适。有大疱应先用灭菌注射器抽吸疱液后再行冷湿敷。待皮损干燥后改用皮质激素霜外用。亚急性期损害采用 5% 糠馏油糊剂或氧化锌糊剂外用，每日 2~3 次。对慢性期应损选用软膏为宜，每日 2~3 次外涂。常用的有 5% 硼酸软膏、糠馏油氯氟舒松软膏、去炎松尿素霜等。

（2）全身治疗。

·**方案1:** 氯苯那敏（扑尔敏）4 mg，口服，每日 3 次；或氯雷他定 10 mg，口服，每日 1 次。

·**方案2:** 解毒及加速毒物排泄。硫代硫酸钠 0.64 g 溶于 10 mL 注射用水中，静注，每日 1 次。或 5%~10% 葡萄糖溶液 500 mL 加维生素 C3 g，静滴，每日 1 次，有一定解毒作用。

·**方案3:** 继发感染时应合用抗生素。

2. 变态反应性接触性皮炎

首先应耐心细致询问病史，找出致病变应原。采用清水冲洗或冷湿敷方法清除残留致敏物质。治疗中避免接触一切外来刺激、易致敏物质（包括外用药）。病程中避免搔抓、热水烫洗、使用肥皂，以免加重病情。对严重泛发者可住院治疗。

（1）局部治疗。

·**方案1:** 急性期有红斑、丘疹、丘疱疹时，选择炉甘石洗剂外涂，每日 3~4 次，起到止痒、消炎和保护皮肤作用。为提高止痒效果，也可外用皮质类激素霜剂，如 1% 氢化可的松霜、0.1% 去炎松霜等，每日 1~2 次。

·**方案2:** 急性期（渗出阶段）有红肿、丘疱疹、糜烂、渗出、结痂，采用溶液开放性冷湿敷，一般每次 20 min，每日 3~4 次，根据渗出轻重来调整湿敷次数和持续时间。在湿敷间歇期内，如渗出不多时，为避免皮损干燥不适可外涂氧化锌油保护。常用湿敷液有 3% 硼酸液、0.1% 利凡诺溶液，也可用凉开水冷湿敷。待皮损干燥后改用皮质激素霜外用，如 0.05% 氟轻松霜、0.05% 倍他米松霜等。

·**方案3:** 亚急性期采用氧化锌油或氧化锌糊剂外用，每日 2~3 次。皮质激素乳剂，如 1% 氢化可的松霜或 0.1% 去炎松霜等，每日 2~3 次，外涂。

·**方案4:** 慢性期一般选用皮质激素软膏或霜外用，每日 2~3 次，软膏能软化痂皮，去除鳞屑，增强药物渗透性而提高疗效。常用的有 1% 氢化可的松膏、0.05% 氟轻松霜、0.05% 倍他米松膏、0.02% 恩肤霜及卤米松霜。

对面部、皮肤薄嫩部位及小儿，应选择低效药（如氢化可的松霜）或非激素类抗炎制剂（如 5% 糠馏油膏），外用。

（2）全身治疗。

·**方案1:** 氯苯那敏（扑尔敏）4 mg，口服，每日 3 次；非那根 25 mg，肌内注射，每日 1 次；赛庚啶 2 mg，口服，每日 3 次；氯雷他定 10 mg，口服，每日 1 次；西替利嗪 10 mg，口服，每日 1 次。选择其中一种，有较好的止痒、抗过敏效果。

·**方案2:** 急性严重或泛发性变应性接触性皮炎患者，应首选皮质激素治疗，其疗效显著。成人用泼尼松每日 30~40 mg，晨顿服或分次服，或氢化可的松 150~200 mg 或地塞米松 5~10 mg 加入 5% 葡萄糖溶液 500 mL 中，静滴，每日 1 次。炎症控制后，逐渐减量，在 2~3 周内停药。

·**方案3:** 继发感染者，在抗过敏治疗的同时，应联合使用有效抗生素口服或肌内注射。

（宋丽新　杨安琦）

二、染发皮炎

【诊断要点】

染发皮炎是由染发剂引起的皮肤急性炎症反应。

【治疗方案】

治疗原则为首先须尽量去除残留的染发剂并避免再接触。

1. 病情较重或严重者

· **方案1**：短期应用皮质激素。泼尼松，每日 30~40 mg，分 2~3 次口服。待急性炎症控制后，激素再逐渐减量至完全停药，全疗程约需 2 周。同时内服 1~2 种抗组胺药（氯苯那敏 4 mg，口服，每日 3 次；氯雷他定 10 mg，口服，每日 1 次），也可合用 5% 葡萄糖溶液 500 mL，其中加入维生素 C 2.0~3.0 g 静滴，每日 1 次；静注 10% 葡萄糖酸钙 10 mL，每日 1 次。

· **方案2**：氢化可的松每日 150~200 mg，静滴，每日 1 次。其余用药同方案 1。

· **方案3**：地塞米松每日 5 mg 肌内注射或静注，每日 1 次。其余用药同方案 1。并发感染者加用抗生素。

2. 一般轻症者

· **方案1**：可选择 1~2 种抗组胺药口服或加用 10% 葡萄糖酸钙 10 mL，静注，每日 1 次。

· **方案2**：皮损红肿、水疱、糜烂、渗液时，可用 3% 硼酸溶液或生理盐水或 1∶2000 盐酸小檗碱溶液或 1∶20 复方醋酸铝溶液做持续冷湿敷或每次 20 min，每日 2~4 次。

· **方案3**：渗出减少后用皮质激素类霜剂（如氢化可的松霜、地塞米松霜、去炎松霜、倍氟美松霜等）、40% 氧化锌油剂或糊剂；皮损有感染时上述药物中可加入氯霉素、庆大霉素、盐酸林可霉素（洁霉素）等抗生素。

【说　明】

头皮损害禁用炉甘石洗剂、氧化锌糊剂（油剂），以免头发与之黏结在一起，不易去除而加重病情。

（1）已发生染发剂过敏者，应避免再次接触染发剂及其他含对苯二胺的物质。

（2）任何欲染发者在使用染发剂前均应做斑贴试验，观察 48~72 h 无红肿、痒痛等症状后方可使用。

（杨安琦）

三、化妆品皮炎

【诊断要点】

主要发生在化妆品涂布部位的炎症性皮肤病。

【治疗方案】

1. 局部治疗

（1）皮炎损害。

· **方案 1**：损害以红斑、肿胀、丘疹等为主的，外用炉甘石洗剂酌情加用皮质激素霜剂外涂，每日 1~2 次，可选用 1% 氢化可的松霜或 0.1% 丁酸氢化可的松霜或 0.05% 地塞米松霜或 0.1% 糠酸莫米松等。同时也可用 3% 硼酸溶液、生理盐水或冷水做开放式冷湿敷。

· **方案 2**：有水疱、糜烂、渗出性皮疹，先用 3% 硼酸溶液或生理盐水或 0.05% 盐酸小檗碱溶液等行开放式冷湿敷，湿敷每次 20 min 左右，每日 2 次，间歇期外用 40% 氧化锌油，待渗出减少加皮质激素霜剂外涂，每日 2 次。

（2）痤疮损害。

· **方案**：可外用复方硫黄洗剂、1% 盐酸林可霉素（洁霉素）或氯洁霉素酒精、水杨酸氯霉素酒精等外搽，每日 1~2 次，或 10% 过氧化苯甲酰外搽。

（3）色素沉着损害。

· **方案**：维 A 酸霜外涂，每天 1~2 次。

3% 氢醌霜、20% 壬二酸霜等脱色剂，每日 1 次，外搽，可能有所帮助。

2. 全身治疗

· **方案 1**：可选 1~2 种抗组胺药口服。如氯苯那敏 4 mg，口服，每日 3 次；或赛庚啶 2 mg，口服，每日 3 次；或氯雷他定 10 mg，口服，每日 1 次。

· **方案 2**：抗组胺药物＋维生素 C＋维生素 E 口服。严重者给予 5% 葡萄糖溶液加维生素 C 3~4g，静滴，每日 1 次。

· **方案 3**：皮疹严重而泛发者可酌情加皮质激素，参见"接触性皮炎"。

（杨安琦）

四、汗疱疹

【诊断要点】

本病为一种手掌、足跖部的水疱性疾病，又称为出汗不良性湿疹。

【治疗方案】

· **方案 1**：短程口服泼尼松可迅速起效，一般泼尼松每日 30 mg，连服 5~7 天。对情绪紧张的患者可适当应用镇静剂。

· **方案 2**：早期水疱性损害的治疗以干燥止痒为主，可用 1% 酚炉甘石洗剂外搽；开始脱皮时可用糖皮质激素霜剂或软膏、曲安奈德尿素软膏等；局部反复脱皮、干燥疼痛者，可外用 2%~5% 水杨酸软膏、10% 尿素脂等。

· **方案 3**：顽固病例也有应用低剂量甲氨蝶呤及放射治疗。

（杨安琦）

五、湿疹

【诊断要点】

本病是由多种内外因素引起的一种具有明显渗出倾向的皮肤炎症反应，皮疹多样性。

【治疗方案】

由于湿疹的原因比较复杂，临床形态和部位又各有其特点，故湿疹的治疗大多为对症治疗，主要有以下几方面。

1. 局部治疗

·**方案1**：急性期（无渗出阶段）的治疗。用炉甘石洗剂外用，每日2~3次，也可用3%硼酸溶液或生理盐水做冷湿敷，待炎症控制后改用皮质激素外用，丁酸氢化可的松或糠酸莫米松外用。其作用强、疗效好，而且副作用小。

·**方案2**：急性期（渗出阶段）的治疗。常用的湿敷液，如3%硼酸溶液、0.1%利凡诺溶液选择其中一种做开放性冷湿敷，间歇期可用氧化锌油外涂，减少皮损干燥不适。当渗出减少后，可外用氧化锌糊剂。

·**方案3**：亚急性期的治疗。可选用糊膏或霜剂，如糠馏油糊膏、黑豆馏油糊膏、氧化锌糊膏或皮质类固醇激素霜剂等。选择其中一种，外涂，每日2~3次。

·**方案4**：慢性湿疹的治疗。用软膏剂型为宜，常用焦油类及皮质激素制剂，前者如5%~10%黑豆馏油软膏，每日2~3次。皮质激素制剂如氟轻松、卤米松/三氯生乳膏等。

·**方案5**：慢性湿疹皮损肥厚时的治疗。去炎松尿素霜外用，尿素增加激素渗透性而提高疗效。外用皮质激素软膏（霜）并加油纸或塑料薄膜封包，能成倍提高激素渗入皮内的量而增强疗效。

·**方案6**：手部慢性湿疹的治疗。可先用温水浸泡后搽药或涂药后加封包，均可提高疗效。还可用曲安奈德新霉素等贴于小片皮损处。

·**方案7**：湿疹伴感染的治疗。继发细菌或浅部真菌感染时选用含抗细菌、抗真菌药及皮质激素的混合霜（软膏）剂外用。必要时选择有效抗生素口服。

·**方案8**：皮质激素损害内注射。对慢性限局肥厚性小片损害及钱币状湿疹，可用去炎松混悬液或复方倍他米松注射液加利多卡因适量，做损害处皮内注射或真皮浅层分点注射，每次用量应根据损害大小决定，每月1次，共3~4次。

2. 全身治疗

·**方案1**：氯苯那敏4mg，口服，每天3次；或氯雷他定10mg，口服，每日1次。

·**方案2**：10%葡萄糖酸钙10mL，缓慢静注，每日1次。

·**方案3**：普鲁卡因静脉封闭疗法。普鲁卡因150mg加入5%葡萄糖溶液500mL中，静滴，每日1次，每3天增加普鲁卡因150mg，直至每日450~600mg为止，10次为一个疗程，有明显止痒和缓解病情作用。治疗前必须做普鲁卡因皮试。一般无明显副作用。

·**方案4**：成人可用泼尼松每日30~40mg，晨顿服或分次服，待病情缓解后逐渐减量至完全停药。

【说　明】

①在炎热多汗的气候下及多毛的部位不宜封包，否则易产生副作用（如感染）。②有心功能不全者或使用洋地黄类药物时禁用钙剂。③注意应用皮质激素制剂不应减药过快或停药

过快以免出现反跳现象。

（杨安琦）

六、特应性皮炎

【诊断要点】

其特征为本人或其家族中可见明显的"特应性"特点，实验室检查血清 IgE 增高。

【治疗方案】

1. 全身治疗

·**方案 1：**氯苯那敏 4 mg，口服，每日 3 次；或氯雷他定 10 mg，口服，每日 1 次；或西替利嗪 10 mg，口服，每晚 1 次。

·**方案 2：**方案 1+ 雷公藤多苷，每次 20 mg，口服，每日 3 次。

·**方案 3：**方案 2+ 干扰素，采用人丙型基因工程干扰素（5~10）×10 U，皮下注射，隔日 1 次，持续 4~8 周，有助于临床症状的改善。

·**方案 4：**细菌感染可激发异位性皮炎或加剧病情；当糜烂、渗出面积大或有继发感染时应选择有效抗生素口服或肌内注射，改善临床特状。同时加用方案 1 或方案 2 或方案 3。

2. 局部治疗

·**方案 1：**急性期皮炎的治疗。若有渗出，可选用 3% 硼酸溶液做冷湿敷；有感染者用 1∶8000 高锰酸钾液或 1∶1000 雷夫诺尔液连续开放冷湿敷。

无渗出时，可外用炉甘石洗剂或单纯扑粉。

·**方案 2：**亚急性期皮炎的治疗。可外用糊膏或乳剂，如糠馏油糊膏、黑豆馏油糊膏、氧化锌糊膏或皮质激素霜剂等。

·**方案 3：**慢性期皮炎的治疗。可应用皮质类固醇霜剂、软膏或焦油类制剂，两者配合使用疗效更好。

【说　明】

①雷公藤多苷禁用于儿童及孕妇。②肝、肾功能不全者禁用。③严重出血、白细胞和血小板降低者禁用。④胃十二指肠溃疡治疗期禁用。⑤严重心律失常者禁用。

注意：某些病例，特别是婴儿与儿童患者与特殊食物过敏有关，需要限制饮食。可在数周内采取试验性排除食物方法来证实致敏食物。

（宋丽新　杨安琦）

七、荨麻疹

【诊断要点】

本病诊断容易，通常在 2~24 h 消退，但反复发生新的皮疹，迁延数天至数月。

【治疗方案】

1. 局部治疗

局部外用安抚止痒药，如1%薄荷醑，或1%薄荷炉甘石洗剂。局部使用遮光剂对日光性荨麻疹有一定效果。

2. 全身治疗

· **方案1：** 苯海拉明25~50 mg，口服，每日3次，小儿2 mg/（kg·d），分3次口服。或者氯苯那敏，成人每日12~24 mg，小儿0.4 mg/（kg·d），分3次口服。或者赛庚啶2~4 mg，口服每日3次。或者非那根12.5~50 mg，肌内注射，每日1次；小儿0.5~1 mg/（kg·d）。或者氯雷他定10 mg，口服，每日1次。或者西替利嗪10~20 mg，口服，每日1次。或者在上述用药的基础上加用水合氯醛25 mg，口服，每日3次。

· **方案2：**

皮质激素能迅速控制此病的症状，但停药后易复发且长期使用或大量使用会产生严重不良反应，故不应将此类药作为治疗的首选和基本药物，尤其对慢性荨麻疹，应在其他药物不能控制病情时选用。

· **方案3：**

拟交感神经作用药。

有气短及呼吸困难及休克表现时用此药物。0.1%肾上腺素0.5 mL皮下注射或肌内注射，也可用0.1%肾上腺素0.1~0.5 mL加生理盐水10 mL稀释后缓慢静注，必要时隔30~60 min重复使用。或者氨茶碱0.25 g加入10%葡萄糖溶液250 mL中，静滴。与H1受体拮抗剂合用对有喉水肿者效果较著。

（杨安琦）

第三节　瘙痒与精神神经性皮肤病

一、神经性皮炎

【诊断要点】

病损呈苔藓化斑块。斑块边界清楚，形状大小不一。

【治疗方案】

1. 全身治疗

· **方案1：** 瘙痒剧烈者可口服盐酸羟嗪、特非那丁等抗组胺药，有神经衰弱症状的给予地西泮等镇静催眠剂，并可辅以谷维素及B族维生素调节自主神经功能。

· **方案2：** 泛发性神经性皮炎患者，可给予普鲁卡因静注。如0.25%普鲁卡因注射液10~20 mL，加维生素C 500 mg静注，10~15次为一个疗程。用药前须做普鲁卡因皮试。

2. 局部治疗

局部药物注射或封闭疗法对局限性神经性皮炎常可取得明显疗效。

· **方案1：** 皮质激素局部封闭。醋酸泼尼松龙混悬液1 mL或去炎松混悬液1 mL，加入适量的2%普鲁卡因注射液，做局部皮损内注射或皮下注射。对皮损较大者，剂量可酌增，但每次局部注射总量不宜超过泼尼松龙或去炎松 2 mL，每周 1 次，共 2~3 次。

· **方案 2**：2% 苯甲醇溶液局部封闭。2% 苯甲醇溶液 10~30 mL，局部皮下浸润注射，每 1~2 周 1 次，共 3~4 次。疗效好，无明显副作用。

3. 局部药物治疗

· **方案 1**： 10% 黑豆馏油软膏、5%~10% 糠馏油或煤焦油软膏、松馏油软膏等焦油类制剂。

· **方案 2**：丙酸氯倍他索、地塞米松霜。

· **方案 3**：局部苔藓化明显且无糜烂、渗出的皮损，可外贴曲安奈德新霉素贴膏。

（宁凯）

二、人工皮炎

【诊断要点】

人工皮炎的皮损可以模拟任何皮肤病。通常发生在双手容易达到的部位。

【治疗方案】

· **方案 1**：做对症处理，用敷料包扎皮损，并用润肤剂促进皮损愈合。需要排除原发性皮肤病的可能。在随后的访视中进行疾病心理方面的工作将更加有成效。

· **方案 2**：如果患者出现了某种精神病症状或体征，可以使用抗抑郁药、抗焦虑药或安定药物。

（宁凯）

三、瘙痒症

【诊断要点】

自觉瘙痒，但无原发皮损。

【治疗方案】

去除病因和打破搔抓的习惯是达到根治的关键。

1. 全身治疗

· **方案 1**：特非那丁 60 mg，口服，每日 2 次；加赛庚啶 2 mg，睡前口服。

· **方案 2**：水合氯醛，初量为 12.5~25 mg，口服，每日 3 次。

· **方案 3**：氨苯砜 50 mg，口服，每日 2 次。短期服用，对病程较短的瘙痒病有较好疗效。

· **方案 4**：老年性皮肤瘙痒病可用性激素治疗，男性患者若无前列腺增生，可用丙酸睾酮 25 mg，肌内注射，每周 2 次；或甲基睾酮 5 mg，肌内注射，每日 2 次。女性患者可口服乙烯雌酚 0.5 mg，每日 2 次；或黄体酮 10 mg，肌内注射，每日 1 次。

2. 局部治疗

- **方案 1**：对没有糜烂、渗出者可选用炉甘石洗剂、0.5% 酚溶液或软膏。对老年性皮肤干燥者，可外用 2% 樟脑霜；皮肤肥厚者选用黑豆馏油、糠馏油等；苔藓化的皮肤可用皮质激素软膏或霜剂。

- **方案 2**：局部封闭疗法。对外阴瘙痒病，可用去炎松混悬液 5~10 mL 加 2% 普鲁卡因 4 mL 局部皮内浸润注射，每 5~7 天 1 次；或用 0.25%~0.5% 普鲁卡因 40 mL 加去炎松 2.5 mL 于外阴皮下两侧坐骨棘内注射，每日 1 次，注射 12~14 次。外阴及肛门瘙痒者，也可用 0.25% 普鲁卡因 1mL 或波尼松龙混悬液 1 mL 做长强穴或曲骨穴等封闭。

【说　明】

有严重心脏病、青光眼、前列腺增生及尿潴留患者禁用水合氯醛。

（宁凯）

第四节　药物性皮炎

【诊断要点】

药疹的诊断主要是根据病史及临床症状。

【治疗方案】

立即停用致敏药物，多饮水促进致敏药物排泄，及时抗过敏。

1. 全身治疗

- **方案 1**：氯苯那敏（扑尔敏）4 mg，口服，每日 3 次；或赛庚啶 2 mg，口服，每日 3 次；或氯雷他定 5 mg，口服，每日 1 次；或西替利嗪 10 mg，口服，每日 1 次，可任选 1~2 种。

- **方案 2**：方案 1 加维生素 C，每日 1~3 g 加入液体中静滴。

- **方案 3**：方案 2 加 10% 葡萄糖酸钙 10 mL，静注，每日 1 次。

- **方案 4**：病情较重如发疹型或荨麻疹型，皮疹泛发伴中等程度发热者，可用泼尼松每日 20~40 mg，或其他皮质激素的相当剂量，病情好转后即逐渐减量，1~2 周可撤完。

- **方案 5**：病情危重者，应尽早足量短期使用皮质激素，氢化可的松 200~500 mg 或地塞米松 15~20 mg 加入葡萄糖溶液中静滴。皮质激素足量的标志是 2~3 内体温控制，无新发皮疹，原皮疹色泽转暗，渗出减少,病情稳定后划迅速撤减激素，一般每 3~4 天可撤减激素 1/8~1/4 量，3 周左右撤完。剥脱性皮炎型可视病情而适当减慢撤减激素的速度。

2. 局部治疗

- **方案 1**：皮疹无渗出者，可给予单纯扑粉或用复方炉甘石洗剂。

- **方案 2**：有大疱者，可用无菌针头抽干疱液，然后外涂 1% 龙胆紫溶液。

- **方案 3**：渗液明显者，应行干燥暴露疗法，重视消毒隔离，每天换消毒床单，糜烂面用 3% 硼酸液清洗后贴敷单层 0.1% 黄连素纱布或 0.2% 庆大霉素纱布。

- **方案 4**：眼结膜损害者，每天数次用生理盐水冲洗，清除分泌物，定期交替滴醋酸氢化可的松眼药水、氯霉素眼药水、晚上涂 3% 硼酸眼膏或 0.5% 金霉素眼膏，以预防粘连。

·**方案5**：口腔损害者，可用 2% 碳酸氢钠含漱液，唇部用凡士林纱贴敷，口腔溃疡可涂口腔溃疡膏。

（宁凯　宋丽新）

第五节　大疱性皮肤病

一、天疱疮

【诊断要点】

多发生于中年人。常于出现皮损前数月出现口腔黏膜的水疱糜烂，糜烂面不易愈合。典型损害为红斑或正常皮肤上大小不等的水疱和大疱，疱液澄清，疱壁较薄而松弛，易破溃，尼氏征阳性。

【治疗方案】

治疗必须遵循早期诊断、早期治疗、规律服药、长期随访的原则。首选皮质激素口服。

1. 支持疗法

高蛋白、高能量饮食，补充水电解质，输血、血浆或白蛋白等。

2. 全身治疗

·**方案1**：常选用泼尼松，一般对皮损面积占体表面积不足 10% 的轻症病例，或损害仅限于口腔黏膜的患者，以每日 30~40 mg 为宜：皮损面积占 30% 左右的中症病例，以每日 60 mg 为宜；皮损面积占 50% 以上的重症病例，以每日 80 mg 为宜。

·**方案2**：免疫抑制剂对有皮质激素禁忌证或服用了大剂量皮质澈仍不能控制皮损者使用，可选用环磷酰胺（CTX）每日 100~150 mg 或甲氨蝶呤（MTX）等，每周 5~10 mg。

·**方案3**：氨苯砜主要用于较轻的寻常型天疱疮或红斑型天疱疮的治疗，可先服用氨苯砜每日 100~150 mg，若服用 2~4 周无效，仍应采用激素或其他治疗方法。服药期间应查血象。

·**方案4**：雷公藤多苷可用于病情较轻的患者，起始剂量为每日 40~60 mg，一般主张与皮质激素配合使用，可减少激素用量，加快减药。

3. 局部治疗

（1）皮疹泛发、创面暴露者，床单及被褥均应消毒，室内每天紫外线照射消毒。可以用生理盐水、1∶8000 高锰酸钾液轻轻擦洗，然后在糜烂面上敷以 1∶2000 盐酸小檗碱湿纱布（可剪成邮票大小）。若创面有感染，则可在纱布上滴庆大霉素 [（8~16）× 10^4U/100 mL] 溶液。每日检查，若纱布下无明显脓性渗出，则可将纱布留在原处，待新生上皮长出后自然脱落。若纱布下有明显脓性分泌物，则应揭去，清洗创面后更换新的纱布。若水疱很大但疱液清亮，应用无菌注射器抽取疱液。若疱内为脓液，则应剪除疱壁，清洗创面。

（2）口腔内大片糜烂的治疗，一方面取决于全身用的激素量是否足够，可鼓励患者将口服的激素在口腔内含化后服下，这样可增加局部药物的浓度，另一方面应加强局部处理，如以含等量 3% 双氧水、0.1% 利凡诺及 2% 普鲁卡因的溶液漱口，特别在饭前饭后及睡前，以保持口腔清洁，也减轻进食时的疼痛。由于口腔糜烂，加之口服大量皮质激素，容易发生念珠菌感染，一旦口腔内出现白点或白膜，应镜检，若为念球菌感染则须做相应处理。

【说　明】

（1）免疫抑制剂是否足量的指标为：是否新出水疱；尼氏征是否转阴性；原有糜烂面上的渗出是否减少。

（2）皮质激素减量的指征：在皮疹完全控制、原有糜烂面基本上均被新生上皮覆盖后可以减药。开始减药的速度可快些，如最初 3~4 周，可每周减总药量的 10%，以后每 2~4 周减 1 次。

（杨安琦）

二、大疱性类天疱疮

【诊断要点】

本病多见于 60 岁以上老人，无明显性别差异。典型皮损为红斑或外观正常皮肤上大小不等的水疱、大疱，疱液澄清，水疱不易破溃，尼氏征阴性。

【治疗方案】

1. 全身治疗

· 方案 1：

视患者病情选用以下药物中的几种搭配使用：泼尼松片 15 mg，每日 3 次；法莫替丁片 20 mg，每日 2 次；替普瑞酮胶囊 50 mg，每日 3 次；碳酸钙 D2 片（钙尔奇 D）600 mg，每日 2 次；氯化钾缓释片 1 g，每日 3 次；雷公藤多苷片 20 mg，每日 3 次；四环素 500 mg，每日 4 次；烟酰胺 400 mg，每日 3 次，口服。

注意事项：如伴有明显瘙痒，西药中加用咪唑斯汀片 10 mg，1 次/晚，口服。如创面有感染，根据细菌培养和药敏试验结果，加用口服或静脉抗生素。

疗程：2~4 周，后根据病情变化调整用药。

2. 局部治疗

· 方案 1：1∶10 000 高锰酸钾溶液、0.1% 依沙吖啶溶液湿敷水疱、糜烂面。

· 方案 2：躯干四肢部位可外用曲安奈德霜、黄连素氧化锌霜、莫匹罗星软膏、夫西地酸乳膏，面部可外用丁酸氢化可的松乳膏，黄连素氧化锌霜、莫匹罗星软膏、夫西地酸乳膏。

（杨安琦）

三、线状 IgA 大疱性皮肤病

【诊断要点】

线状 IgA 大疱性皮肤病的特征是表皮下水疱、中性粒细胞浸润和循环型抗基底膜带 IgA 抗体，以及 DIF 检查发现 IgA 呈线状沉积于基底膜带。

【治疗方案】

对于药物诱导疾病，必须停药。很多病例迅速缓解，但有些病例需予以糖皮质激素或氨苯砜的药物治疗。特发性病例通常对治疗疱疹样皮炎时使用的类似剂量的氨苯砜起反应。其他病例需要另外用局部或系统性类固醇，或作为单一治疗。联合使用四环素每日 2.0 g 和烟酰胺每日 1.5 g，可能有效。其他患者对霉酚酸酯、IVIG、秋水仙碱、甲氧苄啶 – 磺胺甲基异噁唑或红霉素有效。极少数与谷胶敏感性肠病相关的患者对无谷胶饮食有效。

（杨安琦）

四、疱疹样皮炎

【诊断要点】

疱疹样皮炎是一种慢性复发性严重瘙痒性疾病，以四肢伸侧、头皮、项部及臀部群集性对称性损害为特征。

【治疗方案】

·**方案 1**：氨苯砜，剂量为每日 50~300 mg，通常开始为每日 100 mg，并逐渐增加到有效水平或直到副作用出现。达到有效反应，将剂量减到不出现症状与体征复发的最小剂量。

注意事项：氨苯砜突然停药，可出现大疱。使用氨苯砜可以发生溶血性贫血、白细胞下降、正铁血红蛋白血症、粒细胞缺乏症或周围神经病变。急性溶血性贫血（可以严重）发生于葡萄糖 –6– 磷酸脱氢酶（G6PD）缺乏的患者，因此治疗前应测定 G6PD 的水平。对于可能有 G6PD 缺乏的种族背景人群，有些专家以小剂量（每日 25 mg）开始氨苯砜治疗，并密切观察患者的夜尿。每周测血细胞计数，连续 4 周，然后每月测 2 次，连续 3 月，此后每 2~6 个月测 1 次。开始 4 个月时，每 2 个月检测肝功能 1 次，然后每 4~6 个月做 1 次血液学检查。

·**方案 2**：磺胺吡啶也可用于治疗本病。在试验剂量 0.5 g 治疗之后，予以每次 1 片（0.5 g），每日 4 次。然后根据需要增加剂量，或有可能减少剂量。通常需要每日 1~4 g 才能控制理想。该药较氨苯砜不易溶于水，患者应维持水化。

·**方案 3**：柳氮磺吡啶 500 mg 每日 3 次，如能耐受也可增加到 1.5g，每日 3 次，因为磺胺吡啶是一种代谢产物。胃肠耐受性限制了它的剂量。极少数患者需使用砜类药物的替代品。四环素 / 烟酰胺和秋水仙碱可控制个别患者病情。

（杨安琦）

第六节　遗传性皮肤病

一、鱼鳞病

【诊断要点】

鱼鳞病是一种以皮肤干燥、伴有鱼鳞状鳞屑为特征的遗传性角化障碍性疾病。

【治疗方案】

1.显性遗传寻常型鱼鳞病的治疗

该型治疗效果不满意，主要目的是使鳞屑减少，皮肤滋润。

· **方案1**：维生素 A，成人每次 2.5×10 U，口服，每日 3 次；小儿每日 2000~4000 U。可同时口服维生素 E，每次 0.1 g，每日 3 次。

· **方案2**：10% 鱼肝油或 10% 尿素霜等润滑剂外搽。

· **方案3**：3%~6% 水杨酸软膏外搽，但不宜大面积使用，以免发生毒性反应。

· **方案4**：40%~60% 丙二醇水溶液封包，每周 2~3 次。

2.性联隐性遗传鱼鳞病的治疗

· **方案1**：10% 胆固醇霜、6% 水杨酸丙烯乙二醇，外用。

· **方案2**：其余方法同显性遗传寻常型鱼鳞病。

3.显性遗传先天性鱼鳞病样红皮病的治疗

· **方案1**：阿维 A 酯，口服，剂量为 0.75~1.0 mg/（kg·d）。

· **方案2**：甲氨蝶呤成人一次 5~10 mg，口服，每日 1 次，7~14 天为 1 个疗程。

· **方案3**：外用 0.1% 维甲酸霜。

· **方案4**：对湿润的皮肤可外用 10% 甘油、3% 乳酸水溶液。

4.隐性遗传先天性鱼鳞病样红皮病的治疗

· **方案1**：阿维 A 酯 0.75~1.0 mg/（kg·d），口服。

· **方案2**：0.1% 维甲酸软膏外用，3 周左右即显效。

（杨安琦）

二、着色性干皮病

【诊断要点】

着色性干皮病属常染色体隐性遗传病，光敏感和雀斑样痣是皮肤的早期表现，平均出现在 2 岁前。皮肤癌通常在 10 岁前发生，同时内脏器官肿瘤的发生率也增高。

【治疗方案】

一旦确诊，尽量避免日晒并使用遮光剂保护皮肤。尽早切除肿瘤，面部损害切除后有时应进行整形植皮。患者家属应仔细检查，以便及早发现轻症患者进行保护和预防。

近年研究发现，芳香维 A 酸每 0.2~0.5 mg/kg 口服，可有效减少皮肤肿瘤形成。另外，有研究称，T4 内切核酸酶 V 特异识别环丁烷嘧啶二聚体，可用于着色性干皮病的酶替代治疗。

（杨安琦）

三、神经纤维瘤病

【诊断要点】

NF1 型神经纤维瘤病的诊断需以下标准中 2 条或 2 条以上：①在青春期前患者有 6 个或

6 个以上的直径＞5 mm 的咖啡牛奶色斑，而在成人则最大直径应＞15 mm。②2 个或 2 个以上的任何类型的神经纤维瘤或一个丛状神经纤维瘤。③腋部或腹股沟区出现雀斑样色素沉着。④视神经胶质瘤。⑤2 个或 2 个以上 Lisch 小结。⑥明显骨损害，如伴有或不伴有假性关节的长骨皮质球形发育异常或变薄。⑦直系亲属罹患此病。

NF2 型神经纤维瘤病的诊断至少需以下 1 条：①CT 和 MRI 检查证明双侧第 8 对脑神经肿瘤。②直系亲属患有 2 型神经纤维瘤病和任何一侧的第 8 对脑神经发生肿瘤，或有 2 种以下肿瘤，如神经纤维瘤脑膜瘤、神经胶质瘤、神经鞘瘤或幼年后囊下晶状体浑浊。

【治疗方案】

主要为对症处理，如皮损严重妨碍美容、影响功能，或肿瘤肿大、疼痛并疑有恶变时可予手术切除。咖啡牛奶斑可优先选择激光（脉冲染料、YAG、红宝石）治疗。

有癫痫发作的患者应仔细检查病灶，必要时行神经科手术切除，但可能复发。该病在妊娠期间常病情恶化，并可发生顽固性高血压。

（杨安琦）

四、结节性硬化症

【诊断要点】

结节性硬化症是一种，以条叶状色素减退斑、面部血管纤维瘤、癫痫、智力障碍为主要表现的常染色体显性遗传性疾病。

【治疗方案】

目前本病无特效疗法，一般采取对症治疗。面部血管纤维瘤、甲周纤维瘤必要时可用磨削术、激光、液氮冷冻、电灼等疗法治疗。氩激光对血管瘤组织较好，而 CO_2 激光对较多纤维组织较好。对癫痫者可使用各种抗癫痫药物。对于颅内病变引起颅内高压需采用手术缓解。对有症状的肾脏病变可采用选择性肾动脉造影栓塞、部分肾切除等方法。对有症状的肺部病变或肺功能进行性恶化，可试用醋酸甲羟孕酮或卵巢切除术。

（杨安琦）

第七节　免疫缺陷性皮肤病

一、高 IgE 综合征

【诊断要点】

是一种以皮肤为主的复发性葡萄球菌感染、肺炎伴肺大疱形成和骨髓炎，血清 IgE 浓度显著增高为特征的免疫缺陷综合征。

【治疗方案】

一旦确诊，即应间断或持续抗生素疗法：甲氧苄氨嘧啶（TMP）、磺胺甲基异噁唑（SMZ）预防感染有效。

（杨安琦）

二、慢性黏膜皮肤念珠菌病

【诊断要点】

慢性黏膜皮肤念珠菌病是种罕见的持续性或复发性黏膜、皮肤和甲板的念珠菌感染。

【治疗方案】

1. 预防

保持皮肤、口腔及外阴清洁卫生，有营养不良者应给予补充纠正。避免长期使用抗生素和皮质类固醇激素。

2. 治疗

·**方案1**：抗真菌药物局部外用抗真菌药物有效，如咪康唑、酮康唑、舍他康唑、特比萘芬、利拉萘酯的乳膏、凝胶或溶液制剂。

·**方案2**：对广泛累及皮肤、甲板和毛囊的感染，可采用氟康唑、伊曲康唑、伏立康唑和两性霉素B系统治疗。以氟康唑和伊曲康唑最为常用，剂量和疗程应根据疾病类型和患者耐受情况确定。

·**方案3**：可加用西咪替丁200mg，每日4次，可部分恢复细胞介导的免疫缺陷。

·**方案4**：也可酌情应用胸腺素、转移因子。

（杨安琦）

三、Wiskott-Aldrich 综合征

【诊断要点】

Wikolt-Adrich综合征是一种罕见的X-连锁隐性遗传联合免疫缺陷综合征，临床上以血小板减少伴湿疹、免疫功能缺陷三联征为典型特征。男性婴儿患病。

【治疗方案】

治疗原则为控制出血、感染、避免外伤，病情严重时可考虑造血干细胞移植。

1. 预防

卧床休息，避免外伤，避免使用影响血小板功能的药物。

2. 治疗

·**方案1**：控制出血。间断输注血小板。静脉丙种球蛋白和糖皮质激素对本病血小板减少无效或效差。

·**方案2**：抗生素。常规抗生素控制感染，复方磺胺甲噁唑对感染卡氏肺囊虫肺炎有预防作用。

·**方案3**：造血干细胞移植。干细胞移植是目前根治WAS，尤其是重症患儿最有效的方法。

·**方案4**：其他合并湿疹或伴发其他疾病时，应采取对症治疗。

（杨安琦）

第八节 皮肤附属器疾病

一、痤疮

【诊断要点】

寻常痤疮是青春期常见的一种毛囊、皮脂腺慢性炎症,主要发生于面、胸等处,形成粉刺、丘疹、脓疱、结节、囊肿等损害。

【治疗方案】

1.局部治疗

·**方案1**:抗生素类适用于丘疹性痤疮和脓疱性痤疮。常用 1%~2% 水氯酊、2% 氯霉素酊、1% 氯洁霉素溶液或 1% 洁霉素溶液等,每日 1~2 次,外涂。

·**方案2**:硫黄水杨酸制剂适用于丘疹性痤疮、脓疱性痤疮,常用 3%~8% 硫黄洗剂或乳剂,1%~2% 水杨酸洗剂或霜剂,每日 1~2 次,外用。

·**方案3**:维甲酸类适用于丘疹性痤疮、脓疱性痤疮、结节性痤疮和囊肿性痤疮。常用 0.05%~0.1% 维甲酸霜(凝胶或溶液),每日 1~2 次,外用。

·**方案4**:过氧化苯甲酰适用于丘疹性痤疮、脓疱性痤疮。常用 2.5%~10% 过氧化苯甲酰洗剂(凝胶和霜剂),每日 1~2 次,外涂。

2.全身治疗

·**方案1**:抗生素临床表现以感染为主的应选用抗生素。四环素 0.25 g,口服,每日 2~3 次。依治疗反应而逐渐减量,维持量每日 0.25 g,维持 3~6 个月。红霉素每日 0.125 g,分 2~3 次口服。

·**方案2**:对于严重结节、囊肿性损害,其他方法治疗无效者,可短期应用皮质激素,减轻炎症反应。常用泼尼松 10 mg,口服。每日 2~3 次,有效后逐渐减量。亦可与抗生素联合应用,在皮损控制后再单独用抗生素维持。

·**方案3**:异维 A 酸用于常规治疗失败的重度痤疮以及伴高皮脂溢出者。适用于结节性痤疮及囊肿性痤疮。常规量 10 mg,口服,每日 3 次,连服 2~3 周,以后逐渐减药。

·**方案4**:水杨酸 / 果酸换肤,每 3 周 1 次。

·**方案5**:光子嫩肤治疗,每月 1 次,4~5 次一疗程。

【说 明】

(1)少食高脂肪、高糖和刺激性食物,避免饮酒,多饮水,多吃蔬菜、水果,避免便秘。

(2)避免使用含油脂多的化妆品,禁用含碘及皮质激素等药物,减少接触诱发因素。

(3)向患者做好解释工作,减轻精神负担,正确对待,指导日常生活中注意事项。

(杨安琦)

二、酒渣鼻

【诊断要点】

酒渣鼻是一种好发于颜面中部的慢性炎症性皮肤病。

【治疗方案】

1. 全身治疗

· **方案1**：四环素 0.25 g，口服，每日 4 次，直至症状消退后，剂量可减少为 0.25 g，每日 2 次，疗程一般需 3~6 个月，停药后部分患者可能复发，再用仍有效。

· **方案2**：红霉素 0.375 g，口服，每日 3 次；或盐酸多西环素（强力霉素）0.1 g，口服，每日 2 次。

· **方案3**：甲硝唑 0.2 g，口服，每日 3 次，连服 4 周，对丘疹脓疱者有效。

· **方案4**：羟氯喹 0.2 g，口服，每日 2 次，连服 2 周后减为每日 0.2 g，连服 1~2 个月，尤其对红斑期患者有较好的疗效。

· **方案5**：光子嫩肤治疗，每月 1 次，4~5 次一疗程。

2. 局部治疗

· **方案**：可选用硫黄制剂（如复方硫黄洗剂、白色洗剂）。

（杨安琦）

三、斑秃

【诊断要点】

斑秃是一种突然发生的局限性脱发，局部皮肤正常，无自觉症状，是常见的非瘢痕性脱发。

【治疗方案】

· **方案1**：对于成人斑秃，皮损面积局限，曲安奈德皮损内注射是一线治疗方法。注射时应注意将药液注射到皮损的真皮深层或皮下脂肪层上方，每隔 0.5~1 cm 的间隔注射 0.1 mL，4~6 周注射 1 次。曲安奈德的注射浓度为 2.5~10 mg/mL 不等，建议对于头皮和眉毛、胡须处分别用 5 mg/mL 和 2.5 mg/mL，每次注射的最大总剂量为 20 mg。为了减少疼痛，尤其对年轻患者，注射前涂抹局麻霜。如果治疗 6 个月后没有反应就应该停止治疗。

· **方案2**：米诺地尔 每天 2 次外用，每次 1 mL。药液直接滴在干燥的头皮上，然后用手指轻轻地向四周涂抹开来。无论脱发面积大小，每天不能超过 2 mL。

· **方案3**：1% 地蒽酚霜可以用于短时接触治疗。将药涂抹于皮损处 15~20 min，然后洗去药膏，涂抹的时间逐渐增加，一般每周增加 5 min，直至 1h 或出现轻度皮炎为止。此后就固定这时间长度连续治疗 3 个月直至评价疗效。

【说　明】

（1）局封后可有暂时性的萎缩和毛细血管扩张。预防的方法是减少注射浓度和注射量，减少每处皮损注射的针数，避免注射得太浅。

（2）地蒽酚的不良反应有严重的刺激反应、毛囊炎、区域淋巴结肿大，皮肤、衣物及皮损周围毛发被染色。患者应该避免眼睛接触此药物，同时涂药部位要避免日光照射。

（杨安琦）

四、雄激素性脱发

【诊断要点】

雄激素性脱发，是一种发生于青春期和青春期后的毛发进行性减少性疾病。

【治疗方案】

雄激素性秃发目前无法彻底治愈。

治疗方案选择如下：

· **方案1**：男性可选择米诺地尔、非那雄胺、毛发移植或假发。

· **方案2**：女性可选择米诺地尔、螺内酯、醋酸环丙孕酮、毛发移植或使用假发。

（杨安琦）

五、脂溢性皮炎

【诊断要点】

发生在皮脂溢出部位的种慢性丘疹鳞屑性、浅表炎症性皮肤病，好发于头面躯干等皮脂腺丰富区，可伴有不同程度的瘙痒。

【治疗方案】

1，全身治疗

· **方案1**：可口服维生素 B_2、维生素 B_6 及复合维生素 B。

· **方案2**：瘙痒剧烈时可用具有镇静作用的第一代抗组胺药物或具有抗炎作用的第二代抗组胺药。

· **方案3**：炎症反应明显、皮损面积较大者，可短期口服四环素族抗生素或红霉素，目的在于抗炎而不是杀菌。

· **方案4**：脂溢性皮炎泛发、外用治疗顽固者，口服抗真菌剂，如伊曲康唑每日200 mg，连服 7 天。亦有系统应用泼尼松 0.5 mg/（kg·d），连用 1 周。

2.局部治疗

以去脂、角质剥脱、消炎止痒为主。

· **方案1**：常用含有尿素、乳酸、水杨酸、硫化硒（1%~2.5% ）洗发剂每天 1 次，连用4 周对头部轻度脂溢性皮炎可减轻红斑及鳞屑。

· **方案2**：常用吡硫锌，1% 环吡酮，2% 酮康唑。可按不同部位、不同皮损选用不同的剂型。急性炎症红斑明显多选用弱至中效糖皮质激素霜剂或洗剂，以控制炎症。也可选用含有糖皮质激素和抗真菌剂的复方制剂。

（杨安琦）

六、甲沟炎

【诊断要点】

甲沟炎是指甲周围皮肤皱襞的一种炎症反应。

【治疗方案】

1.局部治疗

·**方案1：** 急性化脓性甲沟炎感染初期仅红肿无脓液时，以三角巾高托患肢，局部用10%鱼石脂软膏、红霉素软膏、金霉素软膏、百多邦软膏或诺氟沙星软膏等外涂。

·**方案2：** 念珠菌性甲沟炎首先应注意保持局部干燥，避免长期浸泡于水中，应避免再将患指浸泡于水中，局部外用联苯苄唑溶液、咪康唑软膏、酮康唑软膏等，疗程要长，2~3个月。

2.全身治疗

·**方案1：** 急性化脓性甲沟炎，必要时可根据致病菌培养及药敏试验结果全身应用抗生素，如青霉素800万U，静滴，每日2次。亦可红霉素0.375g，口服，每日3次。

·**方案2：** 念珠菌性甲沟炎，必要时可口服酮康唑、伊曲康唑及氟康唑等抗真菌药物。具体用药见"真菌性皮肤病"相关内容。

·**方案3：** 有脓液积聚时，应沿甲沟做一纵向切开引流。若由嵌甲所致或甲下已有脓肿时，应做部分甲拔除或全部甲拔除，同时内用抗生素。

（杨安琦）

第九节 结缔组织病

一、红斑狼疮

【诊断要点】

根据临床表现，病情由轻至重，可将红斑狼疮简单分为：盘状红斑狼疮（DLE）→播散性盘状红斑狼疮（DDLE）→亚急性皮肤型红斑狼疮（SCLE）→系统性红斑狼疮（SLE）。

【治疗方案】

治疗目的在于控制病情，减缓疾病进展，保持病情长期缓解与稳定，防治重要器官损害，提高生活质量。

1.基础治疗

（1）指导正确认识本病，消除对本病的恐惧心理。

（2）停用任何可疑的可能导致红斑狼疮的药物；建议戒烟。

（3）由于日光照射常会加重患者皮损或诱导皮损的发生，因此需要重视各种防晒措施。

（4）注意忌用有光敏作用的药物，如吩噻嗪类、氢氯噻嗪、磺胺类药物及灰黄霉素等。

（5）注意休息，规律生活，避免过度劳累，适量运动，增强机体抵抗力，尽量避免上呼吸道感染及其他感染。

2. 局部治疗

（1）糖皮质激素。根据皮损部位及类型选择糖皮质激素：面部选用弱、中效糖皮质激素，手足及疣状皮损选用强效糖皮质激素，每日 2 次。

（2）他克莫司软膏。对急性、亚急性及盘状红斑狼疮均有较好的疗效，80% 患者的原皮损完全消退或明显改善，主要不良反应为局部轻度烧灼感。

（3）吡美莫司软膏。用于治疗对糖皮质激素和常规药物无效的皮肤型红斑狼疮。1% 吡美莫司每日 2 次外用，可取得较好疗效，52% 的患者皮损完全或基本消退；主要不良反应为可耐受的局部红斑和瘙痒。

（4）局部注射治疗。皮损内注射糖皮质激素，可快速发挥抗炎和免疫抑制作用，对盘状红斑狼疮和狼疮性脂膜炎疗效显著；常见不良反应为皮肤萎缩、出血、感染。

（5）维 A 酸。可与外用或皮损内注射糖皮质激素联合应用，治疗 DLE 的角化过度型皮损。

3. 全身治疗

（1）盘状红斑狼疮（DLE）治疗方案。

·**方案1**：药物：羟氯喹每日 0.2~0.4 g，氟替卡松乳膏与他克莫司乳膏或吡美莫司软膏交替外用。疗程：病情好转后可逐渐减量，每 6 个月减 100 mg，直至停药，建议服用 1~2 年。

·**方案2**：药物：羟氯喹每日 0.2~0.4 g，他扎罗汀乳膏或维 A 酸乳膏与糠酸莫米松或氟替卡松乳膏交替外用。疗程：病情好转后可逐渐减量，每 6 个月减 100 mg，直至停药，建议服用 1~2 年。

·**方案3**：药物：氨苯砜每日 100~200 mg，氟替卡松或糠酸莫米松乳膏与他克莫司或吡美莫司乳膏交替外用。疗程：1~2 个月后改为每日 50 mg，维持 2~3 个月治疗。

·**方案4**：药物：沙利度胺每日 100~200 mg，维持剂量可用每日 25~50 mg；同时配合局部氟替卡松或糠酸莫米松乳膏与他克莫司或吡美莫司乳膏交替外用。

注意事项：可致畸，需注意育龄期妇女用药。

（2）亚急性皮肤型红斑狼疮（SCLE）治疗方案。

·**方案1**：药物：泼尼松片每日 30 mg；15 日左右皮损基本消退，再继续服用 15 天泼尼松片可减为每日 20 mg，逐渐减量至停药；白芍总苷胶囊 0.6 g，每日 2~3 次，连续服用 3 个月。同时局部尤其是面部皮损可外用 0.03% 他克莫司软膏，其他部位皮损可将 0.1% 他克莫司软膏与糠酸莫米松或氟替卡松乳膏交替外用，每日 2 次。

注意事项：白芍总苷胶囊可有轻度腹泻，但如果无明显腹痛、仅大便次数稍多（大便每日 2~3 次），一般半个月后逐渐减轻；治疗期间需多次复查血尿常规、肝肾功能；停药后需定期随访每个月 1 次，连续 3 个月。

·**方案2**：药物：羟氯喹片 0.2 g，每日 2~3 次（或每日 6.0~6.5 mg/kg，一般每日最大用量 6.5 mg/kg），4~6 周后皮损明显缓解；外用皮质类固醇和防晒霜（SPF30+ PA++ 以上）；一般每 6 个月减 100 mg，直至停药。适用范围：为 SCLE 患者常规一线系统用药，尤其是

DLE、LET 和 SCLE。疗程：一般 1~2 年。

·**方案 3**：药物：甲氨蝶呤起始剂量 15~25 mg 静滴，每周 1 次，2 周后改为 7.5~15 mg 静滴或口服，每周 1 次；如果胃肠道反应明显，也可每周 10~20 mg 分 3 次口服。适用范围：对于抗疟药治疗抵抗的皮肤型红斑狼疮、DLE、SCLE ACLE、LEP CHLE 等。注意事项：胃肠道反应、肝肾损害和全血细胞减少。疗程：一般平均疗程 2 年。

（3）系统性红斑狼疮（SLE）治疗方案。

·**方案 1**：药物：羟氯喹 0.2 g，每日 2 次，4~8 周病情控制后减为每日 0.2 g 维持治疗；泼尼松每日 20~30 mg，晨起顿服或分 2 次服用。疗程：1~2 年。

·**方案 2**：药物：氨苯砜每日 50~ 150 mg，分 2~3 次口服，病情控制后可减为每日 25~50 mg，口服。用药期间疗程：3 个月以上，根据病情调整用药。

·**方案 3**：药物：甲泼尼龙（3-2-1 疗法）第 1 天 300 mg，第 2 天 200 mg，第 3 天 100 mg，每日 1 次；环磷酰胺 0.4~0.8 g，每 2 周静脉冲击治疗。适用范围：用于狼疮危象或明显活动的且重要脏器受累的 SLE 患者（如急进性肾小球肾炎）。

【说　明】

（1）使用羟氯喹期间治疗前和治疗后每 4 周需要复查血常规、肝肾功能及眼科检查，包括检眼底和视野监测。最严重不良反应是不可逆的视力减退和视野缺失，是剂量相关的，常见于过量服药的患者。对于有心脏病史者，特别是心动过缓或有传导阻滞者禁用；此外，使用抗疟药的患者可出现皮肤的灰 / 蓝 - 黑色素沉着、瘙痒、荨麻疹、头痛、眩晕、白细胞减少、再生障碍性贫血等。

（2）使用氨苯砜期间需定期复查血常规及肝肾功能，注意溶血性贫血、外周神经病变及肝功能受损。

（3）激素冲击疗法是采用短时间内大剂量应用糖皮质激素，迅速控制病情恶化的一种静脉给药方法。常用的方法是用甲泼尼龙 500~1000 mg，每天静滴，静滴时间应不小于 1 h，连续 3~5 天。

（杨安琦）

二、皮肌炎

【诊断要点】

早期常为全身乏力及肌肉疼痛，次为雷诺现象、关节痛等。

（1）皮肤损害。

1）皮肌炎特有的皮疹：① Gottron 丘疹：为掌指 / 指（趾）关节伸侧的紫红色丘疹，其中心可发生萎缩并有色素减退和毛细血管扩张。② Gottron 征：掌指关节 / 指（趾）关节伸侧肘、膝关节伸侧及内踝对称融合的紫红色斑，伴或不伴水肿。

2）皮肌炎特征性的皮疹：①以双上眼睑为中心的暗紫红色水肿性红斑，常发生于面部，是皮肌炎的特征性损害。②明显甲周毛细血管扩张，间有萎缩、瘢痕、瘀点，有时色素沉着和脱失。③对称融合的紫红色斑，累及手背、指背、手臂伸侧、三角肌区、肩后部和颈部、颈前和上胸部。

（2）肌肉损害。

对称性近端肌无力是肌炎的主要临床表现。表现为肌肉酸痛、肿胀、无力，检查时肌肉酸痛处有明显压痛。

（3）全身脏器损害。

（4）伴发肿瘤。

【治疗方案】

1. 一般治疗

急性炎症期应避免运动，卧床休息；缓解期应进行物理治疗，如按摩、热浴及透热等。肌痛减轻时即应开始积极锻炼，可有效预防肌肉萎缩和关节挛缩，利于肌力恢复。对并发症及系统损害进行对症支持。

2. 局部治疗

皮肌炎患者的皮损具有光敏性，应注意防晒保湿，可外用糖皮质激素软膏。痛性或感染的钙质沉着必须切除。合并关节挛缩者可考虑外科手术。

3. 系统用药

·**方案 1**：药物：泼尼松每日 0.5~1.5 mg/kg，即每日 60~100 mg，分 3 次口服，如治疗 3~4 周时肌酶无改善，应加用起始剂量的 1/3 或 1/2。病情稳定，肌酶下降接近正常时，激素逐渐减量。一般 3~4 周减每日 5 mg，撤减至原剂量的一半时，巩固治疗 2~3 个月，以后再每 3~4 周减每日 2.5 mg，直至每日 15~20 mg 维持，维持时间至少 1 年。减量过程中若肌酶又上升，暂缓减量，维持原用量 1~2 个月，必要时加用免疫抑制药。儿童皮肌炎患者起始剂量宜大，一般每日 1.5~2 mg/kg，无肌病皮肌炎起始剂量可较小，如每日 30 mg，维持剂量每日 10 mg。

疗程：1 年以上。

·**方案 2**：药物：甲泼尼龙琥珀酸钠每日 1g，静滴，连用 3 日，然后迅速减至常规剂量，必要时可重复 1~2 个疗程。适用范围：重度皮肌炎或大剂量泼尼松治疗 2 个月后无明显改善者，可考虑此方案。

·**方案 3**：药物：常规激素治疗联合甲氨蝶呤静滴，起始 5 mg，每周 1 次，每周增加 5 mg，一般每周 15~20 mg，最大可达每周 50 mg。治疗 3~4 周后肌酶开始下降时，撤减激素，MTX 继续使用。当激素减至半量或更少剂量时，将 MTX 减至每周 5~10 mg。适用范围：对糖皮质激素无效或因并发症不能耐受大剂量的患者，可加用免疫抑制药。疗程：1 年以上。

·**方案 4**：药物：常规激素治疗联合丙种球蛋白每日 400 mg/kg 静滴，3~5 日为 1 个疗程，至少连用 2 个疗程。如肌酶下降，可快速撤减激素，如 1~2 周撤减泼尼松 5 mg。巩固治疗阶段，丙种球蛋白每日 200 mg/kg，静滴，每月连用 2~3 日。适用范围：常规糖皮质激素和（或）MTX 治疗失败或不能耐受其不良反应者可选用此方案，尤其适用儿童患者及上呼吸道感染后急性发病、肌肉肿胀明显者。疗程：1 年以上。

（杨安琦）

三、硬皮病

【诊断要点】

硬皮病是一种以皮肤和内脏胶原纤维进行性硬化为特征的结缔组织病。

【治疗方案】

1. 物理治疗

系统性硬皮病患者对 UVA1 光疗的耐受性良好，除可诱发色素沉着外，未见其他不良反应。所有患者经 9~29 次治疗后，治疗处皮肤明显变软。同时，皮温、关节被动运动范围及皮肤弹性均明显改善。

2. 局部治疗

发生指部溃疡时需局部清创，切除纤维和脓性物，油纱布包扎加之抗生素和止痛药。疼痛性钙化结节可外科切除。

3. 系统治疗

· **方案 1：** 口服积雪苷片 3~4 片，每日 3 次；维生素 E 胶囊 30~ 10 mg，每日 3 次；曲尼司特胶囊，20~100 mg/ 日；外用积雪苷软膏，每日 2~3 次。适用范围：自觉症状不明显，也不影响全身健康，病程较长，但少数患者可自愈。注意事项：如有感染灶及慢性疾病，积极控制感染病灶及治疗体内慢性疾病。疗程：3~6 个月。

· **方案 2：** 雷公藤多苷片 20 mg，每日 3 次。外用曲安奈德软膏、卤米松软膏等，局部可封包。适用范围：自觉症状不明显，也不影响全身健康，病程较长，但少数患者可自愈。疗程；1~2 年。

· **方案 3：** 口服阿维 A 胶囊每日 20~30 mg。疗程：1~2 年适用于系统性硬皮病。注意事项：定期复查肝功能、血常规、血脂。如有内脏损害，应积极治疗内脏疾病。

（杨安琦）

四、干燥综合征

【诊断要点】

干燥综合征主要侵犯泪腺和唾液腺，以眼和口腔干燥为主征，腺体内有大量淋巴细胞浸润。

【治疗方案】

1. 对症治疗

注意口腔和眼的卫生，龋齿是常见的并发症，每次餐后漱口或刷牙。口、眼干燥症目前以对症处理为主，眼干燥者用 0.5% 羧甲基纤维素滴眼，口干燥者可给柠檬酸溶液或柠檬汁漱口以刺激唾液腺分泌功能及代替部分唾液。气道干燥可用湿化、促分泌剂。避免采用减少唾液腺分泌的药物如抗组胺药和阿托品等。必漱平（溴苯环己胺）能改善口、眼、皮肤和阴道的干燥，增加气管和支气管的分泌，减少其黏稠度。

2. 系统治疗

可酌情采用雷公藤制剂、羟氯喹等免疫抑制剂和调节剂治疗。糖皮质激素和其他免疫抑制剂可在有明显系统性累及以及有血管炎、肾损害、肺间质性病变、神经病、冷球蛋白血症、高黏综合征等广泛淋巴细胞浸润和伴有其他结缔组织病时应用。小剂量糖皮质激素可缓解严重的关节痛。轻中度肾小管酸中毒的治疗包括补充氯化钾和使用枸橼酸钾进行碱化尿液。

（杨安琦）

五、白塞病

【诊断要点】

主要表现为复发性口腔溃疡、生殖器溃疡、眼炎及皮肤损害。

【治疗方案】

尚无有效根治方法。治疗目的在于缓解症状，减少脏器受损。治疗措施主要为药物治疗，对于存在动脉瘤、肠穿孔的患者，还可进行手术治疗。

全身治疗

·**方案**：糖皮质激素，重症患者如严重眼炎、中枢神经系统病变、严重血管炎患者可静脉应用大剂量甲泼尼龙冲击，与免疫抑制剂联合效果更好。

口腔溃疡可局部用糖皮质激素膏、冰硼散、锡类散等，生殖器溃疡用 1∶5000 高锰酸钾清洗后加用抗生素软膏；眼结、角膜炎可应用糖皮质激素眼膏或滴眼液，眼色素膜炎须应用散瞳剂以防止炎症后粘连，重症眼炎者可在球结膜下注射糖皮质激素。

（杨安琦）

第十节　角化性皮肤病

一、毛周角化症

【诊断要点】

皮损为针头大小的毛囊性丘疹，不融合，顶端有淡褐色角栓，内含卷曲的毛发，剥去角栓后遗留微小凹陷。

【治疗方案】

本病慢性经过，有自限性，一般不需治疗，或仅对症治疗。

1. 全身治疗

病变严重者口服维生素 E、甲状腺素片和维 A 酸等药物。

2. 局部治疗

·**方案 1**：保持皮肤湿润。

· **方案 2**：除去毛囊角栓：每天洗浴后用聚酯海绵涂擦上述制剂中的一种并轻轻按摩，疗效较佳。一旦病情充分缓解，则用 20% 尿素霜，每周 1 次或每周 2 次来维持治疗效果。

· **方案 3**：维 A 酸类：0.05%~0.1% 维 A 酸软膏，可联用温和的摩擦性清洁剂。维 A 酸霜及凝胶使用时可最先用较低浓度 0.025% 霜剂或 0.01% 凝胶，如无明显刺激性，则可用较高浓度制剂。

· **方案 4**：卡泊三醇 / 乳酸铵 / 糖皮质激素：亦可选用卡泊三醇霜。12% 乳酸铵洗剂单用或联用中效糖皮质激素制剂可有一定疗效。

（杨安琦）

二、掌跖角化症

【**诊断要点**】

掌跖角化症是以手掌和足跖角化过度为特点的一组慢性皮肤病。

【**治疗方案**】

· **方案 1**：系统应用维 A 酸。异维 A 酸、阿维 A、阿维 A 酯。

· **方案 2**：局部治疗。外用角质松解剂，如硫黄煤焦油软膏、10%~20% 水杨酸软膏、乳酸霜、0.25% 蒽林软膏，可采用封包治疗，20% 尿素霜，0.1% 维 A 酸软膏。糖皮质激素软膏封包，或糖皮质激素硬膏。

· **方案 3**：掌跖点状角化。为 1~5 mm 的圆顶性丘疹，发生于左手和小鱼际，瘙痒。有发生肺和结肠的恶性肿瘤的潜在危险。机械清除术和手术切除能达到永久性效果。

· **方案 4**：更年期角皮病。特征是掌跖尤其足跟的角化过度，开始于绝经期前后。治疗可用角质松解剂，包括 10% 的水杨酸软膏、乳酸霜，或 20%~30% 的尿素制剂。阿维 A 酯比异维 A 酸更有效。

（杨安琦）

三、毛囊角化症

【**诊断要点**】

8~16 岁发病，随年龄增长病情加重。90% 以上分布于脂溢性区域，如头皮、额、颈、前胸、腋、外阴及四肢屈侧等，对称分布。

【**治疗方案**】

避免诱发因素，避免物理损伤，减少局部摩擦。治疗仅为对症处理。

1. 全身治疗

· **方案 1**：维生素 A：每次 10 万 U，每日 2 次，疗效差，3 个月无效者停用；可联合应用维生素 C 每次 200 mg，每日 1~2 次）。大剂量维生素 A 的副作用多，尤其是儿童，疗效亦不理想。

· **方案 2**：维 A 酸：异维 A 酸 [1 mg/（kg·d）] 或依曲替酯 [0.5 mg/（kg·d）] 可显著

改善病情，但浸渍、间擦性损害疗效较差。维胺酯每次 25 mg，每日 3 次，连服 2~3 个月，疗效较好。

　　·**方案 3**：环孢素：用于严重的病例。5~7.5 mg/（kg·d）口服，或 3~5 mg/（kg·d）静注。

　　·**方案 4**：抗生素：继发性金黄色葡萄球菌感染与皮损加重有关，应积极寻找并予治疗。

　　·**方案 5**：氯喹 / 羟氯喹：氯喹每次 0.25 g，或羟氯喹 0.2 g，每日 1~2 次。

　　2. 局部治疗

　　·**方案 1**：0.1% 维 A 酸软膏、5%~10% 水杨酸软膏、10% 尿素软膏、他扎罗汀、阿达帕林，5% 5–FU 软膏均可选用。

　　·**方案 2**：曲安西龙悬液皮损内注射有效，但易复发。

　　·**方案 3**：激光、冷冻、皮肤磨削法或手术切除移植术，适用于蒙样斑块、肥厚型损害。

【说　明】

氯喹 / 羟氯喹：服药前应检查 G6PD，每日 1~2 次，服药后每 3 个月检查眼底，注意眼损害。

（杨安琦）

四、砷角化症

【诊断要点】

砷角化病是慢性砷中毒的皮肤症状之一，表现为皮肤出现黄色、大小不等的质硬突起，像鸡眼一样，患者一般没有明显感觉。

【治疗方案】

砷角化病的治疗原则是避免接触砷剂，并进行驱砷排毒治疗和对症处理皮疹（皮肤的病变表现）。

　　·**方案 1**：使用药物促进砷剂排出体外，常用药物有巯丙磺酸钠、二巯丙醇、10% 硫代硫酸钠等。

　　·**方案 2**：局部外用药物：2.5% 二巯基丙醇软膏。

　　·**方案 3**：采用外科手术切除、冷冻切除、二氧化碳激光切除等物理手段，对症处理皮疹。

　　·**方案 4**：外用糖皮质激素制剂：作用是减轻局部炎症反应，促进皮疹消退。常用的外用药物有地奈德乳膏、丁酸氢化可的松软膏等。

（杨安琦）

第十一节　营养性与代谢性皮肤病

一、黑棘皮病

【诊断要点】

黑棘皮病是以皮肤角化过度、色素沉着及乳头瘤样增生为特征的皮肤病。

【治疗方案】

1. 治疗原则

判明黑棘皮病的型别，针对各型黑棘皮病的病因进行治疗。

2. 治疗措施

（1）恶性黑棘皮病。对恶性型黑棘皮病的治疗是找出并除去致病的恶性疾病。早期诊断和早期治疗恶性肿瘤可以挽救生命。

（2）假性黑棘皮病。伴有肥胖的患者通常随体重恢复正常而病情改善。如果伴有内分泌病，必须同时予以治疗。该病发生于有或无内分泌疾病的肥胖者，也可发生于肢端肥大症和巨人症、Cushing 综合征、糖尿病、甲状腺功能减退症、Addi-son 病、雄激素增多症、生殖腺功能不全综合征和各种已知的胰岛素抵抗性疾病。这些疾病均应相应治疗。

（3）药物性黑棘皮病。细心询问病史，对可疑药物如烟酸、避孕药、烟酰胺、已烯雌酚、三嗪苯酰胺（Triazineate）、糖皮质激素等应停止使用致病药物，皮损亦会逐渐平复消失。

（4）遗传性良性黑棘皮病。试用依曲替酯。

（5）皮肤损害　局部外用角质溶解剂或足叶草酯，0.1% 维 A 酸凝胶，系统服用阿维 A 酯或维 A 酸。皮损症状肥厚者可试用咪喹莫特。乳头瘤状可用冷冻或激光治疗。

（杨安琦）

二、烟酸缺乏症

【诊断要点】

烟酸缺乏症俗称糙皮病，糙皮病是侵犯胃肠道、神经系统和皮肤的一种慢性疾病，表现为腹泻、痴呆和皮炎。

【治疗方案】

· **方案 1**：发现和治疗相关疾病，如酗酒、类癌、肠道疾病、肠道寄生虫和胃肠手术，长期静脉营养，厌食神经官能症，减肥以及服用致病的药物，如异烟肼、硫唑嘌呤、苯巴比妥等，并及时补充烟酰胺。皮损对症进行处理。

· **方案 2**：给予烟酰胺 100 mg，每日 3 次，持续数周。重症者肌内或静注烟酸或烟酰胺（每日 1~5 mg/kg）

· **方案 3**：摄入富含烟酸、色氨酸饮食，如动物蛋白、米、麦类食物、鸡蛋、牛奶、蔬菜。

· **方案 4**：皮肤损害应避免日光照射，其他症状及局部相应处理。使用水杨酸软膏、维 A 酸霜、皮质类固醇。

（杨安琦）

三、卟啉病

【诊断要点】

卟啉病的传统诊断是根据识别的特征性临床症状和生化异常，即尿、血清、红细胞或粪中卟啉水平的显著升高。

【治疗方案】

无特殊治疗。

- **方案1**：尽量避免日晒，外用遮光剂效果不佳。

- **方案2**：β 胡萝卜素：清除自由基，可提供光保护，不影响原卟啉水平，剂量为每日 50~ 200 mg，服药 1~3 个月后起效。

- **方案3**：大量输入红细胞抑制红细胞生成及卟啉产生有一定疗效。

- **方案4**：活性炭口服，阻止内生卟啉的吸收，可减轻症状。

- **方案5**：口服半胱氨酸 500mg，每日 2 次，可预防光敏反应。

- **方案6**：考来烯胺，可降低光敏反应和减少肝原卟啉量，考来烯胺、活性炭阻断肠肝循环。

- **方案7**：PUVA、UVB 或窄频（ 311 或 313 nm）光疗增加表皮黑素含量和诱导表皮增生，有光保护作用。

（杨安琦）

四、皮肤淀粉样变

【诊断要点】

（1）斑疹性淀粉样变病：典型症状为背部肩胛间区出现波纹状分布的棕色斑疹，伴有中度痒感。

（2）苔藓样淀粉样变病：以阵发性瘙痒性苔藓样丘疹的出现为特征，常发生于双侧胫部。

【治疗方案】

1.全身治疗

- **方案1**：依曲替酯：每日口服 75 mg，10~20 周对部分 LA 病例有效。

- **方案2**：抗组胺药：适用于瘙痒剧烈者。如去氯羟嗪 25 mg，每日 1~3 次：咪唑斯汀 10 mg，每日 1 次；氯雷他定 10 mg，每日 1 次。

- **方案3**：封闭治疗：0.25% 普鲁卡因 100 mL+ 5% 葡萄糖液 250 mL+ 维生素 C 3.0 g，静滴，每日 1 次，10 天为一疗程。用于皮损广泛剧烈瘙痒者。

- **方案4**：活血化瘀：低分子右旋糖酐 + 丹参注射液，静滴，可缓解瘙痒。

2.局部治疗

- **方案1**：50% 二亚砜软膏、0.05% 维 A 酸霜、0. 025% 氟轻松或 0.1% 倍他米松霜、巯基乙醇 – 尿素溶液外用，糖皮质激素封包或联合焦油制剂亦可采用。

- **方案2**：曲安西龙皮损内注射，每 1~2 周 1 次。

- **方案3**：其他：皮肤磨削术、手术、激光、UVB。

（杨安琦）

五、胫前黏液性水肿

【诊断要点】

限局性或胫前黏液性水肿是由于黏蛋白沉积所致的胫前皮肤病变。0.4%~0.5% 弥漫性甲状腺功能亢进（甲亢，Graves）患者伴发本病。

【治疗方案】

1. 治疗原则

首先检查甲状腺功能，并进行相应治疗，本病一般在甲亢治疗后发生，但治疗甲亢不能改善皮损。

2. 治疗措施

（1）全身治疗。

· **方案 1**：糖皮质激素：泼尼松每日 30~40 mg，分次口服，停药后可复发。

· **方案 2**：己酮可可碱：每次 400 mg/ 次，每日 3 次，餐后服用。

· **方案 3**：血浆置换法：患者血液流入血浆分离器，弃去血浆，将细胞成分和等量的置换液（新鲜血浆或血浆代用品）回输患者体内，隔日或每周 1 次，6~10 次为一疗程。本法可清除血浆内的病理性物质，从而缓解病情。

· **方案 4**：PUVA：8–MOP，0.6 mg/kg，口服 2h 后照射 UVA，0.4 J/cm^2，开始每周 2 次，以后减少，持续 8 个月，皮损可望改善。

· **方案 5**：抗癌药物：苯丁酸氮芥每日 0.1~0.3 mg/kg，分 2~4 次口服，总量 400~500 mg；或环磷酰胺每日 200 mg，逐渐减至每日 50 mg，总量约 8g。

（2）局部治疗。

· **方案 1**：糖皮质激素制剂：如 0.05% 丙酸倍他米松软膏封包、局部压迫包扎可使病变缓解。曲安西龙悬液（＜ 5 mg/mL）皮损内注射，每个部位 1mL/ 次，总量＜ 40 mg，每 3~4 周 1 次，适用于封包无效者。

· **方案 2**：角质剥离剂可用于疣状皮损。

· **方案 3**：手术治疗：手术切除皮肤移植后，供体组织可出现皮损。

（杨安琦）

第十二节　色素性皮肤病

一、白癜风

【诊断要点】

白癜风是一种获得性、特发性色素脱失斑，病程慢性进行。

【治疗方案】

1. 光化学疗法

·**方案1**：局部光化学治疗，适用于皮损面积小而少的成年患者和儿童。用 0.1%~0.3% 8-甲氧补骨脂素（8-MOP）液涂于患处，1h 后用黑光（UVA 340~400 nm）或太阳光照射，照射时间可根据经验调整，开始 1~15 min，以后每次增加 1 min 至数分钟。隔日 1 次，坚持数月，可用遮光剂（对氨基苯甲酸）保护正常皮肤。

·**方案2**：全身治疗用于皮损广泛者或成人，口服 8-甲氧补骨脂素，2 h 后利用自然光（10 点至 16 点）照射，隔日 1 次，初次为 5 min，以后每次增加 5~10 min 直至白癜风皮损产生红斑，以后维持照射时间，治疗需数月或数年。为预防眼损害，服药后 24 h 内患者应戴吸收紫外线的太阳镜。

·**方案3**：308 nm 准分子激光照射皮损处每周 2 次，可有较好疗效。

2. 局部治疗

·**方案1**：皮质激素。2.5% 醋酸氢化可的松或其他皮质激素软膏局部外用对非皮节分布的皮损或由免疫反应引起的白癜风有一定的疗效，长期应用可出现毛细血管扩张、皮肤萎缩等不良反应。

·**方案2**：盐酸氮芥 50 mg 溶于 95% 乙醇 100 mL 中，外涂，每日 2 次。

·**方案3**：手术治疗。适用于面积小而少的稳定期患者。黑素细胞自体移植：选择色素正常的非暴露部位皮肤做供皮区，白癜风部位及供皮区均采用负压 [40.0~66.7 kPa（300~500 mmHg）] 抽吸 2~3 h 产生水疱，将受压疱顶弃去，再将供皮区疱顶移植于白癜风受区创面上，敷料包扎固定，7 天后移植片成活，半个月至 1 个月色素恢复。自体小片植皮：用 1~1.5 mm 钻孔器打孔，孔间距约 5 mm，使其自然止血，将供区小片游离皮片植于孔内，加压包扎 15 天成活，恢复色素，并向周围产生色素，互相融合。

（宁凯）

二、白化病

【诊断要点】

白化病是皮肤、毛发、眼睛缺乏色素的一种遗传性疾病。

【治疗方案】

目前皮肤的白化尚无特效治疗。①避光。各种防护措施防晒，使用遮光剂，戴墨镜保护眼睛。②系统治疗。治疗各伴发病及综合征治疗。③光敏性皮炎、晒伤、皮肤干燥、光敏性唇炎、毛细血管扩张等对症处理。④监测癌变、皮肤鳞状细胞癌、基底细胞癌的发生。

（宁凯）

三、无色素痣

【诊断要点】

（1）出生或出生不久发病，持续终身不变。

（2）为局限性色素减退斑，圆形或矩形，0.5~10 cm 大小，边界不清。

【治疗方案】

外用治疗无效、小片损害可试行自体表皮移植。

（宁凯）

四、蒙古斑

【诊断要点】

出生时即有，为蓝色或暗蓝灰色斑，边界不清，单发或多发，绝大多数位于腰骶部中央。

【治疗方案】

持久性蒙古斑无有效疗法。向患儿家属讲清本病的自然病程，无须治疗。

（宁凯）

五、黄褐斑

【诊断要点】

好发于青壮年妇女。皮疹为淡褐色至深褐色、形状不规则的斑片，对称分布于颊、额、鼻、唇等处。

【治疗方案】

目前尚无满意的疗法。

· **方案1**：维生素C每日1~3g，口服。

· **方案2**：3%氢醌（避光保存），外用，每日1次。或20%白降汞软膏，外用，每日1次。或0.01%维甲酸霜，外用，如无效可增加浓度到0.025%，每日1次。或0.1%维甲酸、3%氢醌、0.1%地塞米松混合配制的霜剂，外用，每日1次。或1%曲酸霜，外用，每日1次。

· **方案3**：光电治疗，光子嫩肤治疗，每月1次，4~5次一疗程。

（宁凯）

六、雀斑

【诊断要点】

①发生于暴露部位。②斑呈淡褐色针尖大至绿豆大小，圆形、境界清楚，斑点疏密不一。

【治疗方案】

本病可不治疗。

· **方案1**：避免或减少日光照射，夏季外出须用遮光剂。

· **方案2**：脱色疗法。常用3%氢醌霜、10%~20%白降汞软膏、20%~30%过氧化氢，外用，每日1次。

· **方案3**：激光治疗，光子嫩肤、皮秒激光或调Q激光治疗。

（宁凯）

七、太田痣

【诊断要点】

太田痣是一种累及单侧三叉神经分布区域的蓝黑色或灰褐色蒙古斑样色素沉着斑。

【治疗方案】

选定特定的激光治疗，Q 开关翠绿宝石激光、Q 开关 Nd:YAG 激光、Q 开关脉冲红宝石激光、调 Q-Nd:YAG 染料 700 nm 激光、强脉冲光等。

（宁凯）

八、黑变病

【诊断要点】

好发于成人，色素沉着斑呈深褐色或青灰色弥漫性分布，有限局性毛细血管扩张、毛囊角化性丘疹及少许细小脱屑，致使面容呈铅灰色。

【治疗方案】

· **方案 1**：大剂量维生素 C，每次 1.0 g，口服，每日 3 次。

· **方案 2**：避免日晒，外出时用防晒霜。

· **方案 3**：3% 氢醌霜，外用，每日 2~3 次。

（宁凯）

九、色素痣

【诊断要点】

本病常见，几乎每人都有，从婴儿期到年老者都可发生。

【治疗方案】

· **方案 1**：预防及治疗。减少摩擦及外来因素损伤痣体。除美容需要外，一般无须治疗。

· **方案 2**：皮损较大者，切除后植皮。皮损较小且较浅者。可用二氧化碳激光治疗，治疗要彻底。

（宁凯）

第十三节　病毒性皮肤病

一、单纯疱疹

【诊断要点】

单纯疱疹好侵犯皮肤与黏膜交界处的成群水疱，多为复发型，自觉有灼热及痒感。

【治疗方案】

·**方案 1**：阿昔洛韦 200 mg，口服，每日 5 次，连服 10 天。配合干扰素 1×10^5U，肌内注射，每日 1 次。

·**方案 2**：对于复发性单纯疱疹，可给予阿昔洛韦 200 mg，口服，每天 5 次，共 5 天，然后改为 200 mg，每天 3 次，共 90 天。在阿昔洛韦治疗结束时开始用胸腺素 5 mg，皮下注射，每周 3 次，共 6 周，然后减到 5 mg，每周 1 次，共 8 周。

·**方案 3**：对于严重或潜在严重的原发性单纯疱疹，可给予 5 mg/kg 阿昔洛韦静滴，每 8 h 1 次，新生儿原发性单纯疱疹和疱疹性脑病使用双倍剂量，系统用药 5~10 天。

·**方案 4**：对于疱疹水疱，可给予 2% 硫酸锌溶液或 1% 醋酸铝溶液湿敷，联合氧化锌软膏、5% 阿昔洛韦霜、3% 酞丁胺外涂，继发感染时可用 0.5% 新霉素霜、莫匹罗星软膏外涂，直至水疱好转。

（郭昀桐）

二、卡西波水痘样疹

【诊断要点】

在原有炎症性皮肤病的基础上，突然发生数量较多的脐窝状水疱和脓疱。

【治疗方案】

·**方案 1**：阿昔洛韦（无环鸟苷）200 mg，口服，每日 5 次，连服 10 天。配合丙种球蛋白，肌注，每次 3~6 mL，每天或隔天 1 次。

·**方案 2**：0.1% 依沙吖啶溶液，湿敷，每日 2 次。

·**方案 3**：1% 新霉素霜，外用，每日 2 次。

·**方案 4**：莫匹罗星软膏，外用，每日 2 次。

·**方案 5**：夫西地酸乳膏，外用，每日 2 次。

（郭昀桐）

三、带状疱疹

【诊断要点】

带状疱疹为成簇水疱，沿神经分布，排列呈带状，一般单侧发病，伴随明显的神经痛。

【治疗方案】

该病治疗原则为休息、止痛、缩短病程、防止继发感染和后遗神经痛。

·**方案 1**：阿昔洛韦 200~800 mg，口服，每日 5 次。按每千克体重 2.5~7.5 mg 加入林格液 500 mL 中缓慢静滴，每 8h 一次，6~10 天为一个疗程。配合维生素 B_1 10 mg 和维生素 B_{12} 100 mg，口服，每日 3 次。西咪替丁 200 mg，口服，每日 4 次。双嘧达莫（潘生丁）50 mg，口服，每日 3 次。

·**方案 2**：泛昔洛韦 250 mg，口服，每日 3 次。配合维生素 B_1 10 mg 和维生素 B_{12} 100 mg，口服，每日 3 次。西咪替丁 200 mg，口服，每日 4 次。双嘧达莫（潘生丁）50 mg，口服，每日 3 次。

·**方案 3**：阿昔洛韦 200~800 mg，口服，每日 5 次。按每千克体重 2.5~7.5 mg 加入林格液 500 mL 中缓慢静滴，每 8h 一次，6~10 天为一个疗程。维生素 B_1 10 mg 和维生素 B_{12} 100 mg，口服，每日 3 次。西咪替丁 200 mg，口服，每日 4 次。双嘧达莫（潘生丁）50 mg，口服，每日 3 次。配合使用泼尼松每日 40 mg，3 周内逐渐减量至停药。

（郭昀桐）

四、传染性软疣

【诊断要点】

米粒大至豌豆大的半球性丘疹，中心微凹陷如脐窝，能挤出白色乳酪状物。

【治疗方案】

·**方案 1**：在无菌条件下，挑破丘疹后将软疣小体完全挤出或挑出，是用小镊子夹住疣体将之拔除，然后涂以 2% 碘酒压迫止血。

·**方案 2**：大的皮损不能完全消退者进行刮除术和透热疗法。

·**方案 3**：液氮冷冻治疗对去除皮损有效，需要每间隔 3~4 周重复进行。

·**方案 4**：液态苯酚、10%~20% 的苯酚溶液、斑蝥素、15%~20% 水杨酸制剂，涂于皮损处，加速皮疹消退。

·**方案 5**：对于免疫功能不全或免疫抑制的患者，可给予 5% 咪峰莫特霜剂 1~3 次每天或 3~7 天每周，治疗 4~16 周，80% 的患者疣体可彻底清除。

（郭昀桐）

五、水痘

【诊断要点】

水痘是急性传染病。皮肤分批出现斑疹、丘疹、水疱、结痂向心性分布，伴发热。

【治疗方案】

·**方案 1**：阿昔洛韦为儿童及青少年水痘首选，在发病 24 h 内开始应用，儿童剂量为 10~15 mg/（kg·d），青少年用量为 800 mg，分 4~5 次口服，疗程 5 天。

·**方案 2**：对症处理，发热时应卧床休息，加强护理，保持皮肤清洁，防止继发感染，必要时应给退热药降温、抗组胺药止痒，局部可用抗病毒机感染药，常用龙胆紫外涂。

·**方案 3**：控制传染源，应隔离患者直至全部皮疹结痂为止。

（郭昀桐）

六、麻疹

【诊断要点】

由麻疹病毒感染引起的急性传染病，经飞沫通过呼吸道及眼结膜而传染，伴呼吸道卡他症状。

【治疗方案】

· **方案 1**：易感儿童可皮下注射麻疹减毒活疫苗，高危接触者可肌内注射人免疫球蛋白，隔离患者至麻疹皮疹消退。

· **方案 2**：卧床休息，给予易消化、营养丰富的饮食，儿童可给子维生素 A。

· **方案 3**：3% 硼酸水或生理盐水洗眼鼻和口腔，每天 2 次，保持眼、鼻、口腔及皮肤清洁。

· **方案 4**：对咳嗽、高热、惊厥等症状，给予对症治疗。为了防止继发细菌感染可给子抗生素。

（郭昀桐）

七、风疹

【诊断要点】

由风疹病毒引起的急性呼吸道感染。全身症状轻微，有红色斑疹，耳后及枕后淋巴结肿大等临床诊断。

【治疗方案】

预防接种：推荐对 1 岁到青春期儿童预防接种风疹疫苗。

抗病毒治疗：

· **方案 1**：金刚烷胺口服（成人每次 0.1 g，每日最大用量不超过 0.4 g；1~9 岁小儿每日 3 mg/kg，最大用量不超过 150 mg），每日 2 次，本疗程 5~7 天。

· **方案 2**：利巴韦林颗粒（片）成人每次 0.3 g，口服，每日 3 次，连用 7 天。

· **方案 3**：0.9% 氯化钠注射液或 5% 葡萄糖 250 mL，利巴韦林 0.5 g，静滴，每日 2 次。

（郭昀桐）

八、幼儿急疹

【诊断要点】

一种常见的幼儿急性发热发疹性疾病，多发生于 2 岁以下婴幼儿，发热 3-5 天后热度下降，出现玫瑰红色的斑丘疹。

【治疗方案】

本病可自愈，仅须对症治疗。轻型患者可卧床休息，给予适量的水分和营养。高热时可给予退热剂等对症治疗。发生惊厥时，可给予苯巴比妥或地西洋等镇静剂。腹泻可给予助消化药、止泻药。

（郭昀桐）

九、手足口病

【诊断要点】

以手掌、足趾及口腔内发生小水疱为特征的一种病毒性传染病。

【治疗方案】

本病症状相对较轻，预后良好，因此只需对症治疗。口腔溃疡可外用金霉素鱼肝油，掌跖等部位皮损可外用炉甘石洗剂止痒，预防感染，也可口服盐酸吗啉胍、利巴韦林等抗病毒制剂。

（郭昀桐）

第十四节 细菌性皮肤病

一、脓疱疮

【诊断要点】

一种最常见的化脓球菌浅表感染引起的传染性皮肤病。常发生丘疹、水疱或者脓疮，易破溃结成脓痂。

【治疗方案】

以全身治疗为主、局部治疗为辅，对于皮疹泛发、有全身症状者，可依据细菌培养及药物敏感试验选用抗生素。

·**方案1**：苯唑青霉素 0.5~1.0 g，静滴，每日 4~6 次；儿童 50~100 mg/（kg·d），分 4 次静滴。

·**方案2**：邻氯青霉素，成人每日 2~3 g，口服；儿童 30~60 mg/（kg·d），口服。

·**方案3**：头孢唑林钠，成人 0.5~1 g，肌内注射或静滴，每日 2 次；儿童 25~30 mg/（kg·d），分 2~4 次，肌内注射或静滴。

·**方案4**：红霉素，成人 0.375 g，口服，每日 3 次或 0.9 g，静滴，每日 1 次；儿童 25~50 mg/（kg·d），分 4 次口服，或 20~30 mg/（kg·d），静滴。

·**方案5**：环丙沙星（年龄小于 18 周岁者禁用）0.5~1g，分 2 次口服。或氟嗪酸每日 400 mg，分 2 次口服。

·**方案6**：对于水疱或脓疮，先用消毒针穿破，然后用无菌棉球吸取疱液，然后选用 1% 甲紫溶液、0.5% 新霉素溶液、硫黄炉甘石洗剂、1% 新霉素软膏、1% 卡那霉素软膏外搽。

（宁凯）

二、深脓疱疮

【诊断要点】

深脓疱疮又称臁疮，为 Ⅱ 型溶血性链球菌所致的一种溃疡性脓疱疮，多发生于小腿，自觉疼痛，常伴淋巴结肿大。

【治疗方案】

1. 全身治疗

·**方案 1**：苯唑青霉素 0.5~1.0 g，静滴，每日 4~6 次；儿童 50~100 mg/（kg·d），分 4 次静滴。

·**方案 2**：邻氯青霉素，每日成人 2~3 g，口服；儿童 30~60 mg/（kg·d），口服。

·**方案 3**：头孢唑林钠，成人 0.5~1 g，每日 2 次，肌内注射；儿童 25~30 mg/（kg·d），分 2~4 次肌内注射。

·**方案 4**：红霉素，儿童 25~50 mg/（kg·d），分 4 次口服；或 20~30 mg/（kg·d），静滴成人每日 0.375 g，分 4 次口服，或 0.9 g，静注，每日 1 次。

·**方案 5**：环丙沙星每日 0.5~1 g，分 2 次口服（年龄小于 18 周岁禁用）；或氟嗪酸每日 40 mg，分 2 发口服（年龄小于 18 周岁禁用）。

2. 局部治疗

·**方案 1**：疱液多时，可选用 0.1% 利凡诺尔、复方硫酸铜溶液、0.25% 雷锁辛、0.75% 硼酸溶液做蒸发罨包，待脓液减少，创面清洁后可换用鱼石脂、白降汞、利凡诺尔或各种抗生素软膏或糊膏。

·**方案 2**：对于溃疡较深者，每日应用 1∶2000 盐酸小檗碱生理盐水或庆大霉素生理盐水纱布换药，清洁脓液，促进新鲜肉芽生长。

3. 物理疗法

紫外线、红外线或超短波、氦氖激光照射均可促进溃疡愈合，预防复发。

（宁凯）

三、金黄色葡萄球菌性皮肤烫伤样综合征

【诊断要点】

在红斑基础上发生松弛性大疱伴触痛，以全身性皮肤红肿、松弛性大疱及大片表皮剥脱，像烫伤一样显露出无皮区域为特征，培养可见金黄色葡萄球菌生长。

【治疗方案】

1. 全身治疗

·**方案 1**：苯唑青霉素 50~100 mg/（kg·d），分 4~6 次静滴。

·**方案 2**：邻氯青霉素 30~60 mg/（kg·d），分 4 次静滴或肌内注射。

·**方案 3**：头孢唑林钠 40 mg/（kg·d），分 2 次肌内注射。

·**方案 4**：红霉素儿童 30~50 mg/（kg·d），静滴；成人 0.9 g，每日 1 次，静注。

·**方案 5**：病情重者，可酌情联合用药，如苯唑青霉素与红霉素联用、头孢唑林钠与丁胺卡那霉素联用或红霉素与丁胺卡那霉素联用。

·**方案 6**：注意水与电解质平衡，必要时输人血浆 10~20 mL，每日 1 次或隔日 1 次。

2. 局部治疗

·**方案 1**：尽量采用暴露疗法，个别皮损小者可用 1 : 8000 高锰酸钾溶液外洗，或 1 : 2000 盐酸小檗碱溶液湿敷，或者 1% 龙胆紫液外搽。无渗液者仅用单纯扑粉外扑；亦可用 0.5% 新霉素或 0.5% 氯霉素加氧化锌油外涂，每日 2~3 次。

·**方案 2**：对大片较清洁的创面有时可贴敷医用人工皮。

（宁凯）

四、毛囊炎

【诊断要点】

以毛囊为中心的红色丘疹，伴痒痛，严重时可伴有全身症状的软组织感染。

【治疗方案】

·**方案 1**：复方新诺明 0.5 g，口服，每日 2 次。

·**方案 2**：莫匹罗星软膏、夫西地酸乳膏，外用，每日 2 次。

（宁凯）

五、疖

【诊断要点】

疖为急性化脓性毛囊和毛囊周围感染。可见毛囊性结节，后化脓坏死，形成脓栓及局部疼痛。

【治疗方案】

·**方案 1**：青霉素 80 万 U，肌内注射，每日 2 次。

·**方案 2**：林可霉素 0.6 g，肌内注射，每日 2 次。

·**方案 3**：头孢唑林钠 1.0 g，静滴，每日 2 次。

·**方案 4**：氟嗪酸 0.2 g，口服，每日 2 次。

·**方案 5**：复发性疖病可选用利福平每 600 mg，连用 6~10 天为一个疗程。

·**方案 6**：莫匹罗星软膏，外用，每日 2 次。

（宁凯）

六、痈

【诊断要点】

痈为多个邻近的毛囊发生深部感染，引起的聚集性疖肿，表面有多个脓头，自觉剧痛。

【治疗方案】

·**方案 1**：苯唑青霉素每日 0.5~1.0 g，分 4 次静滴。

·**方案 2**：邻氯青霉素每日 2~3 g，静滴。

·**方案 3**：青霉素每日 800 万 U，1~2 次静滴。

- **方案 4**：头孢唑林钠每日 2 g，静滴。
- **方案 5**：青霉素过敏或耐药，可用红霉素每日 0.9~12 g，静滴。
- **方案 6**：克拉霉素每日 1.0 g，分 2 次口服。
- **方案 7**：阿奇霉素每日 0.5 g，分 2 次口服。
- **方案 8**：对反复发作的患者可以考虑单独（或与上述药物联合）使用利福平治疗，每日 600 mg，疗程 1 周。
- **方案 9**：局部可用 50% 硫酸镁溶液或 75% 乙醇湿敷。
- **方案 10**：病变扩大，有波动感，应做脓肿切开引流术。

（宁凯）

七、蜂窝织炎

【诊断要点】

蜂窝织炎为广泛的皮肤和皮下组织弥漫性化脓性感染，界线不清，有自发痛及压痛，中心可软化，波动，破溃。

【治疗方案】

- **方案 1**：苯唑青霉素每日 0.5~1.0 g，分 4 次静滴。
- **方案 2**：邻氯青霉素每日 2~3 g，静滴。
- **方案 3**：青霉素每日 800 万 U，分 1~2 次静滴。
- **方案 4**：头孢唑林钠每日 2 g，静滴。
- **方案 5**：青霉素过敏或耐药，可用红霉素每日 0.9~12 g，静滴。
- **方案 6**：克拉霉素每日 1.0 g，分 2 次口服。
- **方案 7**：阿奇霉素每日 0.5 g，分 2 次口服。
- **方案 8**：对反复发作的患者可以考虑单独（或与上述药物联合）使用利福平治疗，每日 600 mg，疗程 1 周。
- **方案 9**：局部热敷，患肢休息，紫外线或超短物理波治疗。
- **方案 10**：当局部脓肿形成后，需行脓肿切开引流术。

（宁凯）

八、丹毒

【诊断要点】

丹毒为皮肤轻微损伤或潜在感染灶的细菌侵入网状淋巴管系统，并向邻近组织扩散所致，界线清楚。

【治疗方案】

- **方案 1**：青霉素每日 800 万 U，分 1~2 次静滴。
- **方案 2**：红霉素每日 0.9~1.2 g，静滴。

· **方案3**：头孢唑林钠每日 4~6 g，静滴。

· **方案4**：环丙沙星每日 0.4 g，分 2 次静滴。

· **方案5**：患肢抬高，0.1% 依沙吖啶溶液或马齿苋煎液冷敷。

· **方案6**：波长 810 nm 的半导体激光，治疗功率 350~400 mW，照射距离 2~3 cm，光斑直径 10 cm，每天 1 次，疗程 7 天。

（宁凯）

第十五节　真菌性皮肤病

一、头癣

【诊断要点】

头皮和头发的真菌感染，多见于儿童，根据临床表现及实验室检查真菌即可诊断。

【治疗方案】

· **方案1**：灰黄霉素综合治疗，成人每日 0.6~0.8 g，分 3~4 次饭后服用，小儿 15~20 mg/（kg·d），分 3 次口服，疗程 21~28 天。

· **方案2**：酮康唑，对灰黄霉素过敏或灰黄霉素治疗失败者，可服用酮康唑，成人口服每日 0.2 g；小儿每日 2.5 mg/kg，体重 40 kg 者，每日口服量不超过 400 mg，疗程同灰黄霉素。

· **方案3**：伊曲康唑，对灰黄霉素过敏或灰黄霉素治疗失败者可选伊曲康唑。伊曲康唑每日 100 mg，口服，疗程 6 周。

· **方案4**：特比萘芬，对灰黄霉素过敏或对灰黄霉素治疗失败者可选此药，对于儿重头癣，体重小于 20 kg，每日 62.5 mg；体重在 20~40 kg，每日 125 mg，体重大于 40 kg，给予每日 250 mg；疗程 4~8 周。

· **方案5**：脓癣的治疗，在口服抗真菌药物的同时，应加服抗生素，必要时可短期口服小剂量皮质激素，外用药物要温和、杀菌，可用 0.02% 呋喃西林溶液或盐酸小檗碱液湿敷，并外用抗生素软膏。

【说　明】

口服酮康唑、灰黄霉素、酮康唑、特比萘芬者需定期复查肝功。

（郭昀桐）

二、体癣和股癣

【诊断要点】

由致病性真菌寄生在人体的光滑皮肤上引起的浅表性皮肤真菌感染称为体癣，侵犯腹股沟内侧所致的环形或半环形皮损，通过临床及真菌检查可确诊。

【治疗方案】

1. 局部治疗

- **方案 1**：水杨酸、苯甲酸、冰醋酸（10%）等外用，每日 1 次。
- **方案 2**：1%~2% 酮康唑霜，1% 联苯苄唑霜或溶液等，每天外用 1~2 次，共 2~4 周。
- **方案 3**：1% 特比萘芬软膏或溶液，每天外用 2 次，共 1~2 周。
- **方案 4**：0.5% 阿莫洛芬乳膏，外用，每日 1 次，共 2 周。

2. 全身治疗

对于广泛性体癣、股癣，也可并用内服药物治疗，但不作为首选治疗。

- **方案 1**：酮康唑每日 0.2 g，进餐时口服，疗程 2~4 周。
- **方案 2**：伊曲康唑每日 100 mg，口服，连续 15 天；或每日 200 mg，连续服用 7 天，进餐时服药。
- **方案 3**：氟康唑 150 mg，每周服药 1 次，疗程 3 周。
- **方案 4**：特比萘芬每日 250 mg，口服，疗程 2 周；或第 1 周 250 mg，口服，以后隔日服 250 mg，总疗程 3 周。

（郭昀桐）

三、手癣和足癣

【诊断要点】

致病皮肤癣在手足部位引起的皮肤病，根据临床表现及实验室检查真菌即可诊断。

【治疗方案】

足癣的预防及治疗的关键在于注意个人、家庭及集体卫生，尽早治疗。

1. 局部治疗

- **方案 1**：慢性间擦型的治疗。先用 1∶2000 盐酸小檗碱溶液或 3% 硼酸溶液局部湿敷或浸泡，可局部用足癣粉剂每日 1 次，待皮损干燥后可改用 1%~3% 克霉唑霜、2% 咪康唑膏、1% 益康唑霜等。
- **方案 2**：角化脱屑型的治疗。先用复方苯甲酸软膏、10% 水杨酸软膏，主要使角质层松解，使角质软化。再用咪唑类药物。如角化干裂明显者，可用封包疗法，即每次浸泡后，局部涂油膏，然后用塑料薄膜封包，分缠绷带，包扎 24~48 h，再除去。如角质未软化，还可重复封包几次，待角质软化后再用咪唑类药物外涂。
- **方案 3**：亚急性水疱型的治疗。可先用 3% 硼酸溶液或 1% 醋酸铝浸泡，每日 1 次，每次 15~30 min，然后可选用 1% 联苯苄唑霜或溶液、2% 咪康唑膏、2% 酮康唑软膏或霜、1%~3% 克霉唑软膏或霜、1% 益康唑软膏或霜。
- **方案 4**：急性溃疡型的治疗。可先用 3% 硼酸溶液或 1% 醋酸铝浸泡，每日 1 次，每次 15~30 min，然后可选用 1% 联苯苄唑霜或溶液、2% 咪康唑膏、2% 酮康唑软膏或霜、1%~3% 克霉唑软膏或霜、1% 益康唑软膏或霜。
- **方案 5**：手癣、足癣合并感染的治疗。处理手癣、足癣合并感染时，原则上先局部抗感染治疗。可湿敷呋喃西林溶液，待感染控制后，再用咪唑类药物外涂。严重感染者可口服抗生素。

· **方案 6**：手癣、足癣湿疹化时的治疗。忌用刺激性强的抗真菌制剂，先按湿疹治疗，采用安抚、消炎、抗过敏治疗。

· **方案 7**：手癣和足癣互为传染源，应予以同时治疗，包括身体其他部位的癣病。

· **方案 8**：尽量避免搔抓和热水烫。避免接触各种洗涤剂、肥皂和有机溶剂等。

2. 全身治疗

· **方案 1**：灰黄霉素 500 mg，口服，每日 2 次，疗程 4~8 周。

· **方案 2**：酮康唑每日 0.2 g，进餐时服药，疗程 4~8 周。

· **方案 3**：伊曲康唑每日 200 mg，口服，疗程 7~14 天，趾间型足癣疗程短，跖部足癣疗程长。

· **方案 4**：氟康唑 150 mg，每周 1 次，口服，疗程 4 周或更长。

· **方案 5**：特比萘芬每日 250 mg，口服，疗程 2~4 周。也可采用隔日疗法，即第 1 周每日 250 mg，以后隔日 250 mg。

（郭昀桐）

四、甲真菌病

【诊断要点】

甲真菌病是指皮癣菌、酵母菌、非皮癣菌等真菌侵犯甲板或甲下引起的甲感染性疾病。

【治疗方案】

1. 全身治疗

· **方案 1**：伊曲康唑 200 mg，口服，每日 2 次，连服 1 周，停 3 周，为 1 个疗程。指甲真菌病可用 2~3 个疗程，跖甲真菌病可用 3~4 个疗程。

· **方案 2**：特比萘芬每日 250 mg，口服，指甲真菌病疗程 6 周，跖甲真菌病疗程 12 周。或采用隔日疗法，第 1 周每日口服 250 mg，第 2 周始隔日口服 250 mg，疗程为 3 个月（指甲）和 6 个月（趾甲），但两种方法最终服药的总量相同。

· **方案 3**：氟康唑 150 mg，口服，每周 1 次。指甲真菌病一般需服 12~16 周，趾甲真菌病服 6 个月以上，原则上口服氟康唑，一直到全部新甲长出。

2. 局部治疗

· **方案 1**：5% 阿莫罗芬指甲油，每周 2 次，外涂患甲，疗程 6~12 个月。伴有手癣、足癣者可用 0.5% 阿莫罗芬乳膏，外涂，每日 1 次。

· **方案 2**：8% 环吡酮胺指甲油先隔天涂 1 次，1 个月后每周涂 2 次，3 个月后每月涂 1 次，持续半年以上。

· **方案 3**：霉克指甲药盒和霉克霜。

霉克指甲药盒（含 1% 联苯苄唑和 40% 尿素）封包指甲，每日 1 次，用小刀刮除已软化的病甲，治疗时间为 7~14 天。霉克霜外涂，每日 1 次。

· **方案4**：用机械方法去除大部分病甲和甲下碎屑。

用40%尿素和1%联苯苄唑封包病甲，除去甲床、甲母质和甲板的所有受感染成分，然后局部用抗真菌药4~6周。

（郭昀桐）

五、花斑癣

【诊断要点】

是一种皮肤浅表角质层的慢性真菌病，初为米粒大小，逐渐扩大，多沿毛囊口分布。

【治疗方案】

1. 局部治疗

· **方案1**：20%~40%硫代硫酸钠与4%稀盐酸外涂。先涂硫代硫酸钠，待干后再涂稀盐酸，每日2次。无4%稀盐酸叶也可用5%的冰醋酸代替。

· **方案2**：2%酮康唑香波全身洗澡，3天1次。先用香波洗干净全身，后用酮康唑香波擦至起泡沫，停留5 min，清水洗干净。

· **方案3**：2.5%硫化硒溶液，颈部以下皮肤全部涂抹此药，1~2 h后洗去，隔日1次，共5次。

· **方案4**：50%丙二醇水溶液，局部外涂，每日2次，连续2周。

· **方案5**：6%水杨酸软膏，外涂，每晚1次，连续1~2周。

· **方案6**：酮康唑洗剂，每日1次，洗用，连续5~7天，可长期预防应用。

· **方案7**：咪唑类霜剂：2%酮康唑霜，患处涂抹，每日2次，连续3~4周。每日换下的内裤最好煮沸。

· **方案8**：1%特比萘芬霜涂抹患处，每日2次。

· **方案9**：0.25%阿莫罗芬霜患处涂抹，每日2次。

2. 全身治疗

· **方案1**：酮康唑，每周400 mg，分2次口服，共服2~3周，总量达1200 mg即可。注意查肝功能，可有恶心等胃肠道症状，停药后症状可消失。

· **方案2**：伊曲康唑，每日100 mg，服2周；或每日200 mg，服1周，总量要超过1000 mg。

· **方案3**：氟康唑，每周150 mg，口服，疗程4周。

（郭昀桐）

六、念珠球菌癣

【诊断要点】

由念珠菌属引起的原发或继发性感染，真菌培养呈阳性，有典型的临床特征。

【治疗方案】

应除去一切与本病发生有关的诱因，积极治疗潜在的并发疾病，同时积极进行抗念珠菌治疗。

1. 局部治疗

· **方案1**：口腔念珠菌病可给予 2×10^5 U/mL 制霉菌素悬液或口含片剂，1% 克霉唑悬液或口含片剂（250 mg），每日 2~3 次；或用 0.02% 洗必泰液漱口或局部外涂 1% 龙胆紫液。

· **方案2**：阴道感染给予 10WU 的制霉菌素栓剂，每日 1 次。

· **方案3**：角膜念珠菌病可用匹马霉素或 0.025% 克念菌素滴眼液。

· **方案4**：皮肤损害用 3% 克霉唑霜、1% 联苯苄唑溶液和霜、2% 咪康唑、1% 环吡酮胺等治疗。

2. 全身治疗

· **方案1**：两性霉素 B 成人 0.1~1mg/（kg·d），加入 5% 葡萄糖溶液中静滴（不能用生理盐水）。初始剂量为每日 1~5 mg，以后每日递增 2.5~5 mg，直至达到 0.7 mg/（kg·d）维持 6~12 周或更长时间，直至总量 2 g。

· **方案2**：肾脏和中枢神经系统念珠菌病的治疗。

氟胞嘧啶，推荐剂量 50~150 mg/（kg·d），口服每 6 h 1 次，最大可用至 250 mg/（kg·d），但需要监测血中的药物浓度。

· **方案3**：咪康唑，首次剂量 200 mg，以后增至每日 600~1200 mg，加入生理盐水或 5% 葡萄糖溶液中静滴，注意每次输液要 200 mL 以上，输液时间 2 h 以上，根据病情严重程度，用 1~20 周。全天药量应分成 3 次，儿童每次用量 < 15 mg/kg。

· **方案4**：酮康唑仅用于皮肤及胃肠炎、慢性黏膜念珠菌病的治疗，成人剂量一般为每日 200 mg，严重感染者可达到每日 400 mg 或更高至每日 800 mg，2 岁以上儿童 3.3~6.6 mg/（kg·d），一般饭时顿服。如为慢性黏膜皮肤念珠菌病，常与氟胞嘧啶合用，使用半年至 1 年。

· **方案5**：氟康唑治疗口咽部、食道念球菌感染，首次剂量 200 mg，以后每日 100 mg，连续用 2~3 周；阴道念珠菌病 150 mg，顿服；对严重感染或系统性感染，首次剂量 400 mg，以后每日 200 mg，视病情决定疗程长短。

· **方案6**：伊曲康唑，常规服用剂量为每日 100~400 mg，治疗口咽食道念珠菌病和系统念珠菌病、阴道念珠菌感染者，给予每日 200 mg，连服 3 天。

· **方案7**：由于本病患者常伴铁缺乏，可给予抗念珠菌药物与血清乳铁素联合治疗，严重者可合用 GM–CSF。

（郭昀桐）

七、孢子丝菌病

【诊断要点】

孢子丝菌病是由申克孢子丝菌所引起的皮肤、皮下组织及其附近淋巴管的慢性感染。

【治疗方案】

· **方案1**：10% 碘化钾液，10 mL，口服，每日 3 次，儿童剂量酌减，疗程视病情而定，一般在 4~6 周方可治愈。

· **方案 2**：两性霉素 B，对皮肤淋巴管型、肺型及播散型孢子丝菌病疗效甚佳，开始静滴时先试以 1~5 mg 或按体重 1 次 0.02~0.1 mg/kg 给药，以后根据患者耐受情况每日或隔日增加 5 mg，当增至每次 0.6~0.7 mg/kg 时即可暂停增加剂量。

· **方案 3**：灰黄霉素，口服，每日 0.8 g，疗程宜长达 1~3 个月。

· **方案 4**：氟胞嘧啶，口服，用量为每日 100 mg/kg。

· **方案 5**：特比萘芬，口服，每日 250 mg，疗程宜 3~6 个月方可治愈。

· **方案 6**：伊曲康唑，口服，每日 400 mg，疗程宜 3~6 个月方可治愈，可在不能耐受或禁用碘化钾时试用。

· **方案 7**：温热疗法，可用 45℃电热器局部加温，每天 3 次，每次 30~60 min。

（郭昀桐）

八、马拉色菌毛囊炎

【诊断要点】

马拉色菌毛囊炎是由马拉色菌所引起的毛囊炎性皮肤病。

【治疗方案】

· **方案 1**：可外用 2% 酮康唑香波洗澡后，涂 1% 奈替芬、0.25% 酮康唑乳膏及唑类霜剂或软膏，4 周以上。

· **方案 2**：维 A 酸制剂（0.1% 维 A 酸软膏），外用，每日 2 次。

· **方案 3**：伊曲康唑，口服，每日 200~400 mg，连服 14~21 天。

· **方案 4**：光动力治疗。

· **方案 5**：本病易复发，可在痊愈后每月口服 1 次伊曲康唑及常外用酮康唑香波洗澡预防。

（郭昀桐）

第十六节　寄生虫、昆虫及动物性疾病

一、虫咬皮炎

【诊断要点】

昆虫类叮咬引发的皮肤损害，皮损多位于露出部位，为成群的丘疹、风团。

【治疗方案】

· **方案 1**：氯苯那敏（扑尔敏）4 mg，口服，每日 3 次。

· **方案 2**：苯海拉明 25 mg，口服，每日 3 次（小儿每次 1 mg/kg）。

· **方案 3**：个别皮疹广泛、水肿明显、瘙痒剧烈者，可短期口服泼尼松，首日剂量为 15~20 mg，逐日递减 5 mg 至停药。

·方案4：已形成结节可向皮损内注射泼尼松龙或曲安西龙，每周1次，一般2~3次可愈。

（郭昀桐）

二、隐翅虫皮炎

【诊断要点】

隐翅虫毒液沾染皮肤裸露处出现条索状、点状或斑片状、水肿性红斑、丘疹或水疱，有瘙痒和灼痛感。

【治疗方案】

·方案1：尽早用肥皂水清洗皮肤。

·方案2：1%薄荷炉甘石洗剂或糖皮质激素霜剂外涂。

·方案3：若红肿明显或有糜烂面，可用1%~2%明矾液或1∶5000高锰酸钾溶液进行冷湿敷。

·方案4：若有脓疱或发生继发感染，要进行抗炎治疗。

（郭昀桐）

三、蜂蜇伤

【诊断要点】

由蜂尾部的毒刺或毒液进入人体后引起的局部即感灼热或刺痛，很快出现红肿或风团。

【治疗方案】

1.局部治疗

·方案1：蜇后应立即检查有无遗留蜇针，如有应先用碘酊消毒后小心拔除，再用三棱针刺之后吸出毒液，用清水或肥皂水或1∶5000高锰酸钾溶液冲洗。

·方案2：轻者，局部外用药可选择5%碳酸氢钠溶液。使用10%氨水、碘酊、风油精或氟轻松等皮质激素类软膏或霜。

·方案3：肿胀明显者可选用5%碳酸氢钠溶液；1∶20复方醋酸铝溶液冷湿敷；放置冰袋。可以消肿止痛。

·方案4：局部疼痛明显者，可选用2%普鲁卡因溶液2~3 mL；或1%盐酸吐根碱溶液3 mL；或3%盐酸麻黄碱溶液0.5~1 mL，蜇伤处皮下注射，可很快止痛消肿。

2.全身治疗

·方案1：氯苯那敏（扑尔敏）4 mg，口服，每日3次。

·方案2：赛庚啶2 mg，口服，每日3次。

·方案3：氯雷他啶10 mg，口服，每日1次。

·方案4：西替利嗪10 mg，口服，每日1次。

·方案5：泼尼松首日20~30 mg，口服，逐日递减5 mg至停药。

·方案6：偶有休克等严重全身反应者，应积极进行抢救，0.1%肾上腺素0.3~0.5 mg皮下注射，氢化可的松 100~200 mg 静滴。

（郭昀桐）

四、蝎蜇伤

【诊断要点】

由蝎子尾部的刺蜇器刺入皮肤注入毒液引起的皮肤急性反应及全身反应。

【治疗方案】

轻者消炎、止痛，重者应积极抢救。

·**方案 1**：立即检查皮肤蜇伤处，尽快吸出毒汁或扩大伤口。

·**方案 2**：用 1∶5000 高锰酸钾溶液充分冲洗，再用 5% 小苏打溶液进行湿敷，然后用 5%~10% 氨水调碱粉涂于患处。

·**方案 3**：四肢远端蜇伤者，必要时可加止血带（每 10~15 min 需放松 1 次）或局部放置冰袋，减少毒素的吸收和扩散。

·**方案 4**：疼痛严重者，可用 2% 普鲁卡因液 2~3 mL 或 1% 盐酸吐根碱液 3mL，局部封闭，也可加服止痛药物。

·**方案 5**：若出现中毒症状，应对症处理，必要时进行抢救，同时给与阿托品或糖皮质激素或肾上腺素，使用抗蝎素血清。

（郭昀桐）

五、毒蛇咬伤

【诊断要点】

由毒蛇咬伤人体后产生的一系列局部和全身症状，伤口有一对毒牙的咬痕。

【治疗方案】

（1）防止毒素扩散（以下方法应在咬伤后 1 h 内处理完毕）：

·**方案 1**：立即在咬伤处近心端结扎止血带或布带，每隔 15~30 min 放松几秒钟，以防患肢缺血坏死。

·**方案 2**：患处放置冰袋或浸入 4~7℃冷水中，也可置于 15℃水中持续 24~96 h。

·**方案 3**：在毒牙咬伤处做"十"字切开，然后用生理盐水、1∶5000 高锰酸钾溶液或清水冲洗，再用吸奶器或拔火罐吸出毒汁，紧急情况下也可用口反复吸吮约半小时，注意用清水漱口。如有可能，在口与伤口之间可置一薄片橡胶皮，以防吞入毒汁。

·**方案 4**：伤口周围用 1% 普鲁卡因局部封闭，或可减轻疼痛和毒液的吸收。

（2）解毒或中和毒素：

·**方案 1**：注射抗蛇毒血清应先做皮试。以 10 mL 抗蛇毒血清加入 25%~50% 葡萄糖溶液 20~40 mL 中，缓慢静注。也可首次肌内注射 4 min 后每次 2 mL，每日 4~6 次。

·**方案 2**：注射破伤风抗毒素 1500 U，要先做皮试。

·**方案 3**：胰蛋白酶可分解蛇毒蛋白质，防止组织坏死。用 1000~6000 U 胰蛋白酶加 0.5%普鲁卡因 4~20 mL，在咬伤处做环状封闭，每日 1 次。

·**方案 4**：糖皮质激素有抗炎、抗过敏、抗休克和免疫抑制作用。氢化可的松 300~500 mg，静滴，连用 3~5 天。

（3）全身支持疗法：

偶有休克等严重全身反应者，应积极进行抢救，重者吸氧、扩容、强心、利尿等，禁用中枢抑制剂，抗凝剂和横纹肌松弛剂。必要时给予足量抗生素。

（郭昀桐）

六、疥疮

【诊断要点】

有传染病接触史和好发部位，夜间巨痒，显微镜检查可明确诊断。

【治疗方案】

1. 局部治疗

·**方案 1**：硫黄软膏，从颈以下遍搽全身，每晚 1 次，连用 4 天为一个疗程，成人用 10% 硫黄软膏，儿童用 5% 硫黄软膏。搽药期间，不洗澡，不更衣，第 5 天洗澡后换清洁衣物。治疗后观察 2 周，如有复发，应重复治疗。

·**方案 2**：1% 六六六霜，洗澡后晾干半小时，自颈部以下外搽全身皮肤，维持 24 h 后洗澡，洗澡后更换衣、被、床单等，必要时隔 1 周后可再治疗 1 次。妇女、婴幼儿不应使用，有皮肤破损者最好不用。

·**方案 3**：25% 苯甲酸苄酯乳剂，每天搽药 1~2 次，连用 2~3 天，杀虫力强，效果较好。

·**方案 4**：2%~3% 甲硝唑软膏（霜）外用，也可同时口服甲硝唑，每次 0.2 g，每天 3 次，连服 7 天为一个疗程。

·**方案 5**：30% 硫代硫酸钠溶液，每天搽药 2 次，1 周可愈。

·**方案 6**：40% 硫代硫酸钠溶液和 4% 稀盐酸溶液，先涂前者 2 次，待干后再涂后者 2 次，每天早晚各 1 次，连用 3~4 天。

·**方案 7**：10% 克罗米通乳剂或搽剂，每天早晚各 1 次，连用 3 天。搽药期间不洗澡不换衣服，使黏在衣被上的药物也能杀虫，第 4 天洗澡更衣，并将污染的衣服、被单、被罩煮沸消毒，治疗后观察 2 周，如无新皮疹出现，即为痊愈。

2. 疥疮结节的治疗

·**方案 1**：液氮冷冻，直接将液氮涂于结节上 30~40 s，或喷雾 5~7 s，连续 2~3 个冻融，7~15 天治疗 1 次。

·**方案 2**：焦油凝胶每晚涂患处 1 次，连用 2~3 周。

·**方案 3**：曲安奈德新霉素（肤疾宁）贴膏，剪取适当大小，贴于患处，每 3 天换一贴，贴后加灯泡烤 3 min 则效果更好。如贴后浸渍发白，可停 1 天再贴，但此法在夏季天热时不宜使用。

· **方案 4**：氟轻松软膏等皮质激素类药物，每天外搽或先涂一薄层，再用胶布封固，2~3 天换一次，连用 15~30 天，可以治愈。

· **方案 5**：哈西奈德溶液（乐肤液），每天涂 4~6 次，短者用 1 个月，长者用 5 周，可以治愈，无副作用。

（郭昀桐）

第十七节　红斑及红斑鳞屑性疾病

一、银屑病

【诊断要点】

银屑病又称"牛皮癣"，表现为红色斑丘疹，表面覆盖银白色鳞屑，轻刮表面鳞屑，可见"薄膜现象"。

【治疗方案】

1. 局部治疗

· **方案 1**：2%~5% 煤焦油软膏外涂，24 h 后进行焦油浴，多余的焦油用植物油或矿物油去除干净，然后进行紫外线或用亚红斑量 UVB 照射，每天 1 次，3 周内皮疹可消退。

· **方案 2**：外用 1%~3% 的高浓度蒽林制剂，10~30 min 即擦去，并用酸性肥皂清洗局部，然后外用润肤霜或合适的皮质类固醇软膏，每日 1 次成每周 3 次，一般 3 周后皮疹可消失，该法特别适用于慢性、处于静止期的斑块型银屑病。

· **方案 3**：外用激素。一般每日 1~2 次，或隔日 1 次。对局限、肥厚的皮损可用硬化制剂（如肤疾宁）或局部封包治疗。

· **方案 4**：0.25%~0.3% 维甲酸霜，外用，每日 1 次。

· **方案 5**：氮芥常用于治疗经其他局部治疗无效成不适于内服药物治疗的银屑病皮损。使用时常从小剂量开始，即 10 mg 氮芥溶于 5mL 水中，渐增至 10 mg 溶于 25 mL 水中。氮芥溶液可每日用 1 次，2~3 周可见疗效。维持治疗时，每周用 2 次。

· **方案 6**：钙泊三醇软膏，一般外用 6~8 周后皮疹消失。然后可减少用药次数或间歇用药以维持长期疗效。

2. 全身治疗

· **方案 1**：甲氨蝶呤（MTX）开始可口服 MTX 2.5~5 mg（小儿常用量为每周 0.2~0.4 mg/kg），若 7~10 天后血细胞计数正常，则可有规律地使用 MTX，即每 12 h 服用 2.5 mg，连服 3 次，每周的同一时间重复治疗。

· **方案 2**：维甲酸，寻常型银屑病常用剂量为每日每千克体重 0.5 mg，最大可增至 1 mg/kg；脓疱型银屑病用药量较大，一般为每天 1~2 mg/kg，病情控制后可视情况每 1~3 周减量 1 次；红皮病型银屑病开始不宜用大剂量，因患者对小剂量（每天 25~35 mg 或每天 0.3~0.4 mg/kg）持续较长时间（8~10 周）反应较好；大剂量可能反而使痛情加重。用药 2~4 周可见显著效果，然后渐减少用量。具体视情况每 1~3 周减 1 次药量。

· **方案 3：** 环孢素，治疗量 2~6 mg/（kg·d）2~4 周可见显著效果。然后逐渐减量，总疗程 8 周左右，但停药后往往在 4 周内复发。故有人认为减至 1 mg/（kg·d）后继续维持用药 3~6 个月，效果更好。

· **方案 4：** 依那西普，50 mg，皮下注射，每周 2 次，持续 3 个月；之后改为 50 mg，每周 1 次，维持该用量。

· **方案 5：** 英夫利西单抗，主要用于治疗关节病型银屑病，不同关节腔内注射的剂量不同，颞下颌关节每次 50 mg，腕关节每次 25 mg，踝关节每次 50 mg，膝关节每次 100 mg，均每 6 周注射 1 次，疗程持续 24~36 周。

3. 物理疗法

· **方案 1：**

光化学疗法（PUVA），8- 甲氧基补骨脂素（8-MOP）0.5~0.6 mg/kg，口服，2 h 后进行 UVA 照射，2~3 次 / 每周。或 8- 甲氧沙林 0.4~5.0 mg/L，水温 37℃，浸施 20 min 后照光。

· **方案 2：** 宽谱中波紫外线（BB-UVB）疗法，初始剂量通常是亚红斑量或 MED 的 75%~100%，每周 3~5 次，20 次可有明显疗效。

· **方案 3：** 窄谱中波紫外线（NB-UVB），主要应用 311~313 nm 波长的 UVB 治疗。初始剂量为 MED 的 50%~70%，每周 3~5 次，根据红斑反应可递增 10%~20% 的前次剂量，一般 6~9 次多数患者皮损明显好转。NB-UVB 治疗每周 3 次，并给予阿维 A 每天 25 mg，口服。

【说　明】

口服甲氨蝶呤可导致骨髓抑制，需定期复查血象，使用依那西普、英夫利西单抗需定期复查血象、肝功。

（郭昀桐）

二、副银屑病

【诊断要点】

表现为与银屑病相似的鳞屑性红斑或斑块，慢性病程，有丘疹、红斑、鳞屑等皮损，无自觉症状。

【治疗方案】

1. 苔藓样糠疹

· **方案 1：** 四环素 0.25~0.5 g，口服，每日 4 次，直至皮损消退，病情稳定 2 周后逐渐减量至完全停药。

· **方案 2：** 泼尼松每日 20~60 mg 或复方倍他米松 1~2 mL，肌注。

· **方案 3：** 氨苯砜 50~100 mg，口服，每晚 1 次，每周减量 25 mg 至停药。

· **方案 4：** 甲氨蝶呤（MTX），小剂量起效，2.5~5 mg，口服，每 12 h 1 次，每周连续使用 3 次。

・**方案 5**：环孢素 A，100 mg，口服，每日 3 次。

・**方案 6**：PUVA、UVB 光疗或窄谱 UVB 照射，每周 3~4 次。

2. 小斑块型副银屑病

・**方案 1**：烟酰胺 200~300 mg，口服，每天 3 次；浓维生素 AD 胶丸，口服，每天 1 次，每次 1 粒。

・**方案 2**：尿素软膏或煤焦油制剂，外用，每天 2 次。

・**方案 3**：0.1% 他克莫司、吡美莫司或咪喹莫特，外用，每天 2 次。

・**方案 4**：卡泊三醇和糖皮质激素联合或交替使用，外用，每天 2 次。

・**方案 5**：PUVA、UVB 光疗或窄谱 UVB 照射，每周 3~4 次。

3. 大斑块型副银屑病

・**方案 1**：阿维 A 10 mg，维胺酯 25 mg，口服，每日 3 次。或异维 A 酸 10 mg，口服，每日 3 次。

・**方案 2**：糖皮质激素、全反式维 A 酸或维胺酯与尿素维生素软膏配合使用，每天 2 次。

・**方案 3**：0.1% 异维 A 酸凝胶与糖皮质激素联合或交替使用，外用，每天 2 次。

・**方案 4**：PUVA、UVB 光疗或窄谱 UVB 照射，每周 3~4 次。

（郭昀桐）

三、多形红斑

【诊断要点】

为急性炎症性皮肤病，有自限性，皮疹多形，有典型的靶形损害。

【治疗方案】

1. 局部治疗

・**方案 1**：口腔病变应用含漱剂，保持口腔清洁。

・**方案 2**：眼部病变及早请眼科会诊，协同处理，防止产生后遗症。

・**方案 3**：肛门、尿道口及外生殖器部位可用 0.05% 氯己定液清洁，有感染时及时应用抗生素。

2. 全身治疗

・**方案 1**：阿昔洛韦 400 mg，口服，每日 3 次。

・**方案 2**：伐阿昔洛韦 500 mg，口服，每日 3 次。

・**方案 3**：泛阿昔洛韦 250 mg，口服，每日 3 次。

・**方案 4**：对于重症型多形红斑，甲泼尼龙每日 40~80 mg，静滴；免疫球蛋白 0.4 g/(kg·d)，连用 4~5 天。

・**方案 5**：补充水分和营养，保持水、电解质的平衡。

（郭昀桐）

四、玫瑰糠疹

【诊断要点】

玫瑰糠疹,皮损为躯干和四肢近端为主的分散性泛发性椭圆形玫瑰色斑疹,其外周边缘有细薄鳞屑,皮疹长轴与皮纹平行。

【治疗方案】

1. 全身治疗

·**方案1**:瘙痒显著的病例可口服抗组胺药,如氯苯那敏 4 mg,口服,每天 3 次;或氯雷他定 10 mg,口服,每日 1 次。

·**方案2**:对严重水疱型玫瑰糠疹患者,可用氨苯砜 50~100 mg,口服,每天 2 次。

·**方案3**:复方青黛丸,每次 6g,每天 3 次,共服 3 周,疗效较好。

·**方案4**:对于急性广泛型玫瑰糠疹,可用雷公藤多苷,每次 20 mg,每天 2~3 次,口服,愈后递减。

2. 局部治疗

·**方案1**:炉甘石洗剂,外用,每日 2 次。

·**方案2**:皮质激素霜,外用,每日 2~3 次。

3. 物理治疗

·**方案1**:用紫外线红斑量或亚红斑量分区交替照射,隔天 1 次。

·**方案2**:急性炎症期过后,用红斑量或亚红斑量的中波紫外线(UVB)照射治疗,1周连续 5 天,共 2 周。

五、白色糠疹

【诊断要点】

皮疹为面部、手臂、颈部或肩部的干性细薄糠状鳞屑性色素减退性圆形或卵圈形斑片。淡白色或淡红色,边界清楚。

【治疗方案】

·**方案1**:口服维生素(如维生素 B_6、维生素 B_2 和维生素 C 等)。

·**方案2**:以润肤为主,1% 氢化可的松软膏,外用,每日 1 次。

·**方案3**:避免患部碱性肥皂等过度清洗。

·**方案4**:红斑期炎症性损害可使用弱糖皮质激素霜剂及温和的焦油糊剂。

(郭昀桐)

六、扁平苔藓

【诊断要点】

扁平苔藓,皮损通常为紫红色多角形瘙痒性扁平丘疹,多有瘙痒感,结合组织病理检查即可诊断。

【治疗方案】

1. 全身治疗

· **方案1**：

泼尼松每日 30~60 mg，分 2~3 次口服，症状缓解或损害清退后逐渐减量至停药。或泼尼松每天 15~20 mg，约服用 6 周，并在随后的 6 周内逐渐减量，3 个月后停用或采用泼尼松 1 mg/（kg·d）7 天，40 mg7 天，20 mg7 天，逐步减至每周 2.5 mg。

· **方案2**：阿维 A 每天 30 mg，口服，连续 8 周。

· **方案3**：环孢素 A，1~6 mg/（kg·d），口服，治疗严重顽固性糜烂性或溃疡性扁平苔藓。一般在 2~4 周开始见效，效果良好。

· **方案4**：硫唑嘌呤，25~50 mg，口服，每天 2 次，对类天疱疮样扁平苔藓和口腔糜烂型扁平苔藓疗效较好。

· **方案5**：氨苯砜（DDS），25 mg，口服，每天 3 次，常与糖皮质激素同时用于中重型扁平苔藓和大疱性扁平苔藓。

· **方案6**：沙利度胺（反应停），25 mg，每天 2 次，常与糖皮质激素、雷公藤多苷和 DDS 同时用于重型扁平苔藓。

· **方案7**：左旋咪唑，50mg，口服，每天 3 次，连服 3 天，间隔 7~11 天为 1 个疗程，多在 2~3 个疗程后出现效果。

· **方案8**：干扰素，300 万 U，肌内注射，隔天 1 次，疗程为 3 个月，治疗扁平苔藓伴有活动性丙型肝炎者有效。

· **方案9**：聚肌胞，2 mg，肌内注射，每周 2 次，用药 4 次为 1 个疗程。

· **方案10**：柳氮磺胺吡啶，剂量从每日 1.5 g 增加到每日 3 g，口服，至少 4 周，对皮肤扁平苔藓有效，对黏膜扁平苔藓无效。

· **方案11**：氯喹 250 mg，口服，每天 2 次，共 2 周，以后改为 250 mg，每天 1 次，口服，连服 1~3 个月。对光线性扁平苔藓疗效较好。

· **方案12**：羟氯喹 100~200 mg，口服，每天 2 次，连服 2 周，以后改为 100~200 mg，每天 1 次，口服，持续使用 6 个月，对口腔扁平苔藓有较好的疗效。

· **方案13**：灰黄霉素，200 mg，口服，每天 3 次，疗程 3~6 个月。对口腔糜烂型或伴有甲病或肥厚型或大疱型扁平苔藓有较好疗效。

· **方案14**：伊曲康唑，200 mg，口服，每天 1~2 次，疗程 3 个月，治疗扁平苔藓或伴有甲病、甲癣及足癣者有较好的疗效。

· **方案15**：雷公藤多苷片，20 mg，口服，每天 3 次，治疗口腔扁平苔藓疗效较好。

2. 局部治疗

· **方案1**：曲安奈德 1 mL 或复方倍他米松（得宝松）1 mL，与利多卡因按 1∶1 配制，根据损害大小，做点状注射 0.1 mL/cm²，每周 1 次，通常 2~3 次可见效。

·**方案 2**：外阴阴道、直肠和肛门部损害可外用 1% 氢化可的松霜或丁酸氢化可的松霜或可的松栓。

·**方案 3**：口腔损害可采用 0.05% 氯倍他米松戊酸酯气雾吸人，或倍他米松溶液（0.6 mg/5 mL）或 0.1 mg/mL 地塞米松溶液在餐后和睡前含漱。

·**方案 4**：对于肥厚型损害，可外用 0.05% 维 A 酸软膏局部封包，每晚 1 次，连用 1~2 个月。

·**方案 5**：环孢素 A 口腔漱口剂，每天 1~5 mL，每毫升含 100 mg，用于治疗严重顽固性黏膜溃烂性和难治性扁平苔藓。

·**方案 6**：四环素溶液（250~500 mg 溶于 30~50 mL 水中）含漱 2 min，每天 4~6 次，治疗口腔及阴道扁平苔藓有效。

3. 物理治疗

·**方案 1**：

二氧化碳激光或 YAG 激光，用于治疗肥厚性斑块及疣状增殖性扁平苔藓。口腔糜烂性扁平苔藓用小剂量 308 nm 准分子激光治疗有效。红斑鳞屑性损害，可用氩离子激光器照射。

·**方案 2**：

氮冷冻可用于口腔扁平苔藓的治疗，损害常可在 3 周内痊愈。

【说　明】

使用任意以上口服或注射药物均需定期复查血压、血象、肝功。口服氯喹者需定期进行眼底检查。

（郭昀桐）

第十八节　皮肤肿瘤

一、粟丘疹

【诊断要点】

表皮或其附属器官的良性肿物或潴留性囊肿，表现为白色粟粒大小丘疹，好发于面部。

【治疗方案】

本病为良性病变，故一般不需要治疗，如有美容需要时，可用针头或小刀挑出囊肿即可。也可用激光治疗。

（郭昀桐）

二、表皮囊肿

【诊断要点】

本病为沿胚胎闭合线由分离的表皮细胞形成的囊肿，是一种良性皮肤附属器肿瘤。

【治疗方案】

无症状，可观察随诊。可选用手术治疗，彻底切除或破坏囊壁可防止复发。

（郭昀桐）

三、色素痣

【诊断要点】

本病是真皮黑素细胞的良性肿瘤，多表现为单侧疣状隆起损害。

【治疗方案】

- **方案1：** 减少摩擦等外来因素损伤痣体。
- **方案2：** 先天性痣细胞痣有发生黑素瘤的可能，一般以手术切除为好。
- **方案3：** 发生于掌跖、腰部、腋窝、腹股沟等易摩擦部位的交界痣和混合痣应考虑手术切除。
- **方案4：** 后天性痣细胞痣若出现恶变体征（如体积突然增大，颜色变黑，表面出现糜烂、出血、溃疡、肿胀，同时可自觉疼痛或瘙痒、周围出现卫星病灶等）应手术切除。
- **方案5：** 某些后天性痣细胞痣发生于面部有碍美容，患者要求治疗时，应手术切除。

（郭昀桐）

四、脂溢性角化

【诊断要点】

皮肤良性肿瘤，病程缓慢，经年不愈，但极少癌变，根据临床表现及病理检查结合即可诊断。

【治疗方案】

- **方案1：** 本病为良性肿瘤，一般不需要治疗。
- **方案2：** 可疑恶变者，应及时进行手术和病理检查，以免误诊。
- **方案3：** 如有瘙痒或发生炎症等，可进行手术切除，或用激光、手术治疗。
- **方案4：** 5-氟尿嘧啶软膏，外用，每日3次，该药一般不损害正常皮肤，但用药部位可有暂时性色素沉着。

（郭昀桐）

五、汗管瘤

【诊断要点】

向末端汗管分化的一种汗腺瘤，青春期加重，根据临床表现及病理检查结合即可诊断。

【治疗方案】

本病属良性肿瘤，一般无须特殊治疗，如有美容要求，可行电灼、CO_2激光和冷冻等治疗，但时有发生。

（郭昀桐）

六、瘢痕疙瘩

【诊断要点】

常继发于皮肤损伤或炎症改变,瘢痕超过原始皮肤损伤范围,持续性生长,高于皮肤表面。

【治疗方案】

·**方案 1：**可选用复方倍他米松、醋酸曲安奈德或醋酸泼尼松龙注射液中的一种,配以局部浸润麻醉药物普鲁卡因或利多卡因溶液进行瘢痕皮损内注射。

·**方案 2：**硅凝胶瘢痕贴、积雪苷软膏、咪喹莫特软膏,外用,每天 3 次。

·**方案 3：**需手术切除部位,如耳垂、胸前及肩胛区的局限性瘢痕疙瘩,术后务必配合手术区放射治疗及皮损内注射复方倍他米松、醋酸曲安奈德或醋酸泼尼松龙注射液中的一种,以防止术后瘢痕疙瘩复发。

·**方案 4：**曲尼司特 0.1 g,口服,每日 3 次,连续口服半年以上。

（郭昀桐）

七、婴儿血管瘤

【诊断要点】

好发于头、面、颈,可通过临床表现、体格检查及辅助检查确诊。

【治疗方案】

·**方案 1：**非重要部位的增生期血管瘤,如体积较小,处于生长稳定期,未对美观和功能造成重要影响,处于消退期的血管瘤可以定期随访观察。

·**方案 2：**口服泼尼松初始剂量 4 mg/kg,每天 1 次,1 周后观察疗效,如血管瘤停止生长或变小,则继续同样剂量,连续使用 3 周;如疗效不明显,增加剂量至 5 mg/kg,1 周后再次评价疗效,连续观察 3 周后,第 4~8 周内逐渐减少剂量直至停药。

·**方案 3：**口服泼尼松 3~5 mg/kg,隔天早晨 1 次顿服,共服 8 周;第 9 周减量 1/2;第 10 周,每次服药 10 mg;第 11 周,每次服药 5 mg;第 12 周停服。完成 1 个疗程。如需继续,可间隔 4~6 周重复同样疗程。

·**方案 4：**普萘洛尔,1.5~3 mg/（kg·d）,分 2~3 次口服,至少 6 个月。

·**方案 5：**INF-α,100 万 ~300 万 U/（m^2·d）,皮下注射,连用 7~9 个月。

·**方案 6：**5% 咪喹莫特,外用,隔天 1 次,治疗 3~5 个月后血管瘤有可能完全消失。

（郭昀桐）

八、基底细胞瘤

【诊断要点】

由表皮基底层和附属器的基底细胞构成，根据临床表现及病理检查结合即可诊断。

【治疗方案】

·**方案1**：手术治疗：首选手术切除，应全部切除肿瘤组织，距瘤体切缘 0.2~0.5 cm，由于肿瘤细胞呈浸润生长，切除深度应深达皮下脂肪层。特别是硬斑病样或纤维化型只能采用手术切除。最好行 Mohs 外科手术法治疗。

·**方案2**：适用于口唇、眼睑、鼻翼、耳等手术困难部位及老年人不愿手术者，一般采用 X 线治疗。但硬斑病样或纤维化型者及复发患者由于对射线不敏感，不宜采用放射治疗。

·**方案3**：光动力治疗，适用于不宜手术及放射治疗者，应定期随访。

·**方案4**：物理治疗，如激光冷冻、电干燥术等治疗。

·**方案5**：咪喹莫特乳膏，外用，隔天 1 次。

（郭昀桐）

九、鳞状细胞癌

【诊断要点】

是起源于表皮或附属器角质形成细胞的一种常见的皮肤恶性肿瘤。

【治疗方案】

·**方案1**：手术治疗，对于尚未发生转移，且分化较好的肿瘤首选手术切除。切除范围扩大至瘤体外 0.5~2 cm，切除深度应深达皮下脂肪层或筋膜层。目前推荐采用 Mohs 外科手术法治疗。

·**方案2**：放射治疗适用于年老体弱、有手术禁忌证患者、头面部结缔组织不多部位的肿瘤，特别是分化较差，但尚未侵犯骨或转移到淋巴结的肿瘤。一般采用 X 线治疗和镭治疗。

·**方案3**：光动力治疗，适用于不宜手术切除者，但肿瘤浸润深度不超过 1.5 cm。

·**方案4**：激光、冷冻、电干燥术等治疗，需注意随访。

（郭昀桐）

十、恶性黑素瘤

【诊断要点】

恶性黑素瘤是一种高度恶性的肿瘤，根据临床表现及病理检查结合即可诊断。

【治疗方案】

确诊后需要根据患者皮损的浸润深度和是否有转移确定治疗方案。

1. 手术治疗

手术对于黑素瘤的治疗意义重大，不管是对于早期黑素瘤患者还是局部进展期，甚至远处转移患者来说，如通过手术有可能完全切除所有病灶的患者，都应该尽量手术。

·**方案 1**：Ⅰ期和Ⅱ期，根据病理报告中肿瘤 Breslow 厚度决定扩大切除范围。病灶厚度 ≤ 1.0 mm 时，安全切缘为 1 cm；厚度在 1.01~2.0 mm 时，安全切缘为 1~2 cm；厚度 > 2 mm 时，安全切缘为 2 cm。当厚度 > 4 mm 时，有学者认为安全切缘应为 3 cm，但目前的循证医学证据还是支持安全切缘为 2 cm 就足够。

·**方案 2**：Ⅲ期，原发病灶扩大切除的同时行区域淋巴结清扫术。

·**方案 3**：Ⅳ期，如果患者表现为孤立的转移灶，也可考虑手术治疗。

2. 全身治疗

·**方案 1**：化疗，对已转移的患者，可采用化疗或联合化疗。肢端黑素瘤可采用局部灌注化疗。一线治疗推荐 DTIC 单药、替莫唑胺（TMZ）或 TMZ/DTIC 单药为主的联合治疗；二线治疗一般推荐紫杉醇联合卡铂方案。

·**方案 2**：放疗，对缓解内脏及中枢神经系统转移灶的压迫症状有一定疗效，亦可缓解骨转移所致的疼痛。

·**方案 3**：免疫疗法，采用 IL-2/ 淋巴因子激活的杀伤细胞或 IL-2/ 肿瘤浸润性淋巴细胞疗法的继承性细胞免疫或（和）IFN 化疗联合应用。

·**方案 4**：分子靶向治疗，易普利姆玛、维罗非尼、伊马替尼等药物靶向治疗。

（郭昀桐）

十一、乳房 Paget 病

【诊断要点】

主要为乳腺癌扩散至乳头及周围表皮的损害。

【治疗方案】

一旦诊断乳房 Paget 病，应及时乳房体检包括 X 线检查、穿刺活检。

·**方案 1**：对于单纯乳头、乳晕病变患者，常规切除损害辅助放疗即可。

·**方案 2**：如果可触及乳房肿块，且边界不清，建议患者可行乳房肿瘤切除术及辅助放疗。

·**方案 3**：部分复发患者必要时需完整乳房切除。

（郭昀桐）

十二、卡波西肉瘤

【诊断要点】

本病在艾滋病患者中发病率很高，根据其临床演变过程（从斑片期至结节期）、特征性的色泽和多灶性的分布进行诊断。

【治疗方案】

·**方案1**：对于单发的皮损可给予手术切除，对于多发性的皮损可给予放疗。

·**方案2**：对于快速进展的病例、肺部受累者、有症状的内脏 Kaposi 肉瘤和淋巴水肿者给予系统性化疗，通常单独或联合使用长春新碱、阿霉素和博来霉素。

·**方案3**：对于单个皮损，瘤体内注射长春新碱有效。

·**方案4**：对于播散性患者，可给予免疫调节剂干扰素 α 治疗。

（郭昀桐）

第十九节　性传播疾病

一、梅毒

【诊断要点】

由梅毒螺旋体引起的常见性传播疾病之一，需结合病史、体检及实验室检查的结果进行综合分析。

【治疗方案】

明确诊断后，越早治疗效果越好。而且治疗要规则、足量，治疗后要定期追踪观察。对传染源及性伴侣，动员他们接受检查或治疗。治疗期间禁止性交。

（1）早期梅毒（包括一期梅毒、二期梅毒、病期在 2 年以内的潜伏梅毒）的治疗。

·**方案1**：苄星青霉素 G，240 万 U，分为两侧臂部肌内注射，每周 1 次，共 2 次。

·**方案2**：普鲁卡因青霉素 G，每日 80 万 U，肌内注射，连续 10 天，总量为 800 万 U。

·**方案3**：青霉素过敏者选用四环素 500 mg，口服，每天 4 次，连服 15 天，总量 30 g（肝肾功能不全者禁用）。或者红霉素 500 mg，口服，每天 4 次，连服 15 天。

（2）病期长于 2 年的梅毒（二期皮肤、黏膜、骨骼梅毒或病期超过 2 年的潜伏梅毒及二期复发梅毒）的治疗。

·**方案1**：普鲁卡因青霉素 G，每日 80 万 U，肌内注射，连续 20 天为一个疗程，也可考虑给第二个疗程，疗程间停药 2 周。

·**方案2**：苄星青霉素 240 万 U，肌内注射，每周 1 次，共 3 次。青霉素过敏者，可选用四环素或红霉素，500 mg，口服，每天 2 次，连续 30 天为 1 个疗程。

（3）心血管梅毒的治疗：治疗前给予 3 天泼尼松治疗，可避免赫斯麦反应。

·**方案1**：水剂青霉素 G，第 1 天 10 万 U，1 次肌内注射；第 2 天 10 万 U，每天 2 次肌内注射；第 3 天 20 万 U，每天 2 次肌内注射；第 4 天起，选用普鲁卡因青霉素 G，每日 80 万 U，肌内注射，连续 15 天为一个疗程，共 2 个疗程（或更多），疗程间停药 2 周。

·**方案2**：青霉素过敏者，可选用四环素或红霉素，500 mg，口服，每天 4 次，连续 30 天为 1 个疗程。

（4）神经梅毒和眼梅毒的治疗。

·**方案1**：水剂青霉素G，1800万~2400万U（300万~400万U，每4h1次），静滴，连续10~14天，继以苄星青霉素G240万U，肌内注射，每周1次，共3次。

·**方案2**：普鲁卡因青霉素G，每日240万U，肌内注射，同时口服丙磺舒，每次0.5g，每天4次，共10~14天，继以苄星青霉素G240万U，肌内注射，每周1次，共3次。

·**方案3**：青霉素过敏者，可选用四环素或红霉素，500mg，口服，每天4次，连续30天为1个疗程。

（5）妊娠期梅毒的治疗

·**方案1**：普鲁卡因青霉素G每日80万U，肌内注射，连续10天。妊娠期初3个月内，注射1个疗程；妊娠末3个月再注射1个疗程。

·**方案2**：青霉素过敏者可选用红霉素，用法及剂量同非妊娠期患者，但其所生婴儿应用青霉素治疗。

·**方案3**：妊娠期梅毒治疗后，在分娩前应每月检查一次梅毒血清反应。

（郭昀桐）

二、淋病

【诊断要点】

淋病是由淋病奈瑟菌感染所致的一种性病。

【治疗方案】

（1）单纯性淋病的治疗（包括淋菌性尿道炎、宫颈炎、肛门直肠炎、咽炎）。

·**方案1**：头孢曲松250mg，1次肌内注射。

·**方案2**：头孢噻肟1.0g，1次肌内注射。

·**方案3**：氟嗪酸400~600mg，1次口服。

·**方案4**：环丙沙星500mg，1次口服。

·**方案5**：氟哌酸800~1000mg，1次口服。

·**方案6**：大观霉素2.0g（宫颈炎4.0g），1次肌注。

·**方案7**：阿奇霉素1.0g，1次口服。

（2）有并发症淋病的治疗。

推荐连续给药，以维持血药浓度，直到症状消退，用药时间为3~10天。

·**方案1**：头孢曲松250mg，肌内注射，每日1次，共10天。

·**方案2**：头孢噻肟1.0g，肌内注射，每日1次，共10天。

·**方案3**：大观霉素2.0g，肌内注射，每日1次，共10天。

·**方案4**：诺氟沙星200mg，口服，每日2次，共14天。

·**方案5**：多西环素100mg，口服，每日2次，共14天。

·**方案6**：甲硝唑400mg，口服，每日2次，共14天。

（3）播散性淋病的治疗。

·**方案 1**：头孢曲松 1.0 g，静注，每 12 h 1 次，5 天后改为 250 mg，肌内注射，每日 1 次，再连用 7 天。

·**方案 2**：头孢噻肟 1 g，静注，每 8 h 1 次，5 天后改为 1.0 g，肌内注射，每日 1 次，再连用 7 天。出现脑膜炎或心内膜炎者使用头孢曲松 1~2 g，静滴，每 12 h 1 次。淋菌性脑膜炎疗程约 2 周；淋菌性心内膜炎疗程至少 4 周。

（4）妊娠期淋病的治疗。

·**方案 1**：头孢曲松 250 mg，1 次肌内注射。

·**方案 2**：头孢噻肟 1.0 g，1 次肌内注射。

·**方案 3**：大观霉素 4.0 g，1 次肌注。

（5）儿童淋病的治疗：体重 45 kg 以上者按成人方案治疗，体重小于 45 kg 者按下列方案治疗。

·**方案 1**：头孢曲松 25~50 mg/kg（最大不超过成人剂量），1 次肌内注射。

·**方案 2**：头孢噻肟 25 mg/kg，肌内注射，每 12 h 1 次。

·**方案 3**：大观霉素 40 mg/kg（最大剂量 2 g），1 次肌内注射。

（郭昀桐）

三、非淋菌性尿道炎

【诊断要点】

本病指通过性接触传染的，除淋菌尿道炎以外的尿道炎。

【治疗方案】

（1）尿道炎（宫颈炎）的治疗。

·**方案 1**：多西环素 100 mg，口服，每日 2 次，连服 7 天。

·**方案 2**：阿奇霉素 1.0 g，1 次单剂量口服。

·**方案 3**：美满霉素 100 mg，口服，每日 2 次，连服 10 天。

·**方案 4**：红霉素 500 mg，口服，每日 4 次，连服 2~3 周。

·**方案 5**：克拉霉素 250 mg，口服，每日 2 次；或 500 mg，口服，每日 1 次，连服 7 天。

·**方案 6**：氟嗪酸 300 mg，口服，每日 2 米，连服 7 天，疗效与多西环素相似。

·**方案 7**：环丙沙星 500 mg，口服，每日 2 次，共 7 天。

（2）妊娠期妇女用药方案。

·**方案 1**：红霉素 50 mg，口服，每日 4 次，连服 7 天。

·**方案 2**：红霉素琥珀酸乙酯 800 mg，口服，每日 4 次，连服 7 天。

（3）婴幼儿用药方案。

·**方案 1**：新生儿眼结膜炎给红霉素 30~50 mg/（kg·d），分 4 次口服，连服 2~4 周。

·**方案 2**：新生儿肺炎给红霉素 50 mg/（kg·d），分 4 次口服，连服 3~4 周。

·方案3：儿童衣原体感染者，儿童体重小于 45 kg 时，给红霉素 50 mg/（kg·d），分 4 次口服，连服 7 天；儿童体重＞45 kg 时，可按成人治疗方案治疗。

（4）假丝酵母菌尿道炎：

·方案1：咪康唑栓，每晚 200 mg，阴道用药，连用 7 天。

·方案2：克霉唑栓，每晚 150 mg，阴道用药，连用 7 天（或每日早晚各 150 mg，进用 3 天）。

·方案3：制霉菌栓，每晚 10 万 U，阴道用药，连用 10~14 天。

·方案4：

伊曲康唑 200 mg，每日 1 次，连服 3~5 日。

（5）滴虫性尿道炎。

·方案1：甲硝唑 2 g（或替硝唑），单次口服。

·方案2：甲硝唑 400 mg，口服，每日 2 次，连服 7 日。

·方案3：甲硝唑阴道泡腾片 200 mg，每晚 1 次，连用 7 天。

【说　明】

口服伊曲康唑的患者需定期复查肝功。

（郭昀桐）

四、尖锐湿疣

【诊断要点】

由人乳头瘤病毒（HPV）感染引起的肛门及外生殖器的皮肤黏膜赘生物，为淡红色、灰白色或淡褐色。

【治疗方案】

（1）局部外用药治疗。

·方案1：0.5% 鬼臼毒素酊（尤脱欣）可抑制表皮细胞有丝分裂，并引起组织坏死，且不良反应小。用药前清洗患部，擦干，每日涂药 2 次，3 天为一个疗程，重复用药需间隔 4 天或 4 天以上。

·方案2：5% 氟尿嘧啶（5-Fu），用于治疗男性尿道内疣时，待膀胱排空后用喷管注入霜剂 12 mL 用棉棍涂布，每日 4 次。治疗后扩张尿道以免粘连。用于阴道湿疣时，将 5% 药液浸温纱布，塞入阴道，2 h 后取出。

·方案3：25%~50% 三氟醋酸溶液，外用，每日 1 次，连月 4~6 天，间隔 1 周可再用。有化学性剥脱、止血和收敛作用。

·方案4：3% 酞丁胺软膏（α-醛酮缩硫脲衍生物），对于病毒性皮肤病有满意疗效。每天外用 2~3 次，4 周为 1 个疗程。

（2）物理治疗。

·方案1：激光，可用 CO_2 激光或脉冲激光治疗。

·方案2：冷冻，一般采用液氮冷冻治疗。

- **方案3**：电灼，用电刀或电针治疗，对疣体做烧灼或切割。
- **方案4**：手术切除，对较大疣体整个切除。

3. 注射治疗：

- **方案1**：干扰素治疗，用10万U干扰素和生理盐水1 mL混合，均匀注射于各病损基底部，隔日注射，每周3次，共注射9次。
- **方案2**：干扰素100万U，每日1次，肌内注射，连续治疗10~14天后改为每周注射3次，应用4周左右。
- **方案3**：卡介菌多糖核酸，0.7 mL，肌注，每3天1次。
- **方案4**：胸腺肽10~20 mg，每日1次或隔日1次，肌内注射。

（郭昀桐）

五、生殖器疱疹

【诊断要点】

在生殖器周围出现水疱、糜烂或溃疡，可伴有瘙痒、灼热感和疼痛。

【治疗方案】

（1）一般治疗。

- **方案1**：每天使用等渗生理盐水清洗2~3次并擦干，以保持局部清洁、干燥及疱壁完整。
- **方案2**：5%盐酸利多卡因软膏局部止痛或口服止痛药。

（2）抗病毒药物治疗。

- **方案1**：阿昔洛韦5 mg/kg，口服，每8 h 1次，共7~10天。一般患者可口服200 mg，每日4~5次，共服7~10天。
- **方案2**：对于复发次数较为频繁的患者，可预防性服药。每次200 mg，口服，每日3次，连续服用数月。

（郭昀桐）

六、软下疳

【诊断要点】

由杜克雷嗜血杆菌感染所致的生殖器部位疼痛剧烈、质地柔软的化脓性溃疡。

【治疗方案】

软下疳的预防和治疗同等重要，提倡安全的性行为，避免非婚性行为，提高安全套的使用率，正确使用安全套，以减少和预防软下疳等性传播疾病。

治疗原则应遵循及时、足量、规则用药的原则。在患者发病前10天内的性伴侣，无论其有无症状，均应同时接受治疗，治疗后应进行随访。有效的治疗可治愈感染，消除临床症状，预防传染给他人。较晚期患者，尽管治疗有效，仍可形成瘢痕。

- **方案1**：红霉素500 mg，口服，每日4次，连服1~2周。

- **方案 2**：头孢曲松 250 mg，1 次肌内注射。
- **方案 3**：阿奇霉素 1.0 g，1 次口服（妊及哺乳期妇女慎用）。
- **方案 4**：大观霉素 2 g，1 次肌内注射。
- **方案 5**：氟罗沙星 200 mg，1 次口服。
- **方案 6**：环丙沙星 500 mg，口服，每日 2 次，连服 3 次（孕妇及哺乳期妇女和小于 18 岁者禁用）。
- **方案 7**：阿莫西林，1~2 片，口服，每日 3~4 次，连服 10 天。
- **方案 8**：多西环素 100 mg，口服，每日 2 次，连服 1~2 周。
- **方案 9**：复方新诺明 2 片，口服，每日 2 次，连服 1~2 个月。
- **方案 10**：1∶5000 的高锰酸钾溶液或 3% 过氧化氢清洗患处。
- **方案 11**：红霉素软膏，外用，每日 2 次。

（郭昀桐）

七、艾滋病

【诊断要点】

艾滋病的诊断必须遵循"及早、全面、动态慎重、咨询、保密"的原则。

【治疗方案】

艾滋病的预防和治疗同等重要，控制性传播，提倡安全的性行为，预防 HIV 的母婴传播，终止妊娠和提倡人工喂养。

（1）抗病毒治疗。

- **方案 1**：司他夫定（D4T）（体重 ≥ 60 kg）40 mg，口服，每日 2 次，或齐多夫定 300 mg，口服，每日 2 次。
- **方案 2**：拉米夫定（3TC）150 mg，口服，每日 1 次。
- **方案 3**：依非韦伦 600 mg，睡前口服，每日 1 次。
- **方案 4**：奈韦拉平（NVP）200 mg，每日 1 次，口服，共服 14 天，然后 200 mg，每日 2 次，口服。
- **方案 5**：印地那韦（IDV）800 mg，每 8h 1 次，口服。
- **方案 6**：去羟肌苷（DD），体重 ≥ 60 kg 时，200 mg，每日 2 次，口服；体重 < 60 kg 时，125 mg，每日 2 次，口服。

（2）医务人员被污染针头刺伤或实验室意外者，在 2h 内进行治疗。

- **方案 1**：双汰芝（每片含齐多夫定 300 mg + 拉米夫定 150 mg）1 片，每日 2 次，28 天停药。
- **方案 2**：双汰芝 1 片，每日 2 次，28 天停药。印地那韦 800 mg，口服（空腹），每 8h 1 次，28 天停药。

（3）预防母婴传播。

·方案1：齐多夫定300 mg，口服，每日2次（从妊娠28周至婴儿出生后3天），婴儿用量为1mg/kg。

·方案2：奈韦拉平200 mg，分娩时一次性口服，婴儿2 mg/kg，则出生后72 h内1次性口服。

（郭昀桐）

第二十节　血管炎及血管病

一、变应性皮肤血管炎

【诊断要点】

根据发生在小腿及踝部为主的以可触性紫癜为主的多行损害，有反复发作倾向，即考虑本病。

【治疗方案】

1. 一般治疗

·方案1：仅累及皮肤时，注意休息，避免外伤和受凉，尽量减轻血液淤滞，抬高患肢，穿弹力袜。

·方案2：慢性感染病灶尤应仔细检查，除去病灶常可使症状迅速减轻或消退。

2. 药物治疗

·方案1：泼尼松，口服，每日30~40 mg，可有效控制症状，尤其对有疼痛的皮损疗效显著。

·方案2：环磷酰胺2 mg/（kg·d）或每月冲击治疗，甲氨蝶呤每周5~20 mg，硫唑嘌呤2 mg/（kg·d），环孢素3~5 mg/（kg·d）。

·方案3：氨苯砜，口服，每日50~150 mg。

（宁凯）

二、过敏性紫癜

【诊断要点】

诊断根据分批反复出现于下肢为主的可触及性紫癜，伴有胃肠道或关节的症状，或肾脏累及的表现，血小板计数正常等。

【治疗方案】

本病常为自限性，大部分病例在数周或数月内痊愈。

1. 一般治疗

·方案1：卧床休息，积极寻找致病因素，除去致敏原，脱离致敏环境。

·方案2：抬高紫癜和水肿部位，保持皮肤清洁，避免擦伤、碰伤。

·方案3：急性期患者应采用优质低蛋白饮食，注意补充维生素。

2. 药物治疗

· **方案1**：对乙酰氨基酚，口服，0.3~0.6g，每日1~2次。

· **方案2**：氯雷他定，口服，10mg，每日1次。

· **方案3**：泼尼松，口服，每日30~40mg，可有效控制症状。

· **方案4**：丙种球蛋白，静滴，400mg/（kg·d），5天为一个疗程，可提高治愈率。

（宁凯）

三、结节性血管炎

【诊断要点】

结节性血管炎是临床病理诊断。

【治疗方案】

用支持性治疗如穿弹力袜、卧床休息和非甾体类抗炎药，糖皮质激素可使症状暂时缓解。对由结核感染引起者，应行至少9个月的三联抗结核治疗。

（宁凯）

四、坏疽性脓皮病

【诊断要点】

坏疽性脓皮病因实验室检查和组织病理学表现无特异性，诊断为排除性诊断。

【治疗方案】

· **方案1**：泼尼松，每日40~80mg[≥ 1mg/（kg·d）]，症状控制后，可迅速减量。如果用常规剂量无效或其他药物无法控制时，可试用甲泼尼龙冲击疗法。

· **方案2**：泼尼松，每日40~80mg[≥ 1mg/（kg·d）]，联合环孢素，通常剂量小于5mg/（kg·d）有效，起效所需时间需1~3周。如果治疗效果不好，剂量可加至10mg/（kg·d）。

· **方案3**：氯法齐明，口服，100mg，每天3~4次。

· **方案4**：氨苯砜，口服，每日150~200mg。

· **方案5**：柳氮磺胺吡啶，口服，1.0~4.0g，每天4次。

· **方案6**：沙利度胺，口服，每日100mg。

· **方案7**：先用生理盐水湿敷后外涂抗菌制剂或用软膏剂或亲水剂敷料封包。

（宁凯）

第二十一节　非感染性脓疱病

一、掌跖脓疱病

【诊断要点】

中年女性掌跖红斑上发生脓疱，伴有不同程度的瘙痒，病理变化为表皮内脓疱。

【治疗方案】

1. 全身治疗

·**方案 1**：去除感染病灶。装有金属牙料及用汞、银填充剂者应做金属斑贴试验，阳性者应去除金属牙料及填充剂。

·**方案 2**：四环素每天 0.5~1 g，连用 1~2 个月。

·**方案 3**：阿维 A 每天 0.5~1 mg/kg，8 周后明显改善，如要长期应用，不良反应多。加用 PUVA 治疗效果好。

·**方案 4**：雷公藤 20 mg 口服，每天 3 次。

2. 局部治疗

·**方案 1**：外用各种糖皮质激素有较好效果，以密闭包扎疗法最好，有 2/3 的患者可获显著疗效或痊愈。

·**方案 2**：外用糖皮质激素药膏，加用焦油类或维 A 酸软膏或他卡西醇软膏。

【说　明】

口服雷公藤可能会对血象造成影响，需定期复查血象、肝功，同时注意雷公藤的禁忌证，见特应性皮炎方案 2。

（宁凯）

二、连续性肢端皮炎

【诊断要点】

指趾部外伤后发病，反复出现水疱脓疱、糜烂，有灼痛、灼热、轻度瘙痒。

【治疗方案】

·**方案 1**：积极寻找及根除感染灶。

·**方案 2**：四环素小剂量长期口服，每天 0.5~1 g，4 周为 1 个疗程，最长达 3 个月。

·**方案 3**：多西环素口服，100 mg，每天 2 次。

·**方案 4**：美满霉素口服，100 mg，每天 2 次。

·**方案 5**：泼尼松，每天 40 mg，症状控制后，泼尼松每天 10~15 mg 维持。

·**方案 6**：阿维 A 酯，口服，每天 30~50 mg。

·**方案 7**：雷公藤 20 mg 每天 3 次，四环素 250 mg 每天 4 次。

（宁凯）

三、疱疹样脓疱病

【诊断要点】

多见于中年孕妇，好发于皮肤褶皱处，皮损为群集环形排列的小脓疱。

【治疗方案】

注意一般支持疗法，补充钙剂、维生素 D，对症处理。严重病例可以考虑终止妊娠。

· **方案 1**：泼尼松每日 30~60 mg，病情控制后减量维持，停药后容易复发。

· **方案 2**：阿维 A 0.5~1 mg/（kg·d），皮损控制后，逐渐减药或停药。

· **方案 3**：甲氨蝶呤 2.5 mg 每 12 h 1 次，连续 3 次，或静滴 10~15 mg，每周 1 次。

· **方案 4**：雷公藤，口服，每日 30~60 mg。

（宁凯）

四、角层下脓疱病

【诊断要点】

脓疱细菌培养阴性、局部或系统应用抗生素无效、病程慢性等与其他疾病相鉴别。

【治疗方案】

· **方案 1**：氨苯砜每日 50~100 mg，如 1 周无效，可增加剂量为 150 mg，多数患者 100~150 mg 治疗后能控制，以后用小剂量维持。

· **方案 2**：泼尼松 40 mg，每天口服有效。

· **方案 3**：光化学疗法，PUVA、宽波 UVB 和窄波 UVB 治疗有效。

（宁凯）

第二十二节　关节炎

一、风湿性关节炎

【诊断要点】

与 A 族乙型溶血性链球菌相关，主要大关节，可反复发作，预后无关节畸形。

【治疗方案】

1. 缓解急性期症状

· **方案 1**：阿司匹林，成人每日 3~4 g，儿童 80~100 mg/（kg·d），分 3~4 次口服。

· **方案 2**：糖皮质激素，1~2 mg/（kg·d），分 3~4 次口服，缓解后逐渐减量至每日 10~15 mg，至少 12 周。

· **方案 3**：病情严重如合并心包炎、心力衰竭者可静滴地塞米松每日 5~10 mg 或氢化可的松每日 200mg。

2. 清除链球菌感染灶

· **方案 1**：苄星青霉素，体重 ≤ 27 kg，60 万 U；体重 > 27 kg，120 万 U，肌注。

· **方案 2**：红霉素口服，0.25 g，每日 4 次，共 10 天。

· **方案 3**：罗红霉素口服，150 mg，每日 2 次，共 10 天。

· **方案 4**：阿奇霉素，首日 500 mg，分 2 次服；后 4 日每日 250 mg，顿服，共 5 天。

· **方案 5**：克林霉素，20 mg/（kg·d），分 3 次服；最大量每日 1.8 g，共 10 天。

3. 预防风湿热复发

· **方案 1**：苄星青霉素，体重 ≤ 27 kg，60 万 U；体重 > 27 kg，每日 120 万 U，每 4 周，肌注。

· **方案 2**：红霉素，口服，每日 500 mg。

· **方案 3**：磺胺嘧啶，体重 ≤ 27 kg，每日 0.5g；体重 27 > kg，每日 1 g。

（郭昀桐）

二、类风湿性关节炎

【诊断要点】

对称性双手、腕等小关节肿痛、畸形，伴晨僵。

【治疗方案】

· **方案 1**：甲氨蝶呤，口服，每周 7.5~20.0 mg，伴发恶心，口腔溃疡，骨髓抑制。

· **方案 2**：来氟米特，口服，每日 10~20 mg，伴胃肠道反应，脱发。

· **方案 3**：柳氮磺吡啶，口服，每日 2.0~3.0 g，伴胃肠道反应，皮疹。

· **方案 4**：羟氯喹，口服，每日 400 mg，伴胃肠道反应，皮疹，视网膜损害。

· **方案 5**：金诺芬，口服，每日 6.0 mg，伴胃肠道反应，皮疹，口腔溃疡，骨髓抑制。

· **方案 6**：D- 青霉胺，口服，每日 250~1000 mg，伴皮疹，蛋白尿，血尿，骨髓抑制。

· **方案 7**：硫唑嘌呤，口服，1.0~5.0 mg/（kg·d），伴骨髓抑制，肝脏毒性。

· **方案 8**：环孢素 A，口服 1.0~3.0 mg/（kg·d），伴高血压病，肾功能不全，牙龈增生。

· **方案 9**：依那西普，注射，25 mg，2 次 1 周。

· **方案 10**：英利西单抗，注射，3 mg/kg，每 8 周 1 次。

· **方案 11**：经内科治疗无效且伴有严重关节障碍者，可行外科手术治疗。

（郭昀桐）

三、强直性脊柱炎

【诊断要点】

临床表现结合骶髂关节影像学检查即可诊断。

【治疗方案】

缓解症状、控制病情进展、防止关节强直畸形和改善关节功能。

· **方案 1**：非甾体类抗炎药（NSAIDs），以减缓疼痛、僵硬感，常用药物有双氯芬酸、醋氯芬酸、塞来昔布、依托考昔、帕瑞考昔和艾瑞者布等。

· **方案 2**：糖皮质激素在经一般治疗和 NSAIDs 药物效果不佳时可以考虑局部或者全身短期使用。

· **方案 3**：柳氮磺吡啶（SASP），口服，1.0 g，每天 2~3 次，可用来改善患者预后。

· **方案 4**：沙利度胺，口服，50~200 mg，睡前使用，具有免疫调节作用，可改善病情。

· **方案 5**：帕米磷酸盐，每月注射 1 次，前 3 个月每次 30 mg，后 3 个月每次 60 mg。可抑制骨再吸收，从而抑制炎症。

（郭昀桐）

四、骨关节炎

【诊断要点】

是最常见的关节炎，典型病变累及手、髋、膝、脊柱和足。

【治疗方案】

1. 非药物治疗

非药物治疗在治疗中处于核心地位。包括患者教育、运动、生活指导及物理治疗等。

2. 药物治疗

·**方案 1**：对乙酰氨基酚，可作为轻症患者的首选药物，短期使用，每次 0.3~0.6 g，每日 2~3 次，口服，每日剂量不得超过 4 g。

·**方案 2**：非甾体类抗炎药（NSAIDs），既有止痛又有抗炎作用，是最常用的治疗骨关节炎的处方药。

·**方案 3**：阿片类镇痛剂，当对乙酰氨基酚及非甾体类抗炎药（NSAIDs）不能充分缓解疼痛或有用药禁忌时，可用弱阿片类药物。

·**方案 4**：关节腔内注射长效糖皮质激素可以减缓疼痛、减少渗出，适用于伴有炎症或同时伴有渗出的患者，每年单关节注射糖皮质激素的次数不超过 4 次，并间隔一定时间。

·**方案 5**：非药物疗法和单纯止痛剂疗效不佳的膝骨关节炎可关节腔内注射透明质酸类制剂治疗。

·**方案 6**：双醋瑞因，每日 2 次，每次 50 mg，餐后服用，一般服用时间不少于 3 个月。

·**方案 7**：多西环素，口服，每次 100 mg，每日 1~2 次。

·**方案 8**：氨基葡萄糖，每 1500 mg，分 2~3 次口服，持续 8 周以上显效，可联合 NSAIDs 使用。

·**方案 9**：硫酸软骨素，每日 1200 mg，口服。

3. 外科治疗

对于经内科治疗无明显疗效，病变严重及关节功能明显障碍的患者可以考虑外科治疗。

【说　明】

若关节内注射糖皮质激素，需少量少次并注意补钾 / 钙，保护胃黏膜。

（郭昀桐）

五、结核性关节炎

【诊断要点】

由于关节内结核杆菌感染引起的关节炎，抗酸染色阳性即可确诊。

【治疗方案】

1. 药物治疗

·**方案 1**：异烟肼 0.3 g，每天 1 次；利福平 0.45 g，每天 1 次；吡嗪酰胺 1.5 g，每天 1 次；链霉素 0.75 g，每天 1 次。以上药物联合，每周 3 次强化治疗 2 个月。随后，异烟肼 0.3 g，每天 1 次；利福平 0.45 g，每天 1 次，每周 3 次继续治疗 4 个月。

·**方案 2**：异烟肼 0.3 g，每天 1 次；利福平 0.45 g，每天 1 次；吡嗪酰胺 1.5 g，每天 1 次。以上药物联合，每周 3 次强化治疗 2 个月。随后，异烟肼 0.3 g，每天 1 次；利福平 0.45 g，每天 1 次，每周 3 次继续治疗 4 个月。

2. 外科治疗

对于经内科治疗无明显疗效,病变严重及关节功能明显障碍的患者可以考虑外科治疗。

（郭昀桐）

六、银屑病型关节炎

【诊断要点】

患者出现银屑病损害和类风湿关节炎症状，关节症状和皮肤症状同时加重和减退。

【治疗方案】

银屑病性关节炎系慢性进行性过程，治疗的目的在于缓解症状、控制病情进展、防止关节强直畸形和改善关节功能。

·**方案 1**：轻度银屑病性关节炎首选非甾体类抗炎药（NSAIDs），能有效减轻关节红肿和疼痛，但对皮损无效，也不能干预关节畸形。

·**方案 2**：轻度银屑病性关节炎可采用局部关节腔注射糖皮质激素，1 年内不宜超过 3 次，同时避开皮损处。

·**方案 3**：柳氮磺胺吡啶，适用于中度关节炎患者，0.5 g，每天 2~3 次口服，如无不良反应则每周增加 0.5 g，至每天 2~3 g，6~8 周 1/3~2/3 的患者有效，症状好转后逐渐减量，每日 1.5 g 维持。

·**方案 4**：来氟米特，适用于中度关节炎患者，开始治疗前 3 天 100 mg/d，后改为 10~20 mg/d 维持，可控制关节病症状和皮损及延缓关节组织的破坏。

·**方案 5**：对治疗无效或中重度关节炎患者采用 MTX、环孢素以及他克莫司治疗是可以预防关节畸形的疾病调节药物，联合治疗如 MTX 联合柳氮磺胺吡啶疗效更好些。

·**方案 6**：雷公藤多苷，10~20 mg，每天 2~3 次口服，具有抗炎止痛及免疫抑制双重效应，对缓解关节肿痛有效。

·**方案 7**：对于严重银屑病性关节炎可行关节复位或成形术，严重关节炎致残可行骨移植术。

（郭昀桐）

七、痛风性关节炎

【诊断要点】

由嘌呤代谢紊乱及尿酸排泄减少引起血尿酸浓度升高，尿酸结晶沉积于骨关节，导致关节疼痛。

【治疗方案】

1. 止痛

·**方案1**：吲哚美辛，口服，首剂1次25~50 mg，继之25 mg，每日3次，直到疼痛缓解。

·**方案2**：双氯芬酸钠，口服，每次50 mg，每日3次。

·**方案3**：依托考昔，口服，每次30 mg，每日1次。

2. 促进尿酸排泄

·**方案1**：苯溴马隆，口服，每次40~80 mg，每日1次，剂量渐增，连用3~6个月。

·**方案2**：丙磺舒，口服，每次250 mg，每日2次，1周后可增至每次0.5~1 g，每日2次。

3. 抑制尿酸生成

·**方案1**：别嘌呤醇，口服，初始剂量为每次50 mg，每日2~3次，2~3周后增至每日200~400 mg，分2~3次服。

·**方案2**：非布司他，口服，40 mg或80 mg，每日1次。

（郭昀桐）

八、幼儿特发性关节炎

【诊断要点】

是儿童时期常见的风湿性疾病，以慢性关节滑膜炎为主要特征，并伴有全身多脏器功能损害。

【治疗方案】

急性发作期宜卧床休息，避免过度活动而加重关节疼痛及肿胀。

·**方案1**：双氯芬酸钠，口服，≥6个月，1~3 mg/（kg·d），每天3次，最大剂量每日200 mg。

·**方案2**：萘普生，口服，≥2岁，10~15 mg/（kg·d），每天2次，最大剂量每日1000 mg。

·**方案3**：布洛芬，口服，≥6个月，30~40 mg/（kg·d），每天3~4次，最大剂量每日2400 mg。

·**方案4**：美洛昔康，口服，≥2岁，0.25 mg/（kg·d），每天1次，最大剂量每日15 mg。

·**方案5**：吲哚美辛，口服，新生儿，1.5~3 mg/（kg·d），每天3次，最大剂量每日200 mg。

·**方案6**：托美丁，口服，≥2岁，20~30 mg/（kg·d），每天3次，最大剂量每日

600 mg。

　　·**方案7**：塞来昔布，口服，≥2岁，6~12 mg/（kg·d），每天2次，最大剂量每日

400 mg。

　　·**方案8**：白芍总苷胶囊，口服，每次0.3 g，每天3次。

　　·**方案9**：泼尼松，口服，每次5 mg，每天3次。

　　·**方案10**：甲氨蝶呤，口服，每次7.5 mg，每周1次。

　　·**方案11**：依那西普，皮下注射，每次6.25 mg，每周2次。

（郭昀桐）

第十四章　中毒性疾病

第一节　急性一氧化碳中毒

一氧化碳（Carbon Monoxide，CO）中毒是指含碳物质燃烧不完全时产生的一种气体，经呼吸道吸入引起中毒。

【诊断要点】

（1）轻型。头痛眩晕、心悸、恶心、呕吐、四肢无力，出现短暂昏厥。（2）中型。可出现虚脱或昏迷。皮肤和黏膜呈现煤气中毒特有的樱桃红色。（3）重型。深度昏迷，各种反射消失，大小便失禁，四肢厥冷，血压下降，呼吸急促，会很快死亡。

【治疗方案】

· 方案 1：将患者转移到空气新鲜的地方，卧床休息，保暖，保持呼吸道通畅。

· 方案 2：吸氧，高压氧舱治疗，呼吸停止时，进行人工呼吸，或用呼吸机维持呼吸。危重患者可考虑血浆置换。

· 方案 3：脑水肿，常用 20% 甘露醇 250 mL，1 次 / 8 h，待 2~3 天后颅压增高现象好转，可减量。呋塞米 20~40 mg 静推。5% 葡萄糖注射液 250 mL+ 三磷酸腺苷 20 mg，静滴，每日 1 次，地塞米松每日 20~40 mg，静推。

· 方案 4：频繁抽搐，首选地西泮（安定）10~20mg，静注，抽搐停止后再静滴苯妥英钠 100~200 mg 维持，每日 1 次。

· 方案 5：控制感染和高热。选择广谱抗生素。物理降温方法，如冰帽，冰袋。如降温过程中出现寒战或体温下降困难时，可用冬眠药物。

· 方案 6：纳洛酮 0.4~0.8 mg 静脉推注，之后以 3.0 μg/（kg·h）维持，连续应用至清醒。

【说　明】

昏迷期间保持呼吸道通畅，必要时行气管切开。定时翻身以防发生压疮和肺炎。注意营养，必要时鼻饲。高压氧舱治疗，可迅速纠正组织缺氧。

（孙英伟　李学彦）

第二节　急性镇静催眠药中毒

（一）苯二氮䓬类药物中毒

苯二氮䓬类药物(Benzodiazepines , BZ)分为长效、中效和短效。长效类包括氯氮卓、地西泮、氟西泮。中效类包括阿普唑仑、奥沙西泮、替马西泮。短效类包括三唑仑。

【诊断要点】

（1）有服用大量镇静催眠药苯二氮䓬类病史。

（2）临床表现：中枢神经系统抑制，瞳孔缩小，重者昏迷、血压下降、体温降低等。

（3）在胃液、血液、尿液中检出镇静催眠药毒物成分。排除其他原因引起的昏迷。

【治疗方案】

· 方案1：维持昏迷患者的生命功能。①保持气道通畅。②维持血压，输液补充血容量，如无效给予多巴胺。③心电监护，如心律失常给予抗心律失常药。④促进意识恢复。

纳洛酮：纳洛酮0.4~0.8 mg，静脉推注，可间隔15 min重复注射，或者后以3.0 μg/（kg·h）维持，连续应用至清醒，总量不超过2 mg。

· 方案2：清除毒物。

（1）洗胃：活性炭100 mL水加入50 g活性炭，口服或胃管注入，每2~4 h重复一次，直到症状改善，注意监测肠鸣音。

（2）呋塞米和碱性液：只对长效类药物中毒有效。硫酸钠30 g口服或胃管注入。

· 方案3：特效解毒疗法。氟马西尼（安易醒）是苯二氮䓬类药物的拮抗剂，首次0.3 mg静注，继以0.3 mg/h持续泵入，直至患者清醒，24 h总量不超过3 mg。

【说 明】

昏迷患者应下尿管，注意保温，防治肺部感染及尿路感染。

氟马西尼是特异性苯二氮䓬类受体阻滞剂，半衰期约为50 min，少数患者用后会出现潮红、恶心或呕吐。在快速注射后，偶尔也会有焦虑、心悸等不适感。通常不需要特殊处理。

（孙英伟 李学彦）

（二）巴比妥类药物中毒

【诊断要点】

（1）有服用大量巴比妥类药物的病史。

（2）临床表现。①轻度：出现倦怠或嗜睡、思维迟缓、言语不清、轻度的定向障碍。②中度：出现浅昏迷，瞳孔缩小，对光反射存在，腱反射减弱，可出现双侧锥体束征。③重度：可致深昏迷。心肺、四肢功能障碍。④极度过量时，大脑电活动消失，脑电图变为平线，此情况是可逆的。

（3）实验室检查：胃液、血液、尿液中检出中毒成分。可见肝功能损害、黄疸指数增高。

【治疗方案】

· 方案1：保持气道通畅、吸氧、监测患者生命体征，密切观察病情变化。

· 方案2：清理毒物。口服急性中毒时，立即（中毒4~6 h）用1∶4000或1∶5000的高锰酸钾溶液或0.9%氯化钠溶液、温开水反复洗胃（小心操作，防止穿孔）。

· 方案3：促进毒物排出。①活性炭：成人用量1.0~2.0 g/kg，儿童0.5~1.0 g/kg加入100 mL水中，口服或胃管注入，每4~6 h重复，共用48 h，直到症状改善。②硫酸钠30~40 g，口服或胃管注入，随后应大量饮水。③静脉输液：静注葡萄糖、维生素 C 等促进毒物排出体外，维持水、电解质平衡。④利尿：根据出入液量酌情应用呋塞米 20~40 mg，静推。⑤碱化尿液：5% 碳酸氢钠 100~150 mL，静注，以后每 2~4 h 重复半量，直至尿液 pH 为 7.8~8.0。

· **方案 4**：昏迷患者的治疗。纳洛酮：常用 0.8~1.2 mg/d 静滴。

· **方案 5**：维持呼吸功能。可使用呼吸兴奋剂：尼可刹米：皮下注射、肌内注射、静注。常用量：成人每次 0.25~0.5 g，必要时 1~2 h 重复用药，极量每次 1.25 g。小儿 6 个月以下每次 75 mg，1 岁每次 0.125 g，4~7 岁每次 0.175 g。

洛贝林：静注。常用量：成人每次 3 mg（1 支）；极量：每次 6 mg（2 支），每日 20 mg（约 7 支）。小儿每次 0.3~3 mg（1/10 支 ~1 支），必要时每隔 30 min 可重复使用；新生儿窒息可注入脐静脉 3mg（1 支）。

· **方案 6**：血液灌流、血液透析。对重症患者及早采用血液灌流、血液透析术。

【说 明】

巴比妥类药物中毒没有特效的解毒药，只能采取对症处理。洗胃愈早，效果愈好。意识清楚的患者早期可联合应用催吐剂。禁用硫酸镁导泻。因镁离子吸收后可加重中枢神经系统抑制。有肠梗阻、液体超负荷或肾功能不全者禁用钠剂和镁剂导泻。

（王太斌 代雪冬）

（三）水合氯醛中毒

单次剂量用于成人为 2 g，用于儿童不超过 1 g；4~5 g 可引起急性中毒，致死量约为 10 g。

【诊断要点】

（1）有短时间内过量摄入水合氯醛病史。

（2）临床表现：头晕、头痛、困倦、共济失调、精神错乱、烦躁、谵妄，重者昏迷、呼吸抑制、瞳孔明显缩小（后期扩大）、肌张力下降、腱反射消失。可引起多种恶性心律失常而致死；可以引起休克；可致心脏骤停。可引起消化道出血、穿孔，肝功能损害。食管腐蚀较重者可能出现食管狭窄。肾功能损害，血尿。过敏性休克、寒战、发热。皮疹。

（3）实验室检查：肝功、肾功升高。血药浓度测定：水合氯醛治疗浓度 < 10 mg/L，中毒浓度 > 100 mg/L，致死浓度 > 250 mg/L。

【治疗方案】

· **方案 1**：清理毒物。口服：急性中毒时，口服高锰酸钾（同前）、盐水或微温水洗胃。灌肠：发生急性中毒时，立即温水洗肠。

· **方案 2**：促进毒物排出。活性炭：用法用量同前。硫酸钠 30~40 g，口服或胃管注入，随后应大量饮水。静注葡萄糖、维生素 C 等促进毒物代谢，维持水、电解质平衡。利尿：根据出入液量酌情应用呋塞米注射液。

· **方案 3**：维持体温正常，心电血压监测。

· **方案 4**：昏迷患者的治疗（参见巴比妥类药物中毒）

· **方案 5**：保持呼吸道通畅，气管插管、呼吸机辅助通气。呼吸抑制患者可使用呼吸兴奋剂（参见巴比妥类药物中毒）。尼可刹米：皮下注射、肌内注射、静注。

· 方案 6：血液透析。

（王太斌　王艺霏）

第三节　有机磷农药中毒

有机磷农药中毒（Acute Organophosphorus Pesticide Poisoning，AOPP）是我国最常见的急性农药中毒，常因自杀、误服或日常使用中防护不周导致中毒。

【诊断要点】

（1）有明确的有机磷农药接触史。

（2）三大特征性表现：①毒蕈碱样症状。②烟碱样症状。③中枢神经系统症状。

（3）辅助检查：①全血胆碱酯酶活力下降。②肌酸激酶（ck）及肌钙蛋白（cTnL）测定。③其它：早期血液、尿液及胃液中毒物检测。

【治疗方案】

· 方案 1：特效解毒剂。轻度中毒时，氯解磷定 0.5 g，肌内注射。每 1~4 h 可重复给药。阿托品 1~2 mg，肌内注射或口服，每 1~2 h 1 次。达阿托品化后改为 0.5~1 mg，肌内注射，每次 4~6 h；或盐酸戊乙奎醚（长托宁）1 mg，肌内注射，每次 12 h。中度中毒时，氯解磷定 0.75~1.0 g，肌内注射或静注。每 1~4 h 可重复给药。阿托品 2~4 mg，静注，每次 1~2 h。达阿托品化后改为 0.5~1 mg，静注，每 4~6 h 1 次；或盐酸戊乙奎醚 1~2 mg，肌内注射，每次 8 h。重度中毒时，氯解磷定 1.5~2.0 g，肌内注射或静滴。每次 1~4h 可重复给药。阿托品 5~10 mg，静注，每 10~30 min1 次。达阿托品化后改为 1~3 mg，静注，每 2~6 h 1 次；或盐酸戊乙奎醚（长托宁）1~2 mg，肌内注射，每 6 h 1 次。

· 方案 2：脑水肿的治疗：20% 甘露醇 125 mL，快速静滴，每 6 h 1 次，地塞米松 10~20 mg + 生理盐水 100 mL 静滴，连用 3 天。

· 方案 3：控制抽搐：地西泮（安定）10~20 mg，肌内注射或静注；或 1% 水合氯醛溶液 10~20 mL，灌肠。

· 方案 4：促进毒物排出：

①洗胃：口服中毒者用清水、2% 碳酸氢钠溶液或者 1∶5000 高锰酸钾溶液反复洗胃。②灌肠：重度中毒，呼吸受到抑制，不能用硫酸镁导泻，避免镁离子大量吸收加重呼吸抑制。③活性炭：用量同前。④血液净化：包括血液灌流、血液透析及血浆置换。

· 方案 5：对症治疗：①氧疗：常规吸氧，中毒性脑病应用高压氧。②呼吸功能支持。③营养支持：鼓励尽早进食，开始为流食，病情好转后过渡至正常饮食。合并消化道出血要禁食。

【说　明】

（1）应立即脱离中毒现场，立即脱去被污染的衣服，彻底清洗染毒的皮肤、毛发，眼部用清水冲洗。

（2）阿托品为阻断 M 胆碱能受体的抗胆碱药，体温过高和心率过速时慎用。青光眼和前列腺肥大的患者禁用。

（3）氯解磷定用药过程中要随时测定血胆碱酯酶，要求血胆碱酯酶维持在 50%~60% 以上。注意不良反应。

（4）洗胃或者催吐后，禁食 1 天，中、重度中毒患者一般需禁食 1~3 天，待病情稳定、意识清醒后可口服蛋清或温流食以保护胃粘膜，禁食刺激性及含油脂多的食物。

（张锡强　王利冬）

第四节　急性甲醇中毒

甲醇中毒（Methanol poisoning）多见于误服掺有甲醇的假酒或饮料中毒，口服中毒的最低剂量是每千克体重 100mg，摄入每千克体重 0.3~1.0 g 的时候可以致死。

【诊断要点】

（1）甲醇主要经呼吸道及消化道吸收，皮肤也可部分吸收。

（2）中毒表现：潜伏期约 1~72 h，有中枢神经系统症状。视力损害，也可出现恶心、呕吐、腹痛。肾功能损伤。

（3）辅助检查：血液甲醇浓度 ＞ 4 mmol/L；CT 扫描可见豆状核变性、坏死。

【治疗方案】

·**方案 1**：①终止毒物接触：撤离中毒环境；脱去污染衣物，通风，保持呼吸道通畅，促进甲醇经呼吸道排出；以纱布敷眼，保护眼睛。②清除毒物：给予吸氧、催吐、洗胃、活性炭吸附、导泻或全肠道灌洗，以清除胃肠道内未吸收的毒物。

·**方案 2**：5% 碳酸氢钠 125~250 mL，静注（根据血气分析结果）。叶酸 50 mg，静注，每 4 h 1 次，连用 24 h。4– 甲基吡唑，首剂 10 mg/kg，缓慢静注，12 h 后半量重复。

·**方案 3**：昏迷患者：

用 50% 葡萄糖溶液 50 mL，静注。维生素 B_1 100 mg，静注。

纳洛酮 0.4 mg，静注。

·**方案 4**：高压氧治疗：对于重度中毒和双目失明者，应尽早行高压氧舱治疗。

·**方案 5**：眼科治疗：需避免光线刺激，纱布覆盖保护双眼。可酌情使用维生素 B_1、维生素 B_{12} 和尼莫地平、神经生长因子等，防止视神经发生永久性病变。

·**方案 6**：脑水肿的治疗见有机磷农药中毒方案 2。

·**方案 7**：早期透析治疗可减轻症状，辅助毒物代谢，挽救生命，减少后遗症。甲吡唑治疗适应证：血清甲醇浓度 ≥ 6.2 mmol/L，并且动脉血 pH ＜ 7.3；血清硫酸氢盐浓度 ＜ 20 mmol/L。

（张锡强　李学彦）

第五节　乙醇中毒

乙醇中毒（Ethyl Alcohol Poisoning）即酒精中毒。乙醇可以从消化道、呼吸道进入人体。中毒剂量为 75~80 g，致死剂量为 250~500 g。

【诊断要点】

（1）有大量接触乙醇蒸气或酗酒史。

（2）有兴奋、共济失调、恶心、呕吐、昏迷等表现。可因呼吸抑制、心力衰竭而致死。可伴发出血性胃炎、中毒性肝炎、急性乙醇性精神病等。

（3）实验室检查：气相色谱法测定血液、尿液中乙醇含量可确定诊断。

【治疗方案】

· 方案 1：轻、中度醉酒：可卧床休息并保温，让患者多饮浓茶或咖啡，促进醒酒。

· 方案 2：烦躁不安、过度兴奋者可压迫舌根催吐，肌注地西泮 5~10 mg，或副醛 2~5 mL。

· 方案 3：较重的昏迷者：纳洛酮 0.4~1.2 mg，静注，必要时 10~20 min 可以重复给药 0.4~0.8 mg，维生素 B_1、B_6、烟酰胺各 100 mg，肌注。

【说　明】

（1）对严重呼吸抑制者，首先稳定呼吸功能，必要时须人工通气。

（2）病情严重者可以做血液透析排除毒物。

（3）大量饮用高浓度乙醇 1h 内未呕吐者可催吐或洗胃。

（李学彦　张锡强）

第六节　杀鼠剂中毒

杀鼠剂中毒（Rodenticide Rat Poison）也称鼠药中毒，杀鼠剂是指一类可以杀死啮齿动物的化合物。按其作用快慢可分为：急性杀鼠剂与慢性杀鼠剂。

一、氟乙酰胺、氟乙酸钠中毒

【诊断要点】

（1）病因：有误服灭鼠药史或误食浸拌的毒饵史。

（2）中毒剂量：误食或摄入 1 mg 即引起严重中毒。氟乙酸钠致死剂量为 2 mg/kg，氟乙酰胺致死剂量为 13~14 mg/kg。

（3）主要累及中枢神经系统和心脏。

（4）毒物测定：血、尿、呕吐物氟乙酰胺或氟乙酸钠定性阳性。

【治疗方案】

· 方案 1：活性炭洗胃。禁忌催吐。硫酸钠 30~40 g，口服或胃管注入。特效解毒剂：乙酰胺（解氟灵）0.1~0.3 g/（kg·d），肌注，首次半量，余量分 2 次，间隔 4 h，肌注。一般连续用药 5~7 天。

·**方案 2**：控制抽搐。地西泮 10~20 mg，肌注或静注；或 1% 水合氯醛溶液 10~20 mL，灌肠。

【说　明】

（1）保持呼吸道通畅，给氧，必要时辅助通气。心电监护 4~6 h。

（2）所有氟乙酰胺中毒者，不管发病与否，都需早期足量用药，与解痉药、L-半胱氨酸合用可提高疗效。肌注局部疼痛，可加用 20~40 mg 盐酸普鲁卡因与本品混合使用。

二、抗凝血类杀鼠剂中毒

抗凝血杀鼠剂作用是破坏凝血功能和损伤微小血管，引起内出血等。

【诊断要点】

（1）有中毒接触史。

（2）临床症状。小剂量中毒一般没有症状。大剂量中毒会出现系统功能障碍。晚期患者有贫血虚弱和胃绞痛的症状，严重者可发生休克。

（3）实验室检查：血常规有贫血，凝血酶原时间延长。

【治疗方案】

·**方案 1**：对中毒者的处理，催吐、洗胃或者导泻，应用活性炭、硫酸镁等。

·**方案 2**：维生素 K_1，是特效解救药。轻者予维生素 K_1 10~20 mg 肌注，每日 3~4 次，直到出血症状消失，凝血酶原时间完全恢复正常再停药。

·**方案 3**：重者使用剂量一般为维生素 K_1 40 mg+5%~10% 葡萄糖 500 mL，静脉点滴，每日 1~3 次。重症者应输新鲜全血或成分输血。

·**方案 4**：0.9% 生理盐水 20 mL+ 地塞米松 20 mg 静注，每日 1 次，连用 3 天。10% 葡萄糖 500 mL+ 维生素 C 5 g 静滴，每日 1 次。

【说　明】

对中毒严重患者，可将初次静注维生素 K_1 用量加大到 40~50 mg，每日用 100~300 mg，待出血倾向基本停止或凝血酶原时间恢复正常后，逐渐减量。

维生素 K_3 和其他凝血药和止血药只能作为维生素 K_1 的辅助药物使用。对于第二代抗凝血杀鼠剂，如溴敌隆、大隆、杀它仗等，应加大维生素 K_1 的用量，并持续给药至患者凝血酶原时间接近或恢复正常后 1 周。

（李学彦　张锡强）

第七节　急性亚硝酸盐中毒

亚硝酸盐中毒（Nitritepoison NIT）是因误食亚硝酸盐而引起的中毒，或食入富含硝酸盐的蔬菜，硝酸盐在体内还原为亚硝酸盐，引起临床中毒症状。

【诊断要点】

（1）一般在食后 1~3h 起病，短者仅 10~15 min，长者可达 20 h。①首先出现显著紫绀，口唇、颜面、指甲尤著。②精神不振、头疼、大汗、反应迟钝、嗜睡，严重者昏迷，呼吸衰竭。③腹胀、呕吐、腹泻。④低血压、心动过速。

（2）实验室检查。高铁血红蛋白血症，高铁血红蛋白明显高于正常（＞15%）。

【治疗方案】

轻症者，嘱其休息、大量饮水后一般可自行恢复。

·方案1：催吐、洗胃，用高锰酸钾液、活性炭、碳酸钠洗胃，导泻并灌肠。

·方案2：特效解毒剂亚甲蓝 1~2 mg/kg，稀释成 1% 葡萄糖溶液，静脉缓注，视病情 1~2 h 后可重复给药。

·方案3：10% 葡萄糖溶液 500 mL+ 维生素 C 5.0 g 静滴，每日 1 次。

【说　明】

亚甲蓝静注剂量过大（每次每千克体重 10 mg）时，可引起不良反应，需注意。用药后尿呈蓝色，大剂量用时可出现全身发蓝。不可皮下注射、肌内注射或鞘内注射。

（张锡强　张红翠　何蕾）

第八节　急性对乙酰氨基酚中毒

对乙酰氨基酚中毒（Acetaminophen Poisoning）是指解热镇痛药中毒，最常见是扑热息痛。

【诊断要点】

（1）有服用药物病史。中毒剂量：儿童＞ 140 mg/kg，成人＞ 7.5 g。

（2）临床表现。

Ⅰ期：厌食、恶心、呕吐、苍白、多汗、不适。也可无症状。Ⅱ期：可有右上腹痛、肝酶学改变、低血糖和代谢性酸中毒、肾功能损害出现。Ⅲ期：以肝坏死为特征。凝血障碍、黄疸、心肌病常见，肾功能衰竭。Ⅳ期（4天~2周）：恢复期。

（3）实验室检查：肝功、肾功升高，对乙酰氨基酚血浓度升高。

【治疗方案】

·方案1：催吐、洗胃，活性炭。硫酸钠口服，导泻。

·方案2：特效解毒剂。尽早使用巯基供体 N– 乙酰半胱氨酸（痰易净）防治肝损伤有特效。用法：20% 水溶液口服或鼻饲管灌入，首剂为 140 mg/kg，以后 70 mg/kg 每 4 h 口服 1 次，共 72 h。也可将首剂 150 mg/kg 加入 5% 葡萄糖液 200mL 静滴，时间不少于 15 min；随后用 50 mg/kg 溶于葡萄糖液 500 mL 静滴 4h 以上。其后 16 h 内用 100 mg/kg 溶于葡萄糖液 1000 mL 中持续滴注。如此在 20 h 内总量达 300 mg/kg。

·方案3：对症支持疗法。10% 葡萄糖溶液 500 mL+ 维生素 C 5.0 g 静滴。

·方案4：治疗肝功能衰竭和肾功能衰竭。

【说　明】

（1）入院时和每 24 h 测 AST、PT。如果发生肝衰竭，除了床边监护生命体征、精神状态、出血情况外，应该监测血糖、酸碱平衡、淀粉酶等指标。

（2）痰易净不能与药用炭同时服用，后者可吸附痰易净。

（3）对乙酰氨基酚中毒的解毒剂非常有效，因此，一般不用透析疗法。

（4）N-乙酰半胱氨酸的水溶液有硫化氢的臭味，可使部分患者恶心呕吐。本品能增加金制剂的排泄，减弱青霉素、四环素、头孢霉素的抗菌活性，故不宜与这些药并用。

（李学彦　张锡强）

第九节　急性强酸强碱中毒

强酸强碱中毒（Strong Acid and Strong Base Poisoning）是指具有强腐蚀作用的无机酸类、碱类中毒。

【诊断要点】

（1）有强酸、强碱等口服或者皮肤接触史。

（2）临床表现。①口服者：黏膜烧灼痛，吞咽困难或胃穿孔。②吸入者：呛咳、咳嗽、气短、肺水肿。③皮肤接触者：不同程度灼伤、烧伤。④周身症状。休克，肝、肾功能衰竭，呼吸麻痹，昏迷。

【治疗方案】

·**方案 1**：强酸烧伤。立即用大量温水或大量清水反复冲洗皮肤上的强酸（但油状酸，如浓硫酸先用布擦干，若直接冲洗会增大受伤面积）。再涂上 3% 或 5% 碳酸氢钠、稀氨水等。切忌不冲洗，急忙将患者送往医院。氢氧化铝凝胶 60 mL；或者 5% 氧化镁溶液 60 mL；或极稀的肥皂水 60 mL，口服。

·**方案 2**：强碱烧伤。立即用大量清水反复冲洗，至少 20 min；碱性化学烧伤也可用食醋清洗，以中和皮肤的碱液。生石灰烧伤，应先用手绢、毛巾揩净皮肤上的生石灰颗粒，再用大量清水冲洗。切忌先用水洗。3%~5% 醋酸，或 5% 稀盐酸，或橘子汁、柠檬汁，口服。

·**方案 3**：口服碱中毒者。

（1）立即口服 1000~1500 mL 清水，随后服用食醋 300~500 mL，而后服牛奶、豆浆、蛋清或 200 mL 植物油。忌用强酸类，以免导致胃肠内充气引起穿孔。

（2）严禁催吐、洗胃，尤其是对于口服强碱中毒的患者，以免堵塞气管及加重食道和胃壁的损伤。适当输液，纠正脱水、碱中毒及休克等。有手足搐搦症时，静脉缓注 10% 葡萄糖酸钙溶液，可重复用药。早期应用 1~2 周肾上腺皮质激素可预防消化道狭窄。

（3）对症处理：止痛，防止休克和窒息，避免胃肠穿孔。若皮肤出现溃疡，可应用抗菌软膏预防伤口感染。

（李学彦　张锡强）

第十节　百草枯中毒

百草枯中毒（Paraquat Poisoning）是指除草剂中毒。

【诊断要点】

（1）有确切服毒史，即明确服用过百草枯。

（2）临床表现：①口服中毒者有口腔、食道溃烂、恶心、呕吐、腹痛、腹泻、便血等。中毒性肝病。②呼吸系统损害。③中枢神经系统障碍。④少数严重患者可发生心肌损害及急性肾功能衰竭。⑤该药有刺激性，可发生接触性皮炎，眼结膜、角膜灼伤。

（3）实验室检测：①尿检测。②血清定量分析。

【治疗方案】

· **方案1**：皮肤接触中毒：立即脱去被污染的衣物，用肥皂水彻底清洗，若眼部被污染，可用2%~4%碳酸氢钠溶液冲洗。

· **方案2**：口服中毒。①催吐：一经确诊，刺激咽喉部催吐，尽快口服吸附剂或粘土。②立即洗胃：用30%白陶土水或1%肥皂水或泥浆水加活性炭50~100 g反复洗胃，尽量彻底。③导泻：洗胃后用活性炭悬液（50g）+硫酸镁（20~40 g）导泻；林格液50 mL+硫酸镁（20~40 g）；或口服福松20 g；或20%漂白土（思密达）悬液300 mL、活性炭60 g、20%甘露醇100~150 mL，硫酸镁15 g，每2~3 h1次交替使用，持续3~7天。④加速毒物排泄：利尿、血液透析、血液灌流，后者效果较好。

· **方案3**：

药物治疗。

（1）抗氧自由基治疗：维生素E、维生素C、维生素B_1、烟酸及超氧化物酶静滴。

（2）肺纤维化的预防和治疗及抗肺纤维蛋白溶解：

A.传统的治疗方案。

①心得安（普萘洛尔）要早期应用，与结合在肺内的受体竞争，10 mg，每日3次。

②糖皮质激素：依病情定给药时间，一般可用10~14天甲强龙40~80 mg，每8h1次，解滴；地塞米松：7.5 mg，每8 h 1次，静滴；氢化可的松：200 mg，每8h1次，静滴。

③免疫抑制剂：环磷酰胺5 mg/（kg·d）（总量4g）、秋水仙碱0.5 mg，每日2次。

B.国外报道环磷酰胺和类固醇激素疗法：环磷酰胺[5 mg/（kg·d），总量4 g]和地塞米松（8 mg每日3次，持续2周）治疗，存活率达72%。

C.血必净治疗：血必净注射液100 mL，每日2~4次，静滴。

（3）改善微循环：复方丹参液（每日30~40 mg）、东莨菪碱（每日10 mg）和地塞米松（每日20 mg），能有效清除氧自由基，维护器官功能，降低病死率。

（4）去铁敏[100 mg/（kg·d）]和乙酰半胱氨酸[300 mg/（kg·d）]，口服。

· **方案4**：血液净化治疗。血液灌流应在6 h内进行最好，首次治疗可以连续2~3天。

· **方案5**：肺移植。早期行肺移植成功率很小，后期进行肺移植成功率大。

【说　明】

目前尚无百草枯中毒的有效解毒剂。鉴于百草枯在胃肠道吸收率仅为 5%~15%，且在酸性及中性环境中稳定，可在碱性溶液中水解，故尽早使用碱性液洗胃。

（李学彦　王利冬）

第十一节　阿片类药物中毒

阿片类中毒（Opioids Poisoning）是包括阿片、吗啡、可待因、复方樟脑酊和罂粟碱等药物中毒，以吗啡为代表（阿片含 10% 的吗啡）。

【诊断要点】

（1）有服用药物史。

（2）临床表现：①前驱期：欣快、脉搏增快、头痛、头晕。②中毒期：恶心、呕吐、失去时间和空间感觉，肢体无力、呼吸深慢、沉睡，瞳孔缩小、对光反应存在。③麻痹期：昏迷，针尖样瞳孔、对光反应消失，呼吸抑制三大征象。④恢复期：四肢无力，尿潴留、便秘等。

（3）实验室检查：血、尿或胃内容物毒物分析检出阿片类药物。

【治疗方案】

· **方案1**：口服中毒者应洗胃或催吐。对口服中毒者，先大量饮水，然后灌服高锰酸钾溶液洗胃，或诱导催吐；中毒较久的患者，仍应洗胃。服用利尿剂和泻药。

· **方案2**：皮下注射吗啡过量中毒者，用止血带或布带扎紧注射部位上方，同时冷敷注射部位，以延缓毒物的吸收。注射部位的结扎处，应每隔 15~30 min 放松 1~2 min，以免肢体坏死。

· **方案3**：尽早用阿片碱类解毒剂，如纳洛酮或纳洛芬。

· **方案4**：维持呼吸功能，取平卧位休息，清除口腔内异物，保持呼吸通畅，吸氧；酌情使用呼吸兴奋剂，维持呼吸功能；必要时应用呼吸机辅助呼吸。

· **方案5**：对症支持治疗，输液、纠正离子紊乱。必要时行血液净化治疗。

【说　明】

（1）饮用热咖啡、浓茶，或鱼腥草根煎水加红糖口服，有利于恢复体力。

（2）对故意吸食阿片类药物，染上毒瘾者，应树立信心，认真治疗，对毒瘾至深的人，还应采取强制手段，最好是送戒毒所强制戒毒。

（李学彦　代雪冬）

第十二节 药物性肝损伤

药物性肝损伤（Drug-Induced Liver Injury，DILI）是因药物本身或代谢产物或由于特殊体质对药物的超敏感性或耐受性减低所致的肝脏损伤。

【诊断要点】

（1）发病原因：有摄入各种药物史。

（2）临床表现：①肝细胞型，可表现为肝炎型：严重病例可表现为肝衰竭，甚至并发肝昏迷死亡。②肝内胆汁淤积型肝炎，生化检查肝功、血脂均中高度升高。③混合型既有肝炎型表现也有胆汁淤积表现。

（3）实验室检查：排除其它疾病等因素。生化检查 ALT、AST 明显升高，血清胆红素增高。

【治疗方案】

·**方案1**：立即停止使用导致肝损伤的药物。

·**方案2**：支持治疗：重症患者绝对卧床休息。补充足量的蛋白质、维生素 C、E、B 等以利于肝细胞修复及再生。

·**方案3**：急性中毒可洗胃、导泻、血液透析、腹腔透析等。

·**方案4**：保肝药物：复方甘草酸苷注射液、二氯醋酸二异丙胺注射液静滴，口服水飞蓟宾胶囊、多烯磷脂酰胆碱注射液。若胆红素高，可给予丁二磺腺苷蛋氨酸，静滴。口服熊去氧胆酸胶囊以促进胆汁排泄。症状严重、重度黄疸，在没有禁忌证时可短期使用糖皮质激素治疗，如注射用甲泼尼龙。

·**方案5**：肝衰竭：病情严重者可考虑人工肝支持治疗。

（张锡强　李学彦）

第十三节 洋地黄中毒

洋地黄中毒（Digitoxin Poisoning）是指在治疗患者疾病时采用过多的洋地黄药物导致药物剂量过大的中毒疾病。

【诊断要点】

（1）具有服用洋地黄类药物治疗史。

（2）临床出现食欲不振、恶心、呕吐、心慌、心悸，以及各种心律失常的症状。

（3）心电图示心动过速或心动过缓。

（4）实验室检查：化验血地高辛浓度明显升高。化验肾功能，钾镁浓度，判断电解质状态，从而明确病因或诱因。

【治疗方案】

·**方案1**：发现或怀疑洋地黄中毒时，及时停用药物。

·**方案 2**：严重中毒者早期可以进行催吐、洗胃、导泻，活性炭。硫酸钠 30~50 g，口服导泻。注意纠正水、电解质紊乱，10% 葡萄糖 500 mL+ 维生素 C 2.5 g+10% 氯化钾 10 mL 静滴。

·**方案 3**：患者症状严重时要进行心肺复苏。

·**方案 4**：药物治疗。氯化钾：口服或者静注，纠正血钾在正常范围。利多卡因：按 1 mg/kg 给药，一般用 50~100 mg 作为首次负荷量，静注 2~3 min，必要时每 5 min 再静注 1~2 次，1 h 内最大量不超过 300 mg。

阿托品：0.5~1 mg 静注，按需可 1~2 h 1 次，最大量不超过 2 mg。

·**方案 5**：起搏器治疗：当患者出现高度房室传导阻滞时，安装临时起搏器，进行抢救。

【说　明】

（1）氯化钾用于治疗和预防低钾血症，洋地黄中毒引起频发性，多源性早搏或快速心律失常。高钾血症，尿量很少和尿闭患者禁用。

（2）利多卡因用于缓解由于洋地黄中毒导致的室性心动过速。对于酰胺类局麻药有过敏史的患者，或对本品其他成分有过敏史患者禁用。

（3）阿托品可有效缓解由于洋地黄中毒导致的脏器供血不足。青光眼、前列腺肥大、唐氏综合征、痉挛性瘫痪、儿童脑外伤患者禁用。

（李学彦　王艺霏）

第十四节　药物中毒

药物中毒（Drug Poisoning）是指各种药物中毒的统称。当短时期内大量给予某种药物或长期应用某种药物造成贮积，超出人体的耐受力时，会出现药物的毒副作用，造成一系列的躯体或精神症状，严重时可导致死亡，称为药物中毒。常见的致毒药物有西药、中药和农药。不同的药物中毒，危害也不尽相同，但中毒较深，症状严重者，多数会死亡。

【诊断要点】

1. 病因

①药物用法不当，用药剂量超过极量。②中药的煎药方法不适当。③错误的服用药物、食用偏方、过多的食用安眠药等。④年龄、性别等的差异会对药的反应不同。⑤自杀或者投毒。⑥其他患者误服误用或求愈心切，不遵医嘱，或用偏方服药等。

2. 临床表现

甲喹酮中毒：患者有头昏、步态不稳、烦躁不安、谵妄等症状，也可出现呼吸抑制、肺水肿及昏迷。少数患者有出血倾向或脑水肿。

地西泮类药物中毒：表现为嗜睡、情绪不稳定、瞳孔缩小、昏迷等神经系统表现。

洋地黄中毒：有头痛、头晕、眼花、黄视、厌食、恶心、呕吐、腹泻及各种心律异常如室性期前收缩、阵发性房性心动过速、房室传导阻滞，原有心房纤颤，突然心律变得整齐，心电图呈典型的洋地黄中毒图形。

阿托品、东莨菪碱中毒：先有皮肤和黏膜干燥、口渴、吞咽困难、面部潮红、瞳孔扩大、视力模糊、心动过速、尿潴留等副交感神经受抑制的症状。重症患者出现中枢兴奋症状：言语增多、幻觉、烦躁、谵妄、惊厥等；继之转为抑制、嗜睡和昏迷。

水杨酸钠、阿司匹林中毒：出现恶心、呕吐、胃痛，同时有眩晕、出汗、面色潮红、耳鸣、鼻出血、视力模糊和胃肠道出血，蛋白尿、酮尿、早期呼吸性碱中毒，继之代谢性酸中毒、脱水、失钾，重症者烦躁不安、脉速、抽搐、昏迷、呼吸和周围循环衰竭。

3. 实验室检查

（1）血、尿毒物定性筛查有助于中毒确诊，但血药物浓度受多种因素影响，不能作为病情评估的主要依据。

（2）血电解质和血气分析，可提供中毒及代谢过程中有价值的信息。

4. 影像学检查

如 X 线检查与其他疾病进行鉴别，如吸入性肺炎、肺水肿等。心电图可用于判断患者心血管系统受累情况，显示心率是否有异常。

【治疗方案】

·**方案 1**：一般治疗。①监测并稳定生命体征。②呼吸困难缺氧应持续人工呼吸并给氧，保持呼吸道通畅。③维持水电解质和酸碱平衡。④如为皮下注射过量，应尽快用橡皮带或布带扎紧注射部位的上方，同时冷敷注射部位，以延缓毒物吸收。结扎部位应每 20~30min 间歇放松 1~2min，不能连续结扎。

·**方案 2**：现场急救治疗。①检查气道，清理鼻腔和口腔的分泌物。②保留呕吐物标本、药瓶、剩余药物。③昏迷患者要注意观察呼吸、血压、脉搏，并将患者放置复原卧位。④发现患者无呼吸、无脉搏应立即进行心肺复苏。⑤立即进行催吐、多饮水、洗胃、导泻等一般治疗方法，加速排泄，延缓吸收，对症治疗，采取解毒物质进行治疗。

·**方案 3**：药物治疗。活性炭吸附剂（同前）。氟马西尼（同前）纳洛酮（同前）对乙酰半胱氨酸（同前）维生素 K_1（同前）。

·**方案 4**：全肠灌洗。肠灌洗法：对服用镇静安眠类药物轻度中毒的患者胃肠道内毒物清除效果好，与传统洗胃比较，更安全可行，但因个体差异，少数患者需反复多次使用方可有效。

·**方案 5**：灌肠。药物保留灌肠法是一种安全有效的方法，在一定程度上减少了肝脏的负担，直接起到了护肝的作用。

·**方案 6**：强化利尿。强化利尿是中毒后常用的方法之一，对于毒性较小的中毒强化利尿需慎重。很多毒物或药物经吸收在体内代谢后由肾脏排出，故常用利尿疗法来加速毒物排出。快速大量的补水、补液可增加尿量，有利于毒物的排出。

·**方案 7**：调节尿液酸碱程度。临床上在氨茶碱中毒时，可用酸化尿液的办法来治疗。

·**方案 8**：血液净化。不是所有的毒物都可经血液净化排除，也不是所有的中毒都必须采用血液净化，目前公认的适应证有血药浓度达到或超过致死量；两种以上药物中毒；病情进行性恶化或出现意识障碍、呼吸抑制、低血压、低体温；机体对毒物清除功能障碍如肝、肾功能不全。

·**方案 9**：可采用饮食疗法作为辅助治疗。加强有关排毒、利尿、清血等食物应用，比如南瓜、绿豆、花椰菜等，有很好治疗药物中毒的效果，对于药物中毒患者后续的饮食调养可适当多加选用。

【说　明】

（1）根据误服药物或毒物的不同而采用相应的措施及解毒药，积极进行自救与互救。如果是过量服用了维生素、健胃药、消炎药等、通常问题不大，只要大量饮水使之大部分从尿中排出或将其呕吐出来即可。

（2）大量服用了安眠药、有机磷农药、石油制品及强酸强碱性化学液体等毒性或腐蚀性较强的药糊时，如果医院在附近的，原则上应立即去医院抢救；若医院离家较远的，在呼叫救护车的同时进行现场急救。

（李学彦　代雪冬）

第十五节　毒蜂咬伤

郊游、户外活动的时候，被毒蜂蜇伤，引起临床一系列症状，称为毒蜂蜇伤。

【诊断要点】

（1）病史特点：①有被毒蜂咬伤史。②临床表现：普通蜜蜂蜇伤，导致局部的组织肿胀、疼痛或者起水疱。是毒蜂蜇伤，主要是疼痛，局部的肿胀，可以引起头痛、头晕、恶心、呕吐、心慌、胸闷以及影响到呼吸、血压、心率等变化。

（2）辅助检查：化验血常规。

【治疗方案】

·**方案 1**：蜜蜂蜇伤，需要拔出蜂刺或者用针挑出蜂刺。症状较轻，局部肿胀、疼痛反应，清水清洗凉敷，不做其他治疗处理，使用抗组胺或糖皮质激素类的药膏局部涂抹。

·**方案 2**：毒蜂蜇伤需要尽快拔出蜇伤部位残留在身体里面的毒刺。用手轻轻挤压受伤部位，使残留在局部的毒汁排出体外，减少毒物的吸收及对身体的损害。

·**方案 3**：应用生理盐水、双氧水、碘伏，反复冲洗和浸泡被蜇处的组织，使其内的坏死物质彻底排出，毒液得到有效中和、稀释，细菌得到有效杀灭；百多邦软膏或金霉素眼药膏均匀涂抹于被蜇处，保护创面，防止局部合并细菌感染。

·**方案 4**：口服止痛药物，或用 2% 利多卡因溶液围绕蜇伤的近端皮下注射，消肿止痛。

·**方案 5**：口服盐酸左西替利嗪口服液，每天 1 次 5 mg，或者氯雷他定每天 1 次 10 mg。

·**方案 6**：若出现心悸、虚脱、呼吸困难、过敏性休克症状时，要及时就地抢救。需要吸氧，建立静脉通路，可用地塞米松 10~20 mg 静注，或者肾上腺素皮下注射。

·**方案 7**：0.9% 氯化钠注射液 250 mL+ 复方甘草酸苷 80 mg，每天 1 次，静滴。

·**方案 8**：在患处涂抹布地奈德软膏每天 2 次。多数蜂类产生嗜酸性毒素，局部用 10% 的氨水或碱性肥皂水，碳酸氢钠溶液清洗，以中和青毒。

（李学彦　张红翠）

第十六节　毒蛇咬伤

蛇咬伤是人不慎被蛇咬伤后出现临床一系列中毒症状，必须紧急处理的。

【诊断要点】

1. 病史特点

（1）有被蛇咬伤史、局部有咬伤伤口。

（2）毒蛇咬伤的伤痕有 1~4 个不等的毒牙印，呈单个针眼大小的小孔。咬伤后的伤口，肿胀会迅速蔓延，4 h 以后肿胀会极其明显，有麻木感，还会出现全身中毒症状。无毒蛇咬伤的伤口只有两排锯齿状的牙印，伤口数小时内不会肿胀明显，皮肤颜色无明显变化，不会引起全身中毒症状。

2. 临床表现

（1）血循环毒损伤。（2）神经毒损伤。（3）混合毒损伤：同时出现神经毒、血循环毒表现。

【治疗方案】

·**方案 1**：急救措施：患者平卧，尽量不要烦躁，避免奔跑，将患肢放低减缓血液回流，现场立即予以绑扎。一般是在患肢的近心端绑扎，找一根裤带、鞋带或布带扎在伤口上方 5 cm 处，以缓解毒素扩散，松紧程度以阻断淋巴液和静脉回流为宜。

·**方案 2**：伤口清创：用冷水反复冲洗伤口表面，或用 3% 过氧化氢或 0.05% 高锰酸钾液清洗伤口，去除毒牙及污物。以牙痕为中心，用消毒小刀将伤口皮肤切成十字形，或用三棱针扎刺肿胀皮肤，用手用力挤按，或伤口上覆盖几层纱布，隔着纱布用嘴巴用力吸，将吸出的毒液边吸边吐，每次都用清水漱口。如果有口腔溃疡或者口腔破溃，尽量不吸。可以用拔火罐、吸奶器等抽吸促使毒液流出。

·**方案 3**：胰蛋白酶 2000 U+0.05% 普鲁卡因 20 mL 做伤口周围皮肤封闭。

·**方案 4**：解毒药物：立即应用。广州蛇药、上海蛇药、南通蛇药等，可以内服，也可用蛇粉药外敷伤口周围。一些新鲜草药，比如白花蛇舌草、半边莲、七叶一枝花等，也具有解毒作用。

·**方案 5**：尽快将患者送到医院，进行抗蛇毒血清的注射，要早期、足量。注射破伤风疫苗，破伤风抗毒素，以防破伤风。

·**方案 6**：使用抗生素抗感染。

·**方案 7**：大量出血、凝血功能障碍的伤者，在中和毒素后可根据需要输注血制品。

·**方案 8**：严重者要用激素治疗。可行血液透析治疗，必要时可行气管插管、呼吸机辅助呼吸。

【说　明】

（1）一旦被毒蛇咬伤，要紧急给予处理。第一是结扎，第二要扩创，把伤口切开一个口子，拔出毒牙，切开口以后用自来水、流动的水冲洗，冲洗后可以挤压。

（2）为防止被绑肢体坏死，每隔 20 min 左右应放松 2~3 min 绑扎的松紧度，以动脉的波动稍微减弱为宜，不要过紧以防局部缺血坏死，不要用止血带绑扎，容易引起局部的缺血坏死。绑扎同时局部患肢冷敷，将患肢放到 4~7℃冷水当中浸泡，起到延缓毒液吸收的效果。

（3）抗蛇毒血清有单价和多价两种，对于已知蛇类咬伤可以用针对性强的单价血清，否则使用多价血清。用前需要做过敏试验，阳性者，需要采用脱敏注射法。

（李学彦　钮佳）

第十五章 麻醉科疾病

第一节 心肌缺血

当冠状动脉狭窄或阻塞时，冠状动脉血流不能满足心肌代谢需要，称为心肌缺血。心率、心肌收缩力和心室内压是影响心肌耗氧量的 3 个主要因素。心肌氧供和氧耗严重失衡且治疗不及时可导致心肌梗死而危及生命。

【诊断要点】

（1）症状及体征：清醒患者表现为胸痛、呼吸困难、头晕、呕吐、出汗、肩或颌骨痛。

（2）心电图（ECG）改变：① S-T 段下移大于 1 mm 或抬高超过 2 mm。② T 波低平、倒置或双向。③心律失常。④传导异常。⑤出现 Q 波，R 波进行性降低。

（3）其他表现：低血压，经食道超声心动图可见局部心室壁活动异常。

（4）麻醉期间引起心肌缺血的原因有：①患者精神紧张、疼痛：交感神经兴奋，心率加快。②血流动力学不稳定：血压过高或过低均影响心肌供血。③麻醉药的影响：抑制心肌使心输出量减少，回心血量减少。④麻醉期间供氧不足或缺氧。⑤其他原因引起的心律失常。

【治疗方案】

治疗原则：改善冠脉血供和降低心肌耗氧量以改善患者症状，预防心肌梗死和死亡，提高生活质量，延长生存期。

（1）心肌缺血发作时立刻休息，一般患者在停止活动后症状逐渐缓解。

（2）较重的发作，可给予舌下含服硝酸甘油 0.5 mg 或硝酸异山梨酯 5~10 mg。

（3）纠正低氧血症和贫血。

（4）β 受体阻滞剂：美托洛尔 1~3 mg/ 次，静注；或普萘洛尔 0.5~1.0 mg/ 次，静注；艾司洛尔 5~10 mg/ 次，静注。硝酸甘油：按 25~50 μg/（kg·min）开始静滴。钙通道阻滞剂：如硝苯地平，同时合并高血压的患者更合适使用。

（5）纠正低血压：去氧肾上腺素 10~40 μg/min，静注；或去甲肾上腺素 2~20 μg/ min 静注。

（6）改善心功能：当发生心源性休克时，应用正性肌力药，如多巴胺 5~20 μg/（kg·min），静注，多巴酚丁胺 5~20 μg/（kg·min），静注。主动脉内球囊反搏技术。

（7）预防心肌梗死，改善预后的药物。如阿司匹林每日 75~150 mg；他汀类降脂药、ACEI 或 ARB 类药物。

（8）肝素治疗，溶栓治疗。

（9）血管重建治疗：经皮冠状动脉介入治疗，冠状动脉旁路移植术。

（张瑜　张铁铮）

第二节　术中心跳骤停

术中心跳骤停定义为自实施麻醉诱导到手术结束期间发生于手术室内的心跳骤停，需要现场的医疗人员实施胸外按压和（或）电除颤进行复苏的病例。

【诊断要点】

（1）清醒患者神志突然丧失，呼吸停止或呈叹息样呼吸。

（2）患者面色苍白或青紫，唇色发绀，大动脉波动消失，瞳孔散大，对光反应消失。

（3）ECG呈一条水平直线，脉搏氧波形及数值消失，呼气末二氧化碳分压骤降。

（4）血压骤降，心音消失。

（5）病因：①心源性：冠状动脉硬化或痉挛引起心肌短暂性缺血。②非心源性：麻醉诱导不当、低氧血症、急性气道梗阻或呼吸停顿、快速大失血或其他原因引起血容量不足、酸碱平衡失调、水电解质紊乱等。

【治疗方案】

（1）多参数监测综合判断，及时预判心跳骤停的发生，如呼气末二氧化碳骤降、氧饱和度下降、有创动脉压持续下降、心率变慢至每分钟40以下等均预示着可能发生心跳骤停。

（2）尽早实施有效的胸外按压，以保证冠状动脉和大脑血供，这对于患者的转归至关重要，心肺复苏的起始时间与患者的预后密切相关。

（3）直接动脉测压可以实时反映胸外按压的有效性，有助于提高复苏的质量。

（4）维持呼吸道通畅，立即口对口呼吸或面罩加压给氧，先不要忙于气管插管，以免耽误时间，同时嘱人做好插管准备工作，气管插管全麻患者调整机械通气参数，$FiO_2=100\%$。

（5）不间断CPR，直至实施除颤。双相波除颤器使用120~200J，在有效能量范围不清楚时，则使用最大可用能量，第2次以后的除颤能量至少等于第1次，若有可能，使用更高的能量。单相波除颤器，360J，随后也应选择该能量。若室颤终止后复发，则使用先前终止室颤的能量。切忌反复听心音、测血压、等待心电图检查而延误抢救时机。

（6）药物治疗：肾上腺素是最重要的复苏用药。肾上腺素每35 min 1mg IV/IO。胺碘酮IV/IO第一次300 mg，第二次150 mg；利多卡因IV/IO第一次1~1.5 mg/kg，第二次0.5~0.75 mg/kg。

（7）有开胸指征时可行开胸胸内心外按压。

（8）实施体外膜肺氧合或体外循环支持。

（9）复苏后的治疗：致心跳骤停病因的治疗，维持有效循环和呼吸，防治脑缺氧和脑水肿，防治急性肾衰竭，纠正酸碱失衡与水电解质紊乱，防治感染等。

（10）麻醉医师和手术室护士平时的心肺复苏培训、应急事件演练以及团队合作精神对于提高复苏成功率也是非常重要的。

（张瑜　张铁铮）

第三节　心脏压塞

当心包腔内积液迅速增加或者积液量达到一定程度时，可造成心脏输出量和回心血量明显下降，进而产生临床症状，即心脏压塞（Cardiac Tamponade）。

【诊断要点】

心脏压塞的 Beck 三联征：低血压、心音低弱、颈静脉怒张。

超声心动图是首选诊断方法。当诊断不能完全肯定，病情又十分严重时，可行诊断性心包穿刺术，同时起到心包减压的治疗作用。

【治疗方案】

（1）立即在超声引导下行心包穿刺减压引流术是首选处理措施。首次抽液量以 100 mL 左右为宜，以后每次抽液 300~500 mL，并避免由抽液过多导致的心脏急性扩张，防止心源性休克发生。

（2）紧急外科心包开窗修补引流术。

（3）对伴有休克的患者，需扩容升压治疗，防止有效循环血容量不足发生。

（4）防止后期心包粘连发生。

对血流动力学稳定的心脏压塞，应明确病因，针对原发病进行治疗同时注意血流动力学情况，必要时心包穿刺并送检引流液。

对症治疗：吸氧，监测动脉血气，如未心脏停搏或未准备好手术应尽量避免正压通气。持续性少尿或无尿可能与心输出量降低和血管收缩引起肾性（急性肾小管坏死）或肾前性肾功能不全有关。血流动力学好转会改善肾功能，应尽量避免使用利尿剂。避免循环衰竭，积极应用血管活性药物或加快输液来治疗低血压。对患者进行标准的有创监测，麻醉诱导必须在手术团队及患者完全准备好后才能开始。

（张瑜　张铁铮）

第四节　喉痉挛

喉痉挛（Laryngospasm）指喉部肌肉反射性痉挛收缩，使声带内收，声门部分或完全关闭导致患者出现不同程度的呼吸困难甚至完全性的呼吸道梗阻。

【诊断要点】

临床表现：①吸气性喉鸣，呼吸道梗阻。②吸气用力增加，带有高亢的喉鸣音。③胸腹运动矛盾。④小儿喉痉挛主要表现为没有呼吸运动，面罩加压给氧胸廓无起伏。

【预防措施】

（1）术前给予足量的抗胆碱药如阿托品 0.5 mg，肌注。

（2）及时清除呼吸道分泌物、血液等。

（3）避免浅全身麻醉下行口腔、咽喉和气道内操作。

【治疗方案】

（1）立即进行直接喉镜检查确定和去除造成喉痉挛的病因，如吸除声门和会厌附近的分泌物。

（2）面罩加压纯氧吸入。

（3）轻提下颌可缓解轻度喉痉挛。

（4）立即停止一切刺激和手术操作。

（5）立即请求他人协助处理。

（6）加深麻醉可缓解轻、中度喉痉挛，常用的方法为：静注诱导剂量 20% 的静脉麻醉药或增加吸入麻醉药浓度。

（7）暴露并清除咽喉部分泌物，保持呼吸道通畅。

（8）对重度喉痉挛，紧急情况下可采用 16 号以上粗针行环甲膜穿刺给氧或行高频通气。

（9）对重度喉痉挛亦可应用琥珀胆碱 1.0~1.5 mg/kg，静注或 4.0 mg/kg 肌注后行气管插管。

（10）面罩气道持续加压（CPAP）或间歇性正压通气（IPPV）通气。

（11）伴有心动过缓者，阿托品 0.01 mg/kg 静注。心跳骤停者插管后静脉给予肾上腺素。

（范红娜　张铁铮）

第五节　支气管痉挛

支气管痉挛是一种危急状态，常表现为双肺广泛的哮鸣音，其严重程度与气道阻塞程度无关。

【诊断要点】

（1）症状及体征：①听诊：双肺哮鸣音或呼吸音消失（沉默肺、寂静肺）。②气道：阻力增加、峰值升高、出现自身 PEEP。③ SPO_2：持续性下降。④ $PaCO_2$：升高而 $ETCO_2$ 下降、波形改变。⑤压力控制通气下潮气量减少。

（2）诱因：①气道刺激。②麻醉偏浅。③分泌物对气道的刺激。④手术刺激。⑤硬膜外麻醉平面过广，迷走张力升高。⑥气道高反应者对上述诱因更敏感。

【预防措施】

对于支气管痉挛预防是最重要的。

（1）对于气道高反应性的患者，在术前至少 1 周开始戒烟。并且进行常规的治疗，如吸氧、抗炎、解痉、平喘等控制气道的反应性，同时条件允许时首选局麻或椎管内麻醉。

（2）使用局麻药时，在药中根据情况适量添加肾上腺素，静脉给予一定量的类固醇激素，同时在术中注意镇静以及术后的镇痛。全麻时， 诱导应选用氯胺酮和吸入性麻醉。 对于有过敏体质的患者慎用异丙酚，同时禁用吗啡、琥珀胆碱或硫喷妥钠。尽量避免使用会产生组胺的药物。

【治疗方案】

首先要查明病因，然后同时进行对症治疗。保证患者的呼吸道通畅，尽量不发生缺氧。积极进行综合治疗，包括去除病因， 合理的药物治疗，维持患者的呼吸。

（1）面罩加压纯氧吸入。

（2）停止一切刺激和手术操作，尽量少吸痰并缩短吸痰时间。

（3）加深麻醉。①丙泊酚 1~2 mg/kg 静注，舒张支气管平滑肌。②利多卡因诱导前1~2 mg/kg 静注，直接作用于气管平滑肌，降低其对乙酰胆碱的反应性。

（4）β_2 受体激动剂：如沙丁醇胺 2.5~5 mg 间断雾化吸入，15~20 min 1 次；或10~15 mg/ h 持续雾化吸入。

（5）抗胆碱能药物：异丙托溴铵 0.5 mg 雾化吸入，可与沙丁醇胺合用。

（6）糖皮质激素：甲强龙，40~250 mg 静注。

（7）紧急情况可以用肾上腺素 0.11~ 0.15 mL 分次静注或气管内给药的方法给药。

（8）小剂量胺碘酮静注也可以产生较好的效果，可以解除支气管痉挛。

（9）去除病因。

（10）要注意及时补充水分，维持水、电解质和酸碱平衡。

（范红娜　张铁铮）

第六节　气道梗阻

气道梗阻是指因异物、肿瘤、气管内膜结核、喉头水肿、声带瘫痪、声门狭窄等原因，导致气管发生阻塞，气流严重受阻的临床综合征。

【诊断要点】

（1）气道不完全梗阻：患者可有咳嗽、喘气或咳嗽微弱无力，呼吸困难，皮肤、甲床和口腔黏膜、面色青紫发绀。

（2）气道完全阻塞：较大的异物堵住喉部、气管处，患者面色灰暗青紫，不能说话、不能咳嗽、不能呼吸，失去知觉，窒息，很快陷入呼吸停止，听诊呈"寂静"肺。

【治疗方案】

（1）快是成功的关键。气道梗阻既可发生在医院，也可出现在任何场所，争分夺秒地抢救很重要。

（2）准确判断病因。气道梗阻部位多变，应结合病史准确判断梗阻位置，弄清梗阻发生腔内或腔外，采取相应急救措施才能收到显效。

（3）对口呼吸行之有效。窒息时因条件所限，先进的医疗设备常常不能应急。在急性气道阻塞的严重情况下坐等仪器势必延误抢救时机，必要时对口呼吸仍是救死扶伤的得力措施之一。

（4）立即进行清醒表麻、保留自主呼吸喉镜直视下插管。如有异物，及时清除，成功后行机械通气。

（5）若声门上无法建立人工气道，可行环甲膜穿刺置管，用于供氧和连接高频通气。

（6）以上方法无效，可行紧急气管切开，进行人工通气。

（范红娜　张铁铮）

第七节　高碳酸血症

高碳酸血症是因通气不足或 CO_2 产生增加所致，可导致呼吸性酸中毒，肺动脉压和颅内压升高。通常由阻塞性通气不足（呼吸道阻塞或狭窄，气道阻力增加）和限制性通气不足（吸气时肺泡的扩张受限引起）所引起。

【诊断要点】

诊断标准为 $PaO_2 < 60 \, mmHg$ 且 $PaCO_2 > 50 \, mmHg$。肺泡通气不足时 $PaCO_2$ 升高，CO_2 潴留。

【治疗方案】

（1）针对病因处理，包括：①保持呼吸道通畅。及时清除上呼吸道分泌物或异物，保持呼吸道通畅。②解除气道痉挛。对支气管和小气道痉挛的患者，在消除喉部和气道刺激的情况下，雾化吸入异丙肾上腺素通常能缓解，如果症状持续存在，应给予负荷剂量的氨茶碱，然后持续输注；症状严重的喉痉挛可予以肌肉松弛剂气管插管，但必须辅助通气和吸氧。③降低左室充盈压和改善左室功能。适用于肺水肿所引起的气道阻力增加的情况。

（2）有效的拮抗：①纳洛酮。可有效拮抗麻醉性镇痛药引起的呼吸抑制作用。②氟马西尼。可有效拮抗苯二氮䓬类药物引起中枢抑制作用。③抗胆碱酯酶药拮抗去极化肌松药肌松残余作用。常用药物新斯的明。

（3）气管插管和机械通气。依据患者的临床表现和客观监测指标可提示临床医生必要时进行气管插管、辅助机械通气。

（范红娜　张铁铮）

第八节　误吸

误吸（Aspiration）是指物质（如口咽部的分泌物、食物、血液或胃内容物）从口咽部或消化道进入喉部和下呼吸道的过程。

【诊断要点】

（1）误吸诱发因素：如饱胃、呕吐史。

（2）临床表现：缺氧、发绀、急性呼吸道梗阻、Mendelson 综合征等。

（3）实验室和影像学检查：如支气管镜检查、胸部 X 线检查。

【治疗方案】

（1）发生反流和呕吐的处理：①条件允许时，采用头低位和右侧卧位（有利保持左侧肺的通气和引流）。②尽量清理和吸引口咽腔和气道。③吸入 100% 纯氧，以免出现低氧血症而加重损伤。④气道清理前，避免正压通气，以免将气道内异物送入远端气道。⑤使用快速起效的肌松药，尽快完成气管内插管。

（2）手术室内的处理：①呼叫寻求帮助，通知手术医生。②维持足够的镇静镇痛深度，以免知晓而加重应激。③选用粗大的吸引管快速清理气道，以纯氧呼气末正压（PEEP，5~10 cmH$_2$O）机械通气。④酌情采用 0.9% NaCl 气管内冲洗或纤支镜支气管灌洗，以尽量清除异物，同时留取标本作 pH 测定和微生物学检测等。⑤支气管解痉药、皮质类激素及抗生素。⑥适当补液，维持正常的血管内容量。⑦保留气管导管回麻醉恢复室或 ICU，并密切随访。

（付万林　张铁铮）

第九节　肺栓塞

肺栓塞（Pulmonary Embolism，PE）是以各种栓子阻塞肺动脉系统为其发病原因的一组疾病或临床综合征的总称。

【诊断要点】

诊断 PTE 的关键是提高意识，一般按疑诊、确诊、求因 3 个步骤进行。

（1）高危因素：如长期卧床、大手术等。

（2）临床表现：咯血、胸痛、呼吸困难、心动过速、P2 亢进等。

（3）影像学和实验室检查：肺动脉造影是 PTE 诊断的"金标准"，超声心电图、D- 二聚体等。

【治疗方案】

（1）抗凝治疗。可有效防止血栓的在形成和复发。常用药物肝素、低分子肝素、华法林等。

（2）溶栓治疗。考虑到系统性溶栓治疗的大出血风险，可进行导管导向治疗，以减少溶栓药物的剂量或避免溶栓药物。目前主要采用两种方法：导管导向溶栓治疗和机械血栓切除术。指南建议，有相对禁忌证的中 – 高危 PE 患者使用导管导向溶栓治疗；有绝对禁忌证或溶栓治疗失败的患者采用导管导向血栓切除术。常用药物有尿激酶、链激酶和重组组织型纤溶酶原激活剂等。

（3）放置下腔静脉滤器。

（4）介入治疗和手术肺动脉取栓。

（5）对症支持治疗。严密监测生命体征，适当使用镇静镇痛药、吸氧、血管活性药等。

（6）高危 PE 和心源性休克、心脏骤停或血流动力学衰竭的患者，应考虑进行体外膜肺氧合。

（付万林　张铁铮）

第十节　困难气道

困难气道指具有 5 年以上临床经验的麻醉医师在面罩通气室或气管内插管时遇到困难的一种临床情况。

【诊断要点】

（1）确定的或预料的困难气道：术前评估气道发现患者存在困难气道，选用安全的气道处理方法。

（2）未能预料的困难气道：术前评估没有发现气道问题，诱导后发生了困难气道，多属急症气道。

【治疗方案】

（1）困难气道处理原则：①术前已知的困难气道，一般选择清醒保留自主呼吸的前提下，给予镇静、充分的局麻下或浅麻醉下行气管内插管。②无自主呼吸的患者插管困难时，应在面罩通气保证合适气体交换的前提下进行气管插管。③极端困难气道应采用应急措施，如喉罩通气、气管喷射通气等。④理想的气道管理计划应预见所有可能的困难，以及补救措施。⑤不提倡反复使用同一种方法插管，因为这样往往只能加重损伤和延误时间。

（2）常用的困难气道插管技术：气管导管法，管芯，插管探条，喉罩的应用，纤支镜引导插管，逆行插管，食管－气管联合导管。

（3）紧急通气技术：气管喷射通气，环甲膜切开，气管切开术。

（4）采用口咽和/或鼻咽通气道配合单手扣面罩的方法，或采用双手托下颌扣面罩同时机械通气的方法。

（5）以上方法仍不能维持良好通气，需要立即请求帮助，在嗅物位下置入口咽和/或鼻咽通气道，由双人四手，用力托下颌扣面罩行双人加压辅助通气。

（6）一次可视喉镜下气管插管或使用喉罩、食管－气管联合导管，环甲膜穿刺置管或经气管喷射通气，保证患者氧合。

（7）仍通气失败行紧急有创通气方法即环甲膜切开或气管切开术。

（8）麻醉医师应该在麻醉记录中记录患者存在困难气道，并描述其特征。

（付万林　张铁铮）

第十一节　苏醒延迟

苏醒延迟指全身麻醉停止给药后 30 min，排除脑血管意外，患者仍然意识不清，即指令动作、定向能力和术前记忆未恢复。

【诊断要点】

（1）脑电双频指数（BIS）低于85。

（2）术前用药半衰期长；吸入全麻药时间过长、浓度高；麻醉性镇痛药抑制呼吸中枢机械通气；肌松药用量过大，未及时足量拮抗。

（3）呼吸抑制：低 CO_2 血症；高 CO_2 血症；低钾血症（血钾低于 3 mmol/L，出现明显肌无力症状）；输液过量致肺间质水肿，影响吸入麻醉药排出；手术并发症（气胸肺萎缩致缺氧及 CO_2 蓄积）；严重代谢性酸中毒。

（4）术中发生严重并发症：长期低血压或颅内动脉瘤破裂、脑出血、脑栓塞、长期低体温。

【治疗方案】

（1）针对可能导致苏醒延迟的相关因素进行干预，首先要排除患者突发脑血管意外事件，双侧瞳孔大小和对光反射是常用的初步筛查方法，对于高度疑似病例可行头颅 CT 或磁共振血管成像；其次需排除患者内环境紊乱、低体温以及低血糖对患者术后苏醒的干扰，在复苏期间行血气分析、血生化检查，保温以及微量血糖监测。

（2）考虑麻醉药作用，针对可能原因，逐一进行处理。

①阿片类药物拮抗剂：纳洛酮 40 μg 静注，每 2 min 重复给 1 次，最大剂量 400 μg。②苯二氮䓬类药物拮抗剂：氟马西尼 0.2 mg 静注，每 1 min 重复给 1 次，最大剂量 1 mg。③东莨菪碱拮抗剂：毒扁豆碱 1 mg 静注（潜在的胆碱能危机，包括严重心动过缓，准备阿托品备用）。

（3）根据 SaO_2、PCO_2、血气、血电解质及肌松监测情况分析呼吸抑制原因，逐一处理。

（4）脑水肿、颅内压高致呼吸功能不全的患者，应给甘露醇或呋塞米行脱水治疗。

（5）体温调节，除术区外其他部位注意保温，术后及时保温复温、实时监测，将患者体温升至 36~37℃。

（6）对术中长期低血压患者，除维持良好的血压水平、SaO_2 在 96%、血糖在 4.5~6.6 mmol/L 外，尚应给大剂量糖皮质激素、行头部轻度降温及轻度脱水治疗，以促进脑功能恢复。

（7）肝肾心功能的保护：限制液体入量，防止心力衰竭和肺水肿，术中、术后保护肝肾功能，更好地纠正心律失常。

（8）术前并存脑部疾病的患者，麻醉期间应维持良好血压水平，使血气分析的各项指标始终保持正常，做好脑保护。麻醉药及辅助药用量均应明显减少，以免加重术后苏醒延迟。

（武翔 张铁铮）

第十二节　术后谵妄

术后谵妄（Postoperative Delirium, POD）常发生在术后早期，是急性起病、新发的、几小时到几天发生的认知功能损害，病程呈现暂时性和波动性的特点，临床表现为意识水平下降和注意力障碍，可以有认知功能损害。

【诊断要点】

第 5 版《精神疾病诊断与统计手册》谵妄的诊断包括以下内容：A：注意力障碍；B：意识障碍；C：认知障碍（如记忆缺失、语言障碍或知觉障碍）；ABC 不能用已有的、进展中的神经认知障碍或昏迷解释；D：紊乱历时短暂（通常数小时至数日），症状的严重程度在一日之内有波动；E：有病史、体检或实验室检查的结果提示上述障碍是其他医学情况、药物中毒、药物戒断、接触毒物等直接导致。

【鉴别诊断】

需与术后躁动、术后认知功能障碍、抑郁状态、痴呆等相鉴别。

【治疗方案】

（1）首先要识别发生谵妄的可能原因，同时保证患者镇静，避免用束缚带。

（2）对一些危及患者生命的情况（如低氧血症、严重高二氧化碳血症、低血钾、低血糖、颅内压升高等）应及时纠正。

（3）非药物治疗：去除常见诱因（如尿潴留、导管刺激等）；排除疼痛原因。

（4）药物治疗：丙泊酚（30~50 mg）或咪达唑仑（0.01~0.02 mg/kg）镇静，使用阿片类镇痛药（芬太尼 0.05~0.2 mg）。右美托咪定 0.5~1 μg/kg 静脉泵注 15 min 后，持续静注 0.2~0.7 μg/（kg·h），直至症状得到控制。

（5）褪黑激素可用于治疗和预防术后谵妄。

（6）上述措施仍不能控制精神症状，可用神经安定剂，如氟哌啶醇 3~5mg 静注，多能迅速控制，可反复给药。说明：警惕氟哌啶醇可引起致死性室性心律失常或 QT 间期延长和尖端扭转型室速，要衡量其风险疗效比。苯二氮䓬类药劳拉西潘可引起呼吸抑制和过度镇静，同时有逆转兴奋作用，但可用于长期服镇静药和嗜酒戒断症状诱发的谵妄，以及合并帕金森症的患者。避免应用抗胆碱能药物，哌替啶是术后发生谵妄的独立危险因素。

（武翔　张铁铮）

第十三节　局麻药中毒

局麻药中毒指血液中局麻药的浓度超过一定水平而引起中枢神经系统和心血管系统的异常反应。

【诊断要点】

患者常有嗜睡、眩晕、多语、唇舌麻木、寒战、耳鸣、惊恐不定、定向障碍、燥动等症状。也有的患者无上述症状而神志突然消失，相继出现面部和四肢的肌肉震颤，继而发生抽搐或惊厥，患者心率增快、血压上升，同时可因呼吸肌痉挛、缺氧导致呼吸心跳停止而致死。

（1）兴奋型：表现兴奋，如多语、不安、紧张、呼吸及心率加快、血压增高、严重的谵妄、惊厥。甚至心跳骤停。

（2）抑制型：表现抑制，如嗜睡、呼吸及心率减缓、血压下降、昏迷，甚至心跳呼吸骤停，抑制型较少见，多数为先兴奋后抑制。

【治疗方案】

三原则：快速、连续、有效。

（1）立即停用局麻药。

（2）面罩给氧，保持呼吸道通畅，必要时行气管插管和人工呼吸。

（3）轻度兴奋者，可静注咪达唑仑 0.05~0.1 mg/kg，或地西泮 0.1~0.2 mg/kg。

（4）如果症状持续存在或患者状态仍不稳定：快速静脉负荷剂量注射 20% 的脂肪乳剂 1.5 mL/kg，随后以 0.25 mL/（kg·min）的速度进行滴注。可以重复使用负荷剂量（最多可重复三次）。滴注的速度也可能需要增加 [最大速度为 0.5 mL/（kg·min）]。

（5）出现循环抑制时，应快速有效地补充血容量，同时根据具体情况酌情使用血管活性药物以维持血流动力学稳定；避免使用血管加压素、钙通道阻滞剂、β 受体阻滞剂。

（6）发生呼吸心跳骤停者，应立即进行心肺脑复苏，转送重症监护室监测患者后续情况。

说明：脂肪乳剂可能诱发过敏反应，引发血栓静脉炎，并增加感染风险。输注过快可引起肺动脉高压，增加颅内压等，故应避免长期应用。

（武翔　张铁铮）

第十四节　全脊麻

行硬膜外阻滞术时，如穿刺针或硬膜外导管误入蛛网膜下隙而未能及时发现，超过脊麻药量数倍的局麻药误注入蛛网膜下隙而产生的异常广泛的阻滞，称为全脊麻。

【诊断要点】

临床特征是注药后全部脊神经支配的区域均无痛觉、低血压、意识丧失及呼吸心跳停止。

【治疗方案】

（1）维持呼吸系统稳定，立刻进行面罩辅助正压通气，必要时气管插管进行人工呼吸。

（2）维持循环稳定，及时扩容补充血容量，必要时应用血管活性药物维持血压。

（3）心脏骤停多继发于呼吸抑制，按照复苏处理。

（4）保护脑细胞，防治脑缺氧、脑水肿。

（5）积极对症处理，改善通气，防止二氧化碳蓄积，维持电解质酸碱平衡。

（6）进行严密监测直至神经阻滞症状消失。

尽管全脊麻来势迅猛危及患者的生命安全，但只要诊断和处理及时，多数患者均能恢复。

（秦李杨　张铁铮）

第十五节 硬膜外麻醉时异常广泛阻滞

异常广泛阻滞指硬膜外麻醉时注入常规剂量的局部麻醉药后，出现异常广泛的脊神经阻滞现象，其特点是阻滞范围虽广，但仍为节段性。

【诊断要点】

（1）临床上表现为延缓发生的高平面阻滞，多出现在注入首次剂量后 20~30 min，常有前驱症状，如胸闷、呼吸困难、说话无声及烦躁不安，继而发展至严重通气不足甚至呼吸停止。血压可大幅度下降或并无明显改变，脊神经阻滞常达 C2~C5 节段。

（2）与全脊麻鉴别诊断：全脊麻一般不表现为节段性，且多在给药后几分钟内或立即发生。

【治疗方案】

处理原则是维持患者循环呼吸功能稳定，防止因低血压或缺氧导致重要脏器损害。心跳骤停者立即行心肺脑复苏。

（1）注意麻醉前准备，避免异常广泛阻滞发生，选择合适的麻醉器具，穿刺过程谨慎从事，重视注入试验剂量后的平面测量，试验剂量不宜超过 5 mL，密切观察阻滞范围及生命体征，如果注入少量麻醉药后平面扩散过广，立即停止给药。对易于发生阻滞广泛的患者提高警惕，如婴幼儿患者，老年伴有动脉粥样硬化的患者，妊娠、腹腔巨大包块及腹水的患者，病情危重、极度衰竭、恶病质及内环境紊乱者。

（2）发生异常广泛阻滞的迅速处理：①维持血流动力学稳定。低血压通常为广泛阻滞的首发症状。轻度低血压可快速灌注 500~1000 mL 晶体或胶体；血压下降明显时，应在补液同时兼用血管活性药。麻黄碱较为常用，5~10 mg 静注。②建立有效的呼吸管理，如给氧、辅助呼吸，必要时气管插管予呼吸支持。

（秦李杨　张铁铮）

第十六节 羊水栓塞

羊水栓塞是指在分娩过程中羊水中的有形物质（胎儿毳毛、角化上皮、胎脂、胎粪）和促凝物质突然进入母体血液循环引起急性肺栓塞，过敏性休克，弥散性血管内凝血，肾功能衰竭或猝死的严重的分娩期并发症。

【诊断要点】

①急性发生的低血压或心脏骤停。②急性低氧血症：呼吸困难、发绀或呼吸停止。③凝血功能障碍：有血管内凝血因子消耗或纤维蛋白溶解亢进的实验室证据，或临床上表现为严重的出血，但无其他可以解释的原因。④上述症状发生在分娩、剖宫产术、刮宫术或是产后短时间内（多数发生在胎盘娩出后 30 min 内）。⑤对于上述出现的症状和体征不能用其他疾

病来解释。

【治疗方案】

早期诊断、高质量的心肺复苏以及及时终止妊娠是主要救治方法。一旦发生羊水栓塞，实施紧急处理措施，保证了生命支持措施放在首位，如心跳骤停，立即实施心肺复苏。

（1）纠正低氧血症：立即面罩给氧或气管插管、机械通气。

（2）维持血流动力学稳定：建立多个静脉通路以供大量静脉液体复苏、输注血液制品及抽血送检。补充血容量及酸中毒和电解质紊乱，必要时同时应用血管活性药物，如多巴胺、多巴酚丁胺、肾上腺素、去甲肾上腺素等。需要根据患者的具体情况选择血管性药，如米力农以正性肌力为主，同时可扩张血管和降低心率，因而改善心室舒张功能，适用于羊水栓塞时的妊娠合并肺动脉高压及心功能衰竭。

（3）治疗 DIC：羊水栓塞初期血液呈高凝状态可短期谨慎使用抗凝药。抗凝药使用时机不对或过量时可增加出血。补充凝血因子，可选用新鲜冰冻血浆、纤维蛋白原等。使用抗纤溶药物，酌情使用氨甲环酸、氨基己酸、氨甲苯酸等药物。尽早请血液内科医师和血库会诊有助于对凝血功能障碍的治疗。

（4）预防肾衰竭及感染：密切观察尿量变化，出现少尿（尿量 < 30 mL/h）时可选用呋塞米 20~40 mg 静注或 20% 甘露醇 250 mL 快速静滴。

（5）抗过敏：及时应用大量皮质激素。

（6）及时进行辅助检查，如超声心动图。

（7）产前发生的羊水栓塞主要表现是心肺功能衰竭，甚至心脏骤停，同时伴发低氧血症。此时心肺复苏是关键，同时需兼顾宫内的胎儿。

（秦李杨　张铁铮）

第十七节　仰卧位低血压综合征

仰卧位低血压综合征（Supine Hypotensive Syndrome，SHS）是指妊娠晚期产妇处于仰卧位时，出现胸闷、头晕、恶心、心动过速等及不同程度血压下降，当转为侧卧位后，上述症状即减轻或消失的一组综合征，又称"妊娠后期仰卧循环性虚脱""姿态性休克""妊娠晚期下腔静脉综合征"。

【诊断要点】

产妇在仰卧位时出现血压急骤下降，伴随头晕、恶心、胸闷、出冷汗、打哈欠、脉率加快、面色苍白等症状。

【治疗方案】

（1）加强术前访视和术中的心理护理。防止孕妇过度紧张，减缓心理压力。对子宫肌瘤合并妊娠、巨大儿、前置胎盘、头盆不称、臀位横位及卧位后出现心悸、气促症状等极易诱发 SHS 的产妇，手术前要备好急救物品。

（2）常规吸氧，提高母体和胎儿的氧分压，一旦发生 SHS 要尽量缩短手术时间，做好新生儿抢救的准备。

（3）遵循先建立静脉通道，给予预防性输入液体（如输注 10~20 mL/kg 乳酸林格液），然后实施麻醉阻滞的原则。输液部位应选择上肢静脉，尽量避免选择下肢静脉输液。

（4）体位：将手术床左侧倾斜 15°~30° 或将右臀垫高 15°~30°，并将子宫推至腹腔左侧，羊水因重力作用流至左侧，有利于子宫减轻对下腔静脉及髂总静脉的压迫，增加回心血量，增加心排血量，防止低血压的发生。因为个别孕产妇子宫有左旋的可能，应考虑将手术床反向调整。若有胃内容物反流呕吐，可将产妇的头偏向一侧，清除呕吐物要及时，防止呕吐物吸入呼吸道。

（5）血管活性药物：应根据血压下降、心率增快的程度及时给予适量的血管活性药物，维持血流动力学的稳定，如去甲肾上腺素。

（6）手术人员应迅速到位，加快手术进度，尽量缩短手术时间，并做好抢救新生儿的准备。

（秦李杨　张铁铮）

第十八节　恶性高热

恶性高热（Malignant Hyperthermia，MH）是一种具有家族遗传性的肌肉病，主要由挥发性吸入麻醉药和去极化肌松药（琥珀酰胆碱）所触发的骨骼肌异常高代谢状态。其表现为全身肌肉持续收缩、心动过速、酸中毒、高碳酸血症、肌肉强直、呼吸过快、低氧血症、高热。

【诊断要点】

MH 的诊断方法主要包括临床评分、实验室检查、基因检测、改良微创体内代谢实验等。离体骨骼肌收缩试验（In Vitro Caffeine Contracture Test, IVCT）为 MH 的国际病理学诊断金标准。

【治疗方案】

（1）一旦发生立即请求帮助，停用所有可能诱发恶性高热的麻醉药，使用纯氧过度通气。

（2）尽快结束手术，如有可能应更换麻醉机。

（3）静注丹曲林 2 mg/kg，若症状仍继续，重复给药直至总量达 10 mg/kg 或更多。这是已知特异性治疗恶性高热的唯一办法。

（4）依据 pH 和 CO_2 分压的测定来应用碳酸氢钠溶液（常用剂量 2~4 mmol/kg）。

（5）高钾血症：使用胰岛素和葡萄糖纠正。预防高代谢状态纠正后发生低钾血症。避免使用钙剂。

（6）心律失常：常在解除高代谢状态时缓解，持续性心律失常可应用普鲁卡因胺治疗。

（7）静注药理剂量的皮质激素，缓解肌强直及降低体温。

（8）物理方法积极治疗高热，直到体温 38℃ 为止。

（9）在保持足够中心充盈压时使用呋塞米 0.5~1 mg/kg 或甘露醇 0.5 g/kg 维持尿量 > 2 mL/（kg·h），避免肌红蛋白造成肾小管损伤。

（10）丹曲林治疗并在发生后持续观察 48~72h，防止复发、DIC 及急性肾小管坏死。

（11）在没有丹曲林的情况下，可尽早行血液净化治疗。

（12）体外膜肺氧合（Extracorporeal Membrane Oxygenation, ECMO），其有利于快速控制严重的体温过高及呼吸性酸中毒。

（13）硫酸镁可减少儿茶酚胺的释放，延迟 MH 的进展。

（14）无创降温包括冰袋、吹冷空气、循环冰水装置的冰毯、输注 4℃液体和全身浸入冰浴。

（15）有创降温包括向膀胱、直肠、胃和腹腔内灌注冰盐水、食道热交换器、血管内热交换（ECMO）和心肺体外循环。体温降到 38℃时需要停止积极降温。

（16）镇静止痉：可使用 10% 水合氯醛，儿童每次 25 mg/kg，成人每次 0.25 g，术后口服或灌肠（灌肠时需稀释 1~2 倍）；苯巴比妥：每次 15~30 mg，肌注，必要时可重复，直至抽搐停止。

（邹彬　张铁铮）

第十九节　骨水泥植入综合征

骨水泥植入综合征（Bone Cement Implantation System，BCIS）是骨水泥植入手术时出现的一系列呼吸及循环病理生理障碍的综合征，主要表现为低氧血症、低血压，或伴有突发意识丧失，严重 BCIS 仍可致死。

【诊断要点】

（1）在骨水泥植入过程中，患者表现为突发的肺栓塞综合征，即低氧血症、肺水肿、一过性低血压或明显的血压降低、一过性心动过速或过缓、高热以及快速进行性贫血。

（2）血流动力学监测显示肺动脉压增高、肺血管阻力增加，呼出气 CO_2 降低对早期诊断 BCIS 很有价值。

（3）经食道超声心动图对各种栓塞物存在的诊断有一定帮助，但并不常规应用。

【治疗方案】

（1）根据患者病情严重程度收住 ICU，密切监测血氧饱和度、血压，中心静脉置管既可作为液体和药物的通道，又有利于及时监测血流动力学参数以指导治疗。

（2）保证组织的氧合，给予氧疗，提高氧分压。根据低氧血症改善程度和治疗反应调整氧疗方式。一般高浓度或纯氧吸入可使动脉血氧分压达到 60~80mmHg。常规氧疗难以奏效时采用机械通气。无创机械通气具有避免气管插管或气管切开相关并发症以及对循环系统影响小的优点，但对于意识丧失或不能配合的患者应尽早气管插管机械通气以保证有效地纠正低氧血症。

（3）维持血流动力学稳定：根据血流动力学参数，快速补充血容量，维持右心前负荷，但同时需要注意液体负荷过量可以使室间隔左移，反而降低左心输出量，不利于组织血流灌注。在有效补充血容量的前提下酌情使用血管活性药物如肾上腺素及多巴胺、多巴酚丁胺等正性肌力药物以维持心血管活性，保证冠状动脉血流和心肌灌注，维持心脑肾等重要脏器的功能。

（4）治疗心律失常或昏迷，呼吸心跳骤停，进行心肺复苏治疗。

（邹彬　张铁铮）

第二十节　TURP 综合征

经尿道前列腺电切术（TURP）综合征，又称稀释性低钠血症。是指机体由于吸收了大量的冲洗液所引起的一系列与神经系统和心血管系统有关的症状和体征，可发生在早期（直接从血管内吸收）和数小时之后（从腹膜后间隙和精索周围间隙吸收）。手术时间长、灌洗压力高是主要因素。

【诊断要点】

对 TURP 综合征早诊断对治疗效果和预后帮助极大。椎管内麻醉患者主要临床表现为神志模糊或烦躁不安、视物模糊不清、心率明显增快、血压先高后低、脉搏细弱、呼吸急促困难、发绀、肺水肿、氧饱和度明显下降等。全麻患者的临床表现可能被掩盖，典型者可出现血压升高、脉搏减慢、中心静脉压升高等。实验室检查可发现血红蛋白明显降低、血钠下降甚至在 120mmol/L 以下、酸中毒等。

【治疗方案】

（1）立即面罩加压给氧或气管内插管辅助呼吸。

（2）保持低压灌洗下尽快结束手术。

（3）静脉推注呋塞米 40~100 mg。

（4）应用强心药维持心功能。

（5）给予大剂量糖皮质激素。

（6）可应用抗生素预防感染的发生。

（7）给予 3%~5% 高渗氯化钠溶液。

（8）胸痛通常在出现后 5~15 min 自行缓解，否则可以给予吸氧或舌下含硝酸甘油等治疗。发绀可以通过吸氧、维持电解质平衡来治疗。

（邹彬　张铁铮）

第十六章　心肺复苏

第一节　心肺复苏

心肺复苏成功的指征

（1）心音及大动脉搏动恢复。

（2）自主呼吸恢复。

（3）瞳孔缩小、光反射恢复。

（4）肤色转红润。

（5）收缩压大于 8.0 kPa（60 mmHg）。

第二节　初期复苏处理

1. 确认现场安全

急救员到达现场应确认患者环境安全，迅速扫视患者位置及周围环境，确认有无物理因素威胁如毒物或触电。

2. 即刻识别心搏骤停与呼叫急救系统

旁观者（民众急救者）发现无反应成人时，应立即呼叫当地急救中心。医务人员发现无反应患者时，应请临近人帮助呼叫急救系统，医务人员应立即进行抢救，同时评估患者呼吸与脉搏。所有急救调度员要制订急救方案，必要时指导民众急救者检查呼吸及做心肺复苏。检查脉搏的时间不应超过 10 s，以不延误胸外按压。

3. 胸外按压

识别心搏骤停后尽快开始胸外按压。

（1）按压期间手的位置：对成人心搏骤停，胸外按压手的位置在胸骨下半部是合理的。用双掌根对准患者胸骨下 1/2 段（两乳头连线的中间位置）进行按压。

（2）胸外按压速度：对成人心搏骤停患者，做 100~120 次 /min 的胸外按压是合理的，按压频率至少达到 100 次 /min。按压与放松的时间各占 50%。

（3）胸外按压深度：徒手心肺复苏期间，急救者对一般身材成人做胸外按压的深度至少 5 cm，同时避免过深 > 6 cm。急救者对成人心搏骤停在按压之间避免依靠胸壁以允许完全反弹，产生相对负胸膜腔内压以促进静脉回流与增加心肺血流。

（4）胸廓完全反弹：在胸外按压的放松期，胸骨回到自然或中性位置，则为完全反弹。

不完全反弹使胸膜腔内压增加,静脉回流、冠状动脉灌注压、心肌血流下降,并可能影响复苏结果。

（5）减少胸外按压中断:成人心搏骤停,除颤前、后胸外按压暂停应尽量缩短。接受心肺复苏无高级气道的成人心搏骤停,暂停< 10 s 以做 2 次吹气是合理的。

（6）按压 – 通气比:成人心搏骤停予 30∶2 的按压 – 通气比是合理的。

4. 气道处理

通气前即开始胸外按压（C–A–B 程序）。

（1）开放气道:医务人员对于无头、颈损伤的患者采用仰头举颏法,抢救者将一手掌小鱼际（小拇指侧）置于患者前额,下压使其头部后仰,另一手的食指和中指置于靠近颏部的下颌骨下方,将颏部向前抬起,帮助头部后仰,使气道开放。必要时拇指可轻牵下唇,使口微微张开。对于怀疑脊髓损伤的患者,不能将患者头部后仰及左右转动,采用双手抬颌法,患者平卧,抢救者用双手从两侧抓紧患者的双侧下颌并托起,使头后仰,下颌骨前移,即可打开气道。

（2）人工呼吸:患者口上垫纱布,用按于前额的拇指、食指捏紧患者鼻孔,将患者的口完全包于操作者口中,连续吹 2 口气,患者胸部上抬;一次吹气完毕后,松手、离口、面向患者胸部观察胸廓有无下陷,紧接着做第二次吹气。有条件时应用简易呼吸器,将简易呼吸器连接氧气,流量 8~10 L/min,一手以 "EC" 法固定面罩,另一手挤压呼吸囊,每次送气 400~600 mL,频率 10~12 次 /min。在无高级气道的心肺复苏期间,使用 30∶2 的按压 – 通气比。

（3）高级气道通气:放置高级气道的患者,不再给 30 次按压与 2 次通气（即不再中断按压,给予通气）,而是每 6s 给 1 次通气（每分钟通气 10 次）,同时做持续胸外按压。

5. 电除颤

院内复苏 3min 或者院外呼救紧急医疗服务（同时进行高质量的心肺复苏）后 5 min 内除颤是决定复苏是否成功的关键,因为室颤是成人心搏骤停的主要原因。公用除颤程序使得一线救护人员可以便捷地使用自动体外除颤仪。自动体外除颤仪通过分析心电图信号的频率、振幅和斜率发出建议,但需人工触发而不会自动为患者进行除颤。

6. 再次评估

除颤后应立即接着进行心肺复苏（不用检查脉搏和节律）,5 组 30∶2 的按压 – 通气（大约为 2 min）后再检查心律。参与复苏的人员应注意,如证明有可灌注节律出现,应通过检查脉搏来判定是否恢复自主循环。每 5 组心肺复苏后如无可除颤节律或无脉搏,应继续按压通气,考虑给予肾上腺素等药物并查找原因,出现室颤波后再除颤。

7. 复苏成功的关键

复苏成功的关键是心搏骤停后迅速恢复自主循环,对室颤或无脉室速进行除颤,迅速建立有效的循环,最低限度中断胸部按压以维持心脑灌注,避免可引起回心血量减少而导致血压下降的过度通气。

第三节　二期复苏处理

1. 心肺复苏辅助措施

（1）急救员到达现场应确认患者环境安全。

（2）心肺复苏期间吸氧浓度。如供氧方便，心肺复苏期间给最大可行吸入氧浓度。目前支持给予最大吸入氧浓度。

（3）心肺复苏期间监护生理参数。如有条件，可使用生理参数（二氧化碳定量波形图、动脉压与中心静脉氧饱和度）监测来提高心肺复苏质量、指导升压药治疗与检查自主循环恢复。

（4）心肺复苏期间超声检查。对心肺复苏患者应用超声有助于评估心肌收缩功能与确认可能需要治疗的心搏骤停病因。如有合格人员，超声检查又不干扰心搏骤停抢救，作为患者评估辅助工具，可考虑使用超声检查。

2. 气道控制与通气辅助工具

（1）面罩与高级气道：心搏骤停时急救人员必须确定最佳方式支持通气与氧合作用，首选方式包括面罩通气与置入高级气道，后者包括气管内导管和声门上气道装置。在面罩更换为高级气道装置过程中，应避免过长时间中断胸外按压。如面罩通气不足或要进一步处理气道，则由技术熟练人员放置高级气道。

（2）气管导管位置判断：成人心搏骤停时，为证实插管成功，除肺与胃的听诊外，还可应用二氧化碳波形图、食管探查装置、气管超声、纤维气管镜几种方法。除临床评估外，推荐连续二氧化碳波形图为确定与监护气管导管位置的最可靠方法。

（3）置入高级气道后通气。正压通气增加胸膜腔内压，降低静脉回流与心排血量，特别是低血容量与气道阻塞患者推荐置入高级气道后，每5~6 s予1次通气，同时连续胸外按压。

3. 药物

（1）心肺复苏给药的目的主要在于：①增加心肌和脑的血流量及灌注压。②减轻酸血症或电解质失衡。③提高室颤阈值或心肌张力，为除颤创造条件，防止室颤复发。

（2）心肺复苏给药途径：①静脉给药：静脉给药安全、可靠，为首选给药途径。但在复苏时必须从上腔静脉系统给药，因下腔静脉系（尤其是小腿静脉）注射药物较难进入动脉系统。如有中心静脉导管，经中心静脉导管注药其药物起作用的速度，约3倍于周围静注者。②气管内滴入法：静脉穿刺困难时，可快速由环甲膜处行气管内注射。已有气管内插管行机械通气者更好。一般用一细塑料管，尽量插入气管深部将含有药物的10 mL生理盐水，从塑料管注入，然后用大通气量进行通气，把药吹入远端，让其扩散。其用量可2.5~3倍于静注者，如有需要，可隔10 min注射1次。已知可经气管内滴入的药有肾上腺素、利多卡因、溴苄胺、阿托品。③心内注射：是给药与药物对心脏起作用最快的方法，但由于缺点多，现已很少使用。

（3）心肺复苏的药物：

（a）肾上腺素。就心脏复苏而言，该药被公认为是最有效且被广泛使用的首选药物。推荐标准剂量为 1 mg 静注，若初始剂量无效，则每 3~5 min 可重复注射 1 次，直至心搏恢复。

（b）血管加压素。血管加压素作为心搏骤停中肾上腺素的替代药物并无优势。

（c）糖皮质激素。尚无证据支持或反对院内心搏骤停患者常规单独使用糖皮质激素。

（d）碳酸氢钠。心跳呼吸停止可导致乳酸酸中毒和呼吸性酸中毒，致使血 pH 明显降低，在心脏按压过程中，低灌注状态，使代谢性酸中毒进一步加剧，酸中毒使室颤阈值降低，心肌收缩力减弱，机体对心血管活性药物（如肾上腺素）反应差，只有纠正酸中毒，除颤才能成功。因此，积极合理地应用碳酸氢钠纠正酸中毒无疑对提高复苏成功率有意义。但应用碳酸氢钠的前提是保证有效的通气，尽管碳酸氢钠能有效地提高血液中的 pH，但碳酸氢根不能通过血脑屏障，纠正脑脊液中的低 pH，而且输入的碳酸氢根进一步缓冲 H^+ 后，可再离解成 CO_2，CO_2 可自由地通过血脑屏障，使脑组织和脑脊液的 pH 进一步降低，因此强调，在给碳酸氢钠液时，需作过度通气。碳酸氢钠首次静注量 1 mmol/kg，然后根据动脉血 PH 及 BE 值，酌情追加。不合理的应用大剂量碳酸氢钠会有潜在的危险，如碱血症，使血红蛋白的氧离曲线左移，氧释放受到抑制，加重组织缺氧，还可出现高钠、高渗状态，对脑复苏不利。

（e）纳洛酮。对于已知或疑似阿片类药物成瘾的患者，救治同时可以给予患者纳洛酮 2 mg 滴鼻或 0.4 mg 肌注。并可根据患者反应情况，在 4 min 后重复给药。

（f）阿司匹林。明确指出，只有在有迹象或有症状显示患者出现心肌梗死，且对阿司匹林无禁忌证的情况下，急救人员可鼓励胸痛的患者咀嚼 1 份成人剂量或 2 份低剂量的阿司匹林。只要是吞咽前咀嚼，使用阿司匹林肠溶片也是可以的。阿司匹林用法：急性心肌梗死时，患者开始可使用高剂量（160~325 mg）作为负荷剂量，患者咀嚼后吞咽给药可以使得阿司匹林迅速发挥抗血小板聚集作用。

（g）溶栓治疗。对于急性 ST 段抬高型心肌梗死的患者，推荐经皮冠状动脉介入治疗，因其可以减少颅内出血的发生。在不能进行介入治疗的医院，对 ST 段抬高型心肌梗死患者进行溶栓治疗后的最初 3~6 h，最迟 24 h 内应进行常规血管造影，以防再梗死的发生。

（h）胺碘酮。心肺复苏时给予 300 mg 稀释，快速静注，必要时可再给 150 mg 静注。

（i）利多卡因。对室性异位起搏点最有效，是目前治疗室性心律失常的首选药物。用法：起始剂量 1~1.5 mg/kg 静推（一般用 50~100 mg，静注 2~3 min），根据患者反应，5~10 min 后可再用 0.5~0.75 mg/kg 静推，1 h 内最大剂量不得超过 300 mg。利多卡因易引起除颤后心脏停搏，使用时应予以注意。

4. 电除颤

心室纤颤最有效的治疗方法，为使除颤易于成功，应使细颤转变为粗颤，为此应使用肾上腺素，或加用碳酸氢钠以及抗心律失常药，继而有效的心脏按压，使心肌缺氧有所改善，出现粗颤，然后进行电除颤。除颤时将电极板涂导电糊或垫以生理盐水浸湿的纱布，按照电极板标示放置，选择按非同步/同步放电钮，按充电钮充电到指定功率，明确无人与患者接触，同时按压两个电极板的放电电钮，此时患者身躯和四肢抽动一下。

（1）目前常用的是直流电除颤仪。除颤仪的两个电极必须使心脏位于电流的路径中心，以确保电流能穿过整个心脏。体外电复律时有四种电极板位置：①前侧位（前尖位或标准位）：一个电极板放在胸骨右缘第2~3肋间（心底部），靠近但不与胸骨重叠，另一个电极板放在心尖（左腋前线第5~6肋间，左乳头左侧），两块电极板之间的距离不应 < 10 cm，这种方式迅速便利，适用于紧急电击除颤。②前 - 左肩胛位：一个电极板放在右前壁锁骨下，另一个电极板放在背部左肩胛下。③前 - 右肩胛位（尖后位）：一个电极板放在心尖部，另一个电极板放在患者背后右肩胛角，注意避开脊柱。④前后位：一个电极板放在左肩胛下区，另一个电极板放在胸骨左缘第四肋间水平。外科开胸手术患者，可用体内操作法。电极板用消毒盐水纱布包裹，置于心脏前后，直接向心脏放电。

（2）能量选择。胸外除颤成人用200~400 J；小儿用20~200 J直流电除颤。体内除颤时，成人用10~50 J，小儿为5~20 J。如有需要，可重复进行。

（3）治疗心房与心室心律失常，双向波除颤器优于单向波除颤器；对于终止室颤，使用推荐的双向波能量做首次除颤，如不知推荐能量，则用最大剂量（一般为200 J）。

（4）推荐根据除颤仪选择固定或递增的能量用于除颤。若使用递增型手动除颤仪，选择较高能量进行第2次和后续除颤。对于室颤，单次电击策略（相对于叠加电击）是合理的，推荐每次除颤后行2 min心肺复苏。

（5）无脉电活动处理。①心肺复苏。②检测心肺复苏质量，如果有创动脉舒张压 < 20 mmHg，$ETCO_2$ < 10 mmHg，需要改善心肺复苏效果。③如果心律变为可除颤室颤 / 室速，立即除颤。④发现和处理引起心搏骤停的原因：低血容量、缺氧、张力性气胸、冠状动脉血栓形成、肺栓塞、中毒、心脏填塞、低体温、高热，及进行血气分析排除。

（6）不稳定性室上性心动过速处理。一般情况下，心率大于150次 /min，且收缩压 < 80 mmHg，认为是不稳定状态，需进行同步电复律或非同步除颤。发生以下任何一项时更有可能是室上性心动过速：心率 > 150次 /min，不规律，突然发作。①检查脉搏。如果没有脉搏，参见无脉电活动处理。②吸入高流量的纯氧，确保足够的通气和氧合。③确定是不稳定性室上性心动过速，立即电复律（使用双向波除颤仪）。清醒患者应给予镇静药物；当窄QRS波且规律时：50~100 J同步电复律；当窄QRS波但不规律时：120~200 J同步电复律；当宽QRS波且规律时：100 J同步电复律；当宽QRS波但不规律时需要非同步除颤：200 J。④如果电复律无效时，再次电复律，而且逐步增加电复律的能量。⑤当准备复律时，如果是窄波而且有规律，可考虑从最靠近心脏的部位静脉通道快速静推6 mg腺苷，并可以给第二剂量腺苷12 mg静推。

（7）稳定性室上性心动过速处理。①检查脉搏。如果没有脉搏，参见无脉电活动处理。②吸入高流量的纯氧，确保足够的通气和氧合。③考虑12导联心电图及打印心电图报告，然后根据节律来治疗。④如果任何时候变成不稳定性，参见不稳定性室上性心动过速处理。⑤如果仍然是稳定的室上性心动过速，可考虑：置入动脉导管；动脉血气分析，电解质检测。⑥考虑心脏科紧急会诊。⑦规律性的窄QRS波：药物复律，6 mg腺苷快速静推，可以追加1

次，追加用量为 12 mg 静推（如有哮喘或预激综合征病史则避免使用腺苷）。如果没有复律，可选择 β-受体阻滞剂或钙通道阻滞剂控制心率；胺碘酮 150 mg 缓慢静注大于 10 min，可以重复给药 1 次，第一个 6h 可以 1 mg/min 静注。⑧不规律的窄 QRS 波：可选择 β-受体阻滞剂或钙通道阻滞剂控制心率；胺碘酮 150 mg 缓慢静注大于 10 min，可以重复给药 1 次，第一个 6h 可以 1 mg/min 静注。⑨规律性的宽 QRS 波：胺碘酮 150 mg 缓慢静注大于 10 min，可以重复给药 1 次，第一个 6h 可以 1 mg/min 静注。也可以考虑应用普鲁卡因胺或者索他洛尔。⑩不规律性的宽 QRS 波（类似于多形性室性心动过速）：准备除颤。

第四节　心搏骤停后治疗

1. 心血管系统治疗

（1）急性心血管系统干预的推荐意见：①对怀疑有心源性病因或心电图有 ST 段抬高的成人院外心搏骤停患者应行急诊冠脉造影。②对怀疑有心源性病因的成人院外心搏骤停且昏迷（心电或血流动力学不稳定）患者，但心电图呈非 ST 段抬高，冠脉造影是合理的。③对心搏骤停后患者，无论昏迷抑或清醒，只要有进行冠脉造影指征，冠脉造影即为合理的。

（2）血流动力学目标：心搏骤停后患者常伴有血流动力学不稳定，这是由心搏骤停的基础病因及心搏骤停所致的缺血 - 再灌注损伤造成的。复苏后避免低血压（收缩压＜ 90 mmHg，平均动脉压＜ 65 mmHg），应立即纠正低血压。尽管发表的治疗方案提出目标为平均动脉压＞ 65 mmHg，收缩压＞ 80 mmHg，但尚未确定某一平均动脉压或收缩压值作为复苏后干预中集束治疗的一部分。

2. 目标体温管理

（1）诱导性低体温：对心搏骤停后自主循环恢复的昏迷成人，施行目标体温管理，维持恒定体温在 32~36℃。对较低体温的患者可能提示某种危险（如出血），应首选较高温度；对较高温度易使病情恶化的患者（如抽搐、脑水肿），宜首选较低温度。对不可除颤心律与院内心搏骤停患者强烈推荐目标体温管理，首选温度为 36℃，以减少对不良反应的担忧，达到目标体温后维持 24 h。

（2）院外低温治疗：现有证据提示患者未能从院前静注冷液体中获益，甚至可能有害。

（3）避免高体温：心搏骤停患者体温维持在 32~36℃，可预防早期高体温。

3. 抽搐的处理

无证据表明何种药物或何种联合用药是治疗心搏骤停后癫痫发作的最佳药物。

为诊断抽搐，应迅速行脑电图检查，而心搏骤停循环恢复后昏迷患者应经常或持续用脑电图监护。

心搏骤停后可考虑使用治疗其他病因引起的癫痫持续状态的抗癫痫方案。

4. 呼吸治疗

（1）通气：将 $PaCO_2$ 维持在正常生理范围，考虑体温校正值。维持潮气末 CO_2 30~40 mmHg

或 $PaCO_2$ 35~45 mmHg，除非患者自身因素提示需要更个体化的治疗。对特殊患者的其他 $PaCO_2$ 目标值亦可接受，如高 $PaCO_2$ 对急性肺损伤或高气道压患者是允许的。同样，可把轻度低碳酸血症作为治疗脑水肿的短暂措施，但高通气量既可引起脑血管痉挛，亦可纠正代谢性酸中毒，要衡量两者的利弊。应注意，体温低于正常时的 $PaCO_2$ 报告值可能高于患者的实际值。

（2）氧合作用：对氧合的管理提出如下的推荐意见：①心搏骤停后循环恢复成人避免低氧血症，在测定 SaO_2 或 PaO_2 前可吸入较高浓度氧。②如吸氧后检测 SaO_2 为 100% 可降低吸入氧浓度，维持 SaO_2 为 94% 或稍高即可。心搏骤停循环恢复后短时间内，患者存在外周血管收缩，使得测定脉搏 SaO_2 较困难，此时需要根据动脉血气调整吸入氧浓度。

（曹惠鹃）

第十七章 鼻部疾病

第一节 鼻外部炎性疾病

一、鼻前庭炎

鼻前庭皮肤的弥漫性炎症，分急、慢性两种，糖尿病患者易发。常见病因有鼻炎、鼻窦炎、鼻腔异物刺激、长期有害粉尘刺激、挖鼻致皮肤损伤继发感染。

【诊断要点】

（1）急性者：鼻前庭剧痛，检查见鼻前庭及其与上唇交界处皮肤弥漫性红肿，或有皲裂或浅表糜烂，鼻毛上附有黏脓。

（2）慢性者：鼻前庭痒、灼热、干和异物感，检查见鼻毛脱落而稀少，局部皮肤增厚，甚至结痂或皲裂，揭痂后可有出血。

【治疗方案】

去除病因 治疗鼻腔疾病，加强鼻腔清洁，避免有害粉尘刺激，改正挖鼻习惯。

· **方案 1**：急性期。①局部湿热敷或红外线照射。②抗生素治疗。头孢呋辛酯片 0.125~0.25 g，口服，每日 2 次。或头孢拉定胶囊 0.25~0.5 g，口服，每 6~8 h 1 次。

· **方案 2**：慢性期。①结痂者用 3% 过氧化氢溶液清除痂皮和脓液，再涂以 1%~2% 黄降汞软膏、红霉素软膏或莫匹罗星乳膏；渗出较多者，用 5% 氧化锌软膏涂抹，每日 3 次。②皮肤糜烂和皲裂处涂以 10% 硝酸银，再涂红霉素软膏或莫匹罗星乳膏，每日 3 次。

二、鼻疖肿

鼻前庭或鼻尖部的皮脂腺或毛囊的急性化脓性炎症，包括毛囊炎和皮脂腺炎。

【诊断要点】

（1）疖肿初期即感搏动性局部剧烈胀痛，有头痛、畏寒、发热及全身不适等症状。

（2）检查见鼻尖部或一侧前鼻孔红肿，呈局限性逐渐隆起，红肿中心常有鼻毛，随炎症进展而出现脓点。约在 1 周内，自行溃破，排出脓栓而愈。颌下或颏下淋巴结肿大，有压痛。发病后如挤压或摩擦时，炎症可向周围扩散，疼痛及全身症状加剧，鼻侧及上唇呈弥漫性红肿。鼻尖部疖肿亦可并发软骨膜炎。

【治疗方案】

· **方案 1：**

对症治疗。

（1）初期可用 1% 氧化氨基汞软膏、10% 鱼石脂软膏，或红霉素软膏或莫匹罗星乳膏等抗生素乳膏涂抹。

（2）局部用超短波、红外线或氦－氖激光治疗。

（3）当出现脓点时，切忌挤压及滥行切开。可用小棉签或探针蘸少许纯苯酚（石炭酸）腐蚀脓点部皮肤，然后用 95% 酒精涂擦中和，促使破溃排脓。亦可用碘酒消毒后，用刀尖将脓点表面挑破将脓栓镊出，但切不可扩大切开周围浸润部分，更忌挤压排出脓栓。

· **方案 2：**中医治疗。①初期可将拔毒膏药剪成小块融化后贴于疖肿部，可在 2~3 天促使炎症局限、化脓，排出脓栓后，再用生肌膏药贴敷，可缩短病程及避免并发症。②五味消毒饮（银花、野菊花、紫花地丁、蒲公英、紫背天葵）或黄芩菊叶汤（黄芩、菊叶、蚤休、紫花地丁、天花粉、甘草）。③中成药：牛黄解毒丸 1 丸，口服，每日 3 次；银黄片 2 片，口服，每日 3 次；六神丸 10 丸，口服，每日 3 次。

· **方案 3：**全身治疗。早期应用抗生素。头孢呋辛酯片 0.125~0.25 g，口服，每日 2 次。或头孢拉定胶囊 0.25~0.5 g，口服，每 6~8 h 1 次。

三、丹毒

乙型溶血性链球菌感染所致的皮肤及皮下组织的急性炎症。多因挖鼻引起，也可继发于鼻、口腔黏膜及牙齿感染，或发生于血行感染。

【诊断要点】

（1）感染后经 2~5 天潜伏期，突然畏寒、高热（39~41℃）、头痛、乏力、全身不适等症状。

（2）面部丹毒始发于鼻部，患处呈鲜红色至深红色水肿性斑块，稍隆出皮肤表面，境界清楚，光滑而有光泽，灼热感、触痛、病变迅速向周围蔓延，从一侧颜面发展到整个颜面部，但不化脓。有时在此基础上发生水疱，并互相融合成大水疱，颌下及颈淋巴结肿大。

（3）白细胞计数及中性粒细胞计数明显增多，偶有蛋白尿及管型。

（4）严重者可并发败血症、肾炎，甚至海绵窦感染。

（5）本病可反复发作。发生于婴幼儿及年老体弱者预后不良。

【治疗方案】

· **方案 1：**对症治疗。①应卧床休息，大量饮水，注意颜面、口、鼻部清洁。寻找可疑的原发病灶。纠正挖鼻不良习惯。②局部治疗。早期可用 50% 硫酸镁溶液湿热敷；有水疱者，应抽出疱液后用 0.2% 呋喃西林溶液湿敷；亦可选用红霉素软膏或莫匹罗星乳膏等涂抹患处。

· **方案 2：**抗生素治疗。头孢呋辛酯片 0.125~0.25 g，口服，每日 2 次。或头孢拉定胶囊 0.25~0.5 g，口服，每 6~8 h 1 次。

·**方案 3**：物理治疗方面，局部红外线照射、超短波治疗等。

第二节　鼻黏膜炎性疾病

一、急性鼻炎

由病毒感染引起的鼻腔黏膜急性炎症性疾病，俗称"伤风""感冒"。四季均可发病，但冬季更多见。本病有自限性，若无并发症，7~10 天后痊愈。

【诊断要点】

（1）局部表现：鼻内干燥、烧灼感或痒感、打喷嚏、鼻塞、清水样鼻涕、伴嗅觉减退和闭塞性鼻音。并发细菌感染后，鼻涕变为黏液性、黏脓性或脓性。

（2）全身表现：全身不适、倦怠、头痛和发热等。儿童全身症状较成人重，多有高热，甚至惊厥，常出现消化道症状，如呕吐、腹泻等。

（3）鼻腔检查可见鼻黏膜及下鼻甲充血、肿胀，总鼻道或鼻底有较多水样、黏脓性或脓性分泌物。

【治疗方案】

以支持和对症治疗为主，同时注意预防并发症。

·**方案 1**：对症治疗。

（1）解热镇痛药。阿司匹林肠溶片 0.25~0.5 g，口服，每日 3 次。或对乙酰氨基酚片 0.5，口服，每日 3 次。或复方氨酚烷胺片（感康）1 片，口服，每日 2 次。12 岁以下小儿可用布洛芬混悬液（美林）4~8 mL，口服，每日 3 次。

（2）鼻内用减充血剂。盐酸羟甲唑啉喷雾剂，每次 1~3 喷，每日 2 次，连续应用不宜超过 7 天。适用于成人及 6 岁以上儿童。

·**方案 2**：中药治疗。速效感冒胶囊 1~2 粒，口服，每日 3 次。或复方板蓝根冲剂 15 g，冲服，每日 3 次。

·**方案 3**：合并细菌感染或有并发症，可用抗生素。阿莫西林肠溶片 0.5 g，口服，每 6~8 h 1 次。或头孢拉定胶囊（泛捷复）0.25~0.5 g，口服，每 6~8 h 1 次。

·**方案 4**：穴位针刺或按摩。如迎香、鼻通穴，可缓解鼻塞。

二、慢性鼻炎

鼻腔黏膜或黏膜下的慢性炎症性疾病。无明确致病微生物感染、病程持续数月以上或反复发作为特征。可分为慢性单纯性鼻炎和慢性肥厚性鼻炎。

【诊断要点】

1.慢性单纯性鼻炎

（1）间歇性、交替性鼻塞，黏液涕，继发感染时可有脓涕。

（2）有时可有头痛、头昏、咽干、咽痛、闭塞性鼻音、嗅觉减退等。

（3）鼻腔检查可见鼻黏膜充血，下鼻甲肿胀，表面光滑，富有弹性，对减充血剂敏感。鼻底或下鼻道有黏液性分泌物。

2. 慢性肥厚性鼻炎

（1）单侧或双侧持续性鼻塞，无交替性。

（2）鼻涕不多，黏液性或黏脓性，不易擤出。

（3）常伴有闭塞性鼻音、耳鸣和耳堵塞感以及头痛、头昏、咽干、咽痛等症状，少数患者可有嗅觉减退。

（4）鼻腔检查可见下鼻甲黏膜肥厚，鼻甲骨肥大。黏膜表面不平，探针压之为实质感，对减充血剂不敏感。鼻底和下鼻道有黏液性或黏脓性分泌物。

【治疗方案】

1. 慢性单纯性鼻炎

·**方案 1**：病因治疗及时治疗全身性慢性疾病、局部感染病灶、鼻中隔偏曲等。

·**方案 2**：局部治疗。鼻内用减充血剂及糖皮质激素类喷鼻剂。盐酸羟甲唑啉喷雾剂，每次 1~3 喷，每日 2 次，连续应用不宜超过 7 天。或糠酸莫米松喷雾剂（内舒拿），每次 1 喷，每日 2 次。适用于 3 岁以上儿童。或布地奈德喷雾剂（雷诺考特），每次 1 喷，每日 2 次。或丙酸氟替卡松喷雾剂（辅舒良），每次 1 喷，每日 2 次。

2. 慢性肥厚性鼻炎

·**方案 1**：保守治疗。

（1）下鼻甲硬化剂注射。常用硬化剂有 80% 甘油、5% 石炭酸甘油、5% 鱼肝油酸钠或 50% 葡萄糖，每次 1~2 mL，每 7~10 天 1 次，3 次为 1 个疗程。

（2）局部激光、冷冻、微波或射频治疗。因其对鼻黏膜损伤较重，现较少使用。

·**方案 2**：手术治疗包括下鼻甲骨折外移术、下鼻甲黏膜下部分切除术。

三、萎缩性鼻炎

是一种发病缓慢的鼻黏膜和骨质萎缩的炎性疾病，多发于青少年，伴有奇臭者又称臭鼻症。青年女性患者较多。

【诊断要点】

（1）鼻塞、鼻出血、嗅觉障碍、呼出特殊腐烂臭味、鼻及咽部干燥感、头痛、头昏等。

（2）鼻腔检查可见鼻黏膜干燥、糜烂、易出血，鼻甲缩小、下鼻甲尤甚，鼻腔宽大，有大量黄色或黄绿色脓痂充填并有恶臭，严重者外形可见鞍鼻，咽后壁黏膜干燥，有痂皮附着。

【治疗方案】

·**方案 1**：全身治疗。维生素治疗可保护黏膜上皮，促进组织细胞代谢。维生素 AD 胶丸 1 丸，口服，每日 4 次。维生素 B 210 mg，口服，每日 3 次。维生素 C 200 mg，口服，每日 3 次。维生素 E 软胶囊 100 mg，口服，每日 3 次。

·**方案 2**：局部治疗。润滑黏膜、促进黏膜血液循环，抑制细菌生长，促进鼻腔分泌物分解。

（1）用温生理盐水冲洗鼻腔。每次 500 mL，每日 2 次。

（2）复方薄荷樟脑石蜡油或鱼肝油滴鼻，每次 2~3 滴，每日 4~6 次。或 1% 链霉素溶液，滴鼻，每次 2~3 滴，每天 4~6 次。或 25% 葡萄糖甘油，滴鼻，每次 2~3 滴，每天 4~6 次。

四、药物性鼻炎

口服某些药物，或鼻腔局部长期使用减充血剂所致鼻塞称药物性鼻炎。常见引起药物性鼻炎的药物有 α 肾上腺素阻滞剂、抗乙酰胆碱酯酶药、抗交感神经药、某些避孕药及萘甲唑啉（滴鼻净）药物。

【诊断要点】

（1）有长期应用鼻腔血管收缩药或服用降压药、避孕药史。

（2）持续性鼻塞，轻重不一，并有逐渐加重的趋势。

（3）检查可见鼻腔黏膜呈紫红色，肿胀，或苍白色水肿，表面不平，触之有橡皮感。

（4）对减充血喷鼻剂收缩反应差。

【治疗方案】

·**方案 1**：停用致病药物。

·**方案 2**：鼻内用糖皮质激素类喷鼻剂。糠酸莫米松喷雾剂（内舒拿），每次 1 喷，每日 2 次。适用于成人及 3 岁以上儿童。或布地奈德喷雾剂（雷诺考特），每次 1 喷，每日 2 次。或丙酸氟替卡松喷雾剂（辅舒良），每次 1 喷，每日 2 次。

·**方案 3**：可用等离子射频、温控射频消融。

·**方案 4**：手术治疗。

五、干燥性鼻炎

以鼻腔黏膜干燥为主要临床表现的一种鼻黏膜慢性炎症。发病原因可能与外界环境干燥、寒冷、化学和粉尘污染、营养缺乏、内分泌失调及烟酒嗜好有关。

【诊断要点】

（1）鼻腔干燥感。检查可见鼻腔黏膜干燥，但无黏膜萎缩，鼻腔宽大。

（2）鼻腔刺激、不适感或对吸入冷空气过敏而面部疼痛。

（3）部分患者有头痛。

（4）可伴有鼻出血。

【治疗方案】

·**方案 1**：消除各种对鼻黏膜有害刺激。降尘、降温、通风等改善环境条件。

·**方案 2**：加强维生素等的摄入。维生素 AD 胶丸 1 丸，口服，每日 4 次。维生素 B 210 mg，口服，每日 3 次。维生素 C 200 mg，口服，每日 3 次。维生素 E 软胶囊 100 mg，口服，每日 3 次。

· **方案3**：黏液促排剂。桉柠蒎肠溶软胶囊 0.3 g，口服，每日 3 次或标准桃金娘油肠溶胶囊 0.3 g，口服，每日 3 次。

· **方案4**：鼻腔清洗。用温生理盐水冲洗鼻腔。每次 500 mL，每日 2 次。或生理性海水鼻腔喷雾器，喷鼻，每次 1 喷，每日 3 次。

第三节　变应性鼻炎

系发生在鼻黏膜的变态反应性疾病，以鼻痒、打喷嚏、鼻分泌亢进、鼻黏膜肿胀等为主要特点。分为常年性和季节性变应性鼻炎，后者又称"花粉症"。可并发支气管哮喘、变应性鼻窦炎及分泌性中耳炎。

【诊断要点】

（1）有接触某种变应原的病史。

（2）以鼻痒、阵发性喷嚏连续发作、大量清水样涕和鼻塞为主要特征。部分患者尚有嗅觉减退、眼痒、软腭痒及结膜充血等症状。

（3）鼻腔检查可见常年性变应性鼻炎患者的鼻黏膜苍白、充血或呈浅蓝色，季节性变应性鼻炎患者在花粉播散期鼻黏膜明显水肿。用 1% 麻黄碱可使肿胀充血的鼻甲缩小。

（4）可做特异性皮肤试验、鼻黏膜激发试验和体外特异性 IgE 检测或花粉浸液做特异性皮肤试验查找致敏变应原。

【治疗方案】

· **方案1**：非特异性治疗。

（1）抗过敏药。依巴斯汀（开思亭）20 mg，口服，每日 1 次。或氯雷他定（开瑞坦）10 mg，口服，每日 1 次。或马来酸氯苯那敏 4 mg，口服，每日 3 次。

（2）鼻内糖皮质激素类喷鼻剂。布地奈德喷雾剂（雷诺考特），每次 1 喷，每日 2 次。或丙酸氟替卡松喷雾剂（辅舒良），每次 1 喷，每日 2 次。或糠酸莫米松喷雾剂（内舒拿），每次 1 喷，每日 2 次。

· **方案2**：特异性治疗：通过患者反复接触过敏原，提高患者对过敏原的耐受性。

第四节　鼻出血

鼻出血是临床常见症状之一，可由鼻腔、鼻窦或者邻近结构疾病引起，也可由某些全身性疾病引起，但以前者多见。

【诊断要点】

根据不同的病因、年龄、鼻出血部位、出血量多少及出血次数，鼻出血症状及体征变化较大。

（1）局部原因引起出血者多为单侧出血，全身性疾病多引起双侧出血或交替性出血。

（2）鼻腔检查可见儿童、青少年患者鼻出血部位多在鼻中隔前下方的易出血区，中老年患者鼻出血部位多在鼻腔后段，出血多较凶猛。

【治疗方案】

·**方案 1：**出血量较少、出血部位在鼻中隔前下部者可进行简易止血法，用手指紧捏患者两侧鼻翼 10~15 min，冷敷鼻部和颈部；或用浸以 1% 麻黄碱的棉片塞入鼻腔暂时止血。对于鼻腔黏膜糜烂引起的出血，可应用外用重组人粒细胞巨噬细胞刺激因子凝胶（金扶宁）涂于患处。

·**方案 2：**反复少量出血且能找到出血点者可用化学药物烧灼法或电烧灼法破坏出血点局部组织，使血管封闭或凝固而达到止血目的。临床上常用的化学药物有 30%~50% 的硝酸银或 30% 的三氯乙酸。烧灼时要注意范围越小越好，避免烧灼过深、时间过长，避免烧灼鼻中隔两侧对称部位，以免损伤正常组织或引起鼻中隔穿孔。

·**方案 3：**出血较剧烈、渗血面较大或出血部位不明者可采用以下方式止血。

（1）鼻腔前鼻孔或后鼻孔填塞止血术，可用可吸收性材料、凡士林油纱条、抗生素油膏纱条或碘仿纱条填塞。

（2）部分患者可行鼻内镜下止血术。

（3）极少数患者上述治疗无效，可根据出血部位行相应的血管栓塞术或结扎术。

【说　　明】

注意出血量，患者在短时间内失血量达 500 mL 时，可出现头昏、口渴、乏力、面色苍白；失血量在 500~1000 mL 时，可出现出汗、血压下降、脉速而无力；若收缩压低于 80 mmHg，提示血容量已损失约 1/4。此时应全身使用止血剂、补液等治疗，必要时输血。应积极治疗原发病。

第五节　鼻窦炎性疾病

一、急性鼻窦炎

系鼻窦黏膜的急性卡他性炎症或化脓性炎症，严重者可累及骨质，并可累及周围组织和邻近器官，引起严重并发症。

【诊断要点】

（1）全身症状可有畏寒、发热、食欲减退、便秘、全身不适等。儿童可发生呕吐、腹泻、咳嗽等消化道和呼吸道症状。

（2）鼻塞、黏脓性或脓性鼻涕、头痛和局部疼痛为本病最常见症状。

（3）鼻内镜检查可见鼻黏膜充血、肿胀，中鼻道或嗅裂有黏脓性或脓性分泌物。

（4）鼻窦 CT 检查可清楚地显示鼻窦黏膜增厚、鼻窦炎症范围等。

（5）上颌窦穿刺冲洗（即诊断性穿刺）须在患者无发热和在抗生素控制的情况下施行。冲洗出的脓性分泌物可做细菌培养和药物敏感试验，以利进一步治疗。

【治疗方案】

治疗原则为根除病因；解除鼻腔鼻窦引流和通气障碍；控制感染；预防并发症。

· **方案1**：全身治疗。

（1）足量抗生素。阿莫西林胶囊 0.5 g，口服，每 6~8 h 1 次。或头孢羟氨苄片（欧意）0.5 g，口服，每日 2 次。或头孢拉定胶囊（泛捷复）0.25~0.5 g，口服，每 6~8 h 1 次。或头孢克洛胶囊（希刻劳）0.25 g，口服，每日 3 次。或左氧氟沙星片（可乐必妥）0.5 g，口服，每日 1 次。

（2）抗过敏药。依巴斯汀片（开思亭）20 mg，口服，每日 1 次。或氯雷他定片（开瑞坦）10 mg，口服，每日 1 次。或马来酸氯苯那敏片 4 mg，口服，每日 3 次。

（3）黏液促排剂。

桉柠蒎肠溶软胶囊 0.3 g，口服，每日 3 次；或标准桃金娘油胶囊（吉诺通）成人 300 mg，口服，每日 3 次，4~10 岁儿童 120 mg，口服，每日 3 次；或欧龙马滴剂成人第 1~5 天 6 mL，第 6~10 天 3 mL，口服，每日 3 次。儿童每次 1~3 mL，每日 3 次。

· **方案2**：局部治疗。①鼻内用减充血剂和糖皮质激素治疗（见"慢性单纯性鼻炎"）。②体位引流。促进鼻窦内分泌物的流出。③物理治疗。局部热敷、短波透热或红外线照射等。④鼻腔冲洗。用注射器或专用鼻腔冲洗器。冲洗液可选择生理盐水 500 mL；生理盐水 500 mL+ 庆大霉素注射液 16 万 U+ 地塞米松磷酸钠注射液 5 mg；或生理盐 500 m 水 + 甲硝唑注射液 50 mL+ 地塞米松磷酸钠注射液 5 mg，每日 1~2 次。⑤上颌窦穿刺冲洗。应在全身症状消退和局部炎症基本控制后施行，每周冲洗 1 次，直至再无脓液冲洗出为止。冲洗后可向窦腔内注入抗生素、替硝唑或甲硝唑溶液。

二、慢性鼻窦炎

因急性鼻窦炎反复发作未彻底治愈而迁延所致，可单侧发病或单窦发病，但双侧发病或多窦发病极常见。

【诊断要点】

（1）流脓涕、鼻塞，可伴有精神不振、易倦、头痛、头昏、记忆力减退、注意力不集中等。

（2）鼻内镜检查可见中鼻道黏膜水肿，有黏脓性分泌物，伴或不伴息肉。

（3）鼻窦 CT 扫描可准确判断各鼻窦病变范围，鉴别鼻窦占位性或破坏性病变。

（4）上颌窦穿刺冲洗可以了解窦内脓液的性质、量、有无恶臭等，并行脓液细菌培养和药物敏感试验。

【治疗方案】

· **方案1**：全身治疗。

（1）抗生素。阿莫西林胶囊 0.5 g，口服，每 6~8 h 1 次。或头孢羟氨苄片（欧意）0.5 g，口服，每日 2 次。或头孢拉定胶囊（泛捷复）0.25~0.5 g，口服，每 6~8 h 1 次。或头孢克洛胶囊（希刻劳）0.25 g，口服，每日 3 次。或左氧氟沙星片（可乐必妥）0.5 g，口服，每日 1 次。

（2）黏液促排剂。标准桃金娘油胶囊（吉诺通）成人 300 mg，口服，每日 2 次。4~10 岁儿童 120 mg，口服，每日 2 次；或桉柠蒎肠溶软胶囊 0.3 g，口服，每日 3 次；或欧龙马滴剂，第 1~5 天 6 mL，第 6~10 天 3 mL，口服，每日 3 次。

·**方案 2**：局部治疗。

（1）鼻内应用减充血剂和糖皮质激素（见"急性鼻窦炎"），改善通气和引流。

（2）鼻腔冲洗。生理盐水 500 mL，每日 1~2 次，清除鼻腔分泌物。

（3）上颌窦穿刺冲洗。每周 1 次，清除上颌窦腔内脓性分泌物，并可注入抗生素。

（4）负压置换法。用负压吸引法使药液进入鼻窦。最宜用于慢性鼻窦炎患者。尤其适用于儿童及老年患者。

·**方案 3**：手术治疗。①鼻腔手术。鼻中隔偏曲、中鼻甲肥大、鼻息肉或息肉样变、肥厚性鼻炎、鼻腔异物和肿瘤等造成窦口阻塞，可手术治疗。②鼻窦手术。保守治疗无效后可选择鼻窦手术。功能性鼻内镜手术，可解除鼻腔和鼻窦口的引流和通气障碍，尽可能地保留鼻腔和鼻窦结构和可良性转归的病变黏膜。

第十八章 咽喉部疾病

第一节 咽部普通炎症性疾病

一、急性咽炎

系咽黏膜、黏膜下组织以及咽部淋巴组织的急性炎症，本病可单独发生，也可继发于急性鼻炎或急性扁桃体炎。

【诊断要点】

（1）常有受凉、劳累或烟酒过度及感冒、发热等病史。

（2）起病较急，开始时患者有咽部干燥、灼热、粗糙感，随即咽痛明显，吞咽时加重，甚至放射至耳部。

（3）鼻咽镜检查可见口咽及鼻咽黏膜呈急性弥漫性充血、肿胀，咽后壁淋巴滤泡及咽侧索隆起，表面可见黄白色点状渗出物，悬雍垂及软腭水肿，下颌角淋巴结肿大并有压痛，喉咽部也可急性充血，严重时可见会厌水肿。

（4）血常规检查可见白细胞总数和中性粒细胞数增多。

【治疗方案】

·方案1：局部治疗。无全身症状或症状较轻者，可采用复方硼砂溶液含漱；选用杜灭芬喉片、碘喉片、薄荷喉片、草珊瑚含片、西瓜霜含片、华素片及溶菌酶含片等含服，每日4~6片。另外，还可用1%~3%碘甘油，2%硝酸银涂抹咽后壁肿胀的淋巴滤泡，以达到消炎的目的。

·方案2：对症治疗。头痛发热者可给予解热镇痛药。双氯芬酸钠缓释片（扶他林）25~50 mg，口服，每日2次。或对乙酰氨基酚片0.5 g，口服，每日3次。

·方案3：病因治疗。

（1）抗病毒。吗啉胍片0.1~0.2 g，口服，每日3次。或金刚烷胺片0.1 g，口服，每日2次。奥司他韦75 mg，口服，每日2次，连续服用5日，适用于成人和13岁以上青少年。1岁及1岁以上儿童，按体重推荐剂量应用。或利巴韦林片150 mg，口服，每日3次。儿童慎用。

（2）中药治疗。蒲地蓝口服液10 mL，口服，每日3次。或复方板蓝根冲剂15 g，口服，每日3次。

（3）全身症状明显，伴有高热者，可酌情应用抗生素。阿莫西林胶囊0.5 g，口服，每6~8 h 1次。或头孢羟氨苄片（欧意）0.5 g，口服，每日2次。或头孢克洛胶囊（希刻劳）0.25 g，口服，每日3次。或罗红霉素胶囊150 mg，口服，每日2次。

二、慢性咽炎

系咽部黏膜、黏膜下及淋巴组织的慢性炎症，常为上呼吸道慢性炎症的一部分，多发生于成年人，病程长，症状顽固，较难治愈。

【诊断要点】

（1）患者有咽部异物感、痒感、灼热感、干燥感或微痛感。由于咽后壁黏稠分泌物的刺激，患者晨起时常出现频繁的咳嗽及恶心。

（2）咽部检查可见黏膜慢性充血，血管扩张，呈暗红色，咽后壁有散在的淋巴滤泡，常有少量黏稠分泌物附着在黏膜表面（慢性单纯性咽炎）。或黏膜充血肥厚，咽后壁淋巴滤泡显著增生（慢性肥厚性咽炎）。

【治疗方案】

·方案1：病因治疗。戒掉烟酒等不良嗜好，改善工作和生活环境，积极治疗鼻炎、气管炎、支气管炎等呼吸道慢性炎症及其他全身性疾病。

·方案2：局部治疗。①适用于单纯性咽炎。常用复方硼砂溶液、呋喃西林溶液、2%硼酸液含漱。亦可含服碘喉片、薄荷喉片、银黄喉片、六神丸、桂林西瓜霜含片、草珊瑚含片等。②适用于肥厚性咽炎。除方案1中的治疗外，还可用10%的硝酸银涂抹咽黏膜以收敛消炎。也可用激光、冷冻或电凝固法治疗。

三、急性扁桃体炎

腭扁桃体的急性非特异性炎症，伴有不同程度的咽黏膜和淋巴组织炎症，常继发于上呼吸道感染，是一种很常见的咽部疾病。多见于儿童及青年，在季节交替、气温变化时最容易发病。

【诊断要点】

（1）起病急，常有高热、畏寒、头痛、乏力、食欲下降、关节酸痛。儿童可因高热而引起抽搐、呕吐及昏睡。

（2）剧烈咽痛，疼痛可放射至耳部，常伴有吞咽困难。有时可见下颌角淋巴结肿大，转头不便。

（3）查体可见咽部黏膜呈弥漫性充血，以扁桃体及两腭弓最为严重。腭扁桃体肿大，在其表面可见黄白色脓点或在隐窝口处有黄白色或灰白色点状豆渣样渗出物，容易拭去。

【治疗方案】

·方案1：全身治疗。

（1）抗生素治疗。生理盐水100 mL+注射用头孢唑林钠2.0 g，静滴，每日2次；或头孢拉定胶囊0.5 g，口服，每日3次；或注射用头孢拉定1 g，静滴，每日2次；或头孢呋辛酯片0.5 g，口服，每日2次；或注射用头孢呋辛钠0.75 g，静滴，每日2次。若：治疗2~3天后病情未见好转，高热不退，应分析原因，可根据药敏试验改用其他种类的抗生素或将抗生素升级。咽痛剧烈或高热时，可口服解热镇痛药。

（2）双氯芬酸钠缓释片（扶他林）25~50 mg，口服，每日 2 次。或对乙酰氨基酚片 0.5 g，口服，每日 3 次。

（3）中药治疗。蒲地蓝口服液 10 mL，口服，每日 3 次。或复方板蓝根冲剂 15 g，口服，每日 3 次。

·**方案2**：局部治疗。常用复方硼砂溶液、复方氯己定含漱液或 1∶5000 呋喃西林液漱口。

【说　明】

对频繁反复发作的急性扁桃体炎或有并发症者，1 年内有 5 次或以上的急性发作或连续 3 年平均每年有 3 次或以上发作者，应建议在急性炎症消退 2~3 周后行扁桃体摘除手术。

四、慢性扁桃体炎

由急性扁桃体炎反复发作或因扁桃体隐窝引流不畅，窝内细菌、病毒滋生感染而演变为慢性炎症。

【诊断要点】

（1）常于急性扁桃体炎、呼吸道炎症之后发生。

（2）有咽内发干、发痒、异物感、刺激性咳嗽等轻微症状。

（3）当出现扁桃体隐窝内潴留干酪样腐败物或有大量厌氧菌感染时，常出现口臭。

（4）儿童扁桃体过度肥大时，可能出现睡眠时打鼾、呼吸不畅、吞咽或言语共鸣障碍。

（5）检查可见扁桃体和舌腭弓呈弥漫性充血，黏膜呈暗红色，隐窝口可见黄色、白色干酪样点状物溢出。成人扁桃体多已缩小，但可见瘢痕收缩，凹凸不平，常与周围组织粘连。

（6）触诊常可摸到肿大的下颌角淋巴结。

【治疗方案】

·**方案1**：抗生素（见"急性扁桃体炎"）。

·**方案2**：免疫疗法或抗变应性治疗。使用有脱敏作用的细菌制品（如用链球菌变应原和疫苗进行脱敏）以及各种增强免疫力的药物，如匹多莫德口服液 400 mg，口服，每日 2 次。

·**方案3**：手术治疗，施行扁桃体切除术。

五、急性腺样体炎

急性腺样体炎是儿童常见疾病。多因细菌感染引起，主要致病菌为乙型溶血性链球菌，其他如金黄色葡萄球菌等，少数也可由病毒感染引起，常并发于急性扁桃体炎，可合并咽侧、咽后及咽鼓管周围淋巴组织炎症。

【诊断要点】

（1）病初时突然出现高热等全身症状。

（2）鼻塞严重，鼻分泌物增多，张口呼吸，可致吞咽及吸吮困难，闭塞性鼻音，睡眠时打鼾。

（3）前鼻镜检查可见鼻黏膜充血肿胀，通气不畅，有黏脓性分泌物，咽部检查可见稠厚黏脓性分泌物自鼻咽部流下附着于咽后壁。鼻咽镜检查见腺体充血、肿大，表面附有脓性分泌物。

（4）影响咽鼓管时可并发耳痛、耳闷、听力减退等中耳炎症状。颈上深淋巴结常肿大、压痛，鼓膜可有充血或分泌性中耳炎表现。

【治疗方案】

·**方案1**：建立鼻腔通畅引流，儿童可用 0.5% 麻黄素滴鼻剂，滴鼻，每次 1 滴，每日 2 次，连续使用不超过 3 天。婴儿吸吮困难应在喂奶前应用 0.5% 麻黄素滴鼻。

·**方案2**：抗生素。儿童剂量：青霉素 2.5 万 U/（kg·d），分 2 次肌内注射。或青霉素 10 万 U/（kg·d），静滴，分 2~4 次给药。或注射用头孢唑林钠 30~80 mg/（kg·d），分 2~3 次肌内注射或静滴。

·**方案3**：对症疗法。解热镇痛剂（以 2 岁小儿为例）布洛芬混悬液（美林）2 mL，口服，每日 3 次。伴有耳部症状可用黏液促排剂：欧龙马滴剂成人第 1~5 天 6 mL，第 6~10 天 3 mL，口服，每日 3 次。儿童每次 1~3 mL，每日 3 次；或桉柠蒎肠溶软胶囊 0.3 g，口服，每日 3 次；或标准桃金娘油胶囊（吉诺通）成人 300 mg，口服，每日 2 次。4~10 岁儿童 120 mg，口服，每日 2 次。

六、腺样体肥大

腺样体又称咽扁桃体，6~7 岁发育到最大，青春期后逐渐萎缩消失。若其过度发育或反复炎症刺激增生明显，出现症状者称腺体肥大。以 3~5 岁儿童多见。

【诊断要点】

1.临床表现

（1）鼻塞、流鼻涕、闭塞性鼻音。

（2）耳闷胀感、耳鸣、传导性听力下降等分泌性中耳炎的症状。

（3）睡眠时打鼾，有时伴憋气。

（4）阵咳、气管炎等下呼吸道感染症状。

（5）腺样体面容：硬腭高拱、牙列不齐、上切牙突出、唇厚、缺乏表情等。

（6）营养发育不良、反应迟钝、注意力不集中、夜惊、磨牙、遗尿等。

2.鼻咽镜检查

鼻咽顶后壁腺样体增生肥厚。

3.听力检查

传导性听力下降，声导抗呈 B 型或 C 型曲线。

4.影像学检查

鼻咽侧位 X 线片或 CT 扫描可清楚显示腺样体大小。

【治疗方案】

应尽早行腺样体切除术。常与扁桃体一同切除，也可单独切除。手术时机一般选在 3 岁以后，病重者不受年龄限制。

第二节　咽异感症

咽感觉异常是耳鼻咽喉科门诊常见的疾病，患者咽喉部有异物样梗阻感觉，而客观检查未见器质性病变。但某些肿瘤的早期，如食管上段癌、环状软骨后癌等，可伴有咽喉部异物感，如果对其缺乏警惕性，极易误诊。

【诊断要点】

（1）感觉异常患者，所述症状常常不一，有异物梗阻感，咽之不下，咯之不出，或上下移动，或固定不动。咽喉部烧灼或不适感觉，可伴有嗳气、胸闷。以上症状时轻时重，并无规律。常常伴有焦虑、急躁和紧张等精神症状，其中以恐癌症较多。

（2）首先排除器质性疾病，常见的全身和局部器质性疾病有：更年期综合征、甲状腺功能亢进或减退、舌甲状腺、颈椎骨质增生、骨关节炎、缺铁性贫血、自主神经功能性紊乱、职业性疾病、变异性哮喘、慢性鼻 – 鼻窦炎引发鼻后滴漏综合征、慢性咽炎、扁桃体肥大、舌扁桃体肥大、茎突综合征、会厌囊肿、血管神经性喉水肿及咽喉部异物、咽喉反流等。

【治疗方案】

·**方案 1**：病因治疗。

·**方案 2**：精神心理因素引起的咽异感症，请心理科、精神科协助治疗，应用抗抑郁或抗焦虑药物。

·**方案 3**：对症治疗（同慢性咽炎）。

第三节　阻塞性睡眠呼吸暂停低通气综合征

系指睡眠时上气道塌陷阻塞引起的呼吸暂停和通气不足，具体指成人 7 h 的夜间睡眠时间内，至少有 30 次呼吸暂停，每次呼吸暂停时间至少 10 s，或呼吸暂时停指数（每小时呼吸暂停的平均次数）大于 5，伴有打鼾、睡眠结构紊乱、频繁发生血氧饱和度下降、白天嗜睡等症状。本病可见于任何年龄，但多见于 40 岁以上的肥胖男性患者。

【诊断要点】

（1）夜间张口呼吸及打鼾，伴有呼吸暂停，易从噩梦惊醒，睡时乱动、挣扎，突然挥动手臂，甚至坐起或站立。晨起后头痛，常感困倦，易疲劳，嗜睡，情绪紊乱，性格怪癖，注意力不集中，记忆力及分析判断能力下降等。

（2）多导睡眠监测记录可以了解患者睡眠期机体的变化，确定睡眠呼吸暂停的性质和程度。

（3）电子喉镜或咽喉部 CT 检查可以判断上气道塌陷阻塞的部位和程度，对手术有指导意义。

【治疗方案】

·**方案 1**：非手术治疗。

（1）调整睡眠姿势。尽量采取侧卧位，可减少舌根后坠，减轻呼吸暂停。

（2）减肥。控制饮食，戒烟酒，适量运动。

（3）鼻腔持续正压通气。在睡眠时应用鼻腔持续正压通气呼吸机，通过密闭的面罩将正压空气送入气道，防止上气道塌陷引起的呼吸阻塞。

·**方案 2**：手术治疗。根据上呼吸道阻塞部位的不同和阻塞程度的差异，可选择施行鼻部手术、咽部手术、舌部手术、下颌骨手术、舌骨手术等。

第四节　喉部炎性疾病

一、急性喉炎

常常是上呼吸道感染的一部分，喉黏膜因炎症而充血、肿胀。常因受凉、疲劳、烟酒过度而诱发本病，也与发音、用嗓过度或化学气体及粉尘吸入等职业环境有关。

【诊断要点】

（1）可伴有上呼吸道感染症状，同时有咽喉痛、痒、异物堵塞感、干咳或声音嘶哑，自觉讲话费力，严重者可完全失声。

（2）间接喉镜下可见喉黏膜充血、肿胀，声带呈粉色或深红色，间或可见有点状或条状瘀血，有黏稠分泌物。

【治疗方案】

·**方案 1**：严格禁声，使声带得到充分休息。

·**方案 2**：抗生素治疗。阿莫西林胶囊 0.5 g，口服，每 6~8 h 1 次。或头孢羟氨苄片（欧意）0.5 g，口服，每日 2 次。或头孢拉定胶囊（泛捷复）0.25~0.5 g，口服，每日 2~3 次。或头孢克洛胶囊（希刻劳）0.25 g，口服，每日 3 次。

·**方案 3**：炎症较重者可用生理盐水 250 mL，注射用头孢唑林钠 2.0 g，静滴，每日 2 次。或头孢拉定胶囊 0.5 g，口服，每日 3 次；或生理盐水 250 mL，注射用头孢拉定 1 g，静滴，每日 3 次。或头孢呋辛酯片 0.5 g，口服，每日 2 次；或生理盐水 250 mL，注射用头孢呋辛钠 0.75 g，静滴，每日 2 次。

·**方案 4**：症状重、声带肿胀明显的病例，短期应用。醋酸泼尼松片 15 mg，晨起空腹口服，每日 1 次。或甲泼尼龙片 12 mg，晨起空腹口服，每日 1 次。一般应用 3~5 天。

·**方案 5**：药物雾化。吸入用布地奈德混悬液，成人一次 1 mg，儿童一次 0.5 mg。雾化吸入，每日 2~3 次，5 天为 1 个疗程。

二、慢性喉炎

系喉黏膜的非特异性慢性炎症，可能与反复或持续的喉部刺激有关，如用声过多或过度，鼻腔或鼻窦疾病引起喉部的长期分泌物刺激，烟酒过度，长时间吸入有害气体以及反复的上呼吸道感染等。

【诊断要点】

（1）声音嘶哑，时轻时重，咽喉不适、疼痛、干咳，常清嗓子，病程较长。

（2）喉黏膜弥漫性充血，室带肥厚，声带充血，边缘变钝，黏膜表面有黏稠分泌物。

（3）严重的病例喉黏膜明显肿胀、增生，声带呈圆柱状或息肉样变性。

【治疗方案】

·方案1：去除或减少刺激因素，如治疗鼻部疾病、禁声、戒烟酒，使用正确的发声方法。

·方案2：雾化吸入（同"急性喉炎"）。

·方案3：含漱液及口含片。复方硼砂溶液、复方氯己定含漱液或1∶5000呋喃西林液漱口。杜灭芬喉片、碘喉片、薄荷喉片、草珊瑚含片、西瓜霜含片、华素片及溶菌酶含片等含服，每日4~6片。

·方案4：对息肉样变的声带或已形成声带息肉者，可手术治疗。

三、声带小结和声带息肉

声带小结和声带息肉均为喉部慢性炎症性病变。两者均为引起声音嘶哑的常见疾病。

【诊断要点】

（1）声音嘶哑。

（2）间接喉镜检查见双侧声带前中1/3交界处有对称性结节状隆起，为声带小结。见一侧声带前、中1/3附近有半透明、白色或粉色的肿物，表面光滑，为声带息肉。息肉可带蒂，也可广基，带蒂的息肉可随呼吸上下移动。

【治疗方案】

·方案1：通过禁声，使声带得到充分休息，早期声带小结可自行消失。儿童声带小结也可能在青春发育期自行消失。

·方案2：中药治疗。甘桔冰梅片0.4g，口服，每日3次。

·方案3：经保守治疗无效可手术切除小结及息肉。

第十九章 耳部疾病

第一节 外耳炎性疾病

一、外耳湿疹

是指发生在耳廓、外耳道及其周围皮肤的多形性皮疹，也可为面部和头皮湿疹的一部分。小儿多见，一般分为急性、亚急性、慢性三类。

【诊断要点】

（1）急性湿疹。局部剧痒，伴有烧灼感。继发感染，则感疼痛、体温升高。累及外耳道深部及鼓膜，则有耳鸣和轻度传导性聋。检查见外耳道皮肤红肿、红斑、丘疹、水疱、淡黄色水样分泌物和结痂。

（2）亚急性湿疹。急性湿疹迁延所致。瘙痒、红肿和渗液较轻，但有鳞屑、结痂。

（3）慢性湿疹。因急性、亚急性湿疹反复发作所致。表现为剧痒，外耳道皮肤增厚、粗糙、表皮皲裂、苔藓样变、脱屑等。

【治疗方案】

· 方案1：病因治疗。避免搔抓，禁用刺激性药物。

· 方案2：局部治疗。

（1）比较干燥无渗出液者：涂用1%~2%龙胆紫糊、抗生素可的松软膏。

（2）少许渗出液者：先涂2%甲紫液，干燥后用甲紫糊。

（3）较多渗出液者：用3%过氧化氢液或炉甘石洗剂清洗，再用3%硼酸液湿敷。

· 方案3：全身治疗。

（1）继发感染时，全身和局部应用抗生素。头孢拉定胶囊0.5 g，口服，每日2次，或头孢呋辛酯片0.5 g，口服，每日2次。

（2）抗过敏药物。依巴斯汀片（开思亭）20 mg，口服，每日1次。或氯雷他定片（开瑞坦）10 mg，口服，每日1次。或。马来酸氯苯那敏片4 mg，口服，每日2次。

· 方案4：物理疗法红外线、超短波等。

二、外耳道疖肿

又称局限性外耳道炎，系外耳道软骨部皮肤毛囊或皮脂腺细菌感染所致。常见为金黄色葡萄球菌感染。挖耳为常见诱因，游泳、外耳道冲洗、中耳长期流脓及外耳道湿疹等也可诱发本病。

【诊断要点】

（1）耳痛为主要症状，可放射至同侧头部。

（2）检查见外耳道软骨部皮肤红肿、触痛。疖肿成熟后局部变软，黄白色脓点。

（3）耳前、耳后或耳下淋巴结肿大、压痛。

【治疗方案】

· **方案1**：病因治疗。纠正挖耳习惯，避免诱发因素。

· **方案2**：局部治疗。疖肿不成熟时用10%鱼石脂甘油置于疖肿处；成熟未破时切开引流；成熟破溃时置入抗生素棉条或橡皮引流条。

· **方案3**：全身治疗。

（1）症状较重时可用抗生素。头孢拉定胶囊0.5g，口服，每日2次，或头孢呋辛酯片0.5g，口服，每日2次。

（2）疼痛较剧烈时可使用镇痛剂。双氯芬酸钠缓释胶囊50mg口服，每日2次。或洛索洛芬钠片60mg口服，每日2次。

· **方案4**：物理疗法。适用于早期，局部热敷，红外线或氦氖激光照射。

· **方案5**：手术治疗。对于已化脓破溃的疖肿，则应及时切开引流，切忌挤捏和早期切开。

三、外耳道炎

是指外耳道皮肤及皮下组织的广泛性炎症。为细菌或病毒感染。分为急性和慢性两类。

【诊断要点】

（1）急性外耳道炎。轻者仅外耳道皮肤轻度红肿，表面可有分泌物。重者外耳道肿胀剧烈，可致外耳道狭窄及闭塞。

（2）慢性外耳道炎。外耳道痒或不适。耳道皮肤增厚，管腔狭窄，外耳道深处上皮脱落积聚，并具臭味的分泌物。病期较长者发生外耳道狭窄明显致听力下降，鼓膜光泽消失、增厚、小肉芽形成。

【治疗方案】

· **方案1**：急性外耳道炎，除不做切开引流外，全身及局部治疗同外耳道疖。

· **方案2**：慢性外耳道炎，盐酸左氧氟沙星滴耳液3~5滴，每日3次，醋酸尿素曲安西龙软膏或红霉素软膏涂于患处，每日3次。

· **方案3**：外耳道狭窄可在炎症愈合后行外耳道成形术。

第二节　中耳炎性疾病

一、分泌性中耳炎

是以中耳积液及听力下降为主特征的中耳炎性疾病。本病小儿发病率较高，是引起小儿听力下降的常见原因之一，多为腺样体肥大所致。

【诊断要点】

（1）主要症状包括听力下降、耳痛、耳闭塞感和耳鸣。

（2）检查见鼓膜内陷，透过鼓膜可见液平面与液中气泡。积液多时鼓膜向外隆凸，活动受限。音叉检查 Rinne 试验阴性，Weber 试验偏向患侧。

（3）听力学检查，纯音测听为轻度传导性聋。声导抗测试为平坦型（B 型）或高负压型（C 型），镫骨肌反射消失。

（4）颞骨 CT 扫描可见鼓室内有密度均匀一致的阴影，乳突气房中可见液气面。

【治疗方案】

· **方案 1**：病因治疗。

· **方案 2**：药物治疗。

（1）黏液促排剂。桉柠蒎肠溶软胶囊 0.3 g，口服，每日 3 次。或标准桃金娘油肠溶胶囊成人 0.3 g，儿童 0.12 g，口服，每日 3 次。欧龙马滴剂成人第 1~5 天 6 mL，第 6~10 天 3 mL，口服，每日 3 次。儿童每次 1~3 mL，每日 3 次。

（2）鼻内用减充血剂及糖皮质激素。盐酸羟甲唑啉喷雾剂，每次 1~2 喷，每日 2 次，连续应用不宜超过 7 天。或糠酸莫米松喷雾剂（内舒拿），每次 1 喷，每日 2 次。该喷雾剂适用于 3 岁以上儿童。或布地奈德喷雾剂（雷诺考特），每次 1 喷，每日 2 次。或丙酸氟替卡松（辅舒良）喷雾剂，喷鼻，每次 1 喷，每日 2 次。

（3）抗生素。头孢拉定胶囊 0.5 g，口服，每日 2 次。或头孢呋辛酯片 0.5 g，口服，每日 2 次。

· **方案 3**：咽鼓管吹张。

· **方案 4**：手术治疗。鼓膜穿刺术、鼓膜切开术、鼓膜置管术、腺样体切除术、扁桃体切除术，必要时鼓室探察术和单纯乳突凿开术。

二、急性化脓性中耳炎

系由细菌感染导致的中耳黏膜的急性化脓性炎症。常见致病菌为肺炎链球菌、流感嗜血杆菌及金黄葡萄球菌等。病变主要位于鼓室。好发于儿童，冬春季多见，常继发于上呼吸道感染。以耳痛、鼓膜充血、穿孔、流脓为主要特点。

【诊断要点】

（1）耳痛、听力减退、耳鸣、流脓等，儿童全身症状较重，常伴呕吐、腹泻等消化道症状。

（2）耳镜检查：早期鼓膜松弛部充血，锤骨柄及紧张部周边可见放射状扩张的血管。当病情进展时，鼓膜弥漫性充血、肿胀、向外膨出，炎症不能得到及时控制可发展为鼓膜穿孔。

（3）听力检查；多为传导性耳聋。

（4）血常规检查白细胞总数增多，多形核白细胞增加，鼓膜穿孔后血常规恢复正常。

（5）X 线检查：乳突部呈云雾状模糊，但无骨质破坏。

【治疗方案】

治疗原则是控制感染，通畅引流，祛除病因。

·方案1：全身治疗。足量抗生素。生理盐水250 mL+注射用头孢唑林钠2.0 g，静滴，每日2次。或头孢拉定胶囊0.5 g，口服，每日3次；或生理盐水250 mL+注射用头孢拉定1 g，静滴，每日2次。或头孢呋辛酯片0.5 g，口服，每日2次；或生理盐水250 mL+注射用头孢呋辛钠0.75 g，静滴，每日2次。或左氧氟沙星注射液0.4 g，静滴，每日1次。使用7天左右或流脓停止后3~5天。

·方案2：局部治疗。①鼓膜穿孔前可用2%酚甘油滴耳，消炎止痛。盐酸左氧氟沙星滴耳液与地塞米松混合液滴耳，3~5滴，每日3次。②鼓膜穿孔后先用3%过氧化氢溶液彻底清洗并拭净外耳道脓液，局部用抗生素水溶液滴耳，如0.3%氧氟沙星（泰利必妥）滴耳液、利福平滴耳剂等。③脓液减少、炎症逐渐消退时，可用甘油或酒精制剂滴耳，如3%硼酸酒精甘油、3%硼酸酒精、5%氯霉素甘油。④炎症完全消退后，多数鼓膜穿孔可自行愈合。穿孔长期不愈者，可行鼓膜修补术。

三、慢性化脓性中耳炎

是中耳黏膜、骨膜或深达骨质的化脓性炎症，常与慢性乳突炎合并存在，常见致病菌以及金色葡萄球菌最多，绿脓杆菌次之。临床上以耳内长期间歇或持续流脓、鼓膜穿孔及听力下降为特点。

【诊断要点】

（1）耳内间断流脓，量多少不等，分泌物为黏液性或黏脓性一般不臭。

（2）可有不同程度的传导性聋。

（3）耳镜检查：鼓膜穿孔位于紧张部，大小不一，鼓室内或穿孔附近可见肉芽或息肉。

（4）颞骨CT检查：表现为鼓室乳突密度增高，可见骨质的吸收破坏。

【治疗方案】

治疗原则为通畅引流，消除病因，控制感染，清除病灶，以及恢复听力。

·方案1：病因治疗。及时治愈急性中耳炎，上呼吸道感染，如慢性鼻窦炎，慢性扁桃体炎等。

·方案2：局部用药。用药前彻底清洗外耳道及鼓室内脓液，可用3%过氧化氢溶液或硼酸水清洗，再用0.3%氧氟沙星滴耳液，利福平滴耳液或2%氯霉素甘油滴耳液滴耳。

·方案3：炎症急性发作时，可全身应用抗生素（见"急性化脓性中耳炎"）。

·方案4：手术治疗、药物治疗无效，中耳有肉芽或息肉等病变，可行乳突根治术、鼓室成形术。

第三节 耳聋

一、传导性耳聋

是指外界声音传入耳内的过程中，因传音结构改变或功能障碍导致的耳聋，是耳科常见病。其病变部位主要在外耳道、中耳及鼓膜。各种原因引起的外耳道堵塞（炎症、异物、肿瘤等），鼓膜穿孔，急慢性中耳炎及其后遗症，耳硬化症，听骨链脱位，中耳肿瘤等均可引起传导性耳聋。

【诊断要点】

（1）不同程度听力减退，耳鸣多为低音调。

（2）听功能检查。

（a）音叉检查：Rinne 试验阴性；Weber 试验偏患侧；Schwabach 试验阳性，骨导延长，是传导性耳聋的重要特征。

（b）纯音测听：骨导听阈基本正常。气导下降，气导听阈＞25dB，以低频损失为主。

（c）声导抗检查：用于耳道和鼓膜完整的病例。检查鼓室图及镫骨肌反射，可以帮助判断鼓室气压功能及听骨链的完整性。

【治疗方案】

·**方案 1**：病因治疗。各种炎症所致的传导性耳聋以控制炎症为主，可静脉或全身用药。也可应用激素和抗组胺药物，减少渗出，尽快恢复听力。

·**方案 2**：手术治疗。

鼓膜修补术与各型鼓室成形术是目前治疗传导性聋的主要方法。

·**方案 3**：选配适宜的助听器。

二、感音神经性耳聋

由于内耳听毛细胞、听神经或听觉中枢的器质性病变对声音的感受与传导发生障碍，导致听力减退或听力丧失。病因主要有遗传、药物中毒、梅尼埃病、噪声、自身免疫性内耳病、听神经瘤、颅内肿瘤等。还包括临床常见原因不明确的突发性耳聋。

【诊断要点】

（1）听力下降，耳鸣多为高音调。

（2）听功能检查。①音叉检查：Rinne 试验阳性；Weber 试验偏键侧；Schwabach 试验阴性，骨导缩短。②纯音测听：气导、骨导均下降，以高频损失较重。③声导抗检查：A 型鼓室导抗图，镫骨肌反射存在，反射阈和纯音气导听阈差值＜60dB。

【治疗方案】

治疗原则是早发现、早诊断、早治疗，适时进行听觉言语训练，适当应用人工听觉。

·**方案 1**：药物疗法。应根据耳聋病因与类型选择适当药物。对已在分子水平查明遗传缺陷的遗传性耳聋可探索相应的基因疗法。对病毒感染或细菌感染致聋的早期可试用抗病毒、抗细菌药物。对自身免疫性耳聋可试用激素和免疫抑制剂。对因某些必需元素代谢障碍引起的感音神经性耳聋可试用补充缺乏元素或纠正代谢障碍的药物。临床还可用辅助治聋药物，如血管扩张剂、降低血液黏稠度和血栓溶解药物、神经营养药物等（见"梅尼埃病"）。

·**方案2**：高压氧疗法。对早期药物性耳聋、噪声性耳聋、突发性耳聋、创伤性耳聋等有一定辅助治疗作用。

·**方案3**：应用助听器。

·**方案4**：手术治疗。听神经瘤及颅内肿瘤引起的神经性耳聋可手术切除肿瘤。另外，对配戴助听器应用效果不明显患者，可行人工耳蜗植入术。

三、特发性突聋

是指72h内突然发生的原因不明的感音神经性听力损失，多单耳发病。男、女发病率无差别，左右侧发病率无明显差别。发病率有增加趋势。

【诊断要点】

（1）听力下降呈感音神经性聋，可在瞬间、几小时或几天内发生。其程度从轻度至全聋，多为单耳，偶有双耳先后或同时耳聋。

（2）眩晕常为旋转性，多数患者伴恶心、呕吐、出冷汗。

（3）耳鸣多数为嗡嗡声或蝉鸣，可为首发症状。

（4）部分患者可有耳内堵塞闷胀感。

【治疗方案】

·**方案1**：早期治疗。部分患者听力恢复较满意，可酌情选用下列药物。

（1）10%低分子右旋糖酐500 mL，静滴3~5天。

（2）血管扩张药。钙通道拮抗剂：尼莫地平30~60 mg，口服，每日2次。或盐酸氟桂利嗪（西比灵）5 mg，口服，每日1次。

组胺衍生物：甲磺酸倍他司汀片（敏使朗）6 mg，口服，每日3次。

活血化瘀中药：5%葡萄糖溶液150 mL+复方丹参注射液8~16 mL，静滴，每日1次。或复方丹参片3片，口服，每日2次。或5%葡萄糖注射液（或0.9%氯化钠注射液）250 mL+川芎嗪注射液100 mg，缓慢滴注，宜在3~4 h内滴完。或0.9%生理盐水250 mL+银杏叶提取物注射87.5 mg，静脉滴注，每日1次，10~15天为一疗程。

（3）糖皮质激素。0.9%氯化钠注射液200 mL+地塞米松磷酸钠注射液10 mg（或注射用甲泼尼龙琥珀酸钠40 mg），静滴，每日1次，3天后减量一半，连续用7天。或醋酸泼尼松片1 mg/kg，最大剂量建议为60 mg，晨起顿服，连用3天，如有效，可再用2天后停药，不必逐渐减量，如无效可直接停药。

（4）溶栓抗凝药物。生理盐水100 mL+东菱迪类（巴曲酶）5 U，静滴，隔日1次，共5次，首剂巴曲酶用量加倍。或生理盐水100 mL+蝮蛇抗栓酶0.5~1 U，静滴，每日1次。或生理盐水 100 mL+ 尿激酶 0.5 万 ~2 万 U，静滴，每日 1 次。

（5）维生素。维生素 B_1 注射液 100 mg，肌注，每日 1 次；或维生素 B_1 片 20 mg，口服，每日 3 次。甲钴胺片 0.5 mg，口服，每日 1 次。维生素 E 胶囊 50 mg，口服，每日 3 次，维生素 B_6 片 10 mg，口服，每日 3 次。或施尔康（多维元素片）1 片，口服，每日 1 次。

（6）改善内耳代谢药，都可喜片 40 mg，口服，每日 1 次。或脑复康 0.8~1.6 g，口服，每日 3 次。或胞磷胆碱钠 0.2 g，口服，每日 2 次。

・**方案 2**：高压氧治疗可能有效。

说明：①对于有高血压、糖尿病等病史的患者，在征得其同意，密切监控血压、血糖变化的情况下，可以考虑全身酌情使用糖皮质激素。②使用溶栓抗凝药物，每次输液时间不少于 1h，每次使用前检查血纤维蛋白原，如果低于 1g/L，则暂停 1 天后再次复查，高于 1g/L 方可继续使用。③使用血管扩张药，不要 2 种药同时应用。

第四节　耳鸣

耳鸣是听觉系统障碍的常见症状。多数指患者主观感觉耳内或头内有声音鸣响，但无相应的体内或外界环境中的刺激声源。另外一小部分耳鸣患者，确有体内刺激声源存在，并传入耳内。临床上习惯将前者称主观性耳鸣，仅患者本人感受到声音。后者称客观性耳鸣，患者和检查者都能听到声音。

一、主观性耳鸣

【诊断要点】

（1）耳鸣音各式各样。多为单一的声音，少数为复合音。如蝉鸣声、铃声、嘶嘶声、开水沸腾声、浪花声、机器轰鸣声等。

（2）外界环境安静时，耳鸣往往加重，夜间尤甚。

（3）严重的耳鸣引起烦躁不安、心慌意乱、夜不能寐，甚至痛不欲生。生活质量极度下降，影响工作。

【治疗方案】

・**方案 1**：病因治疗。

・**方案 2**：药物治疗。至今尚无彻底治愈耳鸣的药物，某些药物可有短期疗效。

（1）血管扩张剂。长春西汀片 5 mg，口服，每日 3 次。或银杏叶提取物片 80mg，口服，每日 2 次，或盐酸氟桂利嗪（西比灵胶囊）10 mg，睡前口服，每日 1 次。或甲磺酸倍他司汀片 6 mg，口服，每日 2 次。

（2）抗抑郁药。多虑平片 25 mg，口服，每日 3 次，多在 1 周内见效。或马普替林片 25 mg，口服，每日 3 次。

（3）抗焦虑药。艾司唑仑片（舒乐安定）1 mg，口服，每日 3 次。或阿普唑仑片（佳静安定、佳乐定）0.4 mg，口服，每日 2 次。

（4）耳鸣抑制药。此类药物治疗存在着疗效不甚肯定，且副作用较多的问题，应慎重使用。0.9% 生理盐水 250 mL+2% 利多卡因注射液 10 mL，静滴，每日 1 次连用 7 天。或氯硝西泮（氯硝安定）0.5 mg，睡前口服，每日 1 次，共 1 周，如无效可用 0.5 mg 每日 2 次，共 1 周，如仍无效即停药。

· **方案 3**：掩蔽疗法。包括助听器、录音磁带等掩蔽器械。

· **方案 4**：人工耳蜗植入。除能提高听力外，对耳鸣也有一定疗效。

· **方案 5**：精神心理治疗。

· **方案 6**：中医治疗。

（1）耳聋左慈丸 8 丸，口服，每日 3 次。或杞菊地黄丸 8 丸，口服，每日 3 次。

（2）按摩。按摩双耳：双手掌搓热，用搓热的掌心捂住双耳，然后双手再松开，这样重复 30 次。按摩听会穴：用食指或大拇指，轻柔地按揉听会穴 5 min 左右。听会穴在耳前，张口凹陷处即是。

（3）针灸。针灸治疗耳鸣的穴位通常在耳部，包括耳门穴、听宫穴、听会穴。还有一些身体其他的穴位，包括阴都穴、太溪穴、风池穴、中渚穴等。

· **方案 7**：保守治疗无效者，可以手术治疗。

二、客观性耳鸣

【诊断要点】

（1）动脉性耳鸣。呈搏动性，与脉搏同步，强度较大。活动时耳鸣增强，多为单侧。压迫颈部血管耳鸣减弱或消失。

（2）静脉性耳鸣。多累及右耳，头部运动可改变耳鸣强度，即头转向患侧时耳鸣减轻，头转向健侧时耳鸣加重。

（3）肌源性耳鸣。音调低、节律不规则。压迫颈部血管和头部运动对耳鸣无影响。常伴咽肌阵挛，软腭和喉体可同时颤动。患者和检查者均能听到钟摆样"嗒嗒"声。

（4）镫骨肌性耳鸣。多出现在面瘫恢复期，只在患侧出现。面肌阵挛可出现镫骨肌性耳鸣。

（5）咽鼓管异常开放性耳鸣。音调低、节律不规则、强度不等，与呼吸同步。患者有自听过强及耳内胀满感。检查者可听到类似刮风样空气流动摩擦声。可见与呼吸同步的鼓膜异常活动。

（6）良性颅内压增高综合征性耳鸣。为静脉性搏动性耳鸣，压迫同侧颈内静脉时耳鸣减弱或消失。

（7）乳突导血管畸形所致的静脉搏动性耳鸣。轻压乳突区或颈内静脉时耳鸣明显减弱。

【治疗方案】

· **方案 1**：病因治疗。

·方案 2：与肌痉挛相关的搏动性耳鸣，可用卡马西平片 0.1 g，口服，每日 2 次。

·方案 3：手术治疗。可能效果差或无效，应慎用。可选择血管结扎术、下鼓室填塞术、高选择性动脉栓塞术、镫骨肌腱和鼓膜张肌腱切断术、腭帆张肌移位或切断术等。

第五节　眩晕

是一种突然发生的，无外界刺激所致的自身或外物运动的错觉，主要为旋转性；但也可为上升、下降感；前后、左右晃动感。分为耳源性眩晕与非耳源性眩晕，耳源性眩晕常见的有：良性阵发性位置性眩晕，也叫耳石症、前庭神经（元）炎、梅尼埃病。非耳源性眩晕常见的有：椎基底动脉短暂缺血性眩晕、颈椎病性眩晕。

一、耳源性眩晕

（一）良性阵发性位置性眩晕

头部迅速运动至某一特定头位时，出现短暂阵发性发作的眩晕及眼震，由于征象是在头部运动过程中出现，故有变位性眩晕之称。本病为眩晕疾病中最为常见者。可继发于前庭神经炎、梅尼埃病、突发性耳聋、慢性中耳炎、头外伤、中耳及内耳术后等。不明原因的称为"耳石症"。

【诊断要点】

（1）突然发病，眩晕发生于激发头位后 3~10 s，如卧位坐起时，或坐位突然躺卧时，俯身、低头、仰头、向左或右转头时，突然发作强烈旋转性或摇晃性眩晕，一般在 30~60 s，改变头位后眩晕减轻或消失。可伴眼震、恶心及呕吐。

（2）听力及前庭功能检查正常。

（3）无中枢系统症状及特征。

（4）根据 Hallpike 变位试验及 Roll 试验可以确定该病是由后半规管还是外半规管壶腹嵴受到耳石刺激所致。

【治疗方案】

·方案 1：避免出现眩晕的头位或体位。

·方案 2：耳石复位疗法（首选）。通过改变头位，使沉积的耳石从壶腹嵴松脱，复位到椭圆囊斑上。

·方案 3：药物治疗。

盐酸氟桂利嗪胶囊（西比灵）10 mg，睡前口服，每日 1 次。或甲磺酸倍他司汀片（敏使朗）6 mg，口服，每日 3 次。

（二）前庭神经（元）炎

突发重度眩晕，而无耳蜗及其他神经受损。由于在眩晕发作前数天或数周有上呼吸道感染病史，故认为病因可能主要为病毒感染。病理学表现为前庭神经节及其中枢与末梢神经元、半规管和椭圆囊的神经变性。多发于 30~50 岁，男女发病率相近。

【诊断要点】

（1）发病前 2 周左右可有上呼吸道感染史。

（2）突然发生重度旋转性眩晕，伴恶心、呕吐等自主神经紊乱症状。眩晕持续数日或数周（一般不超过 3 周）。

（3）有平衡障碍及自发性眼震。

（4）无耳鸣、耳聋及中枢神经系统症状。

（5）少数慢性型可反复发作眩晕、平衡障碍及不稳感。

【治疗方案】

·方案 1：早期绝对卧床休息避免声光刺激。可短期应用下列药物治疗。

（1）抗病毒药物。阿昔洛韦片 0.4 g，口服，每日 3 次。或泛昔洛韦片 0.25 g，口服，每日 3 次。

（2）抗眩晕药物。茶苯海明片（乘晕宁、晕海宁）50 mg，口服，每日 3 次。或盐酸异丙嗪片（非那根）25 mg，口服，每日 2 次。或地西泮片 2.5~5 mg，每日 2 次。

（3）急性期可适当用类固醇激素。

醋酸泼尼松片 20 mg，晨起顿服，每日 1 次，连用 3~5 天。

·方案 2：前庭康复训练。此病预后好，一般在 3~4 周缓解。少数慢性反复发作眩晕可行前庭康复训练。

（三）梅尼埃病

以膜迷路积水为主要病理基础，以发作性眩晕、波动性耳聋、耳鸣和耳胀满感为临床特征的内耳疾病。首次发病年龄以 30~50 岁居多。单耳患病者约占 85%，累及双侧者常在 3 年内先后患病。

【诊断要点】

（1）无先兆突发旋转性眩晕，持续数十分钟至数小时，长者可达数日甚至数周。眩晕常伴恶心、呕吐、出冷汗、面色苍白及血压下降等自主神经反射症状。可伴耳鸣、耳聋等。

（2）耳镜检查：鼓膜大多正常，咽鼓管功能良好。发作期可见自发性水平型或水平旋转型眼球震颤，发作过后，眼震逐渐消失。

（3）前庭功能检查：眼震电图检查早期可表现正常，多次发作者可能提示前庭功能减退或丧失。

（4）甘油试验：试验前进行纯音测听，确定基准听阈，患者禁食 2 h 后，一次顿服 50% 甘油 2.4~3.0 mL/kg，每隔 1 h 测听一次，如 250~1000 Hz 气导听力改善 > 15dB，则为甘油试验阳性，提示耳聋系膜迷路积水引起。

【治疗方案】

·方案 1：发作期对症治疗。低盐饮食，禁烟、酒及浓茶。尽快缓解眩晕、恶心、呕吐，选用脱水剂、抗组胺药、镇静剂或自主神经调整药物。茶苯海明片 50 mg，口服，每日 3 次。

或盐酸氟桂利嗪（西比灵胶囊）10 mg，睡前口服，每日 1 次。或地西泮 5 mg，口服，每日 2 次。或双氢克尿噻（氢氯噻嗪片）25 mg，口服，每日 2 次。或甲氧氯普胺（灭吐灵）10 mg，口服，每日 1 次。

·**方案 2**：间歇期药物治疗。目前尚无特效疗法。可试用以下几类药物：

（1）血管扩张剂。甲磺酸倍他司汀片（敏使朗）6~12 mg，口服，每日 3 次。或尼莫地平片 40 mg，口服，每日 2 次。

（2）抗组胺药。盐酸异丙嗪片（非那根）12.5 mg，口服，每日 3 次。

（3）中效或弱效利尿剂。氢氯噻嗪片 25~50 mg，口服，每日 2 次。

（4）钙离子拮抗剂。盐酸氟桂利嗪（西比灵胶囊）10 mg，睡前口服，每日 1 次。

（5）前庭功能破坏剂。硫酸链霉素注射液或庆大霉素注射液，鼓室内注射，但一般限于双耳听觉功能已完全丧失者，应慎用。

（6）维生素类。B 族维生素、烟酸、维生素 C、维生素 E 等。

（7）中药治疗。复方丹参片 3 片，口服，每日 3 次。或天麻定眩宁片 6 片，口服，每日 3 次。

·**方案 3**：手术治疗。适用于发作频繁、病状较重、病程较长，并对工作、生活有明显影响者。

二、非耳源性眩晕

（一）椎基底动脉短暂缺血性眩晕

短暂性脑缺血发作引起脑功能障碍，所致的眩晕。常见的原因有：微栓子致动脉栓塞、血流成分及动力学改变、脑血管自动调节障碍、血管痉挛、颈外椎动脉受压等。椎基动脉短暂缺血性眩晕是中枢性眩晕中最多见的一类，多发生于 50 岁以上的中老年人。多患有血管性疾病。

【诊断要点】

（1）眩晕及平衡障碍。常为首发症状。特点是突发眩晕，时间短暂（可持续几分钟，也可持续数小时），恢复快，反复发作。常在头部转动或后仰时发生眩晕。

（2）视觉障碍。视力模糊、视野缺损、复视或黑蒙。

（3）感觉障碍。肢体或面部感觉缺失、麻木、感觉异常等。

（4）头痛。后枕部、顶枕部跳痛或胀痛，伴恶心、呕吐等自主神经功能紊乱症状。

（5）运动障碍。上、下肢无力、轻偏瘫、步调不稳、倾倒、共济失调。可有软腭或声带麻痹。

（6）脑干损伤征、角膜和咽反射减退。吞咽障碍，构语困难。

【治疗方案】

·**方案 1**：病因治疗。对动脉硬化、心血管疾患、高脂血症、血液高凝状态、糖尿病等原发病进行治疗。

·**方案 2**：药物治疗。

（1）抗血小板聚集。阿司匹林 25~50 mg，口服，每日 1 次。

（2）钙离子拮抗剂。盐酸氟桂利嗪片 5 mg，睡前口服，每日 1 次。

（3）抗缺氧药甲磺酸阿米三嗪萝巴新片（都可喜）40 mg，口服，每日 1 次。

（4）抗眩晕药，用于急性发作的症状控制。茶苯海明片（乘晕宁、晕海宁）50 mg，口服，每日 3 次。盐酸异丙嗪片（非那根）25 mg，口服，每日 2 次。地西泮 2.5~5 mg，口服，每日 2 次。

（二）颈椎病性眩晕

指颈椎及有关软组织（神经、血管、肌肉、韧带、关节）发生器质性或功能性变化刺激神经或压迫椎动脉致前庭缺血而引起的眩晕。多见于中年人，发病率随年龄增高，少数单纯主诉眩晕，多数合并椎基底动脉供血不足症状。

【诊断要点】

（1）眩晕可为真性眩晕，也可为头晕、晃动、站立不稳。多在颈部活动时发生，历时数秒至数分钟，重者有恶心、呕吐。

（2）眩晕发作时多伴有耳鸣，1/3 患者有进行性感音神经性聋。

（3）头痛。多数患者有偏侧性头痛或枕部疼痛。

（4）视觉症状。部分患者有复视、视力减退、幻视，甚至暂时性偏盲。

（5）意识障碍。约 1/3 患者有发作性意识障碍，持续约 2 min。

（6）颈神经根受压症状。手臂与手指麻木、感觉无力。

【治疗方案】

· **方案 1**：病因治疗。以脊椎外科为主，包括颈牵引，颈椎固定等，重者宜手术治疗。

· **方案 2**：理疗、封闭。

· **方案 3**：正确卧位。枕头不能过高过低。

· **方案 4**：对症治疗。布洛芬缓释片 0.2 g，口服，每日 2 次。盐酸氟桂利嗪片 5 mg，睡前口服，每日 1 次。茶苯海明片（乘晕宁、晕海宁）50 mg，口服，每日 3 次。盐酸异丙嗪片（非那根）25 mg，口服，每日 2 次。地西泮 2.5~5 mg，口服，每日 2 次。

第六节　耳带状疱疹

为水痘 - 带状疱疹病毒引起，以侵犯面神经为主的疾病，又称 Hunt 综合征，病变常累及一侧，受凉、疲劳、机体抵抗力下降为重要诱因。

【诊断要点】

（1）可有前驱症状如全身不适、低热、耳部紧迫感，继之出现剧烈耳痛。

（2）耳带状疱疹多见于耳廓前方、外耳道和鼓膜表面。初期为淡红色丘疹，以后变成小疱，数日后破溃、融合、结痂。

（3）若膝状神经节受累，伴同侧周围性面瘫，味觉及泪液分泌失常。

（4）耳蜗损害的症状如耳鸣、耳聋等。

（5）前庭受累表现如眩晕、眼震、恶心、呕吐等。

【治疗方案】

·**方案1**：对症治疗，根据出现的症状给予相应治疗措施。

·**方案2**：药物治疗。

（1）抗病毒药物。阿昔洛韦片0.4 g，口服，每日3次。或泛昔洛韦片0.25 g，口服，每日3次。

（2）糖皮质激素。特别是出现面瘫症状者。醋酸泼尼松片每日60 mg，共4天，4天后逐渐减至每日30 mg，3天后再减至每日10 mg，10天为一疗程。或0.9%生理盐水200 mL+地塞米松磷酸钠注射液10 mg，静滴，每日1次，连用5~7天。

（3）维生素。甲钴胺片0.5 mg，口服，每日3次。维生素B_6片1片，口服，每日2次。维生素B_1片1片，口服，每日2次。维生素C片0.25 g，口服，每日1次。

·**方案3**：局部可涂复方炉甘石洗剂。疱疹过大可用空针抽吸后涂拭甲紫溶液。

·**方案4**：物理治疗。红外线照射、按摩等。

（孙伟）

附录一　急救抢救流程参考

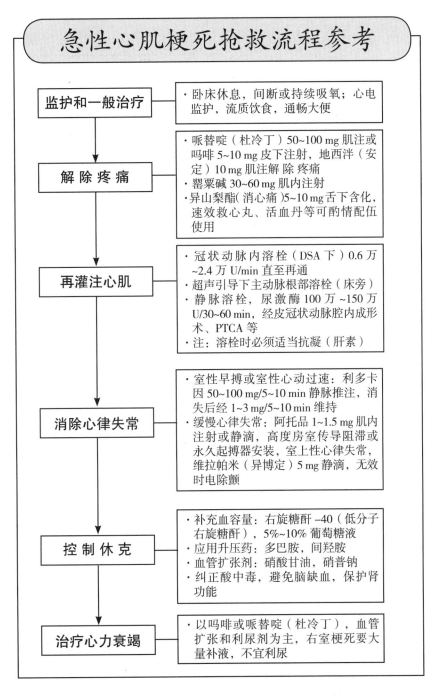

急性心肌梗死抢救流程参考

监护和一般治疗 → ·卧床休息，间断或持续吸氧；心电监护，流质饮食，通畅大便

解 除 疼 痛 →
- ·哌替啶（杜冷丁）50~100 mg 肌注或吗啡 5~10 mg 皮下注射，地西泮（安定）10 mg 肌注解 除 疼痛
- ·罂粟碱 30~60 mg 肌内注射
- ·异山梨酯(消心痛)5~10 mg 舌下含化，速效救心丸、活血丹等可酌情配伍使用

再灌注心肌 →
- ·冠状动脉内溶栓（DSA 下）0.6 万~2.4 万 U/min 直至再通
- ·超声引导下主动脉根部溶栓（床旁）
- ·静脉溶栓，尿激酶 100 万 ~150 万 U/30~60 min，经皮冠状动脉腔内成形术、PTCA 等
- ·注：溶栓时必须适当抗凝（肝素）

消除心律失常 →
- ·室性早搏或室性心动过速：利多卡因 50~100 mg/5~10 min 静脉推注，消失后经 1~3 mg/5~10 min 维持
- ·缓慢心律失常：阿托品 1~1.5 mg 肌内注射或静滴，高度房室传导阻滞或永久起搏器安装，室上性心律失常，维拉帕米（异博定）5 mg 静滴，无效时电除颤

控 制 休 克 →
- ·补充血容量：右旋糖酐 −40（低分子右旋糖酐），5%~10% 葡萄糖液
- ·应用升压药：多巴胺，间羟胺
- ·血管扩张剂：硝酸甘油，硝普钠
- ·纠正酸中毒，避免脑缺血，保护肾功能

治疗心力衰竭 →
- ·以吗啡或哌替啶（杜冷丁），血管扩张和利尿剂为主，右室梗死要大量补液，不宜利尿

（王聿杰　王毅　陈轶楠　于海晴　朱喜　王芳）

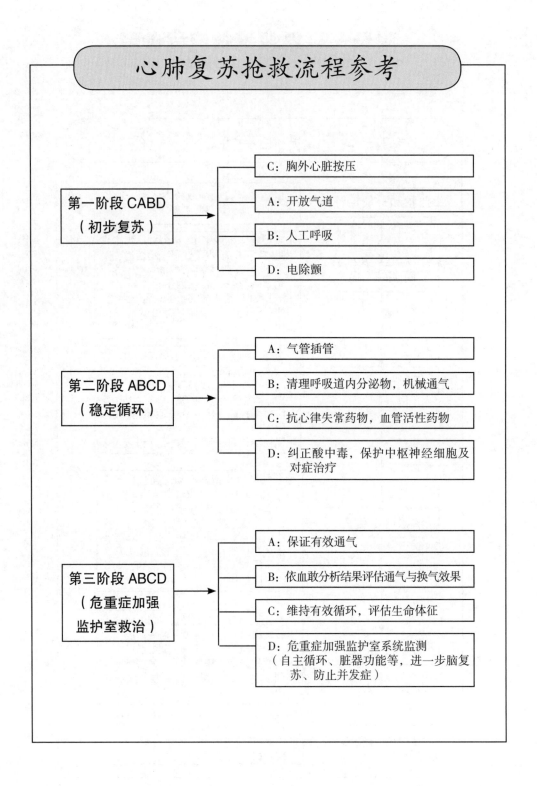

心肺复苏抢救流程参考

第一阶段 CABD（初步复苏）
- C：胸外心脏按压
- A：开放气道
- B：人工呼吸
- D：电除颤

第二阶段 ABCD（稳定循环）
- A：气管插管
- B：清理呼吸道内分泌物，机械通气
- C：抗心律失常药物，血管活性药物
- D：纠正酸中毒，保护中枢神经细胞及对症治疗

第三阶段 ABCD（危重症加强监护室救治）
- A：保证有效通气
- B：依血敢分析结果评估通气与换气效果
- C：维持有效循环，评估生命体征
- D：危重症加强监护室系统监测（自主循环、脏器功能等，进一步脑复苏、防止并发症）

（王聿杰　王毅　陈轶楠　谭笑　李艺　胡正卉）

脑出血抢救流程参考

一般治疗	尽量避免搬动病人，宜就地抢救，给予镇静剂，禁用抑制呼吸药，保持呼吸道通畅，吸氧，必要时做气管切开，头部冰帽或冰袋降温，防止褥疮及坠积性肺炎
降低颅内压	20%甘露醇250 mL快速静滴（30 min内），每6~8 h可重复使用1次，酌情用呋塞米（速尿）、地塞米松，含10%甘油的甘油果糖注射液250~500 mL缓慢静滴（1~1.5 h）
应用止血药	止血药的使用尚有争论，可酌情用。合并有上呼吸道出血者，可给予酚磺乙胺（止血敏）、氨甲苯酸（抗血纤溶环酸）、氨基己酸等。口服或鼻饲三七粉、云南白药
脑细胞营养水、电解质平衡	控制体液入量，注意补充电解质，尤其是补钾和静滴二磷胆碱，ATP、辅酶A、细胞色素C等
并发症防治	使用抗生素，防治脑、心、肺、胃肠并发症，保持大便通畅

（王聿杰　王毅　刘奕男　于海晴　李艺　赵欢欢）

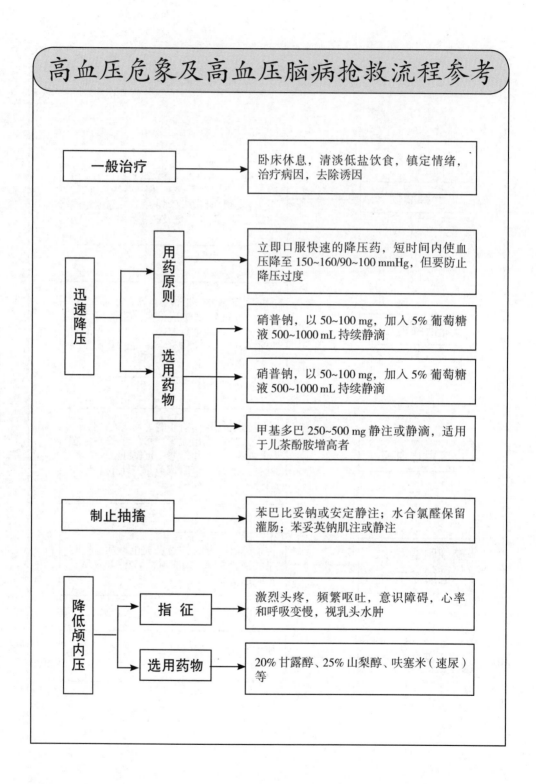

高血压危象及高血压脑病抢救流程参考

| 一般治疗 | → | 卧床休息，清淡低盐饮食，镇定情绪，治疗病因，去除诱因 |

迅速降压
- 用药原则 → 立即口服快速的降压药，短时间内使血压降至 150~160/90~100 mmHg，但要防止降压过度
- 选用药物 →
  - 硝普钠，以 50~100 mg，加入 5% 葡萄糖液 500~1000 mL 持续静滴
  - 硝普钠，以 50~100 mg，加入 5% 葡萄糖液 500~1000 mL 持续静滴
  - 甲基多巴 250~500 mg 静注或静滴，适用于儿茶酚胺增高者

| 制止抽搐 | → | 苯巴比妥钠或安定静注；水合氯醛保留灌肠；苯妥英钠肌注或静注 |

降低颅内压
- 指征 → 激烈头疼，频繁呕吐，意识障碍，心率和呼吸变慢，视乳头水肿
- 选用药物 → 20% 甘露醇、25% 山梨醇、呋塞米（速尿）等

（王聿杰　邹效松　陈轶楠　于海晴　李艺　何陆）

附录二　糖皮质激素

第一章　主要用于全身治疗的糖皮质激素类药物

一、氢化可的松

1. 临床应用

①可用于急、慢性肾上腺皮质功能减退。②严重感染并发的毒血症。③过敏性疾病。④抗休克治疗。⑤防止某些炎症的后遗症（主要是瘢痕与粘连）。⑥器官移植术后的急性排异反应、甲状腺危象、严重天疱疮。⑦对腱鞘炎、关节炎等可鞘内注射或关节腔内注射。

2. 用法用量

①替代治疗：口服每日 20~30 mg（通常早 20 mg，晚 10 mg，近似生理分泌节律）。②疾病治疗：静脉给药按病情的严重程度，成人可用氢化可的松每次 100~500 mg，每日 3~4 次；1 岁以内儿童每次 25 mg，1~5 岁儿童每次 50 mg，6~12 岁儿童每次 100 mg；病情好转应及时减量或停药。软组织内注射 100~200 mg。关节腔内注射 5~50mg（具体情况视关节大小而定）。局部外用浓度为 0.25%~2.5%。

3. 不良反应及注意事项

氢化可的松长期大剂量应用可致类库欣综合征，表现为向心性肥胖、痤疮、多毛、水肿、低血钾、高血压、糖尿病等。可诱发或加重感染，故感染情况下慎用。长期用药后突然停药或停药过快可产生医源性肾上腺皮质功能不全或反跳现象。故应逐渐减量，稳步停药，停药前后可加用促皮质素，给药方法可采用隔日早晨一次给药法。禁用于严重的精神病和癫痫、活动性消化性溃疡病、新近胃肠吻合术、骨折、创伤修复期、严重高血压、糖尿病、动脉硬化、心肾功能不全、角膜溃疡、肾上腺皮质功能亢进症、孕妇、抗菌药物不能控制的感染等。

二、直肠用氢化可的松

1. 临床应用

主要用于非感染性直肠结肠炎，局部性回盲炎，放疗后或肠手术后直肠炎。

2. 用法用量

每日 1 次，每次 10~100 g，直肠给药，持续 2~3 周。以后可每周 2~3 次。逐渐停用。

3. 不良反应

不良反应见"氢化可的松"。

三、醋酸可的松

1. 临床应用

主要用于慢性肾上腺皮质功能减退症的替代治疗。因为可的松本身无活性，必须先在肝内转化成氢化可的松，某些肝脏疾病伴肝功能不良时，将影响其作用的可靠性。故此时临床多优先使用氢化可的松，本品只能肌注。

2. 用法用量

替代治疗：口服每日 12.5~50 mg，分次服用。肌注每次 25~125 mg。

3. 不良反应

与氢化可的松类似，严重肝功能不全患者不宜使用本品。本品关节腔内注射无效。

四、氟氢可的松

1. 临床应用

①全身应用：可用于原发性肾上腺功能减退症的替代治疗；用于原发性低血压，低肾素低醛固酮综合征和自主神经病变所致的体位性低血压。②局部应用：用于治疗脂溢性湿疹、神经性皮炎、接触性皮炎及肛门、阴部瘙痒等症状。

2. 用法用量

替代治疗：每日 0.1~0.2 mg，分 2 次口服。局部皮肤涂敷：每日 2~4 次。

3. 不良反应

同氢化可的松。但更易引起水钠潴留、高血压及低血钾症，也容易引起水肿。用药期间可予患者低钠高钾饮食，观察血压，血糖及电解质变化。在妊娠期或肝病、黏液性水肿患者，本品的半衰期延长，作用时间延长，故剂量可适当减少。

五、醋酸泼尼松

1. 临床应用

同氢化可的松。

2. 用法用量

（1）对于系统性红斑狼疮、肾病综合征、溃疡性结肠炎、自身免疫性溶血性贫血等自身免疫性疾病，可予泼尼松每日 40~60 mg，病情稳定后逐渐减量。维持量时可采用隔日顿服给药法，即把 2 天用量，每隔日早晨 8 时 1 次服用，其疗效与每日用药相同，而对下丘脑 – 垂体 – 肾上腺皮质抑制较轻。

（2）对于药物性皮炎、荨麻疹、支气管哮喘等过敏性疾病可给予泼尼松每日 20~60 mg，待症状减轻后开始减量，每隔日减少 5 mg。

（3）为防止器官移植的排异反应，一般在术前 1~2 天开始口服泼尼松每日 100 mg，术后第 1 周改为每日 60 mg，然后逐渐减量。

（4）治疗急性白血病，泼尼松与其他药物组成联合化疗方案，一般每日 40~60 mg，分次口服，慢性白血病时，一般在短期内给予较大剂量，口服每日 60~80 mg 症状缓解后减量，治疗恶性淋巴瘤，泼尼松与通常与其他抗肿瘤药物合用，一般为间歇给药，然后逐渐减量而停用。治疗多发性骨髓瘤，泼尼松一般与环磷酰胺或苯丙氨酸氮芥合用，每日 60~80 mg，4 或 5 天为一个疗程。

（5）为缓解恶性肿瘤性高血钙的症状，可用大剂量泼尼松，每日 60~80 mg，再以化疗巩固疗效。

3. 不良反应

同氢化可的松。本品因盐皮质激素活性很弱，故单独用于原发性肾上腺皮质功能减退的替代治疗时宜适当加用盐皮质激素或采用高盐饮食。已长期应用本品的患者，在应急、手术时及手术后 3~4 天须酌情增加用量，防止发生肾上腺皮质功能不足。

六、泼尼松龙

1. 临床应用

其适应证与氢化可的松相似。本品可治疗子宫颈癌根治术后的排尿障碍，疗效明显。

2. 用法用量

口服、静注、静滴或肌注，每日 5~60 mg。口服可分次或单剂服用，早晨单剂服用有利减轻其对下丘脑 - 垂体轴的抑制作用，但有时症状控制不够理想。肌注混悬剂每次 25~100 mg，每 1~2 周 1 次。

七、甲泼尼龙

1. 临床应用

同氢化可的松。

2. 用法用量

口服：每日 4~48 mg，分次服。静脉给药用于危重急症每日 10~500 mg，剂量大时给药应缓慢，超过 250 mg 时不少于 30 min，250 mg 以下时不少于 5 min。超大剂量只能短期使用，如抗移植物排斥每日 1 g，连续 3 天，有时首剂用 30 mg/kg 体重静注，随后静滴。儿童随病情而定 1~30 mg/（kg·d），总量不超过每日 1g。腔内注射混悬液每次 4~80 mg。局部外用浓度为 0.25%~1%。

3. 不良反应

与氢化泼尼松相似，而钠潴留、电解质紊乱和水肿较氢化泼尼松明显减轻。曾有由于迅速静脉给予大剂量甲基泼尼松琥珀酸钠（于 10 min 内投药量大于 0.5 g 者）引起心律失常、心跳缓慢，循环衰竭、心跳骤停等报道，但与输注速度或时间长短可能并无关联。甲泼尼松龙琥珀酸钠含有苯甲醇，据报道，苯甲醇与未熟儿致死性症候群有关。

八、曲安西龙

1. 临床应用

与甲基氢化泼尼松相同。适用于支气管哮喘、类风湿性关节炎、结缔组织病、过敏性皮炎神经性皮炎、湿疹、腱鞘炎、肩胛周围炎急性扭伤、慢性腰腿痛、接触性皮炎、牛皮癣、扁平苔癣等。尤其适用于伴有高血压或水肿的患者。

2. 用法用量

①口服：每日 4~48 mg，分次服，但一般很少超过每日 32 mg。②肌注：用曲安西龙双醋酸酯的混悬剂每周 40 mg。③关节腔内注射：每 1~7 周 1 次，每次 5~40 mg 次，视关节腔的大小而定。④皮内注射：注入皮肤病灶 5~48 mg，分次注入，同一处不超过 12.5 mg，同病灶不超过 25 mg。

3. 不良反应

与甲基氢化泼尼松相同。服药后可出现眩晕、厌食、头疼、嗜睡等不良反应。适当减少剂量后症状可减轻。短期使用一般不出现类肾上腺皮质功能亢进的症状。长期大量使用较易出现厌食、体重减轻、潮红、抑郁和肌肉消瘦。可致血糖升高溃疡病、骨质疏松、肌萎缩、肾上腺皮质功能减退等，并易诱发感染。可酌情减量或停药。

九、曲安奈德

1. 临床应用

与曲安西龙相似，但由于其抗炎和抗过敏作用较强且较持久，故更多地用于皮肤疾病和支气管哮喘，以及非感染性关节炎如风湿性、类风湿性及痛风性关节等。

2. 用法用量

①肌注：混悬液每周 40~100 mg/ 周。关节腔内注射：每次 1~3 mg，不超过 5 mg，多处注射总量不超过 30 mg。②局部外用：浓度 0.025%~0.5%。③气管喷雾：每次约 200 μg，每日 3~4 次，每日量不超过 1600 μg。

3. 不良反应

与曲安西龙相似。①关节及皮肤注射局部反应：潮红，暂时性疼痛，局部刺激症状等。②全身反应：类库欣综合征状态，皮肤不良反应及水电解质紊乱等。

十、曲安奈德注射液

1. 临床应用

①深部肌注（臀肌）：需长期口服皮质激素的慢性迁延性疾病，尤其是风湿性多关节炎、哮喘、季节性鼻炎、一些慢性皮肤疾病等，可用本注射剂取代口服皮质激素。②硬膜外注射：用于治疗坐骨神经痛。③局部注射：主要用于关节内及关节外、皮肤病变等局部注射。

2. 用法用量

不得做静注或椎管内注射。本药仅用于成人及大于 6 岁儿童。小于 12 岁儿童注射量不超过 80 mg。①深部肌注（臀肌）：一般性皮质激素疗法：每 3~6 周 40~120 mg。枯草热、季节性过敏性鼻炎：80~120 mg，一次注射。长期口服皮质激素疗法的戒断：口服用药同时注射 40 mg，持续 3 天。②局部注射：关节内及关节外注射：每 3 周 10~80 mg；硬膜外注射：40~80 mg 加用浓度为 0.5% 的利多卡因 10 mL。皮肤病变组织内注射：每 3~4 周 40~120 mg。

3. 不良反应

见"曲安奈德"。

十一、康宁克通 –A 注射剂

1. 临床应用

与曲安奈德相同，用于以下疾病的短期辅助治疗：①关节病变。骨关节炎性滑膜炎，类风湿性关节炎，急性、亚急性滑囊炎等，通常采用关节与皮下注射。②用于治疗多种皮肤病变如疤痕疙瘩、盘状红斑狼疮、糖尿病性脂质渐进性坏死、斑秃、扁平苔癣、牛皮癣等。

2. 用法用量

关节内、滑囊内和腱鞘内注射，起始剂量：每次小关节 2.5~5 mg，每次大关节 5~15 mg，剂量取决于病情。如需作一次多关节或多处注射，总剂量可达 20 mg 以上。如关节内有过量的液体，须将部分液体抽出，以减少疼痛和避免注入的药物过度稀释。注射本药之前，可将局麻药注入周围组织中，并可在关节内注射少量麻醉剂。治疗急性非特异性腱鞘炎时，必须保证将药物注入腱鞘内，而非肌腱组织内。治疗上髁炎时，可将药物以弥散的方式注入疼痛最明显的部位。皮内注射：起始剂量：每个注射点不超过每次 1mg。

3. 不良反应

见"曲安奈德"。

十二、地塞米松

1. 临床应用

临床广泛用于多种疾病状态，常用于治疗支气管哮喘或哮喘持续状态；治疗过敏性疾病，如过敏性皮炎、药疹、荨麻疹、过敏性紫癜等；治疗休克，如过敏性休克、中毒性休克等，尤其适用于减轻脑水肿；治疗感染 – 中毒性疾病，能缓解由细菌、病毒感染所引起的中毒症状，并有良好的退热作用；与其他药物合用治疗溃疡性结肠炎，可缓解症状；高原反应和癌症化疗引起的呕吐；与其他药物合用治疗顽固性咯血；治疗急性化学性肺炎；预防早产儿呼吸窘迫综合征和支气管肺的发育不良。

2. 用法用量

口服：每日 0.5~9 mg，分次服。肌注：醋酸地塞米松混悬液每次 8~16 mg，1~3 周 1 次。地塞米松醋酸钠注射液每日 0.5~20 mg。静脉给药：用于危重急症首剂 2~6 mg/kg 缓慢静注，然后 2~6 h 重复静注或滴注，直至病情稳定，一般不超过 48~72 h。关节腔内注射：注射液：

每次 0.8~4 mg。局部外用：浓度：0.05%~0.1%。灌肠：5~10 mg 溶于 100 mL 生理盐水中。

3. 不良反应

与氢化泼尼松相似，但几乎不引起水钠潴留。

十三、利美达松注射液

1. 临床应用

适用于慢性风湿性关节炎。

2. 用法用量

静注：成人每次 1 支，1~2 周静注 1 次，注射时可用葡萄糖或生理盐水稀释，必要时可并用少量口服皮质激素。关节腔注射：按关节大小每次用量为 1/2~2 支，必要时隔 2~4 周可加强注射 1 次。

3. 不良反应

不良反应同地塞米松。凡未经有效抗生素控制的细菌感染及全身真菌感染患者、消化性溃疡、精神病、结核病、青光眼、高血压、电解质异常、血栓症、近期施行过手术及急性心肌梗死患者均属于禁用范围。感染症、糖尿病、骨质疏松症、肾功能不全、甲状腺功能低下、肝硬化、脂肪栓塞、重症肌无力、孕妇或可能怀孕者及老年患者，慎用。本药仅在应用炎症镇痛剂等药物无效时才考虑使用。停止用药时，应逐渐减少用量，以避免撤药反应。

十四、倍他米松

1. 临床应用

同地塞米松，可用于严重支气管哮喘、系统性红斑狼疮、活动性风湿病、类风湿性关节炎、严重皮炎、急性白血病等的治疗，还可用于某些感染性休克的综合治疗。因其水钠潴留作用较弱，不宜用于肾上腺皮质功能不全的治疗。

2. 用法用量

①口服：剂量范围为每日 0.5~5 mg，分次或早晨顿服。②肌注：醋酸倍他松混悬液每次 6~12 mg。

3. 不良反应

同地塞米松。

十五、得宝松

1. 临床应用

与倍他米松相同，但多喜用于肌肉、骨骼与软组织疾病、慢性过敏性疾病及皮肤病，亦用于过敏变态反应性疾病。其他病变包括结缔组织病。也可与抗结核药联合应用治疗暴发性或播散性结核。

2. 用法用量

需全身使用皮质类固醇激素者，可肌注，大多数情况下，开始剂量为 1~2 mL，必要时可重复给药。治疗关节炎时，可向关节腔内或关节周围注射给药。某些皮肤病可皮损内注射给药。须使用个体化剂量。局部用药：治疗急性三角肌下、肩峰下、鹰嘴下及髌骨前滑囊炎时，向滑囊内注射，数小时内即可疼痛缓解且活动不受限。一旦急性症状得以控制即可减量。关节内注射：可在 2~4 h 解除类风湿性关节炎及骨关节炎引起的疼痛、酸胀以及僵硬症状。关节内注射的推荐剂量为：大关节（膝、髋、肩）每次 1~2 mL；中关节（肘、腕、踝）每次 0.5~1 mL；小关节（足、手、胸）每次 0.25~0.5 mL。皮损内注射：推荐剂量为 0.2 mL/cm²，在所有部位的注射总量每周不应超过 1 mL。足部疾患：每次 0.25~0.5 mL/ 次，在获得良好疗效后，逐渐减量至最低有效量进行维持治疗。

3. 不良反应

与用药剂量及疗程有关。长期大量使用可导致继发性肾上腺皮质功能不全。其他不良反应包括：代谢与精神异常、色素沉着与色素减退、皮下及表皮萎缩、无菌性肠炎、关节内注射后周围皮肤潮红、神经病性关节病、甲状腺功能减退等。使用时间过长还可能引起囊下白内障，伴视神经损害的青光眼，眼部真菌或病毒感染。非特异性溃疡性结肠炎出现穿孔、坏死性感染、脓肿时禁用。其他感染、憩室炎、新近小肠吻合术后，活动性或潜伏性胃溃疡，肾功能不全，高血压，骨质疏松症，重症肌无力、重症感染、活动性结核、手术或外伤时均要慎用。凝血酶原不足者合用阿司匹林与皮质类固醇激素时须慎用。婴儿与儿童、妊娠及哺乳妇女慎用。本药不可用于静脉或皮下注射。

十六、氯泼尼醇

1. 临床应用

适应证与氢化泼尼松相似。常用于哮喘、自身免疫性疾病、风湿性关节炎等需长期用药者。

2. 用法用量

口服开始每日 5 mg，分 1~2 次。如疗效不满意，4~6 个月后可增加至每日 7.5~10 mg。

3. 不良反应

基本同氢化泼尼松。但应用本品前及治疗中应检查血常规、尿常规、血糖、肝功能、血钙、血磷、碱性磷酸酶等。

十七、地夫可特

1. 临床应用

适应证与其他糖皮质激素如氢化泼尼松、地塞米松、氢化泼尼松相同。常用于哮喘、结缔组织病，如播散性红斑狼疮、硬皮病、皮肌炎、结节性血管炎、溃疡性结肠炎、局部性回肠炎、口炎性腹泻、肾炎、肾病综合征、白血病与淋巴瘤、风湿性关节炎等需长期用药者。

2. 用法用量

口服，开始每日 6~60 mg，分 1~2 次口服。如疗效不满意，可增加剂量至每日 90 mg。

3. 不良反应

与其他糖皮质激素大致相同，但发生率及程度较轻。

第二章　主要用于全身治疗的盐皮质激素类药物

一、醛固酮

1. 临床应用

可与糖皮质激素类药合用，对于纠正慢性肾上腺皮质功能减退症的失水失钠，保持血容量，防治低钠血症及低血容量性休克十分有效。

2. 用法用量

皮下注射：每日 0.5~1 mg；舌下含服：每日 1~2 mg；口服：每日 0.5~6 mg。

3. 不良反应

用量过大可导致水钠潴留，患者可发生水肿、高血压等症状。可酌情减量，同时给予低钠高钾饮食。高血压心脏病患者慎用。长期应用易引起低钾血症，尤其在进食少、尿量多、肾小管酸中毒时。与糖皮质激素合用时，易发生低钾血症，更应注意补钾。在妊娠、肝病、黏液性水肿时用本品半衰期延长，更易发生上述不良反应，应注意适当减量，暂时给予低钠高钾饮食。用药期间要定期检查离子情况。

二、去氧皮质酮

1. 临床应用

同醛固酮。与糖皮质激素类药合用，用于原发性肾上腺皮质功能减退症的替代治疗。

2. 用法用量

①肌注：开始每日 2.5~5 mg，分 1~2 次，维持量每日 1~2 mg。去氧皮质酮微结晶混悬剂，一次 25~100 mg 肌注，每 3~4 周 1 次。②皮下埋植：将 DOCA 植入小片埋藏于皮下，每天释放 0.3~0.45 mg，作用可维持 0.5~1 年。

第三章　常用糖皮质激素吸入剂（主要用于支气管哮喘）

一、地塞米松气雾剂

1. 临床应用

哮喘的常规治疗：阵发性呼吸困难，激素依赖性哮喘，儿童重症哮喘。

2. 用法用量

成人：初始剂量：每日 2~8 喷。维持剂量：每日 4 喷。儿童：20~40 μg/kg。

3. 不良反应

可出现口咽部念珠菌病，发音困难，咽部不适及嘶哑。在吸入药物之后可能引发咳嗽及阵发性支气管收缩，如不能耐受者应停止使用。未经治疗的进行性结核病患者禁用，未经治疗的消化道溃疡者禁用。哺乳期妇女慎用。

二、倍氯米松气雾剂

1. 临床应用

用于支气管哮喘，特别是支气管扩张药或其他平喘药难以控制其症状的患者。依赖激素的哮喘患者。

2. 用法用量

轻微哮喘：成人及12岁以上的儿童，每日总剂量为200~400μg，分次给药。中度哮喘：每日总剂量为600~1000μg，分次给药。严重哮喘：每日总剂量为1000~2000μg，分次给药。4岁以上儿童，每日总剂量为400μg，分次给药。

3. 不良反应

见"丙酸倍氯米松"。

三、丙酸氟替卡松气雾剂

1. 临床应用

用于支气管哮喘，尤其是严重的慢性哮喘患者，希望能不依赖长期口服皮质激素，以消除不良反应。

2. 用法用量

本药仅供吸入使用。吸入的开始剂量，轻度哮喘：100~250μg，每日2次；中度哮喘：250~500μg，每日2次；重度哮喘：500~1000μg，每日2次。4岁以上儿童：50~100μg，每日2次。

3. 不良反应

几乎无皮质激素的全身不良反应。有时可出现口腔和咽部白色念珠菌感染，某些患者吸入后可引起声音嘶哑，吸入后立即漱口可能改善嘶哑症状。对任何种类的丙酸氟替卡松有过敏史的患者禁用。活动性或静止期肺结核患者要慎用。本药不用于哮喘急性发作。但可用于已达到长期控制的慢性哮喘急性发作的患者，此时需要吸入速效和短效支气管扩张剂以缓解急性哮喘症状。

四、氟替卡松丙酸酯干粉吸入剂

1. 临床应用

主要用于哮喘、过敏性鼻炎。

2. 用法用量

干粉吸入：成人哮喘每次100~250μg，每日2次；严重时每次500~1000μg，每日2次。4岁以上儿童每次50~100μg，每日2次。过敏性鼻炎每次100μg，每日2次。

3. 不良反应

某些患者在多次使用后可出现口腔和咽部白色念珠菌感染。

五、复方氟替卡松丙酸酯干粉吸入剂

1. 临床应用

对于成人及 4 岁以上儿童的哮喘病，可作为常规治疗药物。

2. 用法用量

4 岁以上儿童及成人每日 2 次，每次 1 吸。

3. 不良反应

本剂可引起口腔念珠菌感染、声音嘶哑、咽喉刺激、疼痛、心悸等。孕妇及 4 岁以下幼儿不推荐使用。

六、英福美气雾剂

1. 临床应用

治疗气管哮喘，长期控制疾病发作。

2. 用法用量

12 岁以上儿童及成人：初始剂量为每日 400~2400 μg，分 2~4 次给药。维持剂量通常为 200~400 μg，每日 2 次。但可根据患者的症状，以及是否同时使用支气管扩张剂决定使用剂量。对于较严重的病例，可根据呼吸峰流速来决定使用剂量，从而使剂量应用个体化。

6~12 岁儿童：在严重哮喘的初始治疗以及口服皮质类固醇减量或停用时，每日剂量应为 200~400 μg，每日 2 次，每喷 100~200 μg。维持剂量应个体化，且应采用最低维持剂量。对于稳定期哮喘的患者，每日 2 次的用法通常可取得满意的疗效。对于重症患者大剂量治疗时不应骤然停药，而应逐渐减量。

3. 不良反应

对本药内非活性成分过敏者禁用。

七、普米克气雾剂

1. 临床应用

支气管哮喘。

2. 用法用量

剂量应个体化。对于严重哮喘和准备减量或停用口服激素的患者，吸入性布地奈德开始治疗剂量为：成人：每日 200~1600 μg，分成 2~4 次使用；2~7 岁儿童：每日 200~400 μg，分 2~4 次使用；7 岁以上的儿童：每日 200~800 μg，分 2~4 次使用。临床治疗效果不满意时可以增加剂量，而不要加用口服激素，因为与加用口服激素相比，前者的全身性不良反应的发生概率较小。当临床效果已达到时，应逐渐减量至能控制症状的最低维持剂量。对于非激素依赖的患者的疗效通常在 10 天内发挥，若此时支气管有过多黏液分泌，在开始时则可以同时给予短期（约 2 周）的口服激素治疗。对于激素依赖的患者，开始由口服激素改用布地奈德气雾剂时应与原口服激素合用 10 天左右，随后口服激素剂量逐渐减少，直至完全停用。

3. 不良反应

可有咽喉部轻微刺激、咳嗽、声嘶、咽部念珠菌感染。哮喘急性加重时，需要短期口服激素以补充治疗。对本品过敏者禁用。肺结核、气道真菌和严重细菌感染者应慎用。非必要时，怀孕期间避免使用本药。怀孕期间，如果无法避免使用糖皮质激素，可以选用吸入性激素。

八、普米克都保吸入剂

1. 临床应用

用于成人及 6 岁以上的儿童哮喘的维持治疗。

2. 用法用量

剂量应个体化。剂量范围如下：成人：每日 400~1600 μg，分 2~4 次使用（轻症每日 400~800 μg，重症每日 800~1600 μg）。儿童：每日 200~800 μg，分 2~4 次使用（轻症每日 200~400 μg，重症每日 400~800 μg）。维持剂量随个体而异，应尽可能将剂量调至最低，若要提高治疗效果，可增加剂量。

3. 不良反应

若本剂每日吸入超过 800 μg 且长期应用，可对下丘脑 – 垂体 – 肾上腺素轴具有抑制作用，还可发生口腔念珠菌病和声音嘶哑等局部不良反应。

第四章 主要用于五官、口腔的糖皮质激素制剂

一、妥布霉素地塞米松滴眼液

1. 临床应用

适用于对肾上腺皮质激素敏感的眼部疾患及及外眼部细菌感染；眼用激素用于眼睑、球结膜、角膜、眼球前膜及确诊的感染性结膜炎等炎性疾病，可以减轻水肿和炎症反应；也适用于慢性前葡萄膜炎、化学性、放射性、灼伤性及异物穿透性角膜损伤；眼用抗生素用于治疗、预防可能的外眼部细菌感染。

2. 用法用量

每次 1~2 滴，每天 3~5 次，最初 1~2 天或严重者剂量可增加至每 2h 滴眼 1 次，用前摇匀。

3. 不良反应

少数患者偶有发痒、红肿、结膜充血现象发生。长期使用眼部激素可导致青光眼、损害视神经、视力下降；使用肾上腺皮质激素与抗生素混合剂有可能发生二重感染；长期使用时，角膜可能发生真菌感染；在眼部急性化脓性病变时，激素可掩盖感染并加重已经存在的感染。禁用于单纯疱疹病毒性角膜炎（树枝状角膜炎）、牛痘、水痘及滤过性病毒引起的角膜炎、

结膜炎，眼部分枝杆菌感染，眼部真菌感染及对本品任何成分过敏者及角膜异物未完全去除者。

二、地塞米松磷酸钠滴眼液

1. 临床应用

适用于虹膜睫状体炎、虹膜炎、角膜炎、过敏性结膜炎、眼睑炎、泪囊炎等。

2. 用法用量

滴眼，每日日 3~4 次，用前摇匀。

3. 不良反应

长期频繁用药可引起青光眼、白内障，诱发真菌性眼睑炎。青光眼患者慎用，孕妇及哺乳期妇女、儿童避免长期频繁使用。

三、醋酸泼尼松龙滴眼剂

1. 临床应用

适用于短期治疗对类固醇敏感的眼部炎症，排除病毒、真菌和细菌病原体感染。

2. 用法用量

滴入结膜囊内。每次 1~2 滴，每日 2~4 次，治疗开始的 24~48 h，剂量可酌情加大至每小时 2 滴。注意不宜过早停药。

3. 不良反应

长期应用此药可能使眼压升高而致青光眼，导致视神经损害、视野缺损；可引起角膜或巩膜变薄，角膜或巩膜已经变薄的患者，使用后可能引起眼球穿孔；也可能导致后囊膜下白内障形成；可继发眼部真菌或病毒感染。禁用于未行抗感染治疗的急性化脓性眼部感染，急性单纯疱疹病毒性角膜炎（树枝状角膜炎）、牛痘、水痘及其他大多数的角结膜病毒感染，以及对该药任何成分过敏者；有单纯疱疹病毒感染史者、运动员慎用。孕妇及儿童安全性尚未确立。

四、氟米龙滴眼液

1. 临床应用

对皮质类固醇敏感的睑结膜、球结膜、角膜及其他眼前段组织的炎症。

2. 用法用量

滴眼，一次 1~2 滴，一日 2~4 次。治疗开始的 24~48 h，可酌情增加至每小时 2 滴。注意勿过早停药。

3. 不良反应

长期使用可能引起眼压升高，甚至青光眼，可致视神经损害，后囊膜下白内障、继发性眼部感染、眼球穿孔及延缓伤口愈合。禁用于急性单纯疱疹病毒性角膜炎、眼组织的真菌感染、牛痘、水痘及大多数其他病毒性角膜、结膜感染、眼结核以及对该药成分过敏者；2 岁或以下儿童及妇女慎用。

五、醋酸氟米龙滴眼液

1. 临床应用

适用于对皮质激素敏感的睑结膜、球结膜、角膜、眼前段组织炎症，PK、PRK 术后的抗炎治疗。

2. 用法用量

治疗初 24~48 h 内，每次 1~2 滴，每 2 h 1 次，以后每日 4 次。

3. 不良反应

长期使用可能发生青光眼并伴有视神经损伤，视力下降及视野缺损，白内障，眼部继发感染，眼球穿孔。对本品任何成分过敏者，急性单纯疱疹病毒性角膜炎、牛痘、水痘和其他大多数病毒性角膜和结膜病变、霉菌性病变、结核、未经治疗的急性化脓性感染者禁用。

六、庆大霉素氟米龙滴眼液（易妥芬）

1. 临床应用

适用于对庆大霉素敏感的细菌引起的眼前段细菌性感染，如细菌性结膜炎。眼前段炎症，有发生细菌性感染的危险。

2. 用法用量

用于细菌性感染时，剂量可依病情轻重加以调整。一般建议每天点用 5 次，每次 1 滴，严重者可在 1~2 天，每小时点用 1 滴。用于眼部手术后时，头一星期，每天 4 次，每次 1 滴，之后再依治疗情况酌减使用次数。使用前应摇匀。

3. 不良反应

少数患者用本药后有短暂的灼热感，罕见发痒、发红及光敏感反应。长期使用可能会引起可逆性眼压升高，应定期检测眼内压。对本品任何成分过敏者，角膜受伤或溃疡者，病毒感染（如单纯性疱疹、牛痘）或真菌病，眼结核及青光眼患者禁用。不建议在妊娠及哺乳期妇女中应用。

七、糠酸莫米松鼻喷雾剂

1. 临床应用

适用于治疗成人、青少年和 3~11 岁儿童季节性或常年性鼻炎，对于曾有中至重度季节性过敏性鼻炎症状的 12 岁以上的患者，主张在花粉季节开始前 2~4 周用本品作预防性治疗。

2. 用法用量

成人（包括老年患者）和青年：用于预防和治疗的常用推荐量为每侧鼻孔 2 喷，每日 1 次，症状被控制后，剂量可减至每侧鼻孔 1 喷，即能维持疗效。如果症状未被有效控制，可增剂量至每侧鼻孔 4 喷，在症状控制后减小剂量。在首次给药后 12 h 即能产生明显的临床效果。

3~11 岁儿童：常用推荐量为每侧鼻孔 1 喷，每日 1 次。

3. 不良反应

可引起局部不良反应头疼、鼻出血、咽炎、鼻灼热感、鼻部刺激感及鼻溃疡。对本品中任何成份过敏者禁用，对未经治疗的鼻黏膜局部感染及近期有鼻部手术或受外伤的患者禁用；对于活动性或静止性呼吸道结核感染、未经治疗的真菌、细菌、全身性病毒感染或眼单纯疱疹的患者慎用，孕妇及哺乳期患者慎用。

八、磺胺醋酰钠滴眼液

1. 临床应用

适用于结膜炎、睑缘炎；也可用于沙眼衣原体感染的辅助治疗。

2. 用法用量

滴眼，每次 1~2 滴，每日 3~5 次。

3. 不良反应

偶见眼睛刺激或过敏反应。

九、盐酸麻黄碱滴鼻液

1. 临床应用

适用于缓解鼻黏膜充血肿胀引起的鼻塞。

2. 用法用量

滴鼻。每次每鼻孔 2~4 滴，每日 3~4 次。

3. 不良反应

偶见一过性轻微烧灼感、干燥感、头痛、头晕、心率加快，长期使用可致心悸、焦虑不安、失眠等。鼻腔干燥、萎缩性鼻炎禁用；儿童、孕妇慎用，冠心病、高血压、甲状腺功能亢进、糖尿病、闭角型青光眼患者慎用。

十、布地奈德鼻喷雾剂

1. 临床应用

适用于治疗季节性和常年性过敏性鼻炎、常年性非过敏性鼻炎；预防鼻息肉切除后鼻息肉的再生，对症治疗鼻息肉。

2. 用法用量

鼻腔喷入，剂量应个体化。

用于鼻炎患者，成人及 6 岁和 6 岁以上儿童，起始剂量为每个鼻孔各 1 喷（64 μg），早晚各 1 次或者早晨每个鼻孔各 2 喷，每日 1 次。每日最大用量不超过 4 喷（256 μg）。在获得预期的临床效果后，减少用量至控制症状所需的最小剂量。一些患者每天早晨每个鼻孔喷入 32μg 作为维持剂量是足够的。

用于治疗或预防鼻息肉：推荐剂量为每日 256μg，此剂量可于早晨每次喷入或早晚分两次喷入。在获得预期的临床效果后，减少用量至控制症状所需的最小剂量，以此作为维持剂量。

3. 不良反应

使用本品后可出现气道局部刺激、鼻腔有轻微的血性分泌物、鼻出血；少见全身血管性水肿；可出现荨麻疹、皮炎、皮疹、瘙痒；气道可见鼻中隔穿孔和黏膜溃疡；也可见速发或迟发的过敏反应。应避免与酮康唑或其他强效的 CYP3A4 抑制剂合用。对本品中任何成分过敏者禁用，应尽量避免在妊娠期使用。

十一、二丙酸倍氯米松鼻喷雾剂（伯克纳）

1. 临床应用

适用于预防和治疗常年性及季节性的过敏性鼻炎，也可用于治疗血管舒缩性鼻炎。

2. 用法用量

鼻腔喷入。成人每次每鼻孔 2 揿，也可一次每鼻孔 1 揿（50μg），每日 3~4 次，一日总量不可超过 8 揿（400μg）。

3. 不良反应

少数患者可出现鼻、咽部干燥或烧灼感、打喷嚏、味觉及嗅觉改变以及鼻出血等；偶见过敏反应如皮疹、荨麻疹、瘙痒、皮肤红斑、眼、面、唇以及咽喉部水肿；罕见眼压升高、鼻中隔穿孔。对本品过敏者，严重高血压、糖尿并胃十二指肠溃疡、骨质疏松症、有精神病史、癫痫病史以及青光眼患者禁用。

十二、丙酸氟替卡松鼻喷雾剂

1. 临床应用

适用于预防和治疗季节性过敏性鼻炎（包括枯草热）和常年性过敏性鼻炎。

2. 用法用量

鼻腔喷入，成人和 12 岁以上儿童：每个鼻孔各 2 喷（每喷含丙酸氟替卡松 50μg），每日 1 次，以早晨用药为好。某些患者需每个鼻孔各 2 喷，每日 2 次，早晚各 1 次直至症状改善。当症状得到控制时，维持剂量为每个鼻孔 1 喷，每日 1 次。每日最大剂量为每个鼻孔不超过 4 喷。

3. 不良反应

使用本品常出现鼻衄，因本品味道难闻，可引起头痛，鼻、喉部干燥、刺激等，罕见可出现过敏 / 过敏样反应、支气管痉挛、皮疹、面部或舌部水肿、鼻中隔穿孔、青光眼、眼压升高及白内障等不良反应。

十三、复方氯己定地塞米松膜

1. 临床应用

本品适用于口腔黏膜溃疡。

2. 用法用量

用时先洗净手指剥去涂塑纸，取出药膜，视口腔溃疡面的大小贴于患处。每次 1 片，每日 4 次，连用不得超过 1 周。

3. 不良反应

使用本品偶可出现皮疹等过敏反应；可使口腔黏膜变色、味觉改变、咽部烧灼感，停药后可恢复；10~18 岁儿童和青年使用本品可能发生口腔黏膜无痛性浅表脱屑。孕妇、哺乳期妇女以及儿童慎用。

十四、复方庆大霉素膜

1. 临床应用

适用于复发性口疮、创伤性口腔溃疡。

2. 用法用量

取略大于溃疡面之药膜贴于溃疡面上（药膜不分正反面），每日 3~4 次。

3. 不良反应

药膜敷贴后，舌尖或口腔黏膜有轻微麻木感觉是药物正常作用，作用过后即消失。对本品过敏者禁用，过敏体质者慎用。

十五、曲安奈德口腔软膏

1. 临床应用

适用于口腔黏膜的急、慢性炎症，包括复发性口腔溃疡、糜烂甲扁平苔藓，口炎创伤性病损，如义齿造成的创伤性溃疡；剥脱性龈炎和口腔炎。

2. 用法用量

挤出少量药膏（大约 1 cm）轻轻涂抹在病损表面使之形成薄膜，不要反复揉擦。最好睡前使用，这样可以使药物与患处整夜接触。如果症状严重，需要每天涂 2~3 次。以餐后用药为宜。

3. 不良反应

口腔内局部使用没有见到对皮质类固醇的反应。长期使用可引起如肾上腺皮质功能抑制、葡萄糖代谢改变、蛋白质分解和消化道溃疡复发等，激素停止后可以逆转和消失。禁用于对本品中任何一种成分过敏者，口腔、咽部的真菌和细菌感染性疾病及由病毒引起的口腔疱疹。

十六、醋酸地塞米松口腔贴片（意可贴）

1. 临床应用

适用于非感染性口腔黏膜溃疡。

2. 用法用量

贴于患处。每次 1 片，一日总量不超过 3 片，连用不得超过 1 周。洗净手指后粘少许唾液粘起黄色面，将白色层贴于患处，并轻压 10~15 s，使其粘牢，不须取出，直至全部溶化。

3. 不良反应

偶见皮疹等过敏反应，长期使用可见糖皮质激素类全身性不良反应。严重高血压、糖尿病、胃与十二指肠溃疡、骨质疏松症、有精神病史、癫痫病史、青光眼等患者禁用；孕妇、哺乳期妇女及儿童慎用。

第五章　用于皮肤病变的糖皮质激素类药物

一、醋酸氟轻松乳膏

1. 临床应用

适用于过敏性皮炎、异位性皮炎、接触性皮炎、脂溢性皮炎、湿疹、皮肤瘙痒症、银屑病、神经性皮炎等。

2. 用法用量

涂于患处，每日 2 次。封包治疗仅适于慢性肥厚或掌跖部位的皮损。每周总量不得超过 50 g 软膏。

3. 不良反应

长期或大面积应用，可引起皮肤萎缩及毛细血管扩张，发生痤疮样皮炎和毛囊炎，口周皮炎，增加对感染的易感染性等。偶可引起变态反应性接触性皮炎。真菌性或病毒性皮肤病禁用，对本药及基质成分过敏者和对其他皮质类固醇过敏者禁用；孕妇及哺乳期妇女用药慎用，儿童应尽可能减少药物用量，用药时间不宜过长且不能采用封包治疗。

二、醋丙氢可的松乳膏（益芙可）

1. 临床应用

肾上腺皮质激素类皮肤科用药，对不同严重程度的各种皮肤病患者，疗效都明显优于醋酸氢可的松。

2. 用法用量

涂于患处，每日 1~3 次，待症状改善后，改为每日 1 次或者每周 2~3 次。

3. 不良反应

生理剂量替代治疗未见明显不良反应；大剂量或长期应用本药物，可引起医源性库欣综合征，还可见血钙、血钾降低、广泛小动脉粥样硬化、下肢浮肿、创口愈合不良、月经紊乱、股骨头缺血性坏死、儿童生长发育受抑制以及精神症状（如欣快感、激动、不安、谵妄、定向力障碍等）等。其他不良反应还包括肌无力、肌萎缩等。对肾上腺皮质激素类药物过敏禁用；严重的精神病（过去或现在）和癫痫、活动性消化性溃疡、新近胃肠吻合手术、骨折、创伤修复期、角膜溃疡、肾上腺皮质功能亢进症、高血压、糖尿病、孕妇、未能控制的感染（如水痘、麻疹、真菌感染）、较重的骨质疏松等一般不宜使用；动脉粥样硬化、心力衰竭或慢性营养不良应避免使用。

三、丁酸氢化可的松乳膏

1. 临床应用

适用于过敏性皮炎、脂溢性皮炎、过敏性湿疹及苔藓样瘙痒症等。

2. 用法用量

局部外用，取适量本品涂于患处，每日 2 次。

3. 不良反应

长期使用可致皮肤萎缩、毛细血管扩张、色素沉着以及继发感染；偶见过敏反应。不得用于皮肤破溃处，感染性皮肤病患者禁用，对本品过敏者禁用，过敏体质者慎用。

四、丁酸氯倍他松乳膏

1. 临床应用

适用于短期治疗和控制湿疹和皮炎，包括特应性湿疹、原发刺激性和过敏性皮炎。

2. 用法用量

外用，本品适应于成年及 12 岁以上儿童。将本品适量轻涂于患处，每日 2 次，最长使用达 7 天。

3. 不良反应

罕见过敏反应，用药部位可能会出现红斑，皮疹，瘙痒，荨麻疹，局部皮肤灼烧感以及过敏性接触性皮炎；也可能会出现肾上腺抑制现象。禁用于对本品任一成分过敏者，破损皮肤或病毒性皮肤病、真菌性皮肤病、细菌性皮肤病和痤疮患者。

五、复方丙酸氯倍他索软膏

1. 临床应用

适用于寻常性银屑病的治疗。

2. 用法用量

在皮损局部薄薄一层均匀涂抹本品，每日 2 次。

3. 不良反应

外用 0.025% 维 A 酸，有可能发生皮肤刺激症状，如红斑、脱屑、干燥、瘙痒，多发生在第 1 个月内，以后可逐渐减轻，与丙酸氯倍他索合用，可明显减轻刺激反应。长期外用强效皮质激素丙酸氯倍他索可引起皮肤萎缩，与维 A 酸合用，可显著防止或逆转皮肤萎缩。两药合用在防止或减轻局部不良反应方面是合理和有意义的。

六、咪康唑氯倍他索乳膏

1. 临床应用

适用于真菌引起的皮炎、湿疹、手足癣、股癣及过敏性皮炎。

2. 用法用量

外用。每日 1~2 次，均匀涂敷患处。

3. 不良反应

用药部位可产生水疱、红斑、充血、灼热、瘙痒等刺激症状；可引起毛囊炎、皮肤萎缩变薄、毛细血管扩张；还可引起皮肤干燥、多毛、萎缩纹、增加感染的易感性等；长期大面积用药可引起皮质功能亢进症，表现为多毛、痤疮、满月脸、骨质疏松等症状；偶可引起变态反应性接触性皮炎。对皮质激素类药物及咪唑类药物过敏者，面部、眼部、腋部及腹股沟等皮肤褶皱部位禁用。

七、丙酸倍氯米松软膏

1. 临床应用

适用于过敏性与炎症性皮肤病和相关疾病，如湿疹、过敏性皮炎、接触性皮炎、神经性皮炎、扁平苔藓、盘状红斑狼疮、掌跖脓疱病、瘙痒、银屑病等。

2. 用法用量

外用，每日 2~3 次，必要时予以封包。

3. 不良反应

可易引起红斑、灼热、丘疹、痂皮；长期用药可出现皮肤萎缩，毛细血管扩张，多毛，毛囊炎。对本品和其他皮质激素有过敏史者，细菌、真菌、病毒感染症患者禁用。

八、丙酸氟替卡松乳膏（克廷肤）

1. 临床应用

适用于各种皮质激素可缓解的炎症性和瘙痒性皮肤病，如湿疹包括特异性湿疹和盘状湿疹；结节性痒疹；银屑病（泛发斑块型除外）；神经性皮肤病包括单纯性苔藓；扁平苔藓；脂溢性皮炎；接触性过敏；盘形红斑狼疮；泛发性红斑全身类固醇激素治疗的辅助用药，虫咬皮炎；粟疹。低效皮质激素无效的 1 岁以上（含 1 岁）儿童在医生的指导下可用本品缓解特异性皮炎引起的炎症和瘙痒。

2. 用法用量

湿疹/皮炎患者，成人及1岁以上（含1岁）儿童，每日1次将一薄层乳膏涂于患处；对于其他适应证：每日两次将一薄层乳膏涂于患处。本品应每日使用直至疾病症状得到控制，用药频率应控制在最低有效剂量。儿童应用本品时，若治疗7~14天未改善症状，则应停药并进行重新评估。若症状得到控制（通常于7~14天内），则需减少用药频率至最小有效剂量及最短用药时间。建议连续使用本品不长于4周。本品供局部使用。

3. 不良反应

在安慰剂对照的临床试验中，最常见的副作用是皮肤感染、感染性湿疹、病毒疣、单纯疱疹、脓疱疮、特异性皮炎、湿疹、湿疹恶化、红斑、烧灼感、刺痛、皮肤刺激、毛囊炎、水疱、手指麻痹和皮肤干燥；在儿童进行的开放临床试验中，常见的副作用是烧灼感、暗黑色红斑、红斑疹、面部毛细血管扩张、非面部毛细血管扩张、风疹，若出现过敏现象应立即停药；炎症、毛囊炎、痤疮样皮疹、色素减退、口周皮炎、过敏性接触性皮炎、继发感染、皮肤萎缩、皮纹和痱子等不良反应少见，但当采用封包疗法时其发生频率明显增加；长期和大量使用皮质激素，可引起局部皮肤萎缩，表现为皮肤变薄、出现萎缩纹、毛细血管扩张、多毛及色素减退；长期大量或大面积应用皮质激素，可通过充分的全身吸收而出现肾上腺皮质功能亢进。禁用于对本品中任一成分过敏者，玫瑰痤疮、寻常痤疮、酒渣鼻、口周皮炎、原发性皮肤病毒感染（如单纯疱疹，水痘）；肛周及外阴瘙痒；真菌或细菌引发的原发皮肤感染；1岁以下婴儿的皮肤病，包括皮炎和尿布疹。

九、糠酸莫米松乳膏

1. 临床应用

适用于湿疹、神经性皮炎、异位性皮炎及皮肤瘙痒症。

2. 用法用量

局部外用，取本品适量涂于患处，每日1次。

3. 不良反应

使用本品的局部不良反应极少见；长期大量使用皮质激素类药物，可造成的不良反应有：刺激反应、皮肤萎缩、多毛症、口周围皮炎、皮肤浸润、继发感染、皮肤条纹状色素沉着等。皮肤破损者禁用；孕妇及哺乳期妇女慎用。

十、哈西奈德乳膏

1. 临床应用

适用于接触性湿疹、异位性皮炎、神经性皮炎、面积不大的银屑病、硬化性萎缩性苔藓、扁平苔藓、盘状红斑性狼疮、脂溢性皮炎（非面部）肥厚性瘢痕。

2. 用法用量

外涂患处，每日早晚各1次。

3. 不良反应

少数患者涂药部位的皮肤发生烧灼感、刺痛、暂时性瘙痒，长期应用可发生皮肤毛细血管扩张（尤其面部）、皮肤萎缩、萎缩纹（青少年易发生）皮肤萎缩后继发紫癜、瘀斑、皮肤脆弱、多毛症、毛囊炎、粟丘疹、皮肤脱色、延缓溃疡愈合，封包法在皮肤皱褶部位容易继发真菌感染。经皮肤吸收多时，可发生全身性不良反应。禁用于对本品过敏者；由细菌、真菌、病毒和寄生虫引起的原发性皮肤病变；溃疡性病变、痤疮、酒渣鼻；眼睑部用药有引起青光眼的危险；渗出性皮肤病；妊娠期慎用。

十一、地奈德乳膏（力言卓）

1. 临床应用

适用于对皮质类固醇治疗有效的各种皮肤病，如接触性皮炎、神经性皮炎、脂溢性皮炎、湿疹、银屑病、扁平苔藓、单纯性苔藓、汗疱症等引起的皮肤炎症和皮肤瘙痒的治疗。

2. 用法用量

外涂患处，每日 2~4 次。银屑病及其他顽固性皮肤病可采用本品封包治疗，若发生感染则应结束封包，并使用适当抗菌药物治疗。

3. 不良反应

局部使用偶可引起灼热、瘙痒、刺激、皮肤干燥、毛囊炎、多毛症、痤疮样皮疹、色素脱失、口周炎、继发感染以及皮肤萎缩等。对外用皮质激素或本品中含有的其他成分过敏的患者禁用。

十二、复方地塞米松软膏

1. 临床应用

适用于神经性皮炎、慢性湿疹、虫咬性皮炎及瘙痒性皮肤病的局部治疗。

2. 用法用量

外涂患处，每日 2~3 次，病情较重或慢性炎症患者，每日 5~8 次或遵医嘱。

3. 不良反应

长期大量使用可继发细菌、真菌感染，局部可发生痤疮、酒渣样皮炎、皮肤萎缩及毛细血管扩张，并可有瘙痒、色素沉着、颜面红斑、创伤愈合障碍等反应。对本品成分过敏者；皮炎、湿疹部位已发生溃烂，化脓等细菌感染者；皮炎、湿疹部位有明显渗出或皮肤破溃时禁用。

十三、复方醋酸地塞米松乳膏

1. 临床应用

适用于局限性瘙痒症、神经性皮炎、接触性皮炎、脂溢性皮炎以及慢性湿疹。

2. 用法用量

外用，每日 1~2 次，取少量涂于患处，并轻揉片刻。

3. 不良反应

长期使用可致皮肤萎缩、毛细血管扩张、色素沉着以及继发感染；偶见过敏反应。患处已破溃、化脓或有明显渗出者；病毒感染者（如有疱疹、水痘）禁用。对本品过敏者，孕妇、哺乳期妇女慎用，小儿避免使用。

十四、醋酸曲安西龙尿素乳膏

1. 临床应用

适用于牛皮癣和扁平苔癣。

2. 用法用量

外用，涂于患处，并轻柔片刻；每日 2~4 次。

3. 不良反应

偶有轻度局部刺激。长期使用可引起局部皮肤萎缩、毛细血管扩张、色素沉着、毛囊炎等。对本品过敏者，感染性皮肤病，如脓疱疹、体癣、股癣患者禁用。不宜长期使用，并避免全身大面积使用，不宜用于皮肤柔嫩及皱褶部位，如腋窝、腹股沟等。

十五、复方醋酸曲安西龙搽剂

1. 临床应用

适用于痱子、蚊虫叮咬、小儿丘疹性荨麻疹、神经性皮炎、亚急性和慢性湿疹、瘙痒症及皮肤感染等症。亦可用于急慢性中耳炎、外耳道炎及耳部湿疹等。

2. 用法用量

外用。痱子，涂患处，每日 2 次；蚊虫叮咬，皮肤感染，涂患处，每日 2~3 次；小儿丘疹性荨麻疹，涂患处，每日 2~3 次，4~6 天为 1 个疗程；湿疹，神经性皮炎，瘙痒症等每日 2~3 次，涂患处，2 周为一疗程；中耳炎、外耳道炎等症，每次 2~3 滴（小儿 1 滴），滴入患耳内，每日 2 次。

3. 不良反应

长期大面积使用本品可引起局部皮肤萎缩，毛细血管扩张等。禁用于：对本药及溶媒成分过敏者；对氯霉素过敏和其他糖皮质激素过敏者；病毒性皮肤病者。

十六、复方酮康唑软膏

1. 临床应用

适用于皮肤浅表真菌感染，如手癣、足癣、体癣、股癣等。

2. 用法用量

清洗后，取适量均匀涂擦患处。每日 2 次，一般体股癣 2 周为一疗程，手足癣 4 周为一疗程。

3. 不良反应

常可见红斑、灼热、瘙痒、刺痛或其他刺激症状，毛囊炎、皮肤萎缩变薄，毛细血管扩张、色素沉着以及继发感染等；可见皮肤干燥、多毛、萎缩纹、对感染的易感性增加；长期用药可能引起肾上腺皮质功能亢进症，表现为多毛、痤疮、满月脸、骨质疏松等症状；偶可引起变态反应性接触性皮炎。对本品组成成分、其他吡咯类及皮质激素类药物过敏者禁用。

十七、卤米松乳膏（适确得）

1. 临床应用

适用于对皮质类固醇治疗有效的非感染性炎症性皮肤病，如脂溢性皮炎、接触性皮炎、异位性皮炎、局限性神经性皮炎、钱币状皮炎和寻常型银屑病。

2. 用法用量

薄层涂于患处，依症状每日 1~2 次，并缓和地摩擦；药效欠佳者或较顽固的患者，可改用短时的密封包扎以增强疗效；对于慢性皮肤疾患（如银屑病或慢性湿疹），使用本品时不应突然停用。

3. 不良反应

用药部位偶发刺激性症状，如烧灼感、瘙痒。罕见可发生皮肤干燥、红斑、皮肤萎缩、毛囊炎、痤疮或脓疱等症状。禁用于对本品任何成分过敏者，细菌和病毒性皮肤病、真菌性皮肤病、梅毒性皮肤病变、皮肤结核病、玫瑰痤疮、口周皮炎、寻常痤疮患者。

十八、卤米松 / 三氯生乳膏（新适确得）

1. 临床应用

适用于已并发有三氯生敏感细菌继发感染，而皮质类固醇又有疗效的各种类型和各个部位的炎性皮肤病，例如脂溢性皮炎、接触性皮炎、异位性皮炎、局限性神经性皮炎、钱币状湿疹、皮肤擦烂及皮肤霉菌病，都是以急性炎症为主要特征者。

2. 用法用量

将乳膏每日 1~2 次涂敷于患处，使呈一薄层，可以加上轻轻揉擦。无须在其外加上保护性包扎。

3. 不良反应

用药部位偶发刺激性症状，如烧灼感、瘙痒。罕见可发生皮肤干燥、红斑、皮肤萎缩，三氯生可能引致接触性过敏反应。皮肤的病毒感染，皮肤梅毒病变、皮肤结核病、红斑痤疮、口周皮炎、寻常痤疮、敷于有溃疡的部位、眼睛及眼周部位的应用；对于卤米松三氯生及其本品复方制剂中其他组分已知过敏者，由于三氯生所诱发的高敏性反应可能为皮质类固醇所掩盖。如耳鼓膜疑似或已确认穿孔，不能将乳膏用于外耳道。

十九、曲安奈德益康唑乳膏（派瑞松）

1. 临床应用

适用于伴有真菌感染或有真菌感染倾向的皮炎、湿疹；由皮肤癣菌、酵母菌和霉菌所致的炎症性皮肤真菌病，如手足癣、体癣、股癣、花斑癣；尿布性皮炎；念珠菌性口角炎；甲沟炎；由真菌、细菌所致的皮肤混合感染。

2. 用法用量

外用，取适量本品涂于患处，早晚各 1 次；治疗皮炎、湿疹时，疗程为 2~4 周；治疗炎症性真菌性疾病应持续至炎症反应消退，疗程不超过 4 周。

3. 不良反应

局部偶见过敏反应，如出现皮肤烧灼感、瘙痒、针刺感等；长期使用时可出现皮肤萎缩、毛细血管扩张、色素沉着以及继发感染。皮肤结核、梅毒或病毒感染者（如疱疹、牛痘、水痘）禁用。

二十、曲安缩松 – 尿素乳膏

1. 临床应用

适用于神经性皮炎、接触性皮炎、脂溢性皮炎、湿疹瘙痒、牛皮癣和扁平苔癣，亦可用于手足皲裂。

2. 用法用量

外用，涂患处，每日 2~3 次或遵医嘱。

3. 不良反应

偶有轻度局部刺激，长期使用可引起局部皮肤萎缩、毛细血管扩张、色素沉着、毛囊炎等。禁用于对本品过敏者，感染性皮肤病，如脓疱疮、体癣、股癣患者；真菌性皮肤病和某些病毒性皮肤病（如水痘、牛痘等）患者。涂药面积应不超过全身总面积的 10%，连续涂药时间不宜超过 4 周；不宜用于皮肤柔嫩及皱褶部位，如腋窝、腹股沟等；妊娠 3 个月内的孕妇慎用。

（孟迪　王应昉）

寄　语

"科学欲发展，图书必先行"。图书，是人类进步的阶梯，是大海中的灯塔，是人类历史的精神遗产，也是人类文化学术科研发展前进轨迹上的基石。

当前，虽然是互联网时代，但是人们仍以不同方式延续着传统的阅读习惯。医学图书馆里医学藏书依然是"郁郁葱葱"，而且每年都有大量新书进馆，不断更新换代。然而，学术阅读和经典阅读用书还是坚持用纸质书，其绵延悠远，不会消亡。人们是读书者，也是创造者，有责任继承前人的临床经验教训并结合自身的医疗实践，总结成文，撰为医书，升华为理论，为后人借鉴。

吾主编的《中华医学百科大辞海》共10卷为代表作，约2000万字，承蒙医坛名人吴阶平、裘法祖、吴孟超、陈灏珠、陈中伟、黎鳌、巴德年、钟南山、朱晓东、鞠躬、王正国、宋鸿钊、卢世璧、姜泗长、盛志勇、翁心植、吴天一、吴祖泽、韩雅玲等诸位院士及专家的指导和参与下，在时任国家卫生部部长张文康教授、总后勤部部长助理兼卫生部部长陆增祺教授等的支持下，由常务主编陆召麟、滕卫平、伍汉文、傅祖植、潘长玉、陆如山和常务主审裘法祖院士、谢启文教授等数百位编审者，持以"咬定青山不放松""八千里路云和月"的精神，经过14年（1995—2008年）共同努力完成的。我们不能忘记历史以及前辈和同仁。现已将全部书函、吴老题词、裘老6函另册归档留念。在此特衷心感激，铭记久远。

只有笃行不怠，才能"敢想敢为又善作善成"。不求一本医书驻心田，只想为大众做点儿有价值的奉献。

刘新民